国家科学技术学术著作出版基金资助出版

实用中医临床医学丛书

✱

实用中医肿瘤病学

林洪生 张 英 主编

全国百佳图书出版单位
中国中医药出版社
·北 京·

图书在版编目（CIP）数据

实用中医肿瘤病学/林洪生，张英主编. —北京：

中国中医药出版社，2023.1

（实用中医临床医学丛书）

ISBN 978－7－5132－7754－9

Ⅰ.①实… Ⅱ.①林… ②张… Ⅲ.①中医学－肿瘤

学 Ⅳ.①R273

中国版本图书馆 CIP 数据核字（2022）第 156383 号

中国中医药出版社出版

北京经济技术开发区科创十三街 31 号院二区 8 号楼

邮政编码 100176

传真 010－64405721

万卷书坊印刷（天津）有限公司印刷

各地新华书店经销

开本 787×1092 1/16 印张 38.75 字数 810 千字

2023 年 1 月第 1 版 2023 年 1 月第 1 次印刷

书号 ISBN 978－7－5132－7754－9

定价 176.00 元

网址 www.cptcm.com

服 务 热 线 010－64405510

购 书 热 线 010－89535836

维 权 打 假 010－64405753

微信服务号 **zgzyycbs**

微商城网址 **https://kdt.im/LIdUGr**

官 方 微 博 **http://e.weibo.com/cptcm**

天猫旗舰店网址 **https://zgzyycbs.tmall.com**

《实用中医肿瘤病学》编委会

主　编

林洪生　张　英

副主编

李萍萍　刘鲁明　解　英　殷东风　陈昌明

编　委

马雪娇　郑佳彬　李元青　李占东　冯　烨　宋利斌

张秀梅　贺文广　李　峰　赵水旺　高　宏　邢向荣

内容提要

  《实用中医肿瘤病学》从临床实用角度出发，对中医肿瘤临床医学方面的资料进行系统梳理，总结中医古籍文献有关肿瘤病学相关资料，整合现当代关于肿瘤中医药治疗的最新研究成果，理清中医肿瘤病学的发展脉络，总结其中卓有成效的辨证分型、治病方法和治疗思路，将各零散资料尽量完整地收录进来，以期形成一部能够系统反映中医肿瘤病学临床辨证论治思维，汇集古今中医临证经验，既有系统理论，又含具体治疗方法的实用中医肿瘤临床医学学术著作。

  本书共分为两大部分，总论与各论。总论从文献角度，梳理总结了中医肿瘤病学理论的历史演变，列举了上古、战国时期直至明清等各历史时期有关医家对于肿瘤的代表性论述；在现当代部分则结合最新的肿瘤病学研究成果，系统阐述了中医肿瘤治疗理论体系的形成，以及治则治法及方药的研究、对于病机的新认识等等。各论从具体肿瘤病种出发，分脑瘤、鼻咽癌、甲状腺癌、恶性淋巴瘤等15个常见肿瘤病种，结合临床实用性，分别阐述各病种的病因病机、辨治思路、常见症状的分型论治、辨证方法的古医籍源流、治则治法、常用中药、常用中成药、中药外治法等内容。

  本书力求突出中医肿瘤病学的研究特点，既保证全书内容的系统性，又注重对古今有特色的中医肿瘤治疗经验的挖掘与总结。本书适合中医药及中西医结合临床有一定工作经验的工作者阅读学习，也适合广大医学院校师生及其他临床、科研工作者阅读参考。

出版说明

　　医学科学是综合性实践科学，它是研究社会中人的疾病发生、发展规律的实践活动，形成了现代的生物－心理－社会医学模式。

　　现代科学技术为医学科学的发展奠定了坚实的基础，助力其加速发展。但是临床医学实践经验的积累仍然需要临床医师不懈地努力，仍然需要时间的积累。经验的积累与科学技术的结合，使医学科学理论上升到更高水平。

　　理论的发展需要经验和时间的积累，学科的发展亦有其自身规律。中医药学经过新中国成立后70年的发展，无论在科研、教学还是临床方面，都得到了长足的发展，尤其是临床方面，借助于现代科技，对疾病认识得更加深入、细致，辨证更加具体，对药物的认识更加全面，用药经验也极大地丰富起来。同时，经过几代人的努力，各医疗机构都建立了自己的专业团队，这些专业人员，代表了本专业的学术水平。

　　将70年中医临床医学进行系统梳理，理清其发展脉络，总结其卓有成效的治病方法，理清其固有的治疗思路，将零散的经验纳入到中医临床医学理论体系中，这是新时代中医药事业的紧迫要求，关系到中医药事业今后的稳步发展。这也是《实用中医临床医学丛书》编写的初衷。

　　《实用中医临床医学丛书》按临床分科分册，体现了现在的中医临床实际。本丛书是一套真正反映中医辨证论治思维，汇集古今中医临证经验，既有系统理论，又含具体治病方法的实用中医临床医学学术著作，理论系统、内涵丰富、临床实用为本书的特点。

　　本丛书参编人员大都是各专业委员会的骨干，他们首先是临床医生，长期从事临床研究，拥有丰富的临床经验，具备鲜明的专业特点。同时，他们大都从事教学工作，带教博士、硕士，具有较高的理论水平。另外，他们长期承担国家或省区市的科研工作，对疑难病有较深的研究。所以，编写团队代表了现在中医临床的时代水平。

本书是中医书，不是中西医结合书，更不是西医书，所以在编写过程中，编写人员根据中医临床实际，妥善处理了现代医学参与临床的问题，体现了中医学与时俱进、开放包容的态度、做法及优势，又不失中医药自身的完整性与系统性。

本书不是为初学者编写，读者定位于主治医师及以上职称。

科学在发展，医学在进步，中医学同样在不断完善。我们希望这是阶段性总结，也希望有更多的经验、理论纳入中医学体系中来，将中医药事业发扬光大。

中国中医药出版社

2022 年 4 月

前　言

中国医学流传至今已有 2000 余年，在源远流长的医疗实践中，历代的中医先辈，秉承济世救人之旨，不断总结各自的医疗实践，极大丰富了中医药学各学科的理论及经验，并留下众多医籍。这些著作是中国医药学的一个伟大宝库，从中汲取灵感、智慧，或许能解决很多当今的医疗难题。

肿瘤是当今全球难治疾病之一，严重威胁人类健康。早在 2000 多年前，我国医籍中即有关于肿瘤的记载。历代不同医家在其临证实践中，也对遇到的肿瘤相关病例进行了许多总结、思考，并形成理论加以记录，收入各自的著作中。在众多的医籍中，对肿瘤的证候表现、病因病机、治则治法、用药方剂等均有大量的相关记载。这些经验至今仍在中医肿瘤临床及研究工作中有着很高的应用价值。如何更好地挖掘古医籍中诊治肿瘤的经验，从而更好地发挥中医药治疗肿瘤的作用，是每一个热爱中医肿瘤事业的医师都在关心和思考的问题。

为了使中医肿瘤相关从业人员能快速、方便地查找到古医籍中的肿瘤相关内容，我们特组织中医肿瘤领域著名专家，协作编写了本书。本次编写从 1000 余部相关古医籍文献中，搜集出与肿瘤有相关的条文内容，并按照证候源流、病因病机、治则治法、治疗方剂等部分进行分类，从而方便读者能够快捷、方便地随时查阅、综合古代各医家对肿瘤的诊治经验，为中医肿瘤的临床及基础研究提供有益帮助。本编委会历时 1 年余，详加搜集古医籍中有关肺癌、乳腺癌、肝癌、胰腺癌、胃癌、结直肠癌、甲状腺癌、鼻咽癌、淋巴瘤、脑瘤、食管癌、卵巢癌、膀胱癌、前列腺癌、宫颈癌等 15 个常见癌种的论述，洋洋数十万字，力争将该书打造成中医诊疗肿瘤疾病的一部实用著作，助力中医肿瘤临床与科学研究取得更好成果。

《实用中医肿瘤病学》编委会

2022 年 12 月

目 录 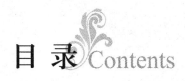Contents

总 论

第一章　中医肿瘤学术思想的萌芽与初步形成 ……………… 3

　第一节　上古至战国时期 ……………………………………… 3

　　一、《黄帝内经》：明确中医基本诊治原则 ………………… 3

　　二、《难经》：奠定积聚发病诊断学基础 …………………… 5

　第二节　秦汉至隋唐时期 ……………………………………… 6

　　一、《伤寒杂病论》：中医临床证治奠基之作 ……………… 6

　　二、《诸病源候论》：病因病机证候专书 …………………… 7

　　三、《千金要方》：证治方药全书 …………………………… 9

第二章　中医肿瘤学术思想的成熟、发展与创新 …………… 11

　第一节　宋金元时期 …………………………………………… 11

　　一、"癌"作为病名提出 ……………………………………… 11

　　二、《太平圣惠方》：强调五脏调和 ………………………… 11

　　三、金元四大家：发挥肿瘤证治学说 ……………………… 12

　　四、其他 ……………………………………………………… 13

　第二节　明清时期 ……………………………………………… 13

　　一、对肿瘤病因的认识 ……………………………………… 13

　　二、对肿瘤治疗的认识 ……………………………………… 14

　　三、医家特色经验 …………………………………………… 14

　第三节　新中国成立后 ………………………………………… 18

　　一、扶正祛邪基本治则的建立和抗癌中草药、偏验方的研究 … 18

　　二、扶正培本配合西医手术放化疗减毒增效 ……………… 20

　　三、对于恶性肿瘤病机的新认识 …………………………… 21

各　论

第三章　脑瘤 ……………………………………………………………… 27

　【相关证候源流】 ………………………………………………………… 27

　　一、战国至东汉时期 …………………………………………………… 28

　　二、隋至金元时期 ……………………………………………………… 28

　　三、明清时期 …………………………………………………………… 29

　【病因病机】 ……………………………………………………………… 30

　【辨治思路】 ……………………………………………………………… 33

　　一、证候要素 …………………………………………………………… 33

　　二、辨证方法 …………………………………………………………… 34

　　三、辨证分型 …………………………………………………………… 34

　【脑瘤常见症状的分型论治】 …………………………………………… 35

　　一、头痛 ………………………………………………………………… 35

　　二、眩晕 ………………………………………………………………… 36

　　三、偏瘫 ………………………………………………………………… 38

　【治则与治法】 …………………………………………………………… 41

　　一、治疗原则 …………………………………………………………… 41

　　二、治疗方法 …………………………………………………………… 42

第四章　鼻咽癌 …………………………………………………………… 63

　【相关证候源流】 ………………………………………………………… 63

　【病因病机】 ……………………………………………………………… 65

　【辨治思路】 ……………………………………………………………… 67

　　一、证候要素 …………………………………………………………… 68

　　二、辨证方法 …………………………………………………………… 69

　　三、辨证分型 …………………………………………………………… 69

　【鼻咽癌常见症状的分型论治】 ………………………………………… 70

　　一、流涕 ………………………………………………………………… 70

　　二、鼻出血 ……………………………………………………………… 71

　　三、头痛 ………………………………………………………………… 71

【治则与治法】 ………………………………………………………… 75
　　一、治疗原则 ……………………………………………………… 75
　　二、治疗方法 ……………………………………………………… 76

第五章　甲状腺癌 ……………………………………………………… 95
【相关证候源流】 ……………………………………………………… 95
　　一、上古至春秋战国时期 ………………………………………… 96
　　二、秦汉至隋唐时期 ……………………………………………… 96
　　三、宋至金元时期 ………………………………………………… 96
　　四、明清时期 ……………………………………………………… 97
【病因病机】 …………………………………………………………… 99
【辨治思路】 …………………………………………………………… 103
　　一、证候要素 ……………………………………………………… 103
　　二、辨证方法 ……………………………………………………… 104
　　三、辨证分型 ……………………………………………………… 104
【甲状腺癌常见症状的分型论治】 …………………………………… 105
【治则与治法】 ………………………………………………………… 109
　　一、治疗原则 ……………………………………………………… 109
　　二、治疗方法 ……………………………………………………… 110

第六章　恶性淋巴瘤 …………………………………………………… 132
【相关证候源流】 ……………………………………………………… 132
　　一、上古至春秋战国时期 ………………………………………… 132
　　二、秦汉至隋唐时期 ……………………………………………… 133
　　三、宋至金元时期 ………………………………………………… 133
　　四、明清时期 ……………………………………………………… 134
【病因病机】 …………………………………………………………… 138
【辨治思路】 …………………………………………………………… 142
　　一、证候要素 ……………………………………………………… 142
　　二、辨证方法 ……………………………………………………… 143
　　三、辨证分型 ……………………………………………………… 144

【淋巴瘤常见症状的分型论治】 ·········· 144

　　一、低热 ················· 144

　　二、出汗 ················· 146

　　三、虚劳 ················· 147

【治则与治法】 ················· 153

　　一、治疗原则 ············· 153

　　二、治疗方法 ············· 154

第七章　食管癌 ················· 174

【相关证候源流】 ··············· 174

　　一、上古至春秋战国时期 ······· 175

　　二、秦汉至隋唐时期 ·········· 175

　　三、宋至金元时期 ··········· 175

　　四、明清时期 ············· 176

【病因病机】 ·················· 178

【辨治思路】 ·················· 183

　　一、证候要素 ············· 183

　　二、辨证方法 ············· 185

　　三、辨证分型 ············· 185

【食管癌常见症状的分型论治】 ········ 185

　　一、吞咽困难 ············· 185

　　二、放射性食管炎 ··········· 186

【治则与治法】 ················· 191

　　一、治疗原则 ············· 191

　　二、治疗方法 ············· 192

【研究进展】 ·················· 215

第八章　乳腺癌 ················· 217

【相关证候源流】 ··············· 217

　　一、上古至春秋战国时期 ······· 217

　　二、秦汉至隋唐时期 ·········· 218

　　三、宋至金元时期 ··········· 218

四、明清时期 ……………………………………………………………… 219

【病因病机】 ………………………………………………………………… 220

【辨治思路】 ………………………………………………………………… 223

　　一、证候要素 ……………………………………………………………… 223

　　二、辨证方法 ……………………………………………………………… 224

　　三、辨证分型 ……………………………………………………………… 225

【乳腺癌常见症状的分型论治】 …………………………………………… 225

　　一、乳房肿块 ……………………………………………………………… 225

　　二、上肢水肿 ……………………………………………………………… 226

　　三、内分泌治疗副反应 …………………………………………………… 227

【治则与治法】 ……………………………………………………………… 230

　　一、治疗原则 ……………………………………………………………… 230

　　二、治疗方法 ……………………………………………………………… 232

第九章　肺癌 ………………………………………………………………… 263

【相关证候源流】 …………………………………………………………… 263

　　一、上古至春秋战国时期 ………………………………………………… 263

　　二、秦汉至隋唐时期 ……………………………………………………… 264

　　三、宋至金元时期 ………………………………………………………… 265

　　四、明清时期 ……………………………………………………………… 266

【病因病机】 ………………………………………………………………… 267

【辨治思路】 ………………………………………………………………… 271

　　一、证候要素 ……………………………………………………………… 271

　　二、辨证方法 ……………………………………………………………… 272

　　三、辨证分型 ……………………………………………………………… 272

【肺癌常见症状的分型论治】 ……………………………………………… 273

　　一、咳嗽 …………………………………………………………………… 273

　　二、咯血 …………………………………………………………………… 274

　　三、胸腔积液 ……………………………………………………………… 275

　　四、气喘 …………………………………………………………………… 276

【治则与治法】 ……………………………………………………………… 280

　　一、治疗原则 ……………………………………………………………… 281

二、治疗方法 …………………………………………………………………… 282

第十章　原发性肝癌 ………………………………………………………… 311

【相关证候源流】 ……………………………………………………………… 311

【病因病机】 …………………………………………………………………… 314

【辨治思路】 …………………………………………………………………… 317

一、证候要素 …………………………………………………………………… 317

二、辨证方法 …………………………………………………………………… 318

三、辨证分型 …………………………………………………………………… 319

【肝癌常见症状的分型论治】 ………………………………………………… 319

一、黄疸 ………………………………………………………………………… 319

二、胁痛 ………………………………………………………………………… 321

【治则与治法】 ………………………………………………………………… 323

一、治疗原则 …………………………………………………………………… 323

二、治疗方法 …………………………………………………………………… 325

第十一章　胰腺癌 …………………………………………………………… 339

【相关证候源流】 ……………………………………………………………… 339

一、上古至秦汉时期 …………………………………………………………… 339

二、隋唐至宋至金元时期 ……………………………………………………… 340

三、明清时期 …………………………………………………………………… 340

【病因病机】 …………………………………………………………………… 341

【辨治思路】 …………………………………………………………………… 344

一、证候要素 …………………………………………………………………… 344

二、辨证方法 …………………………………………………………………… 346

三、辨证分型 …………………………………………………………………… 346

【胰腺癌常见症状的分型论治】 ……………………………………………… 347

一、黄疸 ………………………………………………………………………… 347

二、腹痛 ………………………………………………………………………… 349

【治则与治法】 ………………………………………………………………… 353

一、治疗原则 …………………………………………………………………… 353

二、治疗方法 …………………………………………………………………… 354

第十二章　胃癌 ……………………………………………………… 370

【相关证候源流】 …………………………………………………… 370

一、上古至春秋战国时期 ………………………………………… 370

二、秦汉至隋唐时期 ……………………………………………… 371

三、宋至金元时期 ………………………………………………… 372

四、明清时期 ……………………………………………………… 373

【病因病机】 ………………………………………………………… 375

【辨治思路】 ………………………………………………………… 381

一、证候要素 ……………………………………………………… 381

二、辨证方法 ……………………………………………………… 383

三、辨证分型 ……………………………………………………… 383

【胃癌常见症状的分型论治】 ……………………………………… 383

一、胃脘痛 ………………………………………………………… 383

二、反胃 …………………………………………………………… 385

三、呕血 …………………………………………………………… 386

【治则与治法】 ……………………………………………………… 395

一、治疗原则 ……………………………………………………… 395

二、治疗方法 ……………………………………………………… 397

第十三章　结直肠癌 ……………………………………………… 434

【相关证候源流】 …………………………………………………… 434

一、上古至春秋战国时期 ………………………………………… 434

二、秦汉至隋唐时期 ……………………………………………… 435

三、宋至金元时期 ………………………………………………… 436

四、明清时期 ……………………………………………………… 437

【病因病机】 ………………………………………………………… 437

【辨治思路】 ………………………………………………………… 441

一、证候要素 ……………………………………………………… 441

二、辨证方法 ……………………………………………………… 443

三、辨证分型 ……………………………………………………… 443

【结直肠癌常见症状的分型论治】 ………………………………… 443

一、腹泻 …………………………………………………………… 443

二、便秘 …………………………………………………………… 445

三、便血 …………………………………………………………… 446

【治则与治法】 ···················· 450
　　一、治疗原则 ···················· 450
　　二、治疗方法 ···················· 451

第十四章　卵巢癌 ···················· 472

【相关证候源流】 ···················· 472
　　一、上古至春秋战国时期 ···················· 472
　　二、秦汉至隋唐时期 ···················· 473
　　三、宋至金元时期 ···················· 474
　　四、明清时期 ···················· 475

【病因病机】 ···················· 476

【辨治思路】 ···················· 478
　　一、证候要素 ···················· 478
　　二、辨证方法 ···················· 479
　　三、辨证分型 ···················· 480

【卵巢癌常见症状的分型论治】 ···················· 480
　　一、下腹部包块 ···················· 480
　　二、腹水 ···················· 482

【治则与治法】 ···················· 485
　　一、治疗原则 ···················· 486
　　二、治疗方法 ···················· 487

第十五章　宫颈癌 ···················· 511

【相关证候源流】 ···················· 511
　　一、上古至春秋战国时期 ···················· 511
　　二、秦汉至隋唐时期 ···················· 512
　　三、宋至金元时期 ···················· 512
　　四、明清时期 ···················· 513

【病因病机】 ···················· 513

【辨治思路】 ···················· 515
　　一、证候要素 ···················· 515
　　二、辨证方法 ···················· 517
　　三、辨证分型 ···················· 517

【宫颈癌常见症状的分型论治】 …………………………………………… 517

　　一、阴道不规则出血 …………………………………………………… 517

　　二、带下异常 …………………………………………………………… 518

　　三、腹痛 ………………………………………………………………… 519

　　四、放射性肠炎 ………………………………………………………… 520

　　五、放射性膀胱炎 ……………………………………………………… 521

【治则与治法】 ……………………………………………………………… 523

　　一、治疗原则 …………………………………………………………… 523

　　二、治疗方法 …………………………………………………………… 525

第十六章　前列腺癌 ………………………………………………………… 549

【相关证候源流】 …………………………………………………………… 549

　　一、上古至春秋战国时期 ……………………………………………… 549

　　二、秦汉至隋唐时期 …………………………………………………… 550

　　三、宋至金元时期 ……………………………………………………… 550

　　四、明清时期 …………………………………………………………… 551

【病因病机】 ………………………………………………………………… 551

【辨治思路】 ………………………………………………………………… 553

　　一、证候要素 …………………………………………………………… 553

　　二、辨证方法 …………………………………………………………… 555

　　三、辨证分型 …………………………………………………………… 555

【前列腺癌常见症状的分型论治】 ………………………………………… 555

　　一、癃闭 ………………………………………………………………… 555

　　二、血淋 ………………………………………………………………… 558

　　三、局部疼痛 …………………………………………………………… 558

【治则与治法】 ……………………………………………………………… 563

　　一、治疗原则 …………………………………………………………… 563

　　二、治疗方法 …………………………………………………………… 564

第十七章　膀胱癌 …………………………………………………………… 576

【相关证候源流】 …………………………………………………………… 576

　　一、上古至春秋战国时期 ……………………………………………… 576

　　二、秦汉至隋唐时期 …………………………………………………… 577

　　三、宋至金元时期 ……………………………………………………… 577

　四、明清时期 ……………………………………………………… 578

【病因病机】 ………………………………………………………… 579

【辨治思路】 ………………………………………………………… 580

　一、证候要素 ……………………………………………………… 581

　二、辨证方法 ……………………………………………………… 582

　三、辨证分型 ……………………………………………………… 582

【膀胱癌常见症状的分型论治】 …………………………………… 582

　一、尿血 …………………………………………………………… 583

　二、血淋 …………………………………………………………… 584

　三、癃闭 …………………………………………………………… 584

【治则与治法】 ……………………………………………………… 588

　一、治疗原则 ……………………………………………………… 588

　二、治疗方法 ……………………………………………………… 590

总　论

ZONG LUN

中医对肿瘤的认识和治疗有数千年历史，早在3500年前的殷商甲骨文中就有"瘤"字出现。在周代《周礼·天官》记有"肿疡"（包括肿瘤）的治疗原则。肿瘤在中医历代文献中的论述，有丰富的内容。因此，广泛收集、整理，进行深入研究，是十分重要和艰巨的任务，对当前肿瘤的证治仍有非常重要的意义。

第一章　中医肿瘤学术思想的萌芽与初步形成

第一节　上古至战国时期

上古至战国时期，是中医学发展较快、成就较大的一个重要时期，也是中医肿瘤病学思想萌芽之时期。《黄帝内经》《难经》等经典著作的相继问世，确立了中医认识疾病的生理病理、诊断治疗、预防养生的一套基本理论，为中医治疗肿瘤扶正培本、清热解毒、活血化瘀等学术思想的确立奠定了坚实可靠的理论与证治基础。

一、《黄帝内经》：明确中医基本诊治原则

对于肿瘤的论述，《黄帝内经》（以下简称《内经》）中运用了古代哲学阴阳五行学说的理论观点，并以人体内外相互联系、相互制约的整体观念，来阐述肿瘤病理变化的规律以及诊断、治疗、用药等法则，把朴素的唯物论和自发的辩证法思想，贯穿在整个理论体系之中。

（一）病名的记载

《灵枢·刺节真邪》中对筋瘤、昔瘤、肉瘤、肠瘤、骨瘤等表述是最早有关"瘤"的中医学文献记载，"有所疾前筋，筋屈不得伸，邪气居其间而不反，发为筋瘤。有所结，气归之，卫气留之，不得反，津液久留，合而为肠瘤。久者数岁乃成，以手按之柔。已有所结，气归之，津液留之，邪气中之，凝结日以易甚，连以聚居，为昔瘤，以手按之坚。有所结，深中骨，气因于骨，骨与气并，日以益大，则为骨疽。有所结，中于肉，宗气归之，邪留而不去，有热则化而为脓，无热则为肉疽。凡此数气者，其发无常处，而有常名也。"

（二）病机演变的记载

《内经》对肿瘤病机的演变过程也进行了系统描述，《灵枢·百病始生》说："虚邪之中人也，始于皮肤……留而不去，则传舍于络脉，在络之时……留而不去，则传舍于经……留而不去，传舍于输……传舍于肠胃……传舍于肠胃之外，募原之间，留着于脉，稽留而不去，息而成积。"认为肿瘤与人体其他疾病一样，由表及里，居留日久，息而成积，可发生在任何部位。

（三）病因的记载

病因方面，中医认为肿瘤主要是因"喜怒不适，饮食不节，寒温不时，邪气胜之，积聚已留"导致，具体如下。

1. 外邪侵害

如《灵枢·九针论》有"四时八风之客于经络之中，为瘤病者也。"《灵枢·刺节真邪》认为：虚邪之入于身也深，寒与热相搏，久留而内著……有所结，气归之，卫气留之，不得反，津液久留，合而为肠溜，久者数岁乃成，以手按之柔。已有所结，气归之，津液留之，邪气中之，凝结日以易甚，连以聚居，为昔瘤，以手按之坚。有所结，深中骨，气因于骨，骨与气并，日以益大，则为骨疽。有所结，中于肉，宗气归之，邪留而不去，有热则化而为脓，无热则为肉疽。

2. 水土不适

如《吕氏春秋·尽数》说："轻水所，多秃与瘿人（包括甲状腺肿瘤）。"

3. 饮食不调

如《素问·异法方宜论》："东方之域……皆安其处，美其食……其病皆痈疡。"古代痈疡，包括现在所说某些有体表溃疡的肿瘤。

4. 情志失常

如《灵枢·百病始生》："内伤于忧怒，则气上逆，气上逆则六输不通，温气不行，凝血蕴里不散，津液涩渗，著而不去，而积皆成矣。"《通评虚实论》："隔塞闭绝，上下不通，则暴忧之病也。"

（四）症状的描述

当时也对肿瘤的症状及反应进行了描述，如"胃病者，腹膜胀，胃脘当心而痛，上肢两胁，膈咽不通，饮食不下"，形象描述了胃病患者的临床表现。《灵枢·五变》"脾胃之间，寒温不次，邪气稍至，蓄积留止，大聚乃起"，论述了积聚证的病因病机，邪气侵犯肠胃，内伤于脾，使脾阳不运，湿痰内聚，阻滞气机，滞而不畅，则致聚证。"人之善病肠中积聚者，何以候之？曰：皮肤薄而不泽，肉不坚而淖泽，如此则胃肠病恶"，则指出肠道肿瘤经常出现皮肤不泽、体重下降消瘦的恶病质表现。

（五）有关"虚、毒、瘀"的论述

对于治疗原则，则有"大积大聚，其可犯也，衰其大半而止，过者死"的论述，尽管未能明确提出积聚等应该以扶正为主的治疗原则，但也强调了治疗应有度，中病即止，不宜攻伐太过的治疗方法。

关于毒热致瘤的机制，《内经》早有论述。《灵枢·痈疽》说："大热不止，热胜则肉腐，肉腐则为脓……故命曰痈。"《素问·至真要大论》说："诸痛痒疮，皆属于心。"

《内经》中有四篇论及积、浮梁、石瘕与血瘀证的关系。《素问·举痛论》曰："寒气客于小肠膜原之间，络血之中，血泣不得注于大经，血气稽留不得行，故宿昔而成积矣。"《灵枢·百病始生》曰："厥气生足悗，悗生胫寒，胫寒则血脉凝涩，血脉凝涩则寒气上入于肠胃，入于肠胃则䐜胀，䐜胀则肠外之汁沫迫聚不得散，日以成积。卒然多食饮，则肠满，起居不节，用力过度，则络脉伤。阳络伤则血外溢，血外溢则衄血；阴络伤则血内溢，血内溢则后血。肠胃之络伤则血溢于肠外，肠外有寒，汁沫与血相搏，则并合凝聚不得散，而积成矣。卒然外中于寒，若内伤于忧怒，则气上逆，气上逆则六俞不通，温气不行，凝血蕴里而不散，津液涩渗，着而不去，而积皆成矣。"《素问·腹中论》曰："伏梁……裹大脓血，居肠胃之外，不可治，治之每切按之致死。"

二、《难经》：奠定积聚发病诊断学基础

《难经》在《内经》理论的基础上，对积证和聚证明确了定义，并提供了鉴别的方法，认为积聚主要内因为脏腑功能失调，为中医学肿瘤积证和聚证的发病诊断学打下了基础。

（一）分述积聚病机

《难经·五十五难》曰："积者，阴气也；聚者，阳气也。故阴沉而伏，阳浮而动。气之所积名曰积，气之所聚名曰聚。故积者，五脏所生；聚者，六腑所成也。"认为聚病是由于气机阻滞，一时聚合，其特征为聚散无常，痛无定处，病在气分，病情轻，治疗尚易；而积病则由于血瘀痰凝，久积而成，病在血而性质属阴，其特征为有形而固定不移，痛有定处，病在血分，病情较重，治疗较难。

（二）提出"五脏积"

同样，《难经·五十六难》则在上篇的基础上，给出了五脏积的概念，进一步强调了积病的形成与五脏的关系，介绍了五脏积病的名称、发病部位、形态、传变以及病变形成的原因："肝之积名曰肥气。在左胁下，如覆杯，有头足。久不愈，令人发咳逆疟疾，连岁不已。以季夏戊已日得之。何以言之？肺病传于肝，肝当传脾，脾季夏适王，王者不受邪，肝复欲还肺，肺不肯受，故留结为积……心之积名曰伏梁。起脐上，大如臂，上至心下。久不愈，令人病烦心。以秋庚辛日得之。何以言之？肾病传心，心当传肺，肺以秋适王，王者不受邪，心复欲还肾，肾不肯受，故留结为积……脾之积名曰痞气。在胃脘，覆大如盘。久不愈，令人四肢不收，发黄疸，饮食不为肌肤。以冬壬癸日得之。何以言之？肝病传脾，脾当传肾，肾以冬适王，王者不

受邪，脾复欲还肝，肝不肯受，故留结为积……肺之积名曰息贲。在右胁下，覆大如杯，久不已，令人洒淅寒热而咳，发肺痈。以春甲乙日得之。何以言之？心病传肺，肺当传肝，肝以春适王，王者不受邪，肺复欲还心，心不肯受，故留结为积……肾之积名曰贲豚。发于少腹，上至心下，若豚状，或上或下无时。久不已，令人喘逆，骨痿、少气，以夏丙丁日得之。何以言之？脾病传肾，肾当传心，心以夏适王，王者不受邪，肾复欲还脾，脾不肯受，故留结为积。"并指出五脏积"久不已，令人喘逆，骨痿，少气"，对积病后期的临床表现做出了形象描写。

可见，从《内经》《难经》时代，尽管未能对肿瘤形成整套的病因病机、发生发展、诊断治疗体系，但已经对肿瘤的病因、病机、证候表现有了一定的认识。

第二节　秦汉至隋唐时期

秦汉至隋唐时期，中医肿瘤病学思想初步形成，病因学、诊断学、方剂学以及不少临床医学的相继问世，对基础理论的研究、病因证候学的探索、古医籍的整理和注释都取得了突出的成就，从不同角度发展了中医理论。其中东汉《伤寒杂病论》为中医临床证治奠基性著作，隋代《诸病源候论》为我国第一部证候学专著，《千金方》收集了许多验方，对后世影响较大。这个时代，病源证候，证方归类以及五脏分证等方面渐趋系统化、条理化、专科化，促进了中医治疗肿瘤系统理论的发展。

一、《伤寒杂病论》：中医临床证治奠基之作

东汉张仲景"勤求古训，博采众方，撰用《素问》《九卷》《八十一难》《阴阳大论》《胎胪药录》，并平脉辨证"，在充分吸收《内经》《难经》等论著学术思想的基础上撰《伤寒杂病论》，后世分为《伤寒论》和《金匮要略》两部分，成为中医学临床证治的奠基之作。

（一）证治原则

该书将经络学说、脏腑理论等与临床实践相结合，首创六经辨证和脏腑辨证，建立了较为完整的理法方药辨治体系。该书创造性地联系具体脉证，将其贯穿到临床辨证论治的全过程中，对各种病证从病因病机、辨证立法、处方用药进行了论述，建立了一整套临床证治原则，使后学有理法可循，有方药可依。

（二）相关的症状及方剂

《伤寒论》中主要论述外感病的辨证治疗及传变规律，但其中所记载许多变症、坏症的临床表现与恶性肿瘤症状相类似，《金匮要略》中所记各种杂病，与恶性肿瘤临床表现更为相似。仲景所创制大量行之有效的方剂，至今在肿瘤临床中广为应用。

如《金匮要略·肺痿肺痈咳嗽上气病脉证治》中射干麻黄汤、葶苈大枣泻肺汤、皂荚丸、麦门冬汤用于肺癌。《金匮要略·痰饮咳嗽病脉证并治》论述四饮："其人素盛今瘦，水走肠间，沥沥有声，谓之痰饮。饮后水流在胁下，咳唾引痛，谓之悬饮。饮水流行，归于四肢，当汗出而不汗出，身体疼重，谓之溢饮。咳逆倚息，短气不得卧，其形如肿，谓之支饮。"与恶性肿瘤所致胸腔积液、腹水、肢体水肿类似，苓桂术甘汤、十枣汤、大小青龙汤、小半夏汤、五苓散更是肿瘤临床常用有效方剂。在《金匮要略·五脏风寒积聚病脉证并治》篇中，认为："积者，脏病也，终不移；聚者，腑病也，发作有时，辗转痛移。"同时，第一次明确提供了几首治疗肿瘤的有效方剂。如在"疟病篇"里，指出疟久不解"结为癥瘕，名曰疟母，急治之，宜鳖甲煎丸"。在"妇人妊娠病"篇中指出"妇人宿有癥病，经断未及三月，而得漏下不止，胎动在脐上者，为癥痼害。妊娠六月动者，前三月经水利时，胎也。下血者，后断三月衃也。所以血不止者，其癥不去也，当下其癥，桂枝茯苓丸主之"。

（三）提出扶正祛邪的思想

1. 注重"胃气"

仲景提出了"四季脾旺不受邪""五脏元真通畅，人即安和"，阐述胃气在疾病发生过程中的重要性。目前，人们已经认识到肿瘤是消耗性疾病，常可致恶病质，从而降低机体的抵抗力，加速疾病的进展和死亡，这也正好反映了"有胃气则生，无胃气则死"的思想。

2. 整体观念

《金匮要略》中"夫病痼疾加以卒病，当先治其卒病，后乃治其痼疾"的观点也提示我们，临床上不能只盯着肿瘤大小而忽略患者整体的身体状况，应该在身体状况允许的情况下完成对肿瘤的治疗。

3. 固护正气

《金匮要略·血痹虚劳病脉证并治》的第十条"人年五六十，其病脉大者，痹侠背行，若肠鸣，马刀侠瘿者，皆为劳得之""痹侠背行，若肠鸣，马刀侠瘿"，类似现代胆囊癌、胰腺癌等的临床表现。"五劳虚极羸瘦，腹满不能饮食，食伤，忧伤，饮伤，房室伤，饥伤，劳伤，经络营卫气伤，内有干血，肌肤甲错，两目黯黑。缓中补虚，大黄䗪虫丸主之"，其描述和肿瘤的恶病质极为类似，提出了治疗大法应该缓中补虚。

二、《诸病源候论》：病因病机证候专书

隋·巢元方著《诸病源候论》，载古医书近三百种，论疾病，以脏腑为核心，为我国现存第一部论述病因、证候学的专书，作者在《内经》理论的指导下，对内、外、妇、儿等疾病的病因、病机、病变及证候均做了具体阐述。

（一）各病种证候

该书对肿瘤的病因及证候的论述也极为详细，并把肿瘤进行了较为详细的分类，对类似肿瘤的病证有很多论述。如把噎食分为气、忧、食、劳、思五种；对乳岩的描述则是"乳中结聚成核，微强不甚大，硬若石状"；对肝积的描述则更为相似，"肝积，脉弦而细，两胁下痛……身无膏泽，喜转筋，爪甲枯黑，春瘥秋剧，色青也""胁下满痛而身发黄，名为癖黄""肝气壅盛，胁下结块，腹内引痛，大小便赤涩，饮食减少"，这与肝癌的一些症候基本一致。

（二）对积聚的认识

1. 总的病机

《诸病源候论》记载："积聚者，由阴阳不和，脏腑虚弱，诸脏受邪……留滞不去，乃成积聚。"在积聚候中，多强调脏腑虚弱，受于风邪或饮食不节、寒温不调。"积聚者，由阴阳不和，腑脏虚弱，受于风邪，搏于腑脏之气所为也。腑者阳也，脏者阴也。阳浮而动，阴沉而伏。积者阴气，五脏所生，始发不离其部，故上下有所穷。聚者阳气，六腑所成，故无根本，上下无所留止，其痛无有常处。诸脏受邪，初未能为积聚，留滞不去，乃成积聚。"

2. 分述五脏积

对五脏积分别详细描述其症状表现及发展、预后，"肝之积名曰肥气，在左胁下，如覆杯有头足，久不愈，令人发瘤疟，连岁月不已……心之积名曰伏梁。起脐上，如臂上至心下……脾之积名曰痞气。在胃脘覆大如盘，久不愈，令人四肢不收，发黄疸，饮食不为肌肤……肺之积名曰息贲。在右胁下，覆大如杯。久不愈，令人洒淅寒热喘嗽发肺痈……肾之积名曰贲豚。发于少腹，上至心下，若豚贲走之状，上下无时，久不愈，令人喘逆，骨萎少气"，可以看出，积聚久不愈，出现四肢不收、黄疸、喘逆、骨萎少气等症状。

3. 其他

巢氏对病机的认识也有所侧重，论述大肠癌的早期表现，"凡痢口里生疮，则肠间亦有疮也。所以知者，犹如伤寒热病，胃烂身则发疮也。此由挟热痢，藏虚热气内结，则疮生肠间，热气上冲则疮生口里，然肠间口里生疮，皆胃之虚热也""谷道肛门大肠之候也。大肠虚热，其气热结肛门，故令生疮"，提示大肠癌的病机为脏虚热气内结。

（三）对癥瘕的认识

1. 强调脏腑虚弱发病

有关癥瘕的论述则强调"由寒温失节，致腑脏之气虚弱，而食饮不消……若积引岁月，人即柴瘦，腹转大，遂致死"，说明其发病主要因脏腑之气虚弱，同时与外界寒温失节有关，发展到晚期，则体重下降，柴瘦腹大致死。

2. 提出病机为血气虚弱

"七疝者，厥疝、癥疝、寒疝、气疝、绘疝、盘疝、狼疝，此名七疝也……凡七疝皆由血气虚弱，饮食寒温不调之所生。"此论疝气，包括睾丸肿瘤及附睾肿瘤的临床表现，其病机内因主要是血气虚弱。"血气衰少，腑脏虚弱，故令风冷之气独盛于内，其冷气久积不散，所以谓之久寒积冷也。其病令人羸瘦，不能饮食，久久不瘥，更触犯寒气，乃变成积聚吐利而呕逆也。"也说明了肿瘤"血气衰少，腑脏虚弱"可引起肿瘤，同时，肿瘤可令人体消瘦，不能饮食，甚则出现吐利呃逆。"荣卫俱虚，其血气不足，停水积饮，在胃脘则藏冷，藏冷则脾不磨，脾不磨则宿谷不化，其气逆而成胃反也。则朝食暮吐，暮食朝吐，心下牢大如杯，往往寒热，甚者食已即吐。"颇似胃癌的临床表现，呕吐是晚期症状。"夫体虚受风热湿毒之气，则生疮。痒痛嫩肿，多汁壮热，谓之恶疮，而湿毒气盛，体外虚内热，其疮渐增，经久不瘥，为久恶疮"，论久恶疮的成因为体虚受风热湿毒邪气而成。

（四）对妇科肿瘤的认识

"产妇血气伤损，腑脏虚弱，为风所乘，搏于脏腑，与气血相结，故成积聚也……产后而有瘕者，由脏虚，余血不尽，为风冷所乘，血则凝结而成癥也。癖病之状，胁下弦急刺痛是也……产后脏虚，为风冷搏于停饮，结聚故成癖也。"此论产后积聚、瘕、癖的病因皆为产后失养，血气损，脏腑虚，同时为风冷所乘而致。积聚、瘕、癖皆是体内肿块，与女性生殖器官肿瘤类似。

（五）论虚劳诸证

同时，《诸病源候论》专列"虚劳诸病候"，以五劳（志劳、思劳、心劳、忧劳、疲劳）、六极（气极、血极、筋极、骨极、肌极、精极）、七伤（脾伤、肝伤、肾伤、肺伤、心伤、形伤、志伤）来概括虚证的病因，归类虚证证候，以五脏为主，分述各种虚证之候，分门别类，使之更具条理化、系统化，为后世对恶性肿瘤晚期姑息治疗提供理论依据和用药指导。

三、《千金要方》：证治方药全书

（一）治疗使用虫类药物

唐·孙思邈著《千金要方》，在治癥瘕积聚中汇集了许多方药，尤其值得注意的是有较多虫类药，如蜈蚣、蜥蜴、䗪虫、斑蝥、蜣螂等，为后世用虫类药治疗癥瘕积聚及癌肿，提供了宝贵的借鉴。

（二）分类提出"五瘿七瘤"

此外，《千金要方》还有五瘿七瘤之说。所谓五瘿，即石瘿、气瘿、劳瘿、土瘿和忧瘿。所谓七瘤，即肉瘤、骨瘤、脂瘤、石瘤、脓瘤、血瘤、息肉等，但缺乏具体的论述。《外台秘要》也收集了不少防治方药。当时所论瘿瘤，包括了现在的甲状腺癌、地方性甲状腺肿等。另外，孙思邈也告诫"凡肉瘤勿治，治则杀人，慎之"。说明对肿瘤的恶性程度也有所认识。

（三）方药按照五脏归类

虚损证治方药按五脏归类，系统地作了论述。如论肝劳曰："肝劳虚寒，关格劳涩，闭塞不通，毛悴色夭。"用猪膏酒方。论脾劳曰："脾虚寒劳损，气胀噎满，食不下。"用通噎消食膏酒方。论肺劳曰："肺劳虚寒，心腹冷，气逆游上，胸胁气满，从胸达背痛，忧气往来，呕逆，饮食即吐，虚乏不足。"用半夏汤方。

第二章　中医肿瘤学术思想的成熟、发展与创新

第一节　宋金元时期

宋金元时期，是中医肿瘤学术思想逐步成熟的时期，学术思想十分活跃，学术争鸣风气极盛，乃中医流派逐渐形成的非常时期。宋代朝廷成立了"御药院""尚药局""惠民局""广惠局"等机构，都属于国家统一管理药品的职能部门。宋代太医局编写并出版了《太平惠民和剂局方》，由官方就当时太医院搜罗的各家验方汇编而成的，是宋代的医方大成，促进了中药成药的发展，并逐渐形成了一些固定成方。金元时期，各个医家因地、因人、因时制宜，从不同的临床实践角度，不同的临证体会阐发，各自总结所特有的学术见解和诊疗经验，形成了历史上颇具盛名的金元四大家。如以李东垣为代表的补土派，以朱丹溪为代表的滋阴派，以刘河间为代表的寒凉派，以张从正为代表的攻下派。其中东垣、丹溪分别崇尚补土、滋阴，不仅为扶正培本增添了新的内容，而且扩展了治疗方法。

一、"癌"作为病名提出

1170 年，东轩居士在《卫济宝书》中第一次用"癌"字，在"痈疽五发"篇中说"一曰癌，二曰瘭，三曰疽，四曰瘤，五曰痈"，将"癌"作为一个特定的病名。窦汉卿《疮疡经验全书》对乳癌描述说："捻捻如山岩，故名之，早治得生，迟则内溃肉烂见五脏而死。""癌"字的应用，说明医家们对恶性肿瘤有了基本的认识。

二、《太平圣惠方》：强调五脏调和

《太平圣惠方》可反映宋代以前中医对有关肿瘤方面的认识概况和研究成果。书中认为虚劳积聚的发生是由于阴阳虚损，血气凝涩，以致经络不宣通而致。"夫虚劳积聚者，脏腑之病也。积者脏病也，阴气所生也；聚者腑病也，阳气所成也。虚劳之人，阴阳气伤损，血气凝涩不宣通于经络，故成积聚于内也。"提示治疗上应该以调和阴阳、补虚与活血为主。虚劳癥瘕的成因为人体虚弱，加之脾胃气弱，复为寒冷所乘而致，治疗应以温补脾胃为主。"夫虚劳癥瘕病者，皆由久寒积滞，冷饮食不能消化所致也。结聚牢强，按之不转动者为癥，推之转移则为瘕。今虚劳之人，脾胃气弱，不能消化水谷，复为寒冷所乘，故结成此病也。"作者对癖症做了进一步阐述，

"夫五脏调和，则荣卫气理。荣卫气理，则津液通流。虽复多饮水浆，不能为病。若摄养乖方，则三焦否隔，三焦否隔，则肠胃不能宣行内饮水浆，便令停滞不散，更遇寒气，即聚而成癖也。癖者，谓癖侧在于两胁之间，有时而痛是也。"说明了五脏调和在肿瘤预防中的重要作用。同时，书中也提到"痰毒"：夫痰毒者，由肺脏壅热，过饮水浆，积聚在于胸膈，冷热之气相搏，结实不消。

三、金元四大家：发挥肿瘤证治学说

金元四大家的学术思想对肿瘤证治起到很大影响，促进了治疗的发展。

（一）寒凉派刘河间

寒凉派刘河间以火热致病说，为肿瘤的清热解毒治疗提供了依据。临床表明，恶性肿瘤的中、晚期患者，常有发热、疼痛、肿瘤增大、局部灼热疼痛、口渴、便秘、黄苔、舌质红绛、脉数等热性证候，即有热毒内蕴表现，宜以清热解毒治疗。大量中草药筛选经验表明，抗肿瘤活性物质也以清热解毒类中药为多。

（二）攻下派张从正

攻下派张从正在《儒门事亲》中明确提到"积之始成也，或因暴怒喜悲思恐之气"，把精神因素作为病因之一，而这种关系只是近年才引起西医的重视。张从正认为："病之一物，非人身素有之也，或自外而入，或由内而生，皆邪气也。邪气加诸身，速攻可也，速去之可也。"肿瘤是邪毒瘀结于内，所以临床常用以毒攻毒、破坚散结等方药。张元素言："壮人无积，虚人则有之。"此虽泛指一切积滞，然也包括肿瘤在内。罗天益师承张元素、李东垣，故所撰《卫生宝鉴》强调"凡人脾胃虚弱，或饮食过常，或生冷过度，不能生化，致成积聚结块"。

（三）补土派李东垣

李东垣认为元气最重要，而元气又赖胃气以灌养，故补益元气须从脾胃下手，据此建立了以补脾胃为主的学派，并提出通过调理脾胃不但能治疗脾胃病，也能治疗其他脏腑的多种虚弱症。李东垣指出，内伤疾病的形成是脾胃受损，耗伤元气的结果，在治疗上，重视健脾益气、升阳益气的法则，创制了著名的补中益气汤等。癌症患者多为老年人，老年患者脾胃气虚者居多，加之肿瘤的恶性消耗，不可能专用攻削而损其正气，故"扶正固本"为治癌一大要法。扶正固本，相当重要的就是补脾胃之气，这对延缓病程、提高生存率，为患者争取到更多治疗时机，非常有益。

（四）养阴派朱丹溪

朱丹溪倡"阳有余，阴不足"论。他根据《素问·阴阳应象大论》"年四十而阴

气自半也，起居衰矣"，又鉴于当时"局方"多用辛香燥烈之流弊，提出了人身"阳常有余，阴常不足"的论点，强调保存阴精，勿动"相火"，提出了阴虚火盛补肾阴的治疗方法。另外，朱丹溪也重视攻邪。《丹溪心法》认为积聚痞块是由痰饮、血块积滞而成，所以治疗当用"淬火、清痰，行死血块，块去须大补，不可用下药，徒损真气，病亦不去，当用消积药使之融化，则根除矣"。朱氏大补喜用人参，消积行血常用大黄、朴硝（制成膏丸，软坚而不泻）、三棱、莪术、桃仁、红花、水蛭、鳖甲、硇砂、南星等。朱氏所谓痞块，虽非专指肿瘤，但确也包括肿瘤。现在治疗食管癌用硇砂，治肝癌用鳖甲，治宫颈癌用三棱、莪术等，皆有一定疗效，大多与朱氏用药有一定渊源。

四、其他

这个时期对肿瘤的病机有更深的认识，同时对各种不同的肿瘤有了更加清楚的描述和发微。如严用和《济生方·五脏门》中有五脏六腑虚实论治，关于五脏六腑虚证论治的内容颇为丰富，并提出了"补脾不如补肾"的治疗原则；《圣济总录·瘿瘤门》从气血流行的角度作了论述，认为"瘤之为义，留滞而不去也。气血流行，不失其常，则形体和平，无或余赘。及郁结壅塞，则乘虚投隙，病所以生"。初为小核，寝以长大，若杯盂然，不痒不痛，亦不结强。强调"瘤"与气血流行关系密切，因此行气、活血亦为治疗肿瘤两大重要方法。

总体看来，金元时期的医家对肿瘤的认识、肿瘤证治体系在逐渐完善。

第二节　明清时期

明清时期是中医肿瘤学术思想深入发展的时期，不少医家对各种肿瘤进行了精辟的论述和阐发，各自从不同角度探索肿瘤的病因病机，诊治方法。

尤其是清代，随着实践经验的不断积累，诸多医家对肿瘤的认识更加深入。这一时期的文献，各系统的恶性肿瘤均可见记载，除了前朝文献中常见的乳岩、噎膈、反胃等，对阴菌、肾岩翻花、脏毒、喉菌、牙菌等泌尿生殖、五官科恶性肿瘤也均有详细描述。

一、对肿瘤病因的认识

随着辨证论治的日趋完善，对肿瘤发病原因有进一步认识。

1. 饮酒

如清代何梦瑶《医碥》说："好热饮人，多患膈证""酒客多噎膈，好热酒者尤多，以热伤津液，咽管干涩食不得人也。"说明已认识到长期饮酒，特别是热饮的长期刺激，可使食管受损，而进一步癌变。明代叶文龄《医学统旨》也提到"酒面炙煿，黏滑难化之物，滞于中宫，损伤脾胃，渐成痞满吞酸，甚则为噎膈、反胃"。

2. 饮食

明代《外科正宗》提到，唇癌（茧唇）的产生与过食高热煎炒的肥甘厚味有关。

3. 年龄

申斗垣在《外科启玄》一书中，明确论述了体质、年龄与肿瘤发病预后的关系。他指出："癌发初起时，不作寒热疼痛，紫黑色不破，里面先自黑烂。二十岁后，不慎房事，积热所生。四十岁以上，血亏气衰，厚味过多，所生十全一二，皮黑者难治，必死。"赵养葵《医贯》也说："唯男子年高者有之，少无噎膈。"中医认为年龄越大，其脾胃功能越差，"肾气"越衰，机体功能容易失调，容易受到致癌因素的影响而发病。故明代张介宾《景岳全书》说："脾肾不足及虚弱失调之人，多有积聚之病。"这一观点对临床起到较大指导作用。

二、对肿瘤治疗的认识

清代余景和《外证医案汇编》在论失荣证时谈到："其起之始，不在脏腑，不变形躯，正气尚旺，气郁则理之，血郁则行之，肿则散之，坚则消之；久则身体日减，气虚无精，顾正消坚散肿；其病日深，外耗于卫，内夺于营，滋水淋漓，坚硬不化，温通气血，补托软坚。此三者，皆郁则达之之义也。不但失荣一证，凡郁症治，俱在其中矣。"此论说明清时代，对肿瘤的治则已有一定研究，将行气活血与补托、软坚均作为郁者达之的原则，有重要的临床意义。这时期治疗肿瘤的方药也有所发展，如陈实功《外科正宗》的蟾酥丸、王维德《外科证治全生集》的犀黄丸等均为治疗肿瘤之名方。

三、医家特色经验

（一）《景岳全书》：张景岳以五脏为主分类积聚

《景岳全书》为张景岳一生临证经验及其前代名医的经验总结，其立论、治法、制方皆有创新独到之处。对肿瘤的治疗更是达到了一个新的高度—扶正祛邪，标本兼治。张景岳总结了前代医家的不同观点，发展成较为完整的阴阳学说。在论"阳常不足"的同时，提出重视真阴的论述。还特别提出命门学说，认为命门既为精血之海，真阴之脏，又为元气之根，真阳之舍，为阴阳之宅，真阴真阳互根互用，为十二脏之化源。正是由于他对阴阳有较为全面的认识，所以在治疗上主张"善补阳者，必于阴中求阳，则阳得阴助而生化无穷。善补阴者，必于阳中求阴，则阴得阳升，而泉源不竭"的重要方法。创制了右归丸、左归丸、大补元煎等方剂，丰富了补肾培本的内容。张景岳还吸收了脾胃学派的论点，在《景岳全书·传忠录》中指出"命门为精血之海，脾胃为水谷之海，均为五脏六腑之本""脾胃为灌注之本，得后天之气也，命门为生化之源，得先天之气也"，较为正确地阐述了脾肾之间的关系。张景岳认为"脾肾不足及虚弱失调之人，多有积聚之病""积聚渐久，元气日虚……只宜专培脾胃以固其本"。持"阴以阳为主，阳从阴为基"的观点，强调肾与命门的真阴、真阳、水火、精气在维持和延续人体生命上的作用，提出"阳常不足，阴本无余"的精辟见解。

在对肿瘤病的认识上，张氏以五脏为主分类积聚。心积为伏梁，在心下；肝积为肥气，在胁下若覆杯；脾积，有积寒在腹中，名厥疝；肺积名息积，胁下满，气逆，二三岁不已；肾积，因沐浴清水而卧，积气留于小腹与前阴而成。大致说明了五脏之积的症状。并确定治疗积聚总则：大积大聚，其可犯也，衰其大半而止，过者死。坚者消之，留者攻之，结者散之，客者除之，下之、上之、摩之、浴之、薄之、劫之、开之、发之，适事为故。景岳说："总其要不过四法：曰攻、曰消、曰散、曰补。"在治疗上，张景岳认为，应以调理阴阳为其大法，分阶段治疗。

第一阶段，凡积坚而实者，非攻不能去，用攻法。此期正气尚强，邪气尚浅，则任受攻之，缓之则养成其势，反难制之。此阶段多为患肿瘤不久，体质强实者多用此法。方药如：温白丸。该方是在大量温药（巴豆、川椒、肉桂等）的基础上用了一些化痰（皂角）、苦寒（黄连）、补气（人参、茯苓）药，桔梗走上，厚朴降气，紫菀宣肺，柴胡疏肝，共同完成攻积块的作用；遇仙丹，功效追虫、逐积、消澼、利痰；宣明三花神佑丸，本方药猛，主治一切沉积痰饮，变生诸病，或气血壅滞、湿热郁结、走注疼痛、风痰胀满等证。

第二阶段，凡不堪攻击，只宜消导渐磨者用和法。若用攻法，则愈攻愈虚，不死于积而死于攻。方药如下：大和中饮治饮食留滞、积聚等症。病在中焦用和法，多用化湿、理气、消食、化痰类药，药物组成为陈皮、枳实、砂仁、山楂、麦芽、厚朴、泽泻各等分，水煎，远食服。胀甚加白芥子，胃寒恶心加炮姜，疼痛加木香、乌药、香附子，多痰加半夏。张景岳用泽泻，是其特点。其他如和中丸、草豆蔻散等。无形气聚，宜散而愈，宜排气饮、十香丸、神手散、四磨饮等。

第三阶段，凡积痞势缓而攻补俱有未便者，当专以调理脾胃，此多属于不可攻、不可补者。方药有：枳术丸、景岳新制芍药枳术丸、大健脾丸等。大健脾丸健脾养胃，滋谷气，除湿热，宽胸膈，去痞满，久服强中益气。其他如人参木香生姜枳术丸等。

第四阶段，凡脾肾不足及虚弱失调之人，多有积聚之病，脾虚则中焦不运，肾虚则下焦不化，正气不行，则邪滞得以居之，此辈无论有形无形，但当察其缓急，当以正气为主，用温法。脾虚者，宜温中饮治呕、吞酸、泄泻、不思食之中虚。虚在肝肾用理阴煎：主治真阴不足或劳倦之辈，或忽感寒邪不能解散，或发热，或头身头痛，或面赤舌焦，或虽渴而不喜冷饮，或背心肢体畏寒，但见脉无力者，悉是假热证。如今之肿瘤多处转移及晚期癌症患者，畏寒发热者，或面赤身热，肝肾虚假热证可加减用之。其他如暖肝煎，治肝肾阴寒小腹疼痛疝气等证。如今之子宫、卵巢恶性肿瘤，小腹疼痛，可酌用，可以减轻症状。

第五阶段，凡坚硬之积，必在肠胃之外，募原之间，原非药力所能猝至，用阿魏膏、三圣膏之类以攻其外，再用长桑君针法以攻其内。然此坚顽之积，非用火攻终难消散，故莫妙于灸。三圣膏，贴治积聚、痞块。长桑君灸法：一般积聚灸中脘、期门、章门、肝俞、三焦俞、通谷，积聚在上灸中脘、上脘、期门、章门，积块在下灸天枢、章门、肾俞、关元、气海、中极。灸治次序：先上后下，脐腹处，灸宜稍大，先灸七壮，或十四壮，或渐增加，愈多愈妙，灸之火力所到，其坚聚之气自然以渐消散。张景岳用灸法和外贴膏药治疗积聚，值得借鉴。

综上所述，张景岳治疗积聚的特点是：认识积聚从病势的缓急和人体的强弱两方面把握。积聚初期，病势尚浅，人体强壮，用补法，以扶正祛邪；积聚中期病势急，人体亦强，必用攻法以缓病势；积聚后期，病势强，人体虚弱，应以生命为主，扶正气，增强人体抵抗疾病的能力，以延长寿命。在治疗方法和手段上，灵活多样，有导引、灸法、汤药、丸药、膏药。

（二）《医宗必读》：攻补兼施，创温阳疏利大法

明代李中梓所著的《医宗必读》对中医肿瘤学的发展做出了如下贡献。

1. 倡内外相因导致肿瘤说

在肿瘤的病因方面，李氏提倡《内》《难》的内外相因说，认为肿瘤的发生是内外二因共同作用的结果。内因多责之于正气虚弱。谓："积之所成也，正气不足，而后邪气踞之，如小人在朝，由君子之衰也。"外因责之于风雨寒湿。正气不足，风雨寒湿侵袭，久而导致肿瘤发生。

2. 创阴阳攻积丸治疗肿瘤

李中梓首创阴阳攻积丸治疗各种肿瘤。正如其谓：不论阴阳皆效。方选吴茱萸、干姜、官桂、川乌、黄连、半夏、橘红、茯苓、槟榔、厚朴、枳实、菖蒲、延胡索（玄胡）、人参、沉香、琥珀、桔梗、巴霜、皂角。融理气、温散、化痰、散结、通下为一炉，配伍精湛，为后世所常用。另载肥气丸（柴胡、黄连、厚朴、黄芪、昆布、人参、皂角、茯苓、川椒、巴霜、甘草）治疗"肝积在胁下"。"痞气丸"（厚朴、黄连、吴茱萸、黄芩、白术、茵陈、砂仁、干姜、茯苓、人参、泽泻、川乌、川椒、巴豆霜、桂枝）治"脾之积在胃脘"等。噎膈散（雄黄、灵脂、山豆根、射干、青黛、石朱砂、硼砂）治疗"风热瘟毒、毒火上犯之咽喉肿痛、疮痈、积痰、瘀血"。

3. 立攻补兼施为治癌总则

《医宗必读》用攻补兼施法治疗各种肿瘤，被后世誉为经典。它首先提出将肿瘤分为三个阶段：初、中、末，分期治疗，根据病史长短、邪正盛衰、伴随症状来辨明

虚实，然后分别论治。谓："初者，病邪初起，正气尚强，邪气尚浅，则任受攻；中者，受病渐之，邪气较深，正气较弱，任受且攻且补；末者，病魔久，邪气侵凌，正气消残，则任受补。"李氏在应用攻补方面经验丰富，自谓：余尚制阴阳两积之剂，药品稍峻，用之有度，补中数日，然后攻伐，不问其积去多少。又于补中，待其神壮则复攻之，屡攻屡补，以平为期，此余独得之诀。李氏用一补一攻、二补一攻、三补一攻、五补一攻等方法，临床上取得明显的效果。

4. 倡温通疏利为治癌大法

李氏治疗肿瘤，最喜欢用温药，温阳疏利法贯穿于《医宗必读》所载药物、方剂、医案中。温阳疏利法乃治疗中晚期恶性肿瘤的一大基本治法。现代研究发现，温阳可以增强机体免疫力，提高机体功能状态。疏利即保持大便通畅，使体内的代谢废物不致在体内淤积，也是保持机体新陈代谢的一个重要环节。

（三）《外科证治全生集》：温化滋补开腠理，创立肿瘤治疗效方

《外科证治全生集》，是清代王洪绪积 40 年临证实践及家传经验撰著而成，对"痈疽"有独到认识，并开创不少至今有效的方剂，对肿瘤防治影响较大。其将痈疽分为阴阳两大类，称痈为阳、疽为阴。"红痈乃阳实之症，气血热而毒滞；白疽乃阳虚之症，气血寒而毒凝。"主张外症内治，以散寒阳和解凝之法治疗阴症，"治之之法，非麻黄不能开其腠理，非肉桂、炮姜不能解其寒凝，此三味虽酷暑，不可缺一也。腠理一开，寒凝一解，气血乃行，毒亦随之消矣"。

对痈肿的消、化提出三要点：第一为开腠理。"夫红痈乃阳实之症，气血热而毒滞；白疽乃阳虚之症，气血寒而毒凝。二者俱以开腠理为要，腠理开，红痈解，毒即消，白疽解，寒立愈。"第二为温里。"诸疽白陷者，乃气血虚寒凝滞所致""世人但知一概清火以解毒，殊不知毒即是寒，解寒而毒自化，清火而毒愈凝。然毒之化必由脓，脓之来必由气血，气血之化必由温也。"第三为滋补。"气血不充，不能化毒成脓也……阴血干枯，非滋阴温畅，何能厚其脓浆？"

王氏创制了治疗痈疽的多种有效方剂。如治疗一切阴疽的"阳和汤"，治一切阴疽初起的"阳和丸"，治阴疽流注、溃烂不堪及冻疮等的"阳和解凝膏"，以及对痈肿止痛消肿的"醒消丸"等。"治乳岩、横痃、瘰疬、痰核、流注、肺痈、小肠痈等症"的犀黄丸，"治一应流注、痰核、瘰疬、乳岩、横痃、贴骨疽、善头等症"的小金丸，这些方剂，至今仍具有很强的实用价值。

（四）《临证指南医案》：养胃阴以扶正

清代名医叶天士，既是时病大师，又是善理内伤虚证之高手。他提出"太阴湿土，得阳始运，阳明阳土，得阴自安""脾喜刚燥，胃喜柔润""仲景急下存津，其治在胃，东垣升阳益气，其治在脾"等论点。他在前人经验的基础上进一步发展创立

了"养胃阴"的学说，用益胃汤治疗胃阴不足的病证，尤其对温热病的治疗有着较大的贡献，增添了扶正固本一法的内容，使之更臻完善。他在临证时尤其重视脾胃功能。针对李东垣大升阳气，治在脾；张仲景急下存阴，治在胃，主张脾胃分治，着重阐发养胃阴。叶天士认为，"太阴脾土，得阳始运，阳明胃土，得阴自安，以脾喜刚燥，胃喜柔润也"（《临证指南医案》），提出"脾阳不亏，胃有燥火"，不能以治脾之药来笼统治胃，应养胃阴，降胃气，以润为补。因此，叶天士临证，凡遇燥热之证，或禀赋木火之体，或热病耗伤肺胃之津者，都从胃阴不足论治。其用药特点，也多选择甘凉濡润之品，如麦冬、石斛、麻仁、粳米、甘草等。务使胃津来复，胃气下降，其病自愈。

（五）《医林改错》：血瘀证的提出

王清任《医林改错》曰："气无形不能结块，结块者，必有形之血也，血受寒则凝结成块，血受热则煎熬成块。"提出肿块的形成，有形之血是其主要因素，对于后世以活血化瘀方法治疗肿瘤提供了依据。

第三节　新中国成立后

此期乃中医肿瘤学术思想的创新与拓展之时期，时代变革，医家众多，学术争鸣与中西医学思想的碰撞，都为中医肿瘤学术思想的创新与拓展创造了良好的条件。

一、扶正祛邪基本治则的建立和抗癌中草药、偏验方的研究

自20世纪50年代开始，大批中医、中西医结合医生致力于中医药治疗肿瘤的临床实践和基础研究，并取得了丰硕的成果。至80年代初，中医、中西医结合治疗肿瘤形成了一套较为完整、行之有效的理论体系。

在病机方面，明确提出"气滞血瘀，痰结湿聚，热毒内蕴，脏腑失调，气血亏虚，经络瘀阻"是恶性肿瘤的基本病机，并指出，由于各种肿瘤病因不一，阶段不同，因此在临床上变化多端，虚实夹杂，故必须审证求因。

在治疗方面，明确扶正祛邪的基本原则。"实则攻之，虚则补之"是中医学的基本治疗法则，肿瘤的治则不外乎祛邪和扶正。

祛邪，是针对肿瘤邪实的病机而确立的一大治疗法则，它是通过活血化瘀、清热解毒、软坚散结、祛湿化痰、疏肝解郁等法则的具体运用，达到祛除实邪，攻伐癌肿，消除或控制肿瘤发展的目的。

扶正，则基于肿瘤是一种正气虚弱、标实而本虚的全身性疾病而确立的一大治疗法则。它是以扶助人体正气，提高机体抗癌能力，充分调动机体自身抗癌因素，以补助攻，达到祛除癌肿之目的，即所谓的"培本"疗法。它不单指应用补益强壮的方

药，而且还把调节人体阴阳平衡，气血、脏腑、经络功能的平衡稳定，以及增强机体抗癌能力的方法都包含在内，因而中医的"补之、调之、和之、益之"等都属于扶正范畴[2]。

若不重视扶正，仅注重于攻邪，一味攻伐，就会大伤正气，降低抗御实邪的能力，不但不能消灭癌肿，反而往往促使肿瘤迅速扩散、转移，甚至导致死亡。近年来，随着对肿瘤发病机制认识的日益深入，肿瘤被认为是一种"慢性病"的观念已逐渐为人们所接受，治疗上不再过分追求"杀灭癌细胞"，而更重视"带瘤生存"，与瘤和平共处，提高患者的生存质量，延长生存时间，因此注重"正气"在邪正抗争中的作用显得尤为突出和重要。

肿瘤的整个病理过程，在一定意义上可以说是实邪（癌瘤）与正气（体质）矛盾双方互相斗争的过程，而治疗就是要祛除病邪，扶助正气，促其向有利于痊愈方面转化。在临床具体运用祛邪和扶正法则时，要认真细致地观察和分析邪正双方消长盛衰的情况，根据邪正在矛盾中所处的地位，正确处理局部与整体、邪实与正虚、祛邪与扶正的辩证关系，在充分调动机体自身抗癌积极因素的前提下，紧紧把握治疗的主动权，不失时机地运用祛邪法则，把癌肿消灭或控制在最早阶段，达到祛邪而不伤正，扶正而不留邪，邪去正安的目的。

在肿瘤的治疗过程中，如何把祛邪与扶正有机地结合起来，以孰为先，以孰为后，以孰为主，又以孰为辅，历来争议颇多，向无定论。主张扶正为主的，认为正气为人之根本，只要正气旺盛，肿瘤则会自然而然地消退，即所谓"养正积自消"，从而忽视了祛邪（攻癌）治疗的重要作用，其结果轻则姑息养奸，失去了祛邪（攻癌）的机会，重则因片面扶正，反而助长了邪气，促使了肿瘤组织的生长，使邪气更盛。强调祛邪为主的，认为病邪（癌肿）为本病之根源，只有祛除病邪（攻癌）于体外，正气就会自然得到保护，即所谓的"邪去则正自安"，从而忽视了扶正在抗癌中的积极作用，其结果是肿瘤可能消灭了，可正气严重受挫，体质也被摧垮了，两败俱伤，失去了祛邪的意义，甚至还促进了癌的转移扩散。有学者认为，在肿瘤的病理过程中，正气盛，邪还不能自消，邪气去，正还不能自安，这是很有道理的。祛邪是肿瘤治疗的目的，扶正则是为实现这一目的创造条件，通过祛邪，则可进一步保护正气，两法不可偏废。只有谨守病机，抓住病变的主要矛盾和矛盾的主要方面，辩证地处理肿瘤治疗中祛邪与扶正的关系，使祛邪与扶正有机地结合，立足于祛邪（攻癌）而不忘扶正，扶正气以助祛邪（攻癌），才能紧紧掌握治疗的主动权。因此，我们认为，以补助攻是肿瘤中医治疗的基本着眼点。

在治疗方面，广泛收集挖掘民间的单方、验方、偏方，并加以整理验证，去伪存真，去粗取精，极大丰富了中医药对肿瘤的治疗方法，并在其基础上研制开发多种具有抗肿瘤作用的中成药或中药单体，如野百合碱（农吉利甲素）、斑蝥素、长春碱类等。

在方法方面，充分发挥中医学外治法的优势，在各种体表肿瘤的治疗方面取得了一定效果，如敷贴法止痛、祛腐法治疗皮肤癌等。

二、扶正培本配合西医手术放化疗减毒增效

恶性肿瘤的治疗采用手术、放疗、化疗、生物治疗、中医药治疗等多种手段有机结合的综合治疗模式，现代医学的各种方法在其中起了重要作用。如何与西医手段相配合，减毒增效，是摆在现代中西医结合医生面前的一个重要课题。通过大量临床与实验研究，扶正培本治则被确认为行之有效的基本原则。

（一）与手术治疗的结合

通过应用补益中药以改善患者的虚弱状态，提高手术的切除率，适用于患者虚弱症状较为明显，不适宜立即手术的患者。宜根据患者气血阴阳不同的表现，选用补气养血、滋补肝肾等药物，常用十全大补汤、四君子汤、八珍汤、六味地黄丸等。

手术的创伤、脏腑的缺失或缺损均可导致脏腑功能减退，气血津液耗损，出现各种不同的虚证或虚实夹杂表现。临床须根据不同的情况进行辨证治疗，如术后腹部胀气，大便不通，排气减少，治当以健脾行气，代表方如香砂六君子汤，药如党参、白术、茯苓、半夏、陈皮、木香、砂仁、甘草等；若脾虚失运，不思饮食，腹胀，大便稀溏，则用健脾益气法，方用四君子汤加减，药如炙黄芪、党参、白术、茯苓、陈皮、甘草等；术后卫表不固，虚汗淋漓，或动则汗出，头昏乏力，可用玉屏风散加减，药如炙黄芪、白术、防风、五味子、浮小麦、炒白芍、炙甘草等；术后气血不足，面色无华，心悸气短，失眠多梦，纳谷不香，常用八珍汤加减，药如党参、白术、茯苓、当归、白芍、熟地、川芎、阿胶、甘草等；如术后阴液亏损，低热或手足心热，心烦口渴，大便秘结，常用增液汤加减，药如生地、玄参、麦冬、石斛、知母、全瓜蒌、麻仁等。

（二）扶正培本法与放射治疗的结合

放射治疗过程中，由于射线属杀伤性物质，对人体的伤害很大，全身反应常见神疲乏力、头痛眩晕、厌食、恶心、呕吐、白细胞计数下降等；局部反应，根据照射的部位不同，可以出现不同的表现，常见的反应如皮肤红斑、干裂或潮湿糜烂，毛发脱落，口腔、咽腔及消化道糜烂、溃疡、水肿或出血，放射性肺炎及肺纤维化，放射性直肠炎、放射性脊髓炎、关节强硬等，这些毒副反应通过中医扶正培本的配合治疗可以得到减轻或消除，有些扶正培本中药还有增加射线敏感性的作用，从而可以增加放疗的效果。由于射线属火热之毒，易耗伤人体阴津，日久又可耗伤元气，故临床尤以热毒阴伤、肝肾阴虚、气阴两虚最为多见。属热毒阴伤者，常用清营汤加减治疗，药用金银花、连翘、竹叶、天花粉、黄连、生地、玄参、麦冬、白花蛇舌草等；肝肾阴

虚者，常以知柏地黄汤加减，药如知母、黄柏、生地、山萸肉、炒白芍、丹皮、当归、沙参、枸杞子、麦冬等；气阴两虚者，可用生脉饮加减，药如太子参、麦冬、五味子、沙参、石斛、玉竹、黄精、天花粉等。

（三）扶正培本法与化疗的结合

化疗的毒副反应较为严重，这是影响化疗疗效的最主要原因，用中医扶正培本法配合治疗可以明显减轻化疗的副作用，增强化疗效果，提高化疗的完成率。常用健脾和胃、调补气血、滋补肝肾等方法。如化疗出现纳差、腹胀、大便稀溏等，属脾虚湿困者，可用参苓白术散加减，药如炙黄芪、党参、白术、茯苓、陈皮、白扁豆、淮山药、木香、砂仁、炒谷麦芽等；如白细胞计数低下，血小板计数低下或贫血者，属于气血不足者，可予以益气养血，补髓升白，药如炙黄芪、党参、白术、茯苓、当归、炒白芍、熟地、阿胶、补骨脂、鸡血藤等；如属肝肾亏虚，则可以滋补肝肾，一贯煎加减，药如生地、熟地、枸杞子、沙参、当归、麦冬、女贞子、炙龟甲、鳖甲等。

（四）手术、放化疗后的扶正培本治疗

手术及放化疗疗程结束后，患者实际已进入康复期，此时有目的地进行针对性的扶正培本治疗十分重要，一可以抑制或杀灭残留的癌细胞；二可修复因手术、放化疗而造成的气血津液损伤，纠正内环境的失调；三可提高机体免疫功能，预防癌症的复发与转移；四可改善患者的临床症状，减轻患者痛苦，最终达到提高患者生活质量、延长生存的目的。临床用药常根据患者的体质状况、肿瘤的病期、手术及放化疗的程度、是否有远处转移等情况综合考虑。如属癌症早期，已行根治手术，或已行术后辅助放疗或化疗，癌细胞已基本清除，这时中药调理主要以提高机体免疫功能为主，以预防肿瘤的复发与转移，常用八珍汤加减，扶助正气，调补气血；如癌症已入中晚期，进行了姑息性切除，并进行了放化疗，或肿瘤虽然已全部切除，但已有淋巴结转移或远处转移，这时治疗上必须扶正与祛邪并重，在八珍汤等补养气血的基础上，加具有抗癌祛邪的药物，如山慈菇、莪术、白花蛇舌草、全蝎、守宫、昆布等，以抑制肿瘤的发展势态。实践证明，通过扶正培本的综合调理，可以减少患者术后的复发和转移，提高中晚期患者的生活质量，延长生存期。

三、对于恶性肿瘤病机的新认识

传统中医理论认为痰、毒、瘀、虚是肿瘤发生发展过程中最常见的病理机制，但上述病因病机的阐释很难体现恶性肿瘤的本质特征，所以基于以上理论指导的临床也难取得满意的疗效。于是近代医家结合现代医学提出了许多创新性的理论。

（一）"癌毒"理论

周仲瑛认为"癌毒"是导致癌症发生发展的关键。癌毒既可直接外客，亦可因脏腑功能失调而内生。癌毒阻滞在先，而后诱生痰浊、瘀血、湿浊、热毒等多种病理因素。日久耗气伤阴，损伤气血。因此治疗肿瘤，应以"抗癌解毒"为基本大法。初、中、晚三期均应贯穿攻邪消癌法的运用。初期配合化痰软坚、逐瘀散结，中期伍用调理脏腑功能之品，晚期正虚邪盛，则以培益为主，兼顾抗癌解毒、化痰软坚、散瘀消肿。抗癌解毒多选用虫类药物，以收搜毒、剔毒、除毒之功。

也有"癌毒"理论认为：癌症是痰浊湿食气血与寒邪相合，郁积化毒内留所致，正不胜邪，邪盛正虚。因此治疗癌症要注意局部与整体结合，攻补兼施。把攻补两大治法与癌症过程中的初、中、晚三期有机结合起来，不能急于求成。可遵循"屡攻屡补，以平为期"的治疗原则。

有认为"癌毒"长期持久地蓄积体内致正常细胞多次发生基因突变，最终转变为癌细胞，逃脱免疫监视，形成结块。其性顽烈，易耗散气血，易致痰饮、瘀血等有形之邪，并与之互结；其性走窜，易顺经络流注至远处脏腑，上至脑髓、内至骨骼、外至皮肤等形成流毒；其性潜伏属阴邪（免疫原性差，不易引起正气抗争），不易早期发现；其性善变（恶性肿瘤的异质性、抗药性）；其状肿硬坚固成块。

（二）燥湿相混致癌论

王三虎认为燥湿相混是贯穿于癌症始终的主要病机。气机升降失常、津液分布不均是导致燥湿相混的关键，阴虚内燥与痰浊水湿并见是其临床特点。其中心论点是：情志的不畅、心理的压力、外邪的侵犯等等都可影响气的正常运行。气行则津行，气滞则津凝。气机运行不畅则津液敷布不匀，一方面脏腑组织缺乏津液的濡润而燥涩，另一方面不能正常敷布的津液则变成痰湿潴留，影响血液运行，日久形成肿块。肿块的增长，又进一步阻碍了气机与津液的敷布，形成恶性循环，致使燥湿相混这一矛盾难以解决，且日益突出，影响全身。在治疗方面则给出了牵牛子、麦冬与半夏、猪苓与阿胶、牡蛎与泽泻、苍术与玄参以及六味地黄丸、三物黄芩汤等治疗燥湿相混的方药。

（三）关于肿瘤转移的病机研究

王文萍提出的"痰毒流注"假说，运用中医基础理论及经络学说，结合肿瘤分子生物学研究成果提出："痰"是指某些疾病的病理产物或致病因素，不论因病生痰，或因痰致病，均与肺脾两脏有关。脾为生痰之源，肺为贮痰之器，肺脾气虚，痰湿内生。"毒"是泛指对机体有不利因素的物质，因毒的性质不同有湿毒、热毒、痰湿之毒、湿热之毒、水谷之毒、瘀血之毒、糖毒、脂毒、尿毒、粪毒等的不同。"痰毒流注"理论之毒，是指痰湿之毒，谓之痰毒；"痰毒流注"理论之流注，是指痰毒随气血流动不息，向各处灌注的意思。肿瘤转移是由于痰毒互结，痰毒流注脏腑之络脉（肺络、肝络、脾络肾络、胃络、心包络、少阳之络），络脉损伤，气血离络，留而为瘀或至转移，流注于肝而成肝积，流注于肺而成肺积，流注于骨而成骨岩，流注经络而成瘰疬。肿瘤转移是以脏腑虚损为本，痰毒损络成瘀为标。

综上所述，各位专家学者通过对自己临床实践经验的总结和潜心研究，从不同的角度给出了全新的肿瘤病机理论，丰富了传统中医理论的内容，为肿瘤的治疗开阔了思路。肿瘤病因病机的讨论与研究将是中医防治肿瘤的一个重要环节和突破点，只有更加深入探讨恶性肿瘤的病机体系、证候规律，才有望在中医防治肿瘤方面获得突破性的进展。

中医学对肿瘤认识和治疗有数千年历史，积累了丰富而宝贵的临床经验，并经过不断地总结与创新，逐渐形成了独立的、较为完备的学术思想。

通过对文献的阅读与整理可以发现，中医药治疗肿瘤学术思想起始于先秦，成形于汉唐，成熟于宋金元，发展于明清，创新于当代。它的发展轨迹受到当时社会背景的影响，并遵循"实践 – 理论 – 再实践 – 新理论"的辩证发展途径。每当疗效达到瓶颈时，理论上的争鸣往往会提出新的观念，观念的不断更新使医学工作者们更加接近肿瘤的本质。在一辈又一辈工作者的努力下，随着理论与临床的逐步深入，中医肿瘤工作终会取得越来越好的疗效。

各 论

GE LUN

第三章 脑 瘤

脑瘤是颅内肿瘤的总称，是指生长在颅内的各种组织的肿瘤，包括发生于脑组织、脑膜、脑神经、垂体、血管及残余胚胎组织等的原发肿瘤和继发于其他部位的恶性肿瘤转移或侵入颅内形成的肿瘤，是临床常见恶性肿瘤之一。其临床表现根据肿瘤的病理类型、肿瘤所在部位而有所差异，症状可表现为头痛、头晕、呕吐，运动、感觉及精神障碍，肢体麻木、偏瘫，甚者昏迷等。

根据 2019 年国家癌症中心公布的数据，2015 年脑瘤发病率占全国恶性肿瘤的 2.70%，排于第 9 位。死亡率占全国恶性肿瘤的 2.40%，排于第 8 位。各地区发病率差异不大，东部、中部、西部依次为 2.63%、2.55%、2.85%。男性发病率占 2.27%，女性占 3.15%，其中 14 岁以下发病率高达 1.7/1000。成人大多为大脑的胶质瘤、脑膜瘤、垂体腺瘤、转移瘤及听神经瘤等。儿童则多为小脑的星形细胞瘤、小脑中线的髓母细胞瘤、第四脑室的室管膜瘤、蝶鞍部的颅咽管瘤等。颅内肿瘤发生于大脑半球的机会最多，其后依次为蝶鞍区、小脑（包括小脑蚓部）、桥小脑角、脑室内、脑干内。年龄与肿瘤发生的部位也有一定的关系，成年人大多数颅内肿瘤位于幕上；位于幕下的肿瘤不足 1/3，其中儿童过半数。不同颅内肿瘤的好发部位亦不同，如胶质瘤好发于大脑半球皮质下，髓母细胞瘤好发于小脑蚓部，室管膜瘤好发于脑室壁，血管网状细胞瘤好发于小脑半球内，神经鞘瘤好发于桥小脑角，脊索瘤好发于鞍上区等。

颅内肿瘤的病因目前尚未明确，有研究认为，外伤、放射线辐射、病毒感染、某些化学药物等也有可能诱发颅内肿瘤。血管网状细胞瘤有家族多发现象，推测与遗传因素有关。颅内恶性肿瘤组织学分类有：神经上皮组织的肿瘤、神经鞘膜细胞瘤、脑膜及有关组织的肿瘤、颅内原发的恶性淋巴瘤、血管组织的肿瘤、胚胎细胞瘤、先天性肿瘤、脑下垂体前叶的肿瘤、邻近组织的肿瘤、转移瘤及未能分类的肿瘤。各种肿瘤由于组织发生及病理特征不同，其性质良恶和生物学行为也不一样，如神经胶质瘤中，星形细胞瘤成长较慢，囊性者预后较佳。多行性胶质瘤生长快，恶性程度高，预后极差，病程仅数月。脑转移瘤属晚期，预后更差。血行转移者，原发癌多为肺癌、乳腺癌及肾癌。肿瘤直接侵犯脑组织者，多见于鼻咽癌、中耳癌、视网膜母细胞瘤等。具有高发病率、高复发率、高死亡率、低治愈率的特点。

【相关证候源流】

在中医历代文献对于脑瘤并无系统记载，亦无"脑瘤"病名，但类似于"头痛"

"真头痛""呕吐""头风""癫痫""眩晕""厥逆"及"中风"等病症。其相关证候
论述散见于各时期医著中。

一、战国至东汉时期

战国至东汉时期为中医学的萌芽时期，《黄帝内经》中就有关于诸多脑病临床表
现均与现代医学脑瘤临床所见之头痛、眩晕、视糊、半身不遂等相吻合。

如《素问·奇病论》"帝曰：人有病头痛以数岁不已，此安得之，名为何病？岐
伯曰：当有所犯大寒，内至骨髓，髓者以脑为主，脑逆故令头痛，齿亦痛，病名曰
厥逆。"

《灵枢·大惑论》曰："故邪中于项，因逢其身虚，其深入，则随眼系入于脑，入
脑则脑转、脑转则引目系急，目系则目弦以转矣。"

《灵枢·厥病》云："真头痛，头痛甚，脑尽痛，手足寒至节，死不至。"

《灵枢·口问》云："上气不足，则脑为之不满，耳为之苦鸣，头为之苦倾，为
之肢。"

《灵枢·大惑论》云："五脏六腑之精气，皆上注于目而为之精……裹撷筋骨血气
之精而与脉并为系，上属于脑，后出于项中。"

《灵枢·海论》云："髓海有余，则轻劲多力，自过其度；髓海不足，则脑转耳
鸣，胫酸弦冒，目无所见，解㑊安卧。"

《素问·厥论》："厥惑令人腹满，或令人暴不知人"又云："巨阳之厥，则肿首
头重，足不能行，发为眩仆。"

《中藏经》："头目久痛，卒视不明者，死。"

二、隋至金元时期

这一时期是中医学的繁荣时期，医药学术方面取得了显著成就。诸多医家从病因
病机，诊断治疗方而对疾病提出了较为系统的认识。

如《严氏济生方》："所谓眩晕者，眼花屋转，起则眩倒是也"，"目眩运转，如
在舟车之上。"

《千金要方·卷十四》："掣纵，口眼张大，口出白沫或作声，或死不知人。"

《严氏济生方》："痛引脑颠，甚而手足冷者，名曰真头痛，非药之能愈。"

《病源候论·风头眩候》："风头眩者，山血气虚，风邪入脑，而引目系故也……
逢身之虚则为风邪所伤，脑则脑转而目系急，目系急故而成眩也……诊其脉，洪大而
长者，风眩。"

《诸病源候论·风湿痹身体手足不遂候》："风邪在经络，搏于阳经，气行则迟，
关机缓纵，故令手足不遂也"，表明眩晕、半身不遂与风邪致病有关。

《丹溪心法》："痰之为物，随气升降，无处不到，可致多种病证"，故提出"百

病中多有兼痰者。"

《杂病源流犀烛》曰："故其为害,上至颠顶,下至涌泉,随气升降,周身内外皆到,五脏六腑俱有。"风痰多见奇证,上攻头目为头痛、为目眩痛、为眩晕、流注经络为肢节痹痛、为偏瘫。

《诸病源候论》:"膈痰者,谓痰水在于胸膈之上,又犯大寒,使阳气不行,令痰水结聚不散,而阴气逆上,上与风痰相结,上冲于头,即令头痛,或数岁不已,久连脑痛,故云膈痰风厥头痛。"这是中医学关于痰浊犯脑,亦即痰厥头痛的最早记载。

《伤寒明理论》:"头痛谓邪气外在经络,上攻于头所致也。""头痛一切属三阳经也,而阴病亦有头痛乎?太阴、少阴二经之脉,皆上至颈胸中而还,不上循头,则无头痛之证,唯厥阴之脉,循喉咙之后,上入颃颡,连目眦,上出额,与督脉会于颠。"

《兰室秘藏》:"夫风从上受之,风寒伤上,邪从外入,客于经络,令人振寒头痛,身重恶寒,治在风池、风府,调其阴阳,不足则补,有余则泻,汗之则愈,此伤寒头痛也。"这些论述阐明了头痛与经络之间的关系,并提出了相应的治法。

三、明清时期

这一时期中医脑病有了更为系统完整的认识,在前人对脑的认识基础上,将中风、癫痫、头晕、五官疾病等纳入脑病研究范畴对疾病的成因有了更准确的把握,支持现代脑瘤所反映出的一系列临床表现,为当前脑瘤的诊断、治疗、临床研究提供新思路。

如《本草纲目·辛夷》:"脑为元神之府,而鼻为命门之窍,人之中气不足,清阳不升,则头为之倾,九窍为之不利。"

《寓意草》:"头为一身之元首,穹然居上……其所主之脏,则以头之外壳包藏脑髓,脑为髓之海,主统一身骨中之精髓,以故老人髓减,即头倾视深也,《内经》原有九脏之说,五脏加脑髓、骨、脉、胆、女子胞,神脏五,形脏四,共合为九,岂非脑之自为一脏之主耶……身中万神集会之所,泥丸一宫,所谓上八景也。"

《医宗必读·头痛》:"雷头风,头痛而起核块,或头中如雷鸣,震为雷。"

《普济方》:"夫头圆象天,故居人身之上,为诸阳之会。头疼之疾,非止一端,如痛引脑颠,陷至泥丸宫者,是为真头痛。且发夕死,夕发旦死,非药物之可疗。""头痛目眩,背膊烦痛,不欲饮食。""头痛恶闻食气。"

《证治准绳》:"天门真痛,上引泥丸,夕发旦死,旦发夕死。为脑为髓海,真气之所聚,卒不受邪,受邪则死,不可治。"

《医方选要》:"浅而近者,名头痛,其痛卒然而至,易于解散速安也。深而远者,名头风,其痛作止不常,愈后触感复发也。此头痛、头风深浅之不同也。其脉短涩者,难治;浮滑者,易治。"

《济世神验良方》:"头疼即非真头疼,气火虚风痰火盛,若是真疼手足青,旦发夕兮归幽冥。"

《经验单方汇编》："头眩者，目花黑暗旋倒也。其状头眩目闭，身转耳聋，如立舟车之上，起则欲倒，虚极乘寒得之。"

《针灸逢源》："浅而暴者名头痛。深而久者名头风。头风必害眼者。"

《医法圆通》："有头痛如裂如劈，如泰山压定，有欲绳索紧捆者，其人定见气喘，唇舌青黑，渴饮滚汤，此属阳脱于上，乃系危候。"

《类证治裁》："风邪上干，新感为头痛，深久则为头风。其症头颠重晕，或头皮麻痹，或耳鸣目眩，眉棱紧掣。旧素有痰火，复因当风取凉，邪从风府入脑，郁而为热为痛，甚则目病昏眩。头风不治必害眼。"

脑瘤在中医文献中并无相应病名。根据脑瘤所表现出的不同临床症状可作如下分类与命名。若以头痛为主要临床症状，包括刺痛、跳痛、昏痛、隐隐作痛等均可归为中医"头痛"范畴。若表现为头晕眼花，轻者闭目自止，重者如坐舟车，不能站立，旋转不定，或伴有恶心呕吐、汗出，甚则昏倒等症状将其归属为中医"眩晕"范畴。因此通过梳理各时期脑瘤相关证候的论述发现，脑瘤的相关症状分散在"头痛""真头痛""呕吐""头风""癫痫""眩晕""厥逆"及"中风"等病症中。

【病因病机】

中医学认为"脑为髓海"，故脑瘤为髓海病变，多因正虚邪实，以肝肾亏虚，风痰瘀毒阻脑为主。脑瘤的形成，主要是由于脏腑虚弱，清阳不升，浊气不降，致血行滞涩，经络不畅，气血津液输布失常，则湿聚为痰，血滞为瘀；另肝为风木之脏，肝肾阴虚，肝阳上亢，化风为火，风、火、痰、瘀互结，清阳失用，痹阻脑络；而风、火、痰、瘀日久则会进一步加重肝肾阴亏，因果交错，变生有形瘤疾。脑瘤的病因病机各医家认识不一，目前尚未统一，概括来看外因分为风、痰、瘀、毒、火、毒、虚七种，内因多责之于肺、肝、脾、肾之不足，脏腑功能失调，病机属本虚标实，但不同医家对病因病机的强调各有侧重。

1. 外感六淫

外感六淫之邪，机体的气血阴阳失于平衡，导致清阳之气不得升，浊阴之气不得降，以致气血郁结，格于脑内，肿大成积。外邪中之邪毒主要包括西医学中的病毒感染、烟草、油烟的污染毒素，职业环境中的化学毒素，生活环境中的空气、水、土壤污染毒素及酒食中的各种毒素等。

2. 情志失调

忧患郁怒则肝失疏泄，气机运行失畅，而致瘀血阻滞；或因气滞津停，聚湿成痰，或气郁日久化火，灼津成痰，痰瘀交阻，积于清窍，而成颅内肿瘤。

3. 饮食失宜

长期饮食偏嗜，嗜酒肥甘炙煿，损伤脾胃，脾失健运，痰浊内阻。因此，蓄毒体内，郁热伤津，气机不利，脉络不通，毒邪与痰瘀互结，可使颅内肿瘤发生。

4. 正气虚弱

由于先天不足、房劳、惊恐伤肾，致肾脏亏虚，脑失所养，诸邪乘虚而入，脑部清阳之气失用，津液输布不利，加之瘀血与顽痰互结酿毒，积于脑部，发为肿瘤。

附一：病因病机古今选要

1. 外感六淫

《类经》："五脏六腑之精气，皆上升于头，以成七窍之用，故为精明之府。"

《素问·风论》："风之伤人……发为偏枯。"

《素问玄机原病式·五运主病》："所谓风气甚，而头目眩运者，由风木旺，必是金衰不能制木，而木复生火，风火皆属阳，多为兼化，阳主乎动，两动相搏，则为之旋转。"

《灵枢·百病始生》："积之所生，得寒乃生，厥乃成积也。"

《灵枢·九针论》："四时八风客于经脉之中，谓瘤病者也。"

《诸病源候论·风头眩候》："风头眩者，由血气虚，风邪入脑，而引目系故也……逢身之虚则为风邪所伤，脑则脑转而目系急，目系急故而成眩也……诊其脉，洪大而长者，风眩。"

《诸病源候论·风湿痹身体手足不遂候》："风邪在经络，搏于阳经，气行则迟，关机缓纵，故令手足不遂也。"表明眩晕、半身不遂与风邪致病有关。

《伤寒明理论》："头痛谓邪气外在经络，上攻于头所致也。""头痛一切属三阳经也，而阴病亦有头痛乎？太阴、少阴二经之脉，皆上至颈胸中而还，不上循头，则无头痛之证，·唯厥阴之脉，循喉咙之后，上入颃颡，连目眦，上出额，与督脉会于颠。"

《证治汇补·卷之四》："以肝上连目系而应于风，故眩为肝风，然亦有因火、因痰、因虚、因暑、因湿者。"

《兰室秘藏》："夫风从上受之，风寒伤上，邪从外入，客于经络，令人振寒头痛，身重恶寒，治在风池、风府，调其阴阳，不足则补，有余则泻，汗之则愈，此伤寒头痛也。"

2. 瘀毒凝结

《灵枢·百病始生》："凝血蕴里而不散，津液涩渗，著而不去，而积皆成也。"

《难经本义》："积蓄也，言血脉不行，蓄积而成病也。"

3. 情志不遂

《素问·至真要大论》："诸风掉眩，皆属于肝。"

《素问·六元正纪大论》："木郁之发……甚则耳鸣眩转。"

《类证治裁·眩晕》："良由肝胆乃风木之脏，相火内寄，其性主动主升；或由身心过动，或由情志郁勃，或由地气上腾，或由冬藏不密，或由高年肾液已衰，水不涵木……以致目昏耳鸣，震眩不定。"

4. 正气亏虚

《灵枢·海论》："脑为髓之海，其输上在于其盖，下在风府……髓海有余，则轻劲多力，自过其度；髓海不足，则脑转耳鸣，胫酸眩冒，目无所见，懈怠安卧。"

《灵枢·卫气》："上虚则眩。"

《灵枢·大惑论》："故邪中于项，因逢其身虚，其深入，则随眼系入于脑，入脑则脑转、脑转则引目系急，目系急则目眩以转矣。"

《外证医编》："正气虚则成岩。"

《素问·五脏生成》："头痛颠疾，上虚下实，过在足少阴、巨阳，甚则入肾。"

《景岳全书·眩运》："眩运一证，虚者居其八九，而兼火兼痰者，不过十中一二耳。"

《景岳全书·眩运》："原病之由，有气虚者，乃清气不能上升，或汗多亡阳而致，当升阳补气；有血虚者，乃因亡血过多，阳无所附而然，当益阴补血，此皆不足之证也。"

5. 痰结凝滞

《丹溪心法》："痰之为物，随气升降，无处不到，可致多种病证。"

《丹溪心法·头眩》："头眩，痰夹气虚并火，治痰为主，夹补气药及降火药。无痰则不作眩，痰因火动。"

《杂病源流犀烛》："故其为害，上至颠顶，下至涌泉，随气升降，周身内外皆到，五脏六腑俱有。"风痰多见奇证，上攻头目为头痛、为目眩痛、为眩晕，流注经络为肢节痹痛、为偏瘫。

《诸病源候论》："膈痰者，谓痰水在于胸膈之上，又犯大寒，使阳气不行，令痰水结聚不散，而阴气逆上，上与风痰相结，上冲于头，即令头痛，或数岁不已，久连脑痛，故云膈痰风厥头痛。"这是中医学关于痰浊犯脑，亦即痰厥头痛的最早记载。

《伤寒明理论》："头痛谓邪气外在经络，上攻于头所致也。""头痛一切属三阳经也，而阴病亦有头痛乎？太阴、少阴二经之脉，皆上至颈胸中而还，不上循头，则无头痛之证，唯厥阴之脉，循喉咙之后，上入颃颡，连目眦，上出额，与督脉会于颠。"

《证治要诀》："诸痛，乃是痰为气所激而上，气又为痰所隔而滞，痰与气相搏，不能流通。"

《医学正传·眩运》："大抵人肥白而作眩者，治宜清痰降火为先，而兼补气之药；人黑瘦而作眩者，治宜滋阴降火为要，而带抑肝之剂。"

总之，脑瘤的病位在脑，与肺、肝、脾、肾等脏腑有关，风、痰、瘀、毒、火、毒、虚为其主要的病理因素，主要病机为正虚邪实。邪实在脑，以瘀血痰凝为主；正虚在全身，以气虚和肝肾阴虚多见。

【辨治思路】

中医药治疗脑瘤的辨治思路，经历了不同阶段的发展，从起初的以症状为主进行辨证治疗，逐渐演变为辨病辨证治疗。由于中医辨证难以进行规范统一，为了形成较为统一的辨治标准，参照《恶性肿瘤中医诊疗指南》中其他肿瘤疾病的辨治思路及《中医肿瘤学》（中国中医药出版社），在辨病的基础上，以证候要素作为切入点，进行辨证标准的规范化工作，成为脑瘤辨证论治的重要方法，予以规范和推广。

一、证候要素

临床上脑瘤虚实夹杂，可数型并见。在既往研究基础上，结合文献报道及国内中医肿瘤专家意见，可将脑瘤证候要素分为以下6种。

1. 气虚证

主症：头晕目眩，少气懒言。

主舌：舌质淡。

主脉：脉虚无力。

或见症：面色淡白或㿠白，涕血，自汗，纳少，腹胀，夜尿频多，畏寒肢冷。

或见舌：舌边齿痕，苔白滑，薄白苔。

或见脉：脉沉细，脉细无力，脉沉迟。

2. 阴虚证

主症：头痛隐隐，耳鸣眩晕，肢体麻木。

主舌：舌质红，少苔。

主脉：脉细数。

或见症：视物不清，大便偏干，小便短赤。

或见舌：舌光无苔，舌体瘦小，少苔或有裂纹。

或见脉：脉虚细。

3. 热毒证

主症：头痛头胀，如锥如刺，呕吐频作。

主舌：舌红，苔黄。

主脉：脉弦数。

或见症：烦躁易怒，呕吐呈喷射状，面红耳赤，口苦尿黄，大便干结。

或见舌：苔白而干。

或见脉：脉洪数。

4. 血瘀证

主症：头晕头痛，刺痛固定，肢体偏瘫。

主舌：舌质紫黯。

主脉：脉细涩。

或见症：面色晦暗，大便干。

或见舌：舌瘀斑瘀点，舌底脉络色紫增粗或迂曲。

或见脉：脉沉。

5. 痰湿证

主症：头痛昏蒙，恶心呕吐，肢倦纳呆。

主舌：舌淡，苔白腻。

主脉：脉滑或弦滑。

或见症：呕吐痰涎，喉中痰。

或见舌：舌淡胖或舌质淡暗，苔白腻，舌黯红，苔黄，苔白滑。

或见脉：脉滑数，脉弦，脉细滑，脉弦。

6. 气滞证

主症：头胀头痛，痛无定处。

主舌：舌淡暗。

主脉：脉弦。

或见症：烦躁易怒，情志抑郁或喜叹息，嗳气或呃逆。

或见舌：舌边红，苔薄白，苔薄黄，苔白腻或黄腻。

或见脉：脉弦细。

二、辨证方法

1. 证候要素

参考《中医诊断学》的证候确定方法如下。

- 符合主症2个，并见主舌、主脉者，即可辨为本证。
- 符合主症2个，或见症1个，任何本证舌、脉者，即可辨为本证。
- 符合主症1个，或见症不少于2个，任何本证舌、脉者，即可辨为本证。

2. 临证应用方法

临床应用时，先收集临床症状及体征，依据证候要素的辨证方法确定患者所具备的证候要素，随后将证候要素进行整合，即得出该患者复合证型。

三、辨证分型

现代医学脑瘤的治疗，可大致分为手术治疗、放化疗，以及不需要或者不能进行现代医学治疗而采用单纯中医药治疗，所以，在不同的治疗阶段，由于患者体质因素、疾病本身的因素，以及现代医学治疗作为病因而导致的因素，证候表现多有不同，然而同时又有规律可循。一般来说，脑瘤各个不同治疗阶段，常见证候类型如下。

表 3 - 1　脑瘤常见证候类型

治疗阶段	辨证分型
手术阶段	气血亏虚、脾胃虚弱
化疗阶段	脾胃不和、气血亏虚、肝肾阴虚
放疗阶段	气阴两虚、热毒瘀结
单纯中医治疗阶段	痰湿内阻、瘀血内阻、火毒炽盛、肝肾阴虚

【脑瘤常见症状的分型论治】

脑瘤的相关临床症状及并发症较多，主要有头痛、眩晕、耳鸣、偏瘫、恶心呕吐、癫痫等，本节主要选取头痛、眩晕、偏瘫等三个脑瘤较特有、临床又比较常见的症状，对其分型论治进行阐述。

一、头痛

1. 痰毒凝聚

症状：头痛头晕，肢体麻木，身重倦怠，舌强语謇，恶心呕吐，视物模糊，痰多胸闷，舌胖、有齿痕，苔白厚腻，脉滑或弦细。

治法：化痰散结，解毒开窍。

方药：涤痰汤或半夏白术天麻汤加减。

加减：根据痰的不同，还应酌加黄芩、桑白皮、浙贝母等清热化痰药，或全蝎、钩藤、僵蚕等祛风止痉药，或桃仁、红花、水蛭等活血通络药。

2. 气血郁结

症状：头痛头胀，痛如针刺，面色晦暗，视物模糊，口唇青紫，舌质紫黯或有瘀斑，脉细涩或弦。

治法：活血化瘀，散结开窍。

方药：通窍活血汤加减。

加减：若兼见神疲乏力，脉细弱无力，为气虚血瘀，可加黄芪、党参等补气行血药；若头痛剧烈，可酌加僵蚕、地龙、全蝎、蜈蚣等虫类搜风通络之品。

3. 肝风内动

症状：头痛头晕，耳鸣目眩，烦躁易怒，抽搐震颤，舌强失语，昏迷项强，恶心呕吐，舌红少苔，脉弦细而数。

治法：滋阴潜血，息风清热。

方药：杞菊地黄丸或天麻钩藤饮合镇肝熄风汤加减。

加减：若阴虚较甚者，可加麦冬、玄参、生地黄等滋补肝肾之阴；若便秘者，可加大黄、芒硝以通腑泻热；若眩晕欲仆，呕恶、手足震颤者，可加龙骨、牡蛎、珍珠母等镇肝息风之品。

4. 肝胆实热

症状：头痛目赤，如锥如裂，呕吐如喷，便干溲赤，舌黯红或绛红，苔黄，脉弦数。

治法：清热泻火，解毒通腑。

方药：龙胆泻肝汤加减。

加减：若呕吐甚者，加竹茹、黄连、半夏；胁肋部疼痛，加延胡索、莪术，若大便不通，可加芒硝冲服；若头痛剧烈，可加大利尿逐水药用量，如白茅根、车前草、龙葵等。

5. 脾肾阳虚、肝血不足

主证：头晕目眩，耳鸣耳聋，视力障碍，腰膝酸软，形寒肢冷，气短懒言，溲清便溏，或咽干口渴，颧红盗汗，五心烦热，脉沉细无力。

治法：偏阳虚者温补脾肾、补脑填髓；偏血亏者健脾养肝、补脑安神。

方药：地黄饮子加减。

加减：偏阳虚者去石斛、麦冬，加淫羊藿（仙灵脾）、山药；偏血亏者去附子、肉桂、巴戟天，加桑寄生、当归、生黄芪。

二、眩晕

1. 肝阳上亢

症状：眩晕，耳鸣，头目胀痛，口苦，失眠多梦，遇烦劳郁怒而加重，甚则仆倒，颜面潮红，急躁易怒，肢麻震颤，舌红苔黄，脉弦或数。

治法：平肝潜阳，清火息风。

方药：天麻钩藤饮。

加减：若肝火上炎，口苦目赤，烦躁易怒者，酌加龙胆草、丹皮、夏枯草；若肝肾阴虚较甚，目涩耳鸣，腰酸膝软，舌红少苔，脉弦细数者，可酌加枸杞子、何首乌、生地黄、麦冬、玄参；若见目赤便秘，可选加大黄、芒硝或当归龙荟丸以通腑泻热；若眩晕剧烈，兼见手足麻木或震颤者，加羚羊角（代）、石决明、生龙骨、生牡蛎、全蝎、蜈蚣等镇肝息风，清热止痉。

2. 气血亏虚

症状：眩晕动则加剧，劳累即发，面色㿠白，神疲乏力，倦怠懒言，唇甲不华，发色不泽，心悸少寐，纳少腹胀，舌淡苔薄白，脉细弱。

治法：补益气血，调养心脾。

方药：归脾汤。

加减：若中气不足，清阳不升，兼见气短乏力，纳少神疲，便溏下坠，脉象无力者，可合用补中益气汤；若自汗时出，易于感冒，当重用黄芪，加防风、浮小麦益气固表敛汗；若脾虚湿盛，腹泻或便溏，腹胀纳呆，舌淡舌胖，边有齿痕，可酌加薏苡仁、炒扁豆、泽泻等，当归宜炒用；若兼见形寒肢冷，腹中隐痛，脉沉者，可酌加桂枝、干姜以温中助阳；若血虚较甚，面色㿠白，唇舌色淡者，可加阿胶、紫河车粉（冲服）；兼见心悸怔忡、少寐健忘者，可加柏子仁、合欢皮、首乌藤（夜交藤）养心安神。

3. 肾精不足

症状：眩晕日久不愈，精神萎靡，腰酸膝软，少寐多梦，健忘，两目干涩，视力减退；或遗精滑泄，耳鸣齿摇；或颧红咽干，五心烦热，舌红少苔，脉细数；或面色㿠白，形寒肢冷，舌淡嫩，苔白，脉弱尺甚。

治法：滋养肝肾，益精填髓。

方药：左归丸。

加减：若阴虚火旺，症见五心烦热，潮热颧红，舌红少苔，脉细数者，可选加鳖甲、龟甲、知母、黄柏、牡丹皮、地骨皮等；若肾失封藏固摄，遗精滑泄者，可酌加芡实、莲须、桑螵蛸等；若兼失眠、多梦、健忘诸症，加阿胶、鸡子黄、酸枣仁、柏子仁等交通心肾、养心安神。

4. 痰湿中阻

症状：头重昏蒙，或伴视物旋转，胸闷恶心，呕吐痰涎，食少多寐，舌苔白腻，脉濡滑。

治法：化痰祛湿，健脾和胃。

方药：半夏白术天麻汤。

加减：若眩晕较甚，呕吐频作，视物旋转，可酌加代赭石、竹茹、生姜、旋覆花以镇逆止呕；若脘闷纳呆，加砂仁、白蔻仁等芳香和胃；若兼见耳鸣重听，可酌加郁金、石菖蒲、葱白以通阳开窍；若痰郁化火，头痛头胀，心烦口苦，渴不欲饮，舌红苔黄腻，脉弦滑者，宜用黄连温胆汤清化痰热。

5. 瘀血阻窍

症状：眩晕，头痛，兼见健忘，失眠，心悸，精神不振，耳鸣耳聋，面唇紫暗，舌暗有瘀斑，脉涩或细涩。

治法：祛瘀生新，活血通窍。

方药：通窍活血汤。

加减：若兼见神疲乏力、少气自汗等症，加入黄芪、党参益气行血；若兼畏寒肢冷，感寒加重，可加附子、桂枝温经活血。

三、偏瘫

1. 风痰入络

症状：肌肤不仁，手足麻木，突然发生口眼㖞斜，语言不利，口角流涎，舌强语謇，甚则半身不遂，或兼见手足拘挛、关节酸痛等症，舌苔薄白，脉浮数。

治法：祛风化痰通络。

方药：真方白丸子。

加减：语言不清者，加石菖蒲、远志祛痰宣窍；痰瘀交阻，舌紫有瘀斑，脉细涩者，可酌加丹参、桃仁、红花、赤芍等活血化瘀。

2. 风阳上扰

症状：平素头晕头痛，耳鸣目眩，突然发生口眼㖞斜，舌强语謇，或手足重滞，甚则半身不遂等症，舌质红，苔黄，脉弦。

治法：平肝潜阳，活血通络。

方药：天麻钩藤饮。

加减：夹有痰浊，胸闷，恶心，苔腻，加陈胆星、郁金；头痛较重，加羚羊角（代）、夏枯草以清肝息风；腿足重滞，加杜仲、寄生补益肝肾。

3. 阴虚风动

症状：平素头晕耳鸣，腰酸，突然发生口眼㖞斜，言语不利，手指瞤动，甚或半身不遂，舌质红，苔腻，脉弦细数。

治法：滋阴潜阳，息风通络。

方药：镇肝息风汤。

加减：痰热较重，苔黄腻，泛恶，加胆南星、竹沥、川贝母清热化痰；阴虚阳亢，肝火偏旺，心中烦热，加栀子、黄芩清热除烦。

附二：辨证论治古今选要

（一）古代论述

古代医籍中，有诸多关于脑瘤类似疾病，如中风、头痛、眩晕等的临床辨证论治思路的论述，现代医生对于辨证分型也有诸多灵活深入的思考，对于广大临床医生实践过程中参考借鉴具有重要意义。

1. 《临证指南医案·中风》中有关中风的辨证方法

"今叶氏发明内风，乃身中阳气之变动。肝为风脏，因精血衰耗，水不涵木，木少滋养，故肝阳偏亢，内风时起，治以滋液息风，濡养营络，补阴潜阳。……或风阳上僭，痰火阴窍，神志不清，则有至宝丹芳香宣窍，或辛凉清上痰火。……至于审证之法，有身体缓纵不收，耳聋目瞀，口开眼合，撒手遗尿，失音鼾睡，此本实先拔，阴阳枢纽不交，与暴脱无异，并非外中之风，乃纯虚证也。故先生急用大剂参附以回阳，恐纯刚难受，必佐阴药，以挽回万一。若肢体拘挛，半身不遂，口眼㖞斜，舌强言謇，二便不爽，此本体先虚，风阳夹痰火壅塞，以致营卫脉络失和，治法急则先用开关，继则益气养血，佐以消痰清火、宣通经隧之药，气充血盈，脉络通利，则病可痊愈。"

2.《丹溪心法·头痛》中有关头痛的辨证方法

"头痛多主于痰，痛甚者炎多，有可吐者，可下者。""如肥人头痛，是湿痰，宜半夏、苍术。如瘦人，是热，宜酒制黄芩、防风。如感冒头痛，防风、羌活、藁本、白芷。如气虚头痛，宜黄芪（酒洗）、生地黄、南星、秘藏安神汤；如风热在上头痛，宜天麻、蔓荆子、台芎、酒制黄芩；如苦头痛，用细辛；如形瘦苍黑之人头痛，乃是血虚，宜当归、用芎、酒黄芩；如顶颠痛，宜藁本、防风、柴胡。东垣云：顶颠痛须用藁本，去川芎。且如太阳头痛，恶风，脉浮紧，川芎、羌活、独活、麻黄之类为主；少阳头痛，脉弦细，往来寒热，柴胡为主；阳明头痛，自汗，发热恶寒，脉浮缓长实，升麻、葛根、石膏、白芷为主；太阴头痛，必有痰，体重，或腹痛，脉沉缓，以苍术、半夏、南星为主；少阴头痛，足寒气逆，为寒厥，其脉沉细，麻黄、附子、细辛为主；厥阴头痛，或吐痰沫，厥冷，其脉浮缓，吴茱萸汤主之，血虚头痛，当归、川芎为主；气虚头痛，人参、黄芪为主；气血俱虚头痛，调中益气汤内加川芎三分，蔓荆子三分，细辛二分，其效如神。又有痰厥头痛，所感不一。是知方者验也，法者用也，徒知体而不知用者弊，体用不失，可谓上工矣。"

3.《景岳全书》中有关头痛的辨证方法

"凡诊头痛者，当先审久暂，次辨表里。盖暂痛者，必因邪气；久病者，必兼元气。以暂病言之，则有表邪者，此风寒外袭于经也，治宜疏散，最忌清降；有里邪者，此三阳之火炽于内也，治宜清降，最忌升散。此治邪之法也。其有久病者，则或发或愈，或以表虚者微感则发，或以阳胜者微热则发，或以水亏于下而虚火乘之则发，或以阳虚于上而阴寒胜之则发。所以暂病者当重邪气，久病者当重元气，此固其大纲也。然亦有暂病而虚者，久病而实者，又当因脉、因证而详辨之，不可执之。"

"头痛有各经之辨。凡外感头痛，当察三阳、厥阴。盖三阳之脉俱上头，厥阴之脉亦会于颠。故仲景《伤寒论》则唯三阳有头痛，厥阴亦有头痛，而太阴、少阴则无之。其于辨之之法，则头脑额颅，虽三阳俱有所会，无不可痛。然太阳在后，阳明在前，少阳在侧，此又各有所主，亦外感之所当辨也，至若内伤头痛，则不得以三阳为拘矣。如《本经》所言，"下虚上实，过在足少阴、巨阳"。若《厥阴篇》所论，则足六经及手少阴、少阳皆有之矣。《奇病论》曰：脑者，阴也。髓者，骨之充也。凡痛在脑者，岂非少阴之病乎？此内证、外证之异，所不可不察也。"

4.《张氏医通》中有关眩晕的辨证方法

"有头风证，耳内常鸣，头上如有鸟雀啾啾之声，切不可全谓耳鸣为虚，此头脑夹风所致。有眩晕之甚，抬头则屋转，眼常黑花，观见常如有物飞动，或见物为两，宜三五七散，或秘旨正元散加鹿茸，兼进养正丹。不效，一味鹿茸，每服半两，酒煎去滓，入麝少许。缘鹿茸生于头，头晕而主以鹿茸，盖以类相从也。曾有服头痛药不愈，服茸朱丹而效，此为虚寒也，若实者用之，殆矣。故丹溪曰：眩晕不可当者，大黄三次酒炒干为末，茶调下，每服一钱至二钱。刘宗厚曰：眩晕乃上实下虚所致，所谓虚者，血与气也，所谓实者，痰涎风火也。经云：上虚则眩。又云：徇蒙招尤。目瞑耳聋，下实上虚，则与刘氏所称，无乃冰炭乎。盖邪之所凑，其气必虚，留而不去，其病为实，亦何冰炭之有。然当以脉法辨之，寸口大而按之即散者为上虚，以鹿茸法治之。寸口滑而按之益坚者为上实，以酒大黄法治之。外感六淫，内伤七情，皆能眩晕，然无不因痰火而作。谚云。无火不动痰，无痰不作晕，须以清火豁痰为主，而兼治六淫之邪，无不愈者。风寒在脑，或感邪湿，头眩重痛欲倒，呕逆不定，《三因》芎辛汤。冒雨或中湿，眩晕呕逆，头重不食，本方去细辛、芽茶加半夏、茯苓。恶风眩晕，头旋眼黑恶心，见风即复作者，半夏苍术汤。风虚眩晕多痰，导痰汤加天麻。肾气素虚而逆者，沉香降气下养正丹，不应，八味丸。风热眩晕眼掉，川芎茶调散。痰厥眩晕，半夏白术天麻汤。痰火眩晕者，二陈汤加白术、川芎、天麻。有热，更加山栀、黄芩。七情郁而生痰，亦令头眩，但见于郁悒之人，及妇女辈，二陈加木香、丁香、白术、砂仁。早起眩晕，须臾自定，乃胃中老痰使然，古方用黑锡丹劫之。不若青礞石丸镇坠，后用理中丸调理。痰结胸中，眩晕恶心，牙皂末和盐汤探吐，吐定，服导痰汤。劳役过度，眩晕发热者，补中益气汤加天麻。兼呕逆，六君子汤。气虚而喘，加黄芪。阴虚火炎痰盛，少加熟附子，煎成加姜汁、竹沥。因虚致眩，虽定后，而常欲向火，欲得暖手按者，阳气不足故也，附子理中汤。淫欲过度，肾与督脉皆虚，不能纳气归源，使诸逆奔上而眩晕，六味丸加沉香、鹿茸，名香茸八味丸。肥白人眩晕，清火降痰为先，而兼补气药。黑瘦人眩晕，滋阴降火为要，而带抑肝之剂。胸中有死血，作痛而眩，饮韭汁酒良。产后血晕，见妇人本门。"

（二）现代医家看法

李佩文认为脑瘤应该分肝阳上亢、痰热上扰、瘀血内阻、气血双亏、肝肾阴亏5型。

林丽珠将脑瘤分为肝肾阴虚型、脾肾阳虚型2型。

马纯政将脑瘤分为痰瘀阻窍、风毒上扰、阴虚风动、气血亏虚4型。

山广志将脑瘤分为肝郁气滞、毒瘀互结，气虚血瘀、痰瘀互结，髓海空虚、风邪久伏，脾肾亏虚、痰毒内结，共4型。

孙桂芝将脑瘤分为脾肾亏虚、肝风内动、痰湿内结、瘀毒互阻4型。

刘伟胜将脑瘤分为肾虚失养、脑髓空虚，痰热上扰、蒙蔽清窍，气虚不运、痰瘀阻窍，肝阳上亢、肝风内动，阳虚不化、水气上犯，共5型。

吴良村将脑瘤分为肝肾不足、肝阳上亢、气滞血瘀、痰湿内阻4型。

黄李法将脑瘤分为痰瘀阻窍、风毒上扰、肝肾阴虚3型。

赵建成等将脑瘤按照不同的体质状况分为痰热内阻、蒙闭清窍，脾肾阳虚、脑虚髓伤，脾肺阴虚、湿阻脉络，气滞血瘀、阻塞脉络，共4种证型。

【治则与治法】

根据脑瘤本虚标实的基本病机，其中医治则主要为扶正祛邪，但在现代临床应用中，又需根据不同的治疗阶段，选择相应的治则治法，如围手术期、放化疗期间的患者，中医治疗以扶正为主；对体力尚可，但不能耐受多药化疗而选择单药化疗的患者，中医治疗则以祛邪为主；对手术后患者、放化疗后疾病稳定的带瘤患者，以及不适合或不接受手术、放化疗的患者，中医治疗则以扶正祛邪为主，并根据患者情况，随时调整扶正与祛邪的侧重。

一、治疗原则

（一）中西医结合治疗原则

对于接受手术、放疗、化疗等治疗且具备治疗条件的脑瘤患者，采用中西医结合的治疗方式。西医治疗根据 NCCN 肿瘤学临床实践指南原则进行，中医根据治疗阶段的不同，可以分为以下4种治疗方式。

1. 中医防护治疗

适应人群：围手术期、放化疗期间的患者。

治疗原则：以扶正为主。

治疗目的：减轻手术、放化疗等治疗方法引起的不良反应，促进机体功能恢复，改善症状，提高生存质量。

治疗方法：辨证汤药±口服中成药±中药注射剂±其他中医治法。

治疗周期：围手术期，或与放疗、化疗等治疗方法同步。

2. 中医加载治疗

适应人群：有合并症，老年 PS 评分2，不能耐受多药化疗而选择单药化疗的患者。

治疗原则：以祛邪为主。

治疗目的：提高上述治疗方法的疗效。

治疗方法：中药注射剂 ± 辨证汤药 ± 口服中成药 ± 其他中医治法。

治疗周期：与化疗同步。

3. 中医巩固治疗

适应人群：手术后无须辅助治疗或已完成辅助治疗的患者。

治疗原则：扶正祛邪。

治疗目的：防止复发转移，改善症状，提高生存质量。

治疗方法：辨证汤药 + 口服中成药 ± 中药注射剂 ± 其他中医治法。

治疗周期：3 个月为 1 个治疗周期。

4. 中医维持治疗

适应人群：放化疗后疾病稳定的带瘤患者。

治疗原则：扶正祛邪。

治疗目的：控制肿瘤生长，延缓疾病进展或下一阶段放化疗时间，提高生存质量，延长生存时间。

治疗方法：中药注射剂 ± 辨证汤药 ± 口服中成药 ± 其他中医治法。

治疗周期：2 个月为 1 个治疗周期。

（二）单纯中医治疗原则

适应人群：对于不适合或不接受手术、放疗、化疗的脑瘤患者，采用单纯中医的治疗方式。

治疗原则：攻补兼施。

治疗目的：控制肿瘤生长，减轻症状，提高生存质量，延长生存时间。

治疗方法：中药注射剂 + 口服中成药或辨证汤药 ± 中医其他疗法。

治疗周期：14~30 天为 1 个治疗周期。

二、治疗方法

（一）辨证汤药

1. 中西医结合治疗

对于接受手术、放疗、化疗治疗且具备治疗条件的脑瘤患者，采用中西医结合的治疗方式。在不同治疗阶段，分别发挥扶助正气、协同增效、减轻不良反应、巩固疗效、促进康复等作用。

（1）手术结合中医治疗

①气血亏虚

临床表现：头痛隐隐，时作时止，眩晕耳鸣，面色淡白或萎黄，唇甲淡白，神疲乏力，少气懒言，自汗，或肢体肌肉麻木、女性月经量少，舌体瘦薄，或者舌面有裂纹，苔少，脉虚细而无力。

治疗原则：补气养血。

选方：八珍汤加减（《正体类要》），或当归补血汤加减（《内外伤辨惑论》），或十全大补汤加减（《太平惠民和剂局方》）。

药物组成：人参、白术、茯苓、当归、川芎、白芍、熟地黄，或黄芪、当归，或人参、肉桂、川芎、地黄、茯苓、白术、甘草、黄芪、当归、白芍、生姜、大枣。

辨证加减：兼痰湿内阻者，加半夏、陈皮、薏苡仁；若畏寒肢冷，食谷不化者，加补骨脂、肉苁蓉、鸡内金。若具动则汗出、怕风等表虚不固之证，加防风、浮小麦。

②脾胃虚弱

临床表现：纳呆食少，神疲乏力，大便稀溏，食后腹胀，面色萎黄，形体瘦弱，舌质淡，苔薄白。

治疗原则：健脾益胃。

选方：补中益气汤（《脾胃论》）加减。

药物组成：黄芪、人参、白术、炙甘草、当归、陈皮、升麻、柴胡、生姜、大枣。

辨证加减：若胃阴亏虚，加沙参、石斛、玉竹；若兼痰湿证者，加茯苓、半夏、薏苡仁、瓜蒌。

（2）放疗结合中医治疗

①热毒瘀结

临床表现：头胀痛，发热，皮肤黏膜溃疡，咽喉肿痛，视物模糊或复视，面麻舌喎，心烦不寐；或见高热，头痛，恶心呕吐，大便秘结，舌红，苔黄，脉滑数。多见于放射性口腔黏膜炎、皮炎，或者放疗引起的脑水肿、颅内压升高。

治疗原则：清热泻火，活血解毒。

选方：普济消毒饮（《东垣试效方》）合桃红四物汤（《医宗金鉴》）加减。

药物组成：黄芩、黄连、陈皮、生甘草、玄参、柴胡、桔梗、牛蒡子、薄荷、僵蚕、升麻、桃仁、红花、当归、川芎、白芍。

辨证加减：若局部皮肤红、肿、热、痛或破溃者，黄连、黄柏、虎杖煎汤外敷；若面麻、舌喎、复视，加蜈蚣、钩藤；若高热不退，加水牛角、白薇、紫雪丹；若头痛头晕重者，加牛膝、泽泻；若胃阴伤、胃失和降者，加石斛、天花粉、竹茹、半夏、旋覆花；若大便秘结，加生地黄、大黄；若痰湿偏重者，加半夏、瓜蒌、浙贝母。

②气阴亏虚

临床表现：头晕目眩，咽喉不适，耳鸣耳聋，神疲乏力，少气懒言，口干咽燥，纳呆，舌质红或红绛，苔少或无苔、或有裂纹，脉细或细数。多见于放射性损伤后期，或迁延不愈，损伤正气者。

治疗原则：益气养阴。

选方：沙参麦冬汤加减（《温病条辨》）。

药物组成：沙参、党参、玉竹、生甘草、冬桑叶、麦冬、生扁豆、天花粉、五味子。

辨证加减：若舌质红绛或青紫、舌边尖瘀点或瘀斑，加丹参、赤芍、红花；若气血亏虚，加何首乌、黄精、补骨脂、鸡血藤、黄芪。

（3）化疗结合中医治疗：中药可以提高化疗疗效，减轻化疗毒副反应，同时改善患者的生存质量，提高其生存率。配合中药减轻化疗药的毒副作用，维护和提高患者自身的抗癌能力和内环境的稳定，不失为提高脑瘤治疗效果的一条重要途径。

①脾胃不和

临床表现：胃脘饱胀、食欲减退、恶心、呕吐、腹胀或腹泻，舌体多胖大，舌苔薄白、白腻或黄腻。多见于化疗引起的消化道反应。

治疗原则：健脾和胃，降逆止呕。

选方：旋覆代赭汤（《伤寒论》）加减，或橘皮竹茹汤（《金匮要略》）加减。

药物组成：旋覆花、人参、生姜、代赭石、甘草、半夏、大枣；或半夏、橘皮、枇杷叶、麦冬、竹茹、赤茯苓、人参、甘草。

辨证加减：若脾胃虚寒者，加吴茱萸、党参、焦白术；若肝气犯胃者，加炒柴胡、佛手、白芍。

②气血亏虚

临床表现：疲乏、精神不振、头晕、气短、纳少、虚汗、面色淡白或萎黄，脱发，或肢体肌肉麻木、女性月经量少，舌体瘦薄，或者舌面有裂纹，苔少，脉虚细而无力。多见于化疗引起的疲乏或骨髓抑制。

治疗原则：补气养血。

选方：八珍汤加减（《正体类要》），或当归补血汤加减（《内外伤辨惑论》），或十全大补汤加减（《太平惠民和剂局方》）。

药物组成：人参、白术、茯苓、当归、川芎、白芍、熟地黄，或黄芪、当归，或人参、肉桂、川芎、地黄、茯苓、白术、甘草、黄芪、当归、白芍、生姜、大枣。

辨证加减：兼痰湿内阻者，加半夏、陈皮、薏苡仁；若畏寒肢冷，食谷不化者，加补骨脂、肉苁蓉、鸡内金。

③肝肾阴虚

临床表现：腰膝酸软，耳鸣，五心烦热，颧红盗汗，口干咽燥，失眠多梦，舌红苔少，脉细数。多见于化疗引起的骨髓抑制或脱发。

治疗原则：滋补肝肾。

选方：六味地黄丸（《小儿药证直诀》）加减。

药物组成：熟地黄、山茱萸（制）、山药、泽泻、牡丹皮、茯苓。

辨证加减：若阴虚内热重者，加旱莲草、女贞子、生地黄；若阴阳两虚者，加菟丝子、杜仲、补骨脂。兼脱发者，加制首乌、黑芝麻。

（4）放化疗后结合中医治疗：手术后已完成辅助治疗的患者，采用中医巩固治疗，能够防止复发转移，改善症状，提高生存质量；放化疗完成后疾病稳定的带瘤患者，采用中医维持治疗，能够控制肿瘤生长，延缓疾病进展或下一阶段放化疗时间，提高生存质量，延长生存时间。

辨证论治同"单纯中医治疗"。

2. 单纯中医治疗

对于不适合或不接受手术、放疗、化疗治疗的脑瘤患者，采用单纯中医治疗，以达到提高生存质量、延长生存期的作用。

①痰湿内阻

临床表现：头痛昏蒙，恶心呕吐痰涎，或伴有喉中痰鸣，身重肢倦，纳呆食少，舌淡胖，苔白腻，舌质淡暗，脉滑或弦滑。

治疗原则：软坚散结，涤痰祛湿。

选方：夏枯草膏（《丸散丹膏集成》）合涤痰汤（《济生方》）加减。

辨证加减：若舌底脉络增粗，舌质有瘀斑者加赤芍、川芎、水红花子；口苦干渴有热象者加黄芩、焦山栀；呕吐者以生姜擦舌后送服中药；头痛明显者加全蝎3g研末冲服；纳呆甚者加砂仁、佛手。

②瘀血内阻

临床表现：头痛剧烈呈持续性或阵发性加剧，痛有定处，固定不移，面色晦暗，肢体偏瘫，大便干，舌质紫暗或有瘀点、瘀斑，舌底脉络色紫增粗或迂曲，苔薄白，脉细涩而沉。

治疗原则：活血消肿，祛瘀化积。

选方：脑瘤饮（见注）合三棱煎丸（《三因极一病证方论》）加减。

辨证加减：若呕吐者加旋覆花、代赭石；视物不清加决明子、青葙子、枸杞子；夜寐不安者加夜交藤、茯神、龙齿；神疲倦怠、口干引饮者以西洋参煎汤代茶；大便干者加蜂蜜，以润肠通便。

③火毒炽盛

临床表现：头痛头胀，如锥如刺，烦躁易怒，呕吐频作，或呈喷射状，面红耳赤，口苦尿黄，大便干结，舌红，苔黄或白而干，脉弦数。

治疗原则：泻火解毒，清肝散结。

选方：龙胆泻肝汤（《医方集解》）加减。

辨证加减：若呕吐甚者加旋覆花、代赭石、姜竹茹、姜黄连、石决明，另吞羚羊角粉，一日3次，每次3g。

④肝肾阴虚

临床表现：头痛隐隐，时作时止，耳鸣眩晕，视物不清，肢体麻木，大便偏干，小便短赤，舌质红，少苔，脉细数或虚细。

治疗原则：滋补肝肾，祛风通窍。

选方：杞菊地黄丸（《医级》）加减。

辨证加减：若头痛甚者加全蝎、莪术；视物不清或复视者另服石斛夜光丸；大便干结者加生地黄、何首乌；自汗、盗汗加黄精、糯稻根、煅龙骨、煅牡蛎。

（二）辨病治疗常用中草药

石菖蒲：味辛、苦，性温，归心、胃经。功效：开窍豁痰，醒神益智，化湿开胃。

僵蚕：味咸、辛，性平，归肝、肺、胃经。功效：息风止痉，祛风止痛，化痰散结。

地龙：味咸，性寒，归肝、脾、膀胱经。功效：清热定惊，通络，平喘，利尿。

牡蛎：味咸，性微寒，归肝、胆、肾经。功效：重镇安神，潜阳补阴，软坚散结。

三棱：味苦、辛，性平，归肝、脾经。功效：破血行气，消积止痛。

夏枯草：味苦、辛，性寒，归肝、胆经。功效：清肝泻火，明目，散结消肿。

赤芍：味苦，性微寒，归肝经。功效：清热凉血，散瘀止痛。

川芎：味辛，性温，归肝、胆、心包经。功效：活血行气，祛风止痛。

莪术：味辛、苦，性温，归肝、脾经。功效：行气破血，消积止痛。

石见穿：味辛、苦，性微寒，归肝、脾经。功效：活血化瘀，清热利湿，散结消肿。

山慈菇：味甘、微辛，性凉，归肝、脾经。功效：清热解毒，化痰散结。

猫爪草：味甘、辛，性温，归肝、肺经。功效：化痰散结，解毒消肿。

水红花子：味咸，性微寒，归肝、胃经。功效：散血消癥，消积止痛。

穿山甲：味咸，性微寒，归肝、胃经。功效：活血消癥，通经下乳，消肿排脓，搜风通络。

白花蛇舌草：味甘、淡，性凉，归胃、大肠、小肠经。功效：清热解毒，利尿消肿，活血止痛。

半边莲：味辛，性平，归心、小肠、肺经。功效：利尿消肿，清热解毒。

狗舌草：味苦，性寒。功效：清热解毒，利尿。

浙贝母：味苦，性寒，归肺、心经。功效：清热化痰止咳，解毒散结消痈。

羊乳：味甘，性微温。功效：补虚，润燥，和胃，解毒。

海藻：味苦、咸，性寒，归肝、胃、肾经。功效：消痰软坚散结，利水消肿。

半枝莲：味辛、苦，性寒，归肺、肝、肾经。功效：清热解毒，化瘀利尿。

九香虫：味咸，性温，归肝、脾、肾经。功效：理气止痛，温中助阳。

决明子：味甘、苦、咸，性微寒，归肝、大肠经。功效：清热明目，润肠通便。

土茯苓：味甘、淡，性平，归肝、胃经。功效：除湿，解毒，通利关节。

鳖甲：味咸，性微寒，归肝、肾经。功效：滋阴潜阳，退热除蒸，软坚散结。

重楼：味苦，性微寒，有小毒，归肝经。功效：清热解毒，消肿止痛，凉肝定惊。

水蛭：味咸、苦，性平，有小毒，归肝经。功效：破血通经，逐瘀消癥。

壁虎：味咸，性寒，有小毒，归肝经。功效：祛风，定惊，止痛，散结。

土鳖虫：味咸，性寒，有小毒，归肝经。功效：破血逐瘀，续筋接骨。

露蜂房：味微甘，性平，有小毒，归肝、胃、肾经。功效：祛风止痛，攻毒消肿，杀虫止痒。

龙葵：味苦、微甘，性寒，有小毒，归肺、胃、膀胱经。功效：清热解毒，散结利尿。

制天南星：味苦、辛，性温，有毒，归肺、肝、脾经。功效：燥湿化痰，祛风止痉，散结消肿。

蜈蚣：味辛，性温，有毒，归肝经。功效：息风镇痉，通络止痛，攻毒散结。

全蝎：味辛，性平，有毒，归肝经。功效：息风镇痉，通络止痛，攻毒散结。

白附子：味辛，性温，有毒，归胃、肝经。功效：祛风痰，定惊搐，解毒散结，止痛。

泽漆：味辛、苦，性微寒，有毒，归大肠、小肠、脾、肺经。功效：行水消肿，化痰止咳，解毒杀虫。

[引经药]

太阳经头痛：羌活、蔓荆子、川芎。

阳明经头痛：葛根、白芷、知母。

少阳经头痛：柴胡、黄芩、川芎。

厥阴经头痛：吴茱萸、藁本。

（三）常用中成药

1. 抗癌治疗类

（1）斑蝥酸钠维生素 B_6 注射液：抗肿瘤药。用于原发性肝癌、肺癌及白细胞低下症。

（2）艾迪注射液：清热解毒、消瘀散结。用于原发性肝癌、肺癌、直肠癌、恶性淋巴瘤、妇科恶性肿瘤等。

（3）鸦胆子油乳注射液：用于肺癌、肺癌脑转移及消化道肿瘤。

（4）小金胶囊：散结消肿、化瘀止痛，用于阴疽初起，皮色不变，肿硬作痛，多发性脓肿，瘿瘤，瘰疬，乳岩，乳癖。

（5）西黄胶囊：解毒散结，消肿止痛。用于毒瘀互结，痈疽疮疡，阴疽肿痛，多发性脓肿，淋巴结炎，寒性脓疡属上述证候者。

（6）西黄丸：清热解毒，和营消肿。用于痈疽疔毒、瘰疬、流注、癌肿等。

（7）加味西黄丸：解毒散结、消肿止痛，用于痈疽疮疡，多发性脓肿，淋巴结炎，寒性脓疡。

（8）复方斑蝥胶囊：破血消瘀、攻毒蚀疮，用于多种恶性肿瘤治疗，尤适宜于辨证属毒瘀互结者。

（9）平消胶囊：活血化瘀、散结消肿、解毒止痛，用于毒瘀内结所致的肿瘤患者，具有缓解症状、缩小瘤体、提高机体免疫力、延长患者生存时间的作用。

（10）片仔癀胶囊：清热解毒，消炎止痛，活血化瘀，用于痈疽疔疮、无名肿毒。

2. 扶正抗癌类

（1）康莱特注射液：益气养阴、消癥散结。用于不宜手术的气阴两虚、脾虚湿困型脑瘤、原发性非小细胞肺癌及原发性肝癌等。

（2）消癌平注射液：清热解毒、化痰软坚。用于脑瘤、食管癌、胃癌、肺癌、肝癌。并可配合放疗、化疗的辅助治疗。

（3）榄香烯注射液：合并放、化疗常规方案对肺癌、肝癌、食管癌、鼻咽癌、脑瘤、骨转移癌等恶性肿瘤可以增强疗效，降低放、化疗的毒副作用。并可用于介入、腔内化疗及癌性胸腹水的治疗。

（4）得力生注射液：益气扶正，消癥散结。用于中、晚期原发性肝癌气虚瘀滞证，症见右肋腹积块、疼痛不移、腹胀食少、倦怠乏力。

（5）康艾注射液：益气扶正，增强机体免疫功能。用于原发性肝癌、肺癌、直肠癌、恶性淋巴瘤、妇科恶性肿瘤；各种原因引起的白细胞低下及减少症。

（6）康力欣胶囊：扶正祛邪，软坚散结，用于乳腺恶性肿瘤见于气血瘀阻证者。

（7）威麦宁胶囊：活血化瘀、清热解毒、祛邪扶正，配合放、化疗治疗肿瘤有增效、减毒作用；可单独用于不适宜放、化疗的肺癌患者的治疗。

3. 扶正类

（1）参芪扶正注射液：益气扶正。用于肺癌、胃癌气虚证的辅助治疗。与化疗合用有助于提高疗效、保护血象。

（2）注射用黄芪多糖：益气补虚。用于倦怠乏力、少气懒言、自汗、气短、食欲不振属气虚证因化疗后白细胞减少，生活质量降低，免疫功能低下的肿瘤患者。

（3）猪苓多糖注射液：能调节机体免疫功能，对肿瘤病有一定疗效。与抗肿瘤化疗药物合用，可增强疗效，减轻毒副作用。

（4）贞芪扶正颗粒：补气养阴，用于气阴不足，乏力、食欲不振等症。配合手术、放疗、化疗，促进机体功能恢复。

（5）生血丸：补肾健脾、填精养血，用于脾肾虚弱所致的面黄肌瘦、体倦乏力、眩晕、食少、便溏；放、化疗后全血细胞减少等。

（6）芪胶升白胶囊：补血、益气。用于气血亏损证所引起的头昏眼花、气短乏力、自汗盗汗，以及白细胞减少，见上述证候者。

（7）地榆升白片：白细胞减少症，也可用于血小板减少，免疫功能低下，再生障碍性贫血。

（8）益血生胶囊：健脾生血，补肾填精。用于脾肾两亏所致的血虚诸症，各种类型贫血及血小板减少症。对慢性再生障碍性贫血也有一定疗效。

（9）血康口服液：活血化瘀，消肿散结，凉血止血。用于血热妄行，皮肤紫斑；原发性及继发性血小板减小性紫癜。

（10）六味地黄丸：滋补肝肾，适用于脑瘤中后期及术后、放化疗后体虚及肾虚者。

4. 解决症状类

（1）复方苦参注射液：清热利湿、凉血解毒、散结止痛。用于癌肿疼痛、出血。

（2）华蟾素注射液：解毒、消肿、止痛。用于中、晚期肿瘤。

（3）华蟾素片：解毒、消肿、止痛，用于多种中、晚期肿瘤。

（4）安宫牛黄丸：豁痰开窍，适用于各型见窍闭神昏、颈项强直者。

（四）中药外治法

1. 鲜金剪刀草根适量，清水洗净，加少量食盐捣烂，外敷于肿瘤相应的部位，厚度 0.5～1.0cm，24～36 小时取下即可。局部灼痛，皮肤起疱，用针挑破。用于颅内肿瘤。

2. 蚯蚓 30g，冰片 1g，麝香 0.5g。蚯蚓焙干研末，与冰片、麝香共为小丸，如绿豆大，每次用 1 丸，纳鼻中，每天 1～2 次，适用于恶性脑胶质瘤头痛较甚者。

附三：治则治法古今选要

（一）古代论述

1. 清热化痰开窍

《医方选要》："内夹痰饮者，消而导之。"

《杂症会心录》："若实火眩晕者，其人必强健，其症必暴发，其渴必引饮，其脉必洪数，其呕酸苦水之味运稍定，其饮食寒冷之物运稍缓，其大便燥结解后运稍止，无非风火相搏，实热为害。盖有余则上盛而火炎，壅塞则火炽而旋转，此实火之运也。治虚火者，宜六味汤，逍遥散之属，滋阴以制火，疏肝以养脾。治实火者，宜三黄汤竹叶石膏汤之属，清降以抑火，辛凉以泻热。所谓虚火可补，实火可泻也。

2. 化痰熄肝

《张聿青医案》："眩晕呕吐，舌本牵强，脉滑苔腻，火升右太阳作痛，肝阳夹痰上升，宜化痰熄肝。"

3. 活血化瘀

《医林改错》："查患头痛者，无表症，无里症，无气虚、痰饮等症，忽犯忽好，百方不效，用此方（血府逐瘀汤）一剂而愈。"

4. 补益气血

《医方选要》："气虚者，补气；血虚者，养血。"

《不知医必要》："《内经》云：上虚则眩。又云：肾虚则高摇，髓海不足则脑转耳鸣。此症虚者十居八九，而兼火兼痰者，间亦有之。原其所由，或因劳倦过度，或因饥饱失时，或因呕吐伤上，或因泄泻伤下，或因大汗亡阳，或因大醉伤阴，或因被殴夺气，或因焦思不释，或因男子纵欲，或因妇人血崩，皆能致之。须服补气补血等药，切不可服寒凉消散之剂，以伐其生气。"

5. 调补肝肾

《类证治裁》："顾内风肆横，虚阳上升，非发散可解，非沉寒可清，与治六气风火大异。法宜辛甘化风，或甘酸化阴。叶氏所谓缓肝之急以息风，滋肾之液以驱热，肝风既平，眩晕斯止。"

（二）现代医家观点和治疗特点

朴炳奎认为脑瘤主要病因病机为三焦虚损、痰瘀闭窍、风邪内动，并据此提出健脾益气、补肾益精治其本，化痰开窍、祛瘀、通络、息风，兼以抗癌解毒治其标的法则。临证之时，还当注意分期论治，权衡邪正盛衰，标本兼顾，攻补并用。在药量方面，朴炳奎认为，治疗脑瘤用药宜轻不宜重，反对"大方重药"。

李佩文认为脑瘤多属于虚实夹杂之证，临证上他更重视"风"与"痰"在脑瘤发病中的作用，强调病位不仅在脑，更要关注于肝。肝阳上亢、痰热上扰、瘀血内阻、气血双亏、肝肾阴亏5种基本证型分别施以平肝潜阳息风、清热化痰开窍、活血化瘀通窍、益气补血、补肾填精的治法，主张抗肿瘤药物、利水药物、虫类药、清利头目药物、引经入脑药等的配合使用。

刘嘉湘认为脑瘤属于本虚标实的病症，应当依据标的轻重缓急决定治疗原则。疾病早期或标实明显时以"化痰软坚""行气活血散瘀"为主；中晚期标本互见，虚实夹杂，提倡标本兼顾，大多分为气虚血瘀、肝肾阴虚两型，治疗多以益气行瘀或平肝潜阳加以软坚化痰之法。

周仲瑛认为脑瘤的基本病机是风痰瘀阻，肝肾亏虚，清阳失用，以"祛邪先于扶正"为基本治疗原则，基本病机中的肝肾阴虚为缓，风痰瘀毒郁滞清窍为急，治疗应首重祛邪，祛风化痰、活血散结、解毒通络以治其标。

孙桂芝基于"脑瘤者，痰瘀交阻或气血郁结皆有之""积之成者，正气不足，而后邪气踞之"。采用补益心脾、祛瘀散结的方法治疗脑瘤。

花宝金认为本病多是虚实夹杂发病，虚是脾气不足、肝肾亏虚；实是痰、风、毒结所致。病位不仅在脑，还和脾、肝、肾有关。治疗上强调息风化痰、健脾益气、补益肝肾兼解毒散结之法，并且中西医结合综合治疗。

林丽珠认为脑瘤的主要病机为风、痰、瘀、毒、热、虚，其发病以风痰阻窍、瘀毒互结为标，肝肾亏虚为本，提出治疗大法为补肾健脾益气阴，息风涤痰祛毒瘀。

马纯政认为脑瘤的发生是因正虚邪盛，宿痰聚于颅内所致，故在治疗上强调行气化痰，活血通络。术前癌毒力大，以行气化痰，配合散结解毒为主；术后身体虚弱，正气受损，以健脾扶助正气为主；放化疗期间损伤气阴，以益气养阴，兼活血消瘀为主。

钱伯文认为脑瘤是以痰浊上扰、清窍受蒙、气血郁结为主证，擅用化痰开郁、消肿散结之品，治疗痰瘀互结型脑瘤收效甚佳。

山广志分别采用行气活血、化瘀攻毒，益气化痰、活血通络，益肾填精、祛风解毒，健脾益肾、化痰散结之法。

王禹堂认为脑瘤主要责之于痰，瘀血常在脑瘤后期有所兼夹，故灵活运用祛风、化痰、化瘀之法。

附四：方剂选要

（一）上古至隋唐时期

上古至隋唐时期，此期主要从汉朝的《伤寒杂病论》开始，出现体系化的方剂，之后不断丰富发展。

1. 天南星丸

来源：《素问·奇病论》

组成：天南星（炮）、硫黄（研）、石膏（研）、消石（研），各等分。

功效：补肾化痰，通窍止痛。

用法：上为末，面糊为丸，如桐子大，每服二十丸，温酒下，空心、日午、临卧三时服。

原文："肾虚犯大寒，头痛，齿亦痛，痛之甚，数岁不已者是也。以天南星丸主之。治厥逆头痛，齿痛骨寒，胃脉同肾脉厥逆，头痛不可忍之。"

2. 华佗治中风神方

来源：《华佗神方》

组成：麻黄、防己、人参、黄芩、桂心、白芍药、甘草、川芎、杏仁各一两，防风一两半，附子一枚，生姜五两。

功效：祛风通窍止痛。

用法：先以水一斗一升，煮麻黄三沸，去沫，乃纳诸药，煮取三升，分三服，极效。

原文："凡卒中风欲死，身体缓急，口目不正，舌强不能语，奄奄忽忽，神情闷乱，宜急用。"

3. 华佗治眩晕神方

来源：《华佗神方》

组成：人参、当归、防风、黄芪、芍药、麦门冬各一两，独活、白术、桂心各三两。

功效：补益气血。

用法：上以水一斗，煮取三升，分三服。

原文："本症由血气虚，风邪入于脑，而引目系故也。盖脏腑之精气，皆上注于目，血气与目并上为系，上属于脑，后出于项，中逢身之虚，则为风邪所伤，入脑则脑转而目系急，故成眩也。"

（二）宋至金元时期

宋至金元时期的医家对脑瘤的认识更加全面，对不同的病因病机、症状进行辨证论治，为后人留下了不少疗效较好的方药。

1. 石膏散方

来源：《太平圣惠方》

组成：石膏二两，枳壳三分（麸炒微黄，去瓤），荆芥半两，防风半两（去芦头），甘菊花半两，独活半两，芎䓖半两，黄芩三分，甘草半两（炙微赤，锉）。

功效：清热通窍止痛。

用法：上件药，捣粗罗为散，每服三钱，以水一中盏，入生姜半分，煎至六分，不计时候，温服。忌炙煿热面。

原文："夫风头痛者，凡人体虚，外伤风邪，流入阳经，行于六腑。或腠理开张，风毒疼注于风府，故心膈烦热，头面虚汗，上焦壅滞，故令头重疼痛也。治风头痛，心烦体热，宜服石膏散方。"

2. 芎䓖散方

来源：《太平圣惠方》

组成：芎䓖一两，防风一两（去芦头），葛根一两（锉），旋覆花半两，白蒺藜二两（微炒，去刺），枳壳一两（麸炒微黄，去瓤），石膏二两，甘菊花半两，甘草半两（炙微赤，锉）。

功效：祛风通窍止痛。

用法：上件药，捣筛为散，每服三钱，以水一中盏，煎至六分，去滓，不计时候，温服。

原文："治风头痛，或时旋转，宜服芎䓖散方。"

3. 防风散方

来源：《太平圣惠方》

组成：防风一两（去芦头），川升麻一两，黄芩一两，赤芍药一两，蔓荆子一两，石膏一两，葛根一两（锉），甘草半两（炙微赤，锉）。

功效：祛风通窍止痛。

用法：上件药，捣粗罗为散，每服四钱，以水一中盏，煎至六分，去滓，入淡竹沥半合，更煎一两沸，不计时候，温服。

原文："治风头痛掣动，宜服防风散方。"

4. 山茱萸散方

来源：《太平圣惠方》

组成：山茱萸半两，当归半两（锉微炒），防风一两（去芦头），柴胡一两（去苗），薯蓣一两，旋覆花半两，石膏一两。

功效：降逆止呕，通窍止痛。

用法：上件药，捣粗罗为散，每服三钱，以水一中盏，煎至五分，去滓，不计时候，调鸡子清一枚服之。

原文："治风头痛，目眩心闷，时复发甚，宜服山茱萸散方。"

5. 木乳散方

来源：《太平圣惠方》

组成：木乳一两（酥炙），旋覆花半两，枳壳三分（麸炒微黄去瓤），石膏二两，甘菊花半两，防风半两（去芦头），芎䓖半两，甘草半两（炙微赤锉），荆芥三分。

功效：祛痰通窍止痛。

用法：上件药，捣粗罗为散，每服三钱，以水一中盏，入生姜半分，煎至六分，去滓，不计时候，稍热服之。

原文："治风头痛，胸膈多痰，时复晕闷，宜服木乳散方。"

6. 乌金煎方

来源：《太平圣惠方》

组成：黑豆一升（净淘），独活一两，荆芥一两，石膏三两，黄芩一两。

功效：清热祛风，通窍止痛。

用法：上件药，细锉，以水五大盏，煎至一大盏，入无灰酒一升，搅滤去滓，不计时候，再煎如稀膏，盛于瓷合中，每服，食后用温酒调下一茶匙。

原文："治风头痛，语涩健忘，宜服乌金煎方。"

7. 沐头方一

来源：《太平圣惠方》

组成：甘菊花二两，独活二两，莽草一两，皂荚一两，桂心一两，杜蘅半两，防风一两，细辛一两，川椒一两，茵芋一两，白芷一两，石膏四两。

功效：祛风通窍止痛。

用法：上件药，捣筛为散，每用四两，以水一斗二升，煎取八升，去滓，于暖室中，稍热淋头，热擦之，如有汗出，切宜避风。

原文："治风头痛沐头方。"

8. 沐头方二

来源：《太平圣惠方》

组成：蔓荆实一两，玄参一两，芎劳一两，石膏半斤，葛根三两（锉），甘菊花三两。

功效：通窍止痛。

用法：上件药，捣筛分为三度用，每度，以米泔汁一斗二升，煮取八升，去滓，于暖室中，稍热沐头，如汗出，宜避风。

原文："治风头痛，或头旋目眩，四肢烦疼，坐卧不安，宜用此沐头方。"

9. 吹鼻散方

来源：《太平圣惠方》

组成：瓜蒂末一钱，地龙末一钱，苦瓠末一钱，硝石末一钱，麝香末半钱。

功效：通窍止痛。

用法：上件药末，都研令匀，先含水满口，后搐药末半字，深入鼻中，当取下恶物，神效。

原文："治风头痛，及偏头疼，宜用吹鼻散方。"

10. 防风散

来源：《太平圣惠方》

组成：防风一两（去芦头），甘菊花一两，赤芍药二两，石膏四两，葛根一两（锉），柴胡二两（去苗），蔓荆子一两，甘草一两（炙微赤，锉），杏仁一两（汤浸去皮尖、双仁，麸炒微黄）。

功效：清热化痰，通窍止痛。

用法：上件药，捣筛为散，每服四两（钱），以水一中盏，入生姜半分，煎至五分，去滓，入竹沥半合，更煎二三沸，不计时候，温服，忌炙煿热面大蒜等。

原文："治上焦风壅头痛，口干烦热，宜服方。"

11. 旋覆花散方

来源：《太平圣惠方》

组成：旋覆花半两，枳壳一两（麸炒微黄去瓤），蔓荆子一两，石膏二两，甘草半两（炙微赤，锉），甘菊花半两。

功效：清热降气，通窍止痛。

用法：上件药，捣筛为散，每服三钱，以水一中盏，煎至六分，去滓，不计时候，温服，忌热面炙煿物。

原文："治胸膈风壅上攻，头痛不止，宜服旋覆花散方。"

12. 石膏丸方一

来源：《太平圣惠方》

组成：石膏一两（细研以水飞过），马牙硝半两，太阴玄精半两，硫黄半两，雄黄半两，朱砂半两。

功效：清热除烦，通窍止痛。

用法：上件药，都细研，入麝香末一钱，重研令匀，用汤浸蒸饼和丸，如梧桐子大，每服，不计时候，以葱汤下五丸。

原文："治头痛不止，心神烦闷，宜服石膏丸方。"

13. 附子散方

来源：《太平圣惠方》

组成：附子半两（炮裂，去皮脐），前胡半两（去芦头），半夏半两（汤洗七遍去滑），人参半两（去芦头），枳壳半两（麸炒微黄，去瓤），槟榔半两，石膏二两（捣碎），芎䓖半两。

功效：温阳祛痰，通窍止痛。

用法：上件药，细锉和匀，每服四钱，以水一大盏，入生姜半分，煎至五分，去滓，不计时候温服。

原文："治痰厥头痛，胸满短气，呕吐白沫，饮食不消，附子散方。"

14. 防风散方

来源：《太平圣惠方》

组成：防风一两（去芦头），甘菊花一两，牛蒡子一两（微炒），白附子一两（炮裂），前胡一两（去芦头），石膏二两（细研，水飞过）。

功效：化痰息风，通窍止痛。

用法：上件药，捣细罗为散，每于食后，以生姜茶清调下二钱。

原文："治痰厥头痛，防风散方。"

15. 石膏丸方二

来源：《太平圣惠方》

组成：石膏二两（细研，水飞过），甘菊花一两，附子一两（炮裂，去皮脐），防风二两（去芦头），枳壳一两（麸炒微黄去瓤），郁李仁一两（汤浸，去皮尖，微炒）。

功效：清热化痰，开窍止痛。

用法：上件药，捣罗为末，炼蜜和捣三二百杵，丸如梧桐子大，每于食前，及夜临卧时，以温水下二十丸。

原文："治痰厥头疼，目眩，心膈不利，石膏丸方。"

16. 痰厥头痛方

来源：《太平圣惠方》

组成：灶下墨一两，附子三分（炮裂，去皮脐）。

功效：祛痰开窍止痛。

用法：上件药，捣细罗为散，不计时候，以温水调下二钱。

原文：治头痛如破，非中风冷所得，是胸膈中痰厥气上冲，名为痰厥头痛，宜服此方。

17. 玉露丸方

来源：《圣济总录》

组成：半夏（汤洗七遍为末，用姜汁和作饼子，焙）、白附子（炮）、天南星（炮）各二两，龙脑（研）一分，白矾（研）。

功效：降逆化痰，开窍止痛。

用法：上五味，以前三味捣罗为末，研入白矾、脑子令匀，煮生姜汁面糊为丸，如豌豆大。每服二十丸，食后生姜汤下。

原文："治风痰气厥，攻击头痛，胸膈不利，呕逆食少，玉露丸方。"

18. 菊花散方

来源：《圣济总录》

组成：菊花一两，白附子（炮）三分，防风（去叉）半两，甘草（炙）一分，枳壳（去瓤，麸炒）三分。

功效：疏风清热。

用法：上五味，捣罗为散，每服二钱匕，以腊茶清调服，不计时候。

原文："治风痰气厥，头疼昏眩，菊花散方。"

19. 牛黄铁粉丸方

来源:《圣济总录》

组成:牛黄(研)一钱,铁粉(研)一两半,水银沙子、半夏(生)、天南星(炮)各一两,腻粉(研)一分,粉霜(研)二钱,丹参(研)三分,干蝎(去土炒)一分,白附子半两(生)。

功效:祛痰宽胸,开窍止痛。

用法:上一十味,捣研为细末,拌匀,煮枣肉和丸。梧桐子大,每服五丸至七丸,以生姜汤下,临卧服,如要动利,服二十丸。更看脏腑虚实加减。

原文:"治风痰气厥头痛,心胸壅滞,喘满恶心,牛黄铁粉丸方。"

20. 化痰丸方

来源:《圣济总录》

组成:半夏(汤洗去滑,别捣取末)二两,天南星(炮)、白附子(炮)、丹砂(细研)各一两,槟榔(煨锉)半两,丁香一分。

功效:化痰开窍止痛。

用法:上六味,除半夏外,捣研为细末,以生姜自然汁,煮前半夏末,作糊和丸,如梧桐子大,每服十五丸,加至二十丸,生姜汤下,不计时候。

原文:"治风痰气厥头痛,利胸膈,进饮食,化痰丸方。"

21. 犀角半夏丸方

来源:《圣济总录》

组成:犀角(生镑)、木香、桔梗(锉炒)各半两,半夏(汤洗七遍去滑,焙)二两,天麻、人参各一两,丹砂(细研)、槟榔(煨锉)、青橘皮(浸去白,焙)各三分。

功效:化痰开窍止痛。

用法:上九味,捣研为细末,拌和匀,以生姜自然汁。煮面糊和丸,梧桐子大,每服十五丸,加至二十丸,淡生姜汤下,不计时候。

原文:"治风痰攻冲头痛,利咽膈。和胃气,进饮食,去风气。犀角半夏丸方。"

22. 乳香丸方

来源:《圣济总录》

组成:乳香一两(以姜自然汁一盏,煮乳香令软,于乳钵内研细,滤去滓,入面少许,银器内慢火熬成膏),半夏(汤洗七遍,焙)二两,铁粉(研,水飞过)、丹砂(研,水飞过)、铅白霜(研)各一两,天南星半两(生用),皂荚根白皮(锉)二分。

功效:化痰开窍止痛。

用法:上七味,除乳香膏外,捣研为细末。拌和再研匀,以乳香膏和丸,梧桐子大，每服十丸，加至十五丸。以生姜薄荷汤下，食后服。

原文："治风痰攻击，头痛恶心，胸膈烦满，咽干多渴，乳香丸方。"

23. 金犀丸方

来源：《圣济总录》

组成：金箔三十片，犀角（镑）一两，龙脑（研）一钱，麝香（研）一分，丹砂（研，水飞过）二两，胆南星一两，半夏二两（洗去滑，焙），天麻半两，白矾一两（枯过），丁香一分。

功效：化痰开窍止痛。

用法：上一十味，捣研为细末，拌和再研匀，入煮枣肉和丸，梧桐子大，每服十五丸。以温生姜汤下，不计时候。

原文："治风痰气厥，攻击头痛，痰逆恶心，退风壅化痰，金犀丸方。"

24. 芎䓖汤方

来源：《圣济总录》

组成：芎䓖、独活（去芦头）、旋覆花、防风（去叉）、藁本（去苗土）、细辛（去苗叶）、蔓荆实各一两，石膏（碎）、甘草（炙）各半两。

功效：化痰开窍止痛。

用法：上九味，粗捣筛，每服三钱匕，生姜二片，荆芥三五穗，水一盏，同煎至七分去滓。食后稍热服之。

原文："治胸膈风痰，气厥上攻，头痛呕吐痰饮。芎䓖汤方。"

25. 天南星丸方一

来源：《圣济总录》

组成：天南星（炮）、半夏（浆水浸三日，切作片，焙）、白附子（炮）各一两，木香一分。

功效：化痰开窍止痛。

用法：上四味，捣罗为末，以生姜汁搜和为丸，如绿豆大，每服十丸，食后生姜汤下。

原文："治风痰壅盛，胸膈不利，攻击头痛，天南星丸方。"

26. 麝香天麻丸方

来源：《圣济总录》

组成：天麻（酒浸一宿，焙干）、芎䓖、防风（去叉）各一两，甘菊花三分，天南星一个及一两者（先用白矾汤洗七遍，然后水煮软，切作片，焙干），麝香（研）二钱。

功效：化痰开窍止痛。

用法：上六味，捣研为末，拌匀。炼蜜和丸，如鸡头实大，每服一丸细嚼，荆芥汤下，不拘时候。

原文："治风痰气厥，头痛目眩，旋运欲倒。四肢倦怠，精神不爽，多饶伸欠，眠睡不宁，麝香天麻丸方。"

27. 天南星丸方二

来源：《圣济总录》

组成：天南星（用韭汁煮软，切作片，焙干）半斤，芎䓖三两，香墨（烧研）半两。

功效：化痰开窍止痛。

用法：上三味，捣研为末，以白面煮糊和丸，梧桐子大，每服二十丸，荆芥汤下，不计时候。

原文："治风痰气厥头痛，呕吐痰涎，天南星丸方。"

28. 前胡饮方

来源：《圣济总录》

组成：前胡（去芦头）、赤茯苓（去黑皮）、陈橘皮（汤浸，去白，焙）、人参、半夏（汤洗七遍，去滑）、枇杷叶（炙去毛）、旋覆花等分。

功效：化痰开窍止痛。

用法：上七味，锉如麻豆大，每服五钱匕，水一盏半，入生姜七片，煎取七分，去滓温服，食后良久服。

原文："治痰饮呕逆，头目不利，前胡饮方。"

（三）明清时期

1. 半夏白术天麻汤

来源：《医方选要》

组成：半夏（姜制）一钱半，白术二钱，天麻、茯苓（去皮）、陈皮、苍术（米泔浸，焙）、人参（去芦）、神曲（炒）、麦蘖（炒）、黄芪（去芦）、泽泻以上各一钱，干姜（炮）、黄柏各半钱。

功效：化痰息风，健脾祛湿。

用法：上作一服，水二盏，生姜三片，煎至一盏，食远服。

原文："治头旋恶心，烦闷气喘短促，心神颠倒，兀兀欲吐，目不敢开，如在风云中；若头痛眩晕，身重如山，不得安卧，并皆治之。"

2. 三五七散

来源：《医方选要》

组成：天雄（炮，去皮脐）、细辛（去土）各三两，山茱萸（去核）、干姜（炮）各五两，防风（去芦）、山药各七两。

功效：温阳祛寒息风。

用法：上为细末，每服二钱，食前用温酒调服。

原文："治阳虚风寒入脑，头痛目眩，转运如在舟车之上，耳内蝉鸣，风寒湿痹，脚气缓弱等疾。"

3. 人参前胡汤

来源：《医方选要》

组成：人参八分，前胡（去芦）、南星（汤炮）、半夏曲、木香、枳壳（炒）、橘红、赤茯苓、紫苏、甘草（炙）以上各一钱三分。

功效：化痰息风。

用法：上咀，作一服，用水二盏，生姜五片，煎至一盏，食后服。

原文：治风痰头运目眩。

4. 蔓荆子散

来源：《医方选要》

组成：蔓荆子、甘菊花、半夏、羚羊角（镑）、枳壳（麸炒）、茯神（去木）、芎䓖、黄芩、防风以上各七钱半，麦门冬（去心）、石膏各一两，地骨皮、赤箭、细辛、甘草（炙）以上各半两。

功效：祛风清热，利头目。

用法：上咀，每服六钱，水二盏，生姜三片，煎至八分，去滓，不拘时服。

原文："治风气头旋运闷，起则欲倒。"

5. 川芎散

来源：《医方选要》

组成：川芎、白术各三钱，北细辛、白茯苓、粉草以上各一钱，桂枝半钱。

功效：疏风利湿。

用法：上作一服，水二盏，生姜三片，煎至一盏，不拘时服。有痰，兼青州白丸子服之。

原文："治眩晕，恶风自汗，或身体不仁，气上冲胸，战摇如在舟车之上。"

6. 人参汤

来源：《医方选要》

组成：人参、白术、麦门冬（去心）、当归（酒洗）、防风各一两，独活（去苗）、官桂（去皮）、黄芪、芍药以上各一两半。

功效：补气健脾。

用法：上咀，每服五钱，水一盏半，煎至八分，去滓，食远服。

原文："治风头眩，但觉地屋俱转，目闭不敢开。"

7. 白术散

来源：《医方选要》

组成：白术、厚朴（去皮，姜制）、甘菊花各半两，防风（去叉）、白芷、人参（以上）各一两。

功效：补气健脾利湿。

用法：上咀，每服五钱，用水一盏半，生姜五片，煎至八分，食远温服。

原文："治风邪在胃，头旋不止，复加呕逆。"

8. 香橘饮

来源：《医方选要》

组成：木香、橘皮（去白）、白术、半夏曲、白茯苓、缩砂以上各二钱，丁香、甘草（炙）各五分。

功效：补气健脾。

用法：上作一服，水二盏，生姜五片，煎至一盏，食远服。

原文：治气虚眩晕。

9. 芎菊散

来源：《医方选要》

组成：芎䓖、甘菊花各一两，白僵蚕（炒）、细辛（去叶）、防风（去叉）、羌活以上各三分，旋覆花、草决明、蝉蜕（洗）以上各一钱，天麻、密蒙花、荆芥穗、甘草（炙）以上各半两。

功效：理气疏风。

用法：上为细末，每服二钱，水一盏，煎七分，食后温服，汤点亦可。

原文：治诸阳受风，头目旋运，目视昏暗，肝气不清。

10. 羌活汤

来源：《医方选要》

组成：羌活、前胡（去苗）、石膏（研碎）、白茯苓、芎䓖、枳壳（麸炒）、黄芩（去黑心）、甘菊花、防风、细辛（去叶）、甘草（炙，锉）、蔓荆子、麻黄（去根节煮，掠去沫，焙，以上）各一两。

功效：祛风除湿。

用法：上咀，每服三钱，水一盏，生姜三片，鸡苏三叶，同煎至七分，去滓，不拘时服。

原文：治风头眩，筋脉拘急，痰涎壅滞，肢节烦疼。

11. 天麻羌活丸

来源：《医方选要》

组成：天麻、羌活、白芷、藁本（去苗土）、芎䓖、芍药、细辛、麻黄以上各二两，牛黄（别研）、麝香（别研）各一分。

功效：祛风除湿。

用法：上为细末，炼蜜和丸如皂角子大，每服一二丸，不拘时，研薄荷酒下。

原文："治头目风眩，邪气鼓作，时或旋运。"

12. 芎犀丸

来源：《医方选要》

组成：川芎、朱砂（研，内一两为衣）、石膏（研）、片脑以上各四两，人参、茯苓、甘草（炙）、细辛以上各二两，犀角（生用，镑）、栀子各一两，阿胶（蛤粉炒）一两半，麦门冬（去心）三两。

功效：清热祛风。

用法：上为细末，炼蜜和丸如弹子大，用朱砂为衣，每服一丸或二丸，食后细嚼，茶、酒任下。

原文："治偏正头疼，及风眩目运，一边鼻不闻香臭，常流清涕，或作臭气一阵，服芎、蝎等药不效者，服此不十服愈，及治喷嚏稠浓。"

13. 人参丸

来源：《医方选要》

组成：人参、白术、旋覆花（炒）、甘草（炙，以上）各一两，麦门冬（去心，焙）、枳壳（麸炒）、前胡以上各二两，木香半两。

功效：益气化痰降逆。

用法：上为细末，汤浸蒸饼和丸，如梧桐子大，每服五十丸，食后温生姜汤送下。

原文："治风头旋目眩，痰逆恶心，胸膈痞滞，咳嗽痰涎，喘满呕逆，不欲饮食。"

第四章 鼻 咽 癌

鼻咽癌是指由被覆鼻咽腔表面的上皮或鼻咽隐窝上皮发生的上皮性恶性肿瘤。国际癌症研究中心发布的 Globocan2012 数据显示，2012 年全球鼻咽癌新发病例 86691 例，死亡病例 50831 例，粗发病率为 1.2/10 万，粗病死率为 0.7/10 万。东南亚的发病率最高，至少是其他地区的 2 倍，鼻咽癌居该地区男性常见癌症的第 6 位。全球发病率最高的 3 个国家是马来西亚、印度尼西亚和新加坡，其中中国和马来人群的发病率很高。我国鼻咽癌的发病率和病死率高于世界平均水平，主要集中在两广地区，如广东的中山市、广州市、四会市，广西的扶绥县、柳州市等地区，其他地区相对较低。根据 2017 年全国肿瘤登记中心数据显示，2014 年中国鼻咽新发病例估计为 4.46 万例，死亡病例 2.42 万例。

鼻咽癌的肉眼形态分为结节型、菜花型、黏膜下型、浸润型和溃疡型。病理组织类型依据 WHO 分类方法将其分为 1 型：代表高 – 中高分化鳞状细胞癌；2 型：代表非角化肿瘤，包括移行细胞癌和淋巴上皮癌；3 型：代表未分化肿瘤，包括淋巴上皮癌、间变癌、透明细胞癌和梭形细胞癌。我国发病以非角化型鳞癌为主，目前一致认为疾病分期对预后意义重大，病理分型对预后的意义仍有争议，有些回顾性分析研究表明，组织学类型可以影响局部控制情况以及生存率，但也有研究表明它们之间没有联系。颈部淋巴结肿大是最常见的临床表现，发生率高达 60% ~86%。其他最常见的临床表现为回缩性血涕、耳鸣耳聋、头痛、脑神经受累而出现的相应部位神经麻痹等。在头颈部肿瘤中，它具有最高的远处转移倾向，远处转移发生部位依次为骨、肝、肺等。鼻咽癌发病的危险因素有 EB 病毒感染、饮食因素、遗传因素、耳鼻喉病史等，吸烟及酗酒不是主要的危险因素。

【相关证候源流】

在中医学文献中未见有鼻咽癌病名，"鼻咽"是现代医学的解剖名词，根据其临床表现和古代医籍的描述，可归属于"鼻衄""鼻渊""失荣""鼻痔""恶核""上石疽""控脑疹""真头痛"等范畴。在古代中医典籍的描述中，有"颜颡"这个解剖部位，故中医有"颜颡岩"之称。其相关证候论述散见于各时期医著中。

如《素问·气厥论》："鼻渊者，浊涕下不止也。传为衄蔑、瞑目。"此段关于鼻渊症状的描述中，"浊涕、衄蔑、瞑目"与鼻咽癌症状常有的血涕、浊涕，以及伴脑神经受累时常有的视觉障碍等相似。

《素问·至真要大论》："鼻渊者，肺气熏蒸，浊涕淫泆不止也。"

《灵枢·厥病》："真头痛，头痛甚，脑尽痛，手足寒至节，死不治。"

《备急千金要方》曰："恶核……多起岭表，中土鲜有，南方人所食杂类繁多，感病亦复不一，仕人往彼深须预防之，防之无法，必遭其毒。"

《圣济总录》："论曰：肺为五脏华盖，开窍于鼻，肺气和则鼻亦和，肺感风冷，则为清涕，为齆为息肉，为不闻香臭，肺实热，则为疮为痛，胆移热于脑，则浊涕不已，谓之鼻渊，唯证候不同，故治疗亦异。"

《类经》："鼻渊者，浊涕下不止也。"

《医阶辨证》："鼻渊，鼻流浊涕不已，由风伤脑漏，鼻流下如鱼脑状，由胃中湿热上蒸伤脑。"

《经验丹方汇编》："鼻渊即脑漏。因风寒凝入脑户，与太阳湿热交蒸乃成。其患鼻流清涕或流黄水，点点滴滴，长湿无干。"

《针灸易学》："鼻渊眼痛，不闻香臭。"

《针灸逢源》："鼻渊又名脑漏，郁热重者，时流浊涕而多臭气，谓之鼻渊。"

《推拿抉微》："鼻渊者，流涕腥臭。"

《医学心悟》："鼻渊，鼻流浊涕不止也。"

《明医指掌》："鼻渊者，浊涕流下不止，如彼水泉。"

《医学摘粹》："涕流鼻渊而声音不亮者，气之寒也。"

《冯氏锦囊秘录》："鼻流浊涕不止者，名曰鼻渊。"

《医学心悟杂症要义》："若鼻中常出浊涕，源源不断者，名曰鼻渊。"

《家用良方》："凡治鼻流浊涕不止，名曰鼻渊。"

《内科通论》："鼻渊乃风热灼脑而液下渗，或黄或白，或带血如脓状。"曰："鼻渊者，浊涕下而不止如水泉也。"又曰："鼻渊属脑，不喷嚏。鼻渊，热邪而涕浊，较伤风为尤重也。病久或有秽气，则热深致脑衄、鼻血，或成控脑砂。"

《外科心法要诀》："鼻渊，浊涕流鼻中，久淋血水秽而腥，胆热移脑风寒火清。"

《外科正宗》："脑漏者，又名鼻渊。总因风寒凝入脑户，与太阳湿热交蒸乃成。其患鼻流浊涕，或流黄水，点点滴滴，长湿无干明。""失荣症失于耳前及项间，初如痰核，久则坚硬，渐大如石，破后无脓，唯流血水，坚硬仍作，肿痛异常，乃百死一生之症""失荣者……其患多生肩之已上，初起微肿，皮色不变，日久渐大，坚硬如石，推之不移，按之不动。半载一年，方生阴痛，气血渐衰，形容瘦削，破烂紫斑，渗血流水，或肿泛如莲，秽气熏蒸，昼夜不歇，平生疙瘩，愈久愈大，越溃越坚，犯此俱为不治。"与鼻咽癌颈淋巴结转移症状相类似。"失荣者，如树木之失于荣华，枝枯皮焦，故名也。"

《外科大成》："失荣症生于肩项、耳前、耳后等处，初起如痰核。"

《证治准绳》说："真头痛，天门真痛上引泥丸，夕发旦死，脑为髓海，真气之所聚，卒不受邪，受邪则死，不可治。"这与鼻咽癌破坏颅底骨和侵犯颅神经引起的头痛相似。

《外科证治全生集》："久患现红筋则不治，再久患生斑片，自溃在即之证也。溃即放血，三日内毙，如现青筋者，可治。"

《外科证治秘要》："鼻渊，鼻流浊涕，或黄或白，或带血如脓状，久而不愈，即名脑漏。"

《疡科心得集》："鼻渊者，鼻流浊涕不止，或黄或白，或带血如脓状，久而不愈，即名脑漏。"

《奉时旨要》："唯鼻症有流浊涕者，名曰鼻渊，俗呼脑漏。"

《医辨》："鼻渊，谓鼻出浊涕也。"

《鲁府禁方》："鼻中时时流臭黄水，甚者脑亦时痛，俗名控脑砂。"

《医门补要》："脑户久为湿热上蒸，外被风寒裹束，鼻通于脑，气亦壅塞，时有腥脓渗下，如釜底常有薪炊，则釜中自生变味，气水涓涓而滴，名曰鼻渊。"

《儿科萃精》："鼻渊经久不愈，则名控脑砂。"

《片玉心书》："鼻渊者，流下唾涕，极其腥臭，此胆移热于脑，又名脑崩，辛夷散主之。"

《医学心悟杂症要义》："若鼻中常出浊涕，源源不断者，名曰鼻渊。"

《医宗金鉴》："鼻窍中时流黄色浊涕，若久而不愈，鼻中淋沥腥秽血水，头眩晕而痛者，必系虫蚀脑也，即名控脑砂。"曰："石疽生于颈项旁，坚硬如石色照常；肝郁凝结于经络，溃后法依瘰疬疮。"又曰："失荣耳旁及项间，起如痰核不动坚；皮色如常日渐大，忧思怒郁火凝然；日久气衰形消瘦，越溃越硬现紫斑；腐蚀浸淫流血水，疮口翻花治总难。""（上石疽）生于颈项两旁，形如桃李，皮色如常，坚硬如石……此证初小渐大，难消难溃，即溃难敛，疲顽之证也""失荣耳旁及项肩，起如痰核不动坚，皮色如常日渐大，忧思怒郁火凝然，日久气衰形消瘦，越溃越烂现紫斑，腐浊浸淫流血水，疮口翻花治总难。"

中医学对鼻咽癌的临床证候表现具有较完整的认识，包括疾病初起回缩性血涕、耳鸣耳聋等症状，以及疾病进展伴颅底浸润后出现头痛，脑神经受累出现的视觉障碍、面部麻木等症状，颈部淋巴结转移时出现颈部肿块坚硬难移，日久破溃流脓等表现。

【病因病机】

鼻咽癌的病因有内因和外因两方面。外因多由感受时邪热毒所致，内因则多和情志失调、饮食不节、正气不足有关。鼻咽癌的根本病机为先天禀赋不足，后天失常、饮食失宜等导致正气亏虚，脏腑功能低下，气运无力，痰饮水湿不化，气滞血瘀痰凝，阻结于鼻咽而成癌。观其病程发展，是因虚而致实，因实而更虚，终致虚实夹杂。

1. 热毒犯肺

外感风邪热毒，或素嗜烟酒炙煿之品，热邪内蕴于肺，肺经受热，宣发肃降之功能失调，热灼津伤，熬液成痰，热毒与痰湿凝结，瘀阻于经络，肺络不通，肺开窍于鼻，司呼吸，肺气郁闭，气道不通，则邪火循太阴之经而至鼻，聚集而成肿块。

2. 肝胆火热上犯

足厥阴肝经之脉，循喉咙上入颃颡。如情志抑郁，或暴怒伤肝，肝胆火毒上逆，灼津成痰，阻滞经脉，气血失畅，瘀血乃生，痰瘀凝结而成肿块。

3. 痰湿内阻

外受湿邪，或饮食不节，或思虑劳倦，中焦脾胃受伤，运化无权，水湿内停，凝集而成痰。痰湿内困于体内，阻滞经脉，日久肿块乃生。

4. 正气虚弱

先天不足，禀赋薄弱，或人到中年，正气渐趋不足，易为邪毒所侵。邪毒入侵机体，邪气久羁，正气耗伤，正不胜邪，日久渐积而成癌肿。

附一：病因病机古今选要

1. 热毒犯肺

《医学准绳六要》："至如酒客高粱，辛热炙煿太过，火邪炎上，孔窍壅塞，则为鼻渊。鼻中浊涕如涌泉，渐变鼻蔈、衄血，必由上焦积热郁塞已久而生。"

《素问·至真要大论》："皮毛为金之合，火烁皮肤，故病痱疹疮疡痈疽痤痔。甚则入肺，善咳，浊涕不息，谓之鼻渊。"

《验方新编》："鼻渊，乃热毒乘于肺经，而热蒸肺窍也。"

《类经·二十八、六气之复病治》："少阴之复，燠热内作，烦躁鼽嚏，少腹绞痛，火见燔焫嗌燥。分注时止，气动于左，上行于右，咳，皮肤痛，暴喑，心痛、郁冒不知人，乃洒淅恶寒，振栗谵妄，寒已而热，渴而欲饮，少气骨萎，隔肠不便，外为浮肿哕噫，赤气后化，流水不冰，热气大行，介虫不福，病痱胗疮疡，痈疽痤痔，甚则入肺，咳而鼻渊。"

2. 肝胆火热上犯

《素问·气厥论》："胆移热于脑，则辛頞鼻渊。"

《疡科心得集》："失营者由肝阳久郁，恼怒不发，营亏络枯，经道阻滞而成。"

《医会元要》："肾主液，入肺为涕，涕由脑渗，胆移热于脑，则浊涕下不止为鼻渊。肺热则涕出，黄浊如脓。"

《外科通论》："生鼻窍中，名控脑砂，由胆热上移于脑髓。"

《外科真诠》认为："石疽乃肝经郁结，气血凝滞而成。"

3. 痰湿内阻

《丹溪心法》："痰之为物，无处不到。"又云："凡人身上、中、下有结块者，多是痰。"

4. 正气虚弱

《灵枢·百病始生》："夫百病之始生也，皆生于风雨寒暑……风雨寒热，不得虚，邪不能独伤人。"

《素问·刺法论》："正气存内，邪不可干。"

《素问·热病论》"邪之所凑，其气必虚。"

《外证医案汇编·乳岩附论》："正气虚则成岩（癌）。"

《医宗必读》："积之成也，正气不足，而后邪气踞之。"

《外证医案汇编》："正气虚则为癌。"

《外科正宗》："失荣者，先得后失，始富终贫；亦有虽居富贵，其心或因六欲不遂，损伤中气，郁火相凝，隧痰失道，停结而成。"

《疡科心得集》："营亏络枯。"

《张氏医通》："营气内夺……病由内生。""脱营由于尝贵后贱，虽不中邪，精华日脱，营既内亡。"

　　总之，本病病位在鼻咽部，鼻咽为呼吸之通道，与肺密切相关。肺主气，开窍于鼻，肺气通于鼻。热邪内蕴于肺则致上焦肺气不宣，故见鼻塞、咳嗽；火热上蒸，灼液成痰，痰浊外泄则见鼻涕腥臭；热伤脉络，迫血离经则出现涕血或鼻衄。"肝足厥阴之脉……上入颃颡，连目系。"若情志内伤，肝郁气逆，热毒内阻，肝胆热毒循经上扰，"胆移热于脑，则辛頞鼻渊。"甚则可产生头痛、耳鸣耳聋等少阳经症状。若痰火郁于少阳经脉，阻塞脉络，凝结成块，则可致耳前颈项痰核日久渐大，坚硬如石。然究其发病之本，则与机体正气衰弱有关。张元素《活法机要》谓："壮人无积，虚人则有之。脾胃怯弱，气血两衰，四时有感，皆能成积。"说明正气亏虚、痰热内阻为鼻咽癌的主要病理，其发病与肺、脾、肝、胆功能失调密切相关。

【辨治思路】

　　中医药治疗鼻咽癌的辨治思路，经历了不同阶段的发展，从起初的以症状为主进行辨证治疗，逐渐演变为辨病辨证治疗。由于中医辨证难以进行规范统一，为了形成较为统一的辨治标准，近年中医肿瘤领域专家组提出，在辨病的基础上，以证候要素作为切入点，进行辨证标准的规范化工作，并被《恶性肿瘤中医诊疗指南》采纳，成为鼻咽癌辨证论治的重要方法，予以规范和推广。

一、证候要素

临床上鼻咽癌虚实夹杂，可数型并见。在既往研究基础上，结合文献报道及国内中医肿瘤专家意见，可将鼻咽癌证候要素大致分为以下 6 种。

1. 气虚证

主症：神疲乏力，少气懒言，头晕目眩。

主舌：舌质淡。

主脉：脉虚无力。

或见症：面色淡白或㿠白，涕血，自汗，纳少，腹胀，夜尿频多，畏寒肢冷。

或见舌：舌边齿痕，苔白滑，薄白苔。

或见脉：脉沉细，脉细无力，脉沉迟。

2. 阴虚证

主症：五心烦热，口干咽燥，涕血鲜红。

主舌：舌质红。

主脉：脉细数无力。

或见症：盗汗，便秘，耳鸣如蝉，面白颧赤，唇红，头晕目眩、腰腿酸软无力，骨蒸潮热，发梦遗精，小便短少。

或见舌：舌光无苔，舌体瘦小，少苔或有裂纹。

或见脉：脉细数，脉沉细，脉细涩。

3. 热毒证

主症：口苦身热，尿赤便结，鼻塞浓涕。

主舌：舌红绛。

主脉：脉数。

或见症：面红目赤，衄血、发斑，躁扰发狂，痈脓，壮热汗出，口苦咽干，尿黄便结。

或见舌：舌红绛，舌红瘀斑，苔黄燥，苔黄厚。

或见脉：脉洪数，脉细数。

4. 血瘀证

主症：头晕头痛，刺痛固定，肌肤甲错。

主舌：舌质紫黯。

主脉：脉细涩。

或见症：夜间为甚，涕血不止，面色黧黑，口唇爪甲紫黯，视物模糊或复视，肌肤甲错，体表肿块，皮下紫斑，腹部青筋外露，下肢筋青胀痛，经闭。

或见舌：舌质黯红，舌质青紫，舌瘀斑瘀点，舌下脉络曲张。

或见脉：脉细缓，脉沉迟。

5. 痰湿证

主症：胸脘痞闷，恶心纳呆，鼻塞涕多。

主舌：舌淡、苔白腻。

主脉：脉滑。

或见症：瘰疬痰核，头晕头重，纳呆呕恶，咳嗽咯痰，痰质黏稠，喉中痰鸣，肢体麻木。

或见舌：舌淡、苔白滑，舌黯红、苔黄，苔白滑。

或见脉：脉滑数，脉弦，脉细滑，脉濡细。

6. 气滞证

主症：头胀头痛，痛无定处。

主舌：舌黯淡。

主脉：脉弦。

或见症：头部、胸胁胀闷，局部疼痛，攻窜阵发，烦躁易怒，衄血，食后饱胀，胁肋窜痛，肢体麻木，尿少不畅，大便干结，女性患者乳房作胀疼痛，月经不调，甚则闭经。

或见舌：舌黯红，舌有瘀斑或瘀点，苔薄白，苔白腻。

或见脉：脉弦紧，脉弦涩。

二、辨证方法

1. 证候要素确定的方法

参考《中医诊断学》的证候确定方法如下。

- 符合主症 2 个，并见主舌、主脉者，即可辨为本证。
- 符合主症 2 个，或见症 1 个，任何本证舌、脉者，即可辨为本证。
- 符合主症 1 个，或见症不少于 2 个，任何本证舌、脉者，即可辨为本证。

2. 临证应用方法

临床应用时，先收集临床症状及体征，依据证候要素的辨证方法确定患者所具备的证候要素，随后将证候要素进行整合，即得出该患者复合证型。

三、辨证分型

鼻咽癌常见证候类型如下。

表 4 –1　鼻咽癌常见证候类型

治疗阶段	辨证分型
手术阶段	气血亏虚、脾胃虚弱
化疗阶段	脾胃不和、气血亏虚、肝肾阴虚
放疗阶段	气阴两虚、热毒瘀结
靶向治疗阶段	血热毒盛、脾虚湿盛
单纯中医治疗阶段	热邪犯肺、痰凝气滞、血瘀脉阻、气阴两虚

【鼻咽癌常见症状的分型论治】

鼻咽癌的相关临床症状及并发症较多，主要有流涕、鼻塞、鼻出血、头痛、耳鸣、视力减退等，本节主要选取流涕、鼻出血、头痛等三个鼻咽癌较为特有、临床又比较常见的症状，对其分型论治进行阐述。

一、流涕

1. 热毒蕴肺

症状：鼻塞流脓涕或涕中带血，头痛，发热，心烦失眠，咽干口苦，耳鸣耳聋，小便短赤，大便干结，鼻咽黏膜充血，甚至溃疡。舌质红，苔薄白或少苔，脉弦细或细数或滑数。

治法：清热解毒，软坚散结。

方药：五味消毒饮加味。

加减：鼻衄加三七粉、茜草炭、血余炭；头痛、视力模糊或复视加僵蚕、蜈蚣、全蝎、钩藤。

2. 瘀血阻络

症状：鼻塞脓涕，涕血色紫黑，头痛，耳鸣，复视，口干喜冷饮，鼻咽部肿块，颈部肿块凸出，质坚硬。舌质紫暗或有瘀斑、瘀点，苔薄黄，脉弦细或涩。

治法：行气活血，祛瘀散结。

方药：通窍活血汤加减。

加减：头痛者，加钩藤、白芷；血瘀发热者，加连翘、黄芩、重楼（蚤休）、白花蛇舌草。

3. 痰浊内阻

症状：鼻塞涕多，头晕头重，胸闷痰多，恶心欲吐，纳呆，口干不欲饮水，耳内胀闷，大便溏薄，鼻咽黏膜水肿，分泌物多，颈部肿块。舌质淡暗或淡红，体胖，边有齿印。苔白腻，脉弦滑或细滑或濡细。

治法：软坚化痰，解毒散结。

方药：清气化痰丸加减。

加减：头痛加露蜂房、两头尖；有颅神经改变加蜈蚣、全蝎；干咽痛、牙肉肿痛加射干、石斛、岗梅根；口苦、胸胁痛加八月札、郁金、山楂、二至丸。

4. 气阴两虚

症状：神疲乏力，少气自汗，头痛，五心烦热，失眠口干咽痛，间有涕血，唇焦舌燥，形体消瘦，影响吞咽，尿赤便干，口咽黏膜充血、糜烂。舌质红，少苔、无苔，或有裂纹，脉细滑或细数。

治法：益气养阴，托毒散结。

方药：生脉散加味。

加减：若肢倦乏力，纳减便溏者，加党参、黄芪、白术、炙甘草；胸闷不畅，胃纳不佳者，加枳壳、陈皮等；颈部肿块未控制者，加生南星、生半夏、僵蚕、浙贝母。

二、鼻出血

1. 血热络伤

症状：鼻咽部溃烂出血量较多，血色鲜红或紫红，口干咽燥，舌红苔黄，脉数。

治法：清热解毒，凉血止血。

方药：黄连解毒汤、犀角地黄汤。

加减：阴伤较甚，口、鼻、咽干燥显著者，加玄参、麦冬、生地养阴润肺。

2. 脾不统血

症状：鼻出血量大，血色较淡，肢倦体乏，舌淡苔白，脉细。

治法：补脾摄血。

方药：归脾汤加减。

3. 瘀血阻络

症状：鼻出血，血色紫黑、头痛，痛有定处、舌青紫有瘀斑、脉涩。

治法：祛瘀止血。

方药：祛瘀止血汤加减。

三、头痛

1. 肝阳头痛

症状：头昏胀痛，两侧为重，心烦易怒，夜寐不宁，口苦面红，或兼胁痛，舌红苔黄，脉弦数。

治法：平肝潜阳息风。

方药：天麻钩藤饮加减。

加减：若因肝郁化火，肝火炎上，而症见头痛剧烈、目赤口苦、急躁、便秘溲黄者，加夏枯草、龙胆草、大黄。若兼肝肾亏虚，水不涵木，症见头晕目涩、视物不明、遇劳加重、腰膝酸软者，可选加枸杞、白芍、山萸肉。

2. 血虚头痛

症状：头痛隐隐，时时昏晕，心悸失眠，面色少华，神疲乏力，遇劳加重，舌质淡，苔薄白，脉细弱。

治法：养血滋阴，和络止痛。

方药：加味四物汤加减。

加减：若因血虚气弱者，兼见乏力气短、神疲懒言、汗出恶风等，可选加党参、黄芪、白术；若阴血亏虚，阴不敛阳，肝阳上扰者，可加入天麻、钩藤、石决明、菊花等。

3. 痰浊头痛

症状：头痛昏蒙，胸脘满闷，纳呆呕恶，舌苔白腻，脉滑或弦滑。

治法：健脾燥湿，化痰降逆。

方药：半夏白术天麻汤加减。

加减：若痰湿久郁化热，口苦便秘，舌红苔黄腻，脉滑数者，可加黄芩、竹茹、枳实、胆星。若胸闷、呕恶明显，加厚朴、枳壳、生姜和中降逆。

4. 肾虚头痛

症状：头痛且空，眩晕耳鸣，腰腿酸软，神疲乏力，滑精带下，舌红少苔，脉细无力。

治法：养阴补肾，填精生髓。

方药：大补元煎加减。

加减：若头痛而晕，头面烘热，面颊红赤，时伴汗出，证属肾阴亏虚，虚火上炎者，去人参，加知母、黄柏，以滋阴泻火，或方用知柏地黄丸。若头痛畏寒，面色㿠白，四肢不温，腰膝无力，舌淡，脉细无力，证属肾阳不足者，当温补肾阳，选用右归丸或金匮肾气丸加减。

5. 瘀血头痛

症状：头痛经久不愈，痛处固定不移，痛如锥刺，或有头部外伤史，舌紫暗，或有瘀斑、瘀点，苔薄白，脉细或细涩。

治法：活血化瘀，通窍止痛。

方药：通窍活血汤加减。

加减：若头痛较剧，久痛不已，可加全蝎、蜈蚣、地鳖虫等，搜风剔络止痛。

附二：辨证论治古今选要

古代医籍中，有诸多关于鼻咽癌类似疾病的临床辨证论治思路的论述，对于现代医生临床实践过程中参考借鉴具有重要意义。

1. 《古今医彻》中有关鼻渊的辨证方法

"鼻渊一名脑渊，以鼻之窍，上通脑户。脑为髓海，犹天之星宿海，奔流到底，骨中之髓，发源于此，故髓减则骨空，头倾视深，精神将夺矣。李濒湖云：鼻气通于天。天者，头也，肺也。肺开窍于鼻，而阳明胃脉环鼻而上行，脑为元神之府，而鼻为命门之窍，人之中气不足，清阳不升，则头为之倾，九窍为之不利。然肺主皮毛，形寒饮冷则伤肺，治者但见其标，不求其本，往往喜于解散，散之过，则始流清涕者，继成浊涕，渐而腥秽，黄赤间杂，皆由渗开脑户，日积月累，而至尪羸矣。使非参芪益其阳，麦冬、五味敛其阴，佐以辛夷透其窍，脑户何由而固耶。虚寒少入细辛，内热监以山栀，又须六味丸加鹿茸、枸杞等下填肾阴，则精足者髓自充，尚何漏卮之足云。"

2. 《医学衷中参西录》中有关鼻渊的辨证方法

鼻渊者，鼻流浊涕如渊之不竭也。盖病名鼻渊，而其病灶实在于頏，因頏中黏膜生炎，有似腐烂，而病及于脑也。其病标在上，其病本则在于下，故《内经》谓系胆之移热。而愚临证品验以来，知其热不但来自胆经，恒有来自他经者。而其热之甚者，又恒来自阳明胃腑。胆经之热，大抵由内伤积热而成。胃腑之热，大抵由伏气化热而成。临证者若见其脉象弦而有力，宜用药清其肝胆之热，若胆草、白芍诸药，而少加连翘、薄荷、菊花诸药辅之，以宣散其热，且以防其有外感拘束也。若见其脉象洪而有力，宜用药清其胃腑之热，若生石膏、知母诸药，亦宜少加连翘、薄荷、菊花诸药辅之。且浊涕常流，则含有毒性，若金银花、甘草、花粉诸药皆可酌加也。若病久阴虚，脉有数象者，一切滋阴退热之药皆可酌用也。后世方书治此证者，恒用苍耳、辛夷辛温之品，此显与经旨相背也。夫经既明言为胆之移热，则不宜治以温药可知。且明言辛頏鼻渊，不宜更用辛温之药助其頏益辛，更可知矣。即使证之初得者，或因外感拘束，宜先投以表散之药，然止宜辛凉而不可用辛温也。是以愚遇此证之脉象稍浮者，恒先用西药阿司匹林瓦许汗之，取其既能解表，又能退热也。拙著四期《衷中参西录·石膏解》中，载有重用生石膏治愈此证之案数则，可以参观。又此证便方，用丝瓜蔓煎汤饮之，亦有小效。若用其汤，当水煎治鼻渊诸药，其奏效当尤捷也。

3. 《疡科心得集》中有关鼻渊的辨证方法

鼻渊者，鼻流浊涕不止，或黄或白，或带血如脓状，久而不愈，即名脑漏。乃风热烁脑而液下渗，此肾虚之证也。经曰：脑渗为涕。又曰：胆移热于脑。《原病式》

曰：如以火烁金，热极则化为水。然究其原，必肾阴虚而不能纳气归元，故火无所畏，上迫肺金，由是津液之气不得降下，并于空窍，转为浊涕，津液为之逆流矣。于是肾肝愈虚，有升无降，有阳无阴，阴虚则病，阴绝则死。此宜戒怒以养阳，绝欲以养阴，断炙煿，远酒面，以防作热。然后假之良医，滋肾清肺为君，开郁顺气为臣，补阴养血为佐，俾火息金清，降令胥行，气畅郁舒，清窍无壅，阳开阴阖，相依相附，脏腑各司乃职，自慎以培其根，药饵以治其病，间有可愈者。苟或骄恣不慎，或误投凉药，虽仓扁不能使之长生矣。主治之方，如初起用苍耳散，久则六味地黄汤、补中益气汤、麦味地黄汤、加味逍遥散，酌而用之可也。

4. 《程杏轩医案》中有关鼻渊的辨证方法

经云：肺气通于鼻。又云：胆移热于脑，则辛頞鼻渊。可知鼻渊一证，病端虽责于肺，实由胆热移脑之所使然。证经数载，腥涕流多，肺肾为子母之脏，金被火刑，阴液受伤，加之鼻窍右侧，旧夏曾已穿溃，甫经收口，左侧又溃一孔，至今红肿未消。经谓热胜则肿。虽由胆移之热，酝酿为患，但治病须分新久，诊脉数大无力，是属恙久，阴虚阳浮，非新病实热可比，苦寒伤胃，洵非所宜。计唯壮水保金，冀其水升火降，庶几红肿可消，溃口可敛也。

5. 现代医家对于鼻咽癌辨证分型的不同看法

在具体的辨治方面，目前较为公认的辨证标准是 2014 版林洪生教授主编的《恶性肿瘤中医诊疗指南》（鼻咽癌部分），将鼻咽癌分为热邪犯肺、痰凝气滞、血瘀阻络、气阴两虚等 4 型。

周岱翰认为鼻咽癌应该分热毒蕴肺、瘀血阻络、痰浊内阻，气阴两虚 4 型。

候炜将鼻咽癌初期分为痰浊结聚、气血凝结、火毒困结、气阴两虚 4 型；放疗期分为肺热阴亏、燥热犯胃、肾阴亏损、气血不足 4 型。

梁艳等将放疗后的鼻咽癌分为热毒伤阴、脾胃虚弱、痰热困结、肺胃阴虚、肾阴亏虚、痰瘀互结 6 型。

尤建良将鼻咽癌分为邪毒肺热、肝郁痰凝、气滞血瘀、阴虚火旺、气血亏虚 5 型。

李亚军等提出了鼻咽癌证型随放疗进行的动态演变规律：将 128 例鼻咽癌患者放、化疗前的辨证分型为：邪热壅肺型、血瘀阻络型、痰浊凝聚型、血瘀痰凝型 4 种证型，各证型病例数分别占不同的百分比。同期放化疗过程中的辨证分型为：津液亏损型、热毒炽盛型、肺胃阴虚型、脾胃失调型、气阴两虚型 5 种证型；诱导化疗后的辨证分型为：湿热中阻型、脾胃气虚型、气血亏虚型 3 种证型。

刘嘉湘提出可将本病分为阴虚内热、气阴两虚、脾虚痰湿、气滞血瘀及阴阳两虚等 5 型。

刘宇龙等提出了鼻咽癌中医辨证分型与临床 TNM 分期的关系，其中肺热型以 I

期、Ⅱ期较多，而瘀血阻络型、血瘀痰凝型、痰凝型等以Ⅲ期、Ⅳ期较多；肺热型、痰凝型以T1、T2期较多，瘀血阻络型以T3、T4期较多；痰凝型、血瘀、痰凝型较多见淋巴结肿大，其中以痰凝型最为常见，而肺热型、瘀血阻络型较少见淋巴结肿大；肺热型N1期居多，瘀血阻络型N1、N2期居多，血瘀痰凝型N2、N3期居多，痰凝型N1、N2、N3期均有出现。

中山大学肿瘤防治中心将鼻咽癌分为5组：肺热型、痰凝型、血瘀型、血瘀痰凝型、气血两虚型。

苏志新查阅1975年4月至2008年12月文献，将3852例患者分为气阴两虚型、气滞血瘀型、痰浊结聚型、热毒炽盛型。

王士贞将鼻咽癌分为阴津耗伤、脾胃失调、气血亏虚3型。

陈治平将鼻咽癌分为土湿金燥证、木旺金衰证、肾阳亏损证。

【治则与治法】

根据鼻咽癌本虚标实的基本病机，其中医治则主要为扶正祛邪，但在现代临床应用中，又需根据不同的治疗阶段，选择相应的治则治法，如围手术期、放化疗、靶向治疗期间的患者，中医治疗以扶正为主；对体力尚可，但不能耐受多药化疗而选择单药化疗的患者，中医治疗则以祛邪为主；对手术后患者、放化疗后疾病稳定的带瘤患者，不适合或不接受手术、放化疗、分子靶向治疗的患者，中医治疗则以扶正祛邪为主，并根据患者情况，随时调整扶正与祛邪的侧重。

一、治疗原则

（一）中西医结合治疗原则

西医治疗根据《NCCN肿瘤学临床实践指南》原则进行，中医根据治疗阶段的不同，可分为以下4种治疗方式。

1. 中医防护治疗

对于接受放疗、化疗、分子靶向等治疗且具备治疗条件的鼻咽癌患者，采用中西医结合的治疗方式。

适应人群：围手术期、放化疗、靶向治疗期间的患者。

治疗原则：以扶正为主。

治疗目的：减轻手术、放化疗、靶向治疗等治疗方法引起的不良反应，促进机体功能恢复，改善症状，提高生存质量。

治疗方法：辨证汤药±口服中成药±中药注射剂±其他中医治法。

治疗周期：围手术期，或与放疗、化疗或靶向治疗等治疗方法同步。

2. 中医加载治疗

适应人群：有合并症，老年 PS 评分 2，不能耐受多药化疗而选择单药化疗的患者。

治疗原则：以祛邪为主。

治疗目的：提高上述治疗方法的疗效。

治疗方法：中药注射剂 ± 辨证汤药 ± 口服中成药 ± 其他中医治法。

治疗周期：与化疗同步。

3. 中医巩固治疗

适应人群：手术后无须辅助治疗或已完成辅助治疗的患者。

治疗原则：扶正祛邪。

治疗目的：防止复发转移，改善症状，提高生存质量。

治疗方法：辨证汤药 + 口服中成药 ± 中药注射剂 ± 其他中医治法。

治疗周期：3 个月为 1 个治疗周期。

4. 中医维持治疗

适应人群：放化疗后疾病稳定的带瘤患者。

治疗原则：扶正祛邪。

治疗目的：控制肿瘤生长，延缓疾病进展或下一阶段放化疗时间，提高生存质量，延长生存时间。

治疗方法：中药注射剂 ± 辨证汤药 ± 口服中成药 ± 其他中医治法。

治疗周期：2 个月为 1 个治疗周期。

（二）单纯中医治疗原则

适应人群：对于不适合或不接受手术、放疗、化疗、分子靶向治疗的鼻咽癌患者，采用单纯中医的治疗方式。

治疗原则：攻补兼施。

治疗目的：控制肿瘤生长，减轻症状，提高生存质量，延长生存时间。

治疗方法：中药注射剂 + 口服中成药或辨证汤药 ± 中医其他疗法。

治疗周期：14 ~ 30 天为 1 个治疗周期。

二、治疗方法

（一）辨证汤药

1. 中西医结合治疗

对于接受放疗、化疗、分子靶向等治疗且具备治疗条件的鼻咽癌患者，采用中西医结合的治疗方式。在不同治疗阶段，分别发挥扶助正气、协同增效、减轻不良反应、巩固疗效、促进康复等作用。

（1）放疗结合中医治疗

①热毒瘀结

临床表现：鼻塞涕血，发热，皮肤黏膜溃疡，咽喉肿痛，或见颈核肿大，视物模糊或复视，面麻舌喎，心烦不寐；或见高热，头痛，恶心呕吐，大便秘结，舌红，苔黄，脉滑数。多见于放射性口腔黏膜炎、皮炎，或者放疗引起的脑水肿、颅内压升高。

治疗原则：清热通窍，活血解毒。

选方：普济消毒饮（《东垣试效方》）合桃红四物汤（《医宗金鉴》）加减。

药物组成：黄芩、黄连、陈皮、生甘草、玄参、柴胡、桔梗、牛蒡子、薄荷、僵蚕、升麻、桃仁、红花、当归、川芎、白芍。

辨证加减：若鼻塞明显，加苍耳子、辛夷花；若涕血，加仙鹤草、侧柏炭；若局部皮肤红、肿、热、痛或破溃者，黄连、黄柏、虎杖煎汤外敷；若颈核肿大较严重，加生南星、生牡蛎、夏枯草；若面麻、舌喎、复视，加蜈蚣、钩藤；若高热不退，加水牛角、白薇、紫雪丹；若头痛头晕重者，加牛膝、泽泻；若胃阴伤、胃失和降者，加石斛、天花粉、竹茹、半夏、旋覆花；若大便秘结，加生地黄、大黄；若痰湿偏重者，加半夏、瓜蒌、浙贝母。

②气阴亏虚

临床表现：头晕目眩，咽喉不适，间有涕血，耳鸣耳聋，神疲乏力，少气懒言，口干咽燥，纳呆，舌质红或红绛，苔少或无苔，或有裂纹，脉细或细数。多见于放射性损伤后期，或迁延不愈，损伤正气者。

治疗原则：益气养阴。

选方：沙参麦冬汤加减（《温病条辨》）。

药物组成：沙参、党参、玉竹、生甘草、冬桑叶、麦冬、生扁豆、天花粉、五味子。

辨证加减：若舌质红绛或青紫、舌边尖瘀点或瘀斑，加丹参、赤芍、红花；若气血亏虚，加何首乌、黄精、补骨脂、鸡血藤、黄芪。

（2）手术结合中医治疗

①气血亏虚

临床表现：鼻塞，头痛且空，眩晕，面色淡白或萎黄，唇甲淡白，神疲乏力，少气懒言，自汗，或肢体肌肉麻木、女性月经量少，舌体瘦薄，或者舌面有裂纹，苔少，脉虚细而无力。

治疗原则：补气养血。

选方：八珍汤加减（《正体类要》），或当归补血汤加减（《内外伤辨惑论》），或十全大补汤加减（《太平惠民和剂局方》）。

药物组成：人参、白术、茯苓、当归、川芎、白芍、熟地黄，或黄芪、当归，或人参、肉桂、川芎、地黄、茯苓、白术、甘草、黄芪、当归、白芍、生姜、大枣。

辨证加减：兼痰湿内阻者，加半夏、陈皮、薏苡仁；若畏寒肢冷，食谷不化者，加补骨脂、肉苁蓉、鸡内金。若见动则汗出、怕风等表虚不固之表现，加防风、浮小麦。

②脾胃虚弱

临床表现：纳呆食少，神疲乏力，大便稀溏，食后腹胀，面色萎黄，形体瘦弱，舌质淡，苔薄白。

治疗原则：健脾益胃。

选方：补中益气（《脾胃论》）加减。

药物组成：黄芪、人参、白术、炙甘草、当归、陈皮、升麻、柴胡、生姜、大枣。

辨证加减：若胃阴亏虚，加沙参、石斛、玉竹；若兼痰湿证者，加茯苓、半夏、薏苡仁、瓜蒌。

（3）化疗结合中医治疗

中药可以提高化疗疗效，减轻化疗毒副反应，同时改善患者的生存质量，提高其生存率。配合中药减轻化疗药的毒副作用，维护和提高患者自身的抗癌能力、内环境的稳定，不失为提高鼻咽癌复发治疗效果的一条重要途径。

①脾胃不和

临床表现：胃脘饱胀、食欲减退、恶心、呕吐、腹胀或腹泻，舌体多胖大，舌苔薄白、白腻或黄腻。多见于化疗引起的消化道反应。

治疗原则：健脾和胃，降逆止呕。

选方：旋覆代赭汤（《伤寒论》）加减，或橘皮竹茹汤加减。

药物组成：旋覆花、人参、生姜、代赭石、甘草、半夏、大枣；或半夏、橘皮、枇杷叶、麦冬、竹茹、赤茯苓、人参、甘草。

辨证加减：若脾胃虚寒者，加吴茱萸、党参、焦白术；若肝气犯胃者，加炒柴胡、佛手、白芍。

②气血亏虚

临床表现：疲乏、精神不振、头晕、气短、纳少、虚汗、面色淡白或萎黄，脱发，或肢体肌肉麻木、女性月经量少，舌体瘦薄，或者舌面有裂纹，苔少，脉虚细而无力。多见于化疗引起的疲乏或骨髓抑制。

治疗原则：补气养血。

选方：八珍汤加减（《正体类要》），或当归补血汤加减（《内外伤辨惑论》），或十全大补汤加减（《太平惠民和剂局方》）。

药物组成：人参、白术、茯苓、当归、川芎、白芍、熟地黄，或黄芪、当归，或人参、肉桂、川芎、地黄、茯苓、白术、甘草、黄芪、当归、白芍、生姜、大枣。

辨证加减：兼痰湿内阻者，加半夏、陈皮、薏苡仁；若畏寒肢冷，食谷不化者，加补骨脂、肉苁蓉、鸡内金。

③肝肾阴虚

临床表现：腰膝酸软，耳鸣，五心烦热，颧红盗汗，口干咽燥，失眠多梦，舌红苔少，脉细数。多见于化疗引起的骨髓抑制或脱发。

治疗原则：滋补肝肾。

选方：六味地黄丸（《小儿药证直诀》）加减。

药物组成：熟地黄、山茱萸（制）、山药、泽泻、牡丹皮、茯苓。

辨证加减：若阴虚内热重者，加旱莲草、女贞子、生地黄；若阴阳两虚者，加菟丝子、杜仲、补骨脂。兼脱发者，加制何首乌、黑芝麻。

（4）生物靶向治疗结合中医治疗

①血热毒盛证

临床表现：全身皮肤瘙痒，疹出色红，分布多以上半身为主，鼻唇口旁为甚，可伴有发热、头痛、咳嗽。舌质红，苔薄，脉浮数。多见于生物靶向治疗引起的皮疹、瘙痒等不良反应。

治疗原则：凉血解毒。

选方：清瘟败毒饮（《疫疹一得》）加减。

药物组成：生石膏、小生地、乌犀角、生栀子、桔梗、黄芩、知母、赤芍、玄参、连翘、竹叶、甘草、丹皮、黄连。

辨证加减：若头痛殊甚，两目昏花者，加菊花、夏枯草。

②脾虚湿盛

临床表现：腹胀、大便稀溏，脘痞食少，肢体倦怠，舌苔薄白腻。多见于生物靶向治疗引起的腹泻等不良反应。

治疗原则：健脾利湿，涩肠止泻。

选方：参苓白术散（《太平惠民和剂局方》）合四神丸（《六科证治准绳》）加减。

药物组成：党参、茯苓、白术、白扁豆、陈皮、山药、薏苡仁、补骨脂、肉豆蔻、五味子、吴茱萸。

辨证加减：若湿热内蕴者，加马齿苋、败酱草；若腹痛里急后重明显者，加木香、槟榔。

（5）放化疗后结合中医治疗

手术后已完成辅助治疗的患者，采用中医巩固治疗，能够防止复发转移，改善症状，提高生存质量；放化疗完成后疾病稳定的带瘤患者，采用中医维持治疗，能够控制肿瘤生长，延缓疾病进展或下一阶段放化疗时间，提高生存质量，延长生存时间。

辨证论治同"单纯中医治疗"。

2. 单纯中医治疗

对于不适合或不接受放疗、化疗、分子靶向、手术治疗的鼻咽癌患者，采用单纯中医治疗，具有提高生存质量、延长生存期的作用。

（1）热邪犯肺（以现代临床分期Ⅰ、Ⅱ期多见）

临床表现：鼻塞涕血，微咳痰黄，口苦咽干，时有头痛，胃纳如常，尿黄便结。舌质淡红或红，舌苔薄白或薄黄。脉滑或数。

治疗原则：清热解毒，润肺止咳。

选方：清气化痰加减（《医方考》）

药物组成：胆南星、瓜蒌仁、黄芩、枳实、辛夷花各15g，茯苓25g，陈皮、法半夏各10g，杏仁12g，石上柏20g。

辨证加减：涕血甚加仙鹤草、旱莲草、侧柏叶各15g；咳嗽无痰加北沙参30g，百合20g，川贝母10g（研末，冲服），桔梗10g；咽喉肿痛加射干、牛蒡子、山豆根各10g，胖大海5枚。

（2）痰凝气滞（以颈淋巴结转移多见）

临床表现：肋胁胀满，口苦咽干，烦躁易怒，头晕目眩，颈核肿大，时有涕血。舌质淡红或舌边红，舌苔薄白、白腻或黄腻，脉弦或滑。

治疗原则：行气化痰。

选方：消瘰丸加减（《医学衷中参西录》）。

药物组成：煅牡蛎、生黄芪各30g，海带、三棱、莪术、浙贝母、玄参、龙胆草各15g，血竭、乳香、没药各6g。

辨证加减：鼻塞加苍耳子、辛夷花各10g；颈淋巴结肿大者加生南星15g，生牡蛎30g，夏枯草20g，海藻15g，昆布15g，浙贝母15g。

（3）血瘀阻络（以颅底骨侵犯或颅神经受损多见）

临床表现：头晕头痛，痛有定处，视物模糊或复视，面麻舌㖞，心烦不寐。舌质暗红、青紫或见瘀点瘀斑，舌苔薄白、薄黄或棕黑。脉细涩或细缓。

治疗原则：活血祛瘀，祛风通络。

选方：通窍活血汤加减（《医林改错》）。

药物组成：赤芍、桃仁、红花、八月札、苍耳子各15g，川芎10g，当归、郁金各12g，蜂房20g，地龙20g。

辨证加减：头痛加白芷、羌活各10g；面麻、舌㖞、复视加蜈蚣5条，僵蚕6g，钩藤15g。

（4）气阴两虚

临床表现：口干咽燥，咽喉不适，间有涕血，耳鸣耳聋，气短乏力，口渴喜饮。舌质红或绛红，苔少或无苔、或有裂纹。脉细或细数。

治疗原则：益气养阴。

选方：生脉散（《医学启源》）合增液汤（《温病条辨》）加减。

药物组成：太子参30g（或西洋参15g），玄参、麦冬、生地黄、女贞子各15g，石斛、天花粉各20g，白花蛇舌草、半枝莲各30g，甘草6g。

辨证加减：气血亏虚甚者加首乌、黄精各20g，补骨脂15g，鸡血藤、黄芪（或党参）各30g。

（二）鼻咽癌辨病治疗常用中草药

辛夷：辛，温。归肺、胃经。功效：发散风寒，通鼻窍。

苍耳子：味苦、辛，性温，有毒。归肺经。功效：发散风寒，通鼻窍，祛风湿，止痛。

白芷：辛，温。归胃、大肠、肺经。功效：解表散寒、祛风止痛、宣通鼻窍、燥湿止带、消肿排脓。

石上柏：味甘、微苦、涩，性凉，归肺、胃、肝经。功效：清热解毒，祛风除湿，抗癌，止血。

鱼腥草：辛，微寒，归肺经。功效：清热解毒、消肿排脓、利尿通淋。

半枝莲：味辛、苦，性寒。归肺、肝、肾经。功效：清热解毒，化瘀利尿。

鸭脚木：辛、苦，凉。归肺、肝经。功效：清热解毒，祛风除湿，舒经通络。

毛冬青：味苦、涩，性寒。归肺、肝、大肠经。功效：清热解毒，活血通络。

塘葛菜：味辛、苦，性平。归肺、肝经。功效：清热，利尿，活血，通经。

岗梅根：苦、甘，凉。归肺、肝、大肠经。功效：清热解毒，生津止渴。

地胆草：苦、辛，性寒。归肺、肝、肾经。功效：清热，解毒，凉血，利湿。

荆芥：味辛，性微温。归肺、肝经。功效：解表散风，透疹，消疮。

半边莲：味辛，性平，归心、小肠、肺经。功效：利尿消肿，清热解毒。

金银花：味甘，性寒。归肺、心、胃经。功效：清热解毒，凉散风热。

连翘：味苦，性微寒。归肺、心、小肠经。功效：清热解毒，消肿散结，疏散风热。

三叉苦：味苦，性寒。归肝、肺经。功效：清热解毒，祛风除湿。

穿心莲：味苦，性寒。归心、肺、大肠、膀胱经。功效：清热解毒，凉血，消肿。

葛根：味甘、辛，性凉。归脾、胃、肺经。功效：解肌退热，透疹，生津止渴，升阳止泻。

石见穿：味辛、苦，性微寒，归肝、脾经。功效：活血化瘀，清热利湿，散结消肿。

山慈菇：味甘、微辛，性凉，归肝、脾经。功效：清热解毒，化痰散结。

蛇泡勒：味苦涩，性微寒。归肝、脾、大肠经。功效：散瘀、止痛、解毒、杀虫。

蒲公英：味苦、甘，性寒，归肝、胃经。功效：清热解毒，消肿散结，利尿通淋。

土茯苓：味甘、淡，性平，归肝、胃经。功效：除湿，解毒，通利关节。

皂角刺：味辛，性温，归肝、胃经。功效：消肿托毒，排脓，杀虫。

垂盆草：味甘、淡，性凉。归肝、胆、小肠经。功效：清利湿热，解毒。

夏枯草：味苦、辛，性寒，归肝、胆经。功效：清肝泻火，明目，散结消肿。

土牛膝：味甘、微苦、微酸，性寒。归肝、肾经。功效：活血祛瘀，泻火解毒，利尿通淋。

天胡荽：味辛、微苦，性凉，归脾经、胆经、肾经。功效：清热利湿，解毒消肿。

布渣叶：味酸，性凉。归脾、胃经。功效：消食化滞，清热利湿。

白花蛇舌草：味甘、淡，性凉。归胃、大肠、小肠经。功效：清热解毒，利尿消肿，活血止痛。

人工牛黄：味甘，性凉，归心、肝经。功效：清热解毒，化痰定惊。

紫草：味甘、咸，性寒。归心、肝经。功效：清热凉血，活血解毒。

野菊花：性微寒，味苦、辛。归肝、心经。功效：清热解毒、泻火平肝。

广藿香：味辛，性微温。归脾、胃、肺经。功效：芳香化浊，和中止呕，发表解暑。

防风：味辛、甘，性微温。归膀胱、肝、脾经。功效：祛风解表，胜湿止痛，止痉。

莪术：味辛、苦，性温，归肝、脾经。功效：行气破血，消积止痛。

姜黄：辛，苦，温。归脾、肝经。功效：破血，行气，通经，止痛。

山豆根：味苦，性寒，有小毒。归肺、胃经。功效：清热解毒，消肿利咽。

北豆根：味苦，性寒，有小毒。归肺、胃、大肠经。功效：清热解毒，祛风止痛。

龙葵：味苦、微甘，性寒，有小毒。归肺、胃、膀胱。功效：清热解毒，散结利尿。

两面针：味苦、辛，性平。有小毒。归肝、胃经。功效：活血化瘀，行气止痛，祛风通络，解毒消肿。

制天南星：味苦、辛，性温，有毒。归肺、肝、脾经。功效：燥湿化痰，祛风止痉，散结消肿。

生半夏：味辛，性温。有毒。归脾、胃、肺经。功效：燥湿化痰、降逆止呕、消痞散结，外用消肿止痛。

重楼：味苦，性微寒，有小毒。归肝经。功效：清热解毒，消肿止痛，凉肝定惊。

黄药子：味苦、辛，性凉，有小毒。归肝、心经。功效：解毒消肿，化痰散结，凉血止血。

金钱白花蛇：味甘、咸，性温，有毒。归肝经。功效：祛风，通络，止痉。

蜈蚣：味辛，性温，有毒。归肝经。功效：息风镇痉，通络止痛，攻毒散结。

全蝎：味辛，性平，有毒。归肝经。功效：息风镇痉，通络止痛，攻毒散结。

制川乌：味辛、苦，性热，有大毒。归心、肝、肾、脾经。功效：祛风除湿，温经止痛。

雷公藤：味苦、辛，性凉，有大毒。归心、肝经。功效：祛风除湿，活血通络，消肿止痛，杀虫，消炎，解毒。

（三）常用中成药

1. 抗癌治疗类

（1）斑蝥酸钠维生素 B₆ 注射液：抗肿瘤药。用于原发性肝癌、肺癌及白细胞低下症。

（2）艾迪注射液：清热解毒、消瘀散结。用于原发性肝癌、肺癌、直肠癌、恶性淋巴瘤、妇科恶性肿瘤等。

（3）鸦胆子油乳注射液：用于肺癌、肺癌脑转移及消化道肿瘤。

（4）小金胶囊：散结消肿、化瘀止痛，用于阴疽初起，皮色不变，肿硬作痛，多发性脓肿、瘿瘤、瘰疬、乳岩、乳癖。

（5）西黄胶囊：解毒散结，消肿止痛。用于毒瘀互结，痈疽疮疡、阴疽肿痛、多发性脓肿、淋巴结炎、寒性脓疡属上述证候者。

（6）西黄丸：清热解毒，和营消肿。用于痈疽疔毒、瘰疬、流注、癌肿等。

（7）加味西黄丸：解毒散结、消肿止痛，用于痈疽疮疡、多发性脓肿、淋巴结炎、寒性脓疡。

（8）复方斑蝥胶囊：破血消瘀、攻毒蚀疮，用于多种恶性肿瘤治疗，尤宜于毒瘀互结者。

（9）平消胶囊：活血化瘀、散结消肿、解毒止痛，用于毒瘀内结所致的肿瘤患者，具有缓解症状、缩小瘤体、提高机体免疫力、延长患者生存时间等作用。

（10）小金丸：活血止痛，解毒消肿。控制肿瘤，延缓疾病进展，缓解气血淤滞、邪毒内阻引起的疼痛、肿块等症。

（11）片仔癀胶囊：清热解毒，消炎止痛，活血化瘀，用于痈疽疔疮、无名肿毒。

2. 扶正抗癌类

（1）康莱特注射液：益气养阴、消癥散结。用于不宜手术的气阴两虚、脾虚湿困型原发性非小细胞肺癌及原发性肝癌。

（2）消癌平注射液：清热解毒、化痰软坚。用于食管癌、胃癌、肺癌、肝癌。并可配合放疗、化疗的辅助治疗。

（3）榄香烯注射液：合并放、化疗常规方案对肺癌、肝癌、食管癌、鼻咽癌、脑瘤、骨转移癌等恶性肿瘤可以增强疗效、降低放化疗的毒副作用。并可用于介入、腔内化疗及癌性胸腹水的治疗。

（4）得力生注射液：益气扶正，消癥散结。用于中、晚期原发性肝癌气虚瘀滞证，症见右肋腹积块、疼痛不移、腹胀食少、倦怠乏力。

（5）康艾注射液：益气扶正，增强机体免疫功能。用于原发性肝癌、肺癌、直肠癌、恶性淋巴瘤、妇科恶性肿瘤；各种原因引起的白细胞低下及减少症。

（6）康力欣胶囊：扶正祛邪，软坚散结，用于乳腺恶性肿瘤见于气血瘀阻证者。

（7）威麦宁胶囊：活血化瘀、清热解毒、祛邪扶正，配合放化疗治疗肿瘤有增效、减毒作用；可单独用于不适宜放、化疗的肺癌患者的治疗。

（8）安康欣胶囊：活血化瘀，软坚散结，清热解毒，扶正固本。预防术后复发或转移，减轻症状。控制肿瘤，延缓疾病进展，缓解肿瘤引起的热毒瘀结等症。

（9）安多霖胶囊：益气补血，扶正解毒。提高放疗完成率，减轻放疗引起的气阴两虚症状。

3. 扶正类

（1）参芪扶正注射液：益气扶正。用于气虚证肺癌、胃癌的辅助治疗。与化疗合用有助于提高疗效、保护血象。

（2）注射用黄芪多糖：益气补虚。用于倦怠乏力、少气懒言、自汗、气短、食欲不振属气虚证，因化疗后白细胞减少，生活质量降低，免疫功能低下的肿瘤患者。

（3）猪苓多糖注射液：能调节机体免疫功能，对肿瘤病有一定疗效。与抗肿瘤化疗药物合用，可增强疗效，减轻毒副作用。

（4）贞芪扶正颗粒：补气养阴，用于气阴不足、乏力、食欲不振等症。配合手术、放疗、化疗，促进机体功能恢复。

（5）生血丸：补肾健脾、填精养血，用于脾肾虚弱所致的面黄肌瘦、体倦乏力、眩晕、食少、便溏；放化疗后全血细胞减少等。

（6）芪胶升白胶囊：补血，益气。用于气血亏损证所引起的头昏眼花、气短乏力、自汗盗汗，以及白细胞减少症见上述证候者。

（7）地榆升白片：白细胞减少症，也可用于血小板减少、免疫功能低下、再生障碍性贫血。

（8）益血生胶囊：健脾生血，补肾填精。用于脾肾两亏所致的血虚诸症，各种类型贫血及血小板减少症。对慢性再生障碍性贫血也有一定疗效。

（9）血康口服液：活血化瘀，消肿散结，凉血止血。用于血热妄行，皮肤紫斑；

原发性及继发性血小板减小性紫癜。

（10）螺旋藻胶囊：益气养血，化痰降浊。促进术后康复，改善乏力、头昏等气血亏虚、痰浊内蕴症状。

（11）十全大补汤：温补气血。促进术后康复，改善乏力、头晕等气血亏虚症状。

（12）养阴生血合剂：养阴清热，益气生血。提高放疗完成率，减轻放疗引起的阴虚内热、气血不足、口干咽燥、倦怠无力、便秘、小便黄赤等症。

（13）百令胶囊：补肺肾，益精气。促进术后机体功能恢复，缓解乏力、气促。

（14）复方皂矾丸：温肾健髓，益气养阴，生血止血。提高化疗完成率，减轻化疗引起的骨髓抑制。

（15）生血宝颗粒：养肝肾，益气血。提高化疗完成率，减轻化疗引起的气血两亏、面色萎黄、食欲不振、四肢乏力等症。

（16）八珍颗粒：补气益血。提高化疗完成率，减轻化疗引起的气血两亏、面色萎黄、食欲不振、四肢乏力等症。

4. 解决症状类

（1）复方苦参注射液：清热利湿、凉血解毒、散结止痛。用于癌肿疼痛、出血。

（2）华蟾素注射液：解毒、消肿、止痛。用于中、晚期肿瘤。

（3）华蟾素片：解毒、消肿、止痛，用于多种中、晚期肿瘤。

（4）六神丸：解毒，消肿，止痛。控制肿瘤，延缓疾病进展，缓解肿瘤引起的热毒瘀结等症。

（四）中药外治法

1. 鼻咽癌吹药　甘遂末、甜瓜蒂粉各 3g，硼砂、飞辰砂各 1.5g，混匀，吹入鼻内，切勿入口。对鼻腔癌、鼻咽癌有效。

2. 三生滴鼻液　生南星、生半夏、紫珠草各等量，制成滴鼻液，每日数次滴鼻，适用于鼻咽癌患者鼻咽部分泌物多或有臭味者。本品有毒，需慎用。

3. 15% ~20% 醋制硇砂溶液　醋制硇砂粉 15~20g，加蒸馏水至 100mL，拌匀、溶解后粗滤。每天 3~4 次滴鼻。适用于鼻腔癌、鼻咽癌患者。

附三：治则治法古今选要

（一）古代论述

古代医家已认识到鼻咽癌的预后是很差的，尤其是明清时代对于"失荣""上石疽"的深入认识，提出对鼻咽癌的治疗主张切忌攻伐太过，多采用益气和营、解毒化痰散结之法。并重视调理情志、调畅气机。有关文献记载如下。

1. 对于预后差的认识

《外科正宗》："予立二方，曾治数人，虽不获痊愈，而不夭札速死，诚缓命药也。"

《医宗金鉴》："终属败证，但不可弃而不治……然亦不过苟延岁月而已。"

《马培之外科医案》："已入沉疴，势难挽救，姑念远来，拟方回府调理。"

《外科真诠》："虽有治法，不过苟延岁月而已。"

《张氏医通》："乃百死一生之证，是以不立方论，良有以也。"

2. 忌攻伐太过

《张氏医通》："设以攻坚解毒、清火消痰为事，必至肿破流水，津复外渗，至此日进参芪，徒资淋沥。"

3. 调理情志、调畅气机

《疡科心得集》："宜戒七情，适心志，更以养血气、解郁结之药，常常服之，庶可绵延岁月。"

（二）现代医家观点和治疗特点

上海中医学院主编的《中医外科学讲义》参照历代对于失荣和上石疽的治法，将失荣分早、中、晚三期。早期以颈部有核为主要症状，治疗原则是疏肝解郁，化痰消坚。中期以肿块渐大坚硬、形体消瘦为主要症状，治疗原则是益气养营，开郁散坚。后期以肿块溃破，渗流血水，甚则剧痛和大出血，气血衰竭为主要表现，治疗原则以补养气血为主。

林丽珠认为，邪热犯肺、肝郁痰凝是鼻咽癌的主要病机，因此治疗应从肺、肝论治，采用宣肺化痰、疏肝理气的治疗原则。

尤建良认为应根据辨证，从润燥并济、攻补兼施、多管齐下等角度入手治疗鼻咽癌，对于放化疗后的鼻咽癌患者应以"益气养阴"大法随症加减治疗。

张蓓认为鼻咽癌的形成与先天禀赋、毒邪外侵及七情所伤密切相关。放疗易伤阴耗气，治疗应以"养阴益气、清热解毒、凉补气血"为主；化疗易损伤气血，治疗应以"补气养血、健脾和胃、滋补肝肾"为主。缓则以"顾护肺气、补益脾肾"先行治本，急则"抗癌解毒"为主治标。

谢远明重视热毒瘀结对鼻咽癌的致癌作用，因此强调"活血化瘀、清热解毒、通络散结"治疗方法的运用。

王士贞重视患者的虚弱体质，在清热解毒攻伐癌瘤的同时，重视疏肝解郁、行气活血，又强调补益气血，以培补元气。

徐春英等认为初期以攻邪为主，祛邪时首先重视痰、瘀、热毒的治疗，多用化痰散结、祛瘀、清热药物。后期则以扶正为主，治疗关键在于"调和气血，平衡阴阳"，扶正以气阴双补，多用补而不燥的药物，如黄精、太子参等，同时应用补肺阴、滋肾津药物，以达到扶正祛邪目的。

陈沛熙回顾分析广东医家治疗鼻咽癌用药特点，"以肺、脾、胃三脏论治，注重健脾益胃""调和肝脏，注重调畅气化""注重湿邪为患，以渗湿化湿为辅""重视痰气瘀互结的病机特点"，以及"益气养阴解毒治疗口腔溃疡""活血化瘀增强放疗效果"的特点。

目前对于鼻咽癌的治疗，多认为初期以祛邪为主，或化痰祛瘀、清热解毒、益气养阴兼以抗癌；放疗期为清热解毒、祛火热之邪；复发期在原有养阴增液、健脾护胃、益胃生津基础上加祛痰散结之品。

总之早期能遏制肿瘤的发生发展；在放射治疗期能提高放疗敏感性、缓解放、化疗毒副反应，提高机体耐受力；在复发期能减少肿瘤的复发转移，同时还能有效防治放疗远期后遗症等。

附四：方剂选要

（一）上古至隋唐时期

防风汤

来源：《黄帝素问宣明论方》

组成：黄芩、人参、甘草（炙）、麦门冬（去心）各一两，川芎一两，防风（去芦，一两半）。

功效：清热解毒通窍。

用法：上为末，每服二钱，沸汤点之，食后服，日三服。

原文："胆移热于脑，则辛頞鼻渊，浊涕不止，如涌泉，不渗而下。久不已，衄血为患。防风汤主之：治鼻渊，脑热渗下，浊涕不止，久而不已，必成衄血之疾。"

（二）宋至金元时期

1. 鸡苏丸

来源：《圣济总录》

组成：鸡苏叶（干者）、麦门冬（去心焙）、桑根白皮（锉）、芎劳、黄芪（炙锉）、甘草（炙锉）各一两，生干地黄（切，焙）二两。

功效：清脑泻肺，通窍止涕。

用法：上七味，捣罗为末，炼蜜和丸，如梧桐子大，每服二十丸，食后临卧人参汤下。

原文："治脑热肺壅，鼻渊多涕，鸡苏丸方。"

2. 荆芥散

来源：《圣济总录》

组成：荆芥穗、藿香叶各一两，芎䓖、莎草根（炒去毛）各二两，石膏（研如粉）一两半，龙脑（研）一钱。

功效：清脑泻肺，通窍止涕。

用法：上六味，捣研为散，每服二钱匕，食后荆芥汤调下。

原文："治肺壅脑热，鼻渊不止，荆芥散方。"

3. 定风饼子

来源：《仁斋直指方论》

组成：天麻、川乌（去皮尖）、南星、半夏、川姜、川芎、白茯苓、甘草各等分（并生）。

功效：化痰止涕通鼻窍。

用法：上为细末，生姜汁为丸，如龙眼大，作饼子，生朱为衣。每服一饼，细嚼，热生姜汤送下，不拘时候。

原文："治风客阳经，邪伤腠理，背脊强直，言语謇涩，体热恶寒，痰厥头痛，肉𥆧筋惕，手颤，鼻渊。"

4. 苍耳散

来源：《仁斋直指方论》

组成：辛夷仁半两，苍耳子（炒）二钱半，香白芷一两，薄荷叶五分。

功效：散风邪，通鼻窍。

用法：上为末，每服二钱，葱、茶清食后调下。

原文："治鼻流浊涕不止，名曰鼻渊。"

5. 治鼻渊方

来源：《仁斋直指方论》

组成：南星、半夏、苍术、白芷、神曲、酒芩辛夷、荆芥（各等分）。

功效：化痰利湿，散风通窍。

用法：上为末，水调食后服。

6. 芎䓖散

来源：《世医得效方》

组成：通草、辛夷仁各半两，北细辛（去苗）、甘遂、桂心、芎䓖、附子各半两。

功效：温阳散寒止涕。

用法：上为末，蜜丸，绵裹纳鼻中，密封塞，勿令气泄。

原文："治鼻中涕清出，脑冷所致。……丸如大麻子，渐稍大。微觉小痛，捣姜为丸即愈。此方治脑冷所致。然此疾亦有脑热者，亦有肺寒者。《素问》云：胆热移热于脑，则辛頞鼻渊。又曰：脑渗为涕，肺之液为涕。当审详之。"

（三）明清时期

1. 川芎茶调散加辛夷

来源：《普济方》

组成：薄荷八两，川芎四两，羌活、甘草（炙）、白芷各三（二）两，防风一两（半），细辛一两，荆芥四两，辛夷。

功效：疏风止痛。

用法：上为末，茶清调服。

原文：用生附子为末，煨葱涎和如泥，敷涌泉，夜间用，妙。川芎茶调散（出《如宜方》）治其病。由肾气虚，脑髓不固，亦有名鼻渊。薄荷八两，川芎四两，羌活、甘草（炙）、白芷各三（二）两，防风一两（半），细辛一两，荆芥四两。上为末，茶清调服。如鼻渊，加辛夷。

2. 方

来源：《医方考》

组成：天雄（炮）、辛夷仁、苍耳茸（等分）。

功效：补虚散寒。

用法：共为末，饭后酒下二钱。

原文："阳虚脑寒，鼻渊者，此方主之。"

3. 方

来源：《仁术便览》

组成：沉香（少许）、宿香（去白）二钱，雄黄、皂角各少许，白牛尾、橙叶（焙干）二钱。

功效：止浊涕，通鼻窍。

用法：上为末，吹入鼻中。

原文："通圣散，见伤寒。加薄荷、黄连水煎，热服，亦治脑漏。胆移热于脑，则辛頞鼻渊。一方，治鼻渊，并嗅，名曰控脑沙。沉香（少许）、宿香（去白）二钱，雄黄、皂角各少许，白牛尾、橙叶（焙干）二钱。上为末，吹入鼻中，倘有少血出，不妨，血出加栀子。忌风寒冷物。"

4. 治鼻渊脑漏方

来源：《种福堂公选良方》

组成：羊卵子一对。

功效：通窍止涕。

用法：用羊卵子一对，去膜切片，顶大者尤妙，酱油、陈酒拌之，放瓷碗内隔汤煮熟，以陈酒送下，饮微醉，三五次即愈，临午服。

原文："用羊卵子一对，去膜切片，顶大者尤妙，酱油陈酒拌之，放瓷碗内隔汤煮熟，以陈酒送下，饮微醉，三五次即愈，临午服。"

5. 治鼻渊方

来源：《种福堂公选良方》

组成：老刀豆。

功效：通窍止涕。

用法：用老刀豆，文火焙干为末，酒服三钱，重者不过三服即愈。

原文："治鼻中时时流臭黄水，甚者脑亦时痛，名控脑砂，有虫在脑中：用丝瓜藤近根处三五尺，烧存性为末，酒调服即愈。"

6. 神授鼻渊方

来源：《救生集》

组成：漆绵一两（漆铺内滤漆用过之一个丝绵也），白鸽子翎（去硬管，用两边毛）一两。将鸽翎卷绵内，烧灰存性，每灰一钱，加真冰片七厘。

功效：通窍止涕。

用法：令患者仰卧，轻轻吹入少许，不可重吹，恐喷嚏打出无用也。每日吹一次，四五夜即愈。要戒房事百日，神效无比。

原文："漆绵一两（漆铺内滤漆用过之一个丝绵也），白鸽子翎（去硬管用两边毛）一两，将鸽翎卷绵内，烧灰存性，每灰一钱加真冰片七厘。令患者仰卧，轻轻吹入少许，不可重吹，恐喷嚏打出无用也。每日吹一次，四五夜即愈。要戒房事百日，神效无比。"

7. 李时珍方

"鼻渊、鼻衄、鼻窒及痘后鼻疮辛夷（研末）入麝香少许。葱白蘸入鼻内数次，甚良。"

8. 治鼻渊方

来源：《名家方选》

组成：桔梗一钱，芍药、大黄、黄芪、甘草各五分，土茯苓（二十五钱炒，二十五钱生）。

功效：通窍止涕。

用法：上六味，分作二十贴，以水二合半，煮取一合半。滓再以水二合，煮取一合服。禁五宝丹等之药。

9. 天竺黄丸秘方

来源：《古今医鉴》

组成：当归、川芎、白芷、人参、茯苓、麦门冬、防风、荆芥、薄荷、苍耳子、香附子、蔓荆子、秦艽、甘草各二两，天竺黄三钱。

功效：清脑泻肺，通窍止涕。

用法：上为细末，炼蜜为丸，如梧桐子大。每服三四十丸，米汤送下。

10. 补脑丸

来源：《古今医彻》

组成：人参、麦门冬（去心）、茯苓、杜仲（盐水炒）、肉苁蓉（酒净）、山药（饭上蒸，切）、熟地黄、山茱肉各二两，黄芪（蜜水炒）、枸杞子、菟丝子各三两，鹿茸（酒浆微炙，切片）、五味子各一两。

功效：补肾健脑止涕。

用法：上为末，另捣苁蓉、枸杞、熟地、麦冬，略添炼蜜为丸，如梧桐子大。

原文："治鼻渊久不愈者，神效。"

11. 奇授藿香汤

来源：《杂病源流犀烛》

组成：广藿香五钱。

功效：化湿通窍。

用法：水一碗，煎七分，加猪胆汁一枚和服，若将胆汁熬膏，入藿香末一两作丸，每二钱，汤下亦可。

12. 马兜铃散

来源：《外科大成》

组成：马兜铃五钱，麻黄三钱，五味子一钱，甘草一钱。

功效：通窍止涕。

用法：水二钟，煎一钟，加黑砂糖少许，卧时温服即愈。

13. 白及丸

来源：《外科大成》

组成：白及（末）。

用法：酒糊丸，每服三钱，黄酒下，半月愈。

14. 方

来源：《鲁府禁方》

组成：丝瓜藤。

功效：通窍止涕止臭。

用法：用丝瓜藤近根三尺许，烧存性，为末，酒调服。

原文："鼻中时时流臭黄水，甚者脑亦时痛，俗名控脑砂，有虫食脑中，用丝瓜藤近根三尺许，烧存性，为末，酒调服。"

15. 补中益气汤、六味地黄丸

来源：《外科正宗》

原文："脑漏者，又名鼻渊。总因风寒凝入脑户与太阳湿热交蒸乃成。其患鼻流浊涕，或流黄水，点点滴滴，长湿无干，久则头眩虚晕不已，治以藿香汤主之，天麻饼子调之，亦可渐愈。如日久虚眩不已，内服补中益气汤、六味地黄丸相间服，以滋化原始愈。"

16. 麦味地黄丸

来源：《疡科心得集》

组成：麦冬、生地、茯苓、五味子、郁金、白芍、乌药、丹皮、泽泻、萸肉、山药、归身。

功效：滋肾阴，通鼻窍。

用法：上为末，炼蜜丸，每服五钱。

原文："治肾阴不足，火烁肺金，喘咳劳热，或有鼻衄、鼻渊等证。"

17. 方

来源：《沈菊人医案》

组成：桑叶、薄荷、辛夷花、连翘、苦丁茶、丹皮、菊花、苍耳子、钩钩、生甘草。

功效：清热醒脑通窍。

用法：水煎服。

原文："风热上蒙清窍，鼻渊。治以辛凉，宣泄在上之郁。"

18. 天罗散、补中益气汤

来源：《彤园医书》

原文："初起鼻流黄色浊涕，宜服苍耳散与苍藿丸。若日久不愈，鼻涕淋漓，腥臭血水，头昏脑痛，虫蚀脑也，宜用天罗散。虚者间服补中益气汤。"

19. 和荣散坚丸

来源：《外科正宗》

组成：归身、熟地、茯神、香附、人参、白术、橘红各二两，贝母、南星、酸枣仁、远志、柏子仁、丹皮各一两，龙齿一对（无龙齿，鹿角尖二两代之），芦荟、角沉各八钱，朱砂六钱为衣。

功效：调和荣血，散坚开郁。

用法：上为细末，炼蜜丸桐子大，每服八十丸，食后用合欢树根皮煎汤送下。患者若改往从新，淡薄甘命，其中有得愈者，十中一二，否则难脱然也。

原文：失荣者，先得后失，始富终贫，亦有虽居富贵，其心或因六欲不遂，损伤中气，郁火相凝，隧痰失道，停结而成。其患多生肩之以上，初起微肿，皮色不变，日久渐大，坚硬如石，推之不移，按之不动；半载一年，方生阴痛，气血渐衰，形容瘦削，破烂紫斑，渗流血水。或肿泛如莲，秽气熏蒸，昼夜不歇，平生疙瘩，愈久愈大，越溃越坚，犯此俱为不治。予立二方，曾治数人，虽不获全愈，而不夭札速死者，诚缓命药也。

20. 飞龙阿魏化坚膏

来源：《外科正宗》

组成：蟾酥、金头蜈蚣。

功效：止痛化坚。

用法：用蟾酥丸药末一料，加金头蜈蚣五条（炙黄，去头足，研末）同入，熬就乾坤一气膏二十四两，化开搅和，重汤内顿化，红缎摊贴，半月一换，轻者渐消，重者亦可停止，常贴保后无虞矣。

原文：治失荣症及瘿瘤、乳岩、瘰疬、结毒，初起坚硬如石，皮色不红，日久渐大，或疼不疼，但未破者，俱用此贴。

21. 紫元丹

来源：《外科证治全书》

组成：当归、独活、红花、羌活、秦艽、穿山甲（焙）、川断、僵蚕（生）、牛膝、延胡索、川郁金、全蝎各一两，骨碎补四两（去毛，炒），蜈蚣十条（炙），蟾酥五钱（酒化拌药）。

功效：消肿散结。

用法：共为细末，番木鳖一斤半（麻黄、绿豆煎水浸透，去皮心，入麻油内煎老黄色取起，拌土炒筛，去油，另为末）。上将制过木鳖末同前药末各半对和，水泛为丸。每服八分，身弱者五六分，临卧热陈酒送下。

22. 阳和汤

来源：《外科证治全书》

组成：熟地黄一两，鹿角胶三钱，白芥子二钱，肉桂一钱，甘草一钱，姜炭五分，麻黄五分。

功效：温阳补血，散寒通滞。

用法：上酒水各半，煎去渣，入鹿角胶溶化和服。

23. 犀黄丸

来源：《外科证治全书》

组成：于醒消丸内去雄精，加犀黄三分。

用法：为丸，每服三钱，热陈酒送下。患生上部临卧服，下部空心服。

功效：解毒散结。

24. 阳和解凝膏

来源：《外科证治全书》

组成：新鲜大力草（即牛蒡子草，连根叶）三斤，白凤仙花四两（活者）。上用香油十斤,将二味熬枯去渣,次日再入后药。川芎四两,川附子、桂枝、大黄、当归、草乌、川乌、地龙(无则用穿山甲)、僵蚕、赤芍,上熬枯,住火片时,油将冷,用夏布滤净渣,将油称准斤两,用细绢将油入锅内,要清净为度。即以湿粗纸罨火,将油锅移冷灶上,下后药末。制乳香末、制没药末各二两,麝香末一两,苏合油四两。

功效:温阳化湿,消肿散结。

用法:上将三味研极细,同药合油入膏熔化搅匀,半月后摊贴。

25. 抑阴散

来源:《外科证治全书》

组成:草乌二两,南星、独活(去节)、香白芷、野狼毒各一两。

功效:温阳散结。

用法:上为细末,葱汁调涂。

原文:"生于肩之上,耳之前后。初起肿核皮色如常,日渐长大,坚硬如石,推之不移,按之不痛,半载两日,以阳和汤、犀黄丸早晚轮服,外敷抑阴散。如溃,贴阳和解凝膏,内亦以阳和汤、犀黄丸轮服,日日不间,可冀收功。若经久溃,气血衰弱,形体瘦削,破烂紫斑,渗流血水,或肿泛如莲,秽气熏人,愈久愈大,越溃越坚者,俱属败证不治。""初起宜服紫元丹消之,每隔两日进一服,所隔之两日,以阳和汤、犀黄丸早晚轮服,外敷抑阴散。如溃,贴阳和解凝膏。内亦以阳和汤、犀黄丸轮服,日日不间,可冀收功。"

26. 疏肝溃坚汤

来源:《医宗金鉴》

组成:夏枯草、僵蚕(炒)各6g,香附子(酒炒)、石决明(煅)各4.5g,当归、白芍(醋炒)、陈皮、柴胡、抚芎、穿山甲(炒)各3g,红花、片子姜黄、甘草(生)各1.5g。

功效:疏肝解郁,行瘀散坚。

用法:加灯心1.5米为引,用水600mL,煎成200mL,空腹时热服。

27. 香贝养荣汤

来源:《医宗金鉴》

组成:白术(土炒)6g,人参、茯苓、陈皮、熟地黄、芎䓖、当归、贝母(去心)、香附(酒炒)、白芍(酒炒)各3g,桔梗、甘草各1.5g。

功效:补气养血。

用法:上药用水400mL,加生姜3片,大枣2枚,煎至300mL,空腹时服。

原文:"此证初小渐大,难消难溃,即溃难敛,疲顽之证也。初起气实者,宜服疏肝溃坚汤;气虚者,宜服香贝养荣汤。"

第五章 甲状腺癌

甲状腺癌属于中医学"瘿瘤"的范畴。是头颈部较常见的恶性肿瘤，约占全身恶性肿瘤的1%。除髓样癌外，绝大部分甲状腺癌起源于滤泡上皮细胞。早期临床表现并不明显，颈部肿块往往为逐渐增大的非对称性硬块，随吞咽上下活动，并可侵犯周围组织。晚期可产生声音嘶哑、呼吸、吞咽困难和交感神经受压引起Horner综合征及侵犯颈丛出现耳、枕、肩等处疼痛和局部淋巴结及远处器官转移等表现。其发病原因主要与放射线损伤、缺碘与高碘、内分泌紊乱、遗传因素等关系密切。

在地方性结节性甲状腺肿流行区，甲状腺癌特别是低分化甲状腺癌的发病率也很高。根据2016年全球疾病负担研究（GBD），全球甲状腺癌发病率由1990年的1.6/10万，增长为2016年的3.2/10万。而1990年、2003年和2016年的全球甲状腺癌伤残调整生命年（DALY）分别为14.6/10万、14.6/10万和15.2/10万，增长并不显著。女性甲状腺癌发病率及患病率均高于男性，2016年DALY为18.4/10万，高于男性（12.0/10万）。这种现象在中高社会发展指数国家尤为明显，虽然我国甲状腺癌发病率和患病率增长迅速，但在全球范围内还不属高发国家之列，发病率相当于全球平均水平，病死率则远低于全球平均水平，2016年仅为0.4/10万。而我国的甲状腺癌性别特征变化也具有一定的不同，我国男性甲状腺癌发病率和病死率增长较女性快，2016年我国男性甲状腺癌发病率为2.4/10万（全球平均为2.1/10万），女性为4.0/10万（全球平均为4.4/10万）；2016年我国男性甲状腺癌病死率为0.52/10万，女性为0.35/10万。各种类型的甲状腺癌年龄分布亦异，腺癌占绝大多数，而源自甲状腺间质的恶性肿瘤仅占1%。乳头状腺癌分布最广，可发生于10岁以下儿童至百岁老人，滤泡状癌多见于20～100岁人群，髓样癌多见于40～80岁人群，未分化癌多见于40～90岁人群。

【相关证候源流】

中医病名将甲状腺疾病称为"瘿"病，关于瘿病的记载由来已久，在夏商时期的甲骨文中就有"瘿"之初文的记载，至《说文解字》中明确提出"瘿，颈瘤也，从病，婴音。"指出瘿为颈部疾患。宋代陈无择《三因极一病证方论·瘿瘤证治》按瘿肿之形、色不同分为气、血、筋、肉、石五种，其中"石瘿"与现代医学的甲状腺癌最为相近，但不能把"石瘿"等同于甲状腺癌，也不能把甲状腺癌定为"石瘿"。本病亦属"瘿病""瘿气""瘿瘤""瘿囊""影袋""失荣""虚劳"等范畴。其相关证候论述散见于各时期医著中。

一、上古至春秋战国时期

上古至春秋战国时期为中医学的萌芽时期，甲骨文中已有"瘿"的记载，在《庄子》《山海经》《吕氏春秋》中亦有"瘿病"的描述。《黄帝内经》中虽然没有"瘿病"的描述，但记载了肝、脾、胃、心、肾之经络与督、任二脉均循行咽喉部（即甲状腺的位置）而贯通头足，网络全身。

《庄子·内篇·德充符》："瓮盎大瘿说齐桓公，桓公说之，而视全人，其脰肩肩。"此描述了脖颈上长着大瘤子的人。

《山海经·西山经·第二》："又西三百五十里，曰天帝之山。上多棕枏，下多菅蕙。有兽焉，其状如狗，名曰谿边，席其皮者不蛊。有鸟焉，其状如鹤，黑文而赤翁，名曰栎，食之已痔。有草焉，其状如葵，其臭如靡芜，名曰杜蘅，可以走马，食之已瘿。"

《吕氏春秋·季春纪·尽数》："轻水所，多秃与瘿人。"不仅记载了瘿病的存在，而且观察到瘿的发病与地理环境密切有关。

《灵枢·经脉》指出肝足厥阴之脉"循喉咙之后"，脾足太阴之脉"夹咽"，胃足阳明之脉"循喉咙"，肾足少阴之脉"循喉咙"，心手少阴之脉"上夹咽"。"马刀夹瘿，瘰病肿硬，如瘿瘤历络累生，旁夹胸胁，弯如马刀，少阳上逆之病也。经气壅塞，故生此证。"

《素问·空骨论篇第六十》指出任脉"至喉咙"，督脉"入喉环唇"。

二、秦汉至隋唐时期

秦汉至隋唐时期，《说文解字》中明确提出"瘿"；以描述诸病证候及病因病机为主的《诸病源候论》，其中有《瘿候》篇对瘿病有症状上描述。

《说文解字》中明确提出："瘿，颈瘤也，从病，婴音。"指出瘿为颈部疾患。

《释名》说："瘿，婴也，在颈婴喉也"，"瘿之病状有如贝壳编成之圈，佩于颈也"，指出了瘿是一种环绕于喉的颈部疾病。

《诸病源候论·瘿候》中云："初作与瘿核相似，而当颈下也，皮宽不急，垂捶捶然是也。"

《外台秘要·瘿病》："瘿病喜当颈下，当中央不偏两旁也。"指出其病位所在。

《华佗神方》："失其守则蒸热发，否而寒生，结作瘿瘤，陷作痈疽，盛而为喘，减而为枯，彰于面部，见于肢体，天地通塞，一如此矣。"

三、宋至金元时期

宋至金元时期，不少医著均提到瘿瘤，宋·陈无择在其所著《三因极一病证方论》中按瘿肿之形、色不同分为气、血、筋、肉、石五种，后世多沿用此分类。

《三因极一病证方论·瘿瘤证治》："瘿多著于肩项，瘤则随气凝结，此等皆年数深远，浸大浸长。坚硬不可移者，名曰石瘿；皮色不变者，名曰肉瘿；静脉露结者，名曰筋瘿；赤脉交结者，名曰血瘿；随忧愁消长者，名曰气瘿……瘤则有六：骨瘤、脂瘤、气瘤、肉瘤、脓瘤、血瘤。""石瘿"描述为"坚可移"，这与现代医学中甲状腺癌表现相近。后世医家以上述古籍为依据，再结合甲状腺癌临床表现特点，多将现代甲状腺癌归于中医"瘿病"之一的"石瘿"范畴。

《仁斋直指方论》："气血凝滞，结为瘿瘤。瘿则忧恚所生，多着于肩项，皮宽不急，槌槌而垂是也。瘤则随气留住，初作梅李之状，皮嫩而光，渐如杯卵是也。其肉色不变者，谓之肉瘿；其筋脉呈露者，谓之筋瘿；其赤脉交络者，谓之血瘿；随忧愁而消长者，谓之气瘿；坚硬而不可移者，谓之石瘿，瘿之名有五者此也。一曰骨瘤，二曰脂瘤，三曰肉瘤，四曰脓瘤，五曰血瘤，六曰石瘤，瘤之种有六者此也。"

《永类钤方》："此症有痰、气、酒、风、血等五种之分，痰瘤穿溃后如猪脑髓；气瘤浮泡不坚；血瘤红线缠满；酒瘤吃酒时则浓坚不软，不吃酒时则软而坚；风瘤其硬如石，受风湿则奇痒难堪。"

《四部医典》："隆型瘿瘤，表现为其形肿大，犹如浮泡。赤巴型瘿瘤，其色红黄，身体壮热，疼痛有脓。血型瘿瘤，生于脉上，体有高热。培根型瘿瘤，微痛，坚硬发凉，色淡白。肌肉瘿瘤，坚硬，体型大，有油腻。脂肪瘿瘤，色白发凉，大小变化不定。脉道瘿瘤，生于脉上，柔软，会移动。瘰疬，坚硬深痛，大小增减不大，但有时会自然平愈或者严重，其病或不痛，或刺痛，或难熟，或迅速化脓，变化不定。硬而难熟者，犹如冻蔓菁，如果流窜扩散，或增大迅速，或自行破裂，已属不治症。"

四、明清时期

明清时期，对甲状腺癌的认识进一步加深，各医著所论甲状腺癌相关证候更加详细具体。

《外科枢要》："按之如筋，久而或有赤缕，名曰筋瘤……其自肌肉肿起，久而有赤缕，或皮俱赤，名曰血瘤……其自肌肉肿起，按之实软，名曰肉瘤……其自皮肤肿起，按之浮软，名曰气瘤……其自骨肿起，按之坚硬，名曰骨瘤。"

《外科正宗》："瘿者，阳也；色红而高突，或蒂小而下垂。瘤者，阴也；色白而漫肿，亦无痒痛，人所不觉……予曰：筋瘤者，坚而色紫，垒垒青筋盘曲，甚者结若蚯蚓……血瘤者，微紫微红，软硬间杂，皮肤隐隐缠若红丝，擦破血流，禁之不住……肉瘤者，软若绵，硬似馒，皮色不变，不紧不宽，终年只似覆肝然……气瘤者，软而不坚，皮色如故，或消或长，无热无寒……骨瘤者，形色紫黑，坚硬如石，疙瘩高起，推之不移，昂昂坚贴于骨……此瘤之五名也……又观立斋云：筋骨显露曰筋瘿，赤脉交结曰血瘿，皮色不变曰肉瘿，随忧喜消长曰气瘿，坚硬不可移曰石瘿，此瘿之五名也。"

《外科正宗》："失荣者，先得后失，始富终贫，亦有虽居富贵，其心或因六欲不遂，损伤中气，郁火相凝，随痰失道，停结而成。其患多生肩之以上，初起微种，皮色不变，日久渐大，坚硬如石，推之不移，按之不动；半载一年，方生阴痛，气血渐衰，形容瘦削，破烂紫斑，渗流血水。或胖泛如莲，移气熏蒸，昼夜挖疼，愈久愈大，越遗越坚，犯此俱为不治。"

《普济方》："至于九瘟瘰疬瘿瘤，多生于颈项者。"

《秘方集验》："凡瘿瘤初起，成形未破者，及根蒂小而不散者。"

《验方新编》："不痛不坚，软而渐大者，瘿瘤也。"

《神仙济世良方》："瘿瘤不同，瘿者，连肉而生，根大而身亦大；瘤者，根小而身大也。即瘤之中又各不同，有粉瘤、肉瘤、筋瘤、物瘤，不可治亦不必治，终身十载，不过如桃。"

《经验良方全集》："又苏轼曰：国之有小人，犹人之有瘿，瘿必生于颈，附于咽，是以不可去。有贱丈夫者，不胜其忿，而决去之，是以去疾而得死。"

《经验良方全集》："瘤，音留，肿也，与肬异。肬，赘也。与肉偕生者为肬，病而渐生者为瘤。医人割瘤多死，从留，寓戒也。方书瘤有六：骨瘤、脂瘤、肉瘤、脓瘤、血瘤、石瘤。独血瘤不可疗，骨、脂诸瘤用软坚药治之。又方云：腋下瘿瘤状如长瓠子，久而溃烂者，用盛茶败瓢，烧存性，研末，涂之，水出自消。"

《经验选秘》："不痛不坚，软而渐大，瘿瘤也。"

《灵验良方汇编》："瘿者阳也，色红而高突，或蒂小而下垂；瘤者阴也，色白而漫肿，亦无痒痛，人所不觉。瘤有筋瘤、血瘤、肉瘤、气瘤、骨瘤之分。瘿有筋瘿、血瘿、肉瘿、气瘿、石瘿之异。"

《医学入门·外科脑颈部·瘿瘤》："瘿、瘤所以两名者，以瘿形似樱桃……原因忧患所生，故又曰瘿气，今之所谓影囊者是也。"

《外科启玄》："凡肉瘤初生如粟如桃，久则如馒头大。其根皆阔大，不疼不痒，不红不溃，不软不硬，不冷不热，日渐增加。"

《外科真诠》："瘿瘤发于皮肤血肉筋骨之处，瘿者如缨络之状；瘤者随气留住。故有是名也。"

《洞天奥旨》："骨瘤、石瘤亦生皮肤之上，按之如有一骨生于其中，或如石之坚，按之不疼者是也。"

《外科问答》："筋瘤多生脖项腋肋等处，初起如豆，渐如桃如茄，漫肿色白，按之石硬，类似三角嶙峋，不疼不痒，喜消怒长，从无溃破，亦无愈期。"

《杂病源流犀烛·瘿瘤》："瘿瘤者，气血凝滞、年数深远、渐长渐大之症。何谓瘿，其皮宽，有似樱桃，故名瘿，亦名瘿气，又名影袋。"描述了瘿病的形成过程及其特征。

《家藏蒙筌》："瘿者，阳也，色红而高突，或蒂小而下垂。瘤者，阴也，色白而漫肿，皆不痛痒。瘿有五种：肉色不变者为肉瘿，其筋脉显露者名筋瘿，若赤脉交络者名血瘿，随喜怒消长者名气瘿，坚硬推之不移者名石瘿。瘤有六种：坚硬紫色，累累青筋，盘曲若蚯蚓状者，名筋瘤，又名石瘤；微紫微红，软硬间杂，皮肤中隐隐若红丝纠缠，时时牵痛，误有触破而血流不止者，名血瘤；或软如绵，或硬如馒，皮色如常，随喜怒消长，无寒无热者，名气瘤；日久出脓，又名脓瘤；形色紫黑，坚硬如石，疙瘩叠起，推之不移，昂昂坚贴于骨者，名骨瘤；软而不硬，皮色淡红者，名脂瘤，即粉瘤也。"

《针灸逢源》："瘿瘤，颈瘤曰瘿瘤气，赤瘤、丹熛，皆热盛气也。"

《类证治裁》："更有瘿瘤初生，如梅李状，皮嫩而光，渐如杯卵。瘿生肩项，瘤随处皆有，其症属五脏，其原由肝火。"

《冯氏锦囊秘录》："瘤者，瘿则着于肩项，瘤则随气凝结，戒食厚味，忌妄破决。凡侵大侵长，坚硬不可移者，名曰石瘿。皮色不变，即名肉瘿，筋脉露结，名曰筋瘿。赤脉交结者，名曰血瘿。随忧愁消长者，名曰气瘿。"

《外科心法要诀》："五瘿属阳六瘤阴，瘿别血气肉石筋，瘤气血肉脂筋骨，唯脂开溃不伤身，瘿蒂细小红不紧，瘤根漫大亮白新，证由内外岚水气，疗治须当戒怒嗔。"

《疡医大全》："自颈项至结喉止，凡一切痈疽、瘿瘤、瘰疬、马刀，皆汇于此部中，以便检阅参治。"

中医学对甲状腺癌的认识是一个逐渐加深的过程，从《说文解字》明确提出"瘿"，到《三因极一病证方论》的"石瘿"提出较为具体的证候，进一步形象而详细地论述了甲状腺癌的证候表现。

【病因病机】

中医学对于甲状腺癌病因的认识可归纳为：情志内伤、饮食及水土失宜、体质因素。纵观历代医家对瘿病的病因认识，颇具共识，在《吕氏春秋》《诸病源候论》《济生方》等古籍中记载了情志内伤及地理环境失宜（包括饮食、水土、遗传、体质）是导致甲状腺癌的病因。气滞、痰凝、血瘀是瘿病的基本病机。其病变部位主要在肝脾，与心亦有关。过度或长久的怒、忧、思则人体气机逆乱，致肝气郁结、肝阳上逆化火动风、脾失健运，饮食失宜更致脾伤气结，气滞则津停，脾伤则酿生痰湿，痰气交阻，血行不畅，气血痰瘀随上逆之肝阳而结于颈前而成瘿病，瘿病日久损伤肝阴的同时亦损心肾之阴。

1. 情志内伤

长期忧思郁虑或愤懑恼怒，情志内伤，肝失条达致气机郁滞，则津液易凝聚成痰，气滞痰凝，壅结于颈前，则成瘿病。

2. 饮食及水土失宜

饮食失当，水土失宜，脾失健运，水湿无以运化，聚而生痰，影响气血的正常运行，进而痰气交阻，壅于颈前，亦可发为瘿病。

3. 先天因素

先天禀赋不足，母有瘿疾，子女则易患瘿病。

妇女的经、孕、产、乳均与肝经气血密切相关，若情志不畅，肝气郁结，饮食失调，易致气郁痰结、肝郁化火、气滞血瘀，故女性更易罹患此病。

附一：病因病机古今选要

1. 情志内伤

《医学入门·外科脑颈门·瘿瘤》："原因忧恚所致，故又曰瘿气，今之所谓瘿囊者是也。"

《医学入门》："旧分五瘿六瘤，唯薛立斋止言五瘤。""盖瘿瘤本共一种，皆痰气结成，唯形有大小，及生颈项偏身之殊耳。"

《医学入门》："因七情劳欲，复被外邪，生痰聚瘀，随气留注，故生瘤赘，总皆气血凝滞结成。唯忧恚耗伤心肺，故瘿多着颈项及肩。"

《外科发挥》："此七情所伤，气血所损之证也。"

《疡科心得集》："瘿瘤者，非阴阳正气所结肿，乃五脏瘀血、浊气、痰滞而成也。"

《百效全书》："夫瘿瘤皆因气血凝滞，结而成之。"

《灵枢·刺节真邪》曰："有所结，气归之。津液留之，邪气中之，凝结日以易甚，连以聚居，为昔瘤，以手按之坚。"

《灵枢·经脉》："马刀夹瘿，瘰病肿硬，如瘿瘤历络累生，旁夹胸胁，弯如马刀，少阳上逆之病也。经气壅塞，故生此证。"

《外科正宗》："夫人生瘿瘤之症，非阴阳正气结肿，乃五脏瘀血、浊气、痰滞而成。"

《针灸甲乙经》："气有所结发瘤瘿。"

《三因极一病证方论》："因喜怒忧思有所郁而成也。"

《济生方》："夫瘿瘤者，多由喜怒不节，忧思过度，而成斯疾焉。大抵人之气血，循环一身，常欲无滞留之患，调摄失宜，气凝血滞，为瘿为瘤。"

《类证治裁》："瘿瘤，其症属五脏，其原由肝火。"

《杂病源流犀烛》："瘿瘤者，气血凝滞，年数深远，渐长渐大之证。"

《家藏蒙筌》："瘿瘤者，乃五脏瘀血、浊气、痰湿凝滞而成。"

《诸病源候论》："瘿者，由忧恚气结所生。"

《明医指掌》："若人之元气循环周流，脉络清顺流通，焉有瘿瘤之患也，必因气滞痰凝，隧道中有所留止故也。"

《普济方》："夫瘿瘤者，多由喜怒不节，忧思过度，而成斯病焉。大抵人之气血，循环常欲无滞留之患。"

《外科大成》："夫瘿瘤者，由五脏邪火浊气，瘀血痰滞，各有所感而成。"

《外科真诠》："瘿瘤……多外因六邪，营卫气血凝郁；内因七情，郁恚怒气湿痰瘀滞，山岚水气而成。"

《外科问答》："筋瘤……此症得自郁怒伤肝，忧虑伤郁伤肺。"

《寿世保元·瘿瘤》："多因气血所伤，而作斯疾也。"

《外科集腋》："筋瘤，此乃怒肝火燥，血燥筋挛而成……肉瘤，此乃郁结伤脾，逆于肉里而成……骨瘤，此乃恣欲伤肾，肾火郁遏而成。"

《圣济总录》："石瘿、泥瘿、劳瘿、忧瘿、气瘿，是为五瘿。石与泥则因山水饮食而得之；忧、劳、气则本于七情，情之所至，气则随之，或上而不下，或结而不散是也。"

《圣济总录》："妇人多有之，缘忧恚有甚于男子也。"

《圣济总录》："瘿病咽喉塞者，由忧恚之气，在于胸膈，不能消散，搏于肺脾故也。咽门者，胃气之道路，喉咙者，肺气之往来，今二经为邪气所乘，致经络痞涩，气不宣通，结聚成瘿。"

《灵验良方汇编》："瘿瘤乃五脏瘀血、浊气痰滞而成。"

《古今医统大全》：瘿瘤之病，乃足阳明之经与任脉二经气血凝滞，加以忧郁之所成也。"

《外科精义》云："人之气血循环一身，常欲无滞流之患。倘喜怒不节，忧思过度，调摄失宜，以致气滞血凝，而成瘿瘤。"

《古今医鉴》："夫瘿瘤，皆因气血凝滞，结而成之。瘿则喜怒所生，多著于肩项，皮宽不急，捶捶而垂是也；瘤则随留住，初作如梅李之状，皮嫩而光，渐如杯卵是也。"

《万病回春》："瘿瘤，气血凝滞也。"

《明医指掌》："有始因气动而内有所成者，如积聚癥瘕、瘿瘤结核、癫痫之类。"

《明医指掌》："若人之元气循环周流，脉络清顺流通，焉有瘿瘤之患也，必因气滞痰凝，隧道中有所留止故也。"

《疡医大全》："七情六欲发则为疽，为痰核、瘿瘤之类。"

2. 饮食及水土失宜

《吕氏春秋·尽数》："轻水所，多秃与瘿人。"提出瘿病的发生与人的所居之处存在一定的关系。

《诸病源候论·瘿候》曰："瘿病者，是气结所成。其状，颈下及皮宽腄腄然，忧恚思虑，动于肾气，肾气逆，结宕所生。又，诸山州县人，饮沙水多者，沙搏于气，结颈下，亦成瘿也。"甲状腺癌的高发地区主要以沿海地区为代表。

《诸病源候论》："亦曰饮沙水，沙随气入于脉，搏颈下而成之……诸山水黑土中，出泉流者，不可久居，常食令人作瘿病，动气增患。"

《外台秘要》："中国人息气结瘿者，但垂腄腄无核也。长安及襄阳蛮人，其饮沙水喜瘿，有核瘰瘰耳，无根浮动在皮中，其地妇人患之。肾气实，沙石性合于肾，则令肾实，故病瘿也。"

《圣济总录》："山居多瘿颈，处险而瘿也。"

《治病百法》："颈如险而瘿，水土之使然也。"

《名医类案》："汝州人多病颈瘿，其地饶风沙，沙入井中，饮其水则生瘿。"

《杂病源流犀烛》："西北方依山聚涧之民，食溪谷之水，受冷毒之气，其间妇女，往往生结囊如瘿。"

《儒门事亲·瘿》："海带、海藻、昆布三味，皆海中之物，但得二味，投之于水瓮中，常食亦可消矣。"现代研究发现，海带、海藻、昆布都是含碘量较高的食物，目前认为，碘摄入量与甲状腺癌发病率呈 U 形曲线关系，即摄入碘过多或过少均会增加甲状腺癌的发病风险。

《本草汇言》："海带，去瘿行水，下气化痰，功同海藻、昆布。"

《经验良方全集》："瘿，音颖，颈瘤。张华《博物志》：山居饮水之不流者，多瘿。"

《外科心法要诀》："五瘿属阳六瘤阴，瘿别血气肉石筋，瘤气血肉脂筋骨，唯脂开溃不伤身，瘿蒂细小红不紧，瘤根漫大亮白新，证由内外岚水气，疗治须当戒怒嗔。"

3. 体质因素

《石室秘录·肥治法》："肥人多痰，乃气虚也，虚则气不能运行，故痰生之，则治痰焉可独治痰哉？必须补其气，而后兼消其痰为得耳。然而气之补法，又不可纯补脾胃之土，而当兼补命门之火，盖火能生土，而土自生气，气足而痰自消。"

《外台秘要》："肝肾虚热则生病。"

总之，情志内伤、饮食及水土失宜、体质因素是导致甲状腺癌的主要病因，因情志内伤，肝气疏泄失司，郁结不化，脾气随之受累，运化失司，津液失去布敷，凝聚成痰，痰凝与气郁相互搏结，交阻于颈，遂成瘿瘤，继之气郁而累及血循，血行不畅，瘀阻经络，痰凝又更阻碍血运，痰瘀交凝，瘿肿更趋坚硬，所以《济生方》一言以概之，曰："夫瘿瘤者，大抵人之气血，循环一身，常欲无滞留之患，调摄失宜，气凝血滞，为瘿为瘤。"可见气、痰、瘀三者壅结颈前是瘿瘤的基本病理。

【辨治思路】

中医药治疗甲状腺癌的辨治思路，经历了不同阶段的发展，从起初的以症状为主进行辨证治疗，逐渐演变为辨病辨证治疗。由于中医辨证难以进行规范统一，为了形成较为统一的辨治标准，参照《恶性肿瘤中医诊疗指南》中其他肿瘤疾病的辨治思路及《肿瘤中医诊疗指南》（中华中医学会），在辨病的基础上，以证候要素作为切入点，进行辨证标准的规范化工作，成为甲状腺癌辨证论治的重要方法，予以规范和推广。

一、证候要素

临床上甲状腺癌虚实夹杂，可数型并见。根据患者的临床表现，在既往研究基础上，结合文献报道以及国内中医肿瘤专家意见，可将甲状腺癌证候要素分为以下7种。

1. 阴虚证

主症：五心烦热，口咽干燥，潮热盗汗。

主舌：舌红少苔。

主脉：脉细数。

或见症：口咽干燥，面色潮红，失眠，消瘦，大便干结，小便短少。

或见舌：舌干裂，苔薄白或薄黄而干，花剥苔，无苔。

或见脉：脉浮数，脉弦细数，脉沉细数。

2. 气虚证

主症：神疲乏力，少气懒言，头晕目眩。

主舌：舌淡胖。

主脉：脉虚。

或见症：食少纳呆，形体消瘦，自汗，畏寒肢冷。

或见舌：舌边齿痕，苔白滑，薄白苔。

或见脉：脉沉细，脉细弱，脉沉迟。

3. 血虚证

主症：面色无华，头晕眼花，爪甲色淡。

主舌：舌淡。

主脉：脉细。

或见症：心悸怔忡，失眠健忘、月经闭止或阴道血色淡量少。

或见舌：苔白，苔薄白。

或见脉：脉沉细，脉细弱。

4. 气滞证

主症：咽部作憋，颈部郁胀。

主舌：舌淡红。

主脉：脉弦。

或见症：烦躁易怒，情志抑郁或喜叹息，嗳气或呃逆。

或见舌：舌边红，苔薄白，苔薄黄，苔白腻或黄腻。

或见脉：脉弦细。

5. 痰浊证

主症：瘰病丛生，胸闷痰多、肢体倦怠、胃纳不佳。

主舌：舌淡苔白腻。

主脉：脉滑或濡。

或见症：头晕头重，咳嗽痰多，痰质黏稠。

或见舌：舌胖嫩，苔白滑，苔滑腻，苔厚腻，脓腐苔。

或见脉：脉浮滑，脉弦滑，脉濡滑，脉濡缓。

6. 血瘀证

主症：咽喉梗塞，吞咽不畅，压之刺痛。

主舌：舌质紫暗或有瘀斑、瘀点。

主脉：脉涩。

或见症：面黯不泽，月经闭止，或痛经，经色紫暗有血块。

或见舌：舌胖嫩，苔白滑，苔滑腻，苔厚腻，脓腐苔。

或见脉：脉沉弦，脉结代，脉弦涩，脉沉细涩，牢脉。

二、辨证方法

1. 证候要素

参考《中医诊断学》的证候确定方法如下。

- 符合主症 2 个，并见主舌、主脉者，即可辨为本证。
- 符合主症 2 个，或见症 1 个，任何本证舌、脉者，即可辨为本证。
- 符合主症 1 个，或见症不少于 2 个，任何本证舌、脉者，即可辨为本证。

2. 临证应用方法

临床应用时，先收集临床症状及体征，依据证候要素的辨证方法确定患者所具备的证候要素，随后将证候要素进行整合，即得出该患者复合证型。

三、辨证分型

现代医学对于甲状腺癌的治疗，可大致分为手术治疗、放疗外照射、放射性核素治疗、内分泌治疗、靶向治疗，以及不需要或者不能进行现代医学治疗而采用单纯中医药治疗。所以，在不同的治疗阶段，由于患者体质因素、疾病本身的因素，以及现代医学治疗作为病因而导致的因素，证候表现多有不同，然而同时又有规律可循。一般来说，甲状腺癌各个不同治疗阶段，常见证候类型如下。

表 5 – 1　甲状腺癌常见证候类型

治疗阶段	辨证分型
手术阶段	气血亏虚
放疗阶段	气阴两虚、热毒瘀结
内分泌治疗阶段	阴虚火旺
单纯中医治疗阶段	肝郁气滞、痰湿凝结、痰瘀互结、心肾阴虚

【甲状腺癌常见症状的分型论治】

甲状腺癌的相关临床症状及并发症较多，主要有颈部肿块、乏力、心悸、疼痛、声音嘶哑等，本节主要选取颈部肿块这个甲状腺癌临床最常见的症状，对其分型论治进行阐述。

1. 肝郁气滞

症状：颈前瘿瘤隆起，逐渐增大，质韧，疼痛不明显，随吞咽稍可上下运动，咽部作憋，颈部郁胀，伴胸胁胀闷不舒，善太息，平素情志抑郁，烦躁易怒，口苦口干，可有大便秘结，妇女可见乳房作胀疼痛，月经不调，舌质淡红，舌苔薄白，脉弦。

治法：疏肝理气，消瘿散结。

方药：四逆散加减。

2. 痰湿凝结

症状：颈前瘿瘤隆起，逐渐增大，质硬，可有胀痛压痛，随吞咽稍可上下运动或固定不动，颈部憋胀不适，肿块经久不消，伴胸闷憋气，纳呆食少乏味，口淡黏腻，恶心欲呕，肢体困重，舌质淡，苔薄白或白腻，脉弦滑。

治法：健脾理气，化痰散结。

方药：四海舒郁丸加减。

3. 痰瘀互结

症状：颈部瘿瘤，质地坚硬，可有颈前刺痛，随吞咽上下移动受限或推之不动，可伴有胸闷痰多、肢体倦怠、胃纳不佳，或有颈前、两侧瘰疬丛生，苔多白腻，舌质多紫黯或有斑点，脉弦或湿。

治法：理气化痰，散瘀破结。

方药：海藻玉壶汤加减。

4. 心肾阴虚

症状：多颈前瘿肿，扪之质硬，心悸烦躁，面部烘热，咽干口苦，手颤失眠，气短乏力，舌质红或红紫，苔少，脉细数。

治法：滋阴降火，软坚散结。

方药：知柏地黄丸加减。

附二：辨证论治古今选要

古代医籍中，有诸多关于甲状腺癌类似疾病的临床辨证论治思路的论述，对于现代医生临床实践过程中参考借鉴具有重要意义。

1. 《外科正宗》有关甲状腺癌辨证方法

"初起自无表里之症相兼，但结成形者，宜行散气血；已成无痛无痒或软或硬色白者，痰聚也，行痰顺气；已成色红坚硬、渐大微痒微痛者，补肾气、活血散坚；形如茄蒂，瘤大下垂者，用药点其蒂，茄落生肌收敛。已破流脓不止，瘤仍不消，宜健脾胃为主，佐以化坚。已溃出血不常，瘤口开泛者，宜养血凉血佐以清肝。溃后瘤肿渐消，脾弱不能收敛者，补肾气兼助脾胃。"

"外无六经形症，内无便溺阻隔，其病多生于膜外肉里肌肤之间，似瘰疬、痰注、气痞、瘿瘤之属，治法不必发表攻里，只当养气血，调经脉，健脾和中、行痰开郁治之，法为最善。此是三因理之尽矣。"

2. 《外科心法要诀》有关甲状腺癌辨证方法

凡瘿多生于肩项两颐，瘤则随处有之。夫肝统筋，怒气动肝，则火盛血燥，致生筋瘿、筋瘤，宜清肝解郁，养血舒筋，清肝芦荟丸主之。心主血，暴戾太甚，则火旺逼血沸腾，复被外邪所搏，致生血瘿、血瘤，宜养血凉血、抑火滋阴、安敛心神、调和血脉，芩连二母丸主之。脾主肌肉，郁结伤脾，肌肉浅薄，土气不行，逆于肉里，致生肉瘿、肉瘤，宜理脾宽中、疏通戊土、开郁行痰、调理饮食，加味归脾丸主之。肺主气，劳伤元气，腠里不密，外寒搏之，致生气瘿、气瘤，宜清肺气、调经脉、理劳伤、和荣卫，通气散坚丸主之。肾主骨，恣欲伤肾，肾火郁遏，骨无荣养，致生石瘿、骨瘤、石瘿，海藻玉壶汤主之，骨瘤尤宜补肾散坚、行瘀利窍，调元肾气丸主之。瘿瘤诸证，用药缓缓消磨，自然缩小；若久而脓血崩溃，渗漏不已者，皆为逆证，不可轻用刀针决破，以致出血不止，立见危殆。唯粉瘤可破，其色粉红，多生耳项前后，亦有生于下体者，全系痰凝气结而成，治宜铍针破去脂粉，以白降丹捻子插入，数次将内膜化净，用生肌玉红膏贴之自愈。

3. 《外科大成》有关甲状腺癌辨证方法

"筋瘤属肝，色紫而坚，青筋盘曲如蚓，治宜养血舒筋，如清肝芦荟丸。血瘤属心，皮肤缠隐红丝，软硬间杂，治宜凉血抑火，如苓连二母丸。肉瘤属脾，色不变，软如绵，不宽不紧，治宜行痰开郁理中，如顺气归脾丸。气瘤属肺，亦色不变，软如绵，但其随喜怒而消长，治宜清肺和荣，如通气散坚丸。骨瘤属肾，色黑皮紧，高堆如石，贴骨不移，治宜补肾行瘀，破坚利窍，如调元肾气丸。五瘤，俱宜复元通气散，兼以蜡矾丸，甚捷。"

4. 《明医指掌》有关甲状腺癌辨证方法

"五瘿，破结散。男女项下瘿，不分久近，神效开结散。项下结核如梅李，不消，以大蜘蛛不拘多少，酒浸研烂，酒调，临卧服。五瘿，用昆布一两，切碎，醋浸，徐徐咽下自消。破结散治五瘿。……治瘤大如拳，小如粟，或软或硬，无药可疗，不可骤用针破，用南星膏。一切瘿瘤，不问新久，昆布丸。"

"瘿气绝不可破，破则脓血崩溃，多致夭枉，但当破气豁痰，咸剂以软其坚结，自然消散。丹溪云：瘿气先须断浓味。只此一言，深达病机之旨也。盖瘿初起如梅、李，久则滋长如升、斗，大小不一，盖非一朝一夕之故也。然六瘤中唯脂瘤可破，去脂粉则愈，余皆不可轻易决破也。"

5. 《外科真诠》有关甲状腺癌辨证方法

"瘿瘤诸症，俱宜用药缓缓消磨，不可轻用刀针决破，以致出血不止，立见危殆。瘤症若畏开针者，先用灯火灸一壮，将大降丹点少许于灸迹上，用膏盖之，次日即能开口，仍照上法治。瘿瘤初起，先用甘草煎浓膏，笔蘸涂瘤四周，待干再涂，凡三次。次以大戟、芫花、甘遂为末以醋调，另用笔蘸药涂其中。不得近着甘草处。次日则缩小些。又照前法涂两三次，自然渐渐缩小而消矣。"

6. 《石室秘录》有关甲状腺癌辨证方法

人有喉患大肿，又非瘿瘤；忽痛忽不痛，外现五色之纹，中按之半空半实，此乃痰病结成，似瘤非瘤，似瘿非瘿也。方用海藻三钱，半夏三钱，白芥子三钱，贝母三钱，南星三钱，人参三钱，茯苓五钱，昆布一钱，附子一分，桔梗三钱，甘草一钱，水煎服。此方乃消上焦之痰，圣药也。又有海藻、昆布，以去其瘿瘤之外象，消其五色之奇纹。妙在消痰而仍不损气，则胃气健而痰易化也。一剂知，二剂消大半，三剂则全消，四剂永不再发。此方兼可治瘿症，神效。

7. 《医门补要》有关甲状腺癌辨证方法

"凡人生起瘿瘤，不拘患之大小、年月浅深，不破溃尚可延生，倘一决裂，重则脓血涌射，登时殒命，轻则痰水杂流，连绵不断，患处内容如囊，有时似欲渐敛，忽然仍酿空腐，提之无毒可提，长之终无肉长。无非带病心俟月日耳。"

8. 《仁斋直指方论》有关甲状腺癌辨证方法

"瘿瘤二者，虽无痛痒，最不可决破，决破则脓血崩溃，渗漏无已，必至杀人。其间肉瘤，攻疗尤所不许。若夫脂瘤、气瘿，随顺用药，尚庶几焉。"

9. 《四部医典》有关甲状腺癌辨证方法

"初期病势轻微者，可将黄蜡涂于纸上，烤热敷于患处，药用光明盐，干姜罨敷患处，不停揉按；如不能治愈，火疗患处。病势中等者，药用五味子、童小便擦拭；或用腐烂羊脑调盐外敷，以诃子、安息香、黄柏、黄牛溲制剂令服；如不能愈，则用臭当归、鸽粪（《晶珠本草》记载：鸽粪外敷，消肿，熟脓，治肿毒化脓）治疗。疾病陈久并扩散时，宜油疗、温熨，及与腹泻、脉泻法并用，还宜就近放血；药用亚大黄、糖芥（《晶珠本草》记载：糖芥清血热，镇咳，强心；治虚痨发热、肺结核咳嗽、久病心力不足、解肉毒）、岩精、天然碱等研末，童便调剂外敷；如不能治愈时，火灸后以浸浴法调伏；若脓已收敛一处，则按痈疽病医治；微痛而悬垂者，割除后再火灸。"

"培根与隆型瘿瘤，药用猪毛菜（《晶珠本草》记载：猪毛菜清疫热、肾热，平肝，降压，解毒。治肝热，肾热，高血压，温病时疫的热症）、檐木刺、小米辣、荜茇、酥油等内服润泻，并用光明盐、干姜涂敷后，在其上用药面团（即用石花、甘松、香附、小茴香等药粉和面粉调制而成）熨敷。血与赤巴型瘿瘤，药用诃子、紫草茸、檀香、藏黄连、水菖蒲、蜂蜜制剂令服，同时用秦艽、岩精、藏黄连研细，调小便外敷。肌肉瘿瘤，用各种野兽肉煮汁熏蒸罨敷。脂肪瘿瘤，内服安息香后，再用香薷熏治。瘰疬，药浴调状后，火灸治疗。"

10. 《家藏蒙筌》有关甲状腺癌辨证方法

"唯粉瘤可破，其余皆不可轻用刀针决破，以致血出不止，立见危殆，只可详症，缓缓用药消磨，自然缩小。若久而脓血崩溃，渗漏不已者，皆为逆症。""如可破之粉瘤，多生于耳项前后，亦有生于下体者，其色粉红，全系痰凝气结而成，治宜铍针破去脂粉，以红白降丹捻子插入数次，将内膜化净，用生肌玉红膏贴之，自愈。又有一种黑砂瘤，多生臀腿，肿突大小不一，以手摄起，内有黑色即是，亦宜用针刺出黑砂有声，软硬不一。又有发瘤，多生耳后发下寸许，软小高突，按之不痛，亦用针刺之，粉发即出。又有虱瘤，发后其痒彻骨，开破出虱无数。黑砂、发、虱三瘤，外治皆同粉瘤之法，其口方收。又有虫瘤，每生胁下，治法当按痈疽门，但本忧思化成，每难获效。诸症开关各异，皆五脏湿热、邪炎、浊瘀各有所感而成，总非正气之所化也。"

11. 现代医家对于甲状腺癌辨证分型的不同看法

甲状腺癌中医辨证目前尚未形成统一的标准。相关权威文献分为 1~4 型不等。《中华中医药学会标准·肿瘤中医诊疗指南》认为本病早期以邪实为主，晚期以气血亏虚为主。临床分为四型：即肝气郁结证、痰湿凝结证、痰瘀互结证、阴虚内热证。《中医外科学》将石瘿分为痰瘀内结证和瘀结伤阴证。《实用中西医结合外科学》把石瘿分为气郁痰凝证、气滞血瘀证、阴虚火郁证三型。

朴炳奎认为本病属痰气交阻而成，临床应分清实火、虚火及正气虚实。甲状腺癌初期可分为痰气凝结、热毒内盛、痰瘀互结三型；中晚期可分为气血双亏、痰瘀阻滞，气阴两虚、心肾阴虚之证。

张培宇教授将甲状腺癌分初起为肝气郁结型；手术、放化疗后为气血亏虚型；复发转移为痰瘀互结型；晚期为肝肾冲任涸竭型。

许芝银将本病分为痰瘀凝结、脾肾阳虚、肝肾阴虚3型。

郭志雄将甲状腺癌分为痰瘀交阻、肝郁痰凝、血瘀寒凝、阴虚火郁4型。

周立娟将甲状腺癌分为肝郁痰湿、气滞血瘀、毒热蕴结、心肾阴虚4型。

刘艳娇认为石瘿可分气滞痰凝、痰结血瘀、痰毒蕴结、气血两虚4型。

贾英杰认为本病早期属痰湿气滞，晚期属气血不足、正气亏虚，临床可分为肝郁痰结、痰瘀交阻、毒热蕴结、气血两虚等证型。

黄挺将甲状腺癌分为阴虚火旺、气阴两虚、痰瘀互结3型。

司富春等对1979年1月—2008年7月CNKI收录的中医诊治甲状腺肿瘤文献共计183篇进行统计，在41个证型中，肝郁气滞、痰瘀互结、气滞痰结、气滞血瘀、痰湿瘀阻、痰气瘀结出现频次较多。

【治则与治法】

根据甲状腺癌本虚标实的基本病机，其中医治则主要为扶正祛邪，但在现代临床应用中，又需根据不同的治疗阶段，选择相应的治则治法，如围手术期、放疗、内分泌治疗期间的患者，中医治疗以扶正为主；对体力尚可，但不能耐受大剂量放疗而选择低剂量放疗的患者，中医治疗则以祛邪为主；对手术后患者、放疗后疾病稳定的带瘤患者，不适合或不接受手术、放疗、内分泌治疗的患者，中医治疗则以扶正祛邪为主，并根据患者情况，随时调整扶正与祛邪的侧重。

一、治疗原则

（一）中西医结合治疗原则

对于接受手术、放疗、内分泌治疗、靶向治疗且具备治疗条件的甲状腺癌患者，采用中西医结合的治疗方式。西医根据NCCN甲状腺癌指南的原则进行治疗。中医根据治疗阶段的不同，可以分为以下4种治疗方式。

1. 中医防护治疗

适应人群：围手术期、放疗、内分泌治疗期间的患者。

治疗原则：以扶正为主。

治疗目的：减轻手术、放疗、内分泌治疗等治疗方法引起的不良反应，促进机体功能恢复，改善症状，提高生存质量。

治疗方法：辨证汤药±口服中成药±中药注射剂±其他中医治法。

治疗周期：围手术期，或与放疗、内分泌治疗等治疗方法同步。

2. 中医加载治疗

适应人群：有合并症，老年 PS 评分 2，不能耐受大剂量放疗而选择低剂量放疗的患者。

治疗原则：以祛邪为主。

治疗目的：提高上述治疗方法的疗效。

治疗方法：中药注射剂±辨证汤药±口服中成药±其他中医治法。

治疗周期：与放疗同步。

3. 中医巩固治疗

适应人群：手术后无须辅助治疗或已完成辅助治疗的患者。

治疗原则：扶正祛邪。

治疗目的：防止复发转移，改善症状，提高生存质量。

治疗方法：辨证汤药+口服中成药±中药注射剂±其他中医治法。

治疗周期：3 个月为 1 个治疗周期。

4. 中医维持治疗

适应人群：放疗后疾病病情稳定的带瘤患者。

治疗原则：扶正祛邪。

治疗目的：控制肿瘤生长，延缓疾病进展或下一阶段放化疗时间，提高生存质量，延长生存时间。

治疗方法：中药注射剂±辨证汤药±口服中成药±其他中医治法。

治疗周期：2 个月为 1 个治疗周期。

（二）单纯中医治疗原则

适应人群：不适合或不接受手术、放疗、内分泌治疗、靶向治疗的患者。

治疗原则：扶正祛邪。

治疗目的：控制肿瘤生长，减轻症状，提高生存质量，延长生存时间。

治疗方法：中药注射剂+口服中成药±辨证汤药±中医其他疗法。

治疗周期：2 个月为 1 个治疗周期。

二、治疗方法

（一）辨证汤药

1. 中西医结合治疗

中西医结合治疗要采取辨病与辨证相结合的原则，根据不同的病理类型、不同的西医治疗背景、不同的临床表现，对于接受手术、放疗、内分泌治疗、靶向治疗且具备治疗条件的甲状腺癌患者，予以不同的中医药治疗。在不同治疗阶段，分别发挥增强体质、促进康复、协同增效、减轻不良反应、巩固疗效等作用。

（1）手术结合中医治疗

①气血亏虚

临床表现：神疲乏力，气短懒言，面色淡白或萎黄，头晕目眩，唇甲色淡，心悸失眠，便不成形或有肛脱下坠，舌淡脉弱。

治疗原则：补气养血。

选方：八珍汤加减（《正体类要》）。

药物组成：人参、白术、茯苓、当归、川芎、白芍、熟地黄、炙甘草。

辨证加减：兼痰湿内阻者，加半夏、陈皮、薏苡仁；若畏寒肢冷，食谷不化者，加补骨脂、肉苁蓉、鸡内金。若具动则汗出、怕风等表虚不固之证，加防风、浮小麦。

（2）放射治疗结合中医治疗

放射治疗结合中医治疗是指在放疗期间所联合的中医治疗，发挥提高放疗疗效（中医加载治疗）、防治放疗不良反应（中医防护治疗）的作用。

①气阴两虚

临床表现：神疲乏力，少气懒言，口干，纳呆，干咳少痰或痰中带血，胸闷气短，面色淡白或晦滞，舌淡红或胖，苔白干或无苔，脉细或细数。多见于放射性损伤后期，或迁延不愈，损伤正气者。

治疗原则：益气养阴。

选方：百合固金汤（《医方集解》）加减。

药物组成：生地黄、熟地黄、当归、芍药、甘草、百合、贝母、麦冬、桔梗、玄参、党参、五味子。

辨证加减：纳呆者，加鸡内金、焦三仙；阴虚盗汗，手足心热者，加鳖甲、地骨皮、牡蛎、浮小麦；兼血虚者，加阿胶、丹参；若久病阴损及阳者，加菟丝子、肉桂。

②热毒瘀结

临床表现：灼热作痛，连及头颈，声音嘶哑，呼吸、吞咽不适，咳吐黄痰，大便干结，小便短赤，舌质绛，苔黄燥，脉弦数。

治疗原则：清热解毒，散结消瘿。

选方：清肝芦荟丸（《外科正宗》）。

药物组成：川芎、当归、白芍、生地、青皮、芦荟、昆布、海粉、甘草节、牙皂、黄连。

辨证加减：患侧上臂肿胀，加络石藤、桑枝、路路通；局部皮肤破溃流脓者，加芦根、冬瓜仁；便秘者，加大黄、柏子仁；眠差者，加首乌藤（夜交藤）、炒酸枣仁。

（3）内分泌治疗结合中医治疗

①阴虚内热

临床表现：形体消瘦，目干睛突，面部烘热，咽干口苦，烦躁易怒，心悸气短，恶热多汗，多食善饥，舌颤手抖，寐少梦多，小便短赤，大便干结，舌质红绛，舌苔薄黄，或苔少舌裂，脉弦细数。

治疗原则：滋阴降火。

选方：当归六黄汤（《兰室秘藏》）、右归丸（《伤寒论》）合二至丸（《医方集解》）加减。

药物组成：当归、黄连、黄芩、黄柏、黄芪、生地黄、熟地黄、知母、山药、山茱萸、枸杞子、菟丝子、鹿角胶、杜仲、肉桂、附子、女贞子、旱莲草。

辨证加减：若头痛较甚，加天麻、钩藤。

（4）放疗后结合中医治疗：

手术后已完成辅助放疗的患者，采用中医巩固治疗，能够防止复发转移，改善症状，提高生存质量；放疗完成后病情稳定的带瘤患者，采用中医维持治疗，能够控制肿瘤生长，延缓疾病进展或下一阶段放疗时间，提高生存质量，延长生存时间。

辨证论治同"单纯中医治疗"。

2. 单纯中医治疗

对于不适合或不接受手术、放疗、内分泌治疗、靶向治疗的甲状腺癌患者，采用单纯中医治疗，可发挥控制肿瘤、稳定病情、提高生存质量、延长生存期的作用。

①肝郁气滞

临床表现：颈前瘿瘤隆起，逐渐增大，质韧，疼痛不明显，随吞咽稍可上下运动，咽部作憋，颈部郁胀，伴胸胁胀闷不舒，善太息，平素情志抑郁，烦躁易怒，口苦口干，可有大便秘结，妇女可见乳房作胀疼痛，月经不调，舌质淡红，舌苔薄白，脉弦。

治疗原则：疏肝理气，消瘿散结。

选方：四逆散（《伤寒论》）加减。

药物组成：柴胡、枳实、芍药、香附、青皮、郁金、山慈菇、海蛤壳、生牡蛎、八月札。

②痰湿凝结

临床表现：颈前瘿瘤隆起，逐渐增大，质硬，可有胀痛压痛，随吞咽稍可上下运动或固定不动，颈部憋胀不适，肿块经久不消，伴胸闷憋气，纳呆食少乏味，口淡黏腻，恶心欲呕，肢体困重，舌质淡，苔薄白或白腻，脉弦滑。

治疗原则：健脾理气，化痰散结。

选方：四海舒郁丸（《疡医大全》）加减。

药物组成：海藻、昆布、陈皮、法半夏、白术、贝母、生薏仁、茯苓、香附、苍术、天南星。

③痰瘀互结

临床表现：颈部瘿瘤，质地坚硬，可有颈前刺痛，随吞咽上下移动受限或推之不动，可伴有胸闷痰多、肢体倦息、胃纳不佳，或有颈前、两侧瘰疬丛生，苔多白腻，舌质多紫黯或有斑点，脉弦或湿。

治疗原则：理气化痰，散瘀破结。

选方：海藻玉壶汤（《外科正宗》）加减。

药物组成：昆布、海藻、法半夏、陈皮、连翘、贝母、川芎、当归、茯苓、土贝母、香附、郁金、穿山甲、天南星。

④心肾阴虚

临床表现：多颈前瘿肿，扪之质硬，心悸烦躁，面部烘热，咽干口苦，手颤失眠，气短乏力，舌质红或红紫，苔少，脉细数。

治疗原则：滋阴降火，软坚散结。

选方：知柏地黄丸（《医宗金鉴》）加减。

药物组成：黄柏、知母、熟地黄、山药、山茱萸、夏枯草、白芍、川贝、黄药子、炙鳖甲。

（二）辨病治疗常用中草药

海藻：味苦、咸，性寒。归肝、胃、肾经。功效：软坚散结，消痰，利水消肿。

昆布：味咸，性寒。归肝、胃、肾经。功效：软坚散结，消痰，利水消肿。

牡蛎：味咸，性微寒。归肝、胆、肾经。功效：重镇安神，潜阳补阴，软坚散结。

鳖甲：味咸，性微寒。归肝、肾经。功效：滋阴潜阳，软坚散结，退热除蒸。

穿山甲：味咸，性微寒。归肝、胃经。功效：通经下乳，消肿排脓，活血消癥，搜风通络。

夏枯草：味辛、苦，性寒。归肝、胆经。功效：清肝泻火，明目，散结消肿。

山慈菇：味甘、微辛，性凉。归肝、脾经。功效：清热解毒，化痰散结。

莪术：味辛、苦，性温。归肝、脾经。功效：行气破血，消积止痛。

三棱：味辛、苦，性平。归肝、脾经。功效：破血行气，消积止痛。

石见穿：味微苦，性平。归肝、脾经。功效：清热解毒，活血镇痛。

胆南星：味苦、微辛，性凉。归肺、肝、脾经。功效：清热化痰，息风定惊。

虎杖：味微苦，性微寒。归肝、胆、肺经。功效：祛风利湿，散瘀定痛，止咳化痰。

牛黄：味甘，性凉。归心、肝经。功效：清心，豁痰，开窍，凉肝，息风，解毒。

龙骨：味甘、涩，性平。归心、肝、肾经。功效：镇静安神，收敛固涩，平肝潜阳。

海蛤壳：味咸，性平。归肺、肝、胃经。功效：清肺，利水，化痰，软坚，制酸，敛疮。

皂荚：味辛，性温，微毒。归肺、肝、胃、大肠经。功效：去痰止咳，开窍通络，杀虫散结。

白芥子：味辛，性温。归肺经。功效：利气豁痰，温中散寒，通络止痛。

浮石：味咸，性寒。归肺、肾经。功效：清肺化痰，软坚散结。

文蛤：味咸，性平。归肾、肺、膀胱经。功效：清热，利湿，化痰，软坚。

浙贝母：味苦，性寒。归肺、心经。功效：解毒散结止咳，清热化痰止咳。

连翘：味苦，性微寒。归肺、心、小肠经。功效：清热解毒，消肿散结，疏散风热。

玄参：味甘、苦、咸，性微寒。归肺、胃、肾经。功效：凉血滋阴，泻火解毒。

全蝎：味辛，性平，有毒。归肝经。功效：息风镇痉，攻毒散结，通络止痛。

重楼：味苦，性微寒，有小毒。归肝经。功效：清热解毒，消肿止痛，凉肝定惊。

黄药子：味苦、辛，性凉，有小毒。归肝、心经。功效：解毒消肿，化痰散结，凉血止血。

蜈蚣：味辛，性温，有毒。归肝经。功效：息风镇痉，攻毒散结，通络止痛。

龙葵：味苦，性寒，有小毒。归肝、膀胱、肺、肾、胃经。功效：清热解毒，利水消肿。

天南星：苦、辛，性温，有毒。归肺、肝、脾经。功效：解毒消肿，祛风定惊，化痰散结。

半夏：味辛，性温，有毒。归脾、胃、肺经。功效：燥湿化痰，降逆止呕，消痞散结。

（三）常用中成药

1. 抗癌治疗类

（1）斑蝥酸钠维生素 B_6 注射液：抗肿瘤药。用于原发性肝癌、肺癌及白细胞低下症。

（2）艾迪注射液：清热解毒、消瘀散结。用于原发性肝癌、肺癌、直肠癌、恶性淋巴瘤、妇科恶性肿瘤等。

（3）鸦胆子油乳注射液：用于肺癌、肺癌脑转移及消化道肿瘤。

（4）小金胶囊：散结消肿、化瘀止痛，用于阴疽初起，皮色不变，肿硬作痛，多发性脓肿，瘿瘤，瘰疬，乳岩，乳癖。

（5）西黄胶囊：解毒散结，消肿止痛。用于毒瘀互结，痈疽疮疡，阴疽肿痛，多发性脓肿，淋巴结炎，寒性脓疡属上述证候者。

（6）西黄丸：清热解毒，和营消肿。用于痈疽疔毒，瘰疬，流注，癌肿等。

（7）加味西黄丸：解毒散结、消肿止痛，用于痈疽疮疡，多发性脓肿，淋巴结炎，寒性脓疡。

（8）复方斑蝥胶囊：破血消瘀、攻毒蚀疮，用于多种恶性肿瘤治疗，尤宜辨证属毒瘀互结者。

（9）平消胶囊：活血化瘀、散结消肿、解毒止痛，用于毒瘀内结所致的肿瘤患者，具有缓解症状、缩小瘤体、提高机体免疫力、延长患者生存时间的作用。

（10）小金丸：活血止痛，解毒消肿。控制肿瘤，延缓疾病进展，缓解气血淤滞、邪毒内阻引起的疼痛、肿块等症。

（11）片仔癀胶囊：清热解毒，消炎止痛，活血化瘀，用于痈疽疔疮，无名肿毒。

（12）五海瘿瘤丸：软坚消肿。用于痰核瘿瘤，瘰疬，乳核。

（13）夏枯草胶囊：清火，明目，散结，消肿。用于头痛眩晕，瘰疬，瘿瘤，乳痈肿痛，甲状腺肿大，淋巴结结核，乳腺增生症。

（14）消瘿五海丸：散结消瘿、活血化瘀。用于瘿瘤初起；淋巴腺结核、甲状腺肿大。

2. 扶正抗癌类

（1）康莱特注射液：益气养阴、消癥散结。用于不宜手术的气阴两虚、脾虚湿困型原发性非小细胞肺癌及原发性肝癌。

（2）消癌平注射液：清热解毒、化痰软坚。用于食管癌、胃癌、肺癌、肝癌。并可配合放疗、化疗的辅助治疗。

（3）榄香烯注射液：合并放化疗常规方案对肺癌、肝癌、食管癌、鼻咽癌、脑瘤、骨转移癌等恶性肿瘤可以增强疗效，降低放化疗的毒副作用。并可用于介入、腔内化疗及癌性胸腹水的治疗。

（4）得力生注射液：益气扶正，消癥散结。用于中、晚期原发性肝癌气虚瘀滞证，症见右肋腹积块、疼痛不移、腹胀食少、倦怠乏力。

（5）康艾注射液：益气扶正，增强机体免疫功能。用于原发性肝癌、肺癌、直肠癌、恶性淋巴瘤、妇科恶性肿瘤；各种原因引起的白细胞低下及减少症。

（6）康力欣胶囊：扶正祛邪，软坚散结，用于乳腺恶性肿瘤见于气血瘀阻证者。

（7）威麦宁胶囊：活血化瘀、清热解毒、祛邪扶正，配合放化疗治疗肿瘤有增效、减毒作用；单独使用可用于不适宜放化疗的肺癌患者的治疗。

（8）安康欣胶囊：活血化瘀，软坚散结，清热解毒，扶正固本。预防术后复发或转移，减轻症状。控制肿瘤，延缓疾病进展，缓解肿瘤引起的热毒瘀结等症。

（9）安多霖胶囊：益气补血，扶正解毒。提高放疗完成率，减轻放疗引起的气阴两虚症状。

3. 扶正类

（1）参芪扶正注射液：益气扶正。用于气虚证肺癌、胃癌的辅助治疗。与化疗合用有助于提高疗效、保护血象。

（2）注射用黄芪多糖：益气补虚。用于倦怠乏力、少气懒言、自汗、气短、食欲不振属气虚证因化疗后白细胞减少，生活质量降低，免疫功能低下的肿瘤患者。

（3）猪苓多糖注射液：能调节机体免疫功能，对肿瘤病有一定疗效。与抗肿瘤化疗药物合用，可增强疗效，减轻毒副作用。

（4）贞芪扶正颗粒：补气养阴。用于气阴不足、乏力、食欲不振等症。配合手术、放疗、化疗，促进机体功能恢复。

（5）生血丸：补肾健脾、填精养血。用于脾肾虚弱所致的面黄肌瘦、体倦乏力、眩晕、食少、便溏；放化疗后全血细胞减少等。

（6）芪胶升白胶囊：补血，益气。用于气血亏损所引起的头昏眼花、气短乏力、自汗盗汗，以及白细胞减少症见上述证候者。

（7）地榆升白片：白细胞减少症，也可用于血小板减少，免疫功能低下，再生障碍性贫血。

（8）益血生胶囊：健脾生血，补肾填精。用于脾肾两亏所致的血虚诸症，各种类型贫血及血小板减少症。对慢性再生障碍性贫血也有一定疗效。

（9）血康口服液：活血化瘀，消肿散结，凉血止血。用于血热妄行，皮肤紫斑；原发性及继发性血小板减小性紫癜。

（10）螺旋藻胶囊：益气养血，化痰降浊。促进术后康复，改善乏力、头昏等气血亏虚、痰浊内蕴症状。

（11）十全大补汤：温补气血。促进术后康复，改善乏力、头晕等气血亏虚症状。

（12）养阴生血合剂：养阴清热，益气生血。提高放疗完成率，减轻放疗引起的阴虚内热，气血不足，口干咽燥，倦怠无力，便秘、小便黄赤等症。

（13）百令胶囊：补肺肾，益精气。促进术后机体功能恢复，缓解乏力、气促。

（14）复方皂矾丸：温肾健髓，益气养阴，生血止血。提高化疗完成率，减轻化疗引起的骨髓抑制。

（15）生血宝颗粒：养肝肾，益气血。提高化疗完成率，减轻化疗引起的气血两亏、面色萎黄、食欲不振、四肢乏力等症。

（16）八珍颗粒：补气益血。提高化疗完成率，减轻化疗引起的气血两亏、面色萎黄、食欲不振、四肢乏力等症。

4. 解决症状类

（1）复方苦参注射液：清热利湿、凉血解毒、散结止痛。用于癌肿疼痛、出血。

（2）华蟾素注射液：解毒、消肿、止痛。用于中、晚期肿瘤。

（3）华蟾素片：解毒、消肿、止痛。用于多种中、晚期肿瘤。

（4）六神丸：解毒，消肿，止痛。控制肿瘤，延缓疾病进展，缓解肿瘤引起的热毒瘀结等症。

（四）中药外治法

1. 中药贴敷方

（1）瘿瘤膏

药物成分：炙蜈蚣3条，炙全蝎3g，炙天龙尾3g，儿茶3g，蟾酥3g，黄丹1.5g。

适应证：适用于甲状腺癌患者。

用法：上药共为细末，凡士林油20g，调和备用。每次以适量涂于纱布，贴肿块处。每天换药1次，连用5天后停用2天，如无不良反应，可继续应用；如用后出现发红、瘙痒症状，应暂停使用，等上述部位恢复正常后再用。

（2）黄芷消瘿散

药物成分：生马钱子30g，蜈蚣50g，冰片10g，乳香60g，黄药子80g，大黄100g，白芷50g，姜黄60g。

适应证：适用于甲状腺癌患者。

用法：上药共为细末，加蜂蜜、米醋调成糊状，布包外敷患处，数小时后取下。

（3）独角莲

药物成分：鲜独角莲100g。

适应证：适用于甲状腺癌患者。

用法：鲜独角莲去皮，捣成糊状，敷于肿瘤部位，上盖玻璃纸，并固定。24小时更换一次。若为干独角莲，则研细末，温水调服。

2. 针灸

（1）体针

局部取穴：将以左手拇、食指固定肿物，在结节周边将针刺入皮下，然后针尖向内斜，一直刺到结节的基底部。根据结节大小，刺6～8针。另在结节皮肤正中将一枚针直刺到结节的基底部。注意勿刺伤喉返神经。

邻近和远距离取穴：大杼、内关、曲骨穴。

（2）扬刺法

取穴：足阳明经之人迎、气舍、水突部位，瘿瘤顶部中心及四周。

方法：于人迎、气舍、水突及瘿瘤顶部中心，垂直刺入毫针各一支，再于瘿瘤四周取 45°向心刺入毫针一支，深度以达瘿瘤中心为度，不可刺穿对侧囊壁。留针 15 ~ 20 分钟，每 3 日针 1 次，10 次为 1 个疗程。

（3）耳穴压籽

取穴：神门、肝、脾、颈、甲状腺、内分泌、胃。

方法：用探棒在穴区内找到敏感点，用胶布将王不留行籽贴于敏感点上。嘱患者每日自行揉按 3 ~ 4 次，每隔 3 ~ 4 天换 1 次，两耳轮流换贴，10 次为 1 个疗程。

（4）耳针

取穴：神门、皮质下、肺、咽喉、颈 6。

方法：用耳针在上述穴位轻刺，每日 1 次，5 天为 1 个疗程。

附三：治则治法古今选要

对甲状腺癌的治则治法，历代也积累了比较丰富的经验，甲状腺辨治大法包括：软坚散结、活血化瘀，理气消瘿、化痰解凝，益气养血、扶正祛邪，疏肝解郁、理气止痛，清肝泻火、化痰散结。行气化痰为治疗基本原则和中心线索，并相互贯通融合。

（一）古代论述

1. 软坚散结

《医方集宜·治瘿瘤法》："凡瘿瘤之症，先须断厚味、戒愠怒，当用利气软坚之药，久则消散矣。"

《古今医统大全·瘿瘤候》："经曰：坚者削之，留者攻之，结者散之，郁者达发夺泄折之是也。如海带、昆布之咸以软坚，黄药子之苦辛以行气，破结散之类是也。"

《医学入门》："瘿瘤或软或硬，无痛无痒，体实者，海藻散坚丸、海带丸。痰火盛者，舐掌散，神效开结散，此皆化痰行气破坚之剂，久虚者不可妄服。"

《明医指掌》："瘿气绝不可破，破则脓血崩溃，多致夭枉，但当破气豁痰，咸剂以软其坚结，自然消散。"

2. 补肾散坚

《医宗金鉴·外科心法要诀·瘿瘤》："肾主骨，恣欲伤肾，肾火郁遏，骨无荣养，致生石瘿、骨瘤。石瘿，海藻玉壶汤主之；骨瘤，尤宜补肾散坚，行瘀利窍，调元肾气丸主之。"

《外科正宗》："已成色红坚硬，渐大微痒微疼者，补肾气、活血散坚。"

3. 行散气血

《外科正宗》："初起自无表里之症相兼，但结成形者，宜行散气血。"

4. 行痰顺气

《外科正宗》："已成无痛无痒或软或硬色白者，痰聚也，行痰顺气。"

5. 健脾化坚

《外科正宗》："已破流脓不止，瘤仍不消，宜健脾胃为主，佐以化坚。"

6. 养血凉血，佐以清肝

《外科正宗》："已溃出血不常，瘤口开泛者，宜养血凉血佐以清肝。"

7. 补肾气、助脾胃

《外科正宗》："溃后瘤肿渐消，脾弱不能收敛者，补肾气兼助脾胃。"

8. 破气豁痰、软坚散结

《明医指掌》："瘿气绝不可破，破则脓血崩溃，多致夭枉，但当破气豁痰，咸剂以软其坚结，自然消散。"

9. 养气血、调经脉、行痰开郁、健胃和中

《外科大成》："其有瘰疬、痰注、气瘿、瘿瘤之属，生于肉里膜外者，亦属不内外因也。治以养气血，调经脉，行痰开郁，健胃和中之法为善。"

《疡医大全》："外无六经形证，内无便溺阻隔，其病多生于膜外、肉里、肌肤之间，如瘰疬、痰注、气瘿、瘿瘤之属，治法不必发表攻里，只当养气血，调经脉，健脾和中，行痰开郁治之，法为最善。"

（二）现代医家学术思想和治疗特点

周仲瑛教授提出治疗当清热散瘀而顾护正气，具体用清热解毒、软坚散结、化痰祛瘀、益气养阴之法。

魏澹宁教授认为早期调畅气机、疏肝健脾；发展期当以痰瘀并治为重，兼祛除热毒；中晚期滋阴助阳，重温补脾肾。

张培宇强调明辨病邪，有的放矢；治有标本，弛张有度。主方用药上，需要明辨痰浊、瘀血、火热的性质特点以全面合理用药，同时亦需突出病邪主次缓急以集中药力。肿瘤负荷较大现急症时，结合西医以攻壅毒之标。疾病缓解期，一方面改善西医治疗带来的副反应，另一方面注重调理气机，调补虚损，以固人体之本。

燕树勋教授认为甲状腺应从痰气论治，以理气化痰为主，采用柴胡疏肝散合二陈汤加减。

郭志雄教授认为甲状腺癌可分为痰瘀交阻、肝郁痰凝、血瘀寒凝、阴虚火郁四型。痰瘀交阻型当化痰软坚、消散瘿瘤，可选海藻玉壶汤加消瘰丸化裁；肝郁痰凝型

当理气消瘿、化痰散结，可选柴胡疏肝散加三棱煎化裁；血瘀寒凝型当活血散寒、软坚散结，可选小活络丹加补阳还五汤化裁；阴虚火郁型当清心养阴、化痰软坚，可选自拟清心软坚汤加二至丸化裁。

周立娟教授将甲状腺癌分为肝郁痰湿、气滞血瘀、毒热蕴结、心肾阴虚四型。肝郁痰湿证治宜理气消瘿、化痰散结，海藻玉壶汤加减；气滞血瘀证治宜理气化痰、行瘀散结，通气散坚丸加减；毒热蕴结证治宜清热解毒、散结消瘿，清肝芦荟丸加减；心肾阴虚证治宜养心益肾、化痰散结，生脉散合二至丸加减。

附四：方剂与外治法选要

（一）上古至隋唐时期

上古至隋唐时期，此期主要从汉朝的《伤寒论》开始，出现方剂，之后不断丰富发展。

1. 治石瘿、气瘿、劳瘿、土瘿、忧瘿等方

来源：《备急千金要方》

组成：海藻、海蛤、龙胆、通草、昆布、礜石（一作矾石）、松萝各三分，麦曲四分，半夏二分。

功效：化痰软坚散结。

用法：上九味，治下筛，酒服方寸匕，日三。禁食猪、鱼、五辛、生菜，诸难消之物。十日知，二十日愈。

又方

组成：小麦面一升，海藻一两，特生礜石十两。

用法：上三味，以三年米醋渍小麦面，曝干，各捣为散合和，服一方寸匕，日四五服，药含极乃咽之。禁姜、五辛、猪、鱼、生菜、大吹、大读诵、大叫语等。

又方

组成：昆布、松萝、海藻各三两，海蛤、桂心、通草、白蔹各二两。

用法：上七味，治下筛，酒服方寸匕，日三。

又方

组成：海藻 海蛤各三两，昆布、半夏、细辛、土瓜根、松萝各一两，通草、白蔹、龙胆各二两。

用法：上十味，治下筛，酒服方寸匕，日二，不得作重用方。

又方

组成：昆布二两。

用法：洗切如指大，醋渍含咽，汁尽愈。

又方

组成：海藻一斤（《小品》作三两），小麦曲一斤。

用法：上二味，以三年醋一升，溲面末，曝干，往反醋尽，合捣为散，酒服方寸匕，日三服。忌努力。

又方

组成：菖蒲、海蛤、白蔹、续断、海藻、松萝、桂心、蜀椒、倒挂草、半夏各一两，神曲三两。

用法：上十二味，治下筛，以牛羊髓脂为丸如梧子，日服三丸。

2. 五瘿丸方

来源：《备急千金要方》

组成：鹿靥。

功效：散结消瘿。

用法：取鹿靥，以佳酒浸令没，炙干，纳酒中，更炙令香，含咽汁，味尽更易，尽十具愈。

3. 治瘿瘤方

来源：《备急千金要方》

组成：昆布、桂心各一两，逆流水柳须一两，海藻、干姜各二两，羊靥七枚（阴干）。

功效：散结消瘿。

用法：上六味，为末，蜜丸如小弹子大，含一丸咽津。

4. 陷肿散

来源：《备急千金要方》

组成：乌贼骨、石硫黄各一分，钟乳、紫石英、白石英各二分，丹参三分，琥珀、附子、胡燕屎、大黄、干姜各四分。

功效：活血化瘀，软坚散结。

用法：上十一味，治下筛，以韦囊盛，勿泄气。若疮湿即敷，若疮干，猪脂和敷，日三四，以干为度。若汁不尽，至五剂、十剂止药，令人不痛。若不消，加芒硝二两佳。

原文："治二三十年瘿瘤，及骨瘤、石瘤、肉瘤、脂瘤、脓瘤、血瘤，或息肉大如杯杆升斗，十年不瘥，致有漏溃，令人骨消肉尽，或坚或软或溃，令人惊悸，寤寐不安，身体螺缩，愈而复发方。"

5. 治瘿瘤又方

来源：《备急千金要方》

组成：矾石、苈苈、当归、大黄、黄连、黄芩、白蔹、芍药各二分，吴茱萸一分。

功效：清热解毒散结。

用法：上九味，治下筛，鸡子黄和涂故细布上，随瘤大小浓薄贴之，干则易，着药熟当作脓脂细细从孔中出，须探脓血尽，着生肉膏。若脓不尽，复起如故。

6. 生肉膏

来源：《备急千金要方》

组成：当归、附子、甘草、白芷、芎䓖各一两，蘘白二两，生地黄三两。

功效：敛疮生肌。

用法：上七味，㕮咀，以猪脂三升半，煎白芷黄去滓，稍以敷之，日三。

原文："治痈瘤溃漏及金疮、百疮方。"

7. 灸法

瘿恶气，灸天府五十壮。

瘿上气短气，灸肺俞百壮。

瘿劳气，灸冲阳，随年壮。

瘿气面肿，灸通天五十壮。

瘿，灸天瞿三百壮，横三间寸灸之。又灸中封，随年壮。

诸瘿，灸肩髃左右相对宛宛处，男左十八壮，右十七壮，女右十八壮，左十七壮，或再三取瘥止。又，风池百壮，夹项两边。又，两耳后发际一百壮。

凡肉瘤勿治，治则杀人，慎之。

天府、臑会、气舍，主瘿瘤气咽肿。（《甲乙》云：天府作天窗。）

脑户、通天、消泺、天突，主颈有大气。通天，主瘿，灸五十壮。

胸堂，羊尿灸一百壮。《备急千金要方》

（二）宋至金元时期

宋至金元时期的医家甲状腺癌的认识更加全面，对不同的病因病机、证候进行辨证论治，为后人留下了不少疗效较好的方药。

1. 守瘿丸

来源：《黄帝素问宣明论方》

组成：通草二两，杏仁一大合（去皮尖，研），牛蒡子一合（出油），吴射干、昆布（去咸）、诃黎勒、海藻（去咸）各四两。

功效：化痰散结，治瘿瘤结硬。

用法：上为末，炼蜜为丸，如弹子大，含化，咽津下，日进三服。

2. 海藻丸

来源：《仁斋直指方论》

组成：海藻（洗晒）一两，海蛤（煅）、松萝各七钱半，当归、川芎、官桂、白芷、细辛、藿香、白蔹、明矾（煅）、昆布（洗，晒）各五钱。

功效：化痰散结，瘿瘤通用。

用法：上细末，炼蜜丸弹子大。每一丸，含咽下。

3. 蜡矾丸

来源：《仁斋直指方论》

组成：黄蜡一两，白矾一两三钱。

功效：护心膜，防毒气攻心，瘿瘤通用。

用法：先溶蜡化，离火俟稍温，方下矾末，搅匀，乘热搓成条，随烘随丸，桐子大。每服六七十丸，白滚汤送下，日进三服。

原文："常服自然缩小消磨。"

4. 针沙方

来源：《仁斋直指方论》

组成：针沙。

功效：消气瘿。

用法：针沙浸于水缸，平日饮食皆用此水，十日一换。针沙服之半年，自然消散。针沙能去积也。

5. 治小瘤方

来源：《仁斋直指方论》

组成：大戟、芫花、甘遂。

功效：消瘤散结。

用法：上等分，为细末，米醋调，别笔妆傅其中，不得近着甘草处。

原文："先用甘草煎膏，笔蘸妆瘤旁四围，干而复妆，凡三次，后以大戟、芫花、甘遂，上等分，为细末，米醋调，别笔妆傅其中，不得近着甘草处，次日缩小，又以甘草膏妆小晕三次。中间仍用大戟、芫花、甘遂如前，自然焦缩。"

6. 破结散

来源：《仁斋直指方论》

组成：海藻（洗）、龙胆草、海蛤、通草、昆布、明矾（枯）、松萝各三分，麦曲四分，半夏、贝母各二分。

功效：消瘤散结。治五瘿。

用法：上为末，酒调服，日三食。

原文："忌甘草、鲫鱼、猪肉、五辛、生菜、毒物。"

7. 昆布丸

来源：《仁斋直指方论》

组成：昆布（洗）、海藻（洗）、小麦（醋煮干）各一两。

功效：消瘤散结。治一切瘿瘤。

用法：上为末，炼蜜丸如杏核大。每一丸，食后噙咽。

8. 秘传治瘿方

来源：《仁斋直指方论》

组成：干猪靥七个（用灯盏火烘过，干，为末），海螵蛸、木香、青木香、孩儿茶各五钱，雄黄、神曲、麦芽、辰砂各一钱。

功效：消瘤散结。治一切瘿瘤神效。

用法：上为细末，用酒送下，食后令睡时服之，即睡，再不可言语，戒恼怒房室。

9. 海带丸

来源：《仁斋直指方论》

组成：海带、贝母、青皮、陈皮。

功效：理气消瘤。治瘿气久不消者。

用法：上各等分，为末，炼蜜丸如弹子大。每服一丸，食后嚼化。

原文："一方：治颔下结核不消，经效。治项下卒结囊，渐大欲成瘿者。昆布、海藻各等分，上为末，蜜丸如杏核大。含，稍稍咽津。"

10. 治瘿方

来源：《永类钤方》

组成：桔梗、茯苓、陈皮、半夏、黄芩、栀子、防风、麦冬、白芷、赤芍、昆布、海藻、海带各五钱，木香一钱，甘草一钱。

功效：顺气行痰。

用法：上水煎服，并服中九丸、金蚣丸。若已穿头者，用化肉膏贴之，至肉黑后，取出腐肉，以药线日插三次，约六七日落尽腐肉，以加味天然散生肌、平口。

11. 葛仙方

来源：《永类钤方》

组成：槟榔、昆布、马尾海藻二两。

功效：软坚散结。

用法：作末，蜜丸弹子大，空心含咽。忌食盐。

12. 针灸法

天突一穴，在结喉下宛宛中，灸三七壮，治诸般瘿疾。肩髃二穴，在髆骨头肩端两骨间陷宛中，举臂取之，男左十八壮、右十七壮，女左十七壮、右十八壮。

又灸

两耳后，发际，七壮。（《仁斋直指方论》）

灸法

男左女右，灸肘后属高骨尖点穴，却伸手背，灸七壮，并灸胸心坎骨下巨门穴五壮。常服复元通气散奏效。(《永类钤方》)

(三) 明清时期

明清时期，外科专著较多，出现了"百家争鸣，百花齐放"的局面。分阶段治疗是明清时期对甲状腺癌治疗的主要特点。

1. 海藻酒方

来源：《奇效良方》

组成：海藻（洗去碱）一斤，酒二升，渍一宿，取一二合饮之。

功效：化痰散结。

用法：酒尽将海藻曝干，捣末，酒调一钱匕，日三即瘥。如浸用绢袋盛了渍，春夏二日，秋冬三日。

原文："治颈下卒结核，渐大欲成瘿瘤。"

2. 飞龙阿魏化坚膏

来源：《外科大成》

组成：蟾酥丸药末一料，金头蜈蚣五条（炙黄，去头足，末）。

功效：化坚止痛，治失荣症，及乳岩、瘿瘤、瘰疬、结毒，初起已成，但未破者，用此贴之。

用法：研匀。用西圣膏（见首卷）二十四两，顿化，入前末药，搅匀，以红绢摊贴，半月一换。轻者渐消，重者亦可停止，常贴可以保后无虞。

3. 消瘿汤

来源：《寿世保元》

组成：海藻（洗）、龙胆草、海蛤粉各二两，通草、昆布（烧存性）、枯白矾、松萝各一两，半夏二两五钱，麦曲一两五钱，白芷一两。

功效：化痰散结消瘿。治瘿瘤、痈疽、便毒、恶疮，久漏不愈者。

用法：上为末，每服五钱，酒煮，忌甘草虾鱼猪肉五辛诸毒等物。又要吞矾蜡丸。

4. 秘传木香散

来源：《简明医彀》

组成：猪腌子七个（灯盏火烘干，为细末），海螵蛸、南木香、青木香、神曲、麦芽、孩儿茶各五钱，雄黄、辰砂各二钱。

功效：理气化痰散结。治一切瘿瘤结核。

用法：上为末，每服三钱，临睡酒调下即卧，勿言语、恼怒、房室，累验。

5. 消肿溃坚汤

来源:《万病回春》

组成:昆布(冷水洗)、海藻(微炒)、黄柏(酒炒)、知母(酒浸)、天花粉、桔梗各五钱,连翘、三棱(酒浸)、莪术各三钱(酒浸),龙胆草、黄连、黄芩(酒炒)、干葛、白芍(酒炒)各三钱,升麻、柴胡各五分,甘草(炙)五钱,归尾五分。

功效:清热化痰,散理气结。治瘿瘤结核通用。

用法:上锉,每一两,水二盏,先浸半日,煎至一盏,去渣,热服。于卧处伸足在高处,头微低。每噙一口,作十次咽下。至服毕,根据常安卧,取意在胸中停蓄之意也。另拣半料作细末,炼蜜为丸,如绿豆大。每服百丸,或百五十丸,用此汤留一口送下。

6. 内府秘传方

来源:《万病回春》

组成:海藻(热水洗净)、昆布(洗净)、海带、海螵蛸、海粉(飞过)、海螺(醋炙)、甘草少许。如颈下摇者,用长螺;颈不摇,用圆螺。

功效:化痰散结,治瘿气神效。

用法:上各等分为末,炼蜜为丸,如圆眼大,每夜临卧,口中噙化一丸,功效不可言也。

7. 项瘿方

来源:《本草纲目》

组成:黄药子一斤。

功效:化痰散结。

用法:洗净,锉细,泡酒一斗,每日早晚饮酒一杯。忌一切毒物,并须戒怒。

8. 消瘿五海饮

来源:《古今医鉴》

组成:海带、海藻、海昆布、海蛤、海螵蛸各三两半,木香、三棱、莪术、桔梗、细辛、香附各二两,猪琰子七个(陈壁土炒,去油焙干)。

功效:理气化痰散结。

用法:上为末,每服七分半,食远米汤下。

9. 清肝芦荟丸

来源:《家藏蒙筌》

组成:当归、生地(酒浸,捣膏)、白芍(酒炒)、川芎各二两,黄连、青皮、海粉、牙皂(炒)、甘草节、昆布(酒洗)、芦荟各五钱。

功效:清肝理气散结。

用法：上为细末，神曲糊丸，如梧子大。每服八十丸，白滚水量病上下食前后服之。

原文："治恼怒伤肝，气郁血燥，致生筋瘿盘瘤，其坚硬色紫，垒垒青筋，结若蚯蚓，遇喜则安，遇怒则痛，宜服此丸。"

10. 芩连二母丸

来源：《家藏蒙筌》

组成：黄芩、黄连、知母、当归、贝母（去心）、白芍、羚羊角（镑）、生地、熟地、蒲黄、川芎、地骨皮各一两，生甘草五钱。

功效：清心凉血，化瘀散结。

用法：上为末，侧柏叶煎汤，打寒食面糊为丸，如梧子大，每服七十丸，灯心煎汤送下，或作煎剂服之亦可。

11. 加味归脾丸

来源：《家藏蒙筌》

组成：香附、人参、枣仁（微炒）、远志、当归、乌药、黄芪（蜜炒）、陈皮、白术（土水炒）、贝母（去心）一两，白茯神一两，木香、炙甘草各三钱。

功效：理气宽中，开郁行痰。

用法：上为细末，合欢树根皮四两煎汤，煮老米糊丸，如梧子大。每服六七十丸，食远白滚汤送下。合欢树即夜合树。

原文："治思虑伤脾，致脾气郁结，乃生肉瘿肉瘤，软如绵，肿似馒，脾气虚弱，日久渐大，或微疼或不疼，宜服此丸。"

12. 通气散坚丸

来源：《家藏蒙筌》

组成：人参、桔梗、川芎、当归、花粉、陈皮、黄芩（酒炒）、枳实（麸炒）、半夏、胆星、贝母（去心）、海藻（酒洗）、白茯苓、香附、石菖蒲、生甘草各一两。

功效：理气散结消瘤。

用法：上为细末，荷叶煎汤为丸，如豌豆大，每服一钱，食远灯心、生姜煎汤送下。

原文："治劳伤元气，腠理不密，外寒搏之，致生气瘿气瘤，色白不赤，软而不坚，由阴阳失度，随喜怒消长，宜服此方。"

13. 海藻玉壶汤

来源：《家藏蒙筌》

组成：海藻、陈皮、昆布、青皮、川芎、当归、连翘（去心）、半夏、浙贝母（去心）、甘草节、独活各一钱，海带五分。

功效：化痰软坚，理气散结。

用法：水煎服。

原文："治瘰瘤初起，或硬或肿，或赤不赤，但未破者。"

14. 调元肾气丸

来源：《家藏蒙筌》

组成：生地（酒煮软，捣膏）四两，山茱萸、山药、丹皮、茯苓各二两，人参、归身、泽泻、麦冬（去心，捣膏）、龙骨各一两，地骨皮一两，木香、砂仁（姜水炒）各三钱，黄柏（盐水炒）、知母（童便炒）各五钱。

功效：滋阴降火，益气养血。

用法：上为细末，鹿角胶四两，老酒化稠，加蜂蜜四两同煎，滴水成珠，和药为丸，如梧子大，每服八十丸，空心温酒送下，忌萝卜、火酒、房事。

原文："治恣欲伤肾，肾火郁遏，骨元荣养，致生石瘿骨瘤。石瘿宜前海藻玉壶汤，骨瘤元宜此丸。其患坚枯于骨，形体渐弱，气血不荣，皮肤枯槁等症，即宜服此丸。"

15. 八珍汤

来源：《家藏蒙筌》

原文：见补益门，治气血两虚，肝胆二经结核，依本方加栀子、胆草以养气血、清肝火。

薛立斋治

一男子，左腿外侧近臀肿一块，上有赤缕，三年矣，饮食起居如常，触破涌出脓血，发热恶寒。此胆经受证。故发于腿外侧，诊其脉左尺洪数，左关弦洪，此肾水不能生肝木，用补中益气汤、六味地黄丸而痊。

16. 南星膏

来源：《古今医鉴》

组成：生大南星一枚。

功效：化痰散结。

用法：细研稠黏，滴好醋三七滴为膏。如无生者，以干者为末，醋调作膏，先将小针刺瘤上，令气透贴之，痒则频贴。

原文："治皮肤、手足、头面生疣瘤，大者如拳，小者如栗，或软，或坚而不痛。……一方加草乌、细辛、白芷。"

17. 中品锭子

来源：《串雅内外编》

组成：白矾二两八钱五分，乳香、没药各五钱五分，朱砂三钱，牛黄四分五厘，砂一钱（半生半熟），金信一两五钱（以火煅尽黑烟，止用淡清烟）。

功效：活血消瘤。专治翻花瘿瘤等症。

用法：先将砒末入紫泥罐内，次用矾末盖之，以炭火煅令烟尽，取出研极细末，用糯米糊和为梃子，状如线香，阴干，纳疮内三四次，年深者五六次，其根自腐溃。如疮露在外，更用蜜水调搽，干上亦可。

18. 枯瘤散

来源：《串雅内外编》

组成：灰苋菜（晒干烧灰）半碗，荞麦（烧灰）半碗，风化石灰一碗，和一处淋汁三碗，慢火熬成霜取下，加番木鳖三个，巴豆六十粒（去油），胡椒十九粒（去粗皮），明雄黄一钱，人信一钱。

功效：敛口收功。

用法：为末，入前药和匀，瓷瓶收用，不可见风。以滴醋调匀，用新羊毛笔蘸药点瘤上，瘤有碗大，则点如龙眼核大；若茶杯大，则点如黄豆大。干则频点之，其瘤干枯自落。如血瘤破，以发灰掺之，外以膏护好，自能敛口收功。

19. 敛瘤膏

来源：《串雅内外编》

组成：海螵蛸、血竭、轻粉、龙骨、象皮、乳香各一钱，鸡蛋五个（煮熟用黄熬油一小钟）。

功效：生肌收口。

用法：上各研细末，将蛋油调匀，用甘草汤洗净患处，以鸡毛扫敷，再将膏药贴之。

原文："治瘿瘤枯落后，用此搽贴生肌收口。"

20. 神效开结散

来源：《济世全书》

组成：沉香、木香各二钱，橘红四两，珍珠四十九粒（入砂罐内，以盐泥封固，煅赤取出，去火毒用），猪腌子肉四十九枚（用豚猪者，生项间，如枣子大）。

功效：消瘿块。

用法：上为末，每服一钱，临卧酒调，徐徐咽下。患小三五服，大者一剂愈。

21. 海藻散坚丸

来源：《赤水玄珠》

组成：海藻、昆布各二两，小麦四两（醋煮，晒干），柴胡二两，龙胆（酒拌，炒焦）二两。

功效：治肝经瘿瘤。

用法：为末，蜜丸，梧子大，每服三十丸，临卧白汤送下，嚼化咽之尤妙。凡患瘰疬，服调治之药未应，宜佐以前二药。

22. 药线

来源：《验方新编》

组成：芫花二钱半，壁钱一钱（要有子者，即壁上喜蛛窠，白如钱大者是也），白丝细线钱半。

功效：治齿上生锯，并疮痔瘿瘤顶大蒂小之症，及尾脊之处生尾突出，神效。

用法：用水一碗，慢火熬至水干为度，取线阴干。小者用线一根，大者用线二根，系蒂根上，双扣捆扎，留出线头，每日渐渐收紧。

23. 冰蛳散

来源：《验方新编》

组成：大田螺五个（去壳，线穿晒干），白砒一钱二分（面裹煨熟），顶上牙色梅花冰片一分，真硇砂二分。

功效：软坚散结，清热消瘰。

用法：各为细末，和匀再研，瓷瓶收贮，以蜡封口，不可泄气。先将瘰疬用隔艾灸法（见痈毒诸方）灸七次，候灸处起泡，用小针挑破，将此药一二厘，口水调成饼贴上，上用膏药（不论何项膏药灸）盖之，一日一换。七日后四边裂缝，再贴七日，其核自粘膏药而出矣。瘰形长者及根大头小者忌用。并治瘿瘤头大根小者亦效。

24. 水火既济膏

来源：《惠直堂经验方》

组成：麻油二十两，象皮三钱，红花三钱五分，大蓖麻二十粒（去壳），五铢钱二个，蟛蜞六个，头发（洗净）大把，红丹八两。

功效：活血化瘀散结。

用法：同入锅内，用槐枝搅熬，一滚取起，连锅放水缸内，顿一时再熬，如此数十次熬，至滴水成珠为度，离火，入乳香、没药、儿茶、麝香各末四分，搅匀摊贴。

原文："治夹棍瘿瘤烂疮。跌打损伤风痛。"

25. 瘿瘤方

来源：《秘方集验》

组成：白砒、硇砂、黄丹、轻粉、雄黄、乳香、没药、硼砂各一钱，斑蝥二十个，田螺（大者去壳）三枚（晒干切片）。

功效：活血化瘀散结。凡瘿瘤初起，成形未破者，及根蒂小而不散者。

用法：共研，糠米粥调和，捏作小棋子样，曝干，先灸瘤顶三炷，以药饼贴之，上用黄柏末水调，盖敷药饼，候十日外，其瘤自落。次用敛口生肌膏药。血竭、轻粉、龙骨、海螵蛸、象皮、乳香各三钱，生鸡蛋十五枚（煮熟用黄熬油一小盅），各研细末，入鸡蛋油内搅匀，每日早晚用甘草汤洗净患处，鸡翎蘸涂，膏花盖贴，即愈。

26. 万灵散

来源：《吴氏医方汇编》

　　组成：杏仁（去皮尖）二十一个（铜勺内微炒，去油，成粉），轻粉三钱，乳香（去油）三钱，没药（去油）三钱，冰片一分，麝一分。

　　功效：活血消肿散结。

　　用法：如消肿，加大黄二钱，白芷二钱。共为细末，磁器收贮，黄蜡封口。用时以唾津调搽。

　　原文："治无名肿毒、瘰瘤初起。"

　　经过梳理发现，金代张从正在《儒门事亲》中提出用海带、海藻、昆布防治瘿病，李时珍在《本草纲目》中载有用黄药子酒治疗瘿病等，至今这些中药仍是治疗甲状腺肿瘤的要药，延用不衰。在《千金要方》《千金翼方》《外台秘要》等古医籍中已记载有数十首治瘿的方剂，有着用羊靥、鹿靥以脏治脏的方剂。各医家根据自己的经验总结，提出了各种不同治则治法。

第六章　恶性淋巴瘤

恶性淋巴瘤（malignant lymphoma）是原发于淋巴结或结外淋巴组织和器官的免疫细胞肿瘤，可发生于身体的任何部位，淋巴结、扁桃体、脾和骨髓最易累及，按病理和临床特点大致分为霍奇金淋巴瘤（Hodgkin's lymphoma，HL）和非霍奇金淋巴瘤（non‑Hodgkin's lymphoma，NHL）两大类。与其他恶性肿瘤相比，其最显著的特点是多样性，主要表现为淋巴组织分布广泛，淋巴细胞种类多样。

淋巴瘤在发达国家占全部恶性肿瘤排序的第7位，在发展中国家为第9位，发病率在所有恶性血液病中居首位。NHL约占全人群恶性肿瘤的3%左右，中位发病年龄51~60岁，发病率随年龄增长有持续上升的趋势。发达国家高发年龄区段为男性60~70岁、女性70~74岁，但在发展中国家则年轻人占有相当高的比率。HL是相对少见的恶性肿瘤，在欧美各国发病率较高，在我国发病率较低，大致占全部淋巴瘤的10%~20%。发病率与年龄相关，只有一个发病高峰年龄（约40岁），不同于欧美的双峰态分布。据统计，我国淋巴瘤发病率为6.68/10万，占全部恶性肿瘤发病的2.34%，病死率为3.75/10万，占全部恶性肿瘤死亡的2.08%，并呈逐年上升趋势。

淋巴瘤起源于人类免疫系统细胞及其前体细胞，其本质是在体内外有害因素作用下，不同阶段的免疫细胞被转化或机体正常调控机制紊乱而发生的异常分化和异常增殖，但其确切病因至今尚未得到阐明。目前病毒病因学说最受重视，近年也有学者提出其发病与机体免疫缺陷有关。某些理化因素、遗传基因突变、细菌感染都被认为与淋巴瘤的发生有关。近年来，幽门螺杆菌（Hp）感染与胃黏膜相关淋巴组织（MALT）淋巴瘤的相关性受到广泛关注。

【相关证候源流】

在中医古代文献中未见有淋巴瘤病名，但"石疽""恶核""失荣""痰核""疵痈"等描述时与淋巴瘤病症类似。其相关证候论述散见于各时期医著中。

一、上古至春秋战国时期

上古至春秋战国时期为中医学的萌芽时期，其代表作以《黄帝内经》《难经》为主，其中与淋巴瘤的相似的证候及病名较为少见，但《黄帝内经》中已提出"失精"和"脱营"的病名，为后世该病（"失荣"）相关研究奠定基础。

《素问·疏五过论》："凡未诊病者，必问尝贵后贱，虽不中邪，病从内生，名曰脱营。尝富后贫，名曰失精。"后世明代陈实功根据《黄帝内经》中的此段论述进一步阐发，首次提出"失荣"病名，并在《外科正宗》中对该病的临床表现、病势病位、转归发展予以详细阐述。

二、秦汉至隋唐时期

秦汉至隋唐时期，有关淋巴瘤的相关证候论述明显增多。如"恶核"病名出自东晋葛洪的《肘后备急方》，在隋代巢元方的《诸病源候论》中进一步对恶核的病名、临床表现、病因病机等进行了详细阐述、补充；"石疽"病名最早见于隋代巢元方的《诸病源候论·石疽候》，较大丰富了肿瘤相关证候的描述。

《诸病源候论》："恶核者，肉里忽有核，累累如梅李，小如豆粒，皮肉燥痛，左右走身中，卒然而起，此风邪夹毒所成。其亦似射工毒，初得无常处，多恻恻痛，不即治，毒入腹，烦闷恶寒即杀人。久不瘥，则变作瘘。"

《诸病源候论》："恶核者，是风热毒气与血气相搏，结成核，生颈边。又遇风寒所折，遂不消不溃，名为恶核也。"

《外台秘要》："身面石疽，状如痤疖而皮厚：楮实子捣，敷之。"

《肘后备急方》："恶核病者，肉中忽有核如梅李，小者如豆粒。皮中惨痛，左右走，身中壮热，瘰恶寒是也，此病卒然如起。有毒入腹杀人，南方多有此患。宜服五香连翘汤，以小豆敷之。立消，若除核，亦得敷丹参膏。"

《肘后备急方》："五香连翘汤，疗恶肉，恶脉，恶核，瘰疬风结肿气痛。"

《肘后备急方》："丹参膏，疗恶肉，恶核，瘰疬，风结，诸脉肿。"

《备急千金要方》："恶核瘰疬瘰疽等，多起岭表，中土鲜有，南方人所食杂类繁多，感病亦复不一，仕人往彼深须预防，防之无法，必遭其毒，唯五香汤、小豆散（即麻子小豆散，本卷痈疽门）、吴茱萸皆其要药。"

《备急千金要方》："北方仕子游官至彼，遇其丰赡，以为福佑所臻。是以尊卑长幼，恣口食啖，夜常醉饱，四体热闷，赤露眠卧，宿食不消，未逾期月，大小皆病，或患霍乱脚气胀满，或寒热疟痢恶核疔肿，或痈疽痔漏，或偏风猥退，不知医疗，以至于死。"

《华佗神方》："大者谓之恶核，小者谓之痰结，毒根最深，极不易治。未溃之前，忌贴凉膏，忌服凉药。"

三、宋至金元时期

宋至金元时期，有关淋巴瘤相关证候论述亦颇多。

《圣济总录》："石疽与石痈之证同，比石痈为深，以寒客经络，气血结聚而不得散，隐于皮肤之内，重按如石，故谓之石疽，痈疽皆热气所作，今寒气为梗，故凝结不化，其毒内著，结硬如石，治宜温其经络，使热气得通，其毒外泄，故能腐熟而发散，化脓血而出也。"

《外科精义》："及有缓疽、石疽，与附骨疽亦相类矣。异者，盖缓疽、石疽皆寒气所作，深伏于骨髓之间，有肿与皮肉相似。若疼而坚硬如石，故谓之石疽；缓疽其热缓慢，积日不溃，久乃亦紫黯色，皮肉俱烂，故名曰缓疽。"

《太平圣惠方》："治唇上生恶核肿，由脾胃风热壅滞，独活散方。"

《太平圣惠方》："夫小儿恶核者，是风毒气，与血气相搏，结成核生颈边，又遇风寒所折，遂不消不溃，名为恶核也。"

《太平惠民和剂局方》："五香连翘汤治一切恶核、瘰疬痈疽、恶肿等病。"

《仁斋直指方论》："痈疽恶核，男以左边为重，女以右边为重。"

《仁斋直指方论》："恶核漏疮，并戒怒气，不然核则大，漏则水多。"

四、明清时期

明清时期，对淋巴瘤的认识进一步加深，明代陈实功根据《黄帝内经》中的此段论述进一步阐发，首次提出"失荣"病名，并在《外科正宗》中对该病的临床表现、病势病位、转归发展予以详细阐述。时至清代，对失荣的认识以及对病名的理解进一步加深。高秉钧在《疡科心得集》中进一步对"失荣"病名进行详尽描述，并从病位、病形、病势、病性等多方面对临床症状加以概括，使得该病全貌跃然于纸上，切实指导了临床。清代吴谦继承前辈医家经验，在《医宗金鉴》中对该病进行归纳描述，将石疽的好发部位、质地、颜色、进展情况以及不良预后均加以阐述，具有重要的诊断意义。"痰核"病名首见明代李梴的《医学入门》，泛指体表的局限性包块，清代医家林珮琴所著《类证治裁》中进一步对痰核进行描述，不仅对痰核的症状特点以及好发部位进行了描述，同时还指出了该病"坚而难愈"的不良预后。清代王维德所著《外科证治全生集》，作为集大成者，将以上诸同类疾病归纳总结、合而为一，统称为阴疽病；王维德对失荣、石疽、痰核、恶核疾病加以归纳，并且求同存异，于细微处加以鉴别，指导临床，同时还提出该病毒发五脏、速长难消的论断。明清时期医家在前辈医家研究基础上整理总结，延续创新，不断丰富着淋巴瘤相关证候的描述，为后世所宗。

《景岳全书》："故附骨痈疽，及鹤膝风证，唯肾虚者多患之。前人用附子者……若被贼风所伤，患处不甚热，而洒淅恶寒，不时汗出，熨之痛止，少者须大防风汤，及火龙膏治之，若失治则为弯曲、偏枯。有坚硬如石者，谓之石疽。若热缓，积日不溃，肉色赤紫，皮肉俱烂，名缓疽。"

《普济方》："夫人之气血，得热则润泽，得寒则凝结。石痈者寒气凝结致热，一气不得散，故其肿结确实有核，皮肉不甚热，微痛，热时自歇，此寒多热少，坚硬如石之状，而谓之石痈。久久热气乘之，乃有脓也。治宜温调营卫，散其寒邪，使气得阳而外发，则肿硬自消，而脓血出矣。"

《本草撮要·卷二木部》："楮实,味甘,入足太阴少阴经,功专软骨。得茯苓治水气臌胀。研末涂身面石疽,水浸取沉香,酒蒸用。皮治水肿气满尤捷。以汁和白及飞面,调和接纸,永不解脱。叶甘凉,祛湿热,治老少下痢瘴痢。为末,白痢姜汤下,赤痢沙糖汤下。一名谷实。"

《奇效良方》："沉香汤:治石疽,肿毒结硬,口干烦热,四肢拘急不得卧。"

《验方新编》："王洪绪曰:阴毒之症,皆皮色不变。然有肿与不肿者,有痛与不痛者,有坚硬难移,有柔软如绵者,不可不为之辨。夫肿而不坚,痛而难忍者,流柱也;肿而坚硬微痛者,贴骨、鹤膝、横痃、骨槽等类也;不肿而痛,骨骱麻木,手足不仁者,风湿也;坚硬如核、初起不痛者,乳岩、瘰疬也;不痛而坚、形大如拳者,恶核、失荣也;不痛不坚,软而渐大者,瘿瘤也;不痛而坚,坚如金石,形大如升斗者,石疽也。此等症候尽属阴虚,无论平塌大小,毒发五脏,皆曰阴疽。如其疼痛者易消,重按不痛而坚者,毒根深固,消之不易,则治之尤不容缓也。"

《验方新编》："大者称恶核,小者痰核,与石疽初起相同,然其寒凝甚结,毒根最深,却不易溃。"

《验方新编》："失荣:此患多生肩胛以上。初起微肿,皮色不变,日久渐大,坚硬如石,推之不移,按之不动,其症与石疽相同,急服石疽各方治之。"

《临证一得方》："肝肾内亏,虚火因之上越,凝结耳傍,日渐长大,坚实着骨,已经半载,此上石疽也。脉来沉数,已非退势,溃则溢血难理,全在抛却世务事,宜耐心调养,庶可延年。"

《临证一得方》："卫任不充,情志抑郁,郁痰凝结,中石疽顽硬,脉滞神疲,虽未穿溃,瘤疾已成,善自调养,勿致增剧为幸。"

《经验选秘》："石疽,初起如恶核,渐大如拳,急以阳和汤、犀黄丸,每日轮服可消,如迟至大如升斗,仍如石硬不痛,又日久患现红筋则不治。"

《简明医彀》："有在腰胯之间,患疽如石不溃者,名石疽,属少阳、阳明二经之积热。邪毒内结,元气不足,不能起发,急服活命饮加羌活、独活、柴胡、黄芩,及紫金锭汗之。实者一粒金丹,或黄连内疏汤下之,随服十全大补汤、人参养荣汤托之。"

《杂病源流犀烛》："其肿与皮肉相似,疼而坚硬如石,名石疽(宜生商陆根打烂,和盐许涂敷,日换一次即软),甚有肿痛,口干烦热,四肢拘急者(宜沉香汤)。由石疽推之,又有石痈,结硬发热,毒气攻冲不定,疼痛者是也(宜黄连散)。"

《冯氏锦囊秘录》："凡内伤酒食,脾胃营运之气有亏,不能上升,乃下流乘其肝肾之佐,注于足胫,加之房事不节,邪气柔虚,乃为脚气,久而不愈,遂成瘤疾,坚硬如石,谓之石疽。"

《冯氏锦囊秘录》："故体虚之人为冷气所袭,经久不消,极阴生阳,寒化为热而溃也。若误用寒凉,必成废疾,或挛曲偏枯,或痿弱不起,或坚硬如石为石疽,或日久始溃，皮肉俱腐为缓疽，下部道远，非桂附不能下达也。况肾主骨，而臀以下俱属肾，非桂附不能入其经而宣行也。"

《冯氏锦囊秘录》："宝坻赵太先生，年七十二岁，抱病两月余，诸医不能疗，且不能识，乃延余视，其病右颊肿硬，连及颐项耳后，一片坚实，不热不疼，医治七十余日。凡解毒攻托，敷贴熏洗总无一效，渐至口内出脓，牙噤不开，饮食少进，精神日衰，脉则洪大而空，余知为气血大衰，阴寒所聚，书即所谓石疽是也。"

《医学入门》："缓疽、石疽，皆寒气伏于骨髓。但缓疽其热缓慢，色紫黯，久则皮肉俱烂；石疽肿与皮肉相似，疼痛坚硬如石。二者初起，便宜温热托里补虚，次乃随证调治。"

《外科证治全书》："至若发无定处者，为时毒，为黄水疮，为恶核，为石疽，为瘿瘤，为流注，为疔疮，为多骨疽，为痼发，为蛇瘴瘰疬，为大麻风，为杨梅疮，为结毒，为血箭，为痣，为血风疮，为白驳风，为血痔，为赤白游风，为汗斑，紫白癜风，为疬疡风，为破伤风，为发痉，为风疳，为顽癣，为痞瘤，为蛇风虱（白疕），为疥疮，为大赤疮，为猫眼寒疮，为鱼脊疮，为翻花疮，为漆疮，为天疱疮，为栗疮（作痒为傲冬疮），为疮鼓，为天火丹毒，为瘴疽，为痛风，为痒风，为毒气攻心，为疮口误入毒水，为诸疮生蝇蛆，为暑令疡痍小疖，为体气，为黑子痣。"

《外科证治全书》："石疽初起如恶核，坚硬不痛，渐大如拳。急以阳和汤、犀黄丸每日轮服，紫元丹间服可消。如迟至大如升斗者亦石硬不痛。又日久患现筋纹，偶作抽痛，虽按之如石，而其内已作脓矣。现红筋者其内已通血海，不治；现斑黑者乃自溃之证，溃则流血，三日内死；现小块高低如石岩者，主三百日后必发大痛，不溃而死。唯现青筋者，其内已成黄浆，尚可治，令日服阳和汤，外用活商陆根捣烂，加食盐少许敷之，数日作痒，半月皱皮，日敷日软而有脓袋挂下，以银针穿之，用千金内托散加熟地，倍生芪，各一两，同阳和汤煎服，大剂补托。十剂后以阳和解凝膏随其根盘贴满，独留患孔，再加绷缚法，使其皮膜相连，易于脓尽生肌。接用十全大补、加味保元等汤（参芪忌灸），服至收功。"

《证治准绳·疡医》："或问一人患疽于腰胯之间，肉色不变，坚硬如石，经月不溃者何如？曰：此名石疽。属少阳、阳明二经积热所致，邪毒固结，元气不足，故不能起发。活命饮加独活、羌活、柴胡、黄芪，及紫金丹汗之，壮实者，八阵散、一粒金丹下之。老弱者，十全大补汤、人参养荣汤托之。若黑陷不起，麻木不痛，呕哕不食，精神昏乱，脉散或代者死。神清脉和，服台阁紫微丸。"

《外科心法要诀》："石疽生于颈项旁，坚硬如石色照常，肝郁凝结于经络，溃后法依瘰疬疮。"

《外科心法要诀》："石疽寒凝瘀血聚，生于腰胯最缠绵，坚硬如石皮不变，时觉木痛消溃难。"

《外科大成》："石疽生颈项间，坚硬如石，皮色不变，由沉寒客于经络，气血凝结而成。初起者用艾灸之，至五七十壮方止。次以麦饭石膏贴之。渐渐求愈，非若失荣之顽恶也。"

《外科大成》："石疽生腰胯之间，肿而无头，皮色不变，坚硬如石，属少阴阳明二经积热所致，治同湿流注。亦由元气虚而邪气固结也。若黑陷麻木，呕哕不食，神昏脉散而代者死。"

《外科大成》："冯鲁瞻曰：耳下石疽者，不脓不疼是也。大宜养肝血，滋肾水，温补可化。如少年脉疽肿不变色，漫肿疼痛，坚硬如石，此寒气之肿也。或捣生商陆根，加盐少许敷之。"

《疡医大全》："实者，少佐以清肝，然不可轻用行气破血之药。（《锦囊》）汪省之曰：石疽多生耳项。（《理例》）窦汉卿曰：石疽与石痈同，唯石疽深寒客于经络，血气结聚不散，隐于皮内，坚肿按之如石；此毒若连颈项之节，内先腐烂，方出皮肤。如脓出颈项者即死。初起宜艾火灸三四十壮，发于额面者，不可灸也。又曰：商陆捣敷石疽最效。"

《外科全生集》："王姓媳，颈内瘰疬数个，两腋恶核三个，又大腿患一毒，不作疼痒。百余日后，日渐发大，形几如斗，按之如石，皮现青筋，常用抽痛。经治数人，皆称曰瘤。余曰：瘤系软者，世无石硬之瘤，乃石疽也。"

《外科全生集》："鸭蜒因毒夹于腋中，鱼肚缘患生于腿肚，失荣独在项间，夹疽双生喉侧，脚骨号夹棍之疮，溃烂肌肤，则为驴眼。"

《彤园医书（外科）》："上石疽生颈项两旁，形如桃李，皮色不变，坚硬如石，臖痛不热，由肝经郁结，致气血凝滞经络而成。初小渐大，难消难溃，既溃难敛，疲顽之症也。"

《脉义简摩》："小儿脑后耳后多核者，此太阳、少阳之气不达，常病寒热，气与液搏结而成，所谓恶核失荣也。亦由于先天不足。宜外治以散之，内服生津补血之剂以清之。愈后，须用温补以助肾气。核多者，不宜种痘，以其气结也。旧法：生山药擦之。"

《普济方》："夫恶核病者，肉中忽有核累累如梅李核，小者如豆粒，皮肉疹痛壮热，索恶寒是也，与诸疮根瘰疬结筋相似。其疮根瘰疬，因疮而生，是缓无毒。恶核病猝然而起，有毒，若不治入腹，烦闷杀人。盖由冬月受温风，至春夏有暴寒相搏，气结成此毒也。"

《普济方》："凡恶核初似被射工毒，无常定处，多恻恻然痛，或时不痛。人不痛者便不忧，不忧则救迟，救迟即杀人，是以宜早防之。"

《寿世保元》："四围坚中软者，此为有脓审也，一边软亦可有脓。都坚者此为恶核，或有气也。都软者此为有血，血瘤也。当审坚软虚实为要。若坚疽积久后，若更变热，偏有软处，当软处切不可针破也。软疽者温暖裹衣置之，若针灸刺破，不可疗也。"

《外科全生集》："马曰：恶核难溃敛，即服药亦难取效。大忌开刀，洵是至言。"

《市隐庐医学杂著》："瘰疬、乳岩、流注、贴骨、鹤膝、横痃、骨槽、恶核、失荣、马刀、石疽之属，皆属阴虚，尽在阴疽之类。"

《外科心法要诀》："失荣耳旁及项肩，起如痰核不动坚，皮色如常日渐大，忧思怒郁火凝然。日久气衰形削瘦，愈溃愈硬现紫斑，腐烂浸淫流血水，疮口翻花治总难。"

《外科正宗》："又有失荣肿，坚硬如岩凸；强阴失道症，形状要分别。"

《外科正宗》："失荣症：生于耳前后及项间，初如痰核，久则坚硬渐大如石；破后无脓唯流血水，坚硬仍作，肿痛异常，乃百死一生之症。"

《外科正宗》："失荣者，先得后失，始富终贫，亦有虽居富贵，其心或因六欲不遂，损伤中气，郁火相凝，隧痰失道停结而成。其患多生肩之以上，初起微肿，皮色不变，日久渐大，坚硬如石，推之不移，按之不动；半载一年，方生阴痛，气血渐衰，形容瘦削，破烂紫斑，渗流血水。或肿泛如莲，秽气熏蒸，昼夜不歇，平生疙瘩，愈久愈大，越溃越坚，犯此俱为不治。"

《外科证治秘要》："痈疽、疔毒、痰瘤之外，另有奇特名色，今古相传，亦不可不知。如生于腿湾名曲鳅，生于跨凹名鱼口，生于颈间硬而不移；按之尚有情者，名马刀痰；按之无情如石者，名失荣。"

《疡科心得集》："一大方中有四绝证：风、痨、臌、膈是也。疡科中亦有四绝证：谓失荣、舌疳、乳岩、肾岩翻花是也。"

《疡科指南医案》："血从清窍而出，继见颈侧患疡，板硬无情，神形顿改，所谓失荣，独阳无阴者不治，独阴无阳者亦不治，此其是也。"

《万氏家抄济世良方》："凡人身中有结核，不痛不红，不作脓者，皆痰核也。"

《绛囊撮要》："犀黄丸治乳岩瘰疬，痰核流注，横痃肺痈，小肠痈，一切腐溃阴疽，神效。"

《类证治裁》："结核经年，不红不痛，坚而难移，久而渐肿疼者，为痰核，多生耳项肘腋等处，宜消核丸。"

中医学对淋巴瘤的认识是一个逐渐加深的过程，从《内经》"失精"概念的提出，到东晋的《肘后备急方》、隋代巢元方的《诸病源候论》"恶核""石疽"等病名、临床表现、病因病机认识的详细阐述补充，再到明清时期医家在前辈医家研究基础上整理总结，对失荣、石疽、痰核、恶核疾病加以归纳，并且求同存异，延续创新，基本总结出了淋巴瘤常见的临床证候表现。

【病因病机】

淋巴瘤的病因病机复杂，至今现代医学也未能完全阐明。中医学对淋巴瘤病因病机的认识是一个逐渐发展的过程，早期《内经》《难经》中"失精"和"脱营"病名的提出，为后世该病（"失荣"）相关研究奠定基础，《诸病源候论》中进一步对恶核的病名、临床表现、病因病机等进行详细阐述补充；至明清时期医家在前辈医家研究基础上整理总结，延续创新，明代陈实功首次提出"失荣"病名，清代高秉钧在《疡科心得集》中进一步对"失荣"病名进行详尽描述。"痰核"病名首见于明代李梴的《医学入门》，泛指体表的局限性包块；清代医家林珮琴在《类证治裁》中进一步对痰核进行描述，同时还指出了该病"坚而难愈"的不良预后。清代王维德所著《外科证治全生集》，作为集大成者，将以上诸同类疾病归纳总结、合而为一，统为阴疽病。目前认为，淋巴瘤发生与正气虚损（内因）和邪毒入侵（外因）关系较密切。一般而言，多有禀赋不足、饮食失调、劳倦过度、情志不畅等导致的正气不足，后六淫之邪乘虚袭内，痰、虚、毒、瘀杂合久聚不散而致血脉痹阻，经脉不濡，以发此病。

1. 正气内虚

"正气存内，邪不可干""邪之所凑，其气必虚"。正气内虚，脏腑阴阳失调，是患淋巴瘤的主要原因。先天不足，或后天失养，导致元阳不足，寒湿内生，血脉痹阻，瘀血内生；阴液不足，虚而生热，精伤热煎，百脉难养，经脉血瘀而致本病。

2. 七情刺激

过喜伤心，心气不足则血脉痹阻；郁怒伤肝，肝气失达，瘀滞气结；忧思伤脾，脾失健运，饮停痰凝，郁结筋脉；惊恐伤肾，肾阳不足则水湿内停，肾阴亏虚则虚热内生，煎熬津液，经脉不濡而致本病。

3. 饮食不节

膏粱厚味、辛炙醇酒，或过食寒凉等伤及脾胃，运化失司，湿热毒生，或寒湿内成，蕴积筋脉、脏腑；误食或过食有毒之物致脾胃内损，气机逆乱，痰湿、毒物积存体内，流窜脏腑而致本病。

4. 外感六淫

脏腑虚弱，无力抵抗，邪气乘虚而入，或外邪亢盛直入脏腑，寒凝筋脉，血液瘀阻；热灼津液，湿邪久聚不散而致本病。

而关于内外病邪的种类及致病方式，古代医籍早有描述，归纳起来，导致淋巴瘤的内外病因不外以下内容：寒邪凝聚；积热毒生；误治生变；劳伤、房劳、饮食、情志、外邪、汗下过度杂合而致。

附一：病因病机古今选要

1. 正气内虚

《验方新编》："王洪绪曰：阴毒之症，皆皮色不变。然有肿与不肿者，有痛与不痛者，有坚硬难移，有柔软如绵者，不可不为之辨。夫肿而不坚，痛而难忍者，流注也；肿而坚硬微痛者，贴骨、鹤膝、横痃、骨槽等类也；不肿而痛，骨骱麻木，手足不仁者，风湿也；坚硬如核，初起不痛者，乳岩、瘰疬也；不痛而坚，形大如拳者，恶核、失荣也；不痛不坚，软而渐大者，瘿瘤也；不痛而坚，坚如金石，形大如升斗者，石疽也。此等症候尽属阴虚，无论平塌大小，毒发五脏，皆曰阴疽。如其疼痛者易消，重按不痛而坚者，毒根深固，消之不易，则治之尤不容缓也。"

《市隐庐医学杂著》："瘰疬、乳岩、流注、贴骨、鹤膝、横痃、骨槽、恶核、失荣、马刀、石疽之属，皆属阴虚，尽在阴疽之类。"

《临证一得方》："肝肾内亏，虚火因之上越，凝结耳傍，日渐长大，坚实着骨，已经半载，此上石疽也。脉来沉数，已非退势，溃则溢血难理，全在抛却世务，宜耐心调养，庶可延年。"

《脉义简摩》："小儿脑后耳后多核者，此太阳、少阳之气不达，常病寒热，气与液搏结而成，所谓恶核失荣也。亦由于先天不足。宜外治以散之，内服生津补血之剂以清之。愈后，须用温补以助肾气。核多者，不宜种痘，以其气结也。旧法：生山药擦之。"

2. 七情刺激

《临证一得方》："卫任不充，情志抑郁，郁痰凝结，中石疽顽硬，脉滞神疲，虽未穿溃，瘤疾已成，善自调养，勿致增剧为幸。"

《外科心法要诀》："石疽生于颈项旁，坚硬如石色照常，肝郁凝结于经络，溃后法依瘰疬疮。"

《彤园医书（外科）》："上石疽生颈项两旁，形如桃李，皮色不变，坚硬如石，瞀痛不热，由肝经郁结，致气血凝滞经络而成。初小渐大，难消难溃，既溃难敛，疲顽之症也。"

《外科心法要诀》："失荣耳旁及项肩，起如痰核不动坚，皮色如常日渐大，忧思怒郁火凝然。日久气衰形削瘦，愈溃愈硬现紫斑，腐烂浸淫流血水，疮口翻花治总难。"

《疡科纲要》："此外唯有五志之火，七情之郁，其来以渐，结为坚肿。如乳癖、乳岩、失荣、石疽等证，则由来已久，蒂固根深，虽有养液和荣、软坚流气之良法，而苟非病者摆脱尘缘，破除烦恼，怡情悦性，颐养太和，则瘤疾难疗，必无希冀；而其余诸证，批郤导窾，孰不迎刃而解。"

3. 寒邪凝聚

《圣济总录》曰：石疽与石痈之证同，比石痈为深，以寒客经络，气血结聚而不得散，隐于皮肤之内，重按如石，故谓之石疽，痈疽皆热气所作，今寒气为梗，故凝结不化，其毒内著，结硬如石，治宜温其经络，使热气得通，其毒外泄，故能腐熟而发散，化脓血而出也。

《普济方》："夫人之气血，得热则润泽，得寒则凝结。石痈者寒气凝结致热，一气不得散，故其肿结确实有核，皮肉不甚热，微痛，热时自歇。此寒多热少，坚硬如石之状，而谓之石痈，久久热气乘之，乃有脓也。治宜温调营卫，散其寒邪，使气得阳而外发，则肿硬自消，而脓血出矣。"

《冯氏锦囊秘录》："故体虚之人为冷气所袭，经久不消，极阴生阳，寒化为热而溃也。若误用寒凉，必成废疾，或挛曲偏枯，或痿弱不起，或坚硬如石为石疽，或日久始溃，皮肉俱腐为缓疽，下部道远，非桂附不能下达也。况肾主骨，而臀以下俱属肾，非桂附不能入其经而宣行也。"

《冯氏锦囊秘录》："宝坻赵太先生，年七十二岁，抱病两月余，诸医不能疗，且不能识，乃延余视，其病右颊肿硬，连及颐项耳后，一片坚实，不热不疼，医治七十余日。凡解毒攻托，敷贴熏洗，总无一效，渐至口内出脓，牙噤不开，饮食少进，精神日衰，脉则洪大而空，余知为气血大衰，阴寒所聚，书即所谓石疽是也。"

《验方新编》："大者称恶核，小者痰核，与石疽初起相同，然其寒凝甚结，毒根最深，却不易溃。"

《外科心法要诀》："石疽寒凝瘀血聚，生于腰胯最缠绵，坚硬如石皮不变，时觉木痛消溃难。"

《外科大成》："石疽肿不变色，漫肿疼痛，坚硬如石，此寒气之肿也。或捣生商陆根，加盐少许敷之。"

4. 积热毒生

《简明医彀》："有在腰胯之间，患疽如石不溃者，名石疽，属少阳、阳明二经之积热。邪毒内结，元气不足，不能起发，急服活命饮加羌活、独活、柴胡、黄芩，及紫金锭汗之。实者一粒金丹，或黄连内疏汤下之，随服十全大补汤、人参养荣汤托之。"

《外科大成》："石疽生腰胯之间，肿而无头，皮色不变，坚硬如石，属少阴阳明二经积热所致。治同湿流注，亦由元气虚而邪气固结也。若黑陷麻木，呕哕不食，神昏脉散而代者死。"

5. 误治生变

《普济方》："夫恶核病者，肉中忽有核累累如梅李核，小者如豆粒，皮肉瘮痛壮热，索恶寒是也。与诸疮根瘰疬结筋相似。其疮根瘰疬，因疮而生，是缓无毒。恶核病猝然而起，有毒，若不治，入腹，烦闷杀人。盖由冬月受温风，至春夏有暴寒相搏，气结成此毒也。"

总之，淋巴瘤是由于正气虚损，阴阳失调，邪毒乘虚入内，邪滞于体，导致肺脏功能失调，血行瘀滞，津液失于输布，津聚为痰，痰凝气滞，瘀阻络脉，于是瘀毒胶结，日久形成积块。因此，淋巴瘤的病机转化，与患者体质、病因性质、邪气程度、治疗及调护措施是否得当等多种因素密切相关。明代张景岳指出："脾肾不足及虚弱失调之人多有积聚之病。"淋巴瘤其病位在肾、脾、肝，因肾主水之蒸化，为先天之本，脾主运化水湿，为后天之本，肝主疏泄，故古今医家在恶性淋巴瘤各型的辨证论治中，大多时时顾及补益脾肾。

【辨治思路】

中医药治疗恶性淋巴瘤的辨治思路，经历了不同阶段的发展，从起初以症状为主进行辨证治疗，逐渐演变为辨病辨证治疗。由于中医辨证难以进行规范统一，为了形成较为统一的辨治标准，近年中医肿瘤领域专家组提出，在辨病的基础上，以证候要素作为切入点，进行辨证标准的规范化工作，并被《恶性肿瘤中医诊疗指南》采纳，成为淋巴瘤辨证论治的重要方法，并予以规范和推广。

一、证候要素

恶性淋巴瘤常见中医证型虚实夹杂，多为两种或多种证候要素组成的复合证候。在既往研究基础上，结合文献报道以及国内中医肿瘤专家意见，可将恶性淋巴瘤证候要素分为以下6种。

1. 气虚证

主症：神疲乏力，少气懒言，颈项、耳下，或腋下、鼠蹊有多个肿核。

主舌：舌淡胖。

主脉：脉虚。

或见症：气短，自汗，面色无华，语声低微，头目眩晕，心悸气短，失眠多梦。

或见舌：舌边齿痕，苔白滑，薄白苔。

或见脉：脉沉细，脉细弱，脉沉迟。

2. 阴虚证

主症：五心烦热，口咽干燥，低热盗汗。

或见症：眩晕耳鸣，心烦易怒，午后颧红，形体消瘦，失眠健忘，齿松发脱，颈项、耳下，或腋下、鼠蹊有多个肿核，质地坚硬，腰膝酸软。

主舌：舌红少苔。

主脉：脉细数。

或见舌：舌干裂，苔薄白或薄黄而干，花剥苔，无苔。

或见脉：脉浮数，脉弦细数，脉沉细数。

3. 血虚证

主症：面色无华、头晕眼花、爪甲色淡。

或见症：心悸怔忡、失眠健忘、小便短少。

主舌：舌淡。

主脉：脉细。

或见舌：苔白，苔薄白。

或见脉：脉沉细，脉细弱。

4. 痰湿证

主症：胸脘痞闷，恶心纳呆，瘰疬痰核。

或见症：颈项、耳下或腋下、鼠蹊部多个肿核，甚至融合成团块，局部可有肿胀感或有腹部癥块，推之不移，痰多，形体胖，乏力，面色少华，大便溏薄。

主舌：舌淡，苔白腻。

主脉：脉滑或濡。

或见舌：舌胖嫩，苔白滑，苔滑腻，苔厚腻，脓腐苔。

或见脉：脉浮滑，脉弦滑，脉濡滑，脉濡缓。

5. 血瘀证

主症：痰核瘰疬，刺痛固定，肌肤甲错。

或见症：腹内肿块，颈项、耳下，或腋下、鼠蹊有多个肿核，痛有定处、拒按，脉络瘀血，皮下瘀斑、肢体麻木，局部感觉异常，黑便，或血性胸腹水。

主舌：舌质紫暗或有瘀斑、瘀点。

主脉：脉涩。

或见舌：舌胖嫩，苔白滑，苔滑腻，苔厚腻，脓腐苔。

或见脉：脉沉弦，脉结代，脉弦涩，脉沉细涩，牢脉。

6. 气滞证

主症：痰核瘰疬，痛无定处。

或见症：头胀痛，眩晕，面部时时发热，精神抑郁，或烦躁易怒，纳呆，大便干结或不爽。

主舌：舌淡暗。

主脉：脉弦。

或见舌：舌边红，苔薄白，苔薄黄，苔白腻或黄腻。

或见脉：脉弦细。

二、辨证方法

1. 证候要素确定的方法

参考《中医诊断学》的证候确定方法如下。

• 符合主症 2 个，并见主舌、主脉者，即可辨为本证。

- 符合主症 2 个，或见症 1 个，任何本证舌、脉者，即可辨为本证。
- 符合主症 1 个，或见症不少于 2 个，任何本证舌、脉者，即可辨为本证。

2. 临证应用方法

临床应用时，先收集临床症状及体征，依据证候要素的辨证方法确定患者所具备的证候要素，随后将证候要素进行整合，即得出该患者复合证型。

三、辨证分型

现代医学对于淋巴瘤的治疗，可大致分为手术治疗、放化疗以及不需要或者不能进行现代医学治疗而采用单纯中医药治疗，所以，在不同的治疗阶段，由于患者体质因素、疾病本身的因素，以及现代医学治疗作为病因而导致的因素，证候表现多有不同，然而同时又有规律可循。总之，淋巴瘤各个不同治疗阶段，常见证候类型如下。

表 6 - 1　淋巴瘤常见证候类型

治疗阶段	辨证分型
手术阶段	气血亏虚、脾胃虚弱
化疗阶段	脾胃不和、气血亏虚、肝肾阴虚
放疗阶段	气阴两虚、热毒瘀结
单纯中医治疗阶段	寒痰凝滞、毒瘀互结、气滞痰凝、阴虚火旺

【淋巴瘤常见症状的分型论治】

淋巴瘤相关临床症状及并发症较多，主要有发热、乏力、疲劳、食欲减退、皮疹等，本节主要选取低热、出汗、虚劳三个淋巴瘤临床常见的症状，对其分型论治进行阐述。

一、低热

1. 气郁发热

症状：发热多为低热或潮热，热势常随情绪波动而起伏，精神抑郁，胁肋胀满，烦躁易怒，口干而苦，纳食减少，舌红，苔黄，脉弦数。

治法：疏肝理气，解郁泻热。

方药：丹栀逍遥散。

加减：气郁较甚，可加郁金、香附、青皮理气解郁；热象较甚，舌红、口干、便秘者，可去白术，加龙胆草、黄芩清肝泻火；妇女若兼月经不调，可加泽兰、益母草活血调经。

2. 血瘀发热

症状：午后或夜晚发热，或自觉身体某些部位发热，口燥咽干，但不多饮，肢体或躯干有固定痛处或肿块，面色萎黄或晦暗，舌质青紫或有瘀点、瘀斑，脉弦或涩。

治法：活血化瘀。

方药：血府逐瘀汤。

加减：发热较甚者，可加秦艽、白薇、丹皮清热凉血；肢体肿痛者，可加丹参、郁金、延胡索活血散肿定痛。

3. 湿郁发热

症状：低热，午后热甚，胸闷脘痞，全身重着，不思饮食，渴不欲饮，呕恶，大便稀薄或黏滞不爽，舌苔白腻或黄腻，脉濡数。

治法：利湿清热。

方药：三仁汤。

加减：呕恶加竹茹、藿香、陈皮和胃降逆；胸闷、苔腻加郁金、佩兰芳化湿邪；湿热阻滞少阳枢机，症见寒热如疟，寒轻热重，口苦呕逆者，加青蒿、黄芩清解少阳。

4. 气虚发热

症状：发热，热势或低或高，常在劳累后发作或加剧，倦怠乏力，气短懒言，自汗，易于感冒，食少便溏，舌质淡，苔白薄，脉细弱。

治法：益气健脾，甘温除热。

方药：补中益气汤。

加减：自汗较多者，加牡蛎、浮小麦、糯稻根固表敛汗；时冷时热，汗出恶风者，加桂枝、芍药调和营卫；脾虚夹湿，而见胸闷脘痞，舌苔白腻者，加苍术、茯苓、厚朴健脾燥湿。

5. 血虚发热

症状：发热，热势多为低热，头晕眼花，身倦乏力，心悸不宁，面白少华，唇甲色淡，舌质淡，脉细弱。

治法：益气养血。

方药：归脾汤。

加减：血虚较甚者，加熟地黄、枸杞子、制何首乌补益精血；发热较甚者，可加银柴胡、白薇清退虚热；由慢性失血所致的血虚，若仍有少许出血者，可酌加三七粉、仙鹤草、茜草、棕榈皮等止血。

6. 阴虚发热

症状：午后潮热，或夜间发热，不欲近衣，手足心热，烦躁，少寐多梦，盗汗，口干咽燥，舌质红，或有裂纹，苔少甚至无苔，脉细数。

治法：滋阴清热。

方药：清骨散。

加减：汗较甚者，可去青蒿，加牡蛎、浮小麦、糯稻根固表敛汗；阴虚较甚者，加玄参、生地黄、制何首乌滋养阴精；失眠者，加酸枣仁、柏子仁、夜交藤养心安神；兼有气虚而见头晕气短、体倦乏力者，加北沙参、麦冬、五味子益气养阴。

7. 阳虚发热

症状：发热而欲近衣，形寒怯冷，四肢不温，少气懒言，头晕嗜卧，腰膝酸软，纳少便溏，面色㿠白，舌质淡胖，或有齿痕，苔白润，脉沉细无力。

治法：温补阳气，引火归原。

方药：金匮肾气丸。

加减：短气甚者，加人参补益元气；便溏腹泻者，加白术、炮干姜温运中焦。

二、出汗

1. 肺卫不固

症状：汗出恶风，稍劳汗出尤甚，易于感冒，体倦乏力，面色少华，脉细弱，苔薄白。

治法：益气固表。

方药：玉屏风散。

加减：气血不足，体质虚弱，而症见汗出、恶风、倦怠乏力、面色不华、舌质淡、脉弱者，可改用大补黄芪汤以补益气血，固表敛汗。本方除含有玉屏风散的药物外，尚有人参、山茱萸、茯苓、甘草、五味子等益气固摄，熟地黄、川芎、肉苁蓉等补益精血，补益之力远较玉屏风散为强，故宜用于自汗之气血不足及体虚甚者。

2. 营卫不和

症状：汗出恶风，周身酸楚，时寒时热，或表现半身、某局部出汗，苔薄白，脉缓。

治法：调和营卫。

方药：桂枝汤。

方中以桂枝温经解肌，白芍和营敛阴，两药合用，一散一收，调和营卫，配以生姜、大枣、甘草，助其调和营卫之功。

加减：汗出多者，酌加龙骨、牡蛎固涩敛汗。兼气虚者，加黄芪益气固表。兼阳虚者，加附子温阳敛汗。如半身或局部出汗者，可配合甘麦大枣汤之甘润缓急进行治疗。营卫不和而又表现倦怠乏力、汗出多、少气懒言、舌淡、脉弱等气虚症状者，可改用黄芪建中汤益气建中，调和营卫。由瘀血阻滞导致者，兼见心胸不适，舌质紫暗或有瘀点、瘀斑，脉弦或涩等症者，可改用血府逐瘀汤理气活血，疏通经络营卫。

3. 心血不足

症状：自汗或盗汗，心悸少寐，神疲气短，面色不华，舌质淡，脉细。

治法：补心养血。

方药：归脾汤。

加减：汗出多者，加五味子、牡蛎、浮小麦收涩敛汗。血虚甚者，加制何首乌、枸杞子、熟地黄补益精血。

4. 阴虚火旺

症状：夜寐盗汗或有自汗，五心烦热，或兼午后潮热，两颧色红，口渴，舌红少苔，脉细数。

治法：滋阴降火。

方药：当归六黄汤。

方中用当归、生地黄、熟地黄滋阴养血，壮水之主，以制阳光；黄连、黄芩、黄柏苦寒清热，泻火坚阴；黄芪益气固表。

加减：以阴虚为主而火热不甚，潮热、脉数等不显著者，可改用麦味地黄丸补益肺肾，滋阴清热。

5. 邪热郁蒸

症状：蒸蒸汗出，汗液易使衣服黄染，面赤烘热，烦躁，口苦，小便色黄，舌苔薄黄，脉象弦数。

治法：清肝泄热，化湿和营。

方药：龙胆泻肝汤。

加减：郁热较甚，小便短赤者，加茵陈清解郁热。湿热内蕴而热势不盛，面赤烘热、口苦等症不显著者，可改用四妙丸清热除湿。方中以黄柏清热，苍术、薏苡仁除湿，牛膝通利经脉。

三、虚劳

1. 气虚

（1）肺气虚

症状：短气自汗，声音低怯，时寒时热，平素易于感冒，面白，舌质淡，脉弱。

治法：补益肺气。

方药：补肺汤。

加减：无咳嗽者，可去桑白皮、紫菀。自汗较多者，加牡蛎、麻黄根固表敛汗。若气阴两虚而兼见潮热、盗汗者，加鳖甲、地骨皮、秦艽等养阴清热。

（2）心气虚

症状：心悸，气短，劳则尤甚，神疲体倦，自汗，舌质淡，脉弱。

治法：益气养心。

方药：七福饮。

加减：自汗多者，可加黄芪、五味子益气固摄，饮食少思，加砂仁、茯苓开胃健脾。

（3）脾气虚

症状：饮食减少，食后胃脘不舒，倦怠乏力，大便溏薄，面色萎黄，舌淡苔薄，脉弱。

治法：健脾益气。

方药：加味四君子汤。

加减：胃失和降而兼见胃脘胀满、嗳气呕吐者，加陈皮、半夏和胃理气降逆。食积停滞而见脘闷腹胀、嗳气酸腐、苔腻者，加神曲、麦芽、山楂、鸡内金消食健胃。气虚及阳，脾阳渐虚而兼见腹痛即泻、手足欠温者，加肉桂、炮姜温中散寒。

（4）肾气虚

症状：神疲乏力，腰膝酸软，小便频数而清，白带清稀，舌质淡，脉弱。

治法：益气补肾。

方药：大补元煎。

加减：神疲乏力甚者，加黄芪益气。尿频较甚及小便失禁者，加菟丝子、五味子、益智仁补肾固摄。脾失健运而兼见大便溏薄者，去熟地黄、当归，加肉豆蔻、补骨脂温补固涩。

2. 血虚

（1）心血虚

症状：心悸怔忡，健忘，失眠，多梦，面色不华，舌质淡，脉细或结代。

治法：养血宁心。

方药：养心汤。

加减：失眠、多梦较甚，可加合欢花、夜交藤养心安神。

（2）脾血虚

症状：体倦乏力，纳差食少，心悸气短，健忘，失眠，面色萎黄，舌质淡，苔白薄，脉细缓。

治法：补脾养血。

方药：归脾汤。

（3）肝血虚

症状：头晕，目眩，胁痛，肢体麻木，筋脉拘急，或筋惕肉瞤，妇女月经不调甚则闭经，面色不华，舌质淡，脉弦细或细涩。

治法：补血养肝。

方药：四物汤。

加减：血虚甚者，加制何首乌、枸杞子、鸡血藤增强补血养肝的作用。胁痛，加丝瓜络、郁金、香附理气通络。目失所养，视物模糊，加楮实子、枸杞子、决明子养肝明目。

3. 阴虚

（1）肺阴虚

症状：干咳，咽燥，甚或失音，咯血，潮热，盗汗，面色潮红，舌红少津，脉细数。

治法：养阴润肺。

方药：沙参麦冬汤。

加减：咳嗽甚者，加百部、款冬花肃肺止咳。咯血，加白及、仙鹤草、小蓟凉血止血。潮热，加地骨皮、银柴胡、秦艽、鳖甲养阴清热。盗汗，加牡蛎、浮小麦固表敛汗。

（2）心阴虚

症状：心悸，失眠，烦躁，潮热，盗汗，或口舌生疮，面色潮红，舌红少津，脉细数。

治法：滋阴养心。

方药：天王补心丹。

加减：火热偏盛而见烦躁不安，口舌生疮者，去当归、远志之辛温，加黄连、木通、淡竹叶清心泻火，导热下行。潮热，加地骨皮、银柴胡、秦艽清退虚热。盗汗，加牡蛎、浮小麦固表敛汗。

（3）脾胃阴虚

症状：口干唇燥，不思饮食，大便燥结，甚则干呕，呃逆，面色潮红，舌干，苔少或无苔，脉细数。

治法：养阴和胃。

方药：益胃汤。

加减：口干唇燥甚者，为津亏较甚，加石斛、天花粉滋养胃阴。不思饮食甚者，加麦芽、扁豆、山药益胃健脾。呃逆，加刀豆、柿蒂、竹茹扶养胃气，降逆止呃。大便干结，将原方之冰糖改用蜂蜜，以收润肠通便之效。

（4）肝阴虚

症状：头痛，眩晕，耳鸣，目干畏光，视物不明，急躁易怒，或肢体麻木，筋惕肉瞤，面潮红，舌干红，脉弦细数。

治法：滋养肝阴。

方药：补肝汤。

加减：头痛、眩晕、耳鸣较甚，或筋惕肉瞤，为风阳内盛，加石决明、菊花、钩藤、刺蒺藜平肝息风潜阳。目干涩畏光，或视物不明者，加枸杞子、女贞子、草决明养肝明目。急躁易怒，尿赤便秘，舌红脉数者，为肝火亢盛，加龙胆草、黄芩、栀子清肝泻火。

（5）肾阴虚

症状：腰酸，遗精，两足痿弱，眩晕，耳鸣，甚则耳聋，口干，咽痛，颧红，舌红，少津，脉沉细。

治法：滋补肾阴。

方药：左归丸。

加减：遗精，加牡蛎、金樱子、芡实、莲须固肾涩精。潮热、口干、咽痛、脉数为阴虚而火旺，去鹿角胶、山茱萸，加知母、黄柏、地骨皮滋阴泻火。

4. 阳虚

（1）心阳虚

症状：心悸，自汗，神倦嗜卧，心胸憋闷疼痛，形寒肢冷，面色苍白，舌质淡或紫暗，脉细弱或沉迟。

治法：益气温阳。

方药：保元汤。

加减：心胸疼痛者，酌加郁金、川芎、丹参、三七活血定痛。形寒肢冷，为阳虚较甚，酌加附子、巴戟天、仙茅、淫羊藿（仙灵脾）、鹿茸温补阳气。

（2）脾阳虚

症状：面色萎黄，食少，形寒，神倦乏力，少气懒言，大便溏薄，肠鸣腹痛，每因受寒或饮食不慎而加剧，舌质淡，苔白，脉弱。

治法：温中健脾。

方药：附子理中汤。

加减：腹中冷痛较甚，为寒凝气滞，可加高良姜、香附或丁香、吴茱萸温中散寒，理气止痛。食后腹胀及呕逆者，为胃寒气逆，加砂仁、半夏、陈皮温中和胃降逆。腹泻较甚者，为阳虚温甚，加肉豆蔻、补骨脂、薏苡仁温补脾肾，涩肠除湿止泻。

（3）肾阳虚

症状：腰背酸痛，遗精，阳痿，多尿或不禁，面色苍白，畏寒肢冷，下利清谷或五更腹泻，舌质淡胖，有齿痕，苔白，脉沉迟。

治法：温补肾阳。

方药：右归丸。

加减：遗精，加金樱子、桑螵蛸、莲须，或金锁固精丸以收涩固精。脾虚以致下利清谷者，减去熟地黄、当归等滋腻滑润之品，加党参、白术、薏苡仁益气健脾，渗湿止泻。命门火衰以致五更泄泻者，合四神丸温脾暖肾，固肠止泻。阳虚水泛以致浮肿、尿少者，加茯苓、泽泻、车前子，或合五苓散利水消肿。肾不纳气而见喘促、短气，动则更甚者，加补骨脂、五味子、蛤蚧补肾纳气。

附二：辨证论治古今选要

（一）古代论述

古代医籍中，有诸多关于淋巴瘤类似疾病的临床辨证论治思路的论述，对于现代医生临床实践过程中参考借鉴具有重要意义。

1. 《杂症会心录》里关于失荣的病因病机

"失荣一症，经谓先富后贫，先贵后贱，心志屈辱，神气不伸，而忧煎日切，奉养日廉，始有此患也。夫营属阴血，卫属阳气，脉中脉外，乃往来之道路，故百骸得以荣养，经络得以流通，又何至脱营失精，而病从内生哉。无如禀赋素虚，平日以酒为浆，以妄为常，醉以入房，欲竭其精，以耗散其真，而郁火相凝，隧痰停结，乃成是症。其患多生肩之上下，初起微肿，皮色不变，日久渐大，坚硬如石，推之不移，按之不动，半载一年，方生阴痛。或破烂紫斑，渗流血水；或肿泛如莲，秽气熏蒸。病势至此，气血衰败，形容瘦削，未有不毙者矣。盖肝主谋虑，心主血脉，肾主五液，思虑多则伤肝，精神耗则伤心，精液少则伤肾，肝伤则筋不荣而肿，心伤则血不生而枯，肾伤则液不润而塞。漫肿无头，发在关节。病虽在经，根实在脏。譬之树木根摇，而枝叶已先萎矣。奈何医家误认流痰痈毒，药进清凉表散，愈耗阴血，是速其危也。不知流痰之发，坚而痛，痛而红，红而肿，肿而溃。在阴则平塌不红，不肿不痛，数日立毙。失荣则坚久隐痛，皮色如故，数载乃亡也。其见症之不同，治法之各异，安可不细辨乎。初起宜六味归芍汤，久久服之，救其根也。病久隐痛，阴亏者宜左归加生脉汤，补其元也。阳亏者，宜十全大补汤，培血气也。虽然，六欲不遂，损伤中气，枯于外而及于内，耗其气而伤其形。"

2. 《普济方》中有关石疽的辨证治疗方法

"夫石疽与石痈之证同，比石痈为深。以寒客经络，气血结聚而不得散，隐于皮肤之内，重按如石，故谓之石疽。痈疽皆热气所作，今寒气为根，故凝结不化。其毒内著，结硬如石，治在温其经络，使热气得通，其毒外泄，故能腐热而发散，化脓血而出也。

方沉香散，出《圣惠方》，治石疽肿毒结硬、口干烦热、四肢拘急、不得卧。

沉香、防风（去叉）、木香各三分，地骨皮、麦门冬（去心，焙）、当归（切焙）、升麻、玄参、枳壳（去瓤，麸炒）、羚羊角屑、独活（去芦头）、甘草（生锉）、赤芍药各一两，大黄（锉炒）二两。上粗捣筛，每服四钱，水一盏半，煎取七分，去滓，不拘时温服。

占斯散，出《圣惠方》，治石疽结坚，若坏或已成疽者。

木占斯、厚朴（去粗皮，姜汁炙）、生干地黄（焙）、瓜蒌（干者去皮）、败酱、防风（去叉）、桔梗（炒）、人参、细辛（去苗叶）各一两，桂（去粗皮）半两。上为散，每服二钱，食前温酒送下。

地黄煎，出《圣济总录》，治石疽坚硬不消。

用生地黄净洗三斤，锉碎细研，以布绞去汁，入铜器内盛，重汤上煮，柳篦搅匀如糖，以瓷盒盛，每日空心取一丸如弹子大，温酒调下，日午晚间服瘥。"

3. 《外科证治全书》中有关石疽的辨证方法

"石疽初起如恶核，坚硬不痛，渐大如拳。急以阳和汤、犀黄丸每日轮服，紫元丹间服可消。如迟至大如升斗者亦石硬不痛。又日久患现筋纹，偶作抽痛，虽按之如石，而其内已作脓矣。现红筋者其内已通血海，不治；现斑黑者乃自溃之证，溃则流血，三日内死；现小块高低如石岩者，主三百日后必发大痛，不溃而死。唯现青筋者其内已成黄浆，尚可治，令日服阳和汤，外用活商陆根捣烂，加食盐少许敷之，数日作痒，半月皱皮，日敷日软而有脓袋挂下，以银针穿之，用千金内托散加熟地，倍生芪，各一两，同阳和汤煎服，大剂补托。十剂后以阳和解凝膏随其根盘贴满，独留患孔。再加绷缚法，使其皮膜相连，易于脓尽生肌。接用十全大补、加味保元等汤（参芪忌炙），服至收功。"

（二）现代医家看法

在具体的辨治方面，目前较为公认的辨证标准是林洪生主任主编的《恶性肿瘤中医诊疗指南》（恶性淋巴瘤部分）（2014 版），将淋巴瘤分为寒痰凝滞、毒瘀互结、气滞痰凝、阴虚火旺等 4 型。

周仲瑛认为淋巴瘤应该分为痰毒凝结、瘀毒互结、热毒蕴结、气虚痰毒、阴虚痰毒等五个常见证型。

朴炳奎分为阳虚痰湿、毒瘀互结、气滞痰凝、血燥风热、肝肾阴虚型。

周岱翰分为脾湿痰凝、痰结蓄瘀、痰毒虚损型。

周维顺将淋巴瘤分为寒痰凝滞、气郁痰结、血燥风热、肝肾阴虚型。

刘平等分析了 136 篇从 1979 年至 2010 年中国期刊全文数据库收录的中医及中西医结合诊治淋巴瘤文献，共计得出淋巴瘤中医证型 14 个，其中寒痰凝滞、痰浊凝滞、气血两虚、痰瘀互结、肝肾阴虚、脾虚痰湿为淋巴瘤的主要证型，占 73.69%，证候要素分为虚实两大类，实性证候要素如痰结、寒凝、血瘀、气滞、火热，虚性有气虚、血虚、阴虚。淋巴瘤的主要证候脏腑病位为肝、肾、脾、胃。

【治则与治法】

根据淋巴瘤本虚标实的基本病机，其中医治则主要为扶正祛邪，但在现代临床应用中，又需根据不同的治疗阶段，选择相应的治则治法，如围手术期、放化疗期间的患者，中医治疗以扶正为主；对体力尚可，但不能维持多药化疗而选择单药化疗的患者，中医治疗以驱邪为主；对手术后、放化疗后病情稳定的带瘤患者、不合适或不接受放化疗的患者，中医治疗以扶正祛邪为主，并根据患者情况，随时调整扶正与驱邪的侧重。

一、治疗原则

（一）中西医结合治疗原则

到目前为止，淋巴瘤减轻肿瘤负荷以化疗、放疗、靶向治疗、手术为主，对消除、缩小癌肿，控制病情发展有其优势，中医药可作为辅助措施，起协同作用。

1. 中医防护治疗

适应人群：围手术期、放化疗、靶向治疗期间的患者。

治疗原则：以扶正为主。

治疗目的：减轻手术、放化疗、靶向治疗等治疗方法引起的不良反应，促进机体功能恢复，改善症状，提高生存质量。

治疗方法：辨证汤药±口服中成药±中药注射剂±其他中医治法。

治疗周期：围手术期，或与放疗、化疗或靶向治疗等治疗方法同步。

2. 中医加载治疗

适应人群：有合并症，老年 PS 评分 2，不能耐受多药化疗而选择单药化疗的患者。

治疗原则：以祛邪为主。

治疗目的：提高上述治疗方法的疗效。

治疗方法：中药注射剂±辨证汤药±口服中成药±其他中医治法。

治疗周期：与化疗同步。

3. 中医巩固治疗

适应人群：手术后无须辅助治疗或已完成辅助治疗的患者。

治疗原则：扶正祛邪。

治疗目的：防止复发转移，改善症状，提高生存质量。

治疗方法：辨证汤药＋口服中成药±中药注射剂±其他中医治法。

治疗周期：3 个月为 1 个治疗周期。

4. 中医维持治疗

适应人群：放化疗后病情稳定的带瘤患者。

治疗原则：扶正祛邪。

治疗目的：控制肿瘤生长，延缓疾病进展或下一阶段放化疗时间，提高生存质量，延长生存时间。

治疗方法：中药注射剂±辨证汤药±口服中成药±其他中医治法。

治疗周期：2个月为1个治疗周期。

（二）单纯中医治疗原则

适应人群：不适合或不接受手术、放疗、化疗、分子靶向治疗的患者。

治疗原则：扶正祛邪。

治疗目的：控制肿瘤生长，减轻症状，提高生存质量，延长生存时间。

治疗方法：中药注射剂＋口服中成药±辨证汤药±中医其他疗法。

治疗周期：2个月为1个治疗周期。

二、治疗方法

（一）辨证汤药

1. 中西医结合治疗

（1）化疗结合中医治疗

①脾胃不和

临床表现：胃脘饱胀、食欲减退、恶心、呕吐、腹胀或腹泻，舌体多胖大，舌苔薄白、白腻或黄腻。多见于化疗引起的消化道反应。

治疗原则：健脾和胃，降逆止呕。

选方：旋覆代赭汤（《伤寒论》）加减，或橘皮竹茹汤（《金匮要略》）加减。

药物组成：旋覆花、人参、生姜、代赭石、甘草、半夏、大枣；或半夏、橘皮、枇杷叶、麦冬、竹茹、赤茯苓、人参、甘草。

辨证加减：若脾胃虚寒者，加吴茱萸、党参、焦白术；若肝气犯胃者，加炒柴胡、佛手、白芍；夹湿，厚朴、白蔻仁、藿香以行气化湿。

②气血亏虚

临床表现：疲乏、精神不振、头晕、气短、纳少、虚汗、面色淡白或萎黄，脱发，或肢体肌肉麻木、女性月经量少，舌体瘦薄，或者舌面有裂纹，苔少，脉虚细而无力。多见于化疗引起的疲乏或骨髓抑制。

治疗原则：补气养血。

选方：八珍汤加减（《正体类要》），或当归补血汤加减（《内外伤辨惑论》），或十全大补汤加减（《太平惠民和剂局方》）

药物组成：人参、白术、茯苓、当归、川芎、白芍、熟地黄，或黄芪、当归，或人参、肉桂、川芎、地黄、茯苓、白术、甘草、黄芪、当归、白芍、生姜、大枣。

辨证加减：兼痰湿内阻者，加半夏、陈皮、薏苡仁；若畏寒肢冷，食谷不化者，加补骨脂、肉苁蓉、鸡内金。

③肝肾阴虚

临床表现：腰膝酸软，耳鸣，五心烦热，颧红盗汗，口干咽燥，失眠多梦，舌红苔少，脉细数。多见于化疗引起的骨髓抑制或脱发。

治疗原则：滋补肝肾。

选方：六味地黄丸（《小儿药证直诀》）加减。

药物组成：熟地黄、山茱萸（制）、山药、泽泻、牡丹皮、茯苓。

辨证加减：若阴虚内热重者，加旱莲草、女贞子、生地黄；若阴阳两虚者，加菟丝子、杜仲、补骨脂；兼脱发者，加制何首乌、黑芝麻。

（2）放疗结合中医治疗

放疗后，特定的火热毒邪已直入脏腑。若积于心脾，炽盛炎上乃为实火；伤津灼液，使相火炎上乃为虚火；若邪盛正衰，阳败阴盛，虚阳浮越于上者，则属阳虚口疮之范畴。故治疗之时，须辨证准确，区别对待，或治以清热泻火，或治以滋阴清热；阳虚口疮则宜益气温阳，引火归原。

①热毒瘀结

临床表现：主要表现为发热，口干，皮肤黏膜溃疡，大便秘结，舌红，苔黄或黄腻，脉滑数。根据放疗部位不同，可见咽喉肿痛，呛咳，呼吸困难，呕吐，呕血；或胃脘灼痛，食后痛剧，脘胀拒按，心下痞块；或大便次数增多、里急后重、便血；或尿频、尿急、尿痛、血尿等。

治疗原则：清热凉血，活血解毒。

选方：五味消毒饮（《医宗金鉴》）合桃红四物汤（《医宗金鉴》）加减。

药物组成：金银花、野菊花、蒲公英、紫花地丁、紫背天葵子、当归、生地黄、桃仁、红花、赤芍、川芎。

辨证加减：皮肤肿痛、破溃者，用黄连、黄柏、虎杖煎汤外敷；上焦热盛者，加沙参、天麦冬、天花粉、玄参、杏仁；中焦热盛者，加黄连、石膏、知母、麦冬、玉竹；下焦热盛者，加黄柏、槐花、地榆、大蓟、白茅根。

②气阴亏虚

临床表现：身倦无力，少气懒言，口干咽燥，午后潮热，五心烦热，失眠盗汗，头晕目眩，耳鸣，腰膝酸软，舌红，苔白或少苔，脉细或数。多见于放射性损伤后期，或迁延不愈，损伤正气者。

治疗原则：益气养阴。

选方：病在上焦者，沙参麦冬汤加减（《温病条辨》）；病在中焦者，玉女煎加减（《景岳全书》）；病在下焦者，知柏地黄汤加减（《医宗金鉴》）。

药物组成：病在上焦者，沙参、党参、玉竹、生甘草、冬桑叶、麦冬、生扁豆、天花粉、五味子；病在中焦者，石膏、熟地黄、麦冬、知母、牛膝、炒白术、山药；病在下焦者，熟地黄、山茱萸、山药、泽泻、茯苓、丹皮、知母、黄柏。

辨证加减：肾阴虚为主者，加生地黄、女贞子、旱莲草；阴虚有热者，加知母、黄柏、牡丹皮；兼血虚者，加阿胶、当归、丹参；若久病阴损及阳者，加菟丝子、肉桂。

（3）手术结合中医治疗

①气血亏虚

临床表现：面色淡白或萎黄，唇甲淡白，神疲乏力，少气懒言，自汗，或肢体肌肉麻木、女性月经量少，舌体瘦薄，或者舌面有裂纹，苔少，脉虚细而无力。

治疗原则：补气养血。

选方：八珍汤加减（《正体类要》），或当归补血汤加减（《内外伤辨惑论》），或十全大补汤加减（《太平惠民和剂局方》）（C级推荐）。

药物组成：人参、白术、茯苓、当归、川芎、白芍、熟地黄，或黄芪、当归，或人参、肉桂、川芎、地黄、茯苓、白术、甘草、黄芪、当归、白芍、生姜、大枣。

辨证加减：兼痰湿内阻者，加半夏、陈皮、薏苡仁；若畏寒肢冷，食谷不化者，加补骨脂、肉苁蓉、鸡内金。若动则汗出，怕风等表虚不固之证，加防风、浮小麦。

②脾胃虚弱

临床表现：纳呆食少，神疲乏力，大便稀溏，食后腹胀，面色萎黄，形体瘦弱，舌质淡，苔薄白。

治疗原则：健脾益胃。

选方：补中益气汤（《脾胃论》）加减。

药物组成：黄芪、人参、白术、炙甘草、当归、陈皮、升麻、柴胡、生姜、大枣。

辨证加减：若胃阴亏虚，加沙参、石斛、玉竹；若兼痰湿证者，加茯苓、半夏、薏苡仁、瓜蒌。

（4）放化疗后结合中医治疗

手术后已完成辅助治疗的患者，采用中医巩固治疗，能够防止复发转移，改善症状，提高生存质量；放化疗完成后疾病稳定的带瘤患者，采用中医维持治疗，能够控制肿瘤生长，延缓疾病进展或下一阶段放化疗时间，提高生存质量，延长生存时间。

辨证论治同"单纯中医治疗"。

2. 单纯中医治疗

对于不适合或不接受手术、放疗、化疗、分子靶向治疗的恶性淋巴瘤患者，采用单纯中医治疗，发挥控制肿瘤、稳定病情、提高生存质量、延长生存期的作用。

（1）寒痰凝滞证

临床表现：颈项、耳下、腋下肿核，不痛不痒，皮色不变，坚硬如石，难消难溃，不伴发热，或形寒怕冷，神倦乏力，面苍少华，小便清利。舌质略淡，舌苔白微腻，脉沉细。

治疗原则：温阳化痰，软坚散结。

中药汤剂方剂：阳和汤（《外科全生集》）合消瘰丸加减。

药物组成：熟地黄、麻黄、白芥子、肉桂、炮姜、生甘草、鹿角胶、皂角刺、制天南星、玄参、土贝母、牡蛎。

辨证加减：兼气虚不足，加党参、黄芪；阴寒重，加附子；若肿块大而坚硬，可重用生牡蛎，酌加昆布、海藻、夏枯草；咳痰量多者，加瓜蒌、海蛤粉；兼肝气郁滞胁肋满闷者，加青皮、香附、陈皮；肝火上炎见目赤口苦者，可加菊花、夏枯草。久病肝肾亏虚，加女贞子、桑椹子、枸杞子、菟丝子。

（2）毒瘀互结证

临床表现：颈项或体表肿核硬实累累，推之不移，隐隐作痛，质硬，伴见形体消瘦，面色黯黑，皮肤枯黄，舌质暗红，苔多厚腻乏津，脉弦涩；或见两胁积（肝脾肿大），胸闷气促，发热恶寒，口干苦，大便干结，消瘦，乏力，舌绛、苔黄、舌下青筋，脉滑数；或见肿块增大，融合成块，皮肤转红，肤温升高，疼痛固定，全身可有发热，或肝脾肿大，舌质紫暗或有瘀斑，苔黄，脉弦数。

治疗原则：化痰解毒，祛瘀散结。

选方：西黄丸或小金丹（《外科证治全生集》）加减。

药物组成：牛黄、板蓝根、马勃、薄荷、蒲公英、瓜蒌、玄参、苦桔梗、生地黄、赤芍、草河车、郁金、蜂房。白胶香、草乌、五灵脂、地龙、制木鳖、制没药、制乳香、当归身、麝香、陈墨。

辨证加减：如热毒明显，可用解毒清热方（段凤舞方）：蛇六谷、天葵子、黄药子、红木香、七叶一枝花；痰毒互结也可选用江南白花汤（刘嘉湘方）：望江南、白花蛇舌草、夏枯草、海藻、牡蛎、野菊花、白茅根、紫丹参、全瓜蒌、昆布、山药、桃仁、南沙参、王不留行、蜂房。痰瘀互结，可选用化痰祛瘀方（施今墨方）：川贝母、炒牡丹皮、浙贝母、炒丹参、山慈菇、炮甲珠、海藻、昆布、川郁金、忍冬藤、小蓟、桃仁、杏仁、大力子、皂角刺、桔梗、酒玄参、夏枯草、三七末。

（3）气滞痰凝证

临床表现：胸闷不舒，两胁作胀，颈、腋及腹股沟等处肿核累累，可有皮下硬结，消瘦乏力。舌质淡红，舌苔白，或舌有瘀点，脉沉滑。

治疗原则：疏肝解郁，化痰散结。

选方：海藻玉壶汤（《外科正宗》），或半夏厚朴汤加减。

药物组成：海藻、昆布、贝母、半夏、青皮、陈皮、当归、川芎、连翘、甘草；或半夏、厚朴、茯苓、生姜、苏叶。

辨证加减：若气郁较甚者，可酌加香附、郁金助行气解郁之功；胁肋疼痛者，酌加川楝子、延胡索以疏肝理气止痛；咽痛者，酌加玄参、桔梗以解毒散结，宣肺利咽。

（4）阴虚火旺证

临床表现：颈项肿核，质地坚硬，或腹内结块和（或）形体消瘦。头晕目眩，耳鸣，身烘热，五心烦热，心烦易怒，口咽干燥，两胁疼痛，腰胁酸软，遗精失眠，夜寐盗汗，舌红或绛、苔薄或少苔，脉细数。

治疗原则：滋阴降火。

选方：知柏地黄丸加减（《医宗金鉴》）。

药物组成：熟地黄、山茱萸、山药、泽泻、茯苓、丹皮、知母、黄柏。

辨证加减：午后低热者，加用青蒿、鳖甲、地骨皮等；出血明显者，可加仙鹤草、三七等。盗汗甚者，加牡蛎、浮小麦等；癥块明显者，加用鳖甲、牡蛎等。

（二）辨病治疗常用中草药

猫爪草：味甘、辛，性温，归肝、肺经。功效：化痰散结，解毒消肿。

山奈：味辛，性温，归胃经。功效：行气温中，消食，止痛。

土茯苓：味甘、淡，性平，归肝、胃经。功效：利湿解毒，健脾胃，护肝，通利关节。

夏枯草：味辛、苦，性寒，归肝、胆经。功效：清热泻火，明目，散结消肿。

黄药子：味苦，性寒，有小毒，归肺、肝经。功效：散结消瘿，清热解毒，凉血止血。

苦参：味苦，性寒，归心、肝、胃、大肠、膀胱经。功效：清热燥湿，祛风杀虫，利尿。

金钱白花蛇：味甘、咸，性温，头部有毒，归肝经。功效：祛风湿，镇痉，攻毒。

蒲公英：味苦、甘，性寒，归肝、胃经。功效：清热解毒，消肿散结，利尿通淋。

白花蛇舌草：味苦、甘，性寒，归心、肝、脾、大肠经。功效：清热解毒，消痈散结，利尿除湿。

人工牛黄：味苦，性凉，归心、肝经。功效：清热，解毒，化痰，定惊。

重楼：味苦，性微寒，有小毒，归肝经。功效：清热解毒，消肿止痛，凉肝定惊。

冬凌草：味苦、甘，性微寒，归肺、胃、肝经。功效：清热解毒，活血止痛。

天葵子：味苦、甘，性寒，归肝、胃经。功效：清热解毒，消肿散结。

半枝莲：味辛、苦，性寒，归肺、肝、肾经。功效：清热解毒，化瘀利尿。

莪术：味辛、苦，性温，归肝、脾经。功效：破血行气止痛，散结，破血祛瘀，行气止痛。

水红花子：味咸，性微寒，归肝、胃经。功效：散血消癥，消积止痛，利水消肿。

僵蚕：味咸、辛，性平，归肝、肺、胃经。功效：息风止痉，祛风止痛，化痰散结。

泽漆：味辛、苦，性微寒，有毒，归大肠、小肠、脾、肺经。功效：行水消肿，化痰止咳，解毒杀虫。

（三）常用中成药

1. 抗癌治疗类

（1）艾迪注射液：清热解毒，消瘀散结。用于原发性肝癌、肺癌、直肠癌、恶性淋巴瘤、妇科恶性肿瘤等。

（2）复方斑蝥胶囊：破血消瘀，攻毒蚀疮。用于原发性肝癌、肺癌、直肠癌、恶性淋巴瘤、妇科恶性肿瘤等。

（3）榄香烯注射液：逐瘀利水。合并放、化疗常规方案对肺癌、肝癌、食管癌、鼻咽癌、脑瘤、骨转移癌等恶性肿瘤可以增加疗效，降低放、化疗的毒副作用，并可用于介入、腔内化疗及癌性胸腹水治疗，单用可控制肿瘤，延缓疾病进展，缓解胸腔积液、脑转移等症状；临床上对恶性胸腹腔积液、脑瘤、呼吸道和消化道肿瘤多用于一线治疗，妇科肿瘤、乳腺癌、皮肤癌、骨转移癌、淋巴瘤、白血病等多用于二线治疗。

（4）华蟾素注射液（片、胶囊、口服液）：清热，消肿，止痛，活血化瘀，软坚散结。用于中、晚期肿瘤，单用可控制肿瘤，延缓疾病进展，缓解症状。

（5）复方苦参注射液：清热利湿，凉血解毒，散结止痛。用于癌肿疼痛、出血，单用可用于控制肿瘤，延缓疾病进展，缓解疼痛、出血等症。

（6）鸦胆子油乳注射液（软胶囊、口服液）：抗癌。适用于肺癌、肺癌脑转移及消化道肿瘤。（指南：清热燥湿，解毒消癥。单用可控制肿瘤，延缓疾病进展，缓解症状。）

（7）内消瘰疬丸：软坚散结。用于瘰疬痰核或肿或痛。（指南：软坚散结。单用可控制肿瘤，延缓疾病进展，缓解瘰疬痰核或肿或痛等症状。）

（8）西黄丸：清热解毒，和营消肿。用于痈疽疔毒、瘰疬、流注、癌肿等。

（9）大黄䗪虫丸：活血破瘀，通经消癥。用于瘀血内停所致的癥瘕、闭经。（指南：祛瘀生新，缓中补虚，消癥通络。单用可控制肿瘤，延缓疾病进展，缓解形体羸瘦、腹满不能饮食、肌肤甲错、两目黯黑等瘀血内结之瘀证。）

（10）小金胶囊：散结消肿，化瘀止痛。用于阴疽初起，皮色不变，肿硬作痛，多发性脓肿，瘿瘤、瘰疬、乳岩、乳癖。

2. 扶正抗癌类

（1）康艾注射液：益气扶正，增强机体免疫功能。用于原发性肝癌、肺癌、直肠癌、恶性淋巴瘤、妇科恶性肿瘤；各种原因引起的白细胞低下及减少症。

（2）平消胶囊（片）：活血化瘀，止痛散结，清热解毒，扶正祛邪。对肿瘤具有一定的缓解症状、缩小瘤体、抑制肿瘤生长、提高人体免疫力、延长患者生命的作用。

3. 扶正类

（1）参芪扶正注射液：益气扶正。用于肺脾气虚引起的神疲乏力、少气懒言、自汗眩晕；肺癌、胃癌见上述证候者的辅助治疗。

（2）健脾益肾颗粒：健脾益肾。用于减轻肿瘤患者术后放化疗副反应，提高机体免疫功能以及脾肾虚弱所引起的疾病。

（3）贞芪扶正胶囊（颗粒）：提高人体免疫功能，保护骨髓和肾上腺皮质功能，用于各种疾病引起的虚损；配合手术、放射线、化学治疗，促进正常功能的恢复。

（4）百令胶囊：补肺肾，益精气。用于肺肾两虚引起的咳嗽、气喘、咯血，腰背酸痛；慢性支气管炎、慢性肾功能不全的辅助治疗。

（5）金水宝胶囊（片）：补益肺肾，秘精益气。用于肺肾两虚，精气不足，久咳虚喘，神疲乏力，不寐健忘，腰膝酸软，月经不调，阳痿早泄；慢性支气管炎见上述证候者。（指南：提高化疗完成率，减轻化疗引起的气虚症状。）

4. 解决症状类

（1）养阴生血合剂：养阴清热，益气生血。用于阴虚内热、气血不足所致的口干咽燥、食欲减退、倦怠无力；有助于减轻肿瘤患者白细胞下降，改善免疫功能，用于肿瘤患者放疗时见上述证候者。

（2）生血丸：补肾健脾，填精养血。用于脾虚弱所致的面黄肌瘦、体倦乏力、眩晕、食少、便溏；放、化疗后全血细胞减少及再生障碍性贫血见上述证候者。

（3）生脉饮口服液（注射液）：益气复脉，养阴生津。用于气阴两亏，心悸气短，脉微自汗。

（4）百合固金丸：养阴润肺，化痰止咳。用于肺肾阴虚，燥咳少痰，咽干喉痛。

（5）新癀片：清热解毒，活血化瘀，消肿止痛。用于热毒瘀血所致的咽喉肿痛、牙痛、痹痛、胁痛、黄疸、无名肿毒等症。

（6）康复新液：通利血脉，养阴生肌。内服：用于瘀血阻滞，胃痛出血，胃、十二指肠溃疡类；以及阴虚肺痨，肺结核的辅助治疗。外用：用于金疮、外伤、溃疡、瘘管、烧伤、烫伤、褥疮之创面。

（7）如意金黄散：清热解毒，消肿止痛。用于热毒瘀滞肌肤所致疮疖肿痛，症见肌肤红、肿、热、痛，亦可用于跌打损伤。

（四）中药外治法

1. 中药贴敷疗法

将药物贴敷于身体某部，病在内者贴敷要穴或循经取穴，病在局限浅表者贴于局部，通过药物透皮吸收，刺激穴位，发挥作用，达到改善症状、调节免疫、控制病灶，以及康复保健等目的。

（1）注意事项：如肿块瘰疬未溃，可用外敷；若已破溃，则不宜外敷。

（2）取穴原则：肿块患处局部。

（3）中药贴敷方

①梅花点舌丹

组成：白梅花、蟾酥、乳香、没药、血竭、冰片、朱砂、雄黄、石决明、硼砂、沉香、葶苈子、牛黄、熊胆、麝香、珍珠。

功效：疗毒恶疮，痈疽发背、坚硬红肿。

用法：碾碎，用醋或蜂蜜溶解，涂患处，每日1次。

②牛黄醒消丸

组成：牛黄、麝香、制乳香、制没药、雄黄。

功效：清热解毒，消肿止痛。

用法：碾碎，用醋或蜂蜜溶解，涂患处，每日1次。

③神功散

来源：《医宗金鉴》

组成：整文蛤（钻孔）1枚，金头蜈蚣（研粗末）1条。

功效：解毒消肿，散结止痛。适用于瘰疬未溃之证。

用法：将蜈蚣末装入文蛤内，纸糊封口，外再用西纸糊7层，晒干，面麸拌炒，以纸黑焦为度，去纸，研极细末，加麝香1分（0.3g），再研匀，陈醋调稠。温敷坚硬核处，外用薄纸盖之，每日1换。

④千槌紫金膏

来源：《疮疡外用本草》

组成：蓖麻仁450g，血竭、儿茶、乳香、没药各90g，广丹150g，银朱21g，松香750g。

功效：拔毒消肿止痛。用于瘰疬、石疽等证初起红肿尚未酿脓者。

用法：杵如泥，隔水炖一昼夜，摊于布或纸上约一分厚，临用烊化贴患处。

⑤蟾酥拈子

来源：《医宗金鉴》

组成：蟾酥（黄豆大）1 块，白丁香 15 粒，寒水石（黄豆大）1 块，巴豆（去壳）10 粒，寒水石（黄豆大）1 块。

功效：解毒散结之效。适用于疮疡溃后之证。

用法：上各研末，共合一处再研匀，炼蜜搓成捻子。每用一根，用针将瘰疬当顶针一孔，插捻子入孔内，外用绿云膏盖贴。连插三日后，单换膏药，数日后，顽根自脱，以脓净硬退为效。如硬未尽再用，以尽为度。可与绿云膏合用。

⑥绿云膏

组成：黄连、大黄、黄芩、玄参、黄柏、木鳖子（去壳）各 3g。

功效：解毒散结。

用法：上药共切片，用香油 30g，炸焦色，去渣；入净松香 150g，再熬成膏，倾入水中，扯拔令金黄色。入铫内再熬数滚，候温；将猪胆汁 3 枚，铜绿 9g，预用醋 30g 浸一宿，绢滤去渣；同入膏内，用柳枝搅之，候冷为度。用时以重汤炖化，薄纸摊贴甚效。

⑦乌头方

组成：川乌、草乌等量。

功效：温阳散结。

用法：研末，蜂蜜调敷患处，纱布固定，1 日 1 换，1 个月为 1 个疗程。

⑧芋艿膏

组成：鲜香梗芋艿、凡士林。

功效：消痰软坚。

用法：取新鲜香梗芋艿一枚，剥去外皮，用利刃沿芋艿纵轴逐渐刮成泥状，置于碟中，加入二分之一凡士林混合即成。如芋艿水分太多，可加入少量滑石粉，调成泥膏为度。久贮备用，需加适量防腐剂。使用时，将配就芋艿膏涂于六层纱布上，膏厚 0.3cm，面积可略大于瘰疬。隔日更换 1 次。

⑨巴矾泥

组成：巴豆（带根）7 个，红矾 9g，大枣 7 枚，葱白（带皮）7 个。

功效：蚀疮排脓。

用法：混合后用乳钵捣烂如泥状，分 3 份备用。用时取 1 份药泥敷于劳宫穴或涌泉穴之某一穴的单侧，外加纱布包扎，5 天后取下药物，休息 5 天，如此在上述 2 穴之两侧交替用药泥敷贴，每次 1 穴，每敷 5 天，间隔 5 天，共 25 天，将 3 份药泥敷完。

⑩如意金黄散

组成：黄柏、姜黄、白芷、天花粉、紫厚朴、陈皮、甘草、苍术、天南星。

功效：清热解毒，消肿溃坚，活血止痛。

用法：用如意金黄散1包（12g），加食醋调成糊状，涂于纱布上。敷于患处，每日1~2次。

2. 非药物疗法

（1）针灸：

针灸是针法和灸法的合称，针法是把针灸针按一定穴位刺入患者肌内，运用捻转、提插等针刺手法来治疗疾病；灸法是把燃烧着的艾绒按一定穴位熏灼皮肤，利用药物的温通性来治疗疾病。

注意事项：血细胞减低的患者避免针灸，易出现淋巴瘤细胞局部种植者避免针刺。体质虚弱、精神紧张者，避免紧张，尽量让患者取卧位施针，以防晕针。

针刺方案（C级推荐）如下。

①寒痰凝滞

穴位：三阴交、丰隆、足三里、阴陵泉。

配穴：颈部恶核可加外关、天井。

方法：毫针刺，泻法，或加灸，每日1次。

②气郁痰结

穴位：太冲、足三里、阳陵泉、曲泉。

配穴：如气郁化火，症见口干口苦、急躁易怒，可加悬钟、三阴交；胸闷呕恶加内关。

方法：毫针刺，泻法，不灸，每日1次。

③痰热蕴结

穴位：合谷、内关、曲池、尺泽。

配穴：如见高热不退，可加手少阳三焦经井穴关冲，点刺出血；腹胀便秘加上巨虚、丰隆。

方法：毫针刺，泻法，不灸，每日1次。

④肝肾阴虚

穴位：太溪、三阴交、中都、阴谷。

配穴：潮热、盗汗者，加鱼际、劳宫；如兼肝火旺盛，可加太冲、阴陵泉。

方法：毫针刺，平补平泻法，不灸，每日1次。

⑤气血两虚

穴位：足三里、三阴交、阴陵泉、血海。

配穴：如见神疲畏寒，可加灸命门、气海俞；如见恶心呕吐，可加内关。

方法：毫针用补法，配合灸治，每日1次。

（2）其他：

气功、太极拳及其他适度的体育锻炼均是康复的有效措施，可结合患者个体情况选用。

附三：治则治法古今选要

（一）古代论述

淋巴瘤治则治法经过长期经验总结，不断完善提高。秦汉至隋唐时期，此期治法多以方药为主，对治则治法论述较少，后世多根据其方药，推理了其中蕴藏的治则治法。宋至金元时期，由于各家学说发展，对淋巴瘤治则治法多有论及。明清时期中医学繁荣发展，百家争鸣，呈现较多淋巴瘤相关的总结研究，治则治法论述较为丰富。各医家根据自己的经验医案进行总结，提出了各种不同治则治法，有强调首补养气血者，有降调滋养肝肾以托痛者，有强调疏肝散结为主者。

1. 温养气血

《经历杂论·序》："坚硬如石包在皮肉之内者，按之移者为硬核，推之不移者为石疽。此皆气血两虚，死气所发也。全赖温和补气补血，方有转硬为和、消患无形之望，否则溃敛无日矣，可不慎哉。（石疽之症，清则难愈，因其气血两虚，不能化脓，多出腐渣、饭末、硬石、枯骨之形，动辄崩塌如地陷，然不可以外症法治，但温养生化其气血可耳。）"

"一予业师严介眉，腰间生石疽，延予友王少徐治之。虽溃，少徐用温和膏外贴，用温补药内服，竟能化脓生肌收功，予自左胯纹间生一石疽，如近世五月所卖角黍状，坚硬如有三角石在皮内，服独参汤、猪腰子汤消。"

又如《疡医大全》："汪省之曰：石疽乃寒气所作，深伏于骨髓之间，腿膝有肿与皮肉相似，苦疼而坚硬如石，故谓之石疽。治宜温补。（《理例》）"

《外科十三方考》："凡寒痰凝结者，最忌贴凉膏，服凉药，治法服中九丸或阳和汤为妙。"

2. 温阳化痰，补元托脓

《外科证治全书》："石疽初起如恶核，坚硬不痛，渐大如拳。急以阳和汤、犀黄丸每日轮服，紫元丹间服可消。如迟至大如升斗者亦石硬不痛。又日久患现筋纹，偶作抽痛，虽按之如石，而其内已作脓矣。现红筋者其内已通血海，不治；现斑黑者乃自溃之证，溃则流血，三日内死；现小块高低如石岩者，主三百日后必发大痛，不溃而死。唯现青筋者，其内已成黄浆，尚可治，令日服阳和汤，外用活商陆根捣烂，加食盐少许敷之，数日作痒，半月皱皮，日敷日软而有脓袋挂下，以银针穿之，用千金内托散加熟地，倍生芪，各一两，同阳和汤煎服，大剂补托。十剂后以阳和解凝膏随其根盘贴满，独留患孔。再加绷缚法，使其皮膜相连，易于脓尽生肌。接用十全大补、加味保元等汤（参芪忌炙），服至收功。"

3. 温经发散

《圣济总录》："论曰：石疽与石痈之证同，比石痈为深，以寒客经络，气血结聚而不得散，隐于皮肤之内，重按如石，故谓之石疽，痈疽皆热气所作，今寒气为梗，故凝结不化，其毒内著，结硬如石，治宜温其经络，使热气得通，其毒外泄，故能腐熟而发散，化脓血而出也。"

4. 清散积热解毒，佐以理气补元托痈

《简明医彀》："有在腰胯之间，患疽如石不溃者，名石疽，属少阳、阳明二经之积热。邪毒内结，元气不足，不能起发，急服活命饮加羌活、独活、柴胡、黄芩，及紫金锭汗之。实者一粒金丹，或黄连内疏汤下之，随服十全大补汤、人参养荣汤托之。"

5. 养肝血滋肾水，佐以清肝

《疡医大全》："冯鲁瞻曰：耳下石疽者，不脓不疼是也。大宜养肝血，滋肾水，温补可化。如少年脉实者，少佐以清肝，然不可轻用行气破血之药。（《锦囊》）"

《马培之医案》："操劳思虑，郁损心脾，木失畅荣，气化为火，阳明浊痰藉以上升，致颈左坚肿，成为失荣。焮热刺痛，痰火交并络中，投剂以来，肿热略减，唯动则气升，饮咽作阻。卧则渐平，肺为气之主，肾为气之根，水不养肝，蛰藏失职，肝逆直奔，肺胃职是之故。宜滋水柔肝，纳气归肾。但舌苔白滑而两边尖渐绛，阴分固伤，上焦痰气痹郁，似宜先清其上，兼平肝木，俾郁解痰消，饮食畅进，嗣后再商补肾。"

6. 养荣清肝，健脾化坚

《马培之医案》："心肝抑郁不遂，气化为火，火与痰升，颈左发为石疽。坚肿色红，势将外溃，溃则难愈。姑拟养荣清肝化坚。

肝脾郁结，气与痰滞，石疽坚肿，咽肿喉痹，牙紧颈酸，项胀，厥少不和，经络壅塞，七情至伤之病，治调非易。脾胃又薄，便溏，食入作呕吐，慎防脾败。姑拟扶土和中，冀其纳谷为幸。

石疽肿势稍加，且作胀痛，肝火复升，宜和荣化坚，兼疏肝郁。

痰气血积于肝络，少腹两旁，石疽坚肿，木不知痛。姑拟温消，冀其不溃乃吉。

郁怒伤肝，气滞于络，络血因之留阻，胸胁作痛，继之乳根坚肿，石疽大症，脉来弦强，动劳喘气，自汗盗汗，肝阴伤，肾气不摄，症势极重。拟育阴柔肝，以化坚结。

肝郁不舒，气火夹痰，凝结颈左，失荣坚肿，筋脉攀痛，宜清肝解郁。"

7. 利湿化凝，收敛防溃

《马培之医案》："湿瘀凝滞经络，委阳穴石疽坚肿，色紫焮，及内侧足肚木肿，

夜分热痛。将来难于收敛，急为利湿化凝，以冀收束为要。"

8. 养阴泄木，咸降化痰

《陈莘田外科方案》："脉左细右滑数，舌红无苔，是阴不足而痰火有余之见端，病起肝郁，郁则生火，火盛生痰，痰火上乘，痹于阳明之络，左晴明之下结为石疽，其坚如石，色泽红紫。起经三载，渐次长大，竟有成溃之象，溃则翻花流血。难治之症，石药必佐怡养功夫，冀能迟破为妙。拟养阴泄木，咸降化痰法。宗木郁泄之，痰火降之，阴虚养之。未识然否，候高明歧之。"

9. 即治不可延

《医心方》："《病源论》云：恶核肿者，肉里忽有核，累累如梅李，小有如豆粒，皮内酸痛，左右走身中，猝然而起，此风邪夹毒所成。其亦似射工毒。初得无常处，多恻恻痛。不即治，毒入腹，烦闷恶寒即杀人也。久不瘥，则变作瘘。"

10. 灯火灸外治

《幼科铁镜》："此患由风热毒邪与血气相搏，郁结成核，如贯珠于耳项之间，肿硬白色，摇夺不动而有根者，便是瘰疬，或溃烂成恶毒。如用药，多有不效。莫妙于用灯火，至易而至效。余亦曾患此，用灯燋两次即愈，今故以灯火燋法，垂于身之背面图。如瘰在左则燋左边，瘰在右则燋右边。前自颈上耳脚下起，离六分地一点一点直下乳，次过胁上至肺俞穴，到颈上耳后止，在瘰上周围亦燋，第二次照原路空处补之，便愈。若只有核而摇得动者，便不是瘰疬。初起红肿，便是痈疽，不可作瘰疬治。"

11. 未溃补虚消痰，已溃拔毒收疮

《外科证治全书》："大者称恶核，小者称痰核。初起坚硬不痛，与石疽之起相同。然其寒凝甚痼，毒根最深却不易溃。未溃之前，忌贴凉膏药，忌服凉剂，宜用加味二陈汤，入阳和丸煎服，或阳和汤、犀黄丸煎服，至消乃止。大忌开刀，开则翻花难治。如有翻花者，用大蟾破腹刺数孔，连肠杂盖患口，拔毒软肛。内服温补托毒消痰之剂犀黄丸收功。如孕妇唯用阳和汤服之。"

12. 补元救脏

《杂症会心录》："失荣则坚久隐痛，皮色如故，数载乃亡也。其见症之不同，治法之各异，安可不细辨乎。初起宜六味归芍汤，久久服之，救其根也。病久隐痛，阴亏者宜左归加生脉汤，补其元也。阳亏者，宜十全大补汤，培血气也。虽然，六欲不遂，损伤中气，枯于外而及于内，耗其气而伤其形，如妇人之乳岩，男妇之瘰疬，皆精血亏而真元败，大筋短而小筋挛，其症岂草根木皮所能胜任哉。若经谓陷脉为瘤，与失荣相肖，但此乃经脉为病，脏气安然，观其所发，皆非关节之处，可以验其轻重矣。"

13. 调和荣血，散坚开郁

《外科心法要诀》："失荣耳旁及项肩，起如痰核不动坚，皮色如常日渐大，忧思

怒郁火凝然。日久气衰形削瘦，愈溃愈硬现紫斑，腐烂浸淫流血水，疮口翻花治总难。（注：失荣证，生于耳之前后及肩项。其证初起，状如痰核，推之不动，坚硬如石，皮色如常，日渐长大。由忧思、恚怒、气郁、血逆与火凝结而成。日久难愈，形气渐衰，肌肉削瘦，愈溃愈硬，色现紫斑，腐烂浸淫，渗流血水，疮口开大，胬肉高突，形似翻花瘤证。古今虽有治法，终属败证。但不可弃而不治，初宜服和荣散坚丸，外贴阿魏化坚膏，然亦不过苟延岁月而已。和荣散坚丸治失荣，调和荣血，散坚开郁。）"

14. 未溃忌凉忌开刀

《外科全生集》："大者恶核，小者痰核，与石疽初起相同。然其寒凝甚结，毒根最深，极难软熟。未溃之前，忌贴凉膏，忌投凉药，唯内服阳和汤、犀黄丸可消。亦有以大田螺捣烂，敷涂消之者。大忌开刀，开则翻花起肛。用大蟾破腹，刺数孔，连杂盖患，拔毒软肛，内服温补托毒消痰之剂，犀黄丸尽可收功。如孕妇，丸内有麝香，忌之。

马曰："恶核难溃敛，即服药亦难取效。大忌开刀，洵是至言。"

15. 顺气行痰

《外科十三方考》："此症生于下颏对喉咙处，形圆如卵、坚硬如石，塞住喉咙，女人患者甚多，一起恼怒，即肿痛潮热，约七八日后，即又如常。医治之法，以顺气行痰之剂为佳，内服中九丸兼金蚣丸，切戒针灸，不可落核，若微针破，即血出不止，且翻弦而不易收口，慎之。若子午潮热，又有火症者（防成骨痨），十难一痊。"

《外科心法要诀》："石疽生于颈项旁，坚硬如石色照常，肝郁凝结于经络，溃后法依瘰疬疮。（注：此疽生于颈项两旁，形如桃李，皮色如常，坚硬如石，臖痛不热。由肝经郁结，以致气血凝滞经络而成。此证初小渐大，难消难溃，既溃难敛，疲顽之证也。初起气实者，宜服疏肝溃坚汤；气虚者，宜服香贝养荣汤，外用葱白、蜂蜜，捣泥敷贴。日久不消者，以阳燧锭每日灸之，以或消、或软、或将溃为度，既溃法同瘰疬。）

石疽寒凝瘀血聚，生于腰胯最缠绵，坚硬如石皮不变，时觉木痛消溃难。（注：此证由寒气瘀血凝结，生于腰胯之间，缠绵难以收功。其疽时觉木痛，难消难溃，坚硬如石，皮色不变。初宜内服没药丸，外用鲜商陆捣烂，贴于患处治之，随用艾壮当顶灸之，以软为度。溃后按痈疽溃疡治法。）

下石疽在膝上生，坚硬如石牵筋疼，皮色如常难溃敛，证由血滞外寒凝。（注：此证生于膝间，无论膝盖及左右，俱可以生。坚硬如石，牵筋疼痛，肿如鸡卵，皮色不变，并无焮热，难消难溃，既溃难敛，最属疲顽。由身虚，寒邪深袭，致令血瘀凝结，而成肿溃。内外治法，俱与中石疽参考。但此证肿溃俱凉，若凉化为热，见诸善证者始吉；仍见恶证者，难痊。）"

（二）现代医家学术思想和治疗特点

周岱翰强调恶性淋巴瘤辨证治疗中的辨痰，可分为痰热相搏和痰瘀互结，前者采用清热除痰，后者需用攻坚破积之品。

朴炳奎重视排毒解毒，认为毒邪是恶性肿瘤的最大致病因素，可通过扶正驱邪的方法达到排毒解毒的目的，作为恶性淋巴瘤防治的重要手段。

林洪生认为扶正培本为本病治疗总则，因痰、毒、瘀为本病主要病理产物，故扶正培本、化痰软坚、清热解毒为其治疗大法。脏腑辨证方面，脾脏涉及最多，同时随着疾病的发展，肝肾二脏逐渐亏损，补益肝肾当是治疗晚期淋巴瘤患者的中医治则之一。

陈琰碧等认为痰瘀互结积聚与恶性淋巴瘤生成关系密切，治疗必须痰瘀同治，以消痰散结、活血化瘀为法。

目前，淋巴瘤治疗的共识以扶正祛邪为主，固本清源，辨病辨证论治。邪盛以祛邪为急，正虚以扶正为先，虚实夹杂，则祛邪扶正并举。淋巴瘤之证多属气血俱虚兼痰瘀毒互结，故治法以养荣补元、祛痰化瘀解毒为主。同时，在处方用药时适当兼顾患者可能的气血阴阳盛虚之证，随证遣药。

附四：方剂选要

（一）上古至隋唐时期

上古至隋唐时期，此期主要从唐朝的《备急千金要方》开始，出现用药治法，之后不断丰富发展。此期代表主要为单药外敷。

"治石疽，状如痤疖而皮厚方：捣谷子敷之。亦治金疮。"《备急千金要方》

（二）宋至金元时期

宋至金元时期，此期方剂杂出，特别是金元四大家，多有自创方剂。其方药至今尚有一定借鉴作用。

1. 升麻汤

来源：《圣济总录》

组成：升麻、连翘、玄参、大青、大黄（锉微炒）各一两，败酱、络石、白蔹各半两，生地黄二两。

功效：养阴泻热。

用法：锉如麻豆大，每服五钱匕，水一盏半，煎至七分，入芒硝一钱，去滓空心温服，微利三两行，未利再服。

原文："治石疽坚硬，皮色深赤，恶寒壮热，一二日未脓者下之。"

2. 占斯散

来源：《圣济总录》

组成：木占斯、厚朴（去粗皮，姜汁炙）、生干地黄（焙）、瓜蒌（干者去皮）、败酱、防风（去叉）、桔梗（炒）、人参、细辛（去苗叶）各一两，桂（去粗皮）半两。

功效：扶正泻火。

用法：捣罗为散，每服二钱匕，温酒调下，食前。

原文："治石疽结坚，若坏，若未坏，或已成疽者。"

3. 沉香汤

来源：《圣济总录》

组成：沉香、防风（去叉）、木香各三分，地骨皮、麦门冬（去心焙）、当归（切焙）、升麻、玄参、枳壳（去瓤，麸炒）、羚羊角屑、独活（去芦头）、甘草（生锉）、赤芍药各一两，大黄（锉炒二两）。

功效：消肿散结养阴。

用法：粗捣筛，每服四钱匕，水一盏半，煎取七分，去滓不计时候温服。

原文："治石疽肿毒结硬，口干烦热，四肢拘急，不得卧。沉香汤方。"

4. 地黄煎

来源：《圣济总录》

组成：生地黄（净洗三斤）。

功效：清热凉血，养阴生津。

用法：锉碎细研，以布绞取汁，入铜器内盛，重汤上煮，柳篦搅匀如糖，以瓷合盛，每日空心，取一丸如弹子大，温酒调下，日午晚间再服即瘥。

原文："治石疽坚硬不消。地黄煎方。"

5. 鹿角散

来源：《圣济总录》

组成：鹿角（烧过）二两，白蔹一两，粗理黄石五两（烧令赤色，投醋中，再烧，入醋，七遍）。

功效：消肿散结。

用法：捣罗为散，以酽醋调如糊，涂敷肿上，干即再敷，以瘥为度。

原文："治疽发，坚如石核复大，色不变。鹿角散方。"

6. 商陆根贴

来源：《圣济总录》

组成：生商陆根半斤。

功效：散结。

用法：烂捣如泥，于故帛上涂贴，干即易之。

原文："治石疽，坚如石，不作脓。商陆根贴方。"

7. 楮实涂

来源：《圣济总录》

组成：楮实（不以多少）。

功效：补肾泻肝。

用法：捣罗为末，以醋调如糊，涂患上，干即易之。

原文："治石疽，状如痤疖而皮厚者。楮实涂方。"

8. 木香散贴

来源：《圣济总录》

组成：木香、大黄（生）、升麻、白蔹、芒硝、赤小豆各半两。

功效：泻热沥水。

用法：捣罗为散，以榆白皮汁，入水少许，调和如糊，以故帛上涂贴，日二上即瘥。

原文："治石疽坚硬，皮色紫赤，恶寒壮热，一二日未成脓者，下之后宜用。木香散贴方。"

9. 涂敷方

来源：《圣济总录》

组成：鹿角；或半夏一两；或蜀漆（干者）半两，桑根白皮二两；或莨菪子二两；或梁上尘、葵茎灰各一两；或蛇蜕皮。

功效：消肿散结。

用法：捣罗为末，以水调如糊，涂患上，日三五度，即瘥。

原文："鹿角。上一味，于石上水磨如泥，涂患上，日三五度即瘥。又方：半夏一两。上一味，捣罗为末，以水调如糊，涂患上，日三五度，即瘥。又方：蜀漆（干者）半两，桑根白皮二两。上二味，捣罗为末，熔牛胶，更以酒调和，涂敷肿上，日三五度即瘥。又方：莨菪子二两。上一味，捣罗为散，以醋调和如糊，涂敷肿上，干即再涂，取瘥。又方：梁上尘、葵茎灰各一两。上二味，捣罗为散，以醋调如糊，涂敷肿上，日三两度，即瘥。又方：蛇蜕皮。上一味，烧灰细研，以醋调如糊，涂肿上，干即易之。"

（三）明清时期

明清时期，诸多医著传世，淋巴瘤相关方剂辈出，尤以《外科证治全生集》中所载犀黄丸、阳和汤、小金丹等影响最大。至今仍为临床所喜用。

1. 犀黄丸

来源：《外科证治全生集》

组成：犀黄三分，麝香一钱半、乳香、没药（各去油）各一两（各研极细末），黄米饭一两。

功效：化痰散结。

用法：捣烂为丸，忌火烘，晒干，陈酒送下三钱。

原文："治……痰核……等症。……患生上部，临卧服；下部，空心服。马曰：犀黄丸久服必损胃气，有虚火者勿宜，肺痈万不可用，乳岩、瘰疬、痰核等症亦不宜用。"

2. 阳和汤

来源：《验方新编》

组成：熟地一两，真鹿角胶三钱，上肉桂、甘草各一钱，炮姜、麻黄各五分。

功效：扶正散寒。

用法：水煎服。服后再饮好酒数杯，谨戒房事，服至病愈为止。

原文："治乳岩、失荣、石疽、恶核、痰核、瘰疬、流柱、横痃，并治一切色白平塌阴疽等症。此为阴疽圣药。万应万灵，从无一失，珍之宝之。……无论冬、夏皆宜，不可妄行增减。体虚极者，肉桂、炮姜可加一二倍用，或加附子更妙，又痈毒诸方内降痈活命饮亦治阴疽，方用肉桂、炮姜各用至钱半之多，诚以阴寒凝结非此不为功也，宜参看酌用。"

3. 阳和解凝膏

来源：《外科证治全生集》

组成：鲜大力子梗、叶、根三斤，活白凤仙梗四两，大麻油十斤；川附、桂枝、大黄、当归、肉桂、官桂、草乌、川乌、地龙、僵蚕、赤芍、白芷、白蔹、白及各二两，川芎、续断、防风、荆芥、五灵脂、木香、香橼、陈皮各一两；炒透桃丹七两；乳香、没药末各二两，苏合油四两，麝香一两。

功效：解毒散结。

用法：敷贴。

原文："治一应阴疽流注，溃烂不堪，及冻疮毒根等症。未溃者，一夜全消；已溃者，三张痊愈。疟疾贴背心立愈。鲜大力子梗、叶、根三斤，活白凤仙梗四两，大麻油十斤。先煎至枯，去渣，次日用川附、桂枝、大黄、当归、肉桂、官桂、草乌、川乌、地龙、僵蚕、赤芍、白芷、白蔹、白及各二两，川芎、续断、防风、荆芥、五灵脂、木香、香橼、陈皮各一两，再煎药枯，沥渣，隔宿油冷，见过斤两，每油一斤，用炒透桃丹七两搅和，明日文火再熬，至滴水成珠，不黏指为度。以湿草纸罨火，移锅放冷处，将乳香、没药末各二两，苏合油四两，麝香一两，研细入膏，搅和极匀，出火气，半月后摊贴。"

4. 小金丹

来源：《外科证治全生集》

组成：白胶香（即枫树油香）、草乌、五灵脂、地龙（即蚯蚓）、制木鳖各一两五钱，制没药、制乳香、归身各七钱五分，麝香一钱，陈墨一钱二分。

功效：消毒散结。

用法：用糯米粉一两二钱，煮稠，和入各药末，捣干捶为丸，如芡实大，一料约为二百五十丸，晒干（忌火烘），瓷瓶收贮，以蜡封口，勿令失气，临用取一丸，布包放平石上，隔布敲碎入杯内，以好酒浸入，用小杯盖住一二时，以热陈酒送服尽醉。

原文："治流注、恶核、痰核、瘰疬、乳岩、横痃及一切无名阴疽初起，屡试如神，万无一失，真仙方也。内有五灵脂，不可与人参、高丽参、党参同日而服。……患生下部空心服，上部临睡服，一切阴疽初起服至消散为止。如流注等症成功将欲溃烂及溃烂日久者，以十丸分作五日早晚服之，以免流走。若小孩不能服煎剂及丸药者，服此最妙。"《验方新编》："亦各研细末，用糯米粉一两二钱，同上药末，糊厚，千槌打融为丸，如芡实大，每料约二百五十粒，临用陈酒送下一丸，醉盖取汗。如流注将溃及溃久者，以十丸均作五日服完，以杜流走不定，可绝增入者。如小儿不能服煎剂，以一丸研碎，酒调服之，但丸内有五灵脂，与人参相反，断不可与参剂同服也。"

5. 阴疽无价活命仙丹（增补）

来源：《验方新编》

组成：顶上真麝片一钱（此药真者最贵，或三四五六分均可），火硝三钱，白矾三钱，净黄丹三钱，胡椒一两。

功效：解毒散结，泻火化瘀。

用法：用熟蜜和为两丸，病在左放左手，病在右放右手，病在中男左女右，病在腰以下放脚心，仍分左、右、中为要。孕妇忌用。

原文："此丹通治落头疽、耳后锐毒、遮腮、骨槽风、阴对口、阴发背、乳岩、恶核、石疽、失荣、鹤膝风、鱼口、便毒、瘰疬、流注、一切阴疽，内不必服药（病重者仍服前阳和汤更妙），外不必敷药，唯用此药一丸放手心中紧紧握住，用布带将手指捆拢，不紧不松，免使药丸移动，捆至六个时辰，将药丸埋入土中（不可使鸡犬误食，食则必死），再换一丸，照前捆好，日夜不断。不论如何肿痛溃烂，用至数丸，自能收口生肌。轻者一二丸立见功效。忌食鸡、鹅、鱼、虾发物，已愈不忌，唯女色宜谨戒半年。此方补造化阴阳所不及，实上下古今所罕闻，传自蒙古名医，贵重无价，较之林屋山人阴疽诸方，尤为简便神效，见者宜抄方传布，功德无穷，若藉以居奇，必有奇祸。……阴疽多属险症，必须早治方效。或溃烂太甚，或误服凉药，或患处如隔夜猪肝，神色昏迷，语言不清，饮食少进，已成败症，虽有此丹，亦难见效。若疮内生疽，查疽毒门疮中生蛆方将蛆治尽，一面用此丹治之。疮内有骨，查本门多骨疽方将骨治尽，一面用此丹治之。"

6. 胜金丹

来源：《杂病源流犀烛》

组成：制白砒、麝香、蟾酥各一钱，雄黄、辰砂、乳香、没药、血竭各钱半，全蝎（炮）、天龙（炙去头足）、穿山甲（炙）各三钱，炒姜蚕五钱。

功效：散结通络。

用法：每三钱，砂糖调葱头酒下，取汗。

7. 一粒金丹

来源：《杂病源流犀烛》

组成：沉香、乳香、木香各五分，巴霜一钱半。

功效：散结通络。

用法：枣肉丸，芡子大，每一丸，量人虚实，先呷水一口，行一次，胃气实者只可呷水三四口，后用水一口送下，行数次，米饮补之。

8. 人参养荣汤

来源：《杂病源流犀烛》

组成：人参、陈皮、黄芪、肉桂、当归、白术、炙草各一钱，远志五分，白芍钱半，熟地、五味子、茯苓各八分。

功效：补阳扶正。

用法：水煎服。

9. 十全大补汤

来源：《简明医彀》

原文："有在腰胯之间，患疽如石不溃者，名石疽，属少阳、阳明二经之积热。邪毒内结，元气不足，不能起发，急服活命饮加羌活、独活、柴胡、黄芩及紫金锭汗之。实者一粒金丹，或黄连内疏汤下之，随服十全大补汤、人参养荣汤托之。"

经过梳理，发现淋巴瘤的相关方剂，萌芽于唐之《备急千金要方》，发挥于宋金元，至明清时则得到极大发展，不少名方在明清得以创立并流传。至今对于临床仍有相当的参考价值。

第七章 食管癌

食管癌是从下咽到食管－胃结合部之间食管上皮来源的癌，占所有恶性肿瘤的2%。

全世界每年约有30万人死于食管癌。我国是食管癌的高发国家，又是食管癌病死率最高的国家，每年因食管癌死亡者约15万人，占全部恶性肿瘤死亡者的近25%。国内统计以中段食管癌最多（占52.7%），下段次之（占33.2%），上段较少（占14.1%）。发病年龄多在40岁以上，男性多于女性。但近年来40岁以下发病者有增长趋势。食管癌的发病率有明显的地区性差异。我国的食管癌高发区有河北、河南、山西三省交界的太行山区、河南林县、苏北地区、鄂皖交界的大别山地区、四川的北部地区、闽粤交界地区和新疆哈萨克族居住地区。在欧洲除法国外，食管癌的发病率很低，约为5/10万；拉丁美洲的乌拉圭、智利、波多黎各、阿根廷等国家发病率略高，大致为（10～15）/10万。

现代医学认为，食管癌的发病与吸烟、饮酒、亚硝胺、霉菌、食管的局部损伤、饮食习惯、遗传等因素有关。

【相关证候源流】

在古代中医文献中尚未见有食管癌之病名，但有丰富的类似食管肿瘤的病证记载。食管癌在中医文献中，多属"噎膈""噎塞""关格""反胃"等范畴。其相关证候论述散见于各时期医著中。

对于噎膈的成因，古人认为其与正气虚弱密切相关，即所谓"邪之所凑，其气必虚"。《丹溪心法》曰："噎膈、反胃虽各不同，病出一体，多由气血虚弱而成。"而《景岳全书·噎膈》指出："少年少见此证，而唯中衰耗伤者多有之。"吴鞠通言："大凡噎症，由于半百之年，阴衰阳结。"均指出年高体弱与发病的关系。关于噎膈的主要症状，早在两千年前成书的《黄帝内经》就率先提出了"三阳结谓之膈""饮食不下，膈噎不通，食则呕"，以及"膈中，食饮入而还出，后沃沫"的记载。后世对本病认识又有不断发展，《千金方》提出了"食噎者，食无多少，唯胸中苦塞常痛，不得喘息"；《济生方》提出了"其为病也，令人胸膈痞闷，呕逆噎塞，妨碍饮食，胸痛彻背，肋下支满，或心中喜忘，咽噎气不舒"；《类证治裁》补充了"噎者咽下梗塞，水饮可行，食物难入"以及"临食辍箸，嗌阻沫升"等。《医贯》说"噎膈者，饥欲得食，但噎塞迎逆于咽喉膈胸之间，在胃口之上，未曾入胃既带痰涎而出"，具体阐明了本病的发病部位及典型的临床表现。

一、上古至春秋战国时期

上古至春秋战国时期为中医学的萌芽时期，其代表作以《黄帝内经》《难经》为主，其中记载了"噎膈""膈咽""胃脘膈"等与食管癌的相似的证候及病名。

《素问·通评虚实论》曰："隔塞闭绝，上下不通。"

《灵素节注类编·阴阳发病诸证》曰："其传为噎膈者，少阳为枢，枢不转而三阳之气皆逆，与痰涎胶结于膈也。"

《灵枢·邪气脏腑病形》："胃病者，腹膜胀，胃脘当心而痛……膈咽不下，食欲不下。"

《素问·阴阳别论》："三阳结谓之隔。"

《素问·阴阳别论》："胆胃俱逆，则其传为膈（胆胃俱逆，上脘填塞，饮食不下，则为噎膈）。"

《素问·评热病论》："食不下者，胃脘膈也。"

《灵枢·上膈》曰："气为上膈者，食饮入而还出。虫为下膈，下膈者，食晬时乃出。"，"噎膈病乃神意间气也。""上膈即噎膈，下膈即反胃也。"

《灵枢·四时气》："饮食不下，膈塞不通，邪在胃脘。"

《黄帝针经》云："胃病者……膈咽不通，饮食不下。"

二、秦汉至隋唐时期

秦汉至隋唐时期，中医学理法方药已基本具备完整体系。医著中有关食管癌的相关证候论述明显增多。《伤寒杂病论》记载了"噎膈""反胃""关格"等多种类似食管癌的病证。以描述诸病证候及病因病机为主的《诸病源候论》，其中多次记载噎病相关证候的描述。

《金匮要略·呕吐哕下利病脉证治》："朝食暮吐，暮食朝吐，宿谷不化，名曰胃反"。

《诸病源候论·脾胃病诸候》："朝食暮吐，暮食朝吐，心下牢大如杯，往来寒热，甚者食已即吐……名曰反胃。"这些记载与胃癌临床某些阶段的症状非常相似。

《诸病源候论·否噎病诸候》："阴阳不和则三焦隔绝，三焦隔绝则津液不利，故令气塞不调理也，是以成噎，此由忧恚所致。忧恚则气结，气结则不宣流，使噎。噎者，噎塞不通也。"

三、宋至金元时期

宋至金元时期，是我国医学发展的繁荣时期，其时名医辈出，并以金元四大家为突出代表。《丹溪心法》《太平惠民和剂局方》等记载了较多噎膈反胃病证。

《丹溪心法》："翻胃即膈噎，膈噎乃翻胃之渐。"

《丹溪心法·翻胃》："翻胃大约有四，血虚、气虚、有热、有痰兼病。"

丹溪云："血耗胃槁，槁在贲门，脘痛吐食，上焦膈也；食下良久复出，槁在幽门，中焦膈也；朝食暮吐，暮食朝吐，槁在阑门，下焦膈也。"

《三因极一病证方论》："夫五噎者，即气噎、忧噎、劳噎、思噎、食噎。虽五种不同，皆以气为主。所谓气噎者，心悸，上下不通，噎哕不彻，胸背痛。忧噎者，遇天阴寒，手足厥冷，不能自温。劳噎者，气上膈，胁下支满，胸中填塞，攻背疼痛。思噎者，心怔悸，喜忘。食噎者，食无多少，胸中苦寒疼痛，不得喘息。皆由喜怒不常，忧思过度，恐虑无时，郁而生涎，涎与气搏，升而不降，逆害饮食，与五膈同，但此在咽嗌，故名五噎。"

《太平惠民和剂局方》："癥积气块，皆因气虚，及寒气、热气、怒气、恚气、喜气、忧气、愁气内结积聚，坚牢如杯，心腹绞痛，不能饮食。用药渐渐消磨，不能宣利，可与七气汤、丁香丸、青木香丸、木香推气丸、挨积丸、蓬煎丸。积气不散，腹胁膨胀，可与积气丸、三棱煎丸。心下坚硬，结块冲心，可与温白丸。胀满不思食者，与养脾丸、消食丸、嘉禾散、四君子汤。"

《太平惠民和剂局方》："心脾腹痛多有积。或有寒积者，可与温白丸或保安丸。虚、老人不可多服此二药，只与木香推气丸或感应丸、小独圣丸、理痛丸，洗消去积，次与正气散、嘉禾散、曹脾散、人参煮散、荜澄茄散、蟠葱散、盐煎散、鸡舌香散、挝脾散、建中散。有寒者，与大沉香丸，两丸作一服，次与蓬煎丸、温中良姜丸、丁香煮散、四柱散。"

《太平惠民和剂局方》："脾虚翻胃，不纳食及汤药不下者，可与膈气散、人参木香散、参苓白术散、五膈宽中散。噫气吞酸，脾痛者，可与如意丸、思食丸之类。"

元·朱震亨对"噎膈反胃"有详细的叙述："大概因津血俱耗，胃脘亦槁，在上近咽之下，水饮可行，食物难入，间或可入，入亦不多，曰噎。其槁在下，与胃为近，食虽可进，难尽入胃，良久复出，曰膈，即翻胃也。"

四、明清时期

明清时期，医著丰富，各医家通过对前人经验总结以及长期实践观察，对食管癌的认识进一步加深，相关证候论述趋于完备。

《景岳全书》："治反胃之法，当辨其新久，及所致之因，或以酷饮无度，伤于酒湿；或以纵食生冷，败其真阳；或因七情忧郁，竭其中气，总之，无非内伤之甚，致损胃气而然。故凡治此者，必宜以扶助正气，健脾养胃为主。"

《济生方·噎膈》："其为病也，令人胸膈痞闷，呃逆噎塞，妨碍饮食。"

《景岳全书》："噎膈反胃二证，丹溪谓其名虽不同，病出一体，若乎似矣，然而实有不同也。盖反胃者，食犹能入，入而反出，故曰反胃；噎膈者，隔塞不通，食不能下，故曰噎膈。食入反出者，以阳虚不能化也，可补可温，其治犹易；食不得下者，以气结不能行也，或开或助，治有两难，此其轻重之有不同也。且凡病反胃者多能食，病噎膈者不能食，故噎膈之病，病于胸臆上焦，而反胃之病，则病于中下二焦，此其见证之有不同也。所以反胃之治，多宜益火之源以助化功；噎膈之治，多宜调养心脾以舒结气。此其证候既有不同，故诊治亦当分类也。"

《杂病源流犀烛》："噎塞，脾虚病也。反胃，胃虚病也。"

《杂病源流犀烛》："中焦吐者，皆从于积，或先吐而痛，或先痛而吐，此病在中脘者，另详呕吐条内；下焦吐者，皆从于寒，朝食暮吐，暮食朝吐，此即反胃病也。"

《医贯·噎膈论》："噎膈、翻胃、关格三者，名各不同，病原迥异，治宜区别，不可不辨也。噎膈者，饥欲得食，但噎塞迎逆于咽喉胸膈之间，在胃口之上，未曾入胃，即带痰涎而出，若一入胃下，无不消化，不复出矣，唯男子年高者有之，少无噎膈。"

《医宗必读》："反胃噎膈，总是血液衰耗，胃脘干槁。槁在上者，水饮可行，食物难入，名曰噎塞；槁在下者，食虽可入，良久复出，名曰反胃。"

《证治要诀·痞塞》曰："噎膈甚而水浆不入，药食皆不下，食入口即吐。"

《医宗己任编》："膈症之病形何如？曰：膈之为病，一阳明尽之矣。丹溪以噎膈反胃之病，谓得之六淫七情，遂有火热炎上之化，多升少降，津液不布，血液衰耗，胃脘干枯。其槁在上，近咽之下，水饮可行，食物难入，入亦不多，名之曰噎。其槁在下，与胃相近，食虽可入，难尽入胃，入即吐出，名之曰膈。饮食之际，气忽阻塞，曰噎。心下隔拒，或食到膈间不得下，曰膈。良久复出者，翻胃。"

《医鉴》："五噎，忧、劳、思、食、气也，饮食猝阻，不能下。五膈，忧、恚、寒、食、气也，心脾之间，上下不通，或结咽喉，时觉妨碍，吐不出，咽不下。"

《类证治裁》："膈者，胃脘窄隘，食下拒痛，由血液之槁于中也。反胃者，食入反出，完谷不化，由胃阳之衰于下也。"

《明医指掌》："翻胃成于噎膈，病而致于翻胃，则已危矣。或朝食而暮吐，或暮食而朝吐，其吐必尽所食，日日如此，不变易者是也。至于吐无时者，呕吐也。空哕而无所出者，虚呕也。"

《冯氏锦囊秘录》："噎膈、翻胃、关格三者，名各不同，病原迥异，治宜区别，不可不辨也。噎之为病，饮食到口，咽喉之间，咽嗌不下，随即吐出，自噎而转，故曰噎，其槁在于吸门，吸门者，会厌之间也。病在上焦，多属胃脘枯燥，血液衰少，是阴亏火旺之病也。膈之为病，如饮食下咽，至膈不能直下，乃徐吐出，自膈而转，故曰膈，此膈膜之膈，而非隔截之隔也。其槁在于贲门，贲门者，胃之上口也，病在中焦，多属忧思恚怒，以致痰气郁结于上膈，或构难释之苦思，而结脾中之生意者，是怀情之病也。"

《赤水玄珠》："趺阳脉浮而涩，浮则为虚，涩则伤脾。脾伤则不磨，朝食暮吐，暮食朝吐，宿谷不化，名曰胃反。"

《赤水玄珠》："心之积名曰伏梁，起脐上，大如臂，上至心下，久不愈，令人烦心，以秋庚辛日得之。……脾之积名曰痞气，在胃脘，覆大如盆，久不愈，令人四肢不收，发黄疸，饮食不为肌肤，以冬壬癸日得之。"

通过梳理各时期食管癌相关证候的论述发现，中医学对食管癌的认识是一个逐渐加深的过程，从《内经》"膈""反胃"的概括性论述，到明代《景岳全书》"噎膈"的提出，进一步形象及详细地论述了食管癌发证候表现，基本完全总结出了食管癌常见的临床证候表现。

【病因病机】

综合古代医家观点，可将食管癌病因病机归纳为以下几个方面。

1. 七情郁结，脾胃受伤

中医理论认为，七情不遂，皆可影响气机失调，形成气结。《内经》载："隔塞闭绝，上下不通则暴忧之病也。"《诸病源候论》说："忧思则气结；气结则不宣流，使噎，噎者，塞不通也。"明·李中梓提出："忧思悲恚则脾胃受伤，津液渐耗，郁气生痰，痰塞不通，气则上而不下，妨碍道路，饮食难进，噎塞所由成也。"《医统》说："膈噎始因酒色过度，继以七情所伤。"这些都说明噎膈的病因与七情郁结、脾胃损伤有密切关系。

2. 气滞血瘀，痰湿凝结

明·徐灵胎说："噎膈之证必有瘀血、顽痰、逆气，阻膈胃气。"清代杨素园指出："食管中系有形之物阻扼其间，而非无故狭隘也明矣！"明确指出食管内长了有形之物。古代文献中有人将膈症分为气膈、血膈、痰膈、火膈、食膈五种，说明与气、血、痰、火及饮食有关。如《明医指掌》称："膈病多起于忧郁，忧郁则气结于胸臆而生痰，久则痰结成块，胶于上焦，道路窄狭，不能宽畅，饮则可入，食则难入，而病已成矣。"说明此病与痰结形成肿物有关。

3. 饮食、起居不节

中医文献中论及噎膈成因时，也提出与饮食的不良习惯有关。如朱丹溪说："夫气之为病，或饮食不谨，内伤七情或食味过厚，偏助阳气，积成膈热。"李梴说此症的病因是"饮食、淫欲或因杂病误服辛香燥药"。一些医家还指出好热饮人，特别是喜欢喝热酒的人，易生膈证。俞昌《医门法律》说："过饮滚酒，多成膈证，人皆知之。"宋代《济生方》著者严用和指出："饮酒有节度，七情不伤，阴阳平衡，气顺痰下，噎膈之疾无由作。"说明饮食不节亦是诱因之一。

4. 气血亏损，年高肾衰或先天禀赋不足

人的气血亏损和年老肾虚作为内因，与食管癌的发病有关。朱丹溪说："噎膈、

反胃,名虽不同,病出一体,多由气血虚弱而成。"明代赵献可《医贯》论膈证时亦指出:"唯年高者有之,少无噎膈反胃者。"明代张景岳说:"噎膈一证,必以忧愁、思虑、积劳、积郁,或酒色过度,伤阴而成……伤阴则阴血枯涸,气不行则噎膈病于上,精血枯涸则燥结病于下。"以上说明人体的脏腑虚弱,气血亏损,及年高之人精枯阴伤,都能诱发噎膈证。而先天禀赋不足,对食管癌的遗传易感性也要加以考虑。

总之,中医认为食管癌是涉及整体的全身性疾病的局部表现,是由于长期饮食不节、情志失调、劳倦内伤或感受外来邪毒,引起机体阴阳平衡失调,脏腑经络功能失常,出现食滞、气郁、血瘀、痰结、邪毒内塞等一系列病理性改变,最终导致癌肿形成。本病往往是内因和外因共同作用而产生,从病机来看多是因虚致病,本虚标实,正虚和邪实共同存在。初期以标实为主,多呈气滞、血瘀、痰湿、邪热;后期以本虚为主,出现气血亏虚、津液枯槁、脏器衰弱。

附一:病因病机古今选要

1. 火热

《素问·阴阳别论》:"三阳结,谓之隔。"

朱丹溪:"气之初病,或饮食不谨,或外冒风雨,或内感七情,或食味过厚,偏助阳气,积成膈热,或资禀充实,表密无汗,或性急易怒,肝火上炎,以致津液不行,气为之病,或痞,或痛,或噫腐气,或吞酸,或嘈杂,或膨满,不求原本,便认为寒,遽以辛香燥热之剂,投之数帖,时暂得快,以为神方。厚味仍前不节,七情反复相仍,旧病被劫暂开,浊液易于攒聚,或半月,或一月,前病复作。医者不察,犹执为冷,翻思前药,随手得快,颙俟久服可以温脾壮胃,消积行气,以冀一旦豁然。不思胃为水谷之海,清和则能受,脾为消化之器,清和则能运,今反得香热之偏助,劫之而愈,复作复劫,延绵至久而成噎膈。"

《冯氏锦囊秘录》:"节斋曰:膈噎翻胃之症,因火而成,其来有渐,病源不一,有因思虑过度,而动脾火者;有因忿怒过度,而动肝火者;有因久食煎炒,而生胃火者;有因淫欲忘返,而起肾火者,盖火气炎上,熏蒸津液,成痰,初则痰火未结,咽膈干燥,饮食不得流利,为膈为噎,久则痰火已结,胃之上脘不开,饮食虽进,停滞膈间,须臾便出,谓之呕吐。至于胃之下脘不开,饮食虽进,停滞胃中,良久主出,谓之翻胃。"

清《罗氏会约医镜》:"初则痰火未结,咽膈干燥,饮食不得流通,则为噎膈;久则痰火已结,胃之上脘不开,饮食难下,停滞膈间,须臾便出,谓之呕吐。至于饮食虽进,停滞胃中,而胃之下脘不开,良久方出,谓之反胃。"

《医宗说约》:"噎膈之证多因火,熏蒸津液成痰阻,七情妄动五脏伤,阴血渐槁无生所。"

《脉义简摩·动脉》："故主病为湿热成痰，为血盛有热，及忧郁膈噎关格吐逆，大小便不利诸证。"

2. 情志失调、痰气交阻

《黄帝内经》中论述噎膈："膈塞间绝，上下不通则暴忧之病也。"

《诸病源候论》述："气结则不宣流，使噎，噎者，塞不通也。"

《巢氏病源》曰："阴阳不和则三焦隔绝。三焦隔绝则津液不利，故令气塞不调，是以成噎。此由忧恚所致。忧恚则气结，气结则不宣流，而使噎塞不通也。"

《明医指掌》："多起于忧郁，忧郁则气结于胸臆而生痰，久则痰结成块，胶于上焦，道路狭窄，不能宽畅，饮或可下，食则难入，而病已成矣。好酒之徒患此者，必是顽痰，盖酒能发火，火能成痰，痰因火煎，胶结不开，阻塞道路，水饮下咽，亦觉痛涩。"

《严氏济生方》："五膈五噎，由喜怒太过，七情伤于脾胃，郁而生痰，痰与气搏，升而不降，饮食不下。盖留于咽嗌者，则成五噎，结于胃膈者，则为五膈。其病令人胸膈痞闷，呕逆噎塞，妨碍饮食。治法宜调阴阳，化痰下气，阴阳平匀，气顺痰下，则病无由作矣。"

《简明医彀》："夫忧气郁而生痰，痰与气搏，升而不降，多成噎膈等证。"

《类证治裁》："噎膈初起，多因忧恚悲恺，以致阳结于上，阴涸于下。"

《类证治裁》："噎膈痞塞，乃痰与气搏，不得宣通。痰为气激而升，气为痰腻而滞，故痞塞而成噎膈也。"

《秘传证治要诀及类方》："诸痞塞及噎膈，乃是痰为气所激而上。气又为痰所膈而滞，痰与气搏，不能流通。"

《景岳全书》："思本乎心。经曰：心怵惕思虑则伤神，神伤则恐惧自失，破脱肉，毛悴色夭，死于冬。此伤心则然也。然思生于心，脾必应之，故思之不已，则劳伤在脾。经曰：思伤脾。又曰：思则心有所存，神有所归，正气留而不行，故气结矣。凡此为病，脾气结则为噎膈，为呕吐，而饮食不能运，食不运则血气日消，肌肉日削，精神日减，四肢不为用，而生胀满泄泻等证，此伤心脾之阳也。"

《景岳全书》："夫气之初病也，其端甚微，或因些小饮食不谨；或外冒风雨寒暑；或内感七情；或食味过厚，偏助阳气，积成膈热；或资禀素实，表密无汗；或性急易怒，阴火炎上，以致津液不行，清浊相干。气为之病，或痞或痛，或不思食，或噎噫腐气，或吞酸，或嘈杂，或膨满。不求本原，便认为寒，遽以辛香燥热之剂投之，数帖暂得快然，以为神方。仍前厚味不节，将理不谨，旧疾被劫暂舒，浊液易于攒聚，或半月，或一月，前病复作。如此延蔓，自气成积，自积成痰，此为痰、为饮、为吞酸之由也。良工未遇，谬药已行，痰夹污血，遂成窠囊，于是为痞、为痛、为呕、为噎膈、反胃之次第诸症隆起。"

陈无择《三因极一病证方论》曰：五膈者，思忧喜怒悲也。五噎者，忧思气劳食也。思膈则中脘多满，噫则醋心，饮食不消，大便不利。忧膈则胸中气结，津液不通，饮食不下，羸瘦短气。喜膈则五心烦热，口苦生疮，倦甚体痹，胸痛引背，食少入。怒膈则胸膈逆满，噎塞不通，呕则筋急，恶闻食气。悲膈则心腹胀满，咳嗽，气逆，腹中雷鸣，绕脐痛，不能食。忧噎，胸中痞满，气逆时呕，食不下。思噎，心悸喜忘，目视晄晄。气噎，心下痞，噫哕不食，胸背痛，天阴手足冷，不能自温。劳噎，气上膈，胸中塞噎，肢满背痛。食噎，食急多胸中苦痛，不得喘息。

《医宗必读》："大抵气血亏损，复因悲思忧恚，则脾胃受伤，血液渐耗，郁气生痰，痰则塞而不通，气则上而不下，妨碍道路，饮食难进，噎塞所由成也。脾胃虚伤，运行失职，不能熟腐五谷，变化精微，朝食暮吐，暮食朝吐，食虽入胃，复反而出，反胃所由成也。"

宋·王怀隐《太平圣惠方·第五十卷》认为："寒温失宜，食饮乖度，或恚怒气逆，思虑伤心，致使阴阳不和，胸膈痞塞，故名膈气也。"

《济世全书》："大抵翻胃之症，未有不由膈噎而起也。其病皆因忧愁愤怒，思虑郁结，痰饮滞于胸膈之间，使气道噎塞，大便自结则气上不下，食不得入，入则反出，使肠涸胃空，上吐下结，遂成此疾也。"

《灵枢识·上膈篇第六十八》："噎膈病乃神意间气也。劝令净观内外，将一切用心力事，委之他人，服药方见效。"

3. 痰饮

《医学衷中参西录》："噎膈之证，有因痰饮而成者，其胃口之间生有痰囊（即喻氏《寓意草》中所谓窠囊）。"

《医灯续焰·心腹痛脉证第六十三附方》："咳嗽，痰涎壅滞，酒积食积，气积气块，翻胃噎膈，呕逆恶心。"

4. 劳倦内伤

《景岳全书》："房劳过度或恣饮酒，喜食辛热。饮食火起于脾胃，淫欲火起于命门。致阴虚血耗，火盛水亏，津液少生，传道失度。有高年血少或脱血肠枯；或新产血竭；或虚人运滞；皆成斯证。唯当养血滋阴，滑涩润燥，勿妄通利，耗伤真元，再发转甚。辨风秘、气秘、热秘、寒秘、湿秘之异酌治。若日久幽门不通，上冲吸门不开，渐成噎膈者有矣。"

《景岳全书》："噎膈一证，必以忧愁思虑，积劳积郁，或酒色过度，损伤而成。"

5. 饮食不节，过食香燥

《明医指掌》："香燥热药治之，其谬甚矣！其始，胃液凝聚，其久也，脾气耗败，传化渐迟。乌、附、丹毒服之积久，血液俱耗，胃脘干槁。其槁在上，近咽之下，水饮可行，食物难入，间或可入，入亦不多，名之曰'噎'。其槁在下，与胃为近，食虽可入，难尽入胃，良久复出，名之曰'膈'，渐成反胃，小便秘，大便如羊粪，名虽不同，病出一体。"

《简明医彀》："或以吐酸为寒者，盖胃伤生冷硬物则发，殊不知寒凉抑遏肠胃，阳气怫郁而为热也。吞酸与吐酸不同，吐酸是湿热郁于肝，出于胃，随气上升而吐出也；吞酸乃气郁日久，不能发越，伏于肺胃之间，咯不出，咽不下。肌表复因风寒外束，则内郁愈甚而酸味刺心。肌表得温暖，则腠理开豁而略解。或有用辛香燥热汤丸而暂愈者，因本热标寒，辛以散表故也。如过服温热之药，致津液涸竭，反成噎膈、翻胃之证。"

《简明医彀》："若恣食湿曲、鱼腥、生冷及烹饪厚味，朝伤暮损，食积、痰饮留滞中宫，兼七情郁热，故为嘈杂嗳气、吞酸痞满等证。蕴久失治，则为翻胃、噎膈之渐。"

《简明医彀》："胃脘痛……致病之由，多因纵恣口腹，喜好辛酸热辣，煎爆酒腥，生冷淜淜。朝伤暮损，日积月深，痰积血液，妨碍升降。故酸嗳嘈杂，呕哕，噎膈，翻胃之渐也。"

《医灯续焰·嘈杂》："膏粱之人，每多患此。其发也，如饥之欲食，甚则烦沸杂乱，与吞酸、吐酸、干呕、胃痛等疾，皆为噎膈反胃之渐。"

《医碥》中说："好热饮人，多患膈症""酒客多噎膈，好热酒者尤多，以热伤津液，咽管干涩，食不得入也。"说明长期饮酒，特别是热酒的长期刺激，会使食管上皮受伤而发生癌变。

6. 瘀血

《类证治裁》："噎由气结，膈由痰与气逆，或瘀血。一种气噎，临食辍箸，嗌阻沫升，气平食入，病在上焦肺胃间，治以轻扬利膈，苦降则过病所。一种痛膈，食下格拒，呕涩嘈痛，而饥焰中焚，病在中焦，治以辛香通降，不效，必兼理血络。一种胃槁，脘系窄隘，即匀饮亦妨碍，由衰年血液渐枯，胃管扃闭，饮入则涩升泪出，二便俱少，开合都废，治以辛滑润养，大忌香燥耗液，刚热劫阴，此脘血失荣，下咽易鲠，一切碍滞闭气食品，咸宜禁忌。"

《医学衷中参西录》："噎膈之证……盖此证无论何因，其贲门积有瘀血者十之七八。"

7. 脾胃虚弱

《医学衷中参西录》："此证系中气衰弱，不能撑悬贲门，以致贲门缩如藕孔（贲门与大小肠一气贯通，视其大便若羊矢，其贲门大小肠皆缩小可知），痰涎遂易于壅滞，因痰涎壅滞冲气更易于上冲，所以不能受食。"

丹溪云：噎病生于血干。

《医医偶录》："胃之虚，其唇必白，脉右关必软弱。其症为吐，为噎膈，为不能食，为胃脘痛，为停滞，为湿肿，为痰，为嘈杂。"

《明医指掌》："大抵此病由血槁不能荣润肠胃，故上不得纳，下不得便，如肠结若羊粪者死。然血虚者，则脉数而无力；气虚者，则脉缓而无力；气血两虚者，口中多出沫，但沫大出者必死。亦有热甚者，则脉数而有力；有痰阻者，则脉滑而有力；因气滞者，其脉沉而伏，因寒郁者，其脉沉而迟，皆非血气衰竭，故可治。"

8. 肾精亏虚

《景岳全书》："盖阴结者，正以命门无火，气不化精，所以凝结于下，而治节不行，此唯内伤血气，败及真阴者乃有之，即噎膈之属是也。夫噎膈之证，人皆知为内伤也，内伤至此，其脏气之健否为何如，而犹云为热，岂必使元阳尽去，而别有生生之道乎？噫！此余之所不解也，不得不辨。"

总之，食管癌一病，从脏腑病位上看，最关键的病位是胃腑，与之关系密切的还有脾、肺、肾脏，虽直接提到肝脏病位的内容不多，但病因中的忧怒等情志失调与肝的疏泄功能密不可分。从病因上看，噎膈的发生与痰食阻滞关系密切。从病性上看，噎膈一病属实属热者更多。

【辨治思路】

一、证候要素

临床上食管癌虚实夹杂，可数型并见。根据患者的临床表现，在既往研究基础上，结合文献报道以及国内中医肿瘤专家意见，可将食管癌证候要素分为以下 7 种。

1. 气虚证

主症：神疲乏力，少气懒言，饮食不下，面色苍白或萎黄，甚则滴水难进。

主舌：舌淡胖。

主脉：脉虚。

或见症：胸背疼痛，声音嘶哑，形体枯瘦，头晕心悸，咯吐清涎，形寒气短。

或见舌：舌边齿痕，苔白滑，薄白苔。

或见脉：脉沉细，脉细弱，脉沉迟。

2. 阴虚证

主症：五心烦热，口咽干燥，吞咽干涩，胸背灼痛。

主舌：舌红少津。

主脉：脉弦细。

或见症：心烦不寐或烦躁盗汗，大便干涩，小便短赤，咽干灼痛，口苦泛酸。

或见舌：舌干裂，苔薄白或薄黄而干，花剥苔，无苔。

或见脉：脉浮数，脉弦细数，脉沉细数。

3. 血瘀证

主症：胸背疼痛，刺痛固定，肌肤甲错，食不能下，或食入易吐，黏涎较多，甚则滴水不入。

主舌：舌质紫暗或有瘀斑、瘀点。

主脉：脉涩。

或见症：肌肤焦枯，大便坚硬，形体消瘦。

或见舌：舌青紫，苔腻。

或见脉：脉弦滑。

4. 阳虚证

主症：面色㿠白，畏寒肢冷，痰涎清稀。

主舌：舌苔薄白，舌质淡。

主脉：脉细弱无力。

或见症：饮食不下，形体枯瘦，口淡不渴，或喜热饮，小便清长，大便溏泄，或浮肿，小便不利。

或见舌：舌胖大苔滑。

或见脉：脉细弱。

5. 痰湿证

主症：胸脘痞闷，恶心纳呆，泛吐清涎。

主舌：舌淡苔白腻。

主脉：脉滑或濡。

或见症：头晕目眩，食欲不振，胸胁胀痛引及背肋。

或见舌：舌胖嫩，苔白滑，苔滑腻，苔厚腻，脓腐苔。

或见脉：脉浮滑，脉弦滑，脉濡滑，脉濡缓。

6. 热毒证

主症：口苦身热，尿赤便结，胸背灼痛。

主舌：舌红或绛，苔黄而干。

主脉：脉滑数。

或见症：口腔糜烂，心烦不寐或烦躁盗汗，大便干涩，小便短赤，干咳或咳血，吞咽困难，咽干痛，梗阻较重。

或见舌：舌有红点或芒刺，苔黄燥，苔黄厚黏腻。

或见脉：脉洪数，脉数，脉弦数。

7. 气滞证

主症：胸背胀满，痛无定处。

主舌：舌淡暗。

主脉：脉弦。

或见症：头晕目眩，食欲不振，胸胁胀痛引及背肋，吞咽梗阻，泛吐清涎，梗阻时与情绪有关。

或见舌：舌边红，苔薄白，苔薄黄，苔白腻或黄腻。

或见脉：脉弦细。

二、辨证方法

- 符合主症 2 个，并见主舌、主脉者，即可辨为本证。
- 符合主症 2 个，或见症 1 个，任何本证舌、脉者，即可辨为本证。
- 符合主症 1 个，或见症不少于 2 个，任何本证舌、脉者，即可辨为本证。

三、辨证分型

见表 7 –1。

表 7 –1　食管癌辨证分型

治疗阶段	辨证分型
手术阶段	气血亏虚、脾胃虚弱
化疗阶段	脾胃不和、气血亏虚、肝肾阴虚
放疗阶段	气阴两虚、热毒瘀结
单纯中医治疗阶段	痰气交阻、津亏热结、痰瘀互结、气虚阳微

【食管癌常见症状的分型论治】

食管癌典型的症状为进行性咽下困难，先是难咽干的食物，继而是半流质食物，最后水和唾液也不能咽下。常吐黏液样痰，为下咽的唾液和食管的分泌物。患者逐渐消瘦、脱水、无力。

一、吞咽困难

1. 痰热壅盛

临床表现：火热灼津，炼液生痰，痰热蕴结咽喉，可见吞咽不利或吞咽时疼痛。痰热中阻，胃失濡降，可见恶心呕吐，口气臭秽。痰热壅肺，肺失清肃，可见咳吐黄痰、舌红、苔黄腻、脉弦滑数等症。

治疗原则：清热化痰。

选方：①麻杏石甘汤（《伤寒论》）加减；②或清金化痰汤（《医学统旨》）加减；

③或千金苇茎汤（《伤寒论》）加减。

药物组成及功效：①麻杏石甘汤：麻黄、杏仁、甘草、石膏；②清金化痰汤：黄芩、栀子、知母、桑白皮、贝母、麦冬、橘红、茯苓、桔梗、甘草；③千金苇茎汤：苇茎、薏苡仁、桃仁、冬瓜皮。

加减：热甚者加石膏、黄芩；胸痛者加延胡索、郁金；口干咽痛者加石斛；发热者加青蒿、银柴胡；咳嗽剧烈者加桔梗；痰多黏稠者加川贝母、芦根、瓜蒌仁；痰中带血加丹皮、藕节；气促脉实者加龙骨、牡蛎。

2. 火热内盛

临床表现：毒热炽盛，津伤血燥，以致吞咽不利或吞咽时疼痛。火热上炎，消灼津液，可见面红耳赤、口干咽痛、舌质红或绛红、黄苔或黄燥苔、脉数或洪大等症状。

治疗原则：清热解毒。

选方：①银翘散（《温病条辨》）加减；②或五味消毒饮（《医宗金鉴》）加减。

药物组成：①银翘散：连翘、银花、桔梗、薄荷、竹叶、荆芥、淡豆豉、牛蒡子、芦根、生甘草。②五味消毒饮：金银花、野菊花、蒲公英、紫花地丁、紫背天葵子。

3. 气虚痰湿证

临床表现：气虚则见乏力、气短。脾气不足，失于运化，则痰湿内生，阻于食管，可见吞咽困难，咳吐白色黏液。气虚及阳，可见面色㿠白、形寒肢冷、舌淡、苔白腻、脉滑等症状。

治疗原则：益气祛湿化痰。

选方：二陈汤（《太平惠民和剂局方》）加减。

药物组成及功效：二陈汤：半夏、橘红、白茯苓、甘草。

加减：若肺阴虚甚，加沙参、玉竹、百合；寒痰内盛，加钟乳石、款冬花、苏子；潮热盗汗，加鳖甲、秦艽、地骨皮；自汗较多，加麻黄根、牡蛎。

二、放射性食管炎

放射性食管炎是胸部肿瘤患者接受放射治疗后常见的并发症，归属于中医"噎膈""反胃""喉痹"等范畴。病理机制总属本虚标实，其病理基础是气阴两伤，致病的关键因素是热毒之邪。中医理论认为放射性食管炎发病机制多属火热内盛、阴津损伤等，宜采用清热解毒、养阴生津、清热祛湿、活血化瘀等法治疗。

1. 火毒证

临床表现：毒热炽盛，津伤血燥，以致吞咽不利或吞咽时疼痛。火热上炎，消灼津液，可见面红耳赤、口干咽痛、舌质红或绛红、黄苔或黄燥苔、脉数或洪大等症状。

治疗原则：清热解毒。

选方：①银翘散（《温病条辨》）加减；②或五味消毒饮（《医宗金鉴》）加减。

药物组成：①银翘散：连翘、银花、桔梗、薄荷、竹叶、荆芥、淡豆豉、牛蒡子、芦根、生甘草。②五味消毒饮：金银花、野菊花、蒲公英、紫花地丁、紫背天葵子。

2. 痰热证

临床表现：火热灼津，炼液生痰，痰热蕴结咽喉，可见吞咽不利或吞咽时疼痛。痰热中阻，胃失濡降，可见恶心呕吐、口气臭秽。痰热壅肺，肺失清肃，可见咳吐黄痰、舌红、苔黄腻、脉弦滑数等症。

治疗原则：清热化痰。

选方：①麻杏石甘汤（《伤寒论》）加减；②或清金化痰汤（《医学统旨》）加减；③或千金苇茎汤（《伤寒论》）加减。

药物组成及功效：①麻杏石甘：麻黄、杏仁、甘草、石膏；②清金化痰汤：黄芩、栀子、知母、桑白皮、贝母、麦冬、橘红、茯苓、桔梗、甘草。③千金苇茎汤：苇茎、薏苡仁、桃仁、冬瓜皮。

加减：热甚者加石膏、黄芩；胸痛者加延胡索、郁金；口干咽痛者加石斛；发热者加青蒿、银柴胡；咳嗽剧烈者加桔梗；痰多黏稠者加川贝母、芦根、瓜蒌仁；痰中带血加丹皮、藕节；气促脉实者加龙骨、牡蛎。

3. 血瘀证

临床表现：热毒郁久，血行不利，瘀血内生，阻滞食管，不通则痛，故见胸骨后疼痛不移，吞咽或不吞咽时疼痛。血脉瘀阻，血行不畅，津液输布不利而见口干不欲饮，舌红或紫暗有瘀斑，苔黄燥，脉弦滑数等症。

治疗原则：活血化瘀。

选方：血府逐瘀汤（《医林改错》）加减。

药物组成及功效：血府逐瘀汤：柴胡、红花、川芎、甘草、枳壳、赤芍、生地黄、桃仁、桔梗、牛膝、当归。

4. 阴虚火旺证

临床表现：火热伤阴，食管失于濡养，而见吞咽不利或吞咽时疼痛。虚火内灼，逼津外泄而见潮热盗汗。津亏液耗可见口干咽痛、口中少津、舌质红或绛红、少苔或无苔、脉弦细数。

治疗原则：滋阴降火。

选方：①竹叶石膏汤（《奇效良方》）加减；②启膈散（《医学心悟》）加减；③沙参麦冬汤（《温病条辨》）加减。

药物组成及功效：①竹叶石膏汤：竹叶、生石膏、人参、麦冬、清半夏、北豆根、紫草、白及、藤梨根、炙甘草、珍珠粉。②启膈散：郁金、川贝母、荷叶、浮小麦、北沙参、丹参、茯苓、砂仁、生甘草。③沙参麦冬汤：沙参、玉竹、生甘草、冬桑叶、麦冬、生扁豆、花粉。

加减：热甚加黄芩，气虚明显者加黄芪。

5. 气虚痰湿证

临床表现：气虚则见乏力、气短。脾气不足，失于运化，则痰湿内生，阻于肺络，可见咳吐白色黏液。气虚及阳，可见面色㿠白，形寒肢冷，舌淡，苔白腻，脉滑等症状。

治疗原则：益气祛湿化痰。

选方：二陈汤（《太平惠民和剂局方》）加减。

药物组成及功效：二陈汤：半夏、橘红、白茯苓、甘草。

加减：若肺阴虚甚，加沙参、玉竹、百合；寒痰内盛，加钟乳石、款冬花、苏子；潮热盗汗，加鳖甲、秦艽、地骨皮；自汗较多，加麻黄根、牡蛎。

附二：辨证论治古今选要

（一）古代论述

古代医籍中，有诸多关于食管癌类似疾病的临床辨证论治思路的论述，对于现代医生临床实践过程中参考借鉴具有重要意义。

1. 《景岳全书发挥》中论噎膈

少年少见此证，而唯中衰耗伤者多有之，此其为虚为实，概可知矣。虚为正虚，实为实邪。

噎膈反胃二证，丹溪谓其名虽不同，病出一体，然而实有不同也。始而噎膈者，食下，噎塞难下，汤饮滑润之物可进，其病在咽嗌之间。膈者，在胸膈胃口之间，或痰或瘀血，或食积阻滞不通，食物入胃，不得下达而呕出，渐至食下即吐而反胃矣。

又曰：食不得下者，以气结不能行也，或开或助，治有两难。非独气结，痰血食积，俱能为膈。所以反胃之治，多宜益火之源，以助化功；噎膈之治，多宜调养心脾，以舒结气。反胃之病，胸膈有阻滞，不可益火之源。唯中空无物，食下，朝食暮吐，此法可耳。

又曰：然人之病结者，本非一端。盖气能结，血亦能结，阳能结，阴亦能结，余非曰结必皆寒，而全无热也，仍转出热结一段，何必言原非言热。但阴结阳结，症自不同。阳结者，热结也，因火盛烁阴，所以干结，此表邪传里，及阳明实热者乃有之。此伤寒传里之热结，非膈症之结于下也。认错关头。阴结者，正以命门无火，气不化精，所以凝结于下，而治节不行。景岳动言无火。人若无火，则冰冷僵死。气不化精，此无形之气化之，非有形之火能化精也。寒结自有阴寒之象，然甚少，不可谓无热症即是寒结。此唯内伤血气，败及真阴者乃有之，即噎膈之属是也。真阴岂寒败之乎？因热耗之也。若讲命门火衰而治噎膈，误人不浅。夫噎膈之症，人皆知为内伤也，而犹云为热，岂必使元阳尽去，而别有生生之道乎？余不得不辨。若云为寒而用热药，必使真阴耗尽，肠胃枯干，大便如羊屎，岂有生之道乎？余亦不得不辨。

又曰：内有痰火纠结不通，得热药则开通道路，故暂时得快，所谓热得热则宣通，似乎相宜，久服则津液愈干而纠结，必致大便燥结如羊屎而不治矣。盖脾土恶湿，故燥之可也；火能生土，故热之亦可也。温燥扶阳，此自脾家正治。脾固恶湿，故太湿则伤脾，虽喜燥，然太燥则干裂，故贵清和。东垣《脾胃论》香燥热药有耗散元气之言，想景岳尚未看到。夫朝食而午不饥，午食而晚不饥，饮食化迟，便是阳亏之候，而矧乎全不能行，全不能化者。噎膈是血枯痰腻阻隔难下，非食下难化而云阳亏不运，真认错病原。

噎膈之症而云阳亏，岂燥结粪如羊屎而不通者是寒乎？因津液为火所耗而干结，其理甚明，若以热药治之，必致速毙。

2.《医宗必读》对于噎膈反胃的辨证

噎塞大都属热，反胃大都属寒，然亦不可拘也。脉大有力，当作热治；脉小无力，当作寒医。色之黄白而枯者为虚寒，色之红赤而泽者为实热。以脉合证，以色合脉，庶乎无误。经曰：能合色脉，可以万全。此证之所以疑难者，方欲健脾理痰，恐燥剂有妨于津液；方欲养血生津，恐润剂有碍于中州。审其阴伤火旺者，当以养血为亟；脾伤阴盛者，当以温补为先。更有忧恚盘礴，火郁闭结，神不大衰，脉犹有力，当以仓公、河间之法下之。

3.《赤水玄珠》论噎膈辨证

其始也，或由饮食不节，痰饮停滞，或因七情过用，脾胃内虚而作。或者不察，悉指为寒，例用香热之药治之，反动七情之火，脾胃之阴反有所耗，是以病日益深。今治此疾，或见咽嗌闭塞，胸膈痞闷，似属气滞，然有服耗气药过多，中气不运而致者，当补气而自运。有大便燥结如羊屎者，似属血热，然有服通利药过多，致血耗则愈结者，补血润血而自行。有因火逆冲上，食不得入，其脉洪大有力而数者。有痰饮阻滞而脉结涩者。当清痰泻热，其火自降。又有脾胃阳火衰弱，其脉沉细而微者，当以辛香之药温其气，仍以益气养胃为之辅可也。大概又有寒热之辨。若食已即吐者，火也；食久始吐者，寒也。王注曰：食不得入是有火也，食入复出是无火也。

4.《冯氏锦囊秘录》中益水补火治疗膈病反胃的论述

膈病最难疗治，盖欲健脾理痰，恐燥剂有妨于津液，方欲养血生津，恐润剂有碍于中州，若泥于舒郁快膈，则辛香助火，胃汁速干，去死不远矣。故东垣谓吐有三证：气、积、寒也。上焦吐者，从气，食则暴吐者是也。中焦吐者从积，或先痛后吐，或先吐而后痛者是也。下焦从寒，脉沉而迟，朝食暮吐，暮食朝吐，小便利，大便秘者是也。法当通其闭，温其寒，专治下焦，散其寒，徐以中焦药和之而愈。盖命门火衰，釜底无薪，不能蒸腐，胃中水谷，腹中胀满，不得不吐，所谓食久反出，是无火也。须用益火之源，先以八味地黄丸，补命门火，以扶脾土之母，徐以附子理中汤，理中焦万举万全，不知出此，而徒以山楂、神曲平胃化食，适以速其亡也。又老人膈噎之病，由于血液枯槁，中州失转运之权，而不能荣养乎脏腑，故脉见缓弱而渐沉迟，此正气日渐衰微之象也。然所以能少延岁月者，以尚存一线中和之气，犹必待油干而灯始尽耳。医者，自当保其真气，勿使疏泄，润其枯涩，勿使壅塞，常使气能生血，庶能终其天年。丹溪所以有诸乳诸汁之治也。今人加以化痰破气之药，谓病生于郁结，而骤开之，或得效于顷刻，终必至干枯委顿而毙。盖阳明多血多气，为水谷之海，能受其新，方易其陈，非若少壮者，去其陈而已，无余事，必药饵以去其病，静摄以还其元，盖书以为神思间病，谓养其神，清其思，而后津液归聚于胃中，譬如天朗气清，血水之朝宗者，自无风波振撼之忧，不观之膈噎之人，其水饮可受，食物难入，缘阴气销亡，不得不求助于同类耳。

夫反胃本于血液干槁，故莫如养血，养血又莫如滋水，水旺而津液自生，肠胃之传道，得其职矣。又云：呕吐属于胃脘虚寒，故莫若辛温，辛温则莫如补火，补火而命门气暖，胃海之水谷可腐熟矣。故八味六味，诚治反胃之要药，唯赵献可能独窥其秘。

（二）现代医家看法

在具体的辨治方面，目前较为公认的辨证标准是 2014 版林洪生主任主编的《恶性肿瘤中医诊疗指南》（食管癌部分），将食管癌分为气虚、阴虚、阳虚、血瘀、痰湿、气滞、热毒等。

徐景藩认为食管癌应该分为气滞痰浊、血瘀内阻、阴阳互结证型。

周仲瑛认为本病多为阴阳两虚、寒热错杂、上热下寒，其中又以阳气亏虚为著，阴液不足为次。

花宝金认为，噎膈虽然为本虚标实之证，但是应遵循急则治其标的原则，患者因气、痰、瘀血阻于食管，饮食难入，治疗以活血化瘀、行气化痰为主，佐以扶正固本。

刘沈林指出晚期食管癌临床上常见形体消瘦，皮肤干燥，舌体瘦小，色红，紫黯，苔厚腻，舌下脉络曲张，脉细涩，临床证候表现进一步证实气结津亏、痰瘀互阻是晚期食管癌的主要证型。

邵金阶将食管癌分为痰气交阻、津亏热结、瘀血内结及气虚阳微，治疗原则为理气开郁、化痰消瘀、滋阴养血润燥。

【治则与治法】

一、治疗原则

（一）中西医结合治疗原则

对于接受手术、放疗、化疗且具备治疗条件的食管癌患者，采用中西医结合的治疗方式。西医治疗根据 NCCN 肿瘤学临床实践指南原则进行，中医根据治疗阶段的不同，可以分为以下 4 种治疗方式。

1. 中医防护治疗

适应人群：围手术期、放化疗期间的患者。

治疗原则：以扶正为主。

治疗目的：减轻手术、放化疗等治疗方法引起的不良反应，促进机体功能恢复，改善症状，提高生存质量。

治疗方法：辨证汤药 ± 口服中成药 ± 中药注射剂 ± 其他中医治法。

治疗周期：围手术期，或与放疗、化疗等治疗方法同步。

2. 中医加载治疗

适应人群：有合并症，老年 PS 评分 2，不能耐受多药化疗而选择单药化疗的患者。

治疗原则：以祛邪为主。

治疗目的：提高上述治疗方法的疗效。

治疗方法：中药注射剂 ± 辨证汤药 ± 口服中成药 ± 其他中医治法。

治疗周期：与化疗同步。

3. 中医巩固治疗

适应人群：手术后无须辅助治疗或已完成辅助治疗的患者。

治疗原则：扶正祛邪。

治疗目的：防止复发转移，改善症状，提高生存质量。

治疗方法：辨证汤药 + 口服中成药 ± 中药注射剂 ± 其他中医治法。

治疗周期：3 个月为 1 个治疗周期。

4. 中医维持治疗

适应人群：放化疗后疾病稳定的带瘤患者。

治疗原则：扶正祛邪。

治疗目的：控制肿瘤生长，延缓疾病进展或下一阶段放化疗时间，提高生存质量，延长生存时间。

治疗方法：中药注射剂±辨证汤药±口服中成药±其他中医治法。

治疗周期：2个月为1个治疗周期。

（二）单纯中医治疗原则

适应人群：不适合或不接受手术、放疗、化疗的患者。

治疗原则：扶正祛邪。

治疗目的：控制肿瘤生长，减轻症状，提高生存质量，延长生存时间。

治疗方法：中药注射剂＋口服中成药±辨证汤药±中医其他疗法。

治疗周期：2个月为1个治疗周期。

二、治疗方法

（一）辨证汤药

1. 中西医结合治疗

对于接受手术、放疗、化疗等治疗的食管癌患者，采用中西医结合的治疗方式。在不同治疗阶段，分别发挥增强体质、促进康复、协同增效、减轻不良反应、巩固疗效等作用。

（1）手术结合中医治疗

手术结合中医治疗是指在恶性肿瘤患者围手术期（中医防护治疗），或者手术后无须辅助治疗时（中医巩固治疗），所进行的中医治疗。恶性肿瘤患者在围手术期采用中医防护治疗促进术后康复，增强体质，为术后辅助治疗创造条件；采用中医巩固治疗，能够提高机体免疫功能，防止肿瘤复发、转移。

①气血亏虚

临床表现：面色淡白或萎黄，唇甲淡白，神疲乏力，少气懒言，自汗，或肢体肌肉麻木、女性月经量少，舌体瘦薄，或者舌面有裂纹，苔少，脉虚细而无力。

治疗原则：补气养血。

选方：八珍汤加减（《正体类要》），或当归补血汤加减（《内外伤辨惑论》），或十全大补汤加减（《太平惠民和剂局方》）（C级推荐）。

药物组成：人参、白术、茯苓、当归、川芎、白芍、熟地黄，或黄芪、当归，或人参、肉桂、川芎、地黄、茯苓、白术、甘草、黄芪、当归、白芍、生姜、大枣。

辨证加减：兼痰湿内阻者，加半夏、陈皮、薏苡仁；若畏寒肢冷，食谷不化者，加补骨脂、肉苁蓉、鸡内金。若见动则汗出、怕风等表虚不固之证，加防风、浮小麦。

②脾胃虚弱

临床表现：纳呆食少，神疲乏力，大便稀溏，食后腹胀，面色萎黄，形体瘦弱，舌质淡，苔薄白。

治疗原则：健脾益胃。

选方：补中益气汤（《脾胃论》）加减（C级推荐）。

药物组成：黄芪、人参、白术、炙甘草、当归、陈皮、升麻、柴胡、生姜、大枣。

辨证加减：若胃阴亏虚，加沙参、石斛、玉竹；若兼痰湿证者，加茯苓、半夏、薏苡仁、瓜蒌。兼见腹中冷痛，喜热喜按，畏寒肢冷，妇人白带清稀量多，脉沉迟无力，加木香、草果、干姜；若泄泻、腹胀、腹痛，其大便黏稠不畅，或腹中痞满，黄疸，口中干苦，小便黄赤，舌苔黄腻，脉滑或数，加香附、砂仁、黄连。

（2）放射治疗结合中医治疗

放射治疗结合中医治疗是指在放疗期间所联合的中医治疗，发挥放疗增敏、提高放疗疗效（中医加载治疗）、防治放疗不良反应（中医防护治疗）的作用。

①热毒瘀结

临床表现：发热，皮肤黏膜溃疡，咽喉肿痛，或胸骨后烧灼感，吞咽困难伴吞咽疼痛，甚则滴水难进，食入即吐，或泛吐黏痰，舌红，苔黄或黄腻，脉滑数。多见于放射性食管炎患者。

治疗原则：清热化痰，活血解毒。

选方：清气化痰汤（《医方考》）合桃红四物汤（《医宗金鉴》）加减（C级推荐）。

药物组成：黄芩、瓜蒌仁、半夏、胆南星、陈皮、杏仁、枳实、茯苓、桃仁、红花、当归、川芎、白芍。

辨证加减：若局部皮肤红、肿、热、痛或破溃者，黄连、黄柏、虎杖煎汤外敷；若胸骨后疼痛，咳嗽，加延胡索、百合；若咽痛伴干咳，加连翘、射干；若胃阴伤、胃失和降者，加石斛、竹茹、旋覆花。

②气阴亏虚

临床表现：吞咽梗阻，胃纳不佳，或有黏液、稀痰，胃胀不适，神疲乏力，少气懒言，口干，面色淡白或晦滞，舌红或淡红，苔少或无苔、或有裂纹，脉细或细数。多见于放射性损伤后期，或迁延不愈，损伤正气者。

治疗原则：益气养阴。

选方：百合固金汤（《医方集解》）加减（C级推荐）。

药物组成：生地黄、熟地黄、当归、芍药、甘草、百合、贝母、麦冬、桔梗、玄参、党参、五味子。

辨证加减：若食管干涩、口燥咽干，可饮五汁安中饮以生津养胃；若呕吐黏痰，加半夏、陈皮、胆南星、青礞石；若出血，加仙鹤草、露蜂房、白及、三七。

（3）化疗结合中医治疗

化疗结合中医治疗是指在化疗期间所联合的中医治疗，发挥化疗增效、提高化疗疗效（中医加载治疗）、防治化疗不良反应（中医防护治疗）的作用。

①脾胃不和

临床表现：胃脘饱胀、食欲减退、恶心、呕吐、腹胀或腹泻，舌体多胖大，舌苔薄白、白腻或黄腻。多见于化疗引起的消化道反应。

治疗原则：健脾和胃，降逆止呕。

选方：旋覆代赭汤（《伤寒论》）加减，或橘皮竹茹汤（《金匮要略》）加减（C级推荐）。

药物组成：旋覆花、人参、生姜、代赭石、甘草、半夏、大枣；或半夏、橘皮、枇杷叶、麦冬、竹茹、赤茯苓、人参、甘草。

辨证加减：若脾胃虚寒者，加吴茱萸、党参、焦白术；若肝气犯胃者，加炒柴胡、佛手、白芍。

②气血亏虚

临床表现：疲乏、精神不振、头晕、气短、纳少、虚汗、面色淡白或萎黄，脱发，或肢体肌肉麻木、女性月经量少，舌体瘦薄，或者舌面有裂纹，苔少，脉虚细而无力。多见于化疗引起的疲乏或骨髓抑制。

治疗原则：补气养血。

选方：八珍汤加减（《正体类要》），或当归补血汤加减（《内外伤辨惑论》），或十全大补汤加减（《太平惠民和剂局方》）（C级推荐）。

药物组成：人参、白术、茯苓、当归、川芎、白芍、熟地黄，或黄芪、当归，或人参、肉桂、川芎、地黄、茯苓、白术、甘草、黄芪、当归、白芍、生姜、大枣。

辨证加减：兼痰湿内阻者，加半夏、陈皮、薏苡仁；若畏寒肢冷，食谷不化者，加补骨脂、肉苁蓉、鸡内金。

③肝肾阴虚

临床表现：腰膝酸软，耳鸣，五心烦热，颧红盗汗，口干咽燥，失眠多梦，舌红苔少，脉细数。多见于化疗引起的骨髓抑制或脱发。

治疗原则：滋补肝肾。

选方：六味地黄丸（《小儿药证直诀》）加减（C级推荐）。

药物组成：熟地黄、山茱萸（制）、山药、泽泻、牡丹皮、茯苓。

辨证加减：若阴虚内热重者，加旱莲草、女贞子、生地黄；若阴阳两虚者，加菟丝子、杜仲、补骨脂。兼脱发者，加制何首乌、黑芝麻。

（4）放、化疗后结合中医治疗

手术后已完成辅助治疗的患者，采用中医巩固治疗，能够防止复发转移，改善症状，提高生存质量；放化疗完成后病情稳定的带瘤患者，采用中医维持治疗，能够控制肿瘤生长，延缓疾病进展或下一阶段放化疗时间，提高生存质量，延长生存时间。辨证论治同"单纯中医治疗"。

2. 单纯中医治疗

对于不适合或不接受手术、放疗、化疗等治疗的食管癌患者，采用单纯中医治疗，可发挥控制肿瘤、稳定病情、提高生存质量、延长生存期的作用。

①痰气交阻

临床表现：吞咽梗阻，泛吐清涎，梗阻时与情绪有关，头晕目眩，食欲不振，胸胁胀痛引及背肋，舌质暗红，苔薄黄腻，脉弦细而滑。

中医治则：理气降逆，燥湿化痰。

选方：旋覆代赭汤（《金匮要略》）加减（C级推荐）。

药物组成：旋覆花、代赭石、太子参、姜半夏、柴胡、茯苓、急性子、威灵仙。

辨证加减：若大便溏薄，次数频，加白扁豆、诃子；若大便秘结加全瓜蒌、枳实；疼痛者加延胡索，甚者加乳香、没药；咽痛加桔梗，枳壳；吞咽困难者加鹅管石。

②津亏热结

临床表现：吞咽困难，咽干痛，梗阻较重，胸背灼痛，唇焦舌燥，心烦不寐或烦躁盗汗，大便干涩，小便短赤，舌红少津或紫绛或裂纹，苔黄燥或黄腻，脉弦细。

中医治则：清热解毒，养阴生津。

选方：增液汤（《温病条辨》）加减（C级推荐）。

药物组成：生地黄、玄参、麦冬、银柴胡、知母、金银花、山豆根、蜂房、丹参、牡丹皮。

辨证加减：若大便秘结加全瓜蒌、制大黄；若口干舌燥，加南沙参、北沙参。

③痰瘀互结

临床表现：食不能下，或食入易吐，黏涎较多，甚则滴水不入，胸膈疼痛，固定不移，肌肤焦枯，大便坚硬，形体消瘦，舌有瘀斑或带青紫苔腻，脉细涩或弦滑。

中医治则：理气化痰，活血散瘀。

选方：二陈汤（《太平惠民和剂局方》）合桃红四物汤（《医宗金鉴》）加减（C级推荐）。

药物组成：党参、炒白术、广木香、青皮、白豆蔻、麦芽、厚朴、沉香、姜半夏、陈皮、桃仁、丹参、红花、当归、急性子、蜂房。

辨证加减：若嗳气频频，加八月札、代赭石；若呕吐反酸，加姜川连、煅瓦楞子。

④气虚阳微型

临床表现：饮食不下，病日长久，面色苍白或萎黄，甚则滴水难进，或形寒气短，或胸背疼痛，或声音嘶哑，形体枯瘦，头晕心悸，咯吐清涎。舌苔薄白，舌质淡，脉搏细弱无力。

中医治则：健脾益气，化痰祛瘀。

选方：八珍汤（《正体类要》）加减（C级推荐）。

药物组成：党参、炒白术、当归、白芍、黄芪、生地黄、玄参、丹参、生牡蛎、夏枯草、海藻、昆布。

辨证加减：若畏寒怕冷加淫羊藿（仙灵脾）、肉苁蓉；若头晕，面色不华，加女贞子、制何首乌。

（二）辨病治疗常用中草药

石见穿：味苦、辛，性平。归肺、胃、肝经。功效：活血化瘀，清热利湿，散结消肿。

斑蝥：味辛，性热，有大毒，归肝、胃、肾经。功效：破血逐瘀，散结消腐，攻毒蚀疮。

昆布：味咸，性寒，归肝、胃、肾经。功效：软坚散结，消痰，利水之功能。

八月札：味甘，性寒。归肝、胆、胃、膀胱经。功效：疏肝理气，活血，散瘀止痛，除烦利尿。

蒲公英：味苦、甘，性寒。归肝、胃经。功效：清热解毒，消肿散结，利尿通淋。

蟾酥皮：味辛，性温，有毒。归心经。功效：解毒，止痛，开窍醒神。

法半夏：味辛，性温。归脾、胃、肺经。功效：燥湿化痰。

冬凌草：味苦、甘，性微寒。归肺、胃、肝经。功效：清热解毒，活血止痛。

大青叶：味苦，性寒。归心、胃经。功效：清热解毒，凉血消斑。

山豆根：味苦，性寒，有毒。归肺、胃经。功效：清热解毒，消肿利咽。

败酱草：味辛、苦。归肝、胃、大肠经。功效：清热解毒，祛瘀排脓。

苦参：味苦，性寒。归心、肝、胃、大肠、膀胱经。功效：清热燥湿，杀虫，利尿。

藤梨根：味酸、微甘，性凉，有小毒。归胃、大肠、肝经。功效：清热解毒，清热利湿。

天葵子：味甘、苦，性寒。归肝、胃经。功效：清热解毒，消肿散结。

海藻：味苦、咸，性寒。归肺、胃、肾经。功效：消痰软坚散结，利水消肿。

南星：味苦、辛，性温。归肺、肝、脾经。功效：散结消肿。

白花蛇舌草：味苦、淡，性寒。归心、肝、脾经。功效：清热解毒，消痈散结，利尿除湿。

没药：味辛、苦，性平。归心、肝、脾经。功效：散瘀定痛，消肿生肌。

山慈菇：味甘、微辛，性凉。归肝、脾经。功效：清热解毒，消痈散结。

金钱白花蛇：味甘、咸，性温，有毒。归肝、脾经。功效：祛风，通络，止痉。

威灵仙：味辛、咸，性温。归膀胱经。功效：祛风湿，通经络。

半枝莲：味辛、苦，性寒。归肺、肝、肾经。功效：清热解毒，化瘀利尿。

黄药子：味苦、辛，性凉。归心、肝、肾经。功效：解毒消肿，化痰散结，凉血止血。

苦杏仁：味苦，性微温，小毒。归肺、大肠经。功效：降气止咳平喘，润肠通便。

泽漆：味辛、苦，性微寒。归肺、小肠、大肠经。功效：行水消肿，化痰止咳，解毒杀虫。

夏枯草：味辛、苦，性寒。归肝、胆经。功效：清热泻火，明目，散结消肿。

海螵蛸：味咸、涩，性温。归肝、肾经。功效：收敛止血，涩精止带，制酸止痛，收湿敛疮。

全蝎：味辛，性平。归肝经。功效：息风镇痉，通络止痛，攻毒散结。

水蛭：味咸、苦，性微寒，有毒。归肝经。功效：破血，逐瘀，通经。

蜈蚣：味辛，性温。归肝经。功效：息风镇痉，通络止痛，攻毒散结。

蛇莓：味甘、苦，性寒。归肺、肝、大肠。功效：清热，凉血，消肿，解毒。

乌骨藤：味微辛、涩，性温。归肝经。功效：祛风湿，通经活血，止血。

急性子：味微苦、辛，性温，有小毒。归肺、肝经。功效：破血，软坚，消积。

守宫：味咸，性寒，有小毒。归肝经。功效：祛风，活络，散结。

半边莲：味辛，性平。归心、小肠、肺经。功效：清热解毒，利尿消肿。

红花：味辛，性温。归心、肝经。功效：活血通经，散瘀止痛。

人工牛黄：味甘，性凉。归心、肝经。功效：清热解毒，化痰定惊。

紫草：味咸、甘，性寒。归心、肝经。功效：清热凉血，活血解毒，透疹消斑。

（三）常用中成药

世界中医药联合会肿瘤康复专业委员会专家共识推荐中成药如下。

1. 抗癌治疗类

（1）消癌平软胶囊/颗粒/片/滴丸/丸：清热解毒，化痰软坚。中医巩固（维持）治疗（预防术后复发或转移，减轻症状）。

（2）华蟾素片/胶囊/口服液：解毒，消肿，止痛。用于中、晚期肿瘤，慢性乙型肝炎等症。

（3）安替可胶囊：软坚散结、解毒定痛、养血活血。用于食管癌瘀毒证，与放疗合用可增强对食管癌的疗效。

（4）平消胶囊：活血化瘀，散结消肿，解毒止痛。对毒瘀内结所致的肿瘤患者具有缓解症状、缩小瘤体、提高机体免疫力、延长患者生存时间的作用。

（5）梅花点舌丹：清热解毒，消肿止痛。疔毒恶疮，痈疽发背，坚硬红肿，已溃未溃，无名肿毒等症。

（6）西黄丸/胶囊：清热解毒，消肿散结。用于热毒壅结所致的痈疽疔毒、瘰疬、流注、癌肿。

（7）金龙胶囊：破瘀散结，解郁通络。用于原发性肝癌血瘀郁结证，症见右胁下积块、胸胁疼痛、神疲乏力、腹胀、纳差等。控制肿瘤，延缓疾病进展，免疫调节、防止复发转移。

（8）通关口服液：攻坚散结、消积祛瘀。缓解食管癌进食梗阻。

（9）榄香烯口服乳液：用于食管癌及胃癌改善症状的辅助治疗。

（10）艾迪注射液：清热解毒，消瘀散结。用于阻断食管鳞状细胞癌淋巴结微转移。

（11）鸦胆子油乳注射液：清热解毒。

2. 扶正抗癌类

（1）百令胶囊：补肺肾，益精气。用于肺肾两虚引起的咳嗽、气喘、咯血、腰背酸痛、面目虚浮、夜尿清长；肺癌、肾癌，慢性支气管炎、慢性肾功能不全的辅助治疗。

（2）参一胶囊：培元固本，补益气血。与化疗配合用药，有助于提高原发性肺癌、肝癌的疗效，可改善肿瘤患者的气虚症状，提高机体免疫功能。

（3）康赛迪胶囊：益气解毒散结。控制肿瘤，延缓疾病进展，缓解毒瘀互结引起的咳嗽、咯血、胸痛等症。

（4）消癌平注射液：清热解毒，化痰软坚。用于食管癌、胃癌、肺癌、肝癌，并可配合放疗、化疗的辅助治疗。

3. 扶正类

（1）贞芪扶正胶囊/颗粒：补气养阴。用于防护（促进术后康复，改善乏力、食欲不振等脾胃气虚症状）。

（2）健脾益肾颗粒/冲剂：健脾益肾。防护（促进术后康复，改善乏力等脾肾亏虚症状）。

（3）补中益气丸：补中益气，升阳举陷。用于脾胃虚弱、中气下陷所致的泄泻、脱肛、阴挺，症见体倦乏力、食少腹胀、便溏久泻、肛门下坠或脱肛、子宫脱垂。

（4）八珍颗粒：补气益血。用于气血两虚，面色萎黄，食欲不振，四肢乏力，月经过多。

（5）十全大补丸：温补气血。用于气血两虚，面色苍白，气短心悸，头晕自汗，体倦乏力，四肢不温，月经量多。

（6）养阴生血合剂：养阴清热，益气生血。主治阴虚内热、气血不足所致的口干咽燥、食欲减退、倦怠无力；有助于减轻肿瘤患者白细胞下降情况，改良免疫功能，用于肿瘤患者放疗时见上述证候者。

（7）参芪十一味颗粒：大补元气，益气生津。黄芪：补气升阳，益卫固表。当归：补血首选之药，益气生血，治血虚头痛。地黄：滋阴、补血，治阴虚血少，腰膝酸软、消渴。泽泻、决明子、细辛、鹿角、菟丝子、枸杞子、天麻：补肝益肾，共治肝肾阴虚所致虚劳内伤、腰膝酸软。全方共奏补气养血、填精生髓之功效。

（8）参芪片：补益元气。用于气虚体弱，四肢无力。

（9）参芪扶正注射液：益气扶正。用于肺脾气虚引起的神疲乏力、少气懒言、自汗眩晕；肺癌、胃癌见上述证候者的辅助治疗。

（10）参麦注射液：益气固脱，养阴生津，生脉。用于治疗气阴两虚型之休克、冠心病、病毒性心肌炎、慢性肺心病、粒细胞减少症。能提高肿瘤患者的免疫功能，与化疗药物合用时，有一定的增效作用，并能减少化疗药物所引起的毒副反应。

（11）参附注射液：回阳救逆，益气固脱。主要用于阳气暴脱的厥脱症（感染性、失血性、失液性休克等）；也可用于阳虚（气虚）所致的惊悸、怔忡、喘咳、胃疼、泄泻、痹症等。

4. 解决症状类

（1）六神丸：清凉解毒，消炎止痛。缓解食管癌热毒偏盛之吞咽梗阻、胸骨后疼痛等症。

（2）复方丹参滴丸：活血化瘀，理气止痛。用于气滞血瘀所致的胸痹，症见胸闷、心前区刺痛；冠心病心绞痛见上述证候者。

（3）华蟾素注射液：解毒，消肿，止痛。用于中、晚期肿瘤，慢性乙型肝炎等症。

（4）复方丹参注射液：活血散瘀，凉血止痛。防护（提高放疗完成率，减轻放疗引起的放射性食管炎症状）。

（5）复方苦参注射液：清热利湿，凉血解毒，散结止痛。用于癌肿疼痛、出血。

附三：治则治法古今选要

（一）古代论述

食管癌治则治法经过长期经验总结，不断完善提高。秦汉至隋唐时期，此期治法多以方药为主，对治则治法论述较少，后世多根据其方药，推理了其中蕴藏的治则治法。宋至金元时期，由于各家学说发展，对食管癌治则治法多有论及。明清时期中医学繁荣发展，百家争鸣，呈现较多食管癌相关的总结研究，治则治法论述较为丰富。各医家根据自己的经验总结，提出了各种不同治则治法，有强调首重化痰散结者，有强调补脾益肾扶正为主者，兹将古代医籍中与食管癌治疗相关的论述及分类方法载述如下。

1. 清火化痰

朱丹溪曰："胃中有热，膈上有痰者，二陈汤加炒山栀、黄连、生姜。"

徐东皋曰："胃中郁热，饮食积滞而呕者，则恶食恶寒，烦闷膈满，或渴喜凉，闻食则吐，服药亦吐，脉洪大而数，此皆实热者也，宜竹茹汤、麦门冬汤清之。"

2. 化痰和胃，理气开膈

《景岳全书发挥》："痰饮阻滞，而食不得入者，用六君加木香、山栀，痰饮阻滞而投参术，则气滞而不化，必宜豁痰理气，开其胸膈，然后可用参术补脾化痰。补脾则痰自化，虽属治本之法，然必兼疏理气道，是为活法。"

薛立斋曰：若脾胃气虚而胸膈不利，用六君子汤。胸膈不利，尚要理气，加香砂为要。

《济世全书》："大抵翻胃之症……治之当以透膈疏气、化痰和胃为主。气虚者，补其气；血弱者，养其血。调顺阴阳，气顺痰下，阴阳和匀，其症自平，不可峻用香燥之剂治之，恐胃中停结痰火，津液衰涸。"

3. 补虚降逆

朱丹溪曰："有久病呕者，胃虚不纳谷也，用人参、生姜、黄芪、白术、香附之类。"

薛立斋曰："若脾胃气虚，而胸膈不利者，用六君子汤壮脾土，生元气。若过服辛热之剂，而呕吐噎膈者，用六君子加芎、归，益脾土以抑阴火。胃火内格，而饮食不入者，用六君子加苓、连，清热养胃。若病呕吐，食入而反出者，用六君子加木香、炮姜，温中补脾。若服耗气之剂，血无所生，而大便燥结者，用四君子加芎、归，补脾生血。若火逆冲上，食不得入者，用四君子加山栀、黄连，清热养血。若痰饮阻滞，而食不得入者，用六君子加木香、山栀，补脾化痰。若脾胃虚寒，饮食不入，或入而不化者，用六君子加木香、炮姜，温补脾胃。"

4. 温中止呕

徐东皋曰："胃虚呕吐，恶食不思食，兼寒者恶寒，或食久还吐，或朝食暮吐，暮食朝吐，脉迟而微涩，此皆虚寒者也，宜藿香安胃散、理中汤，甚者，丁香煮散温补。"

消导化滞：因饮食不节，伤食痞塞，致成噎膈者，则可见恶闻食气，初未必遽然，但若失治误治，妄用燥热，则久而伤耗胃津，渐成噎膈。

徐东皋曰："若食积多者，用二陈加神曲、麦芽、黄连，保和丸之类消导之。"

5. 健脾和胃

《景岳全书》："噎膈初起，微虚者，宜温胃饮加当归、厚朴。如果痰气不清，上焦多滞者，宜二陈汤加厚朴，或六安煎亦可。如气有不顺，或兼胸腹微痛者，宜加减二陈汤暂解之。凡初觉饮食微有不行，而年不甚衰者，宜速用大健脾丸，或木香人参生姜枳术丸，以调脾气为上策，或芍药枳术丸亦可。"

《身经通考·脾胃门》："人参利膈丸：治胸中不利，痰咳喘满。和脾开滞，推陈致新。治噎膈之圣药。"

6. 补脾益肾

《景岳全书》:"凡治噎膈,大法当以脾肾为主。盖脾主运化,而脾之大络布于胸膈,肾主津液,而肾之气化主乎二阴,故上焦之噎膈,其责在脾;下焦之闭结,其责在肾。治脾者,宜从温养;治肾者,宜从滋润。舍此二法,他无捷径矣。"

《景岳全书》:"噎膈之法,凡气血俱虚者,宜五福饮及十全大补汤。脾虚于上者,宜四君子汤。脾虚兼寒者,宜五君子煎。脾肺营虚血燥者,宜生姜汁煎。阴虚于下者,宜左归饮、大营煎。阴中之阳虚者,宜右归饮加当归,或右归丸、八味地黄丸之类,皆治本之法也。"

《景岳全书发挥》:"凡治噎膈,当以脾肾为主。上焦之噎膈,其责在脾;下焦之闭结,其责在肾。治脾者,宜温养;治肾者,宜滋润。既云滋润,不得谓之阳衰矣。"

《证治针经·噎膈反胃》:究噎膈之由起,乃阳结(于上)而阴枯(于下,)治宜养心脾以舒结气,填精血以致冲和。抑或开痞通阳,调和胃腑,黄连、人参、枳实、半夏、竹沥、姜汁之属。进退黄连(汤)有方,附子泻心汤亦可。

《伤寒温疫条辨·医方辨引》:右归丸以两作钱,大剂煎饮,名为丸料。治元阳不足,或先天禀弱,或劳伤过度,以致命门火衰,不能生土,而为脾胃虚寒,饮食少进,或呕恶膨胀,或反胃噎膈,或怯寒畏冷,或脐腹多痛,或大便不实,泻痢频作,或小水自遗,虚淋寒疝,或寒在溪谷,而肢节痹痛,或寒在下焦,而水邪浮肿。总之真阳不足者,必神疲气怯,或心跳不宁,或四肢不收,或眼见邪祟,或衰弱无子等证,俱宜益火之源,以培右肾之元阳,而神气自强矣。

7. 养血润燥

《景岳全书》:"噎膈便结者,但察其无火无滞,而止因血燥阴虚者,宜五福饮或大营煎,加酒洗肉苁蓉二三钱同煎服。或以豕膏渐润其下,而以调脾等剂治其上,最为良法。或多服牛羊乳酥之类,以滋其精液,使之渐润,毋欲速也。如果气血未至甚损,而下焦胀闭之甚者,则不得不为暂通,轻则玉烛散、人参利膈丸,或搜风顺气丸,甚则大黄甘草汤,酌宜用之。"

《景岳全书》:"《千金》诸方,治膈噎反胃,未尝废姜、桂等剂,何吾子之多言也?予曰:气之郁滞,久留清道,非借香热不足以行。然悉有大黄、石膏、竹茹、芒硝、泽泻、前胡、朴硝、茯苓、黄芩、芦根、瓜蒌等药为之佐使,其始则同,其终则异。病邪易伏,故易于安。或曰:胃脘干槁者,古方果可治乎?将他有要捷之法,或可补前人之未发者乎?予曰:古方用人参以补肺,御米以解毒,竹沥以清痰,干姜以养血,粟米以实胃,蜜水以润燥,姜以去秽,正是此意。张鸡峰亦曰:噎当是神思间病,唯内观自养,可以治之。此言深中病情,治法亦为近理。夫噎病主于血干,夫血者阴气也,阴主静,内外两静,则脏腑之火不起,而金水二气有养,阴血自生,肠胃津液传化合宜，何噎之有。"

《伤寒温疫条辨·润剂类》：牛乳，味甘微寒。润肠胃，解热毒，主噎膈反胃。

调和脾胃，清胃热：胃火炽盛，"阳盛之极，故格拒而食不得入……格则吐逆"，或由胃肠热盛，"三阳热结……前后闭塞，下既不通，必反而上行"，以致噎食不下。

《景岳全书发挥》："胃火内格而饮食不入者，用六君加芩、连。既有胃火，参术不宜。若服耗气之剂，血无所生，而大便燥结者，用四君加芎、归。大便燥结属血枯，反以参术补气何哉？若火逆冲上，食不得入者，用四君加山栀、黄连，火逆上冲，非四君子能治。必以二陈加清火，可以止呕。"

胃冷膈痞：冷气停滞，中脘痞塞，或有胃气不温，不能消食，致成噎膈者。

《证治要诀》言，"可用挝脾汤加丁香，或丁沉透膈汤"，又或可以"二陈汤加丁香十粒，枳壳半钱"以温中开塞。

8. 下气开郁

《神农本草经疏·兰草》：同藿香、枇杷叶、石斛、竹茹、橘红，开胃气之神品。加入沉水香、郁金、白豆蔻、真苏子、芦根汁，下气开郁，治噎膈之将成者。同瓜蒌根、麦冬、黄连、竹叶、芦根汁，治消渴。

补益气血：气虚不运，故不能正常纳入饮食，或因血虚胃槁，血燥不润而发为噎膈，则可见脉虚无力，饮食不入，治之之法，在于补虚，或以四君、六君补益中气，或以四物汤养血滋润。

《医学入门》："气虚，合四君子汤。血虚，合四物汤。"

《医灯续焰·噎膈（附方）》：代抵当丸：治瘀血噎膈，食下疼痛。（方见第二十）

（四）中药外治

中药外治是指将药物配制加工成散剂（外用散剂）、膏药剂（又称硬膏）、油膏（又称软膏）、药捻、洗剂、栓剂、灌肠剂、雾剂、糊剂、滴剂等剂型，涂敷、粘贴、撒布、点滴、灌导、拭洗于体表穴位或病灶局部。在选用时，应在辨证施治原则指导下，根据病证不同而使用不同方药加以配制。

1. 中药贴敷疗法

将药物贴敷于身体某部，病在内者贴敷要穴或循经取穴，病在局限浅表者贴于局部，通过药物透皮吸收，刺激穴位发挥作用，达到改善症状、调节免疫、控制病灶，以及康复保健等目的。

（1）注意事项：①肤过敏者，有疮、疖、痈等皮肤破损者，以及严重心肺功能疾患者，不宜采用。②贴治后头三天禁食发物，如羊肉、海鲜、公鸡、鹅以及葱、韭、辣、蒜等刺激性食物。③不饮酒、不抽烟。

（2）取穴原则：以取阿是穴为主。

（3）中药贴敷方

①金仙膏：苍术、白术、川乌、生半夏、生大黄、生五灵脂、生延胡索、枳实、当归、黄芩、巴豆仁、莪术、三棱、连翘、防风、芫花、大戟等百余种中药制成药膏，按病情分次摊膏于纸上，外敷病处或选穴外贴。

②中药外敷治疗放射性皮肤溃疡：药用熟石膏80g，炉甘石、黄柏、白及、乳香、没药各20g，血竭3g，儿茶6g。研细末和匀，然后将200g凡士林烊化，调入药粉，和匀成膏。敷药前先用过氧化氢溶液冲洗溃疡面，75%酒精将周围皮肤常规消毒，再用氧气直吹溃疡面10分钟，然后把药膏涂于纱布上外敷溃疡面，每日1次。

③组成：冰片50g，白酒500mL。用法：制成溶液，外擦疼痛部位。主治：食管癌骨转移所致疼痛者。

④组成：砂仁15g，乳香15g，冰片30g。用法：共捣碎，放入500mL米酒中，密封浸泡2天，将澄清液装入小瓶中，用时以棉签或毛笔蘸药水搽于患处，搽药范围宜稍大于疼痛区域，稍干后重复。主治：食管癌疼痛甚者。

2. 中药粉剂调服疗法

（1）注意事项：建议选上午9时与下午4时作为服药时间，与汤剂隔开时间，这样粉剂对局部黏膜的病灶能较长时间、较近距离地发挥治疗效果，从而提高整体的治病疗效。

（2）中药粉剂调服方

①刘沈林教授经验方：天龙粉、生三七粉、莪术粉、生鸡内金粉各等份，采用空腹给予粉剂，温开水或藕粉调服的方法，根据个体特点，每次1.0～2.0g，每日1～2次，并嘱患者让药粉尽量在食管停留较长时间，用药后相隔1小时以上再进食物。

②三七噎膈散：三七、西洋参、冰片，以3:1:0.5的比例轧成细粉，密闭备用。功效为益气养阴，化瘀散结。用法：每次取药粉4.5g，用温开水将其调成稀糊状徐徐服下，每日3次，饭前服用，连服10日为1个疗程，治疗3个疗程。

③通道散：硼砂1g，硇砂0.6g，冰片0.1g，牛黄2g，象牙屑1.5g，玉枢丹1.5g。共研细末，并调成糊状，每次适量，令患者徐徐吞服。其功效为开膈降逆，适用于食管癌合并溃疡、水肿而饮食难咽的患者。吞药后，患者涌吐大量黏痰而使食管腔开启，有助于顺利进食。

（五）非药物疗法—针灸

1. 注意事项

食管癌患者大多体质虚弱，故针灸时刺激不宜过强，并尽量采取卧位；应避免针刺到血管，以防出血；皮肤有感染、溃疡、瘢痕处，不宜针刺。

2. 针刺方案

食管癌多选择天鼎、天突、膻中、上脘、内关、足三里、膈俞、合谷。病灶在颈段者加扶突、气舍、风门等，在中段者加气户、俞府、乘满、肺俞、心俞等，在下段者加期门、不容、乘满、梁门等。如兼胸骨后痛配华盖，背痛配外关、后溪，进食困难或滴水不进者重刺内关，食管内出血者配尺泽、列缺、曲泽，痰多者灸大椎、中府、中魁，针风门、肺俞、列缺、合谷。均采用毫针刺，平补平泻法，每天1次。

附四：方剂选要

（一）上古至隋唐时期

上古至隋唐时期，此期主要从汉朝的《伤寒论》开始，出现有体系的方剂，之后不断丰富发展。此期代表方主要为旋覆代赭汤等。

旋覆代赭石汤

来源：《伤寒论》

组成：旋覆花9g，人参6g，代赭石12g，甘草9g（炙），半夏9g（洗），生姜10g，大枣12枚（擘）。

用法：上7味，用水1L，煮取600mL，去滓，再煎取300mL，分2次温服。

功效：和胃降逆，下气消痰。用于胃气虚弱，痰浊内阻，胃失和降。

原文："仲景《伤寒论》有旋覆代赭石汤，原治伤寒发汗，若吐若下解后，心下痞硬，噫气不除者。周扬俊、喻嘉言皆谓治膈证甚效。拙拟此方，重用赭石，不用旋覆花者，因旋覆花《神农本草经》原言味咸，今坊间所鬻旋覆花，苦而不咸，用之似无效验。唯邑武帝台为汉武帝筑台望海之处，地多咸卤，周围所产旋覆花，大于坊间鬻者几一倍。其味咸而兼辛，以治膈食甚效。……旋覆花《神农本草经》载其主结气，胁下满，惊悸、除水、去五脏间寒热，补中下气。三复《神农本草经》主治之文，则覆花当为平肝降气之要药，应借辛味，以镇肝木，其味宜咸而兼辛明矣。至于苦味，性多令人涌吐，是以旋覆花不宜兼此味也。其味不至甚苦，亦可斟酌加入也。"

（二）宋至金元时期

宋至金元时期，此期方剂杂出，特别是金元四大家，多有自创方剂。其方药至今尚有一定借鉴作用。

1. 二陈汤

来源：《太平惠民和剂局方》

组成：半夏（汤泡七次）、橘红（去白）各五两，甘草一两半（炒），白茯苓

（去黑皮）三两。

用法：血虚瘦弱之人，用四物合二陈，加桃仁、红花、韭汁、童便、牛羊乳之类。七情郁结而成噎膈者，二陈合香附、抚芎、木香、槟榔、瓜蒌、砂仁之类。饮酒人患噎膈，以二陈加黄连、砂仁、砂糖之类。胸膈有热者，加黄连、黄芩、桔梗、瓜蒌之类。脾不磨者，加神曲、砂仁、麦芽之类，以助消导。噎膈大便燥结之甚者，必用大黄，或用二陈汤加酒蒸大黄、桃仁以润之。

功效：健脾化痰。

原文："凡肥胖之人，鲜有噎证，间或有之，宜用二陈加人参、白术之类。血虚瘦弱之人，用四物合二陈，加桃仁、红花、韭汁、童便、牛羊乳之类。七情郁结而成噎膈者，二陈合香附、抚芎、木香、槟榔、瓜蒌、砂仁之类。饮酒人患噎膈，以二陈加黄连、砂仁、砂糖之类。胸膈有热者，加黄连、黄芩、桔梗、瓜蒌之类。脾不磨者，加神曲、砂仁、麦芽之类，以助消导。噎膈大便燥结之甚者，必用大黄，或用二陈汤加酒蒸大黄、桃仁以润之，乃急则治标之法也。或用四物汤加桃仁、童便、韭汁，多饮牛羊乳为上策。"

2. 五噎散

来源：《三因极一病证方论》

组成：人参、茯苓、浓朴（去粗皮锉，姜汁制炒）、枳壳（麸炒去瓤）、桂心、甘草（炙）、诃子（炮，去核）、白术、橘皮、白姜（炮）、三棱（炮）、神曲（炒）、麦（炒）各二两，木香（炮）、槟榔、蓬术（炮）各半两。

用法：上为末。每服二钱，水一盏，生姜三片，枣子一枚，煎七分，空心温服；盐汤点亦得。

功效：主治五噎，食饮不下，胸背痛，呕哕不彻，攻刺疼痛，泪与涎俱出。

原文：治五种噎，食饮不下，胸背痛，呕哕不彻，攻刺疼痛，泪与涎俱出。

3. 沉香散

来源：《三因极一病证方论》

组成：白术、茯苓各半两，木通、当归、橘皮、青皮、大腹子、大腹皮、槟榔、芍药各一两，甘草（炙）一两半，白芷三两，紫苏叶四两，枳壳（麸炒去瓤）三两。

用法：上为末。每服二钱，水一盏，姜三片，枣一枚，煎七分，空腹温服。

功效：疏表化滞。

原文：治五噎五膈，胸中久寒，诸气结聚，呕逆噎塞，食饮不化，结气不消。常服宽气通噎，宽中进食。

4. 嘉禾散

来源：《三因极一病证方论》

组成：枇杷叶（去毛，姜汁涂炙）、薏苡仁（微炒）、缩砂仁、人参、茯苓各一两，石斛（细锉，用酒拌和，微炒）、大腹子（微炒）、沉香、木香、藿香、杜仲（去皮，姜酒涂，炙微焦）、随风子（如无，陈紧小诃子代）各三分，谷蘖（微炒）、白豆蔻、五味子（微炒）、桑白皮、丁香、槟榔、青皮各半两，半夏饼（炙黄）、神曲各一分，甘草（炙）两半，陈皮三分，白术（炒）二两。上为末，每服二钱，水一盏，生姜三片，枣三枚，煎至七分，温服，不计时。五噎，入干柿一枚同煎，十服见效；膈气吐逆，羸困，入薤白三寸、枣五枚同煎。

用法：煎至七分，温服，不计时。

功效：治中满下虚，五噎五膈，脾胃不和。

原文：治中满下虚，五噎五膈，脾胃不和，胸膈痞闷，胁肋胀满，心腹刺痛，不思饮食，如中焦虚痞，不任攻击，脏腑虚寒，不受峻补；或因病气衰，不复常，禀受怯弱，不能多食，尤宜服之。

5. 盐津丸

来源：《三因极一病证方论》

组成：独头蒜不拘多少（每个开七窍，入去皮江子七粒，湿纸裹煨，研为膏）、丁香、橘红、木香、荜茇、胡椒各等分。

用法：上等分为末，用蒜膏为丸，如梧子大。先嚼盐少许，令生津液，干咽二粒，渐加至三五丸，临卧服。

功效：治五疰八痞。

（三）明清时期

明清时期，诸多医著名世，食管癌相关众多方剂辈出，而尤以《外科证治全生集》中所载西黄丸、阳和汤、小金丸等影响最大。至今仍为临床所喜用。

1. 右归丸

来源：《景岳全书》

组成：熟地黄、附子（炮附片）、肉桂、山药、山茱萸（酒炙）、菟丝子、鹿角胶、枸杞子、当归、杜仲（盐炒）。

用法：口服，小蜜丸一次9g，大蜜丸一次1丸，一日3次。

功效：治元阳不足，或先天禀衰，或劳伤过度，以致命门火衰，不能生土，而为脾胃虚寒。

原文："治元阳不足，或先天禀衰，或劳伤过度，以致命门火衰，不能生土，而为脾胃虚寒，饮食少进，或呕恶膨胀，或翻胃噎膈，或怯寒畏冷，或脐腹多痛，或大便不实，泻痢频作，或小水自遗，虚淋寒疝，或寒侵溪谷而肢节痹痛，或寒在下焦而水邪浮肿。……如饮食减少，或不易化，或呕恶吞酸，皆脾胃虚寒之证，加干姜三四两，炒黄用；如腹痛不止，加吴茱萸二两，汤泡半日，炒用。

2. 豕膏

来源：《景岳全书》

组成：用猪脂、姜汁各二升。

用法：微火煎至三升，加酒五合和煎，分服之。

功效：治关格闭塞。

原文："《千金》方：治关格闭塞。用猪脂、姜汁各二升，微火煎至三升，加酒五合和煎，分服之。愚意先以当归半斤，浓煎取汁，炼过猪脂一斤，同炼去其水气，乃入白蜜一斤，再炼少顷，滤净收贮，不时挑服，用治老人之秘结，及噎膈闭结等证，必无不妙。如果阳气不行者，仍加生姜四两，同当归煎入；或宜酒者，以酒送服亦可。或气有不利者，加杏仁二两，去皮尖，同前煎入皆妙；或有滞者，当以饧代蜜更妙；是即《内经》所谓以辛润之也。"

《局方》治气一门有曰：治一切气，冷气、滞气、逆气、上气，用安息香丸、丁沉丸、大沉香丸、苏子丸、匀气散、如神丸、集香丸、白沉香丸、煨姜丸、盐煎散、七气散、温白丸、生姜汤。其治呕吐膈噎也，用五膈丸、五膈宽中散、膈气散、酒症丸、草豆蔻丸、撞气丸、人参丁香散。

3. 枣肉平胃散

来源：《景岳全书》

组成：枇杷叶（去毛，炙）、青皮（去瓤）、陈皮（去白）。

用法：上等分为末，每服二钱，水一盏，生姜五片，同煎至六七分，温服，不计时候。

功效：治膈气噎不下饮食。五噎心膈，气滞烦闷，吐逆，不下食。

原文："治膈噎。马剥儿（即王瓜），烧存性。每一钱，用枣肉平胃散二钱，温酒调服，食即可下。然后随病源调理，神效。（枣肉平胃散，方见《局方》）。"治噎：鸡谷袋不问多少，不可失包内物一粒，用泥固济，火煅存性。用姜汁炒香附，每个入半两，香附末神曲为丸，姜汤送下。治气噎，不下饮食。

枇杷叶（去毛，炙）、青皮（去瓤）、陈皮（去白）。上等分为末。每服二钱，水一盏，生姜五片，同煎至六七分，温服，不计时候。治膈气噎不下饮食。用陈皮去白，不拘多少，用大蒜研细和丸，如绿豆大。每服二十丸至三十丸，温米饮下，食后，日三服。

五噎心膈，气滞烦闷，吐逆，不下食，芦根五两锉，水三大盏，煮二盏，去渣温服。

4. 汉防己散

来源：《医学纲目》

组成：汉防己五钱，官桂一两，细辛七钱半，陈皮（去白）一两，羚羊角

（末）、紫苏各七钱半，杏仁（汤洗，去皮尖）一两。

用法：上为细末，每服三钱，生姜三片，水煎，日二。

功效：温中行气，消痰降逆。治五噎。

原文：

丁香、木香、沉香、槟榔、官桂、胡椒、硇砂（研）、白丁香各一钱，白豆蔻、飞矾（各一钱，研）、马兜铃、南星、五灵脂、瓜蒌根、半夏各半两，朱砂三钱（留半为衣）上为细末，入二味研药和匀，生姜汁煮糊丸，如桐子大。每服三丸，生姜汤下，或干嚼萝卜汤下。《景岳全书》

5. 五噎膈气丸

来源：《景岳全书》

组成：麦门冬、甘草各五钱，人参四钱，桂心、细辛、川椒、远志（去心，炒）各三钱，附子、干姜各二钱。

用法：上为末，炼蜜丸，如鸡豆大。绵裹二丸含化，食后日三、夜三服。胸中当热，七日愈。

功效：治气食忧劳思虑。

6. 启膈散

来源：《医学心悟》

组成：沙参三钱，丹参三钱，茯苓一钱，川贝母（去心）一钱五分，郁金五分，砂仁壳四分，荷叶蒂二个，杵头糠五分。

用法：水煎服。虚者，加人参。前症若兼虫积，加胡连、芜荑，甚则用河间雄黄散吐之。若兼血积，加桃仁、红花，或另以生韭汁饮之。若兼痰积，加广橘红。若兼食积，加卜子、麦芽、山楂。

功效：通噎膈，开关之剂，屡效。

7. 调中散

来源：《医学心悟》

组成：北沙参三两，荷叶（去筋净）一两，广陈皮（浸去白）一两，茯苓一两，川贝母（去心，黏米拌炒）一两，丹参三两，陈仓米（炒熟）三两，五谷虫（酒炒焦黄）一两。

用法：共为细末。每用米饮调下二钱，日二服。

功效：通噎膈，开关和胃。

8. 大营煎

来源：《罗氏会约医镜》

组成：当归二三钱，熟地三钱，枸杞二钱，炙草一钱，杜仲钱半，牛膝（酒蒸）钱半，肉桂一二钱，肉苁蓉三钱（酒洗）。水煎服。如气虚者，加人参。若中气虚寒呕恶者，加炒干姜一钱。如干燥之甚者，加蜜糖三四钱，生威参七八钱，得大便润而下之。

用法：早服八味，午服六君子汤。如气血未至大虚，而下焦胀闭之甚者，则不得不暂为通之。

功效：治噎膈便结，阴虚无火者，此血燥也。

9. 木香流气饮

来源：《太平惠民和剂局方》

因七气所伤，结滞成疾，痞塞满闷，宜四七汤，或导痰汤，加木香半钱，或下来复丹。因冷气滞停中脘，痞塞，并可用挝脾汤，加丁香，或丁沉透膈汤。因伤食痞塞，见诸伤门。伤食证，气虚上逆，遂成痞塞而疼者，六磨饮，吞黑锡丹。若痞塞服诸药不效，大便不甚通者，宜感应丸，加巴豆或半硫丸，备急丸，木香槟榔丸通之。因怒痞塞，见本门七气证，诸五噎五膈，并宜五膈宽中散。不效，谷神加禾散。前痞塞诸药，皆可选用。噎膈甚而水浆不入，药食皆不下，食入口即吐者，当镇坠之，宜盐汤下灵砂丹，仍以嘉禾散作末，干点服。

组成：半夏、陈皮、厚朴、青皮、甘草、香附、苏叶、人参、赤茯苓、木瓜、石菖蒲、白术、白芷、麦冬、草果仁、肉桂、莪术、大腹皮、丁香皮、槟榔、木香、藿香、木通。

用法：上药共研粗末，每服12g，加生姜3片，大枣2枚，水煎服。

功效：行气调中，健脾化痰。

原文："应诸痞塞胀满。胸膈不利。或气上逆。或腹疼痛。并宜木香流气饮。应膈上诸般冷气。不问痞塞。及疼痛。且与姜汁一二盏。痰饮尤宜。"

10. 阿魏撞气丸

来源：《医学入门》

组成：小茴、青皮、甘草、陈皮、莪术、川芎各一两，生姜四两（用盐五钱淹一宿），胡椒、白芷、肉桂、砂仁、丁香皮（炒）各五钱。

用法：为末，用阿魏一钱半和面糊丸芡实大，每药一斤，用朱砂七钱为衣，每三五丸。男子气痛，炒姜盐汤下；妇人血气痛，醋汤下。

功效：治五种噎疾，九种心痛，疝癖气块，冷气攻刺，腹痛肠鸣，呕吐酸水，男子疝气，女人血气。

原文："治五种噎疾，九种心痛，疝癖气块，冷气攻刺，腹痛肠鸣，呕吐酸水，男子疝气，女人血气。"

11. 参赭培气汤

来源：《医学衷中参西录》

组成：潞党参六钱，天门冬四钱，生赭石八钱（轧细），清半夏三钱，淡苁蓉四钱，知母五钱，当归身三钱，柿霜饼五钱（服药后含化徐徐咽之）。

用法：患此证者，多有便难之虞，苁蓉与当归、赭石并用，其润便通结之功，又甚效也。若服数剂无大效，当系贲门有瘀血，宜加三棱、桃仁各二钱。

功效：补肾，即能敛冲，冲气不上冲，则胃气易于下降。

原文："治膈食。潞党参六钱，天门冬四钱，生赭石八钱（轧细），清半夏三钱，淡苁蓉四钱，知母五钱，当归身三钱，柿霜饼五钱（服药后含化徐徐咽之）……观膈证之病剧者，大便如羊矢，固因液短，实亦肠细也。况中气不旺，胃气不能息息下降，而冲气转因胃气不降，而乘虚上干，致痰涎亦随逆气上并，以壅塞贲门。夫此时贲门已缩如藕孔，又加逆气痰涎以壅塞其间，又焉能受饮食以下达乎？故治此证者，当以大补中气为主，方中之人参是也。以降逆安冲为佐，以清痰理气为使，方中之赭石、半夏、柿霜是也。又虑人参性热、半夏性燥，故又加知母、天冬、当归、柿霜，以清热润燥、生津生血也。用苁蓉者，以其能补肾，即能敛冲，冲气不上冲，则胃气易于下降。且患此证者，多有便难之虞，苁蓉与当归、赭石并用，其润便通结之功又甚效也。若服数剂无大效，当系贲门有瘀血，宜加三棱、桃仁各二钱。"

12. 济艰催挽汤

来源：《辨证录》

组成：熟地二两，山茱一两，当归二两，牛膝三钱，玄参一两，车前子一钱。

用法：水煎服。一日一剂，十剂必大顺也。

功效：纯补精血。

原文：此方纯补精血，水足而胃中有津，大肠有液，自然上下相通而无阻滞之患。譬如河漕水浅，舟楫不通，粮糈不能输运，军民莫不彷徨而喧哗扰攘。忽见大雨滂沱，河渠、沟壑无非汪洋大水，则大舸巨舶得以装载糗粮，自然人情踊跃，关门大开，听其转运，而无所留难也。此症用制肝散亦效甚。白芍一两，吴茱萸五分，黄连一钱，茯苓五钱。水煎服，二剂即愈，何至变成噎膈哉。

13. 两生汤

来源：《辨证录》

组成：肉桂二钱，附子一钱，熟地二两，山茱萸一两。

用法：水煎服。一剂而吐减半，再剂而吐更减，连服四剂则吐止矣，服十剂而全愈也。

功效：上可润肺而不阻于咽喉，下可温脐而不结于肠腹。

原文：此方水火两旺。脾胃得火气而无寒冷之虞，得水气而无干涩之苦，自然上可润肺而不阻于咽喉，下可温脐而不结于肠腹矣。或谓下寒者多腹痛反胃，既是肾寒，正下寒之谓也，宜小腹作痛矣，何以食久而吐之病，绝不见腹痛，岂肾寒非欤？不知寒气结于下焦，则腹必疼痛，今反胃之病，日日上吐，则寒气尽从口而趋出矣，又何寒结之有？此症用加味化肾汤亦神效。

14. 逍遥散

来源：《辨证录》

组成：柴胡一钱，白芍五钱，茯神三钱，白术一钱，当归三钱，陈皮三分，甘草一分。

用法：水煎服。一剂而吐少止，再剂而吐全愈。愈后，仍以济艰催挽汤，减半分两调理可也。

功效：肝郁血虚脾弱证。

原文：盖逍遥散解郁之后，其木枯渴可知。随用济艰催挽汤急救其水，则木得润而滋荣，自然枝叶敷荣矣，何至拂郁其性而作吐哉？此症用增减逍遥散亦神效。白芍五钱，茯苓、白术各三钱，陈皮、柴胡、神曲各一钱，白豆蔻一粒。水煎服。四剂愈。

15. 瓜蒂散

来源：《伤寒论》

组成：瓜蒂七枚，萝卜子三钱，韭菜汁一合，半夏三钱，天花粉三钱，甘草三钱，枳壳一钱，人参一钱。

用法：水煎服。一剂即大吐，去痰血而愈，不必二剂也。

功效：涌吐痰涎宿食。

原文："瓜蒂散原是吐药，得萝卜子、枳壳以消食，得半夏、天花粉以荡痰，得韭汁以逐血。诚恐过于祛除，未免因吐而伤气，又加入人参、甘草以调和之，使胃气无损，则积滞易扫，何至恶食而再吐哉。此非反胃，因其食后辄吐，有似于反胃，故同反胃而共论之也。此症用清膈散甚佳。天花粉、桑白皮各三钱，生地、白芍各五钱，红花三钱，桃仁十个，杏仁十个，枳壳五分，甘草一钱，紫菀一钱，水煎服。四剂全愈。"

16. 温胃饮

来源：《景岳全书发挥》

组成：人参一二三钱或一两，白术（炒）一二钱或一两，扁豆（炒）二钱，陈皮一钱或不用，干姜（炒焦）一二三钱，炙甘草一钱，当归（滑泄者勿用）一二钱。

用法：水二钟，煎七分，食远温服。

功效：温补脾胃。

原文："噎膈初起，微虚者，宜温胃饮加当归、厚朴。二味同用，孰是孰非？"

17. 五福饮

来源：《景岳全书发挥》

组成：人参6g（心），熟地黄9g（肾），当归6～9g（肝），白术（炒）4.5g

（肺），炙甘草3g（脾）。

用法：水400mL，煎取280mL。空腹时温服。或加生姜3～5片。

功效：治五脏气血亏损。

原文："噎膈便结者，但察其无火无滞，而止因血燥阴虚者，宜五福饮，或大营煎加苁蓉。云火衰则可，云无火则不可。然便结属火衰者少，因热能耗血而干枯。"

18. 活血润膈汤

来源：《济世全书》

组成：当归一钱半，桃仁一钱，陈皮八分，甘草（炙）五分，黄连（姜炒）一钱，厚朴（姜炒）一钱，大腹皮一钱，红花七分，白术（炒）七分。

用法：上锉一剂，水煎温服。善酒加干葛。

功效：治膈气翻胃，大便结燥。

19. 人参利膈丸

来源：《济世全书》

组成：人参、当归、藿香、厚朴（姜炒）、枳实（麸炒）、大黄（酒蒸）各一两，木香、槟榔各七钱半，甘草一两。

用法：上为末，滴水丸，如梧子大，每五十丸，温水送下。

功效：治膈噎，胸中不利，大便结燥，痰嗽喘满，脾胃壅滞。

20. 瓜蒂散

来源：《伤寒论》

组成：瓜蒂一分（熬黄），赤小豆一合，香豉一合。

用法：上二味，各别捣筛，为散已，合治之，取一钱匕，以香豉一合，用热汤七合，煮作稀糜，去滓。取汁合散，温，顿服之。不吐者，少少加，得快吐者乃止。

现代用法：将2药研细末和匀，每服1～3g，用香豉9g煎汤送服。不吐者，用洁净翎毛探喉取吐。

功效：涌吐痰涎宿食，宣越胸中邪气。

原文："病如桂枝证，头不痛，项不强，寸脉微浮，胸中痞硬，气上冲咽喉，不得息者，此为胸有寒也，当吐之，宜瓜蒂散。"

21. 嘉禾散

来源：《太平惠民和剂局方》

组成：人参一钱，白术一钱，茯苓七分，半夏八分，陈皮七分，薏苡仁一钱，白豆蔻六个，枇杷叶七分，桑白皮（蜜炒）八分，大腹皮七分，沉香四分，木香三分，槟榔六分，藿香七分，砂仁四分，青皮五分，杜仲一钱，石斛八分，神曲（炒）一钱，麦芽（炒）八分，山楂肉一钱，炙甘草四分。生姜三片。

用法：煎服。五膈加干柿；膈气吐逆加薤白、红枣五枚。古方有丁香、五味子、诃子，无山楂，白豆蔻易草豆蔻。

功效：治脾胃不和，胸膈痞闷，气逆生痰，不进饮食，如膈噎、反胃并治，神效。

22. 羊面羹

来源：《济世全书》

组成：滑石六钱，石膏一两，白茯苓一两，半夏三钱，甘草一钱。

用法：上为细末，和匀。每服五钱，以白面二两和剂，搜作小棋子块，用好羊肉二两，加葱花、盐、椒、酱、醋一处熬汁，擂生姜自然汁五钱，将面药棋子先于原汁内煮熟食之，隔一日再依前法食之，其效如神。按上方，治翻胃攻补兼施之剂。

功效：治翻胃吐食，膈气噎塞。

23. 二豆回生丹

来源：《万病回春》

组成：硇砂二钱，雄黄二钱，乳香一钱，朱砂一钱，黑豆四十九粒，绿豆四十九粒，百草霜五钱（微火炒过用）。

用法：上共为细末，用乌梅三十个，取肉和丸，如指顶大，朱砂为衣。每噙化一丸，良久，将面饼一个，茶泡烂食之。不吐，乃药之效；若吐，再噙化一丸。忌油腻、盐、醋、怒气。

功效：治翻胃噎食。

24. 厚朴丸

来源：《赤水玄珠》

组成：厚朴、蜀椒（去目，微炒）、川乌（炮，去皮）各一两半，紫菀、吴茱萸、柴胡、菖蒲、桔梗、茯苓、官桂、皂角（去皮弦，炙）、干姜（炮）、人参各二两，黄连二两半，巴豆霜五钱。

用法：上蜜为丸，桐子大，每服三丸，渐加至五七丸，以利为度，姜汤下，食后而卧。

功效：主反胃吐逆，饮食噎塞，气上冲，腹中诸疾。

原文：此丸治效与局方温白丸同。及治处暑以后，秋冬下痢大效。加减法：春夏加黄连二两，秋冬再加厚朴二两。如治风，于春秋所加黄连、厚朴外，更加菖蒲、茯苓各一两半。如治风痛不愈者，依春秋加药外，更加人参、菖蒲、茯苓各一两半。如心之积，加菖蒲、茯苓为辅。如肝之积，加柴胡、蜀椒。如肺积，加黄连、人参。如脾积，加茱萸、干姜。秋冬久泻不止，加黄连、茯苓。脾胃气弱，食不消化，呕逆反胃，汤饮不下，用粟米半升为粉，水丸，梧子大，煮令熟，点少盐，空心和汁吞下。

25. 大黄汤

来源：《赤水玄珠》

组成：大黄一两（生姜自然汁半茶盏，炙大黄令燥，又淬入姜汁内，如此淬汁尽，切焙，为末，每服二钱），陈米一撮，葱白二茎。

用法：水一大盏，煎七分，先食葱白，次服药，不十日即除根。

功效：治冷涎翻胃。

26. 黄芪茯神汤

来源：《运气易览》

组成：黄芪（蜜炙）、茯神（去木）、远志（去心，姜汁制炒）、紫河车、酸枣仁（炒）各等分。

用法：上锉散。每服四大钱，水一大盏，姜三片，枣一枚，煎七分，去滓，食前服，以效为度。

功效：治心虚夹寒，心胸中痛，两胁连肩背，肢满，噎塞，郁冒蒙昧，髋髀挛痛，不能屈伸，或不能利，溏泄，饮食不进，腹痛，手足痿痹不能任身。

27. 当归木香汤

来源：《黄帝素问宣明论方》

组成：青皮、五加皮、海桐皮、桑白皮、陈皮、地骨皮、丁香皮、牡丹皮、棕榈皮（上药全烧为灰末）十大钱，当归一两，木香、红芍药各半两。

用法：上为细末。每服一钱，水一盏，入小油二点，钱一文，同煎至七分，温服。

功效：理气散结，和血利湿。

原文：治妇人血气虚劳，令人头目昏眩，谵语声沉重，舌根强硬，言语謇涩，口苦，不思饮食，白日间、睡夜发虚汗，神思恍惚，梦寐狂言，面色委黄，频发喘咳，遍身疼痛，骨节气走注，四肢沉重，背胛拘急，发寒热，五心烦躁，唇干多渴，胸膈不利，喉咽噎塞，尪羸瘦弱，经曰：脉大为劳，宜服此药。

28. 东垣导滞通幽汤

来源：《医灯续焰》

组成：当归身、升麻梢、桃仁泥、甘草各一钱，红花少许，熟地黄、生地黄各五分。

用法：水二盏，煎一盏，调槟榔末五分，稍热服。

功效：治在幽门，以辛润之。

原文：治幽门不通，上冲吸门不开，噎塞气不得上下，大便难。脾胃初受热中，多有此证。治在幽门，以辛润之。

29. 统旨香砂宽中汤

来源：《医灯续焰》

组成：木香（临服时，磨水入药三四匙），白术（炒）、陈皮、香附各一钱五分，白豆蔻（去壳）、砂仁（去壳）、青皮、槟榔、半夏曲、白茯苓各一钱，厚朴（姜制）

一钱二分，甘草三分。

用法：水二钟，姜三片，煎八分。入蜜一匙，食前服。

功效：治气滞，胸痞噎塞，或胃寒作痛。

30.《秘传证治要诀及类方》方论

噎膈者，暂用五膈宽中散。悲伤心胞及肺系，其气急，过则为狂者，枳壳煮散、升阳顺气汤。思伤脾，其气结，过则痞满，退热清气汤、温胆汤、木香化滞汤、木香枳术丸。此四者皆冷邪气郁结，多见有余之证。又逸则气滞，亦令气结，轻者行动即愈，重者橘皮一物汤。

有积者，浊气滞胸腹肠胃胁肋，着于一处则眩晕呕吐，吞酸噎膈，痞癖泄泻，心腹绞痛，流气饮子主之，或木香匀气散、栀姜饮、古黄连丸、栀萸丸、清膈苍莎丸选用。

经过梳理，发现食管癌的相关方剂，萌芽于汉之《伤寒论》，发挥于唐宋金元，至明清时则得到极大发展，不少名方在明清得以创立并流传。至今对于临床仍有相当的参考价值。

【研究进展】

食管癌早期以手术切除为主，中晚期患者宜采用包括手术、化疗、放疗、生物免疫调节，以及中医药在内的综合治疗。食管癌0期及部分Ⅰ期，病变浅小局限的，无淋巴结转移，可视为局部病变，行局部切除治疗，无须扩大手术。Ⅰ－Ⅱa期为外科治疗最佳适应证，远期生存率高。Ⅱb期和部分Ⅲ期患者，虽然肿瘤外侵明显或局部淋巴结转移，只要病变局限，患者情况允许，应力争彻底切除及区域淋巴结清扫，以达到根治目的，手术前后行放、化疗等综合治疗。Ⅲ期患者应行综合治疗，术前新辅助治疗可望提高手术切除率和远期生存率。Ⅲ期癌外侵明显不能切除、进食梗阻严重者，根据患者情况可行姑息手术，解决进食营养问题，进行综合治疗，提高生活质量，延长生存期。Ⅳ期不适宜手术，采用以中医药为主的综合治疗及对症处理。中医药可贯穿于全部治疗过程中，特别对于晚期及手术、放化疗后患者。

正常食管上皮细胞的增殖周期在人体消化道中是最长的。食管基底细胞由重度增生到癌变的过程通常需要1~2年的时间；早期食管癌（细胞学检查发现癌细胞，而X线食管黏膜造影正常或仅有轻度病变）变成晚期浸润癌，通常需要2~3年，甚至更长时间；个别病例甚至可"带癌生存"达6年以上。因此，食管癌的早期治疗效果良好。即使是晚期病例，若治疗得当，也可向好的方面转化。一般对较早期病变，宜采用手术治疗；对较晚期病变，且位于中、上段而位置较高或有手术禁忌证者，则以放射治疗为佳。

食管癌术前辅助化疗的效果尚未确定，术后化疗、放疗的价值长期未得到肯定。

关于不能手术的晚期病例，现多采用自膨式金属支架置入以改善经口进食。

还可采用光动力治疗。人体输入光敏剂之后，其在恶性肿瘤中积聚与潴留，经过一定时间后，用特定波长光照使癌细胞内浓聚的光敏剂激发，产生光化反应，从而杀伤癌细胞。常用的光敏剂为血卟啉微生物（HpD），国外主要治疗早期癌，国内主要治疗手术、放疗后残留复发癌及不宜手术的晚期食管癌。

拒绝手术或手术未能切除者可行放疗、化疗或介入性治疗。吞咽困难明显者可行内镜下姑息治疗，如镜下局部注入抗癌药物，或以激光、冷冻疗法，扩张癌性狭窄，或置入支架。

中医药治疗在食管癌的综合治疗中具有缓解症状、改善生活质量的作用，可降低术后并发症，减轻放、化疗的副作用，是食管癌综合治疗中的重要组成部分。

司富春研究食管癌中医证候分子病机和证候相应方剂作用的分子机制，采用《中医内科学》中噎膈病证候分型标准：即痰气交阻、津亏热结、瘀血内结和气虚阳微四型，分别用启膈散、沙参麦冬汤、通幽汤和补气运脾汤加用活血化瘀药治疗食管癌。结果显示，启膈散、通幽汤和沙参麦冬汤对食管癌细胞生长有明显抑制作用，启膈散、通幽汤和沙参麦冬汤分别对相应证候食管癌细胞蛋白质的结合量具有抑制作用。说明食管癌不同证候形成和磷脂酶与特异蛋白相互作用相关，抑制磷脂酶与蛋白相互作用是各证治疗作用的关键靶点。陈春永通过健脾散结中药加卡培他滨联合草酸铂的方案与单纯化疗方案治疗做比较，结果显示中药组治疗晚期复发食管癌的有效率（RR）71.1%，明显高于对照组44.7%（$P < 0.05$），而在毒副反应如恶心呕吐、腹泻、贫血、血小板减少、肝功能损害、白细胞减少、手足综合征、脱发、神经毒性等方面，中药组发生的概率也较对照组明显降低。说明健脾散结中药加上卡培他滨联合草酸铂治疗晚期复发食管癌具有良好的减毒增效的作用。很多研究显示，采用辨证论治基础上的中医药治疗，配合三维适形放疗治疗食管癌，可提高疗效，减轻放疗导致的局部炎症和皮肤反应，显著提高患者的生存质量。此外，对于老年及中晚期食管癌患者，在应用放疗或化疗的同时采用中药防护治疗或加载治疗，可显著提高疗效。

为进一步提高食管癌术后远期生存率，如何把各种治疗方法有机结合起来，组成最佳综合治疗模式，是今后临床研究的主要方向。食管癌术后中西医综合治疗可以提高生存率和生存质量，是一个值得推广的方法。中医中药能够减轻放化疗毒副反应，增强机体免疫功能，对预防肿瘤的复发和转移有一定的帮助。实验研究表明，在抑制DNA合成、抑制肿瘤血管形成、诱导细胞分化、调节机体免疫功能等方面，中医与西医药物的抗癌机制是相通、一致的。临床实践也证实，中西医结合治疗食管癌较之单纯西医治疗，在提高临床疗效、生活质量及治愈率等方面，均有明显提高。因此，全身综合治疗是提高食管癌疗效的重要途径。

第八章 乳腺癌

乳腺癌，又称乳岩，是女性最常见的恶性肿瘤之一。通常发生在乳房腺上皮组织，男性乳腺癌患者仅占 1～2%。临床以乳腺肿块、乳头溢液、皮肤改变、乳头异常、腋窝淋巴结肿大为主要表现，随病情的进展会出现肺、肝、脑等转移所造成的临床表现。

全球癌症统计报告表明，2018 年大约有 210 万女性乳腺癌新发病例，占女性癌症病例近 1/4。乳腺癌为绝大多数（83%）国家最常被诊断的癌症，也是 100 多个国家癌症死亡的主要原因。澳大利亚和新西兰、北欧（如英国、瑞典、芬兰、丹麦）、西欧（比利时、荷兰、法国）、南欧（意大利）和北美的乳腺癌发病率最高，其中比利时排名第一。乳腺癌病死率的变化较小，美拉尼西亚的乳腺癌死亡率最高，其中斐济排名第一。根据 2019 年国家癌症中心公布的数据，2015 年乳腺癌发病位居我国恶性肿瘤发病第五位，在女性发病中位居首位，每年新发病约为 30.4 万，占恶性肿瘤发病的 7.74%。死亡人数位居我国恶性肿瘤死亡的第七位，在女性死亡人数中位居第五位，占 8.16%。我国女性乳腺癌病死率在 25 岁之后上升迅速，于 60 岁年龄组达到第 1 个高峰后略有下降，70 岁年龄组后再次上升，并于 85 岁以上年龄组达到死亡高峰。乳腺癌的预后受病理类型、疾病分期、分子标记物等多种因素影响。

【相关证候源流】

该病的中医病名早期被称为"（乳）石痈"。石痈指痈疽之至牢有根而硬如石者。（乳）石痈出《肘后备急方》卷五"治痈疽妒乳诸毒肿方"。宋·陈自明在其所著《妇人大全良方》中首次提出"乳岩"之名，自此，后世多沿用此说。还有"乳癌""奶岩""石奶""翻花石榴发""翻花奶""乳石""乳栗""辅奶"者，在"乳痈""妒乳""乳痞"（乳癖）、"乳核"等描述时与乳腺癌病症类似。其相关证候论述散见于各时期医著中。

一、上古至春秋战国时期

上古至春秋战国时期为中医学的萌芽时期，其代表作以《黄帝内经》《难经》为主，其中记载了"痈""疽"等与乳腺癌的相似的证候及病名。

《灵枢·痈疽》："疽者，上之皮夭以坚，上如牛领之皮。痈者，其皮上薄以泽。此其候也。"此"牛领之皮"与现代临床描述的"橘皮样"改变相一致。

《灵枢·痈疽》："发于膺，名曰甘疽，色青，其状如谷实，常苦寒热，急治之，去其寒热，十岁死，死后出脓。此证延绵难愈，盖即乳痈之属。发于胁，名曰败疵，败疵者，女子之病也。""寒邪客于经络之中则血泣，血泣则不通，不通则卫气归之，不得复反，故痈肿。寒气化为热，热胜则腐肉，肉腐则为脓。脓不泻则烂筋，筋烂则伤骨，骨伤则髓消，不当骨空，不得泄泻，血枯空虚，则筋骨肌肉不相荣，经脉败漏，熏于五脏，藏伤故死矣。"与乳腺癌皮肤溃烂临床表现类似。

二、秦汉至隋唐时期

秦汉至隋唐时期，《诸病源候论》等著作中有较多关于乳岩记载。

《肘后备急方》："若恶核肿结不肯散""石痈结肿坚如石。或如大核，色不变，或做石痈不消""若发肿至坚而有根者，名曰石痈"。描述了乳腺癌肿块的硬度。

《诸病源候论》："乳石痈之状，微强不甚大，不赤，微痛热，热自歇，是足阳明之脉，有下于乳者，其经虚，为风寒气客之，则血涩结成痈肿。而寒多热少者，则无大热，但结核如石，谓之乳石痈。"对本病的特征做了概括的描述。

《诸病源候论》："癥者，由寒温失节，致腑脏之气虚弱，而食饮不消，聚结在内，渐染生长。肿块盘牢不移动者，是癥也，言其形状，可征验也。若积引岁月，人即柴瘦，腹转大，诊其脉弦而伏，其癥不转动者，必死。"此论所述之"癥"，表现为"肿块盘牢不移动""积引岁月，人即柴瘦"，这些证候与乳腺癌疾病发展的表现相似。

《诸病源候论》："石痈者，亦是寒气客于肌肉，折于血气，结聚所成，其肿结确实，至牢有根，核皮相亲，不甚热，微痛，热时自歇，此寒多热少，坚如石。"说明乳石痈的临床特点是乳房肿块坚硬乳石，而且对肿块与皮肤粘连的表现特征做了准确又形象的描述，称之为"核皮相亲"，反映了乳房肿块的性质，至今仍有重要的诊断意义。

《备急千金要方》："妇人女子乳头生小浅热疮，痒搔之黄汁出，浸淫为长百种，治不瘥者，动经年月，名为妒乳。"相当于现今的乳头湿疹样癌。

三、宋至金元时期

宋至金元时期，宋·陈自明在其所著《妇人大全良方》中首次提出"乳岩"之名，自此，后世多沿用此说。亦有朱丹溪等对此进行了发挥。

《妇人大全良方》："若初起内结小核，或如鳖棋子，不赤不痛，积之岁月渐大，巉岩崩破，如熟石榴，或内溃深洞，血水滴沥，此属肝脾郁怒，气血亏损，名曰乳岩，为难疗。"此为首次提出"乳岩"病名。

《疮疡经验全书》："乳岩，此毒阴极阳衰……捻之内如山岩，故名之。"

《丹溪心法》："若不得于夫，不得于舅姑，忧怒郁闷，昕夕累积，脾气消阻，肝气横逆，遂成隐核，如大棋子，不痛不痒。数十年后，方为疮陷，名曰奶岩，以其疮形嵌凹似岩穴也。不可治矣。"指出乳腺癌以无痛性肿块为首发症状，并指出乳腺癌的预后较差。

四、明清时期

明清时期，对乳腺癌的认识进一步加深，各医著所论乳腺癌相关证候更加详细具体，相关证候论述趋于完备。

《医学入门》："乳岩乃郁怒有伤肝脾，结核如鳖棋子大，不痛不痒；五七年后，外肿紫黑，内渐溃烂，名曰乳岩。"说明乳房肿块是乳腺癌的最常见体征，多以无痛性肿块为首发症状。

《女科撮要》："乳岩……初起小核，结于乳内，肉色如故，其人内热夜热，五心发热，肢体倦瘦，月经不调……若荏苒日月渐大，岩色赤，出水腐溃深洞。"

《外科正宗》："初如豆大，渐若棋子；半年一年，二载三载，不疼不痒，渐渐而大，始生疼痛，痛则无解，日后肿如堆栗，或如复碗，紫色气秽，渐渐溃烂，深者如岩穴，凸者若泛莲，疼痛连心，出血则臭，其时五脏俱衰，四大不救，名曰乳岩。"对其临床特点做了形象而详尽的描述。

《外科正宗》："又一妇左乳结肿，或小或大，或软或硬，俱不为痛，已半年余，方发肿如复碗，坚硬木痛，近乳头垒垒遍生疙瘩，时痛时痒，诊之脉弦而数，肿皮惨黑不泽，此气血已死，辞不可治。"属晚期乳腺癌的临床表现。

《普济方》："始而肿痛，继而结硬，至于手不能近前，乳痈之患成矣，乳痈一名妒乳。恶寒发热，烦躁大渴，是其证也。甚则呕吐无已，咽膈窒碍。"与乳腺癌热毒瘀结之证表现类似。

《普济方》："有辅奶，又名石奶，初结如桃核，渐次浸长至如拳如碗，坚硬如石，数年不愈。将来溃破，则如开花石榴之状。又反转外皮，名番花奶。"乳腺癌初期称为石奶，进展破溃后称为番花奶。

《寿世保元》："妇人奶岩，始有核肿，如围棋子大，不痛不痒，五七年方成疮……如成疮之后，则如岩穴之形，或如人口有唇，赤汁、脓水浸淫胸胁，气攻疼痛。"

《外科百效全书》："郁怒伤肝脾，结核如鳖棋子大，不痛不痒，五七年后外肿紫黑，内渐溃烂，名曰乳癌。"

《外科大成》："乳岩亦乳中结核。不红热，不肿痛，年月久之，始生疼痛，疼则无已。未溃时，肿如覆碗，形如堆栗，紫黑坚硬，秽气渐生。已溃时，深入岩穴，突如泛莲，痛苦连心，时流臭血，根肿愈坚。斯时也五大俱衰，百无一救。"

《医宗金鉴》："乳岩初，结核隐痛……耽延，续发如堆粟，坚硬岩形，引腋胸，顶透紫光先腐烂，日流污水日增痛，溃后翻花胬出血，即成败证，药不灵。"

《外科辑要》："乳岩初起与乳劳相似，但其形不同，其势更缓，或二三年，或六七年，长如拳石方溃烂出脓。"

《医门补要》："妇女乳中心生结核，初如梅，渐如李，不大痛，延久始能化脓，名乳心疽。若寡居室女，便成乳岩。"

《外科集腋》："乳岩……初如豆大，渐若棋子。年久方痛，痛则无解。日后肿如覆碗。溃后深者如岩，凸若泛莲。其时脏腑俱败，百不救一。"

《望诊遵经》："有诸中，形诸外也。至于妇人乳中坚硬，不红不痛者，乳岩也。"

《疡医大全》："乳岩乃性情每多疑忌，或不得志于翁姑……或因岁运流行，或因大怒触动，一发起烂开如石榴者，名曰乳栗。"

《证治准绳》："左乳侧疮口大如碗，恶肉紫黯，嶙峋嵌深，宛如岩穴之状，臭不可近……夫男子患乳岩者少矣，其起又甚微渺，而三为盲医所误，遂至此。"此描述为男性乳腺癌。

《外科正宗》："又男子乳节，与妇人微异，女损肝胃，男损肝肾……以致肝虚血燥，肾虚精怯，血脉不得上行，肝经无以荣养，遂结肿痛。"将男子乳腺癌称为"乳节"，又对男女乳腺癌的病因病机做了鉴别。

中医学对乳腺癌的认识是一个逐渐加深的过程，从《内经》"痈"的概括性论述，到《妇人大全良方》"乳岩"提出为较具体的证候，详细论述了乳腺癌发病，基本总结出了乳腺癌常见的临床证候表现。

【病因病机】

乳腺癌的病因病机复杂，至今现代医学也未能完全阐明。中医学对于乳腺癌病因病机的认识也是一个逐渐加深的过程。古医著中常将病因与病机综合交叉论述，故本节亦将乳腺癌病因病机合并梳理总结。早期《内经》《诸病源候论》等认为本虚是发病之根本，在晋隋唐时期，对乳腺癌病因病机的认识比较浅显，认为主要是气滞血瘀、瘀热阻滞两个方面；到了宋金元时期，各医家对乳腺癌病因病机的认识逐渐完善，认识到了其实情志内伤、肝脾郁怒、气血亏虚是导致乳腺癌产生的主要因素，并针对乳腺癌的病因，首次提出了"阴极阳衰"这一学说。到了明清时期，对乳腺癌病机的认识更加深刻，又总结出了肝肾不足、冲任失调这一重要的病机。其病机特点是内虚与毒聚并存，内虚是冲任失调、忧郁伤肝、思虑伤脾、肝气郁结致肝肾阴虚，毒聚为痰浊滞结、瘀毒郁积、聚结成块。

1. 正虚邪犯

"正气存内，邪不可干"，"邪之所凑，其气必虚"。正虚邪犯，乳络空虚，风寒之邪乘虚而入，经络阻滞，致气滞血瘀，结于乳中而结块。

2. 肝肾亏虚

肝气郁结致肝肾阴虚，或年事已高致肝肾亏虚，或房劳过度致冲任失调，气血不足，经络气血运行不畅，气滞、血瘀阻于乳络而发病。

3. 情志内伤

忧怒抑郁，情志失调，肝郁气逆犯脾，脾失健运，加之嗜食肥甘厚味，则痰湿内生，气滞、血瘀、痰湿相互搏结于乳络，形成乳岩。

4. 邪毒蕴结

风寒湿邪、饮食积滞、气郁痰浊，积久化火，成毒生瘀，结于乳中坚核。

附一：病因病机古今选要

1. 阴极阳衰

《疮疡经验全书》："乳岩乃阴极阳衰，虚阳积而与，血无阳安能散，故此血渗于心经，即生此疾。"

《类证治裁》："乳岩结核色白，属阴，类由凝痰，男妇皆有，唯孀孤为多，一溃难治。"

《外科图说》："乳岩，已嫁、未嫁皆生。此毒阴极阳衰。奈虚阳积而与血无阳，安能散，故此血渗于心经，即生此疾。"

2. 正虚邪犯

《诸病源候论》："乳石痈之状，微强不甚大，不赤，微痛热，热自歇，是足阳明之脉，有下于乳者，其经虚，为风寒气客之，则血涩结成痈肿。而寒多热少者，则无大热，但结核如石，谓之乳石痈。"指出本虚是发病之根本。

3. 肝肾亏虚

《外科正宗》："忧郁伤肝，思虑伤脾，积想在心，所愿不得志者，致经络痞涩，聚结成核。"

《张氏医通》："乳岩属肝脾二脏久郁，气血亏损。"

《女科撮要》："乳岩属肝脾二脏郁怒，气血亏损。"

《验方新编》："妇人乳岩一证，原非产后之病。由气血气损于数载，始因妇女或不得意于翁姑、夫婿，或诸事忧虑郁遏，致肝脾二脏久郁而成。初起小核结于乳内，肉色如故，如围棋子大，不痛不痒，十数年后，方成疮患，烂见肺腑，不可治矣。"

《女科经纶》："乳岩乃七情所伤，肝经血气枯槁之证，不赤不痛，内有小核，积之岁月渐大，内溃深烂，为难治。因肝脾郁怒，气血亏损故也。"

《外科大成》："按乳头属足厥阴肝经，乳房属足阳明胃经，外属足少阳胆经。是症也，女子多发于乳，盖由胎产忧郁损于肝脾，中年无夫者多有不治。男子多发于腹，必由房劳恚怒伤于肝肾。"

《冯氏锦囊秘录》："妇人有忧怒抑郁朝夕积累，脾气消阻，肝气横逆，气血亏损，筋失荣养，郁滞与痰结成隐核。不赤不痛，积之渐久，数年而发，内溃深烂，名曰乳岩。以其疮形似岩穴也，慎不可治。此乃七情所伤，肝经血气枯槁之证。"

《绛雪园古方选注》："乳岩发于乳中，按《胃经循乳穴歌》云：乳中正在乳头心，次有乳根出乳下；又《肝经循乳穴歌》云：循本经之章门，至期门之所，夹胃属肝。故前贤皆以忧思郁怒，积气于肝胃两经，而成乳岩。"

《灵验良方汇编》："乳头属足厥阴肝经，乳房属足阳明胃经。若乳房忽壅肿、结核、色红，数日外，痛溃稠脓，脓尽而愈，此胆胃热毒、气血壅滞，名曰乳痈，易治。若初起内结小核，不红不痛，积之岁月，渐大而巉岩，崩破如石榴，或内溃而深洞，血水滴沥，此肝脾郁怒，气血亏损，名曰乳岩，难疗。"

4. 情志内伤

《格致余论》："若不得于夫，不得于舅姑，忧怒抑郁，朝夕积累，脾气消阻，肝气积逆，遂成隐核……名曰乳岩。"

《本草单方》："妇人乳岩，因久积忧郁，乳房内有核，如指头，不痛不痒，五七年成痈，名乳岩，不可治也。"

《医方简义》："至于乳岩一症，室女寡妇居多，何也。因室女寡妇，最多隐忧郁结，情志不舒，日久血分内耗，每成是症。初起如梅核状，不痛不移，积久渐大，如鸡蛋之状。其硬如石，一致溃烂，形如破榴，内溃空洞，血水淋滴。有巉岩之象，故名乳岩。"

《疡医大全》："乳岩乃性情每多疑忌，或不得志于翁姑，或不得意于夫子，失于调理，忿怒所酿，忧郁所积，厚味酿成，以致厥阴之气不行，阳明之血腾沸，孔窍不通，结成坚核，形如棋子。"

《外科证治全生集》："（乳岩）是阴寒结痰，此因哀哭忧愁，患难惊恐所致。"

《古今医彻》："女子心性偏执善怒者，则发而为痈。沉郁者则渐而成岩。……女损肝胃，男损肝肾，肝虚血燥，肾虚精怯，血脉不得上行，肝筋无以荣养，遂结痈肿。

5. 邪毒蕴结

《景岳全书》："乳岩，肿痛热甚，热毒有余者，宜以连翘金贝煎先治之。"

《妇人大全良方》："夫妇人乳痈者，由乳肿结聚，皮薄以泽，是成痈也。足阳明之经脉则血涩不通，其血又归之，气积不散，故结聚成痈。"

《太平圣惠方》："夫妇人乳痈者，由乳肿，结皮薄以泽，是痈也。足阳明之经脉，从缺盆下于乳，若劳伤血气，其脉虚寒，客于经络，寒搏于血，则血涩不通，其气又归之，气积不散，故结聚成痈。"

《太平圣惠方》："夫妇人乳痈，疮肿疼痛者，是风毒积聚，而成痈疮也。盖产后，不勤捏去乳汁，蓄积不止，其恶汁内引于热结，故令疮肿痛也。"

《仁斋直指方论》："坐草以后，风邪袭虚，营卫为之凝滞，与夫婴幼未能吮乳，或乳为儿辈所吹，饮而不泄，或断乳之时捻出不尽，皆令乳汁停蓄其间，与血气搏，始而肿痛，继而结硬，至于手不能近，则乳痈之患成矣。"

总之，乳腺癌主要是由于身体正气亏虚，脏腑功能低下，另外再加上情志不遂，饮食失调，导致冲任失调，气滞血瘀，瘀毒凝结于乳中，形成乳腺癌；其中正气亏虚为本，气郁、痰瘀为本病之标。冲任二脉为阴脉之海、气血之海，上荣为乳，下行为经，乳腺也随着冲任二脉的通盛、虚衰的变化在月经周期中有先充盈、后疏泄的变化。中医经络学说认为乳头属足厥阴肝经，乳房属足阳明胃经，外属足少阳胆经。病位在乳房，病根在肝肾，病机与肝、胆、脾胃、肾关系最为密切。

【辨治思路】

中医药治疗乳腺癌的辨治思路，经历了不同阶段的发展，从起初的以症状为主进行辨证治疗，逐渐演变为辨病辨证治疗。由于中医辨证难以进行规范统一，为了形成较为统一的辨治标准，近年中医肿瘤领域专家组提出，在辨病的基础上，以证候要素作为切入点，进行辨证标准的规范化工作，并被《恶性肿瘤中医诊疗指南》采纳，成为乳腺癌辨证论治的重要方法，予以规范和推广。

一、证候要素

临床上乳腺癌虚实夹杂，可数型并见。根据患者的临床表现，在既往研究基础上，结合文献报道以及国内中医肿瘤专家意见，可将乳腺癌证候要素分为以下 6 种。

1. 气虚证

主症：神疲乏力，少气懒言，胸闷气短。

主舌：舌淡胖。

主脉：脉虚。

或见症：食少纳呆，形体消瘦，自汗，畏寒肢冷。

或见舌：舌边齿痕，苔白滑，薄白苔。

或见脉：脉沉细，脉细弱，脉沉迟。

2. 阴虚证

主症：五心烦热，口咽干燥，潮热盗汗。

主舌：舌红少苔。

主脉：脉细数。

或见症：口咽干燥，面色潮红，失眠，消瘦，大便干结，小便短少。

或见舌：舌干裂，苔薄白或薄黄而干，花剥苔，无苔。

或见脉：脉浮数，脉弦细数，脉沉细数。

3. 痰湿证

主症：胸脘痞闷，恶心纳呆，呕吐痰涎。

主舌：舌淡苔白腻。

主脉：脉滑或濡。

或见症：口渴少饮，口黏纳呆，头身困重，痰核。

或见舌：舌胖嫩，苔白滑，苔滑腻，苔厚腻，脓腐苔。

或见脉：脉浮滑，脉弦滑，脉濡滑，脉濡缓。

4. 血瘀证

主症：乳房包块，刺痛固定，肌肤甲错。

主舌：舌质紫暗或有瘀斑、瘀点。

主脉：脉涩。

或见症：面色黧黑，唇甲青紫，阴道出血色暗瘀，或夹血块。

或见舌：舌胖嫩，苔白滑，苔滑腻，苔厚腻，脓腐苔。

或见脉：脉沉弦，脉结代，脉弦涩，脉沉细涩，牢脉。

5. 热毒证

主症：口苦身热，尿赤便结，局部肿痛。

主舌：舌红或绛，苔黄而干。

主脉：脉滑数。

或见症：发热，面红目赤，口苦，便秘，小便黄，出血，疮疡痈肿，口渴饮冷。

或见舌：舌有红点或芒刺，苔黄燥，苔黄厚黏腻。

或见脉：脉洪数，脉数，脉弦数。

6. 气滞证

主症：胸胁胀满，痛无定处。

主舌：舌淡暗。

主脉：脉弦。

或见症：烦躁易怒，情志抑郁或喜叹息，嗳气或呃逆。

或见舌：舌边红，苔薄白，苔薄黄，苔白腻或黄腻。

或见脉：脉弦细。

二、辨证方法

1. 证候要素

参考《中医诊断学》的证候确定方法如下。

- 符合主症 2 个，并见主舌、主脉者，即可辨为本证。
- 符合主症 2 个，或见症 1 个，任何本证舌、脉者，即可辨为本证。
- 符合主症 1 个，或见症不少于 2 个，任何本证舌、脉者，即可辨为本证。

2. 临证应用方法

临床应用时，先收集临床症状及体征，依据证候要素的辨证方法确定患者所具备的证候要素，随后将证候要素进行整合，即得出该患者复合证型。

三、辨证分型

现代医学乳腺癌的治疗，可大致分为手术治疗、放化疗、内分泌治疗，以及不需要或者不能进行现代医学治疗而采用单纯中医药治疗，所以，在不同的治疗阶段，由于患者体质因素、疾病本身的因素，以及现代医学治疗作为病因而导致的因素不尽相同，证候表现多有不同，然而同时又有规律可循。乳癌各个不同治疗阶段，常见证候类型如下。

表 8 - 1 乳腺癌常见证候类型

治疗阶段	辨证分型
手术阶段	气血亏虚、脾胃虚弱
化疗阶段	脾胃不和、气血亏虚、肝肾阴虚
放疗阶段	气阴两虚、热毒瘀结
内分泌治疗阶段	阴虚内热
单纯中医治疗阶段	肝气郁结、毒热蕴结、气血亏虚、肝肾阴虚

【乳腺癌常见症状的分型论治】

乳腺癌的相关临床症状及并发症较多，主要有乳房肿块、破溃溢液、上肢水肿、内分泌治疗副反应（烘热汗出、失眠多梦、烦躁易怒）、乏力等，本节主要选取乳房肿块、上肢水肿、内分泌治疗副反应等三个乳腺癌较为特有、临床又比较常见的症状，对其分型论治进行阐述。

一、乳房肿块

1. 热毒蕴结

症状：乳房结块迅速肿大，隐隐作痛，或结肿溃破，甚则溃烂翻花，流水臭秽，痛引胸胁，烦热眠差，口干苦，大便干结，苔黄白或厚腻，舌质红，脉弦数或滑数。

治法：清热解毒，化瘀消肿。

方药：五味消毒饮。

加减：火结便秘者，加大黄、厚朴、枳实等通腑泻热；热入营血可加牡丹皮、生地黄、赤芍；晚期乳癌见消瘦乏力，面色不华，脉虚数者，可加黄芪、白术、当归。

2. 肝郁气滞

症状：乳房结块，皮色不变，两胁胀痛，或经前乳房作胀，经来不畅，郁闷寡言，心烦易怒，口苦咽干，舌苔薄白或微黄，或舌边瘀点，脉弦或弦滑。

治法：疏肝理气，化痰散结。

方药：逍遥散。

加减：火盛便秘者，加牡丹皮、山栀、大黄等清泻肝胆；乳房胀痛明显者，加王不留行、延胡索化瘀止痛。

3. 肝肾亏虚

症状：乳房内肿块，质地硬韧，粘连，表面不光滑，五心烦热，午后潮热，盗汗，口干，腰膝酸软，兼有月经不调，舌质红，苔少有裂纹，脉细或细数无力。

治法：调理肝肾，滋阴软坚。

方药：知柏地黄汤。

加减：失眠者，加酸枣仁、柏子仁、夜交藤养心安神；盗汗者，加煅龙牡、浮小麦收敛止汗。

4. 气血两虚

症状：乳中结块，与胸壁粘连，推之不动，乳房遍生疙瘩，头晕目眩，面色苍白，神疲气短。舌苔少，舌质淡或淡胖，脉虚弱。

治法：健脾益气，化痰软坚。

方药：人参养荣汤。

加减：若气虚卫表不固，自汗，易感冒者，重用黄芪，加防风、浮小麦益气固表止汗；脾虚湿盛便溏者，当归减量，加薏苡仁、炒扁豆健脾祛湿。

二、上肢水肿

1. 脾虚湿蕴

症状：患肢肿胀，皮色苍白无泽，按之软韧，可有凹陷，局部皮温不高，面色萎黄或淡白，疲倦乏力，纳呆，大便稀溏或排便无力，舌质淡胖、边齿痕，舌苔薄白，患侧脉难取，健侧脉沉细。

治法：健脾利水，通络消肿。

方药：五苓散加减。

2. 气虚血瘀

症状：患肢肿胀，皮色紫黯，皮肤发凉、麻木，按之韧如橡皮，神疲懒言，声低气短，面色无华或萎黄，舌淡紫或暗红，边有瘀斑，苔薄白，患侧脉难取，健侧脉沉涩无力。

治法：益气活血化瘀，通络利水消肿。

方药：桃红四物汤加减。

3. 湿热壅盛

症状：患肢肿胀，皮肤焮热，扪之触痛明显，或见皮肤大片红斑，肿胀常于短期内加重，潮热颧红，或壮热身痛，口渴咽干，常伴溲黄便干，舌红，苔黄腻，脉数。

治法：清热解毒，通络祛湿止痛。

方药：五味消毒饮加减。

4. 脾肾两虚

症状：患肢肿胀按之凹陷，皮肤绷紧，皮色苍白，触之冰凉，面色苍白无华，少气懒言，形寒肢冷，腰膝酸软，夜尿频多，大便稀溏，舌质淡胖，苔白滑，脉沉细。

治法：益气温阳，利水消肿。

方药：六味地黄汤加减。

三、内分泌治疗副反应

1. 肝肾阴虚

症状：腰膝酸软、头晕耳鸣、记忆力下降、失眠多梦、烘热汗出、舌红少津、脉细数。

治法：滋补肝肾。

方药：知柏地黄丸或滋水清肝饮加减。

2. 肾虚骨痿

症状：腰背酸痛，骨关节疼痛，耳鸣眼花，头晕健忘，神疲乏力，夜尿频多，大便易解而难尽，舌淡红，苔薄白，脉细弦。

治法：补肾生髓。

方药：六味地黄丸加减。

3. 肝气郁结

症状：胸中烦热、情绪暴躁、眩晕耳鸣、失眠多梦、双目涩痒等，舌质红，苔薄黄，脉弦数。

治法：疏肝解郁。

方药：丹栀逍遥散加减。

4. 脾虚湿困

症状：恶心呕吐，纳差，大便溏结不定，舌边有齿痕，苔多厚腻。

治法：健脾化湿。

方药：四君子汤加减。

附二：辨证论治古今选要

（一）古代论述

古代医籍中，有诸多关于乳腺癌类似疾病的临床辨证论治思路的论述，对于现代医生临床实践过程中参考借鉴具有重要意义。

1. 《景岳全书》有关乳腺癌辨证方法

"立斋法曰：妇人乳痈，属胆胃二腑热毒，气血壅滞，故初起肿痛发于肌表，肉色赤，其人表热发热，或发寒热，或憎寒头痛，烦渴引冷，用人参败毒散、神效瓜蒌散、加味逍遥散治之，肿自消散。若至数日之间，脓成溃窍，稠脓涌出，脓尽自愈。若气血虚弱，或误用败毒，久不收敛，脓清脉大则难治。乳岩属肝脾二脏郁怒，气血亏损，故初起小核结于乳内，肉色如故，其人内热夜热，五心发热，肢体倦瘦，月经不调，用加味逍遥散、加味归脾汤、神效瓜蒌散，多自消散。若积久渐大，岩色赤出水，内溃深洞，为难疗，但用前归脾汤等药可延岁月。若误用攻伐，危殆迫矣。大凡乳证，若因患怒，宜疏肝清热。焮痛寒热，宜发表散邪。焮肿痛甚，宜清肝消毒，并隔蒜灸。不作脓或脓不溃，补气血为主。不收敛或脓稀，补脾胃为主。脓出反痛，或发寒热，补气血为主。或晡热内热，补血为主。若饮食少思，或作呕吐，补胃为主。饮食难化，或作泄泻，补脾为主。劳碌肿痛，补气血为主。怒气肿痛，养肝血为主。儿口所吹，须吮通揉散，成痈治以前法。潮热暮热，亦主前药。"

"若肝脾气血俱虚而结核者，四君子加芎、归、柴胡、升麻。郁结伤脾而结核者，归脾汤兼神效瓜蒌散。若为儿所吹而发肿痛，须吮通揉散，否则成痈矣。若兼余证，亦当治以前法。若妇人郁怒伤肝脾而结核，不痒不痛，一二载始溃者，名曰乳岩，最难治疗。"

"一产妇因乳少服药通之，致乳房肿胀发热作渴，状类伤寒，以玉露散补之而愈。夫乳汁乃气血所化，在上为乳，在下为经。若冲任之脉盛，脾胃之气壮，则乳汁多而浓，衰则少而淡，所乳之子亦弱而多病，此自然之理。亦有屡产有乳，再产却无，或大便涩滞，乃亡津液也。《三因论》云：产妇乳脉不行有二，有血气盛闭而不行者，有血气弱涩而不行者，虚当补之，盛当疏之。盛者当用通草、漏芦、土瓜根辈，虚者当用炼成钟乳粉、猪蹄、鲫鱼之属，概可见矣。（俱薛按）一妇人久郁，右乳内结三核，年余不消，朝寒暮热，饮食不甘，此乳岩也。乃七情所伤，肝经气血枯槁之证，宜补气血、解郁结药治之。遂以益气养营汤百余剂，血气渐复；更以木香饼灸之。喜其谨疾，年余而消。若用克伐之剂以复伤血气，则一无可保者。"

"一外家，乃放出官人，乳内结一核如栗，欲用前汤，彼不信，乃脓疮科流气饮及败毒散，三年后大如覆碗，坚硬如石，出水不溃而殁。大抵郁闷则脾气阻，肝气逆，遂成隐核，不痛不痒，人多忽之，最难治疗。若一有此，宜戒七情，远浓味，解郁结，更以养血气之药治之，庶可保全，否则不治。亦有数载方溃而陷下者，皆曰乳岩，盖其形似岩穴而最毒也，慎之则可保十中之一二。（薛按）"

2.《类证治裁》有关乳腺癌辨证方法

"若思忧悲惊怒恐之郁伤气血，多损脏阴，可徒以消散治乎！七情内起之郁，始而伤气，继必及血，终乃成劳，主治宜苦辛凉润宣通。苦能泻热，辛能理气，凉润能濡燥，宣通能解结，用剂必气味相投，乃可取效。以郁为燥邪，必肺气失宣，不能升降。中气日结，不能运纳，至血液日涸，肌消骨蒸，经闭失调，乳岩项，而郁劳之症成，不止血嗽气膈，狂癫失志而已。今分条列治，如思郁伤脾，气结，宜郁金、贝母、当归、柏子仁、桔梗、木香汁。思郁伤神，精滑。神伤必不摄肾，故遗精淋浊，固阴煎。思郁伤肝，潮热，逍遥散。思郁伤心脾，失血。归脾汤去白术，加白芍。忧郁伤肺，气阻，杏仁、瓜蒌皮、郁金、枳壳、枇杷叶、竹沥、姜汁、半夏。忧郁伤中食少，七福饮去熟地，加砂仁。悲忧脏躁欲泣，甘麦大枣汤。惊郁胆怯欲迷，人参、枣仁、茯神、龙骨、石菖蒲、南枣、小麦。惊郁神乱欲狂，清心温胆汤。怒郁肝伤气逆，解肝煎。怒郁火升动血，化肝煎。"

"乳症多主肝胃心脾，以乳头属肝经，乳房属胃经，而心脾郁结，多见乳核、乳岩诸症。乳痈焮肿色红，属阳，类由热毒，妇女有之，脓溃易愈。乳岩结核色白，属阴，类由凝痰，男妇皆有，唯孀孤为多，一溃难治。"

"且患乳有儿吮乳易愈，无儿吮乳难瘥。其沥核等，日久转囊穿破，洞见肺腑，损极不复，难以挽回。而乳岩尤为根坚难削，有历数年而后痛，历十数年而后溃者，痛已救迟，溃即不治。须多服归脾、养荣诸汤。切忌攻坚解毒，致伤元气，以速其亡。"

"乳内结小核一粒如豆，不红不痛，内热体倦，月事不调，名乳岩。急早调治，若年久渐大，肿坚如石，时作抽痛，数年溃腐，如巉岩深洞，血水淋沥者，不治。溃后大如覆碗，不痛而痒极者，内生蛆虫也。症因忧思郁结，亏损肝脾气血而成。初起小核，用生蟹壳爪数十枚，砂锅内焙，研末酒下，再用归、陈、枳、贝、翘、姜、白芷、甘草节，煎服数十剂，勿间，可消。蟹爪灰与煎剂间服，曾经验过。若未消，内服益气养荣汤，外以木香饼熨之。阴虚晡热，加味逍遥散去焦术，加熟地。寒热抽痛，归脾汤。元气削弱，大剂人参煎服可消。"

"何氏，左乳结核，经六七载，溃后深洞如碗，是名乳岩。由脾肝郁结，气血失畅。结核渐大，溃则岩深陷可畏。一僧犹用乳、没破耗气血。不知年衰茹素，日夕抽痛，脓水清稀，营卫日亏，毒奚由化，恐三伏难延矣。峻补气血，托里滋液。患口虽难遽敛，尚冀痛势略定，迁延岁月耳。八珍汤去炒术，加生、五味、麦冬、大贝，数服脓稠痛缓。入夏延秋，患内作痒者肉腐蛆生。（以乌梅肉腊雪水浸，雄黄末，鸡羽蘸抹。）"

（二）现代医家看法

在具体的辨治方面，目前较为公认的辨证标准是 2014 版林洪生主任主编的《恶性肿瘤中医诊疗指南》（乳腺癌部分），将乳腺癌分为肝气郁结、毒热蕴结、气血亏虚、肝肾阴虚等 4 型。

朴炳奎将乳腺癌分初起为肝气郁结型；手术、放化疗后为气血亏虚型；复发转移为痰瘀互结型；晚期为肝肾冲任涸竭型。

周仲瑛将乳腺癌分为肝郁脾虚、痰瘀互结、热毒郁结、肝肾阴虚 4 型。

郁仁存将乳腺癌分为肝郁气滞、冲任失调、毒热蕴结 3 型。

李佩文将乳腺癌分为气血亏虚、肝经湿热、肝郁气滞、肾精不足 4 型。

余桂清将乳腺癌分为肝郁气滞、脾虚痰湿、瘀毒蕴结、气血双亏 4 型。

殷东风将乳腺癌分为肝郁气滞、热毒壅盛、痰湿蕴结、气阴两虚 4 型。

马云飞等检索 2000—2015 年中国期刊全文数据库、维普数据库、万方数据库关于中医药治疗乳腺癌的相关文献，纳入的 45 篇中医药治疗乳腺癌的文献中，中医证型主要为肝郁型、痰瘀毒热型、气血两虚型、冲任失调型、气阴两虚型。

孔咏霞对近 20 年有关乳腺癌的文献进行检索并建立数据库，乳腺癌术前证型文献分布频率前 3 位的是：冲任失调证、肝郁痰凝证、肝郁气滞证；病例数频率前 3 位的是：肝郁痰凝证、冲任失调证、肝郁气滞证。术后证型文献分布频率前 3 位的是：气虚证、阴虚证、肝郁气滞证；病例数前 3 位的是：有病无证、脾肾两虚证、气虚证。

【治则与治法】

根据乳腺癌本虚标实的基本病机，其中医治则主要为扶正祛邪，但在现代临床应用中，又需根据不同的治疗阶段，选择相应的治则治法，如围手术期、放化疗、内分泌治疗、靶向治疗期间的患者，中医治疗以扶正为主；对体力尚可，但不能耐受多药化疗而选择单药化疗的患者，中医治疗则以祛邪为主；对手术后患者、放化疗后疾病稳定的带瘤患者、不适合或不接受手术、放化疗、内分泌治疗、分子靶向治疗的患者，中医治疗则以扶正祛邪为主，并根据患者情况，随时调整扶正与祛邪的侧重。

一、治疗原则

（一）中西医结合治疗原则

对于接受手术、放疗、化疗、内分泌治疗、靶向治疗且具备治疗条件的乳腺癌患者，采用中西医结合的治疗方式。西医治疗根据 ESMO 乳腺癌指南的治疗原则进行，中医根据治疗阶段的不同，可以分为以下4种治疗方式。

1. 中医防护治疗

适应人群：围手术期、放化疗、内分泌治疗、靶向治疗期间的患者。

治疗原则：以扶正为主。

治疗目的：减轻手术、放化疗、内分泌治疗、靶向治疗等治疗方法引起的不良反应，促进机体功能恢复，改善症状，提高生存质量。

治疗方法：辨证汤药±口服中成药±中药注射剂±其他中医治法。

治疗周期：围手术期，或与放疗、化疗、内分泌治疗、靶向治疗等治疗方法同步。

2. 中医加载治疗

适应人群：有合并症，老年PS评分2，不能耐受多药化疗而选择单药化疗的患者。

治疗原则：以祛邪为主。

治疗目的：提高上述治疗方法的疗效。

治疗方法：中药注射剂±辨证汤药±口服中成药±其他中医治法。

治疗周期：与化疗同步。

3. 中医巩固治疗

适应人群：手术后无须辅助治疗或已完成辅助治疗的患者。

治疗原则：扶正祛邪。

治疗目的：防止复发转移，改善症状，提高生存质量。

治疗方法：辨证汤药＋口服中成药±中药注射剂±其他中医治法。

治疗周期：3个月为1个治疗周期。

4. 中医维持治疗

适应人群：放化疗后疾病稳定的带瘤患者。

治疗原则：扶正祛邪。

治疗目的：控制肿瘤生长，延缓疾病进展或下一阶段放化疗时间，提高生存质量，延长生存时间。

治疗方法：中药注射剂±辨证汤药±口服中成药±其他中医治法。

治疗周期：2个月为1个治疗周期。

（二）单纯中医治疗原则

适应人群：不适合或不接受手术、放疗、化疗、内分泌治疗、靶向治疗的患者。

治疗原则：扶正祛邪。

治疗目的：控制肿瘤生长，减轻症状，提高生存质量，延长生存时间。

治疗方法：中药注射剂 + 口服中成药 ± 辨证汤药 ± 中医其他疗法。

治疗周期：2 个月为 1 个治疗周期。

二、治疗方法

（一）辨证汤药

1. 中西医结合治疗

中西医结合治疗要采取辨病与辨证相结合的原则，根据不同的病理类型、不同的西医治疗背景、不同的临床表现，对于接受手术、放疗、化疗、内分泌治疗且具备治疗条件的乳腺癌患者，予以不同的中医药治疗。在不同治疗阶段，分别发挥增强体质、促进康复、协同增效、减轻不良反应、巩固疗效等作用。

（1）手术结合中医治疗

①气血亏虚

临床表现：神疲乏力，气短懒言，面色淡白或萎黄，头晕目眩，唇甲色淡，心悸失眠，便不成形或有肛脱下坠，舌淡脉弱。

治疗原则：补气养血。

选方：八珍汤加减（《正体类要》）。

药物组成：人参、白术、茯苓、当归、川芎、白芍、熟地黄、炙甘草。

辨证加减：兼痰湿内阻者，加半夏、陈皮、薏苡仁；若畏寒肢冷，食谷不化者，加补骨脂、肉苁蓉、鸡内金。若见动则汗出、怕风等表虚不固之证，加防风、浮小麦。

②脾胃虚弱

临床表现：纳呆食少，神疲乏力，大便稀溏，食后腹胀，面色萎黄，形体瘦弱，舌质淡，苔薄白。

治疗原则：健脾益胃。

选方：补中益气汤（《脾胃论》）加减。

药物组成：黄芪、人参、白术、炙甘草、当归、陈皮、升麻、柴胡、生姜、大枣。

辨证加减：若胃阴亏虚，加沙参、石斛、玉竹；若兼痰湿证者，加茯苓、半夏、薏苡仁、瓜蒌。

（2）化疗结合中医治疗

化疗结合中医治疗是指在化疗期间所联合的中医治疗，发挥提高化疗疗效（中医加载治疗）、防治化疗不良反应（中医防护治疗）的作用。

①脾胃不和

临床表现：胃脘饱胀、食欲减退、恶心、呕吐、腹胀或腹泻，舌体多胖大，舌苔薄白、白腻或黄腻。多见于化疗引起的消化道反应。

治疗原则：健脾和胃，降逆止呕。

选方：旋覆代赭汤（《伤寒论》）加减，或橘皮竹茹汤（《金匮要略》）加减。

药物组成：旋覆花、人参、生姜、代赭石、甘草、半夏、大枣；或半夏、橘皮、枇杷叶、麦冬、竹茹、赤茯苓、人参、甘草。

辨证加减：若脾胃虚寒者，加吴茱萸、党参、焦白术；若肝气犯胃者，加炒柴胡、佛手、白芍。

②气血亏虚

临床表现：疲乏、精神不振、头晕、气短、纳少、虚汗、面色淡白或萎黄，脱发，或肢体肌肉麻木、女性月经量少，舌体瘦薄，或者舌面有裂纹，苔少，脉虚细而无力。多见于化疗引起的疲乏或骨髓抑制。

治疗原则：补气养血。

选方：八珍汤加减（《正体类要》），或当归补血汤加减（《内外伤辨惑论》），或十全大补汤加减（《太平惠民和剂局方》）。

药物组成：人参、白术、茯苓、当归、川芎、白芍、熟地黄，或黄芪、当归，或人参、肉桂、川芎、地黄、茯苓、白术、甘草、黄芪、当归、白芍、生姜、大枣。

辨证加减：兼痰湿内阻者，加半夏、陈皮、薏苡仁；若畏寒肢冷，食谷不化者，加补骨脂、肉苁蓉、鸡内金。

③肝肾阴虚

临床表现：腰膝酸软，耳鸣，五心烦热，颧红盗汗，口干咽燥，失眠多梦，舌红苔少，脉细数。多见于化疗引起的骨髓抑制或脱发。

治疗原则：滋补肝肾。

选方：六味地黄丸（《小儿药证直诀》）加减。

药物组成：熟地黄、山茱萸（制）、山药、泽泻、牡丹皮、茯苓。

辨证加减：若阴虚内热重者，加旱莲草、女贞子、生地黄；若阴阳两虚者，加菟丝子、杜仲、补骨脂。兼脱发者，加制何首乌、黑芝麻。

（3）放射治疗结合中医治疗

放射治疗结合中医治疗是指在放疗期间所联合的中医治疗，发挥提高放疗疗效（中医加载治疗）、防治放疗不良反应（中医防护治疗）的作用。

①气阴两虚

临床表现：神疲乏力，少气懒言，口干，纳呆，干咳少痰或痰中带血，胸闷气短，面色淡白或晦滞，舌淡红或胖，苔白干或无苔，脉细或细数。多见于放射性损伤后期，或迁延不愈，损伤正气者。

治疗原则：益气养阴。

选方：百合固金汤（《医方集解》）加减。

药物组成：生地黄、熟地黄、当归、芍药、甘草、百合、贝母、麦冬、桔梗、玄参、党参、五味子。

辨证加减：纳呆者，加鸡内金、焦三仙；阴虚盗汗，手足心热者，加鳖甲、地骨皮、牡蛎、浮小麦；兼血虚者，加阿胶、丹参；若久病阴损及阳者，加菟丝子、肉桂。

②热毒瘀结

临床表现：发热，皮肤黏膜溃疡，咽喉肿痛，或见胸痛，呛咳，呼吸困难，呕吐，呕血，或见高热，头痛，恶心呕吐，大便秘结，舌红，苔黄或黄腻，脉滑数。多见于放射性肺炎、皮炎。

治疗原则：清热化痰，活血解毒。

选方：清气化痰汤（《医方考》）合桃红四物汤（《医宗金鉴》）加减。

药物组成：黄芩、瓜蒌仁、半夏、胆南星、陈皮、杏仁、枳实、茯苓、桃仁、红花、当归、川芎、白芍。

辨证加减：患侧上臂肿胀，加络石藤、桑枝、路路通；局部皮肤破溃流脓者，加芦根、冬瓜仁；便秘者，加大黄、柏子仁；眠差者，加夜交藤、炒酸枣仁。

（4）内分泌治疗结合中医治疗

①阴虚内热

临床表现：月经紊乱，头目晕眩，耳鸣，烘热汗出，五心烦热，腰膝酸软，皮肤干燥，舌红少苔，脉细数。

治疗原则：滋阴清热。

选方：丹栀逍遥丸（《太平惠民和剂局方》）合二至丸（《医方集解》）加减。

药物组成：牡丹皮、栀子、柴胡、当归、白芍、茯苓、白术、橘核、瓜蒌、山慈菇、土贝母、薄荷、女贞子、旱莲草。

辨证加减：若头痛较甚，加天麻、钩藤。

（5）放化疗后结合中医治疗

手术后已完成辅助放化疗的患者，采用中医巩固治疗，能够防止复发转移，改善症状，提高生存质量；放化疗完成后病情稳定的带瘤患者，采用中医维持治疗，能够控制肿瘤生长，延缓疾病进展或下一阶段放化疗时间，提高生存质量，延长生存时间。

辨证论治同"单纯中医治疗"。

2. 单纯中医治疗

对于不适合或不接受手术、放疗、化疗、内分泌治疗、靶向治疗的乳腺癌患者，采用单纯中医治疗，可发挥控制肿瘤、稳定病情、提高生存质量、延长生存期的作用。

①肝气郁结

临床表现：乳房内单发肿块，或结块如石，伴或不伴胀痛，两胁胀痛，易怒易躁，胸胁苦满，饮食不振，舌苔薄黄或薄白，舌红有瘀点，脉弦有力。

治疗原则：疏肝散结。

选方：逍遥散（《太平惠民和剂局方》）加减。

药物组成：柴胡、当归、白芍、茯苓、白术、橘核、瓜蒌、山慈菇、土贝母、薄荷。

辨证加减：气滞不疏，胁痛剧者加青皮、枳壳、八月札、香附；伴腰酸膝软，月经不调者加仙茅、菟丝子、熟地黄。

②毒热蕴结

临床表现：心烦发热或身微热，乳房肿块红硬增大，溃烂疼痛，有恶臭，便干尿黄，口苦咽干，头痛失眠，面红目赤，舌质红绛无苔，脉滑数有力。

治疗原则：清热解毒。

选方：五味消毒饮（《医宗金鉴》）加减。

药物组成：金银花、野菊花、紫花地丁、山慈菇、土鳖虫、天葵、蒲公英、七叶一枝花、生薏苡仁、白花蛇舌草、浙贝母（象贝母）、海藻、甘草。

辨证加减：热盛痰多者加生南星、生半夏、瓜蒌；高热者加牡丹皮、生地黄、水牛角；瘀血明显加乳香、没药、桃仁、红花；伴阴血损伤者加当归、生地黄、玄参、女贞子、旱莲草、鸡血藤；毒热炽盛者可加蜈蚣、全蝎、壁虎等解毒之品。

③气血亏虚

临床表现：头晕耳鸣，倦怠乏力，形体消瘦，心悸气短，面色无华，夜寐不安，乳腺肿块未切除可出现乳房结块溃烂，色黯，时流污水；或乳腺根治术后多脏器转移，少气懒言，舌质黯淡，苔薄，脉细或细弱，沉细，无力。

治疗原则：补气养血。

选方：八珍汤（《正体类要》）合归脾汤（《济生方》）加减。

药物组成：党参、白术、茯苓、甘草、黄芪、龙眼肉、大枣、当归、香附、白芍、鸡血藤、桂心。

辨证加减：失眠心烦不寐者加远志、炒酸枣仁、茯神；转移肿块增大者加白花蛇舌草、石见穿、山慈菇、龙葵。痛甚者加乳香、没药、三七粉（冲服）；红肿溃烂者加草河车、凤尾草、蒲公英、紫草、醒消丸（吞服）；出血甚者加阿胶、地榆炭、蒲黄炭。

④肝肾阴虚

临床表现：经事紊乱，伴有腰膝酸软，头晕目眩耳鸣，身倦乏力，经前期乳房胀痛，乳肿结块，或坚硬如石，推之不移，舌质黯，苔薄，脉弦细或无力。

治疗原则：滋补肝肾。

选方：知柏地黄丸（《医宗金鉴》）加减。

药物组成：知母、黄柏、熟地、山药、山茱萸、茯苓、丹皮、泽泻。

辨证加减：乳房结块坚硬者加全瓜蒌、夏枯草、山慈菇；气血虚衰者加熟地黄、鸡血藤、党参、黄芪；腰酸膝软，月经不调者菟丝子、熟地黄；脾肾阳虚，大便溏泄，身倦乏力，畏寒肢冷，加黄芪、党参、白术、附子、干姜；肝肾阴虚，五心烦热，头晕目眩耳鸣，加熟地黄、茯苓、牡丹皮、知母；失眠，盗汗，潮热加龟甲、鳖甲、地骨皮等药物。

（二）辨病治疗常用中草药

石上柏：味甘、微苦、涩，性凉，归肺、胃、肝经。功效：清热解毒，祛风除湿，抗癌，止血。

苦参：味苦，性寒，归心、肝、胃、大肠、膀胱经。功效：清热燥湿，杀虫，利尿。

山慈菇：味甘、微辛，性凉，归肝、脾经。功效：清热解毒，化痰散结。

蒲公英：味苦、甘，性寒，归肝、胃经。功效：清热解毒，消肿散结，利尿通淋。

皂角刺：味辛，性温，归肝、胃经。功效：消肿托毒，排脓，杀虫。

龟甲：味咸、甘，性平，归肝、肾、心经。功效：滋阴潜阳，益肾健骨。

冬凌草：味苦、甘，性微寒，归肺、胃、肝经。功效：清热解毒，活血止痛。

郁金：味辛、苦，性寒，归肝、心、肺经。功效：活血止痛，行气解郁，清心凉血，利胆退黄。

白花蛇舌草：味甘、淡，性凉，归胃、大肠、小肠经。功效：清热解毒，利尿消肿，活血止痛。

土茯苓：味甘、淡，性平，归肝、胃经。功效：除湿，解毒，通利关节。

半枝莲：味辛、苦，性寒，归肺、肝、肾经。功效：清热解毒，化瘀利尿。

王不留行：味苦，性平，归肝、胃经。功效：活血通经，下乳消肿，利尿通淋。

丝瓜络：味甘，性平，归肺、胃、肝经。功效：祛风，通络，活血，下乳。

路路通：味苦，性平，归肝、肾经。功效：祛风活络，利水，通经。

鳖甲：味咸，性微寒，归肝、肾经。功效：滋阴潜阳，退热除蒸，软坚散结。

穿山甲：味咸，性微寒，归肝、胃经。功效：活血消癥，通经下乳，消肿排脓，搜风通络。

柴胡：味辛、苦，性微寒，归肝、胆、肺经。功效：疏散退热，疏肝解郁，升举阳气。

莪术：味辛、苦，性温，归肝、脾经。功效：行气破血，消积止痛。

虎杖：味微苦，性微寒，归肝、胆、肺经。功效：利湿退黄，清热解毒，散瘀止痛，止咳化痰。

鸡骨草：味甘、微苦，性凉，归肝、胃经。功效：利湿退黄，清热解毒，疏肝止痛。

橘核：味苦，性平，归肝、肾经。功效：理气，散结，止痛。

鹿角：味咸，性温，归肾、肝经。功效：温肾阳，强筋骨，行血消肿。

牡蛎：味咸，性微寒，归肝、胆、肾经。功效：重镇安神，潜阳补阴，软坚散结。

青皮：味苦、辛，性温，归肝、胆、胃经。功效：疏肝破气，消积化滞。

夏枯草：味苦、辛，性寒，归肝、胆经。功效：清肝泻火，明目，散结消肿。

金钱白花蛇：味甘、咸，性温，有毒，归肝经。功效：祛风，通络，止痉。

土鳖虫：味咸，性寒，有小毒，归肝经。功效：破血逐瘀，续筋接骨。

天葵子：味甘、苦，性寒，归肝、胃经。功效：清热解毒，消肿散结。

天胡荽：味辛、微苦，性凉，归脾经、胆经、肾经。功效：清热利湿，解毒消肿。

漏芦：味苦，性寒，归胃经。功效：清热解毒，消痈，下乳，疏筋通脉。

海螵蛸：味咸、涩，性温，归脾、肾经。功效：收敛止血，涩精止带，制酸止痛，收湿敛疮。

山海螺：味甘，性平，归脾、肺经。功效：益气养阴，解毒消肿，排脓，通乳。

浙贝母：味苦，性寒，归肺、心经。功效：清热化痰止咳，解毒散结消痈。

蜂房：味甘，性平，归胃经。功效：攻毒杀虫，祛风止痛。

通草：味甘、淡，性微寒，归肺、胃经。功效：清热利尿，通气下乳。

钟乳石：味甘，性温，归肺、肾、胃经。功效：温肺，助阳，平喘，制酸，通乳。

水蛭：味咸、苦，性平，有小毒，归肝经。功效：破血通经，逐瘀消癥。

重楼：味苦，性微寒，有小毒，归肝经。功效：清热解毒，消肿止痛，凉肝定惊。

蒺藜：味辛、苦，性微温，有小毒，归肝经。功效：平肝解郁，活血祛风，明目，止痒。

全蝎：味辛，性平，有毒，归肝经。功效：息风镇痉，通络止痛，攻毒散结。

蜈蚣：味辛，性温，有毒，归肝经。功效：息风镇痉，通络止痛，攻毒散结。

狼毒：味辛，性平，有毒，归肝、脾经。功效：散结，杀虫。

木鳖子：味苦、微甘，性凉，有毒，归肝、脾、胃经。功效：散结消肿，攻毒疗疮。

蟾酥皮：味辛，性温，有毒，归心经。功效：消肿止痛；解毒辟秽。

藤黄：味酸、涩，性凉，有毒，归脾、胃、膀胱经。功效：消肿，攻毒，止血，杀虫，祛腐敛疮。

斑蝥：味辛，性热，有大毒，归肝、胃、肾经。功效：破血逐瘀，散结消癥，攻毒蚀疮。

（三）常用中成药

1. 抗癌治疗类

（1）斑蝥酸钠维生素 B_6 注射液：抗肿瘤药。用于原发性肝癌、肺癌及白细胞低下症。

（2）艾迪注射液：清热解毒、消瘀散结。用于原发性肝癌、肺癌、直肠癌、恶性淋巴瘤、妇科恶性肿瘤等。

（3）鸦胆子油乳注射液：用于肺癌、肺癌脑转移及消化道肿瘤。

（4）小金胶囊：散结消肿、化瘀止痛，用于阴疽初起，皮色不变，肿硬作痛，多发性脓肿，瘿瘤，瘰疬，乳岩，乳癖。

（5）西黄胶囊：解毒散结，消肿止痛。用于毒瘀互结，痈疽疮疡，阴疽肿痛，多发性脓肿，淋巴结炎，寒性脓疡属上述证候者。

（6）西黄丸：清热解毒，和营消肿。用于痈疽疔毒、瘰疬、流注、癌肿等。

（7）加味西黄丸：解毒散结、消肿止痛，用于痈疽疮疡，多发性脓肿，淋巴结炎，寒性脓疡。

（8）复方斑蝥胶囊：破血消瘀、攻毒蚀疮，用于多种恶性肿瘤治疗，尤宜辨证属毒瘀互结者。

（9）平消胶囊：活血化瘀、散结消肿、解毒止痛，用于毒瘀内结所致的肿瘤患者具有缓解症状、缩小瘤体、提高机体免疫力、延长患者生存时间的作用。

（10）片仔癀胶囊：清热解毒，消炎止痛，活血化瘀，用于痈疽疔疮，无名肿毒。

2. 扶正抗癌类

（1）康莱特注射液：益气养阴、消癥散结。用于不宜手术的气阴两虚、脾虚湿困型原发性非小细胞肺癌及原发性肝癌。

（2）消癌平注射液：清热解毒、化痰软坚。用于食管癌、胃癌、肺癌、肝癌。并可配合放疗、化疗的辅助治疗。

（3）榄香烯注射液：合并放、化疗常规方案对肺癌、肝癌、食管癌、鼻咽癌、脑瘤、骨转移癌等恶性肿瘤可以增强疗效，降低放、化疗的毒副作用。并可用于介入、腔内化疗及癌性胸腹水的治疗。

（4）得力生注射液：益气扶正，消癥散结。用于中、晚期原发性肝癌气虚瘀滞证，症见右肋腹积块、疼痛不移、腹胀食少、倦怠乏力。

（5）康艾注射液：益气扶正，增强机体免疫功能。用于原发性肝癌、肺癌、直肠癌、恶性淋巴瘤、妇科恶性肿瘤；各种原因引起的白细胞低下及减少症。

（6）康力欣胶囊：扶正祛邪，软坚散结，用于乳腺恶性肿瘤见于气血瘀阻证者。

（7）威麦宁胶囊：活血化瘀、清热解毒、祛邪扶正，配合放、化疗治疗肿瘤有增效、减毒作用；单独使用可用于不适宜放、化疗的肺癌患者的治疗。

3. 扶正类

（1）参芪扶正注射液：益气扶正。用于气虚证肺癌、胃癌的辅助治疗。与化疗合用有助于提高疗效、保护血象。

（2）注射用黄芪多糖：益气补虚。用于倦怠乏力、少气懒言、自汗、气短、食欲不振属气虚证，因化疗后白细胞减少，生活质量降低，免疫功能低下的肿瘤患者。

（3）猪苓多糖注射液：能调节机体免疫功能，对肿瘤病有一定疗效。与抗肿瘤化疗药物合用，可增强疗效，减轻毒副作用。

（4）贞芪扶正颗粒：补气养阴，用于气阴不足、乏力、食欲不振等症。配合手术、放疗、化疗，促进机体功能恢复。

（5）生血丸：补肾健脾、填精养血，用于脾肾虚弱所致的面黄肌瘦、体倦乏力、眩晕、食少、便溏；放、化疗后全血细胞减少等。

（6）芪胶升白胶囊：补血，益气。用于气血亏损证所引起的头昏眼花、气短乏力、自汗盗汗，以及白细胞减少症见上述证候者。

（7）地榆升白片：白细胞减少症，也可用于血小板减少，免疫功能低下，再生障碍性贫血。

（8）益血生胶囊：健脾生血，补肾填精。用于脾肾两亏所致的血虚诸症，各种类型贫血及血小板减少症。对慢性再生障碍性贫血也有一定疗效。

（9）血康口服液：活血化瘀，消肿散结，凉血止血。用于血热妄行，皮肤紫斑；原发性及继发性血小板减小性紫癜。

4. 解决症状类

（1）复方苦参注射液：清热利湿、凉血解毒、散结止痛。用于癌肿疼痛、出血。

（2）华蟾素注射液：解毒、消肿、止痛。用于中、晚期肿瘤。

（3）华蟾素片：解毒、消肿、止痛，用于多种中、晚期肿瘤。

（四）中药外治法

1. 中药贴敷方

（1）仙人掌膏

药物成分：仙人掌30g，三亚苦30g，马鞍草15g，夜香牛15g，兰花草15g，半边旗9g，白骨四方全9g，小猛虎9g，马齿苋9g，蜂窝草9g，大果9g，曼陀罗叶6g，小果6g。

适应证：适用于乳腺癌患者。

用法：以鲜品捣烂，加冷水或醋酸调匀，每剂分成3份，每天外敷肿块处1份，连敷 6 ~ 9 天。若病灶在乳头线以上，另加乳香 9g，没药 9g，煎水分服。

（2）鲫鱼山药膏

药物成分：活鲫鱼 1 条，鲜山药 50 ~ 150g，麝香 0.5g，冰片 0.5g。

适应证：适用于乳腺癌初起患者。

用法：鲫鱼去头、尾及内脏，鲜山药去皮后，2 味共捣如泥，加入麝香、冰片混匀，用时将上药涂患处，外用纱布固定，每 7 日一换。

（3）珍珠膏

药物成分：珍珠 0.2g，炉甘石 3g，生龙骨 3g，轻粉 1.5g，冰片 0.6g。

适应证：适用于乳腺癌溃烂，久不收口者。

用法：上药共研细末，麻油调匀，外敷于溃疡面，每日换一次。

（4）麝香硼砂散

药物成分：冰片、硼砂、硇砂、珍珠母、樟脑、康谷老各 5g，麝香 1g。

适应证：适用于乳癌疼痛剧烈者。

用法：上药共研细末，用鸡蛋清调和成糊状备用。用时将药糊装入油纸袋内，背面刺几个小孔，置癌肿面上，并予固定，干则更换。

（5）芙蓉泽兰膏

药物成分：芙蓉叶、泽兰叶、黄柏、黄芩、黄连、大黄各 50g，冰片 6g。

适应证：适用于乳腺癌伴感染者。

用法：上药除冰片外共研细末，过重罗，入冰片 6g，用凡士林调成 20% 软膏，外涂于患处。

（6）蟾雄膏

药物成分：大黄 100g，乳香、没药、血竭各 50g，蟾酥、雄黄、冰片、铅丹、皮硝各 30g，硇砂 10g，麝香 1g。

适应证：治疗癌性疼痛。

用法：共研细末，用米醋或温开水或猪胆汁调成糊状，摊在油纸上（或将粉末撒在芙蓉膏药面上）贴敷患处，日换 1 次。

2. 中药泡洗方

组成：生黄芪 30g，当归 10g，赤芍 10g，红花 15g，川芎 10g，丹参 20g，牛膝 10g，桑枝 10g，炮山甲 9g，路路通 15g，地龙 10g，葛根 15g，秦艽 10g，九香虫 6g，皂角刺 10g，苏木 10g，泽泻 10g，甘草 6g。

手臂红肿热痛加柴胡、黄芩、银花藤、蒲公英。

功效：活血化瘀，利水通络，治疗乳腺癌术后上肢水肿。

用法：每日 1 剂，文武火煎 30 分钟，水煎 2 次，各取汁 200mL，混合为 400mL，分早晚泡洗。

3. 针灸

（1）减轻术后上肢淋巴水肿

穴位组成：阿是穴、合谷、肩髃、外关、曲池、肩井、肩贞、肩髎、臂臑、中府、列缺、水分、阴陵泉、足三里、太冲等。

功能主治：疏通经脉，运行气血，活血化瘀，调理脏腑，自然水行。治疗乳腺癌术后上肢淋巴水肿。

用法用量：每周治疗5次，每次20分钟，3周为1个疗程。

（2）中草药热刺激疗法

穴位组成：乳中、乳根、华盖、五堂、膻中、期门、幽门、天突、中庭、上脘、中脘、天池及风门、膏肓、天宗、神堂、心俞、神道、膈俞、灵台、肝俞、胆俞等。

功能主治：止痛、消炎、散结。

用法用量：将特制的中草药散剂放在布袋内，加热到较高的温度后，放置在体表病灶部位或有关的穴位上进行短时间药热刺激。

4. 推拿

对于乳腺癌术后上肢水肿的患者，如王天松等采用循经揉压及艾灸循经取穴（天泉、曲泽、大陵、劳宫、中冲）治疗乳腺癌术后上肢肿胀患者30例。先采取揉压法，从天泉穴开始揉压至中冲穴，对大陵、劳宫应重压，然后将艾条点燃，在距穴位1寸左右进行艾灸，顺序则从中冲穴到天泉穴，每个穴位灸5~10分钟，灸至皮肤红晕为度，每日1次，连续治疗15日，配合肢体功能锻炼，疗程30天。

附三：治则治法古今选要

（一）古代论述

从晋隋唐时期开始，各大医家就比较重视内外法兼用治疗乳腺癌，多用清热解毒之法。到了宋金元时期，在乳腺癌的治疗方面主要是以内治法为主，以益气补脾、疏肝理气、行气活血之法为主。明清时期的主要特点是分不同阶段治疗乳腺癌。各医家根据自己的经验总结，提出了多种治则治法，兹将古代医籍中与乳腺癌治疗相关的论述及分类方法载述如下。

1. 治疗原则

（1）清热解毒、消痈散结

《景岳全书》："一妇人患乳痈，寒热头痛，与荆防败毒散一剂，更与蒲公英一握捣烂，入酒二三盏再捣，取汁热服，滓热罨患处而消。丹溪云：此草散热毒，消肿核，又散滞气，解金石毒之圣药。"

《灵验良方汇编》："如意金黄散：治痈疽发背，诸般疔肿，跌扑损伤，湿痰流毒，大头时肿，漆疮火丹，风热天疱，肌肤赤肿，干湿脚气，妇人乳痈，小儿丹毒。凡一切诸般顽恶肿毒，随手用之，无不应效，诚为疮家良便方也。"

（2）疏肝理气

《疡科心得集》："夫乳属阳明，乳中有核，何以不责阳明而责肝……治法不必治胃，但治肝而肿自消矣。逍遥散去姜、薄，加瓜蒌、半夏、人参主之。"

（3）清肝解郁、扶正调养

《马培之外科医案》："古方之消散膏丹，用蟾酥、蜈蚣、全蝎，取其以毒攻毒。"但乳腺癌"以蟾酥等外治，每每起疱皮腐。盖七情火郁于里，不得以辛温有毒之品外治"，治疗上认为"逍遥散最为稳妥"。

（4）益气补脾、理气疏肝

《妇人大全良方》："若初起内结小核，或如鳖棋子，不赤不痛……巉岩崩破，如熟榴。或内溃深洞……此属肝脾郁怒，气血亏损，名曰乳岩，为难疗"，"治法焮痛寒热，宜发表散邪……或不作脓，脓成不溃，宜用托里；或肌肉不生，脓水清稀，宜补脾胃……或肿焮作痛，晡热内热，宜补阴血；或饮食少思，时作呕吐，宜补胃气；或饮食难化，泄泻腹痛，宜补脾气；或劳碌肿痛，宜补气血……慎不可用克伐之剂，复伤脾胃也。乳岩初患，用益气养荣汤、加味逍遥散、加味归脾，可以内消，若用行气破血之剂，则速其亡。"

《医学心悟》："乳岩初起，若用加味逍遥散、加味归脾汤二方间服，亦可内消。及其病势已成，虽有卢扁，亦难为力。但当确服前方，补养气血，纵未脱体，亦可延生。若妄用行气破血之剂，是速其危也。"

《外科大成》："乳中结核，如梅如李，虽患日浅，亦乳岩之渐也。由肝脾虚者，用四君子汤加芎、归、升麻、柴胡。由郁结伤脾者，用归脾汤。轻者蒌贝散。"

（5）疏肝活血

《丹溪心法》："予侄妇，年十八时得此证，性急、脉实，所难者后故耳。遂以青皮单煮汤与之，间以加减四物汤，两月而安。""乳栗破，少有生，必大补，人参、黄芪、川芎、当归、青皮、白术、连翘、白芍药、甘草节。""疏厥阴之滞以青皮，清阳明之热细研石膏，行污浊之血以生甘草节……或加没药、青橘叶、皂角针、金银花、当归头。或汤、或散加减，随意消息，然须以少酒佐之。"

（6）温阳行气、化痰活血

《疮疡经验全书》："未破用蠲毒流气饮，加红花、苏木、生地、熟地、青皮、抚芎、乌药、甘草、小柴胡、瓜蒌仁。"窦汉卿提出："早治得生，迟则内溃肉烂，见五脏而死。"认为乳腺癌要早发现、早治疗才是最有效的方法。

（7）早期—益气养血、疏肝解郁、化痰解毒消肿；晚期扶正为主

《景岳全书》："乳岩属肝脾二脏郁怒，气血亏损，故初起小核结于乳内，肉色如

故，其人内热夜热，五心发热，肢体倦瘦，月经不调，用加味逍遥散、加味归脾汤、神效瓜蒌散，多自消散。若积久渐大，巉岩色赤出水，内溃深洞，为难疗，但用前归脾汤等药可延岁月。若误用攻伐，危殆迫矣。"

《外科正宗》："初起发热恶寒，头眩体倦，六脉浮数，邪在表，宜散之。发热无寒，恶心呕吐，口干作渴，胸膈不利者，宜清之。忧郁伤肝，思虑伤脾，结肿坚硬微痛者，宜疏肝行气。已成焮肿发热，疼痛有时，已欲作脓者，宜托里消毒。脓已成而胀痛者，宜急开之。又脾胃虚弱，更兼补托。溃而不敛，脓水清稀，肿痛不消，疼痛不止，大补气血。结核不知疼痛，久而渐大，破后唯流污水，养血清肝。"

《外科正宗》："如此症知觉若早，只可清肝解郁汤或益气养荣汤，患者再加清心静养、无挂无碍，服药调理只可苟延岁月。"

《外科证治全书》："乳岩者，于乳房结成隐核，大如棋子，不痛不痒，肉色不变，多由忧郁患难惊恐，日夕积累，肝气横逆，脾气消沮而然。积二三年后，方成疮陷，以其形嵌凹，似岩穴之状，故名岩，至此则不可救矣。须于初起时用犀黄丸，每服三钱，酒送下，十服即愈。或用阳和汤加土贝母五钱，煎服数剂，即可消散。如误服寒剂，误贴膏药，定致日渐肿大，内作一抽之痛，已觉迟治。再若皮色变紫，难以挽回，勉以阳和汤日服，或犀黄丸日服，或二药早晚兼服，服至自溃而痛，则外用大蟾六只，每日早晚取蟾破腹连杂，将蟾身刺数十孔，贴于患口，连贴三日，内服千金托毒散，三日后，接服犀黄丸、十全大补汤，可救十中三四。如溃后不痛而痒极者，无一毫挽回，大忌开刀，开刀则翻花，万无一活，男女皆然。"

《外科大成》："乳岩亦乳中结核，不红热，不肿痛，年月久之，始生疼痛，疼则无已。未溃时，肿如覆碗，形如堆粟，紫黑坚硬，秽气渐生。已溃时，深如岩穴，突如泛莲，痛苦连心，时流臭血，根肿愈坚，斯时也五大俱衰，百无一救。若自能清心涤虑以静养，兼服神效瓜蒌散、益气养荣汤，只可苟延岁月而已。"

《罗氏会约医镜》："有乳岩者，属肝脾二脏，郁怒后气血亏损，初起小核，结于乳内，肉色如常，或三年五年发作，其人内热，肢体倦瘦，月经不调。用加味遗遥散（方在上第九内）、瓜蒌散（方在本条），多自消散。若积久渐大，巉岩色赤，内溃深洞，为难疗。但用归脾汤等补药，多服可愈。若误用攻伐，危殆迫矣。是病初起，用青皮、甘草为末，以白汤或少加姜汁调服，以消为度。"

《医宗金鉴》："（乳岩初期）速宜外用灸法，内服养血之剂，以免内攻……若患者果能清心涤虑，静养调理，庶可施治；初宜服神效瓜蒌散，次宜清肝解郁汤，外贴季芝鲫鱼膏，其核或可望消；若反复不应者，疮势已成，不可过用克伐峻剂，致损胃气，即用香贝养荣汤；或心烦不寐者，宜服归脾汤；潮热恶寒者，宜服逍遥散，稍可苟延岁月。"

（8）疏肝理气、化瘀散结

《济阴纲目》："气行血之药，须情思如意则可愈，如成疮之后，则如岩穴之凹，或如人口有唇，赤汁脓水浸淫胸腹，气攻疼痛，用五灰膏去蠹肉，生新肉，渐渐收敛。此疾多生于忧郁积忿，中年妇人未破者尚可治，成疮者终不可治，宜服十六味流气饮。"

（9）理脾涤饮、开郁散结

《齐氏医案》："乳岩一证，由脾胃素虚，痰饮停积，协抑郁之气而胶结乳下成核。此病在气分，不可用血分之药，如流气饮等方皆不中用。法主理脾涤饮，开郁散结，方用六君子汤加石菖蒲、远志、南星、白蔻。若虚而寒者，更加姜、附。"

（10）发汗解表、消疮败毒

《女科经纶》："薛立斋曰：乳岩乃七情所伤，肝经血气枯槁之证，不赤不痛，内有小核，积之岁月渐大，内溃深烂，为难治。因肝脾郁怒，气血亏损故也。治法：焮痛寒热初起，即发表散邪、疏肝清胃为主，宜益气养荣汤、加味逍遥散，可以内消。若用行气破血，则速其亡矣。"

（11）清肝补肾

《外科正宗》："又男子乳节与妇人微异，女损肝胃，男损肝肾……以此肝虚血燥，肾虚精怯，血脉不得上行，肝经无以荣养……治当八珍汤加山栀、牡丹皮，口干作渴者加减八味丸……已溃作脓者十全大补汤。""一男子年过五旬，因妻丧子不成立，忧郁伤肝，左乳结肿……先以小柴胡汤加青皮、山栀、远志、贝母，数服而肝脉稍平；又以八珍汤仍加前药十余服，其肿渐腐为脓；更服益气养荣汤……彼为内医所惑，谓郁怒伤肝，肝经有火，不必用补，更服降火、流气、宽中等剂……肝脉复弦，口干作渴，邪火内淫；饮食减少，脾土受伤……已上俱内损症也，辞不治。后月余果死。"

《外科大成》："六君子汤加芎、归、柴胡、栀子数十剂。"则"元气复而自溃"；若治疗后仍有疼痛恶寒者，是由于气血亏虚导致，应换用十全大补汤合六味地黄丸加减以补益气血，滋补肝肾；"若两目连睫，肝脉微弦者，前十全大补汤更加胆草"，加大了清泄肝火的力度。

（12）散结气，和肝，凉血活血，清热解毒

《神农本草经疏》："［忌］补气，升，温补，辛热，燥，酸敛。［宜］散结气，和肝，凉血活血，清热解毒。贝母、橘叶、连翘、瓜蒌根、山慈菇、山豆根、蒲公英、紫花地丁、黄连、甘草、柴胡、白芷、青皮、橘皮、牡鼠粪、王不留行、乳香、没药、漏芦、夏枯草、忍冬藤、瓜蒌仁、头垢人爪、鲮鲤甲、半枝莲、茜根。"

（13）补益气血

《青囊秘诀》："夫乳痈成岩……必须急救……夫筋弛而又泄精，泄精则损伤元气……即用补精填髓之药，尚不致如此之横，今既因虚而成岩……治之法，必须大补其气血以生其精，不必再泻其毒……方用化岩汤。"

（14）未破溃—软坚散结

《张氏医通》："乳岩……多有数年不溃者最危，溃则不治。周季芝云：乳癖乳岩

结硬未溃，以活鲫鱼同生山药捣烂，入麝香少许，涂块上，觉痒极，勿搔动，隔衣轻轻揉之。七日一涂，旋涂渐消。"

（15）破溃成疮—祛腐生肌

《寿世保元》："妇人乳岩……如成疮之后，则如岩穴之形，或如人口有唇，赤汁，脓水浸淫胸胁，气攻疼痛，用五灰石膏：出其蠹肉，生新肉，渐渐收敛。"

（16）疏气行血

《寿世保元》："服疏气行血之药，亦须情思如意则可愈。"

（17）温阳补血、散结通络

《外科证治全生集》："其初起，以犀黄丸……或以阳和汤加土贝五钱，煎服，数日可消……倘皮色变异，难以挽回，勉以阳和汤日服，或以犀黄丸日服，或二药每日早晚轮服"。

2. 治法

（1）中药外敷

《肘后备急方》："痈结肿坚如石，或如大核色不变……鹿角八两，烧作灰，白蔹二两，粗理黄色，磨石一斤，烧令赤，三物捣作末，以苦酒和泥，浓涂痈上……取消止，内服连翘汤下之。"并配合"烧石令极赤，纳五升苦酒中，复烧，又纳苦酒中，令减半止，捣石和药。""取白炭灰，荻灰，等分，煎令如膏，此不宜预作；十日则歇……若用效验，本方用法，凡痈肿用。"

《外台秘要》："又乳痈众医不能疗……猪膏年多者佳，柏皮三斤去黑皮，以猪膏煎之，当稍稍煎柏皮熟……更煎余柏皮如初，尽以涂疮，甚验。""葛氏疗妇人乳痈妒肿者，或经久众疗不瘥方。坚硬紫色削柳根皮捣熟，熬令温，帛囊盛熨乳上……甚良，一宿即愈……研米槌二枚，煮令热，以絮及巾覆乳上……大黄、灶下黄土各一分（末），生姜二分。上三味捣末，醋和涂乳……刘涓子不用生姜，用生鱼三味等分，余比用鲫鱼妙。"

《外科证治全生集》："外用大蟾六只，每日早晚取蟾破腹连杂，以蟾身刺孔，贴于患口。"

（2）针灸治疗

《外科正宗》："唯初生核时，急用艾灸核顶……用披针针入四分，用冰蛳散条插入核内……至十三日，其核自落，用玉红膏生肌敛口，再当保养不发。"

《肘后备急方》："若发肿至坚，而有根者，名曰石痈。当上灸百壮，石子当碎出……痈，疽，瘤，石痈，结筋，瘰疬，皆不可就针角，针角者，少有不及祸者也。"

《备急千金要方》："妇人女子乳头生小浅热疮，痒搔之黄汁出……百种治不瘥者，动经年月，名为妒乳。""急灸两手鱼际各二十七壮……便可手助迮将之，则乳汁大出，皆如脓状……宜以赤龙皮汤及天麻汤洗之，敷二物飞乌膏及飞乌散佳；若始作者，可敷黄芩漏芦散，及黄连胡粉散并佳。"

（3）情志疗法

《丹溪心法》："又有积忧，结成隐核，有如鳖棋子……十数年方为疮陷，名曰奶岩……不可治矣。若于始生之际，便能消释病根，使心清神安，然后施之治法，亦有可安之理。"

《立斋外科发挥》："宜戒七情、远浓味、解郁结……庶可保全，否则不治；亦有二三载，或五六载，凡势下陷者……最毒；慎之。"

（二）现代医家观点和治疗特点

朴炳奎提出扶正即疏肝健脾益肾、调补冲任，祛邪即化痰逐瘀抗癌的具体治疗方法。

林洪生将调肝健脾、培补正气之法贯穿中医药治疗乳腺癌疾病的始终，同时重视对患者情绪和生活习惯的调节。

周仲瑛提出乳腺癌的治疗重点在于"调肝清热、益肾助阳"。

郁仁存认为肝郁气滞为核心病机，治疗首推疏肝解郁；肾亏脾虚是基本病机，健脾补肾贯穿始终；痰、瘀、毒互结是关键病机，祛邪当化痰祛瘀、解毒散结。

潘敏求认为初期以祛邪为主，清热解毒、活血化瘀、化痰散结，佐以扶正；晚期以扶正为主，益气养血、健脾益肾、滋补肝肾、调理冲任、疏肝理气，佐以祛邪。

李佩文针对不同症状，分别给予补气温阳、清肝利湿、疏肝散结、补肾养精等不同治法。

余桂清治疗乳腺癌，倡导"辨病与辨证相结合，力倡扶正祛邪，重视脾肾固本"。

殷东风提出调畅气机法治疗乳腺癌。

目前治疗乳腺癌的大法概括起来有疏肝清热、清肝解郁、养血调肝、益气养荣、清气化痰、大补气血、健脾和胃、滋阴补肾、活血养血、清热解毒等。乳腺癌初起多见标实之象，用药以驱邪为主，病久则显露本虚之候，用药以扶正气为主。在处方用药时从整体出发，调整机体阴阳、气血、脏腑功能平衡，强调内治和外治相结合的治疗思想。

附四：方剂选要

（一）上古至隋唐时期

上古至隋唐时期，此期主要从汉朝的《伤寒论》开始，出现方剂，之后不断丰富发展。

1. 华佗治乳痈方

来源：《华佗神方》

组成：大黄、芍药、枳实、马蹄（炙令黄）。

功效：泻下理气化痰。

用法：上四味，各等分为末，酒服方寸匕，覆取汗，当睡着，觉后肿处散不痛，经宿乃消，百无失一。明晨更服一匕。忌冲风寒食。

原文："患者乳房胀大坚硬，色现赤紫，衣不得近，痛不可忍。治用……"

2. 千金翼排脓散

来源：《外台秘要》

组成：铁粉、苁蓉、桂心、细辛、芎䓖、人参、防风、干姜、黄芩、芍药各四两，当归、甘草（炙）各五分。

功效：消肿排脓。

用法：上十二味捣散，酒服方寸匕，日三夜一，加至一匕半，服药十日。

原文："血出多勿怪，是恶物除，甚良。"

3. 乳痈方

来源：《外台秘要》

组成：大黄、灶下黄土各一分（末），生姜二分。

功效：燥湿敛血止痛。

用法：上三味捣末，醋和涂乳，痛即止，极验，刘涓子不用生姜，用生鱼三味等分，余比用鲫鱼妙。

（二）宋至金元时期

宋至金元时期的医家对乳腺癌的认识更加全面，对不同的病因病机、证候进行辨证论治，为后人留下了不少疗效较好的方药。

1. 麦门冬汤方

来源：《圣济总录》

组成：麦门冬（去心，炒）二两，黄芩（去黑心）一两，桑上寄生（锉）一两半，甘草（炙令黄锉）、木通（锉）、防风（去叉）、芍药（锉炒）、赤茯苓（去黑皮）、黄芪（锉）各一两，人参一两半。

功效：活血通乳。

用法：上十味，捣罗筛，每服三钱匕，水一盏，入乳糖一分，枣三枚劈破，同煎至七分，去滓温服，日三，早晨午时至晚各一。

原文："足阳明之脉，自缺盆下于乳，又冲脉者，起于气冲，并足阳明之经，夹脐上行，至胸臆不色此病乳汁传导。治乳痈初有异于常，则先用此药，散化毒气。"

2. 黄芩饮方

来源：《圣济总录》

组成：黄芩（去黑心）、甘草（炙令赤黄，锉）、桑上寄生（炙）、防风（去叉）、麦门冬（去心焙）、赤芍药（锉炒）、黄芪（锉炒）各一两，木通（锉）一两半。

功效：消肿通乳。

用法：上八味，粗捣筛，每服三钱匕，水一盏，入枣三枚劈破，同煎至七分，去滓入乳糖一分，再煎令消，温服日三，早晨午时至夜各一。

原文：治乳痈初觉赤肿，有异于常，服此。

3. 铁粉散方

来源：《圣济总录》

组成：铁粉、肉苁蓉（酒浸去粗皮炙）、桂（去粗皮）、细辛（去苗叶）、芎藭、人参、防风（去叉）、干姜（炮裂）、黄芩（去黑心）、芍药（锉炒）、当归（焙令香锉）、甘草（炙锉）各一两。

功效：排脓止痛。

用法：上十二味，捣罗为散，每服二钱匕，温酒调下，日三，早晨午时至夜各一。

原文："治乳痈肿疼痛，排脓。……服药十日后，有血出多勿怪，是恶物除也。"

4. 当归散方

来源：《圣济总录》

组成：当归（焙令香锉）、芍药（锉炒）、黄芪（锉炒）、人参、蒺藜子（微炒去角）、枳壳（去瓤麸炒）、附子（炮裂去皮脐）、鸡骨（炙）各一两，桂（去粗皮）、薏苡仁（微炒）半两。

功效：软坚散结。

用法：上十味，捣罗为散，每服二钱匕，以温酒调下，日三，早晨午时至晚各一。

原文："治乳痈坚硬如石。"

5. 大黄散方

来源：《圣济总录》

组成：大黄（锉炒）、芍药（锉炒）、楝实、马蹄（炙令黄焦）各一两。

功效：活血止痛。

用法：上十二味，捣罗为散，每服二钱匕，温酒调下，日三，早晨午时至夜各一。

原文："治乳痈大坚硬，赤紫色，衣不得近，痛不可忍。……衣盖出汗，若睡觉后，肿散不痛，经宿乃消，百无一失，次日早晨再服，无不瘥者。"

6. 枳壳散方

来源：《圣济总录》

组成：枳壳（去瓤麸炒）、芍药（锉炒）、人参各一两半，黄芪（锉炒）、鸡骨（炙）、木通（锉）、当归（焙令香锉）、桂（去粗皮）各一两，蒺藜子（微炒去角）半两。

功效：行气利湿止痛。

用法：上九味，捣罗为散，每服二钱匕，温酒调下，日三。

原文："治乳痈坚硬。"

7. 蔓荆实散方

来源：《圣济总录》

组成：蔓荆实（微炒）一两，甘草一寸半（半生半熟）。

功效：止痛。

用法：上二味，捣罗为散，每服二钱匕，以温酒调下，日三。

原文："治乳痈疼痛。"

8. 发灰散方

来源：《圣济总录》

组成：乱发灰、蛇蜕皮灰各半两，蔓荆实（微炒）一两。

功效：散结止痛。

用法：上三味，捣罗为散，每服二钱匕，温酒调下，日三。

原文："治乳中结塞肿痛。"

9. 麦门冬丸方

来源：《圣济总录》

组成：麦门冬（去心焙）二两，木通（锉）、人参、五味子、黄芪（锉）、羌活（去芦头）、防风（去叉）、麻泽兰。

功效：消肿散结。

用法：上十七味，捣罗为末，炼蜜为丸，梧子大，每服空心，温酒下二十丸，渐加至三十丸，以瘥为度。

原文："治乳痈，先用诸汤药涂敷拓，后服此。"

10. 肉苁蓉散方

来源：《圣济总录》

组成：肉苁蓉（微炙）、铁精、桂（去粗皮）、细辛（去苗叶）、黄芩（去黑心）、芍药、芎䓖、人参、防风（去叉）、干姜（炮裂）、甘草（炙令赤锉）各半两，当归（切焙）三分。

功效：消肿排脓。

用法：上十二味，捣罗为散，每服二钱匕，空心温酒调服，日晚再服。

原文："治乳痈，排脓。"

11. 防风散方

来源：《圣济总录》

组成：防风（去叉）一两半，牵牛子（炒令香）二两。

功效：散结止痛。

用法：上二味，捣罗为散，每服二钱匕，空心用沸汤调下，取微利为度，再服渐减服之，即瘥。

原文："治乳痈。……治乳痈结硬疼痛，不可忍。"

12. 鲮鲤甲散方

来源：《圣济总录》

组成：鲮鲤甲（烧灰）一两，瓜蒌一枚（烧灰）。

功效：消肿。

用法：上二味，研和为散，每服二钱匕，空心用葱酒调下，至晚再服。

13. 车螯散方

来源：《圣济总录》

组成：车螯壳（烧灰）十两，黄连（去须）一两，蚬壳（多年白烂者以黄泥裹烧）五两。

功效：散结消肿。

用法：上三味，捣罗为散，每服二钱匕，空心用甘草酒调下，日晚再服。

原文："治乳痈，及一切肿毒。"

14. 牡蛎散方

来源：《圣济总录》

组成：牡蛎（取脑头浓处生用）。

功效：散结止痛消肿。

用法：上一味，细研为散，每服二钱匕，研淀花，冷酒调下，如痈盛已溃者，以药末敷之，仍更服药，一日三服。

原文："治乳痈初发，肿痛结硬，欲成脓，令一服瘥。"

15. 桦皮散方

来源：《圣济总录》

组成：北来真桦皮。

功效：散结止痛消肿。

用法：上以北来真桦皮烧灰，酒服方寸匕，就病乳处卧，及觉已瘥。

16. 甘草饮方

来源：《圣济总录》

组成：甘草（半炙令赤黄，半生）半两，瓜蒌一枚（去皮取瓤）。

功效：消肿止痛。

用法：上二味，先以酒二盏，煎甘草，至一盏，入瓜蒌瓢，同绞和匀，滤去滓，放温顿服，未瘥更作服之。

原文："治乳肿痛，虑作痈毒，但乳痈痛甚者。"

17. 丹参膏方

来源：《圣济总录》

组成：丹参（去芦头）、白芷、芍药（炒）各二两。

功效：消肿止痛。

用法：上三味，以苦酒浸，经一宿，又取猪脂半斤，微火上同煎之，令白芷黄，其膏乃成，去滓，以膏涂痈处瘥。

原文："治乳痈疼痛。"

18. 黄明胶散敷方

来源：《圣济总录》

组成：黄明胶（炙令燥）、大黄（锉炒）、莽草、细辛（去苗叶）各半两。

功效：温经消肿。

用法：上四味，捣罗为散，以鸡子白调匀，涂纸上，贴肿处，频易即瘥，仍割穿纸，如小钱大，歇肿头。

原文："治乳痈。"

19. 黄连散敷方

来源：《圣济总录》

组成：黄连（去须）、大黄（锉炒）、鼠粪各一分。

功效：消热解毒。

用法：上三味，捣罗为散，以黍米粥清调和，看痈大小，敷乳四边，其痛即止。

原文："治乳痈宜用。"

20. 敷方

来源：《圣济总录》

组成：莽草、赤小豆各一两。

功效：消炎止痛。

用法：上二味，捣罗为散，以苦酒和，敷于乳上。

原文："治乳痈初得令消。"

21. 黄芪膏涂方

来源：《圣济总录》

组成：黄芪、白芷、大黄、当归、续断各一两，薤白（切）二两，松脂二两，乳香半两，蜡一两，猪脂二斤，生地黄汁三合。

功效：活血化瘀止痛。

用法：上十一味，取前五味锉碎，以地黄汁拌匀，先熬脂令沸，下诸药，煎候白芷赤黑色滤出，下治乳痈。

原文："治乳痈。"

22. 生地黄涂敷方

来源：《圣济总录》

组成：生地黄五两（切研），豉半升（研），芒硝一两（研）。

功效：凉血消肿。

用法：上三味，细研令匀，涂敷肿上，日三五度，即瘥。

23. 乳香涂敷方

来源：《圣济总录》

组成：乳香一两（为末），丹砂半两（研末），葱白三两（切）。

功效：活血清热解毒。

用法：上三味，先研葱令细，入二味末，再研令匀，涂敷乳上，干即易之。

原文："治乳痈。"

24. 熏陆香涂敷方

来源：《圣济总录》

组成：熏陆香一分（为末），百合半分，雄雀屎二七枚，盐半两。

功效：活血止痛。

用法：上四味，细研令匀，以醋调如糊，涂敷患上，干即再敷，以瘥为度。

原文："治乳痈肿未穴，痛不可忍。"

25. 地黄汤

来源：《圣济总录》

组成：生地黄汁一合，射干、升麻、黄连（去须）、芒硝、白蔹、栀子仁、大黄各半两，甘草、当归各一分。

功效：清热凉血消肿。

用法：上将九味锉碎，以水五升，煎至三升，去滓下地黄汁，更煎三五沸，以故帛三片，浸药汁中，更互拓肿上，日一二十度，再暖用即瘥。

原文："治乳痈。"

26. 治乳痈结硬疼痛方

来源：《圣济总录》

组成：和泥芥菜半斤。

功效：消肿散结。

用法：上一味锉碎，以水四升，煮取三升，倾于瓷瓶内，熏乳肿处，日三五度即瘥。

27. 治乳痈结硬疼痛方

来源：《圣济总录》

组成：和泥葱半斤。

功效：散结止痛。

用法：上一味细锉，以水四升，煮十数沸，于瓷瓶子内盛，熏乳肿处，冷即再暖，以瘥为度。

28. 露蜂房熏方

来源：《圣济总录》

组成：露蜂房五两。

功效：散结止痛。

用法：上一味锉碎，以醋五升，煎至三升，倾于瓷瓶子内，乘热熏乳上，冷即再暖，以瘥为度。

原文："治乳痈结硬疼痛。"

29. 贴方

组成：盐草根、生、头各半两。

功效：散结止痛。

用法：上二味，捣如泥贴之，立效。

原文："治乳痈肿疼宜。"

30. 散方

组成：黄连（去须）、白蔹、鼠粪、积雪草、大黄（炒锉）、甘草（炙锉）各半两。

功效：清热通瘀，散结止痛。

用法：上六味，捣罗为散，用浆水调为膏贴之，干即易。

原文："治乳痈。"

31. 木占斯散方

来源：《圣济总录》

组成：木占斯、败酱、细辛（去苗叶）、干姜（炮）、浓朴（去粗皮，生姜汁炙）、甘草（炙锉）、桔梗（锉炒）各一两，瓜蒌（去皮）、防风（去叉）、人参各一两半。

功效：解毒散结消核。

用法：上十味，捣罗为散，酒调方寸匕，日七八服，夜二三服，如长服，去败酱。

原文："治痈疽发背，妇人发乳，诸痈疖，已溃者令愈，未溃不消者令溃。"

32. 无名异散方

来源：《圣济总录》

组成：无名异、牡丹皮、虎杖根、当归（切焙）、白芷、白茯苓（去黑皮）各三分，没药（研）、麒麟竭（研）、木香、黄芩（去黑心）、黄芪（锉炒）、人参、桂（去粗皮）、熟干地黄（焙）各半两。

功效：活血敛疮止痛。

用法：上十四味，捣罗为散，每服三钱匕，空腹煎枣汤调下，日二服。

原文："治乳结颗块，脓水宿滞，血脉壅闭，恶血疼痛，久不瘥者。"

33. 连翘汤方

来源：《圣济总录》

组成：连翘、瞿麦穗各一两，升麻、玄参、生干地黄（焙）、芍药各三分，甘草（炙）一分，射干半两。

功效：清热解毒，消肿通乳。

用法：上八味，细锉如麻豆大，每服五钱匕，水一盏半，煎至八分，去滓温服，食后。

原文："治吹乳乳痈。"

34. 治乳痈疼痛方

来源：《圣济总录》

组成：车前子一两。

功效：通乳止痛。

用法：上一味，捣罗为散，每服二钱匕，温酒调下。

35. 治乳痈肿疼痛方

来源：《圣济总录》

组成：鸡子一枚。

功效：消肿止痛。

用法：热酒调，为一服。

36. 芎劳丸方

来源：《太平圣惠方》

组成：芎劳二两，当归一两（半锉微炒），桂心一两，黄芪一两（锉），沉香一两，安息香一两，附子半两（炮裂去皮脐），白芷半两，麒麟竭半两，丁香半两，木香一两，枳壳半两（麸炒微黄，去瓤），羌活半两，赤芍药半两。

功效：去腐生肌止痛。

用法：上件药，捣罗为末，炼蜜和捣三五百杵，丸如梧桐子大。每日空心，午时，晚食前，以甘草酒下一（二）十丸。

原文："治妇人乳痈。穿穴。脓水不住。年月深远。蚀肉伤筋。或时碎骨疮中自出。肉冷难生。疼痛不可忍。"

37. 益气养荣汤、加味逍遥散、加味归脾

来源：《妇人大全良方》

组成：①益气养荣汤：人参、茯苓、陈皮、贝母、香附、当归（酒拌）、川芎、黄芪（盐水拌炒）、熟地黄（酒拌）、芍药（炒）各一钱，甘草（炙）、桔梗（炒）五分，白术（炒）二钱。②加味逍遥散：甘草（炙）、当归（炒）、芍药（炒）、茯苓、白术（炒）、柴胡各一钱，牡丹皮、山栀（炒）各五分。③加味归脾汤：人参、白术、白茯苓、黄芪（炒）、当归、龙眼肉、远志、酸枣仁（炒）各一钱，木香五分，甘草（炙）五分。

功效：益气扶正，疏肝解郁。

用法：①益气养荣汤：水二盅，姜三片，煎八分，食远服。②加味逍遥散，加味归脾汤：上姜枣水煎服。

原文："治法燃痛寒热，宜发表散邪……或不作脓，脓成不溃，宜用托里；或肌肉不生，脓水清稀，宜补脾胃……或肿燃作痛，晡热内热，宜补阴血；或饮食少思，时作呕吐，宜补胃气；或饮食难化，泄泻腹痛，宜补脾气；或劳碌肿痛，宜补气血……慎不可用克伐之剂，复伤脾胃也。乳岩初患，用益气养荣汤、加味逍遥散、加味归脾，可以内消，若用行气破血之剂，则速其亡。"

38. 蠲毒流气饮

来源：《疮疡经验全书》

组成：抚芎、柴胡、青皮、香附各二两，甘草、延胡索、陈皮、桔梗、黄芩、栀仁、枳壳、天花粉、乌药、白芷、贝母各两，砂仁一两五钱，蔓荆子（炒）一两。

功效：理气消肿散结。

用法：上为米小丸，每服二钱，日进三四服，作煎剂服之亦可。

原文："（乳岩）未破可疗，已破即难治……早治得生，若不治内溃肉烂，见五脏而死。未破用蠲毒流气饮，加红花、苏木、生地、熟地、青皮、抚芎、乌药、甘草、小柴胡、瓜蒌仁。"

（三）明清时期

明清时期，外科专著较多，出现了"百家争鸣，百花齐放"的局面。分阶段治疗是明清时期对乳腺癌治疗的主要特点。

1. 十六味流气饮、清肝解郁汤、十全大补汤

来源：《医学入门》

组成：①十六味流气饮：当归、黄芪、桔梗、防风、木香、枳壳、白芍、人参、

川芎、肉桂、白芷、厚朴、苏叶、乌药、甘草、槟榔。②清肝解郁汤：当归、生地、白芍（酒炒）、川芎、陈皮、半夏（制）各六分，贝母（去心研）、茯神、青皮、远志（去心）、桔梗、苏叶各六分，栀子（生研）、木通、甘草（生）各四分，香附（醋炒）一钱。③十全大补汤：四君、四物汤加肉桂、黄芪。

功效：十六味流气饮，疏肝散结。清肝解郁汤，清肝解郁，凉血散结。十全大补汤，益气补血。

用法：清肝解郁汤，水二钟，姜一片，煎八分，食远服。

原文："（乳岩）初起，不分属何经络，急用葱白寸许、生半夏一枚，捣烂，为丸芡实大，以绵裹之，如患左塞右鼻，患右塞左鼻，一宿而消。……或急用十六味流气饮，及单青皮汤兼服。虚者，只用清肝解郁汤，或十全大补汤。"

2. 化岩汤

来源：《外科集腋》

组成：茜草根一钱，白芥子一钱，人参一两，忍冬藤一两，黄芪一两，当归一两，白术（土炒）二两，茯苓三钱。

功效：补气补血。

用法：水煎服，连服二剂而生肉红润，再服二剂而脓尽痛止，又二剂漏管重长，又二剂痊愈，再二剂永不复发矣。

原文："乳岩……四十以上者可治，五十以下者不可治也，治之则速死，不治或反治延岁月。故首尾只宜养阴血，如益气养荣汤、加味逍遥散之类。又有本生乳痈，已经收口，一经色欲，复烂成岩。肉向外生，如蜂窝状，历久不效。此气血大亏，服化岩汤。"

3. 化坚汤

来源：《医门补要》

组成：党参、当归、青皮、玉竹、香附、僵蚕、白芍、佛手、郁金。

功效：理气散结。

用法：水煎服。

原文："乳心疽……乳岩……均难治。当以化坚汤多服。"

4. 犀黄丸、阳和汤、千金托里散

来源：《外科证治全生集》

组成：①犀黄丸：醒消丸内除去雄精，加西牛黄三分。②阳和汤：熟地黄一两，麻黄八分，鹿角胶三钱，白芥子二钱（炒研），肉桂一钱，生甘草一钱，炒姜炭五分。③千金托里散：人参、黄芪、当归、白术、炙甘草、桔梗、陈皮各一钱，熟地、五味、茯苓各七分，白芍钱半，远志五分。

功效：犀黄丸，清热解毒，活血止痛。阳和汤，温阳补血，散寒通滞。千金托里

散，清热散结，托毒生肌。

用法：犀黄丸，醒消丸煎法，用饭一两为丸。千金托里散，加姜枣水煎服。

原文："（乳岩）初起以犀黄丸，每服三钱，酒送，十服全愈。或以阳和汤加土贝五钱，煎服数日可消。倘误以膏贴药敷，定主日渐肿大，内作一抽之痛，已觉迟治。倘皮色变异，难以挽回，勉以阳和汤日服，或以犀黄丸日服，或二药每日早晚轮服，服至自溃而痛者，外用大蟾六只，每日早晚，取蟾破腹连杂，以蟾身刺孔，贴于患口，连贴三日，内服千金托里散，三日后接服犀黄丸，可救十中三四，溃后不痛而痒极者，无一挽回。大忌开刀，开则翻花最惨，万无一活。男女皆有此证。"

5. 神效瓜蒌散、清肝解郁汤、季芝鲫鱼膏、香贝养荣汤、归脾汤、逍遥散

来源：《医宗金鉴》

组成：①神效瓜蒌散：大瓜蒌（去皮，焙为末）一个，当归、甘草（生）各五钱，没药、乳香各二钱，黄酒二碗。②清肝解郁汤：当归、生地、白芍（酒炒）、川芎、陈皮、半夏（制）各六分，贝母（去心研）、茯神、青皮、远志（去心）、桔梗、苏叶各六分，栀子（生研）、木通、甘草（生）各四分，香附（醋炒）一钱。③季芝鲫鱼膏：活鲫鱼肉、鲜山药（去皮）。④香贝养荣汤：白术（土炒）二钱，人参、茯苓、陈皮、熟地黄、川芎、当归、贝母（去心）、香附（酒炒）、白芍（酒炒）、桔梗、甘草各五分，姜三片，枣二枚。⑤归脾汤：人参、白术（土炒）、枣仁（炒研）、龙眼肉、茯神各二钱，黄芪一钱五分，当归（酒洗）一钱，远志（去心）、木香（末）、甘草（炙）各五分，生姜三片，红枣肉二枚。⑥逍遥散：当归（酒洗）、白芍（酒洗）、白茯苓、白术（土炒）、香附（酒炒）各一钱，柴胡八分，黄芩五分，陈皮一钱，薄荷八分，甘草（生）六分。

功效：①神效瓜蒌散：活血消肿散结。②清肝解郁汤：清肝解郁，凉血散结。③季芝鲫鱼膏：消肿散结。④香贝养荣汤：益气养血。⑤归脾汤：养血安神，补心益脾。⑥逍遥散：疏肝养血。

用法：①同煎服。②清肝解郁汤：水二钟，姜一片，煎八分，食远服。③季芝鲫鱼膏：上共捣如泥，加麝香少许，涂核上，觉痒极，勿搔动，隔衣轻轻揉之，七日一换，旋涂即消。④香贝养荣汤：水二钟，煎八分，食远服。⑤逍遥散：水二钟，煎八分，食远服。

原文："（乳岩初期）速腌外用灸法，内服养血之剂，以免内攻。若患者果能清心少涤虑，静养调理，庶可施治。初宜服神效瓜蒌散，次宜清肝解郁汤，外贴季芝鲫鱼膏，其核或可望消。若反复不应者，疮势已成，不可过用克伐峻剂，致损胃气，即用香贝养荣汤。或心烦不寐者，宜服归脾汤；潮热恶寒者，宜服逍遥散，稍苟延岁月。"

6. 和乳汤

来源：《外科真诠》

组成：公英五钱，银花一钱，当归七钱，川芎七钱，青皮一钱，香附七钱，浙贝一钱，甲珠七钱，桔梗七钱，甘草五钱。

功效：清热解毒，理气散结。

用法：水煎服。有寒热头痛加防风一钱，前胡一钱；气虚者加生芪一钱；内脓成者加皂刺一钱。

原文："得此症者，于肿核初起进，果能清心涤虑，静养调理，内服和乳汤、归脾汤等药，虽不能愈，亦可延生。若妄行攻伐，是速其危也。此症即俗名石榴翻花发。"

7. 归脾汤、逍遥散

来源：《医方简义》

原文："至于乳岩一症，室女寡妇居多，何也。因室女寡妇，最多隐忧郁结，情志不疏，日久血分内耗，每成是症。初起如梅核状，不痛不移，积久渐大，如鸡蛋之状，其硬如石，一致溃烂，形如破榴，内溃空洞，血水淋漓，有巉岩之象，故名乳岩。病在脾肺胆三经，血气两损，最难治疗，治之愈早愈妙。宜归脾汤、逍遥散二方，始终守服，切勿求其速效，庶乎十救其五。如致溃烂，则不治矣，慎之戒之。"

8. 瓜蒌乳没散

来源：《绛雪丹书》

组成：瓜蒌一个（连皮捶碎），金银花三钱，当归三钱，白芷一钱，青皮五分，乳香五分，没药五分。

功效：清热解毒，理气散结。

用法：水煎服。

原文："瓜蒌乳没散治产后乳生痈未成脓，痛不可忍，与胎前乳痈同治。"

9. 瓜蒌散

来源：《绛雪丹书》

组成：当归五钱，甘草五钱，乳香一钱，没药一钱，瓜蒌一个（连皮捶碎）。

用法：水酒各半煎服，渣捣烂，敷乳上即愈。"

原文："治乳痈已溃未溃俱效，并治血疝。"

10. 加味逍遥散、加味归脾汤、神效瓜蒌散

来源：《景岳全书》

原文："乳岩属肝脾二脏郁怒，气血亏损，故初起小核结于乳内，肉色如故，其人内热夜热，五心发热，肢体倦瘦，月经不调，用加味逍遥散、加味归脾汤、神效瓜蒌散，多自消散。若积久渐大，巉岩色赤出水，内溃深洞为难疗，但用前归脾汤等药可延岁月。若误用攻伐，危殆迫矣。大凡乳证，若因恚怒，宜疏肝清热。焮痛寒热，宜发表散邪。焮肿痛甚，宜清肝消毒，并隔蒜灸。不作脓或脓不溃，补气血为主。不

收敛或脓稀，补脾胃为主。脓出反痛，或发寒热，补气血为主。或晡热内热，补血为主。若饮食少思，或作呕吐，补胃为主。饮食难化，或作泄泻，补脾为主。劳碌肿痛，补气血为主。怒气肿痛，养肝血为主。"

11. 连翘金贝煎

来源：《不知医必要》

组成：白芷、归身、乳香（制）、没药（制）、川贝（杵）各一钱。

用法：水煎，冲酒一二杯服。

原文："连翘金贝煎（和）：治乳痈红肿，疼痛之甚，热毒有余者。又方：生蒲公英捣烂冲酒服。渣敷乳上。略睡片时，数次即愈。如无生的，用干研末亦可。"

12. 加味阳和汤

来源：《不知医必要》

组成：熟地八钱，肉桂（去皮，另炖）六分，泡姜五分，真鹿胶（炒珠）三钱，麻黄四分，甘草（炙）一钱。

功效：散寒通滞，敛疮生肌。

用法：水煎服，服后饮好酒一二杯。谨戒房事，服至病愈为止。泡姜、肉桂，看症任加，制附子亦宜。

原文："加味阳和汤（热补）：治乳岩初起，日久亦宜，此乃阴症圣药。须间日服二陈汤。"

13. 连翘饮子

来源：《济阴纲目》

组成：连翘（结热）、瓜蒌仁（涤痰缓肝）、川芎（血）、皂荚刺、橘叶（气）、青皮（气）、甘草节（血）、桃仁各二钱（血）。

功效：理气散结通乳。

用法：上作一服，水煎，食远服。

原文："治乳痈（此专行厥阴气血凝滞之药）……如已破者，加参、芪、当归；未破者，加柴胡、升麻。

14. 复元通气散

来源：《济阴纲目》

组成：木香、茴香、青皮、穿山甲（酥）、陈皮、白芷、甘草、漏芦、贝母（去心，姜制）各等分。

功效：理气散结通乳。

用法：上为细末，每服三钱，好酒调下。

原文："治妇人乳痈及一切肿毒。（'通气'二字妙）"

15. 治乳痈方

来源：《济阴纲目》

组成：青皮、瓜蒌子、橘叶、连翘、桃仁（留尖）、皂角刺、甘草节。

功效：活血散结，解毒消肿。

用法：上水煎服，如破，多加参、芪。

原文："行结气结血，其加参芪，又是一法。"

16. 芎归疏肝汤

来源：《医方简义》

原文："乳痈乃乳房肿硬，乳管闭塞不通，数日之外必焮肿作脓，初起必寒热往来，病在足少阳足阳明二经，宜通络破滞，古人每用逍遥散治之，往往绵延不愈，甚至溃烂。余自制芎归疏肝汤治之，靡不应手取效，未溃者即消，已溃者即脓矣。"

17. 逍遥散、归脾汤

来源：《医学心悟》

原文："乳岩者，初起内结小核，如棋子，积久渐大崩溃，有巉岩之势，故名乳岩。宜服逍遥散、归脾汤等药。虽不能愈，亦可延生，若妄行攻伐，是速其危也。"

18. 香附饼

来源：《女科要旨》

组成：香附（细末，净）一两，麝香二分。

功效：理气活血。

用法：上二味研，以蒲公英二两，煎酒去渣，以酒调药，炖热敷患处。

原文："敷乳痈，即时消散；一切痈肿，皆可敷。"

19. 逍遥散、归脾汤、益气养营汤

来源：《外科证治秘要》

原文："乳岩：初起与乳痰、乳癖大略相同。或半载一年，或两三载，渐长渐大，始生疼痛。日后肿如堆栗，或如覆杯，色紫气秽，渐渐溃烂，疼痛连心，出血腥臭，并无脓水。此属绝证，十中可救一活。治法：初起逍遥散、归脾汤、益气养营汤。"

20. 消乳岩丸方

来源：《疡医大全》

组成：夏枯草、蒲公英各四两，金银花、漏芦各二两，山慈菇、雄鼠粪（两头尖）、川贝母（去心）、连翘、金橘叶、白芷、甘菊花、没药（去油）、瓜蒌仁、乳香（去油）、茜草根、甘草、广陈皮、紫花地丁各一两五钱。

功效：清热解毒，活血散结。

用法：上为细末，炼蜜为丸，每早晚食后送下二三钱，戒气恼。一方去瓜蒌仁，加天花粉、桔梗、广胶，用夏枯草熬膏为丸。

原文："内消乳岩、乳癖奇方，将壁上活壁蟢用针扦住，乘活以竹纸包如小球，食后白汤吞下。每日服一次，不过数日，乳内即痒，如蟢蛛走状，其核自消。"

21. 治乳岩方

来源：《万氏家抄济世良方》

组成：华皮油、胡桃、枯矾、轻粉、香油。

功效：软坚散结。

用法：用华皮油、胡桃烧灰存性，入枯矾、轻粉少许，香油调敷。

原文："妇人忧怒阻积，遂成隐核，不痛不痒，年久方陷下，名曰乳岩，此极难愈。用华皮油、胡桃烧灰存性，入枯矾、轻粉少许，香油调敷。"

22. 治乳岩方

来源：《种福堂公选良方》

组成：生蟹壳。

功效：软坚散结。

用法：生蟹壳数十枚，放砂锅内焙焦为末，每服二钱，好酒调下，须日日服，不可间断。

原文："此病先因乳中一粒大如豆，渐渐大如鸡蛋，七八年后方破烂，一破则不可治矣，宜急服此药。"

23. 疏肝清胃丸

来源：《绛雪园古方选注》

组成：夏枯草、蒲公英、金银花、漏芦、橘叶、甘菊、鼹鼠粪、紫花地丁、贝母、连翘、白芷、山慈菇、瓜蒌实、炙甘草、广陈皮、茜根、乳香、没药。

功效：疏肝理气，清胃消痈。

用法：上法制，等分为末，另用夏枯草煎膏为丸，每服五钱，开水送。

原文："乳岩发于乳中，按《胃经循乳穴歌》云：乳中正在乳头心，次有乳根出乳下；又《肝经循乳穴歌》云：循本经之章门，至期门之所，夹胃属肝。故前贤皆以忧思郁怒，积气于肝胃两经，而成乳岩。第方书治法虽多，不失之峻补，则失之峻攻，唯仲淳制疏肝清胃丸，虽平淡无奇，却有深中肯綮之妙。夏枯草入厥阴，解郁热，散结气，蒲公英一名黄花地丁，入阳明，散热毒，消痈肿，二味为君。金银花入阳明，散热消乳肿，甘菊清风热、益肝阴，鼠粪入阴解热，紫花地丁透乳消肿，茜根行血通经，贝母开郁结，消乳痈，凡此六者，皆入肝经。连翘清客热、消肿毒，白芷散血热、攻乳癖，山慈菇攻毒散结，瓜蒌实降火涤痰，甘草和胃消痈，陈皮和胃破结，凡此六者，皆入胃经。共十二味为佐。乳香活血，没药散血，皆能止痛消肿，二味为使。再复以夏枯草煎膏为丸者，其义重在通阳化阴，流通血脉，乳癖自散。实遵《经》言'肝欲散、胃喜通'之旨。较之世人以乳痈为实，乳岩为虚，泥于参术以滞其气者，其用意远矣。"

24. 金锁比天膏

来源：《惠直堂经验方》

　　组成：紫花地丁、刘寄奴（去泥根）、野麻根、苍耳草（连根叶子）、豨莶草各一斤，山甲一具（或净甲一斤），蛤蟆皮一百张（或干蟾一百只更妙）。

　　功效：清热解毒，软坚散结。

　　用法：真麻油十二斤，内将四斤先煎穿山甲枯焦、余药入八斤油内，加老酒葱汁各二碗，文武火煎药枯去渣，复煎至滴水成珠。每药油一斤，加飞丹八两。看嫩老得所，离火，不住手搅。下牙皂、五灵脂（去砂研）、大黄各四两，皆为末，待温，下白胶香（即芸香末）四两，成膏，水浸三四日用。

　　原文："乳癖、乳岩，不论已破未破，并用葱椒汤洗净贴之。如初发势凶，将膏剪去中心，留头出气，不必揭起。一膏可愈一毒，摊时不可见火，须重汤化开。"

　　经过梳理，发现乳腺癌的相关方剂，从晋隋唐时期开始，各大医家就比较重视内外法兼用；到了宋金元时期，在乳腺癌的治疗方面主要是以内治法为主，同时重视情志疗法；明清时期采用分不同阶段治疗。犀黄丸、逍遥散等许多方剂沿用至今。

第九章 肺 癌

肺癌，又称肺积，最常见的肺部原发性恶性肿瘤，绝大多数起源于支气管黏膜上皮，亦有源于腺体或肺泡上皮者。临床以咳嗽、咯血、气急、乏力、胸痛、发热等为主要表现，随病情的进展会出现转移所造成的临床表现。

由于吸烟的流行，肺癌的发病率和病死率先是在发达国家，随后在发展中国家迅速增高。截止到 2008 年，WHO 统计数据显示，无论从发病还是死亡病例来看，肺癌均居全球首位。全世界每年约有 160 万新发病例，占所有癌症新发病例的 12.7%，每年死亡病例约 138 万，占总死亡人数的 18.2%。中国肺癌的每年新发病例大约有 52 万，每年死亡人数约 45 万。肺癌的发病率一般自 40 岁后迅速上升，在 70 岁达高峰，70 岁以上略有下降。只有约 15% 的患者在确诊肺癌后能生存 5 年或以上。美国国立癌症研究所 SEER 数据显示：肺癌患者与 TNM 分期相对应的 5 年相对生存率：局限期 52.9%，区域转移者 24%，远处转移者 3.5%，分期不明者 8.7%。目前肺癌各期的 5 年生存率如下：ⅠA、ⅠB、ⅡA、ⅡB、ⅢA、ⅢB、Ⅳ期肺癌的 5 年生存率分别为 73%、58%、46%、36%、24%、9%、2%。肺癌的疗效得不到提高的主要原因是诊断时病期已晚，早期发现、早期诊断、早期治疗是肺癌取得良好疗效的重要前提。

【相关证候源流】

在中医古代文献中未见有肺癌病名，但"息贲""肺痈""肺疽""劳嗽""咳嗽""喘息""痰饮""胸痛"等描述与肺癌病症类似。其相关证候论述散见于各时期医著中。

一、上古至春秋战国时期

上古至春秋战国时期为中医学的萌芽时期，其代表作以《黄帝内经》《难经》为主，其中记载了"痈""疽""息积""息贲"等与肺癌相似的证候及病名。

《灵枢·痈疽》："疽者，上之皮夭以坚，上如牛领之皮。痈者，其皮上薄以泽。此其候也。"根据现今肺癌的手术病理标本，肺癌大多为坚硬肿块，与"疽"的表现比较类似。

《素问·咳论》："肺咳之状，咳而喘息有音，甚则唾血，咳则心痛，喉中介介如梗状，甚则咽肿喉痹。"肺癌常有咳嗽、咳血等症状，与"肺咳之状"相似。

《素问·玉机真脏论》："大骨枯槁，大肉陷下，胸中气满，喘息不便，内痛引肩项，身热，脱肉䐃破，真脏见，十月之内死。"此段所论大骨枯槁、大肉陷下、胸中气满、喘息不便、内痛引肩项、身热、脱肉䐃破等种种诸症，与晚期肺癌终末期表现极为相似。

此外，在《黄帝内经》《难经》中还散见一些类似肺癌的论述并最早提出了"息积""息贲"等病名。如《素问·奇病论》："帝曰：病胁下满，气逆，二三岁不已，是为何病？岐伯曰：病名息积，此不妨于食，不可灸刺，积为导引服药，药不能独治也。"

《灵枢·邪气脏腑病形》："心脉微缓为伏梁，在心下，上下行，时唾血；肺脉滑甚为息贲，上气；肝脉微急为肥气，在胁下，若覆杯；肾脉微急为沉厥奔豚，足不收，不得前后。"

《难经·十五难》："肺之积名曰息贲，在右胁下，覆大如杯，久久不愈。病洒洒寒热气逆喘咳，发肺痈，以春甲乙日得之，何也？心病传肺，肺当传肝，肝适以春旺，旺者不受邪。肺复欲还心，心不肯受，因留结为积，故知息贲以春得之。"

《黄帝内经太素》卷第六："肝高则上支贲，切胁急，为息贲；肝高上支于膈，又切于胁，支膈切胁既急，即喘息于贲，故曰息贲也。"

《黄帝素问宣明论方》："肺之积，名曰息贲，结在右胁下，覆大如杯。久不愈，令人洒淅寒热，喘咳，发为肺痈。肾之积，名曰贲。"

二、秦汉至隋唐时期

秦汉至隋唐时期，由于经历了汉唐等稳定时期的发展，中医学得到了长足进步，特别是汉代《伤寒杂病论》、隋朝《诸病源候论》、唐朝《千金要方》等名著的问世，中医学理法方药已基本具备完整体系。其中各医著中有关肺癌的相关证候论述明显增多。《伤寒杂病论中》记载了"肺痈""脏结""结胸"等多种类似肺癌病证。而以描述诸病证候及病因病机为主的《诸病源候论》，其中多次记载痈疽、积聚、癥瘕等肿瘤类似病证，较大丰富了肿瘤相关证候的描述。

《金匮要略》："风舍于肺，其人则咳，口干喘满，咽燥不渴，多唾浊沫，时时振寒，热之所过，血为之凝滞，蓄结痈脓，吐如米粥，始萌可救，脓成则死。"此所论咳、口干喘满、咽燥不渴、多唾浊沫、吐如米粥等诸症与肺癌证候类似。

《金匮要略》："诸积之脉，沉细附骨在寸口，积在胸中，微出寸口。"此论首提诸积之脉象，并以脉之部位分候诸脏腑之积，最早描述了肺癌脉象。

《伤寒论》中肺癌相关的论述有：

"问曰：病有结胸，有脏结，其状何如？答曰：按之痛，寸脉浮，关脉沉，名曰结胸也。何谓脏结？答曰：如结胸状，饮食如故，时时下利，寸脉浮，关脉小细沉紧者，名曰脏结，舌上白苔滑者，难治。"

"寸口脉浮滑，按之弦急者，当发内痈。咳嗽胸中痛，为肺痈。"

"脏结，无阳证，寒而不热，其人反静，舌上胎滑者，不可攻也。"

"结胸证，其脉浮大，不可下，下之即死。"

"结胸证悉具而烦躁者，死。"

《脉经·平五脏积聚脉证》："诊得肺积脉，浮而毛，按之辟易，胁下气逆，背相引痛，少气，善忘，目瞑，皮肤寒，秋差夏利，主皮中时痛，如虱喙之状，甚者如针刺，时痒，其色白。"该书中首次记载了"肺积"病名，其所述"气逆，背相引痛，少气"与肺癌的中晚期表现相似。

《备急千金要方》亦有类似肺癌相关记载，其引《脉经》之论："诊得肺积脉浮，而手按之辟易，胁下时时痛逆背相引痛，少气善忘，目瞑结痈皮肤寒，秋愈夏剧。主皮中时痛，如虱缘之状，甚者如针刺之状，时痒，色白也。"

《华佗神方》中也有相关记载："胸中满而振寒，脉数，咽干不渴，时出浊唾腥臭，久久吐脓，如粳米者，是为肺痈之候。"

三、宋至金元时期

宋至金元时期，是我国医学发展的繁荣时期，其时名医辈出，并以金元四大家为突出代表。其间各医家著述丰富，不仅丰富了中医药理论体系，也有力推动了中医学的发展。然而此期医家如刘完素、李东垣、张从正、朱丹溪等皆以总结发展内科相关疾病为主，其所述肺癌相关证候，多引自《黄帝内经》《金匮要略》等宋以前著作。

《丹溪手镜》："脉数而实，或滑，咳而胸隐隐痛，为肺痈。"此为引《金匮要略》之论述。

《丹溪手镜》："脉浮而毛，按之辟易，胁下气逆，背相引痛，名肺积。""脉数而虚，咳唾涎沫，为肺痿。"此皆为引《脉经》之论。

《丹溪手镜》："有肺积，名息贲，在右胁下，如杯，寒热喘嗽。"

《丹溪手镜》："脉紧而数，脓为未成；紧去但数，脓为已成。"

又李东垣："肺痿之候，久嗽不已，汗出过度，重亡津液，便如烂瓜，下如豕脂，小便数而不渴，渴者自愈，欲饮者将痿，此由肺多唾涎沫而无脓者，肺痿也。"

李东垣："诊其脉候寸口脉数而虚者，肺痿也；数而实者，肺疽也。"

李东垣："其肺疮之候，口干喘满，咽燥而渴，甚则四肢微肿，咳嗽脓血，或腥臭浊沫，胸中隐隐微痛者，肺疽也。"李东垣经过长期临床实践总结，对肺痿、肺疽的相关证候进行了有益补充。

《太平圣惠方》："中府（穴名，在云门下一寸六分，乳肋间动脉应手陷中者是也）隐隐而微痛者，肺疽也。上肉微起者，肺痈也。是以候始萌则可救，脓成则多死。若欲知有脓者，但诊其脉，若微紧而数者，未有脓也；紧甚而数者，已有脓也。"

《圣济总录》："凡积气在右胁下，复大如杯者，肺积也，气上贲冲，息有所妨，名曰息贲。此本心病传肺，肺当传肝，肝以春适王而不受。邪复贲于肺，故结为积，久不已，令人洒淅寒热喘咳发肺壅，所以然者，肺主气，外合于皮毛，今肺气留积，故有寒热喘咳肺壅之病。"

四、明清时期

明清时期，中医学得到进一步大发展，名医辈出，医著丰富，各医家通过对前人经验总结以及长期实践观察，对肺癌的认识进一步加深，各医著所论肺癌相关证候更加详细具体，相关证候论述趋于完备。

《景岳全书》："肺疽之候，口干喘满，咽燥而渴，甚则四肢微肿，咳唾脓血，或腥臭浊沫，胸中隐隐微痛者，肺疽也。"基本概括了肺癌常见的咳嗽、痰中带血、胸痛、气喘等临床症状。

《济生方》："息贲之状，在右胁下，覆大如杯，喘息奔溢，是为肺积；诊其脉浮而毛，其色白，其病气逆，背痛少气，喜忘且瞑，肤寒，皮中时痛，或如虱缘，或如针刺。"

《景岳全书》："齐德之曰：肺者，五脏之华盖也，处于胸中，主于气候，于皮毛。劳伤血气，腠理虚，而风邪乘之，内感于肺也，故汗出恶风，咳嗽短气，鼻塞项强，胸胁胀满，久久不瘥，已成肺痿也。风中于卫，呼气不入，热至于营，则吸而不出。所以风伤皮毛，热伤血脉，风热相搏，气血稽留，蕴结于肺，变成疮疽。"

《景岳全书》："立斋曰：凡劳伤血气，腠理不密，外邪所乘，内感于肺，或入房过度，肾水亏损，虚火上炎，或醇酒炙煿，辛辣浓味，熏蒸于肺，或咳唾痰涎，汗下过度，重亡津液，皆能致之。其候恶风，咳嗽，鼻塞，项强，胸胁胀满，呼吸不利，咽燥作渴，甚则四肢微肿，咳唾脓血。若吐痰臭浊，脓血腥秽，胸中隐隐微痛，右手寸口脉数而实者，为肺疽。若唾涎沫而无脓，脉数而虚者，为肺痿也。"

《医学入门》："中府属肺，巨阙属心，期门属肝，章门属脾，中脘属胃，京门属肾，天枢属大肠，丹田属三焦，关元属小肠，每穴内隐隐痛者为疽，肉上微起者为痈。假如中府隐痛者，肺疽也；上肉微起者，肺痈也。各穴仿此，十六味流气饮，或托里散加当归、山栀、黄芩、杏仁。"

《疡医大全》："肺疽之候，口干喘满，咽燥而渴甚，则四肢微肿，咳唾脓血，或腥臭浊沫，胸中隐隐微痛者，肺疽也。始萌则可救，脓成则多死。"

《疡医大全》："周文采曰：其候应乳上下隐隐而痛者，肺疽也。若肉微起者，肺痈也。初起俱可救，若日久唾脓臭败者，不可治也。但诊其脉微紧而数者，未有脓也。若紧甚而数者，已有脓也。若脓如粳米粥及呕脓不止，其脉浮大而面色赤者，俱为难治。若脓自止，其脉短而涩，面色黄白者，皆可治。"

《疡医大全》："人有久嗽后肺受损伤，皮肤黄瘦，咽喉嘶哑，自汗盗汗，不得卧，吐稠痰腥臭，毛悴色焦，嗽时必忍气须臾，轻轻吐痰，始觉膈上不疼，否则大痛，气息奄奄，人以为肺痈也，谁知肺痿生疮乎！"

《证治准绳》："细而附骨为积，寸口见之积在胸中，微出寸口，积在喉中，关上积在脐傍，上关下积在心下，微下关积在少腹，尺中积在气街，脉出在右积在右，脉出在左积在左，脉左右两出，积在中央。沉而有力为积。脉浮而毛，按之辟易，胁下气逆，背相引痛，为肺积。"

《外科精义》："肺疽之候，口干喘满，咽燥而渴，甚则四肢微肿，咳唾脓血，或腥臭浊沫，胸中隐隐微痛者，肺疽也。"

《古今医统大全》："肺位于右，以行气也。肺气郁于右胁，痞硬而痛，咳喘为肺积，名曰息贲也。"

通过梳理各时期肺癌相关证候的论述发现，中医学对肺癌的认识是一个逐渐加深的过程，从《黄帝内经》"息积"、《难经》"息贲"的概括性论述，到《脉经》"肺积"，发展为较具体的证候及脉象描述，再到明《景岳全书》"肺疽"的提出，进一步形象及详细地论述了肺癌的证候表现，较为完整地总结出了肺癌常见的临床证候表现。

【病因病机】

肺癌的病因病机复杂，至今现代医学也未能完全阐明。中医学对肺癌病因病机的认识是一个逐渐发展的过程，早期《黄帝内经》《难经》《诸病源候论》等认为寒伤血凝为诸积基本病机；至宋金元时期，李东垣、朱丹溪等提出风热相搏为肺癌基本病机；至明清时期则认识到，情志不畅、饮食不节、过于劳作、汗下不慎、房劳过度、气血损伤、津血与痰涎郁蒸、火热炽盛等，均可导致肺癌发生。到了现代，目前认为肺癌发生与正气虚损（内因）和邪毒入侵（外因）关系较密切。一般而言，多有饮食失调、劳倦过度、情志不畅等导致的正气不足，后六淫之邪乘虚袭肺，导致肺气宣降失司，气机不利，血行受阻，津液内停，日久化痰、化瘀、生毒，胶结于肺而成肿。

1. 正气内虚

"正气存内，邪不可干"，"邪之所凑，其气必虚"。正气内虚，脏腑阴阳失调，是罹患肺癌的主要基础。正如《医宗必读·积聚》所说："积之成者，正气不足，而后邪气踞之。"年老体衰，慢性肺部疾患，肺气耗损而成不足；或七情所伤，气逆气滞，升降失调；或劳累过度，肺气、肺阴亏损，外邪乘虚而入，客邪留滞不去，气机不畅，终致肺部血行瘀滞，结而成块。

2. 外邪袭肺

肺为娇脏，易受邪毒侵袭，致使肺气肃降失司；郁滞不宣、脉络不畅，气血瘀滞、毒瘀互结，久而形成肿块。

3. 饮食不节，或劳伤心脾

脾失健运，胃失和降，水湿痰浊内聚，痰贮肺络，肺失宣降，痰凝气滞，导致气血瘀阻，毒聚邪留，郁结胸中，渐成肿块。

4. 情志失调

七情不遂，而至脏腑功能失调，气机紊乱，津液输布失常，脉络瘀滞，积久成毒。

5. 脏腑虚损

年老体衰，肾气不足，或久病消耗，耗气伤津，初损脾肺，久则及肾，正气虚衰，无力御邪，易受外邪侵袭，或受邪后无力驱邪外出，导致毒邪流连，不易好转。

关于内外病邪的种类及致病方式，古代医籍早有描述，归纳起来，导致肺癌的内外病因不外以下内容：寒邪袭肺；热邪侵袭；风邪外袭；风热相搏；湿热蕴肺；阴阳相搏；误治生变；劳伤、房劳、饮食，情志、外邪、汗下过度杂合而致。

附一：病因病机古今选要

1. 寒邪袭肺

《灵枢》："积之始生，得寒乃生，厥乃成积也。"

《难经》："积者，阴气也；聚者，阳气也。故阴沉而伏，阳浮而动。气之所积，名曰积；气之所聚，名曰聚。故积者，五脏所生；聚者，六腑所成也。"此论积为之根原在于阴气盛。

《金匮要略》："妇人之病，因虚、积冷、结气，为诸经水断绝至有历年，血寒积结胞门，寒伤经络。凝坚在上，呕吐涎唾，久成肺痈，形体损分。"此论认为肺痈由寒伤经络，凝坚于肺而成。

《诸病源候论》："肺痈者，由风寒伤于肺，其气结聚所成也。肺主气，候皮毛，劳伤血气，腠理则开，而受风寒。其气虚者，寒乘虚伤肺，塞搏于血，蕴结成痈；热又加之，积热不散，血败为脓。"

《诸病源候论》："肺处胸间，初肺伤于寒，则微嗽。肺痈之状，其人咳，胸内满，隐隐痛而战寒。诊其肺部脉紧，为肺痈。"

《诸病源候论》："积聚者，腑脏之病也。积者，脏病也，阴气所生也；聚者，腑病也，阳气所成也。虚劳之人，阴阳伤损，血气凝涩，不能宣通经络，故积聚于内也。"

《诸病源候论》："瘕病者，皆由久寒积冷，饮食不消所致也。结聚牢强，按之不转动为癥；推之浮移为瘕。虚劳之人，脾胃气弱，不能克消水谷，复为寒冷所乘，故结成此病也。"

《诸病源候论》："积者阴气，五脏所生，其痛不离其部，故上下有所穷已。聚者阳气，六腑所成，故无根本，上下无所留止，其痛无有常处也。积聚成病，蕴结在内，则气行不宣通，气搏于腑脏，故心腹胀满，心腹胀满则烦而闷，尤短气也。"

2. 热邪侵袭

《灵枢》："热气淳盛，下陷肌肤，筋髓枯，内连五脏，血气竭，当其痈下，筋骨良肉皆无余，故命曰疽。

李东垣："风感皮毛，热伤血脉，风热相搏，气血稽留，蕴结于肺，变为肺疽。"此论首次认为风热相搏，气血稽留，蕴结于肺，是肺疽的基本病因病机，首次提出与《内经》《难经》《诸病源候论》寒凝致积论不同的观点。

《证治汇补》："有肺伏火邪，腠理不闭，风邪易乘。遇感频发者，当兼清火。若数行解散，则重亡津液，邪蕴而为肺疽、肺痈。"

《外科理例》："大抵劳伤血气，则腠理不密，风邪乘肺，风热相扶，蕴结不散，必致喘嗽。若误汗下过则津液重亡，遂成斯症。若寸脉数而虚者为肺痿，数而实者为肺疽。""人以为肺经火炽也，谁知是肺痈已成耳。夫肺为五脏之盖，喜清气之熏蒸，最恶燥气之炎逼。今所饮所食，无非辛热之物，则五脏之中全是一团火气，火性炎上，而肺金在上，安得不受害乎。"此论认为火热在肺癌发生发展中起关键作用。

《医宗金鉴》："心居上，肾水不足，心火刑金，为热在上焦，肺阴日消，气逆则咳，故致肺痿。"

3. 湿热蕴肺

《四圣心源》："肺痈者，湿热之郁蒸也。阳衰土湿，肺胃不降，气滞痰生，胸膈瘀塞，湿郁为热，淫泆熏蒸，浊瘀臭败，腐而为脓。始萌尚可救药，脓成肺败则死。此缘湿旺肺郁，风闭皮毛，卫气收敛，营郁为热，热邪内闭，蒸其痰涎而化痈脓故也。"指出湿热郁肺为肺痈基本病机。

《四圣心源》："湿土郁满，肺气不降，而风袭皮毛，泄其卫气，卫气愈泄而愈敛，皮毛始开而终闭。肺气壅塞，内外不得泄路，痞闷喘促，痰嗽弥增。口干咽燥，而不作渴，少饮汤水，则津液沸腾，多吐浊沫。热邪内伤其津血，津血与痰涎郁蒸，腐化脓秽，吐如米粥。久而肺藏溃烂，是以死也。"此论指出津血与痰涎郁蒸，久致肺烂而死。

4. 风邪外侵

《丹溪手镜》："肺痈乃风伤于卫，热过于荣，血为凝滞，蓄热痈肺，其病咳唾脓出，口燥胸中隐隐痛，喘满不渴，唾沫腥臭，时时振寒，吐出米粥，寸口数而实，按之滑。"此延续李东垣所论，认为"肺痈乃风伤于卫，热过于荣，血为凝滞，蓄热痈肺"而成，与李东垣观点基本一致。

5. 风热相搏

《景岳全书》："风中于卫，呼气不入，热至于营，则吸而不出。所以风伤皮毛，热伤血脉，风热相搏，气血稽留，蕴结于肺，变成疮疽。"指出风热相搏为肺痿之基本病因病机。

6. 饮食不节，劳倦内伤

《诸病源候论》："脏积之生，皆因饮食不节，当风取冷过度。"

李东垣曰："夫肺者五脏之华盖，处于胸中，主于气，候于皮毛，劳伤血气，腠理虚而风邪乘之，内感于肺也，则汗出恶风，咳嗽短气，鼻塞项强，胸胁胀满，久久不瘥，已成肺痿也。"指出了气血劳伤、风邪乘肺是肺痿基本病因病机。

7. 阴阳相搏

《外科枢要》："凡痈疽缘阴阳相搏而生。盖气属阳，血属阴，血行脉内，气行脉外，相并周流。寒与湿搏之，则凝滞而行迟，为不及。热与火搏之，则沸腾而行速，为太过。气得邪而郁，津液闭结，为痰，为饮，积久渗入脉中，血为之浊，血得邪而滞，隧道路阻隔，或溢，或结，此阴阳不能和畅，则痈疽恶毒，从此生焉。"

8. 误治生变

《伤寒论》："何谓结胸？师曰：病发于阳而反下之，热入于里，因作结胸。病发于阴，而早下之，因作痞。所以成结胸者，误下故也。"此论指出阳病误下可导致结胸。

9. 劳伤、房劳、饮食，情志、外邪、汗下过度杂合而致

《外科枢要》："夫肺者，五脏之华盖也，处于胸中，主于气，候于皮毛，劳伤气血，腠理不密，外邪所乘，内感于肺；或入房过度，肾水亏损，虚火上炎；或醇酒炙煿，辛辣浓味，熏蒸于肺；或咳唾痰涎，汗下过度，重亡津液之所致也。其候恶风咳嗽，鼻塞项强，胸胁胀满，呼吸不利，咽燥作渴，甚则四肢微肿，咳唾脓血。若吐痰臭浊，脓血腥秽，胸中隐隐微痛，右手寸口脉数而实者，为肺疽。若吐涎沫而无脓，脉数而虚者，为肺痿也。"此论总结了劳伤、房劳、饮食、外邪、汗下过度等种种肺疽、肺痿的病因，较详细地总结了肺癌的病因。

《疡医大全》："夫痈疽之生，始于喜怒哀乐之不时，饮食起居之不节，或金石草药之发动，寒暑燥湿之不调，阴阳不平而蕴结，荣卫凝涩而腐溃。轻者起于六腑，浮达而为痈；重者发于五脏，沉涩而为疽；浅者为疖，实者为痈，深则为疽也。发于外者，为背痈、脑疽、鬓眉等疽；发于内者，为肝痈、肺痈、肠脐等痈。外证易识，内证难明。太阳经虚从背而出，少阳经虚从鬓而出，阳明经虚从髭而出，督脉经虚从脑而出。"

总之，肺癌是由于正气虚损，阴阳失调，邪毒乘虚入肺，邪滞于肺，导致肺脏功能失调，肺气郁滞，宜降失司，气机不利，血行瘀滞，津液失于输布，津聚为痰，痰凝气滞，瘀阻络脉，于是瘀毒胶结，日久形成肺部积块。因此，肺癌是因虚而得病，因虚而致实，是一种全身属虚、局部属实的疾病。肺癌的虚以阴虚、气阴两虚为多

见，实则不外乎气滞、血瘀、痰凝、毒聚之病理变化。其病位在肺，但因肝主疏泄，脾主运化水湿，肾主水之蒸化，故与肝、脾、肾关系密切。

【辨治思路】

中医药治疗肺癌的辨治思路，经历了不同阶段的发展，从起初的以症状为主进行辨证治疗，逐渐演变为辨病辨证治疗。由于中医辨证难以进行规范统一，为了形成较为统一的辨治标准，近年中医肿瘤领域专家组提出，在辨病的基础上，以证候要素作为切入点，进行辨证标准的规范化工作，并被《恶性肿瘤中医诊疗指南》采纳，成为肺癌辨证论治的重要方法，予以规范和推广。

一、证候要素

临床上肺癌虚实夹杂，可数型并见，依据证候要素辨证，一方面可以简化临床辨证的思路，另一方面便于中西医意识地掌握和应用。在既往研究基础上，结合文献报道以及国内中医肿瘤专家意见，可将肺癌证候要素分为以下 5 种。

1. 气虚证

主症：神疲乏力，少气懒言，咳喘无力。

主舌：舌淡胖。

主脉：脉虚。

或见症：面色淡白或㿠白，自汗，纳少，腹胀，气短，夜尿频多，畏寒肢冷。

或见舌：舌边齿痕，苔白滑，薄白苔。

或见脉：脉沉细，脉细弱，脉沉迟。

2. 阴虚证

主症：五心烦热，口干咽燥，干咳少痰。

主舌：舌红少苔。

主脉：脉细数。

或见症：痰中带血，盗汗，大便干，小便短少，声音嘶哑，失眠。

或见舌：舌干裂，苔薄白或薄黄而干，花剥苔，无苔。

或见脉：脉浮数，脉弦细数，脉沉细数。

3. 痰湿证

主症：胸脘痞闷，恶心纳呆，咳吐痰涎。

主舌：舌淡苔白腻。

主脉：脉滑或濡。

或见症：胸闷喘憋，面浮肢肿，脘腹痞满，头晕目眩，恶心呕吐，大便溏稀，痰核。

或见舌：舌胖嫩，苔白滑，苔滑腻，苔厚腻，脓腐苔。

或见脉：脉浮滑，脉弦滑，脉濡滑，脉濡缓。

4. 血瘀证

主症：胸部疼痛，刺痛固定，肌肤甲错。

主舌：舌质紫暗或有瘀斑、瘀点。

主脉：脉涩。

或见症：肢体麻木，出血，健忘，脉络瘀血（口唇、爪甲、肌表等），皮下瘀斑，癥积。

或见舌：舌胖嫩，苔白滑，苔滑腻，苔厚腻，脓腐苔。

或见脉：脉沉弦，脉结代，脉弦涩，脉沉细涩，牢脉。

5. 热毒证

主症：口苦身热，尿赤便结，咳吐黄痰。

主舌：舌红或绛，苔黄而干。

主脉：脉滑数。

或见症：面红目赤，口苦，便秘，小便黄，出血，疮疡痈肿，口渴饮冷，发热。

或见舌：舌有红点或芒刺，苔黄燥，苔黄厚黏腻。

或见脉：脉洪数，脉数，脉弦数。

二、辨证方法

1. 证候要素

确定的方法，参考《中医诊断学》的证候确定方法如下。

- 符合主症2个，并见主舌、主脉者，即可辨为本证。
- 符合主症2个，或见症1个，任何本证舌、脉者，即可辨为本证。
- 符合主症1个，或见症不少于2个，任何本证舌、脉者，即可辨为本证。

2. 临证应用方法

临床应用时，先收集临床症状及体征，依据证候要素的辨证方法确定患者所具备的证候要素，随后将证候要素进行整合，即得出该患者复合证型。

三、辨证分型

现代医学对于肺癌的治疗，可大致分为手术治疗、放化疗、靶向治疗，以及不需要或者不能进行现代医学治疗而采用单纯中医药治疗，所以，在不同的治疗阶段，由于患者体质因素、疾病本身的因素，以及现代医学治疗作为病因而导致的因素，证候表现多有不同，然而同时又有规律可循。

表 9 – 1　肺癌常见证候类型

治疗阶段	辨证分型
手术阶段	气血亏虚、脾胃虚弱
化疗阶段	脾胃不和、气血亏虚、肝肾阴虚
放疗阶段	气阴两虚、热毒瘀结
靶向治疗阶段	血热毒盛、脾虚湿盛
单纯中医治疗阶段	肺脾气虚、痰湿瘀阻、热毒壅肺、气阴两虚

【肺癌常见症状的分型论治】

肺癌的相关临床症状及并发症较多，主要有咳嗽、咯血、胸腔积液、气喘、乏力、消瘦等，本节主要选取咳嗽、咯血、胸腔积液、气喘等四个肺癌较为特有、临床又比较常见的症状，对其分型论治进行阐述。

一、咳嗽

1. 痰湿蕴肺

症状：咳嗽反复发作，尤以晨起咳甚，咳声重浊，痰多，痰黏腻或稠厚成块，色白或带灰色，胸闷气憋，痰出则咳缓、憋闷减轻。常伴体倦，脘痞，腹胀，大便时溏，舌苔白腻，脉濡滑。

治法：燥湿化痰，理气止咳。

方药：二陈汤合三子养亲汤。

加减：胸闷脘痞者，可加苍术、厚朴健脾燥湿化痰；若寒痰较重，痰黏白如泡沫，怯寒背冷，加干姜、细辛以温肺化痰；脾虚证候明显者，加党参、白术以健脾益气；兼有表寒者，加紫苏、荆芥、防风解表散寒。

2. 痰热郁肺

症状：咳嗽气息急促，或喉中有痰声，痰多稠黏或为黄痰，咳吐不爽，或痰有热腥味，或咳吐血痰，胸胁胀满，或咳引胸痛，面赤，或有身热，口干欲饮，舌苔薄黄腻，舌质红，脉滑数。

治法：清热肃肺，化痰止咳。

方药：清金化痰汤。

加减：若痰热郁蒸，痰黄如脓或有热腥味，加鱼腥草、金荞麦根、浙贝母、冬瓜仁等清化痰热；胸满咳逆，痰涌，便秘者，加葶苈子、风化硝泻肺通腑化痰；痰热伤津，咳痰不爽，加北沙参、麦冬、天花粉养阴生津。

3. 肝火犯肺

症状：上气咳逆阵作，咳时面赤，常感痰滞咽喉，咯之难出，量少质黏，或痰如絮状，咳引胸胁胀痛，咽干口苦。症状可随情绪波动而增减。舌红或舌边尖红，舌苔薄黄少津，脉弦数。

治法：清肝泻火，化痰止咳。

方药：黛蛤散合黄芩泻白散。

加减：胸闷气逆者加葶苈子、瓜蒌、枳壳利气降逆；咳引胁痛者，加郁金、丝瓜络理气和络；痰黏难咯，加海浮石、贝母、冬瓜仁清热豁痰；火热伤津，咽燥口干，咳嗽日久不减，酌加北沙参、百合、麦冬、天花粉、诃子养阴生津敛肺。

4. 肺阴亏耗

症状：干咳，咳声短促，痰少黏白，或痰中带血丝，或声音逐渐嘶哑，口干咽燥，常伴有午后潮热，手足心热，夜寐盗汗，口干，舌质红少苔，或舌上少津，脉细数。

治法：滋阴润肺，化痰止咳。

方药：沙参麦冬汤。

加减：若久热久咳，可用桑白皮易桑叶，加地骨皮以泻肺清热；咳剧者加川贝母、杏仁、百部润肺止咳；若肺气不敛，咳而气促，加五味子、诃子以敛肺气；咳吐黄痰，加海蛤粉、知母、瓜蒌、竹茹、黄芩清热化痰；若痰中带血，加山栀、丹皮、白茅根、白及、藕节清热凉血止血；低热，潮热骨蒸，酌加功劳叶、银柴胡、青蒿、白薇等以清虚热；盗汗，加糯稻根须、浮小麦等以敛汗。

二、咯血

1. 燥热伤肺

症状：喉痒咳嗽，痰中带血，口干鼻燥，或有身热，舌质红，少津，苔薄黄，脉数。

治法：清热润肺，宁络止血。

方药：桑杏汤。

加减：出血较多者，可再加用云南白药或三七粉冲服。兼见发热、头痛、咳嗽、咽痛等症，为风热犯肺，加金银花、连翘、牛蒡子以辛凉解表，清热利咽；津伤较甚，而见干咳无痰，或痰黏不易咯出，苔少舌红乏津者，可加麦冬、玄参、天冬、天花粉等养阴润燥。痰热壅肺，肺络受损，症见发热、面红、咳嗽、咳血、咯痰黄稠、舌红、苔黄、脉数者，可改用清金化痰汤去桔梗，加大蓟、小蓟、茜草等，以清肺化痰，凉血止血；热势较甚，咳血较多者，加金银花、连翘、黄芩、芦根，及冲服三七粉。

2. 肝火犯肺

症状：咳嗽阵作，痰中带血或纯血鲜红，胸胁胀痛，烦躁易怒，口苦，舌质红，苔薄黄，脉弦数。

治法：清肝泻火，凉血止血。

方药：泻白散合黛蛤散。

加减：肝火较甚，头晕目赤，心烦易怒者，加牡丹皮、栀子、黄芩清肝泻火；若咳血量较多，纯血鲜红，可用犀角地黄汤加三七粉冲服，以清热泻火，凉血止血。

3. 阴虚肺热

症状：咳嗽痰少，痰中带血或反复咳血，血色鲜红，口干咽燥，颧红，潮热盗汗，舌质红，脉细数。

治法：滋阴润肺，宁络止血。

方药：百合固金汤。

加减：反复咳血及咳血量多者，加阿胶、三七养血止血；潮热、颧红者，加青蒿、鳖甲、地骨皮、白薇等清退虚热；盗汗加糯稻根、浮小麦、五味子、牡蛎等收敛固涩。

三、胸腔积液

1. 饮停胸胁

症状：胸胁疼痛，咳唾引痛，咳逆气喘，息促不能平卧，或仅能偏卧于停饮的一侧，病侧肋间胀痛，甚则可见病侧胸廓隆起，舌淡苔白，脉沉弦或弦滑。

治法：逐水祛饮。

方药：十枣汤或控涎丹。

2. 热毒壅盛

症状：见身热转甚，时时振寒，继则壮热，咳嗽气急，转侧不利者，舌红苔薄黄，脉滑数。

治法：清肺解毒，利水祛湿。

方药：千金苇金汤合如金解毒散加减。

3. 气阴耗伤

症状：咳嗽无力，气短声低、午后潮热，面色淡白，颧红者，舌淡红苔少，脉细弱。

治法：益气养阴，利水逐饮。

方药：保真汤加减。

4. 脾肾阳虚

症状：喘促动则为甚，气短，食少，怯寒肢冷，小便不利，足跗浮肿者，舌淡红，苔薄白，脉弱无力。

治法：温补脾肾，化饮利水。

方药：金匮肾气丸合苓桂术甘汤加减。

四、气喘

1. 痰热遏肺

症状：喘咳气涌，胸部胀痛，痰多黏稠色黄，或夹血色，伴胸中烦热，面红身热，汗出口渴喜冷饮，咽干，尿赤，或大便秘结，苔黄或腻，脉滑数。

治法：清泄痰热。

方药：桑白皮汤。

加减：若痰多黏稠，加瓜蒌、海蛤粉清化痰热；喘不得卧，痰涌便秘，加葶苈子、大黄涤痰通腑；痰有腥味，配鱼腥草、金荞麦根、蒲公英、冬瓜子等清热解毒，化痰泄浊；身热甚者，加生石膏、知母、金银花等以清热。

2. 痰浊阻肺

症状：喘而胸满闷窒，甚则胸盈仰息，咳嗽痰多黏腻色白，咯吐不利，兼有呕恶纳呆，口黏不渴，苔厚腻色白，脉滑。

治法：化痰降逆。

方药：二陈汤合三子养亲汤。

加减：若痰浊夹瘀，见喘促气逆，喉间痰鸣，面唇青紫，舌质紫暗，苔腻浊者，可用涤痰汤，加桃仁、红花、赤芍、水蛭等涤痰祛瘀。

3. 饮凌心肺

症状：喘咳气逆，倚息难以平卧，咯痰稀白，心悸，面目肢体浮肿，小便量少，怯寒肢冷，面唇青紫，舌胖黯，苔白滑，脉沉细。

治法：温阳利水，泻肺平喘。

方药：真武汤合葶苈大枣泻肺汤。

加减：喘促甚者，可加桑白皮、五加皮行水去壅平喘。心悸者加酸枣仁以养心安神。怯寒肢冷者，加桂枝温阳散寒。面唇青紫甚者，加泽兰、益母草活血祛瘀。

4. 肝气乘肺

症状：每遇情志刺激而诱发，发病突然，呼吸短促，息粗气憋，胸闷胸痛，咽中如窒，咳嗽痰鸣不著，喘后如常人，或失眠、心悸，平素常多忧思抑郁，苔薄，脉弦。

治法：开郁降气。

方药：五磨饮子。

加减：若气滞腹胀，大便秘者又可加用大黄以降气通腑，即六磨汤之意。伴有心悸、失眠者，加百合、酸枣仁、合欢花等宁心安神。精神恍惚，喜悲伤欲哭，宜配合甘麦大枣汤宁心缓急。本证宜劝慰患者心情开朗，配合治疗。

5. 肺气虚

症状：喘促短气，气怯声低，喉有鼾声，咳声低弱，痰吐稀薄，自汗畏风，极易感冒，舌质淡红，脉软弱。

治法：补肺益气。

方药：补肺汤合玉屏风散。

加减：若食少便溏，腹中气坠，肺脾同病，可与补中益气汤配合治疗。若伴咳呛，痰少质黏，烦热口干，面色潮红，舌红苔剥，脉细数，为气阴两虚，可用生脉散加沙参、玉竹、百合等益气养阴。痰黏难出，加贝母、瓜蒌润肺化痰。

6. 肾气虚

症状：喘促日久，气息短促，呼多吸少，动则喘甚，气不得续，小便常因咳甚而失禁，或尿后余沥，形瘦神疲，面青肢冷，或有跗肿，舌淡苔薄，脉微细或沉弱。

治法：补肾纳气。

方药：金匮肾气丸合参蛤散。

变通：若见喘咳，口咽干燥，颧红唇赤，舌红少津，脉细或细数，此为肾阴虚，可用七味都气丸合生脉散以滋阴纳气。

如兼标实，痰浊壅肺，喘咳痰多，气急满闷，苔腻，此为"上实下虚"之候，治宜化痰降逆、温肾纳气，可用苏子降气汤加紫石英、沉香等。

加减：肾虚喘促，多兼血瘀，如面、唇、爪甲、舌质黯黑，舌下青筋显露等，可酌加桃仁、红花、川芎等活血化瘀。

7. 喘脱

症状：喘逆甚剧，张口抬肩，鼻翼煽动，端坐不能平卧，稍动则喘剧欲绝，或有痰鸣，咳吐泡沫痰，心慌动悸，烦躁不安，面青唇紫，汗出如珠，肢冷，脉浮大无根，或见歇止，或模糊不清。

治法：扶阳固脱，镇摄肾气。

方药：参附汤合黑锡丹。

加减：若呼吸微弱，间断难续，或叹气样呼吸，汗出如洗，烦躁内热，口干颧红，舌红无苔，或光绛而紫赤，脉细微而数，或散或芤，为气阴两竭之危证，治应益气救阴固脱，可用生脉散加生地黄、山萸肉、龙骨、牡蛎以益气救阴固脱。若出现阴竭阳脱者，加附子、肉桂急救回阳。

附二：辨证论治古今选要

（一）古代论述

古代医籍中，有诸多关于肺癌类似疾病的临床辨证论治思路的论述，对于现代医生临床实践过程中参考借鉴具有重要意义。

1. 《辨证冰鉴》中有关肺痈的辨证方法

"人有胸膈间作痛，咳嗽时更加痛，手按之更增气急，人以为肺咳也，谁知肺热生痈乎！夫肺为娇脏，药食所不到者，故治之甚难，治法似宜泻火以救肺，药既不入肺，而肺为脾子，脾经未尝不爱药也。补脾土则土能生金，平肝木则金不克木，清心火则火不刑金，三经有益于肺，无损于金，则肺气得养，后以消毒之品解肺之邪，何痈不散乎。全肺汤：玄参三两，金银花五两，麦冬二两，生甘草五钱，花粉、茯苓、白芍各三钱。水煎服二剂，痛减内消矣。

按痈疽证必须内消，不可令其出毒。内消之法，总不外心肝脾三经，而别无消痈之道也。或曰：肺之于肾也，独不可治肾以消乎？然肺痈虽成于火灼肺金之液，实因肺气之自虚也，补肾虽或能使肺不来生肾，但肺肾相通，补肾之水，恐肺气下降，而火毒反不肯遽散，不若止治三经，使肺气得养，自化其毒，不遗于肾为妙也。

又曰：夫肺之生痈者，因肺火不散也，然肺火之来，因肺气之虚也，肺虚而后火留于肺，火盛而肺结为痈，不补虚以散火，而未成形者何以消，已成形者何以散，即溃烂者又何以愈哉，是虚宜补矣。然补何脏乎？若补肺虚，而肺不能直补，只补胃气，则肺气自旺也。今痈已破，多吐脓血，则肺气尤虚，虽毒气尚存，不可纯泻其毒，于补气之中而行攻散之法，则毒易化，而正气无伤也。完肺饮：人参一两，玄参、金银花各二两，蒲公英五钱，花粉、桔梗、生甘草各三钱，黄芩二钱。水煎，一服脓必多，二剂渐少，又三剂疼止，脓血亦止，六剂全愈。（此方补胃气，即泻胃中之火，旺胃气而肺气自不能衰，泻胃火而肺火自不能旺，所以败毒生肉也。虽诸药亦能入肺，不单入胃，然入胃者十之八，入肺者十之二，仍是治胃益肺之药也。或问肺痈已破，病已入里，似不宜升提肺气，南昌喻嘉言谓：宜引之入肠，而先生仍用桔梗开提肺气，恐不可以为训。嗟乎！余所用药，无非治胃之药，药入于胃，有不下引入肠者乎！然肺气困顿，整肃之令不行，用桔梗以清肺，上气通而下行更速，然则上之开提，正下行之迅逐也。）

又曰：人有久嗽后肺受损伤，皮肤黄瘦，咽喉嘶哑，自汗盗汗，不得卧，吐稠痰腥臭，毛悴色焦，嗽时必忍气须臾，轻轻吐痰，始觉膈上不疼，否则大痛，气息奄奄，人以为肺痈也，谁知肺痿生疮乎！本不可救，然治之得法，亦有生者。夫肺痈与肺痿不同，肺痈生于火毒，治之宜速；肺痿成于劳伤，治之宜缓。火毒宜补中用泻，劳伤宜补中带清。清与泻不同，而补则同也。泻中用补，可用大剂，清中用补，只宜小剂，勿伐勿助，若有若无，始奏功也。养肺去痿汤：金银花、麦冬各三钱，生地、百合各二钱，紫菀、百部各五分，生甘草五钱，款冬花、贝母、白薇各三分，天冬一钱。水煎服，十剂膈疼少减，便有生机矣。又十剂更轻，又十剂渐愈，共六十剂，始全愈也。（此方不寒不热，养肺气于将危，保肺叶于将痿，实有奇功，若图效捷于一旦，必致轻丧于须臾，宁忍耐以全生，勿欲速而送死。）

又曰：有膏粱子弟，多食燔熬浓味，美醴香醪，以至舌干喉燥，吐痰吐血，喘急膈疼，不得安卧，人以为肺经火炽，谁知肺痈已成乎！夫肺为五脏华盖，喜清气畅达，恶燥气炎蒸。今所食无非辛热，则五脏之中，一团火气，火性炎上，而肺独受其害，不能下生肾水，肾水无源则益加燥势，必取资于肺，肺金又病，不益虚其虚而燥其燥乎！况各经纷纷来逼，火烈金刑，肺间生痈，必至之势也。治法化毒之中，益以养肝降火之内，济之补肾，庶有成者可痊，未成者可散也。扶桑清肺丹：桑叶五钱，紫菀二钱，贝母、生甘草、百合、阿胶、人参各三钱，犀角屑五分，款冬花一钱，杏仁七粒，金银花、熟地各一两，水煎，调犀末，服数剂可收功也。（此方肺肾同治，全不降火，盖五脏之火，因饮食而旺，乃虚火也。故补水而金气坚，虚火息，况补中带散，则非呆补，火毒又易解也。）"此论从补脾益胃、清肺补水角度，多方面论述肺癌治则治法，并给出方药，较为系统地探讨了肺癌的治法。

2. 《外科正宗》中审证求因的论述

"夫肺痈者，金受火刑之证也。盖肺为五脏华盖，其位至高，其气至清，内主乎气，中主声音，外司皮毛，故肺金独旺于秋者，应其清轻之候也。倘有所克，其病自生。先因感受风寒，未经发越，停留肺中，初出其候毛耸恶风，咳嗽声重，胸膈隐痛，项强不能转侧者，是其真候也。久则鼻流清涕，咳吐脓痰，黄色腥秽，甚则胸胁胀满，呼吸不利，饮食减少，脉洪自汗，法当清金甘桔汤主之，麦冬清肺饮调之。亦有七情饥饱劳役，损伤脾肺者；亦有劳力内伤，迎风喊叫，外寒侵入，未经解散，致生肺痈者。脉必浮而微数，胸热气粗，寒热往来，咳嗽痰生，通用金鲤汤、蜡矾丸、太乙膏，相间服之，亦效。"此论认为，肺痈应当随证而治。

娄金善曰："肺痿属热，如咳久肺伤，声哑声嘶咯血，此属阴虚火热甚，是本论治。肺痿吐涎沫而不咳者，其人不渴必遗尿，小便数，以上虚不能制下故也。此为肺中冷，必眩多涎唾，用炙甘草、干姜，此属寒也。肺痿吐涎多，心中温液者，用炙甘草汤以补虚劳也。亦与补阴虚火热不同，是皆宜厘清之，故肺痿又有寒热之异也。"此论认为肺痿应分寒热，随证或清肺或温肺而治之。

（二）现代医家看法

在具体的辨治方面，目前较为公认的辨证标准是 2014 版林洪生主任主编的《恶性肿瘤中医诊疗指南》（肺癌部分），将肺癌分为肺脾气虚、痰湿瘀阻、热毒壅肺、气阴两虚等 4 型。

周仲瑛认为肺癌应该分为热毒蕴结证、脾虚痰阻证、气滞络瘀证、阴虚内热证、气阴两虚证、肺肾两虚证等六个常见证型。

朴炳奎分为肺气不足、阴虚内热、气阴两虚、气滞血瘀、痰湿瘀阻型。

刘嘉湘分为阴虚内热、气阴两虚、脾虚痰湿、气滞血瘀及阴阳两虚5型。

周岱翰分为肺郁痰瘀、脾虚痰湿、阴虚痰热、气阴两虚型。

徐振晔将肺癌分为肺肾阴虚、脾虚痰湿、阴阳两虚、精气亏虚型。

余桂清分为肺脾气虚、肺阴虚、气阴两虚、痰湿瘀阻型。

郁仁存分为阴虚毒热、痰湿蕴肺、气滞毒瘀、肺肾两虚型。

张代钊分为气阴两虚、脾虚痰湿、阴虚内热、气滞血瘀、肺肾两虚5型。

周维顺分为痰湿蕴肺、阴虚热毒、气滞血瘀、肝肾两虚型。

李峥嵘分为脾虚痰湿、阴虚内热、气阴两虚、气滞血瘀型。

孙士玲分为肺脾气虚、肺胃阴虚、肺热痰湿、气滞血瘀型。

刘伟胜将肺癌分为热毒炽盛型、肺湿痰湿毒结型、气滞血瘀毒结型、气阴两虚型、阴虚水泛型等。

马纯政等采用复合证型，将肺癌分为痰湿蕴结，肺脾气虚；气阴两虚，痰瘀内蕴；阴阳两虚，痰浊结聚；阴虚热结，气滞血瘀等证型。

李萍等通过对1997—2007年间的43篇文献共1889例病例分析总结，指出气阴两虚、阴虚内热、脾虚痰湿、气血瘀滞、气虚为肺癌的临床常见证型，且北方的脾虚痰湿型和气虚型较南方多。

司富春等分析了244篇从1997年至2013年中国期刊全文数据库收录的中医及中西医结合治疗肺癌的临床研究和个人经验报告类文献，共计得出肺癌中医证型56个，其中气阴两虚、阴虚内热、脾虚痰湿、痰瘀互结、热毒炽盛、肺脾气虚、气滞血瘀、痰热壅肺、痰湿蕴肺、肺肾阴虚为肺癌的主要证型，占72.6%，肺癌70个频次较高的症状可分为6类症状聚类证型，分别是气阴两虚证、痰热壅肺证、阴虚内热证、痰瘀互结证、肺脾气虚证、痰湿蕴肺证。

【治则与治法】

根据肺癌本虚标实的基本病机，其中医治则主要为扶正祛邪，但在现代临床应用中，又需根据不同的治疗阶段，选择相应的治则治法，如围手术期、放化疗、靶向治疗期间的患者，中医治疗以扶正为主；对体力尚可，但不能耐受多药化疗而选择单药化疗的患者，中医治疗则以祛邪为主；对手术后患者、放化疗后疾病稳定的带瘤患者，不适合或不接受手术、放化疗、分子靶向治疗的患者，中医治疗则以扶正祛邪为主，并根据患者情况，随时调整扶正与祛邪的侧重。

一、治疗原则

（一）中西医结合治疗原则

对于接受手术、放疗、化疗、分子靶向治疗且具备治疗条件的肺癌患者，采用中西医结合的治疗方式。西医治疗根据 NCCN 肿瘤学临床实践指南原则进行，中医根据治疗阶段的不同，可以分为以下 4 种治疗方式。

1. 中医防护治疗

适应人群：围手术期、放化疗、靶向治疗期间的患者。

治疗原则：以扶正为主。

治疗目的：减轻手术、放化疗、靶向治疗等治疗方法引起的不良反应，促进机体功能恢复，改善症状，提高生存质量。

治疗方法：辨证汤药 ± 口服中成药 ± 中药注射剂 ± 其他中医治法。

治疗周期：围手术期，或与放疗、化疗或靶向治疗等治疗方法同步。

2. 中医加载治疗

适应人群：有合并症，老年 PS 评分 2，不能耐受多药化疗而选择单药化疗的患者。

治疗原则：以祛邪为主。

治疗目的：提高上述治疗方法的疗效。

治疗方法：中药注射剂 ± 辨证汤药 ± 口服中成药 ± 其他中医治法。

治疗周期：与化疗同步。

3. 中医巩固治疗

适应人群：手术后无须辅助治疗或已完成辅助治疗的患者。

治疗原则：扶正祛邪。

治疗目的：防止复发转移，改善症状，提高生存质量。

治疗方法：辨证汤药 + 口服中成药 ± 中药注射剂 ± 其他中医治法。

治疗周期：3 个月为 1 个治疗周期。

4. 中医维持治疗

适应人群：放化疗后疾病稳定的带瘤患者。

治疗原则：扶正祛邪。

治疗目的：控制肿瘤生长，延缓疾病进展或下一阶段放化疗时间，提高生存质量，延长生存时间。

治疗方法：中药注射剂 ± 辨证汤药 ± 口服中成药 ± 其他中医治法。

治疗周期：2 个月为 1 个治疗周期。

（二）单纯中医治疗原则

适应人群：不适合或不接受手术、放疗、化疗、分子靶向治疗的患者。

治疗原则：扶正祛邪。

治疗目的：控制肿瘤生长，减轻症状，提高生存质量，延长生存时间。

治疗方法：中药注射剂＋口服中成药±辨证汤药±中医其他疗法。

治疗周期：2个月为1个治疗周期。

二、治疗方法

（一）辨证汤药

1. 中西医结合治疗

临床实践表明，中西医结合治疗可为肺癌患者带来最佳获益。对于接受手术、放疗、化疗、分子靶向治疗的肺癌患者，在不同治疗阶段，采用中医药治疗可分别发挥增强体质、促进康复、协同增效、减轻不良反应、巩固疗效等作用。在辨证用药的同时，应结合辨病治疗，把握肺癌正气不足、邪毒内存的基本病机，适当应用具有扶助正气和控制肿瘤作用的中药。

（1）手术结合中医治疗：早中期肺癌患者常接受手术切除治疗，以求达到长期根治目的，中医治疗与手术结合治疗是指在恶性肿瘤患者围手术期或者手术后所进行的中医治疗。恶性肿瘤患者在围手术期采用中医防护治疗促进术后康复，增强体质，为术后辅助治疗创造条件；采用中医巩固治疗，能够提高机体免疫功能，防治肿瘤复发转移。由于手术可对人体气血造成较大伤害，肺癌患者围手术期或术后最常见的证型为气血亏虚或脾胃虚弱。故治以补气养血、健脾益胃为主。

①气血亏虚

临床表现：面色淡白或萎黄，唇甲淡白，神疲乏力，少气懒言，自汗，或肢体肌肉麻木、女性月经量少，舌体瘦薄，或者舌面有裂纹，苔少，脉虚细而无力。

治疗原则：补气养血。

选方：八珍汤加减（《正体类要》），或当归补血汤加减（《内外伤辨惑论》），或十全大补汤加减（《太平惠民和剂局方》）

药物组成：人参、白术、茯苓、当归、川芎、白芍、熟地黄，或黄芪、当归，或人参、肉桂、川芎、地黄、茯苓、白术、甘草、黄芪、当归、白芍、生姜、大枣。

辨证加减：兼痰湿内阻者，加半夏、陈皮、薏苡仁；若畏寒肢冷，食谷不化者，加补骨脂、肉苁蓉、鸡内金。若兼动则汗出、怕风等表虚不固之证，加防风、浮小麦。

②脾胃虚弱

临床表现：纳呆食少，神疲乏力，大便稀溏，食后腹胀，面色萎黄，形体瘦弱，舌质淡，苔薄白。

治疗原则：健脾益胃。

选方：补中益气汤（《脾胃论》）加减。

药物组成：黄芪、人参、白术、炙甘草、当归、陈皮、升麻、柴胡、生姜、大枣。

辨证加减：若胃阴亏虚，加沙参、石斛、玉竹；若兼痰湿证者，加茯苓、半夏、薏苡仁、瓜蒌。

（2）放疗结合中医治疗：对于中晚期肺癌患者，常常接受放疗，以达到局部控制肿瘤，甚至达到根治性治疗的目的。放疗结合中医治疗是指在放疗期间所联合的中医治疗，发挥放疗增敏、提高疗效，防治放疗不良反应的作用。中医认为放疗以火热邪毒为主，常可耗伤人体阴血，导致阴血亏虚，热毒内盛，并常致痰瘀热互结为患，久则导致气阴两亏。故治以清热化痰、活血解毒、益气养阴为主。

①热毒瘀结

临床表现：发热，皮肤黏膜溃疡，咽喉肿痛，或见胸痛，呛咳，呼吸困难，呕吐，呕血，或见高热，头痛，恶心呕吐，大便秘结，舌红，苔黄或黄腻，脉滑数。多见于放射性肺炎、食管炎、皮炎，或者脑部放疗引起的脑水肿、颅内压升高。

治疗原则：清热化痰，活血解毒。

选方：清气化痰汤（《医方考》）合桃红四物汤（《医宗金鉴》）加减。

药物组成：黄芩、瓜蒌仁、半夏、胆南星、陈皮、杏仁、枳实、茯苓、桃仁、红花、当归、川芎、白芍。

辨证加减：若局部皮肤红、肿、热、痛或破溃者，黄连、黄柏、虎杖煎汤外敷；若高热不退，加水牛角、白薇、紫雪丹；若头痛头晕重者，加牛膝、泽泻；若胃阴伤、胃失和降者，加石斛、竹茹、旋覆花；若大便秘结，加生地黄、大黄。

②气阴亏虚

临床表现：神疲乏力，少气懒言，口干，纳呆，干咳少痰或痰中带血，胸闷气短，面色淡白或晦滞，舌淡红或胖，苔白干或无苔，脉细或细数。多见于放射性损伤后期，或迁延不愈，损伤正气者。

治疗原则：益气养阴。

选方：百合固金汤（《医方集解》）加减。

药物组成：生地黄、熟地黄、当归、芍药、甘草、百合、贝母、麦冬、桔梗、玄参、党参、五味子。

辨证加减：若纳呆纳差，加焦三仙、生谷芽、砂仁；若痰中带血，加白及、花蕊石、三七；若兼血虚，加阿胶、丹参；若久病阴损及阳，加菟丝子、肉桂。

（3）化疗结合中医治疗：化疗结合中医治疗是指在化疗期间所联合的中医治疗，发挥化疗增效、提高化疗疗效、防治化疗不良反应的作用。化疗药物大多属于有毒之药，极易致脾胃受损，耗伤人体气血阴阳，故治以健脾养胃、补益气血、养阴温阳为主。

①脾胃不和

临床表现：胃脘饱胀、食欲减退、恶心、呕吐、腹胀或腹泻，舌体多胖大，舌苔薄白、白腻或黄腻。多见于化疗引起的消化道反应。

治疗原则：健脾和胃，降逆止呕。

选方：旋覆代赭汤（《伤寒论》）加减，或橘皮竹茹汤（《金匮要略》）加减。

药物组成：旋覆花、人参、生姜、代赭石、甘草、半夏、大枣；或半夏、橘皮、枇杷叶、麦冬、竹茹、赤茯苓、人参、甘草。

辨证加减：若脾胃虚寒者，加吴茱萸、党参、焦白术；若肝气犯胃者，加炒柴胡、佛手、白芍。

②气血亏虚

临床表现：疲乏、精神不振、头晕、气短、纳少、虚汗、面色淡白或萎黄，脱发，或肢体肌肉麻木、女性月经量少，舌体瘦薄，或者舌面有裂纹，苔少，脉虚细而无力。多见于化疗引起的疲乏或骨髓抑制。

治疗原则：补气养血。

选方：八珍汤加减（《正体类要》），或当归补血汤加减（《内外伤辨惑论》），或十全大补汤加减（《太平惠民和剂局方》）。

药物组成：人参、白术、茯苓、当归、川芎、白芍、熟地黄，或黄芪、当归，或人参、肉桂、川芎、地黄、茯苓、白术、甘草、黄芪、当归、白芍、生姜、大枣。

辨证加减：兼痰湿内阻者，加半夏、陈皮、薏苡仁；若畏寒肢冷，食谷不化者，加补骨脂、肉苁蓉、鸡内金。

③肝肾阴虚

临床表现：腰膝酸软，耳鸣，五心烦热，颧红盗汗，口干咽燥，失眠多梦，舌红苔少，脉细数。多见于化疗引起的骨髓抑制或脱发。

治疗原则：滋补肝肾。

选方：六味地黄丸（《小儿药证直诀》）加减。

药物组成：熟地黄、山茱萸（制）、山药、泽泻、牡丹皮、茯苓。

辨证加减：若阴虚内热重者，加旱莲草、女贞子、生地黄；若阴阳两虚者，加菟丝子、杜仲、补骨脂。兼脱发者，加制何首乌、黑芝麻。

（4）生物靶向治疗结合中医治疗：生物靶向治疗结合中医治疗是指在生物靶向治疗期间所联合的中医治疗，发挥延缓疾病进展、防治生物靶向治疗不良反应的作用。靶向药物大多属于燥热之品，易致血热炽盛，脾胃损伤，故治以凉血解毒、健脾和胃为主。

①血热毒盛证

临床表现：全身皮肤瘙痒，疹出色红，分布多以上半身为主，鼻唇口旁为甚，可伴有发热、头痛、咳嗽。舌质红，苔薄，脉浮数。多见于生物靶向治疗引起的皮疹、瘙痒等不良反应。

治疗原则：凉血解毒。

选方：清瘟败毒饮（《疫疹一得》）加减。

药物组成：生石膏、小生地、乌犀角、生栀子、桔梗、黄芩、知母、赤芍、玄参、连翘、竹叶、甘草、牡丹皮、黄连。

辨证加减：若头痛殊甚，两目昏花者，加菊花、夏枯草。

②脾虚湿盛

临床表现：腹胀、大便稀溏，脘痞食少，肢体倦怠，舌苔薄白腻。多见于生物靶向治疗引起的腹泻等不良反应。

治疗原则：健脾利湿，涩肠止泻。

选方：参苓白术散（《太平惠民和剂局方》）合四神丸（《六科证治准绳》）加减。

药物组成：党参、茯苓、白术、白扁豆、陈皮、山药、薏苡仁、补骨脂、肉豆蔻、五味子、吴茱萸。

辨证加减：若湿热内蕴者，加马齿苋、败酱草；若腹痛里急后重明显者，加木香、槟榔。

2. 单纯中医治疗

对于不适合或不接受手术、放疗、化疗、分子靶向治疗的肺癌患者，采用单纯中医治疗，发挥控制肿瘤、稳定病情、提高生存质量、延长生存期的作用。经过众多专家长期的临床实践总结，目前比较公认的肺癌辨证分为四型：肺脾气虚、痰湿瘀阻、热毒壅肺、气阴两虚。根据不同证型，治法分别以健脾补肺、祛痰化瘀、清热解毒、益气养阴为主。

①肺脾气虚

临床表现：咳喘不止，短气乏力，痰多稀白，食欲不振，腹胀便溏，声低懒言，舌淡苔白，脉细弱。

中医治则：健脾补肺，益气化痰。

选方：六君子汤（《医学正传》）加减。

药物组成：生黄芪、党参、白术、茯苓、清半夏、陈皮、桔梗、杏仁。

辨证加减：痰湿盛者，加生薏苡仁、川贝、炒莱菔子；肾气虚者，加蛤蚧、五味子、枸杞子。

②痰湿瘀阻

临床表现：咳嗽痰多，质黏色白易咯出，胸闷，甚则气喘痰鸣，舌淡苔白腻，脉滑。或走窜疼痛，急躁易怒，胸部刺痛拒按，舌质紫暗或见瘀斑，脉涩。

中医治则：化痰祛湿，化瘀散结。

选方：二陈汤（《太平惠民和剂局方》）合三仁汤（《温病条辨》）加减。

药物组成：陈皮、半夏、茯苓、杏仁、飞滑石、白通草、白蔻仁、竹叶、厚朴、生薏仁、半夏、甘草。

辨证加减：痰热盛者，加瓜蒌、黄芩、鱼腥草。

③热毒壅肺

临床表现：身有微热，咳嗽痰多，甚则咳吐腥臭脓血，气急胸痛，便秘口干，舌红，苔黄腻，脉滑数。

中医治则：清热解毒。

选方：千金苇茎汤（《金匮要略》）加减。

药物组成：苇茎、薏苡仁、桃仁、冬瓜瓣。

辨证加减：若咳痰黄稠不利，加射干、瓜蒌、贝母；胸满而痛，转侧不利者，加乳香、没药、赤芍、郁金；烦渴者，加生石膏、花粉。

④气阴两虚

临床表现：干咳少痰，咳声低弱，痰中带血，气短喘促，神疲乏力，恶风，自汗或盗汗，口干不欲多饮，舌质淡红有齿印，苔薄白，脉细弱。

中医治则：益气养阴。

选方：生脉散（《内外伤辨惑论》）合沙参麦冬汤（《温病条辨》）加减。

药物组成：太子参、麦冬、五味子、沙参、知母、生黄芪、女贞子、白芍、当归、枇杷叶、白术、阿胶、炙甘草。

辨证加减：咳嗽重者，加杏仁、桔梗、贝母；阴虚发热者，加银柴胡、地骨皮、知母。

（二）辨病治疗常用中草药

金荞麦：味淡，性平，归肺经；功效：清热解毒，消痈利咽，健脾。

仙鹤草：味苦、涩，性凉，归肺、肝、脾经；功效：收敛止血，补虚止痢，杀虫，治脱力劳伤。

白英：味辛，性凉，归胃、肝经；功效：清热利湿，解毒消肿，抗癌。

猫爪草：味甘、辛，性平，归肝、肺经；功效：化痰散结。

山海螺：味甘、辛，性平，归脾、肺经；功效：败毒抗癌，补气养血，消肿排脓。

山慈菇：味辛，性寒，小毒，归肝、脾经；功效：清热解毒，消痈散结。

凤尾草：味淡、微苦，性凉，归大肠、心、肝经；功效：清热利湿，解毒止痢，凉血止血。

石上柏：味甘、微苦、涩，性凉，归肺、肝经；功效：清热解毒，抗癌，止血。

天南星：味苦、辛，性温，有毒，归肺、肝、脾经；功效：燥湿化痰，祛风解痉。

半枝莲：味辛、苦，性寒，归肺、肝、肾经；功效：清热解毒，散瘀止血，利水消肿。

瓜蒌：味甘、微苦，性凉，归肺、胃、大肠经；功效：清热化痰，利气宽胸，散结消痈，润燥滑肠。

金银花：味甘，性凉，归肺、心、胃经；功效：疏散风热，清热解毒，清热解暑。

连翘：味微苦，性凉，归肺、心、小肠经；功效：清热解毒，消痈散结，疏散风热，清心利尿。

锦灯笼：味苦，性寒，归肺经；功效：清热解毒，利咽化痰，利尿通淋。

鱼腥草：味辛，性凉，归肺经；功效：清热解毒，消痈排脓，利尿通淋，清热止痢。

蛇莓：味甘、苦，性凉，归肺、肝、大肠经；功效：清热解毒，活血散瘀，收敛止血。

山豆根：味苦，性寒，归肺、胃经；功效：清热解毒，利咽消肿。

法半夏：味辛，性温，小毒，归脾、胃、肺经；功效：燥湿化痰，降逆止呕，消痞散结。

冬凌草：味苦、甘，性微寒，归肺、胃、肝经；功效：清热解毒，活血止痛。

半边莲：味甘、淡，性寒，归心、小肠、肺经；功效：清热解毒，利水消肿。

黄药子：味苦，性寒，小毒，归肺、肝经；功效：化痰软坚，散结消瘿，清热解毒，凉血止血。

猫眼草：味苦，性微寒，归肺、膀胱、肝经；功效：镇咳，祛痰，散结，逐水，拔毒，杀虫。

射干：味苦，性寒，归肺经；功效：清热解毒，利咽祛痰。

苦杏仁：味苦，性温，小毒，归肝、脾、心经；功效：降气止咳平喘，润肠通便。

海蛤壳：味苦、咸，性寒，归肺、膀胱经；功效：清热化痰，软坚散结，制酸止痛，利尿。

浮海石：味咸，性寒，归肺、肾经；功效：清肺热，化老痰。

北豆根：味苦，性寒，小毒，归肺、胃、大肠经；功效：清热解毒，祛风止痛。

僵蚕：味咸、辛，性平，归心、肝、脾、肺经；功效：息风止痉，祛风止痛，化痰散结。

皂角刺：味辛、咸，性温，小毒，归肝、胃经；功效：祛顽痰，开窍通闭，祛风杀虫。

蟾酥皮：味甘、辛，性温，有毒，归心、脾、肺、大肠经；功效：清热解毒，利水消胀。

鳖甲：味咸，性寒，归肝、肺、肾经；功效：滋阴潜阳，软坚散结。

垂盆草：味甘、淡，性凉，归心、肝、胆经；功效：利湿退黄，清热解毒，痈疮肿毒。

夏枯草：味辛、苦，性寒，归肝、胆经；功效：清肝火明目，消肿散结。

莪术：味苦，性温，归肝、脾经；功效：行气破血，消积止痛。

金钱白花蛇：味甘、咸，性温，有毒，归肝经；功效：祛风，通络，止痉。

石见穿：味苦，性凉，归肝、脾经；功效：活血镇痛，清热利湿，散结消肿。

斑蝥：味辛，性寒，大毒，归肝经；功效：破血逐瘀消癥，攻毒蚀疮散结。

八月札：味甘，性寒，归肝、脾、肾经；功效：疏肝理气，活血，散瘀止痛，除烦利尿。

蒲公英：味苦、甘，性寒，归肝、胃经；功效：清热解毒，消痈散结，利湿通淋，清肝明目。

紫草：味甘、咸，性寒，归心、肝经；功效：凉血活血，解表透疹。

（三）常用中成药

1. 抗癌治疗类

（1）威麦宁胶囊：活血化瘀、清热解毒、祛邪扶正，配合放、化疗治疗肿瘤有增效、减毒作用；单独使用可用于不适宜放、化疗的肺癌患者的治疗。

（2）消癌平片：抗癌、消炎、平喘，用于多种恶性肿瘤治疗，并可缓解咳嗽、气喘等症。

（3）复方斑蝥胶囊：破血消瘀、攻毒蚀疮，用于多种恶性肿瘤治疗，尤宜辨证属毒瘀互结者。

（4）平消胶囊：活血化瘀、散结消肿、解毒止痛，用于毒瘀内结所致的肿瘤患者，具有缓解症状、缩小瘤体、提高机体免疫力、延长患者生存时间的作用。

（5）鸦胆子油软胶囊：解毒抗癌，用于肺癌、肺癌脑转移、消化道肿瘤及肝癌的辅助治疗。

2. 扶正抗癌类

康莱特注射液：益气养阴，消癥散结。适用于不宜手术的气阴两虚、脾虚湿困型原发性非小细胞肺癌及原发性肝癌。配合放、化疗有一定的增效作用。对中晚期肿瘤患者具有一定的抗恶病质和止痛作用。

3. 扶正类

（1）贞芪扶正颗粒：补气养阴，用于气阴不足、乏力、食欲不振等症。配合手术、放疗、化疗，促进机体功能恢复。

（2）生血丸：补肾健脾，填精养血，用于脾肾虚弱所致的面黄肌瘦、体倦乏力、眩晕、食少、便溏；放、化疗后全血细胞减少等。

（3）参一胶囊：培元固本、补益气血，用于气虚之证，配合化疗，改善免疫功能等。

4. 解决症状类

（1）华蟾素注射液：解毒，消肿，止痛。用于中、晚期肿瘤，慢性乙型肝炎等症。

（2）益肺清化颗粒：益气养阴、清热解毒，用于气阴两虚证患者，或与放、化疗配合，减轻白细胞计数降低等情况。

（3）金复康口服液：益气养阴、清热解毒，用于气阴两虚证患者，或与放、化疗配合，减轻白细胞计数降低等情况。

（四）中药外治法

1. 中药贴敷方

（1）十枣汤（《伤寒论》）

药物成分：芫花（熬）、甘遂、大戟各等分。

功能主治：攻逐水饮。治疗悬饮或支饮，停于胸胁，咳唾胸胁引痛，心下痞硬，干呕短气，头痛目眩，或胸背掣痛不得息；水肿腹胀，二便不利，属于实证者。用于胸腔积液者。

用法用量：煎浓汁为溶剂，用时取基质药粉 60～80g，溶剂 50～100mL，混合调匀成膏，做成饼状，厚 1cm 左右，5cm×10cm 大小，上撒少许冰片。每日外敷背部肺俞、膏肓俞和胸腔积液病变部位，每次 2～4 小时。每敷 2 日停用 1 日。

2. 中药雾化吸入

（1）鱼腥草注射液

药物成分：鱼腥草挥发油。

功能主治：清热解毒，消肿排脓。治疗痰热壅肺所致的肺脓疡。用于肺癌合并支气管炎或肺炎者。

用法用量：鱼腥草注射液 20mL，雾化吸入，每日 2 次，每疗程 3～7 日。

（2）复方鲜竹沥液

药物成分：鲜竹沥、鱼腥草、枇杷叶、桔梗、生半夏、生姜、薄荷油。

功能主治：清热化痰，止咳。治疗痰热咳嗽，痰黄黏稠。用于肺癌合并支气管炎或肺炎者。

用法用量：复方鲜竹沥液 20mL，雾化吸入，每日 2 次，每疗程 3～7 日。

（3）痰热清注射液

药物成分：黄芩、熊胆粉、山羊角、金银花、连翘。

功能主治：清热，解毒，化痰。用于风温肺热病属痰热阻肺证，症见：发热、咳嗽、咯痰不爽、口渴、舌红、苔黄等。用于肺癌合并支气管炎或肺炎者。

用法用量：痰热清注射液 10mL，雾化吸入，每日 2 次，每疗程 3～7 日。

（4）复方丹参注射液

药物成分：丹参、降香。

功能主治：祛痛止痛，活血通经，清心除烦。用于降低肺癌术后痰黏性，促进排痰。

用法用量：复方丹参注射液 2mL 加入 10mL 蒸馏水，于手术当天下午开始超声雾化吸入，每日 4 次，每次 15 分钟，至术后第 5 天。

3. 中药灌肠疗法

竹叶石膏汤（《伤寒论》）

药物组成：竹叶、石膏、半夏、麦冬、人参、粳米、甘草。

功能主治：清热生津，益气和胃。用于肺癌发热难退者。

用法用量：煎汤 200～300mL，每日灌肠 1～2 次，每次 100～150mL，温度在 30℃左右。

附三：治则治法古今选要

（一）古代论述

肺癌治则治法经过长期经验总结，不断完善提高。秦汉至隋唐时期，此期治法多以方药为主，对治则治法论述较少，后世多根据其方药，推理出其中蕴藏的治则治法。宋至金元时期，由于各家学说发展，对肺癌治则治法多有论及。明清时期中医学繁荣发展，百家争鸣，呈现较多肺癌相关的总结研究，治则治法论述较为丰富。各医家根据自己的经验总结，提出了各种不同治则治法，有强调首重温补气血者，有强调补脾益肺扶正为主者。兹将古代医籍中与肺癌治疗相关的论述及分类方法整理如下。

1. 祛痰化湿

《素问病机气宜保命集》："若咳而无痰者，以辛甘润其肺，故咳嗽者，治痰为先，治痰者，下气为上，是以南星、半夏胜其痰，而咳嗽自愈，枳壳、陈皮利其气，而痰饮自除。痰而能食者，大承气汤微下之，少利为度。痰而不能食者，浓朴汤治之。夏月嗽而发热者，谓之热痰嗽，小柴胡四两，加石膏一两、知母半两用之；冬月嗽而发寒热，谓之寒嗽，小青龙加杏仁服之。然此为大例，更当随证随时加减之，量其虚实，此治法之大体也。"

2. 攻坚消积

《儒门事亲》："肺之积，名曰息贲，在右胁下，大如覆杯，久不愈，令人洒淅寒热，喘嗽，发肺痈。

及问治法，不过三棱、广术、干漆、硇砂、陈皮、礞石、巴豆之类。复有不明标本者，又从而补之。岂有病积之人，大邪不出，而可以补之乎。至于世之磨积取积之药，余初学医时，亦曾用之，知其不效，遂为改辙。因考《内经》，骤然大悟。《内经》曰：木郁则达之，火郁发之，土郁夺之，金郁泄之，水郁折之。王太仆曰：达谓吐，发谓汗，夺谓下，泄为利小便，折谓折其冲逆。"

3. 解表

朱丹溪："痈疽发于内者，肺痈、肝痈、肾痈、肠痈、囊内痈、附骨痈。唯肺痈须先解表，今特表而出之。"此论提出肺痈应当先解表。

4. 解表法或吐法

《证治准绳》："肺痹、肺积则久喘而不已。经云：淫气喘息，痹聚在肺。又云：肺痹者，烦满喘而呕。是肺痹而喘治法，或表之，或吐之，使气宣通而愈也。《难经》又云：肺之积名息贲，在右胁下，如杯，久不已，令人喘咳，发肺痈。治法则息贲丸，以磨其积是也。"此论认为，肺积当用息贲丸，以磨其积。

5. 补脾肺益肾法

《证治准绳·疡医》："大凡肺疮咳唾脓血，久久如粳米粥者难治。若唾脓而不止者，亦不可治也。其呕脓而自止者自愈。其脉短而涩者自痊。面色当白而反赤者，此火之克金，皆不可治。苟能补脾肺、滋肾水，庶有生者。但恐专攻其疮，脾胃益虚，鲜有不误者矣。"此论认为肺疮应补脾肺、益肾为主，强调扶正在肺癌的作用地位。

6. 补气血，佐以软坚排脓

《石室秘录》："病有坚劲而不肯轻易散者，当用软治。如人生块于胸中，积痞于腹内是也。法用用药以软之。心中生块，此气血坚凝之故，法当用补血补气之中，少加软坚之味，则气血活而坚块自消。倘徒攻其块，而不知温补之药，则坚终不得消。方用人参一钱，当归一钱，白芍三钱，青盐一钱，熟地五钱，山茱萸二钱，麦冬三钱，北五味一钱，柴胡一钱，半夏一钱，附子一片。水煎服。此方妙在纯用补药，止加青盐一味以软坚，若无意于坚者，久之而坚自软，柔能制刚之妙法也。"此论强调肺癌应首重温补气血，稍加软坚之味，深得扶正祛邪之法要。

冯鲁瞻："其肺痿治法，在乎养血养气，养神清金；而治肺痈，在于补养气血而兼排脓也。然肺痿亦有寒者，必头眩吐涎沫而不咳，不渴而遗尿，此为肺中冷而心中有湿液也。古人用炙甘草、干姜治之，以补虚劳也。"此论认为补养气血兼排脓为肺痈关键之法。

7. 健脾益肺法

《景岳全书》："治肺疽脾气亏损，久咳吐脓，或中满不食，必服此药，补脾土以生肺金，否则不治。"此论认为补脾是治肺病关键。

8. 方药与导引并用

《古今图书集成·医部全录》："此肺积之为病也。肺主气而司呼吸定息，故肺之积曰息奔，在本经曰息积。积者渐积而成，是以二三岁不已。夫肝肺之积，皆主胁下满，积在肝则妨于食，此积在肺，故不妨于食也。此病腹中有形，不可灸刺。凡积当日用导引之功，调和之药，二者并行，斯病可愈。若止用药而不导引，则药不能以独治也。"此论认为，肺癌应当方药与导引并用，开肺癌综合治疗之先。

9. 消风祛邪

《证治准绳》："治吐脓血如肺痈状，口臭，他方不应者，宜消风散（荆芥、川芎、羌活、人参、茯苓、防风、藿香、蝉蜕各二钱，浓朴、陈皮各五钱，为末是也）。入男子发灰研细，入和之，清米汤下，可除根，只两服，亦治吐血。又曰：肺痈已破，入风者不治。"

10. 早诊早治

《外科精要》："劳伤血气，腠理虚而风邪乘之，内盛于肺也，则汗出恶风，咳嗽短气，鼻塞项强，胸胁胀满，久久不瘥，已成肺痿也。又曰：起于肺痈者，由食啖辛热炙，或酣饮热酒，燥热伤肺所致。治之宜早。"此论认为肺癌应早治，与今之早诊早治原则一致。

11. 先表后里，先泻后补

马益卿："肺痈治法要略，先以小青龙汤一贴，以解其风寒邪气，然后以葶苈大枣泻肺汤、桔梗汤、苇茎汤随证用之以取脓，此治肿疡之例也。终以内补黄汤以补里之阴气，此治溃疡之例也。"此论认为，肺癌当先治表之风寒，再泻肺之邪，终以补而收功。

12. 补脾治金

《石室秘录》："如久嗽劳伤，咳吐痰血，寒热往来，形体消削，咯吐瘀脓，声哑咽痛，其候传为肺痿，百死一生之候。治宜知母茯苓汤主之，人参五味汤调之。治肺之法，正治甚难，转治以脾，脾气有养，则土自生金，喘咳自已。故五脏之中，除肺一经之外，俱可正治，独肺经不可正治。然则肺经生痈疡，何以治之耶？清金消毒汤主之。"此论认为应补脾生金，以治肺痿之症。

13. 内消火邪

《冯氏锦囊秘录》："盖痈生胸腹之内，无不生于火与邪，若外用末药调敷，则相隔甚遥，必须内消为得。然痈势甚大甚急，一杯水何能救车薪之火，故必大剂救肺消毒至圣丹煎饮，而火邪自散，而痈疡自消。倘日以敷药调治于皮肤之外，或以小剂而求散于汤饵之中，吾见其必死而已矣。"此论认为，肺生痈疡应以内消为基本治法。

14. 补肺泻火

《外科集验》："其候应乳上下隐隐而痛者，肺疽也。若肉微起者，肺痈也。初起俱可救，若日久唾脓臭败者，不可治也。但诊其脉微紧而数者，未有脓也。若紧甚而数者，已有脓也。若脓如粳米粥及呕脓不止，其脉浮大而面色赤者，俱为难治。若脓自止，其脉短而涩，面色黄白者，皆可治。何以言之？盖脉浮大面赤，此心火克肺金也，故难治；若脉短涩及面白者，此肺气未损也，故可治。治法当补肺泻火、止嗽定喘为主。"此论认为补肺泻火为治肺痈之法。

《外科启玄》："其证现于秋冬可救者，何也？肺旺于秋是也。冬寒水旺，子能救母，子母相生，故云可救，为顺。是春夏木旺火胜之时，肺金病再遇火旺之时，烁石流金，金受火克，此为逆，故难治也。"此论认为应清火补金为治。

15. 清火、滋肺、祛痰、通气、解毒等法，杂合而治

《医学衷中参西录》："用清凉之药以清其火，滋肺之药以养其血，滑降之药以祛其痰，芳香之药以通其气，更以珠黄之药解其毒，金石之药填其空，兼数法而行之，屡试必效。今治复庵，亦兼此数法而痊。按：此论诚为治肺痈者之准绳，故录之以备参观。"此论精当，认为肺癌应综合清火、滋肺、祛痰、通气、解毒等法，杂合而治。

16. 清补同用

《辨证录》："人有久嗽之后，肺受损伤，皮肤黄瘦，咽嗌雌哑，自汗盗汗，卧眠不得，口吐稠痰，腥臭难闻，而毛悴色憔，嗽之时必忍气须臾，轻轻吐痰，始觉膈上不痛，否则必大痛不已，气息奄奄，全无振兴之状，人以为肺中生痈也，谁知是肺痿而生疮耳。此症本系不救之病，然治之得法，调理又善，亦有生机者。夫肺痈与肺痿不同，肺痈生于火毒，治之宜速；肺痿成于劳伤，治之宜缓。火毒宜补中用泻，劳伤宜补中带清。泻与清不同，而补则同也。唯是泻中用补，可用大剂；清中用补，可用小剂。忽忘勿助，若有若无，庶能奏功也。方用养肺去痿汤。"此论认为肺痿应缓治，补中用清，是为佳法。

17. 扶正祛邪

《辨证录》："人有胸膈作痛，咳嗽不止，吐痰更觉疼甚，手按痛处不可忍，咽喉之间，先闻腥臭之气，随吐脓血，此肺痈不独已成，而且已破矣。夫肺痈未破者易于消，已破者难于治，为脓血未能遽净耳。然得法，亦不难也。盖肺之所以生痈者，因肺火不散也，然肺火来，因肺气虚也，肺虚而火留于肺，火盛而后结为痈。不补虚而散火，而未成形者何以消，已成形者何以散，既溃烂者，又何以愈哉。是虚不可不补，而补虚者补何脏乎，必须补肝气之虚，而肺不能直补其气，补胃气之虚，则肺气自旺也。今痈已破矣，多吐脓血，则肺气尤虚，虽毒尚存，不可纯泻其毒，于补气之中而行其攻散之方，而行其攻散之法，则毒易化而正气无伤。方用完肺饮。"此论认

为扶正为主，适当祛邪，为肺癌基本治法。

18. 祛痰瘀

《医宗金鉴》："咳逆上气，时时吐浊，但坐不得眠，则较重于喉中水鸡声音矣。声滞者，夹外感之因，唾浊则内伤之故，但坐不得卧，而肺痈之证将成矣。是上焦有热，痰血包裹，结聚成患，不可不急为宣通其结聚，而后可津液徐生，枯干获润也，皂荚丸主之。皂荚驱风理痹，正为其有除痰涤垢之能也。咳逆上气，时时唾浊，胸膈恶臭之痰血已结，可不急为涤荡，使之湔洗不留乎？如今用皂荚澡浴以除垢腻，即此理也。用丸俾徐徐润化，自上而下，而上部方清。若用汤直泻无余，不能治上部之胶凝矣。古人立法诚善哉！此为预治肺痈将成者主治也。"此论认为肺癌首重祛邪，邪去正安，重在祛痰瘀。

19. 针灸治疗

《灵枢》："邪在肺，则病皮肤痛，寒热，上气喘，汗出，咳动肩背。取之膺中外腧，背三节五脏之傍，以手疾按之，快然，乃刺之。取之缺盆中以越之。"

《素问·咳论》："治藏者，治其俞；治府者，治其合；浮肿者，治其经。"

（二）近现代医家观点和治疗特点

近现代时期，由于诊断手段的丰富，很多中医临床家在实践中接触到病理确诊的肺癌病例增多。在长期的实践中，各医家不断总结经验，形成了各自独特的治疗特色和观点，但治则总不离扶正、祛邪两法，唯轻重有异，攻补之法选择不同。在肺癌的治疗中也形成了各自的学术思想和治疗特点。

《丁甘仁医案》："肺疽已成，漫肿如盆，疼痛不已，胸闷气结，汗多肢冷，脉象濡细。初由风邪痰瘀，蕴结肺俞，继则酿脓，肺炎叶举，清肃之令不得下行，颇虑正不支持，致虚脱之变！勉拟扶正托毒，清肺化痰，尽人力以冀天眷耳。"

刘嘉湘总结认为"扶正为主，祛邪为辅"应当作为肺癌的基本治则，扶正则邪自消。

周仲瑛教授认为扶正祛邪是治疗肺癌的基本原则，在肺癌治疗中注重祛除癌毒，邪去正自安。

潘敏求认为养阴润肺、扶正抗癌为肺癌的基本治法。

李佩文教授认为肺癌的治疗，养阴益气解毒为基本，分清标本缓急是关键。

郁仁存根据长期肿瘤临床工作经验积累，提出了"内虚学说""平衡理论"等，来阐述肺癌的治疗原则。

朴炳奎认为"扶正培本"是肺癌治疗应当遵循的基本原则，强调在肺癌治疗中应当充分重视扶正的作用。

林洪生根据长期的实践总结认为，"固本清源"能更恰当地概括肺癌的基本治疗原则。

目前，肺癌治疗的共识以扶正祛邪为主，固本清源，辨病辨证论治。邪盛以祛邪为急，正虚以扶正为先，虚实夹杂，则祛邪、扶正并举。肺癌之证多属气虚兼痰瘀毒互结，故治法以补气健脾、祛痰化瘀解毒为主。同时，在处方用药时要适当兼顾患者可能的气血阴阳盛虚之变化，随证遣药。

附四：方剂选要

（一）上古至隋唐时期

上古至隋唐时期，此期主要从汉朝的《伤寒论》开始，出现系统性的方剂，之后不断丰富发展。此期代表方主要为葶苈大枣泻肺汤、桔梗汤等。

1. 葶苈大枣泻肺汤

来源：《金匮要略》

组成：葶苈（熬令色黄，捣丸如弹子大），大枣十二枚。

用法：上先以水三升煮枣，取二升，去枣，内葶苈，煮取一升，顿服。

功效：泻肺行水，下气平喘。

原文："肺痈，喘不得卧，葶苈大枣泻肺汤主之。""肺痈胸满胀，一身面目浮肿，鼻塞清涕出，不闻香臭酸辛，咳逆上气，喘鸣迫塞，葶苈大枣泻肺汤主之。"

2. 桔梗汤

来源：《金匮要略》

组成：桔梗一两，甘草一两。

用法：以水三升，煮取一升，分温再服。

功效：疏热散结。

原文："咳而胸满，振寒脉数，咽干不渴，时出浊唾腥臭，久久吐脓如米粥者，为肺痈，桔梗汤主之。"

3. 大陷胸丸

来源：《伤寒论》

组成：大黄半斤，芒硝半升，葶苈半升（熬），杏仁半升（去皮，熬）。

用法：上四味，捣筛二味，内杏仁、芒硝，合研如脂。和散，取如弹丸一枚。别捣甘遂末一钱匕，白蜜二合。水二升，煮取一升，温顿服之，一宿乃下，如不下，更服，取下为效。禁如药法。

功效：泻热开结。

原文："结胸病，头项强，如柔痓状者，下之则和，宜大陷胸丸。"

4. 大陷胸汤

来源:《伤寒论》

组成:大黄六两(去皮),芒硝一升,甘遂一钱。

用法:上三味,以水六升。先煮大黄取二升,去滓,纳芒硝,煮一两沸,纳甘遂末,温服一升,得快利,止后服。

功效:泻热散结。

原文:"伤寒六七日,结胸热实,脉沉紧而实,心下痛,按之石鞕者,大陷胸汤主之。"

5. 百合贝母茯苓桔梗汤

来源:《桂林古本伤寒杂病论》

组成:百合七枚,贝母三两,茯苓三两,桔梗二两。

用法:上四味,以水七升,煮取三升,分温三服。

功效:散结渗湿。

原文:"肺脏结,胸中闭塞,喘,咳,善悲,脉短而涩,百合贝母茯苓桔梗汤主之。"

6. 桔梗白散

来源:《外台秘要》

组成:桔梗(去芦)、贝母(去心)各三分,巴豆一分(去皮、熬)。

用法:强人饮服半钱匕,羸者减之。病在膈上者,吐脓血。膈下者,泻出。若下多不止,饮冷水一杯则定。

功效:涌吐实痰,泻下寒积。

原文:"桔梗白散治咳而胸满,振寒,脉数,咽干不渴,时出浊唾腥臭,久久吐脓如米粥者,为肺痈。"

7. 肺痈神汤

来源:冯鲁瞻

组成:桔梗一钱,金银花一钱,甘草节一钱二分,黄芪一钱(炒),贝母一钱二分,陈皮一钱二分,白及一钱,甜葶苈八分(微炒)。

用法:水二钟,姜一片,煎一钟,食后徐徐服。

功效:补气养血泻热。

原文:"肺痈者,劳伤气血,内有积热,外受风寒,胸中满急,隐隐作痛,咽干口燥,时出浊唾腥臭,若吐脓如米粥者死。脉滑数或实大,凡患者右胁按之必痛,须用,未成即消,已成即溃,已溃即愈,屡用屡验者也。……新起,加防风一钱,去芪。溃后,加人参一钱。不久敛,加合欢皮一钱"

（二）宋至金元时期

宋至金元时期，此期方剂杂出，特别是金元四大家，多有自创方剂。其方药至今尚有一定借鉴作用。

1. 白术丸

来源：《黄帝素问宣明论方·息积证》

组成：白术、枳实、官桂各一两半，人参二两，陈皮、桔梗（醋炒）、甘草各一钱。

用法：上为末，炼蜜为丸，如桐子大，每服二十丸，温酒下，日三服。

功效：益气平喘。

原文："白术丸治息积，胁下气逆，妨闷喘息不便，呼吸引痛不已。"

2. 加减息贲丸

来源：李东垣

组成：川乌、干姜、白豆蔻、桔梗各一钱，紫菀、浓朴/川椒（炒去汗）、天冬（去心）、京三棱、茯苓各一钱半，人参、桂枝各二钱，陈皮八钱，黄连一两三钱，巴豆霜四分，红花少许，青皮七分。

用法：上为末，汤泡蒸饼为丸，如桐子大。初服二丸，一日加一丸，二日加二丸，加至大便微溏为度，再从二丸加服，煎生姜汤送下，食前。忌酒、湿面、腥、辣、生冷之物。

功效：降气清热，化痰散结。

原文："加减息贲丸，仲夏合此。其积为病，寒热喘咳，气上奔，脉涩，失精亡血，气滞则短气，血凝泣则寒热相参，气分寒，血分热，治法宜益元气，泄阴火，破气削其坚也。"

3. 小青龙汤

来源：《丹溪手镜》

组成：麻黄三两（去节），芍药三两，干姜三两，甘草三两（炙），桂枝三两（去皮），细辛三两，五味子半升，半夏半升（洗）。

用法：上八味，以水一斗，先煮麻黄，减二升，去上沫，内诸药，煮取三升，去滓，温服一升。

功效：温肺化饮。

原文："小青龙汤，治肺痈先解表之邪也，此治肿疡之法也。"

4. 葶苈大枣泻肺汤

来源：《丹溪手镜》

组成：葶苈、大枣。

用法：葶苈炒黄，研丸弹子大，水三升，入枣先煎二升，入葶苈煎至一升，顿服之。先进小青龙三服后，进此。

功效：泻肺降气，祛痰平喘。

原文："葶苈大枣泻肺汤，治肺痈喘不得卧也。葶苈炒黄，研丸弹子大，水三升，入枣先煎二升，入葶苈煎至一升，顿服之。先进小青龙三服后，进此。"

5. 二陈汤

来源：《丹溪心法》

组成：半夏（汤泡七次）、橘红（去白）各五两，甘草一两半（炒），白茯苓（去黑皮）三两。

用法：血碍气作嗽者，桃仁（去皮尖）、大黄（酒炒），姜汁丸服。治嗽多用生姜。

功效：化痰止咳。

原文："肺胀而嗽，或左或右，不得眠，此痰夹瘀血，碍气而病，宜养血以流动乎气，降火青皮夹痰药，实者白芥子之类。在后，以二陈汤加南星、香附、青黛、青皮、姜汁。血碍气作嗽者，桃仁（去皮尖）、大黄（酒炒），姜汁丸服。治嗽多用生姜，以其辛散故也。"

6. 防己汤

来源：《圣济总录》

组成：防己、大腹（取皮去子用）各一两半，郁李仁（浸去皮）、大麻仁（炒）、槟榔（锉）、陈橘皮（汤浸去白，焙）、桑根白皮（锉）、炙诃黎勒（微煨去核）各一两，甘草（炙，锉）半两。

用法：上除郁李仁、麻仁外，粗捣筛，再同捣匀。每服三钱，入姜三分拍碎，以水一盏，煎八分去滓，温服。空心、午时。以利为度。

功效：止咳平喘。

原文："防己汤治肺积，息贲下气。"

7. 紫菀散

来源：《太平圣惠方》

组成：紫菀一两（去苗土），吴茱萸半两（汤浸七次，焙干微炒），白术半两，鳖甲一两（涂醋炙令黄），枳实半两。

用法：煎服。

功效：清肺泻热，化痰止咳。

原文："紫菀散治息贲气，在右胁下，结聚胀痛，喘促咳嗽。"

8. 枳实丸

来源：《太平圣惠方》

组成：枳实半两（麸炒微黄），木香半两，槟榔半两，诃黎勒皮半两，甜葶苈半两（隔纸炒令紫色），赤茯苓半两，五味子半两，甘草半两（炙微赤），锉杏仁一两。

用法：每服三钱，水一中盏，煎六分。去滓，不拘时候温服

功效：健脾消积，行气化痰。

原文："枳实丸治息贲气，腹胁胀硬，咳嗽见血，痰黏不利。"

9. 枳实木香丸

来源：《圣济总录》

组成：枳实（去穰麸炒）二两，木香、陈橘皮（汤浸去白，焙）、人参、海藻（水洗去咸，焙）、葶苈（纸上炒令紫色）各一两，芍药（锉）、丁香各三分。

用法：捣罗为末，枣肉和丸，如桐子大，每服二十丸。

功效：止咳理气。

原文："枳实木香丸，治肺积息贲气。"

10. 槟榔散

来源：《太平圣惠方》

组成：槟榔一两，赤茯苓三分，赤芍药三分，吴茱萸三分，荆三棱三分，诃黎勒皮三分，郁李仁一两（汤浸去皮，微炒），青橘皮三分（汤浸去白瓤，焙）。

用法：上为粗散，每服三钱，水一中盏，生姜半分，煎六分，去滓，不拘时候温服。

功效：消结止咳。

原文："槟榔散治息贲气，胸膈妨实，右胁下坚急，上气咳嗽。"

11. 牛蒡子散

来源：《太平圣惠方》

组成：牛蒡子一两（微炒），木香一两，当归一两，荆三棱一两（炮，锉碎），吴茱萸半两（汤浸七遍，焙干，炒微黄），槟榔半两，川大黄一两（锉碎，微炒），鳖甲二两（涂醋炙令黄，去裙襕）。

用法：每服二钱，温酒调下，食前服。生姜橘皮煎汤下亦得。

功效：泻热平喘。

原文："牛蒡子散治息贲气，令人喘咳，心腹胀满，胁下疼痛。"

12. 木香丸

来源：《太平圣惠方》

组成：木香一两，鳖甲一两（半涂醋，炙令黄，去裙），桂心一两，吴茱萸一两半（汤浸七次，焙干，微炒），诃黎勒皮一两半，槟榔一两半，枳实一两（麸焙微黄），牵牛子三两。

用法：微炒为细末，以酒煮面糊和丸，如桐子大。每日空心温酒下三十九。

功效：泻热除满。

原文："木香丸治息贲气，胸膈满闷，腹胁坚急，四肢不和，食少无力。"

13. 息贲汤

来源：《太平圣惠方》

组成：半夏（汤浸七次）、吴茱萸（汤洗）、桂心各二两半，人参、甘草（炙）、桑白皮（炙）、葶苈（炒）各二两半。

用法：锉为散，每服四钱，水一盏半，姜七片、枣二枚，煎七分，去滓，食前服。

功效：理气平喘。

原文："息贲汤治肺之积，在右胁下，大如覆杯，久久不愈，洒洒寒热，气逆喘咳，发为肺痈，其脉浮而毛。……一方无人参。此病患者。积久看脉。有力咳嗽。而胁下痛者。则以十枣汤下之。却用息贲汤调理。其效尤速。"

14. 枳实汤

来源：《太平圣惠方》

组成：枳实（去瓤麸炒）、木香、槟榔（锉）、甘草（炙，锉）、吴茱萸（汤浸，焙干，炒）、葶苈（纸上炒令紫色）各半两，杏仁（汤浸去皮去双仁炒）三分。

用法：粗捣筛，每服三钱，水一盏，生姜一分，拍碎，同煎至七分，去滓温服。空心，食前，日三。

功效：止咳除满。

原文："枳实汤治肺积息贲，上气胸满咳逆。"

15. 桑白皮汤

来源：《圣济总录》

组成：桑白皮（锉）、麦冬（去心焙）各一两半，桂（去粗皮）一两半，甘草（炙，锉）半两，陈橘皮（汤浸去白焙）、猪牙皂荚（酥炙去皮）各一两。

用法：粗捣筛，每服三钱，水一盏，入生姜半分，拍碎，煎至七分，去滓温服，空心晚食前各一服。

功效：理气平喘。

原文："桑白皮汤治肺积息贲，上气胀满，咳嗽，涕唾脓血。"

16. 芫花煎丸

来源：《普济方》

组成：芫花一两半（醋拌炒令干为末），硼砂一两（不夹石者，细研，用米醋二斤，同芫花末熬成膏），鳖甲一两半（涂醋炙令黄，去裙襕），荆三棱一两（锉，微炒），青橘皮一两（汤浸，去白瓤）。

用法：焙为细末，入芫花硼砂膏中，入小蒸饼和锼为丸，如桐子大，每服，食前生姜汤下十丸。

功效：疏肝理气。

原文："芫花煎丸治息贲气，结块在右胁下疼痛。"

17. 皂荚丸

来源：《太平圣惠方》

组成：皂荚二梃（不蛀者，酥炙，去皮子，锉），桂（去粗皮）、干姜（炮）、贝母（去心）。

用法：炼蜜和丸，如梧桐子大，每服空心、日午，生姜汤下十五丸，加至二十丸。

功效：化痰理气。

原文："皂荚丸治肺积息贲，上气。"

18. 五灵脂丸

来源：《太平圣惠方》

组成：五灵脂二两半，木香半两，马兜铃（去壳炒）一分，葶苈一分。

用法：上为细末，枣肉和丸，如桐子大，每服二十丸，生姜汤下，日三服。

功效：理气平喘。

原文："五灵脂丸治肺喘，久而息贲。"

19. 推气散

来源：《太平圣惠方》

组成：枳壳（炒）、桂心各半两，甘草二钱，姜黄半两。

用法：上为细末，每服二钱，姜汤调服。

功效：理气平喘。

原文："推气散治右胁下大如杯，久不已，令人洒淅寒热，喘嗽，发肺痈。"

20. 黄芪散

来源：《太平圣惠方》

组成：黄芪一两（锉），白蒺藜三分，枳壳三分（麸炒微黄，去瓤），紫苏茎叶一两，杏仁三分（汤浸，去皮尖双仁，麸炒微黄），赤茯苓一两，桑根白皮一两（锉），川大黄一两（锉碎微炒），天冬一两（去心），生干地黄一两，当归半两，甘草半两。

用法：捣筛为散，每服四钱，以水一中盏，入生姜半分，煎至六分，去滓，不计时候温服。

功效：泻热止咳。

原文："治肺痈，心胸气壅，咳嗽脓血，肩背烦闷，小便赤黄，大便多涩，宜服黄芪散方。"

21. 汉防己散

来源：《太平圣惠方》

组成：汉防己三分，麦冬三分（去心皮），桑根白皮一两（锉），赤茯苓一两，枳壳三分（麸炒微黄，去瓤），地骨皮三分，前胡一两（去芦头），黄芪一两（锉），甘草半两（炙微赤，锉）。

用法：捣筛为散，每服四钱，以水一中盏，入生姜半分，煎至六分，去滓，不计时候温服。

功效：养阴止咳。

原文："治肺痈，喘急咳嗽脓血，心神烦闷，咽干多渴，汉防己散方。"

22. 竹茹散

来源：《太平圣惠方》

组成：苦竹茹一两，生干地黄一两，茜根半两，百合半两，杏仁半两（汤浸，去皮尖双仁，麸炒微黄），黄芪一两半，甘草半两（炙微赤，锉）。

用法：捣粗罗为散，每服五钱，以水一大盏，入生姜半分，煎至五分，去滓，不计时候温服。

功效：养阴止咳。

原文："治肺痈，烦闷，咳嗽脓血，竹茹散方。"

（三）明清时期

明清时期，诸多医著流传于世，肺癌相关众多方剂辈出，而尤以《外科证治全生集》中所载西黄丸、阳和汤、小金丸等影响最大。至今仍为临床所喜用。

1. 犀黄丸

来源：《外科证治全生集》

组成：犀黄三分，麝香一钱半，乳香、没药（各去油）各一两（各研极细末），黄米饭一两。

用法：捣烂为丸，忌火烘，晒干，陈酒送下三钱。患生上部，临卧服；下部，空心服。

功效：解毒散结。

原文："治乳岩、横痃、瘰疬、痰核、流注、肺痈、小肠痈等症。"

"诸患易识，独肺中患毒难觉。有两脚骨疼痛者，有脚骨不痛而舌下生一粒如细豆者，再心口之上，内作微痛，及咳嗽、口干、咽燥，此皆肺中生毒之证也。即用甘、桔各三钱煎服。服下如觉稍安，肺之患毒无疑矣。以犀黄丸十服，服完痊愈。此是预识预治，百无一死之法。世人但知脚痛医脚，咳嗽医嗽，舌下一粒，便以刀刺。且此一粒，患未成脓，定然色淡，患愈亦消，患笃其色紫黑，如用刀刺立害。诸书皆载云："口吐臭痰，胸中发腥作痛者，肺痈也。又称症有三不治：时吐臭痰，久如粳米饭者不治；呕脓不止者不治；白面变赤者不治。唯呕而脓自出者易治。治之之药，唯地黄、保生、归脾等汤轮服而已，并无预知早治之法。直至吐臭痰发腥，始知肺痈犹小舟飘入大洋也。此等立论，安可为后学津梁？余每见此症吐脓，其色皆白，故称肺痈。用犀黄丸，治无不效。有赤贫者患之，以陈芥菜卤，每晨取半杯，滚豆腐浆冲服。服则胸中一块，塞上塞下，塞至数次，方能吐出，连吐恶脓，日服至愈。凡患此症者，终身戒食鸭蛋、白鲞、红萝卜、石首鱼、着甲鱼，食则复发难生。"《外科证治全生集》于此论及犀黄丸之效，并提出肿瘤患者应注意饮食宜忌。

《重楼玉钥》原文："治一切骨槽风，并患乳岩瘰疬、痰核横痃、肺痈小肠痈流注等症。"

犀黄三分，乳香一两（灯心炒去油），没药一两（制同上），真麝香钱半。

共研细末，取粟米饭一两，捣为丸，如绿豆大，晒干忌烘。每服三钱，热陈酒送下。饮醉盖被取汗出，醒后痈消而痛自息矣。"

《医学衷中参西录》："治肺痈，唯林屋山人《外科证治全生集》中犀黄丸最效，余用之数十年，治愈肺痈甚多。后愚至奉天，遇肺痈咳吐脓血，服他药不愈者，俾于服汤药之外兼服犀黄丸，果如所言，效验异常。清凉华盖饮后有案，可参观。至所服汤药，宜用前方加牛蒡子、瓜蒌仁各数钱以泻其脓，再送服三七细末二钱以止其血。至于犀黄丸配制及服法，皆按原书，兹不赘。"

2. 真人活命饮

来源：《外科枢要》

组成：当归尾、赤芍、防风各二钱，白芷、天花粉、穿山甲、乳香、没药各一钱，皂角刺、浙贝母、陈皮、金银花、甘草节各一钱五分。

用法：头生酒水各一碗煎，随其疽毒上下，以分饥饱服，服后再饮酒数杯。

功效：泻热解毒。

原文："真人活命饮，治一切痈疽肿毒，初起服此，止痛立消散毒。"

3. 清金解毒汤

来源：《医学衷中参西录》

组成：知母、玄参、牛蒡子（炒捣）、贝母、生明乳没、生黄芪、粉甘草、三七（捣细，药汁送服）。

用法：水煎服。

功效：解毒止咳。

原文："清金解毒汤治肺脏损烂，或将成肺痈，或咳嗽吐脓血者，又兼治肺结核。"

4. 清凉华盖饮

来源：《医学衷中参西录》

组成：甘草、知母、丹参、乳香、没药、三七、人参。

用法：煎汤饮之。

功效：清热解毒。

原文："清凉华盖饮：肺痈者，肺中生痈疮也。然此证肺中成疮者，十之一二，肺中腐烂者，十之八九。故治此等证，若葶苈、皂荚诸猛烈之药，古人虽各有专方，实不可造次轻用，而清火解毒、化腐生肌之品，在所必需也。甘草为疮家解毒之主药，且其味至甘，得土气最浓，故能生金益肺，凡肺中虚损糜烂，皆能愈之。是以治肺痈便方，有单用生粉草四两煎汤，频频饮之者。而西人润肺药水，亦单有用甘草制成者。特其性微温，且有壅滞之意，而调以知母之寒滑，则甘草虽多用无碍，且可借甘草之甘温，以化知母之苦寒，使之滋阴退热，而不伤胃也。丹参性凉清热，色赤活血，其质轻松，其味微辛，故能上达于肺，以宣通脏腑之毒血郁热而消融之。乳香、没药同为疮家之要药，而消肿止疼之力，没药尤胜，故用之以参赞丹参，而痈疮可以内消。三七化瘀解毒之力最优，且化瘀血而不伤新血，其解毒之力，更能佐生肌药以速于生肌，故于病之剧者加之。至脉虚者，其气分不能运化药力，方虽对证无功，又宜助以人参。而犹恐有肺热还伤肺之虞，是以又用天冬，以解其热也。"

5. 松脂方

来源：《医学衷中参西录》

组成：松脂、甘草。

用法：用凉茶送服。

功效：消肿止痛，生肌化痰。

原文："又有患肺痈者，服林屋山人犀黄丸不效，而服松脂辄效者，难以枚举矣。"

6. 善应膏

来源：《证治准绳》

组成：上等黄丹八两（研极细）、白胶香、明没药、滴乳香（并别研）、大当归、川白芷、杏仁（去皮尖）、大黄、草乌头、川乌头、赤芍药、槟榔、生干地黄、土苎、乱发（净洗）、滴青（别研）各一两。

用法：为丸吞服，温酒、米饮，或北梗、甘草煎汤皆可。不可犯荤辛及火焙。

功效：散结消肿。

原文："善应膏治诸般恶疮、肿毒、发背、脑疽、瘰子、牙肿、打扑、接骨、闪肭，刀斧伤、杖疮、蛇虫毒、狗马咬、汤火、漆疮、疥癣，贴之即愈。又治妇人吹乳，以药丸如梧子大，新汲水下二十丸。肺痈，肠痈，亦可为丸吞服，温酒，米饮，或北梗甘草煎汤皆可。不可犯荤手及火焙。"

7. 《景岳全书》方

来源：《景岳全书》

组成：黄芪、当归、川芎、白芷、贝母、知母、麦冬、瓜蒌仁、桔梗、防风、甘草。

用法：煎汤饮之。

功效：化痰止咳润肺养阴。

原文："春间咳嗽，唾痰腥秽，胸满气促，皮肤不泽，项强脉数，此肺疽也。盖肺系在项，肺伤则系伤，故牵引不能转侧。肺者气之本，其华在毛，其充在皮，治以黄芪、当归、川芎、白芷、贝母、知母、麦冬、瓜蒌仁、桔梗、防风、甘草，兼以蜡矾丸及太乙膏治之。"

8. 息贲汤

来源：《医学入门》

组成：半夏、吴萸、桂心各一钱半，人参、桑白皮、苦葶苈各七分，甘草五分。

用法：姜枣煎服。

功效：理气平喘。

原文："息贲汤……治肺积。"

9. 大七气汤

来源：《医碥》

组成：莪术、三棱、青皮、陈皮、香附、藿香、益智仁、桔梗、肉桂、甘草。

用法：以水七升，煮取四升，分温四服，日三夜一服。

功效：行气消积，和血通络。

原文："肺积名息贲，在右胁下，大如覆杯，气逆背痛，或少气善忘，久不愈令人洒洒寒热，喘咳，皮中时痛，如虱缘针刺，宜大七气汤加桑白皮、杏仁，兼吞息贲丸。"

10. 增损五积丸

来源：《医学入门》

组成：黄连（肝积五钱，脾积七钱，心肺一两半），厚朴（肝心肺五钱，脾肾八钱），川乌（肝肺一钱，心肾脾五分），干姜（肝心五分，肺肾一钱半），人参（肝脾肺二钱，心五分），茯苓一钱半，巴霜五分。

用法：为末，蜜丸梧子大。初二丸，加微溏。治积块不拘脐上下左右通用。

功效：补虚泄实。

原文："……如肝积，加柴胡一两，皂角、昆布各二钱半，川椒四钱，莪术三钱；心积，加黄芩三钱，肉桂、茯神、丹参各一钱，菖蒲五分；肺积，加桔梗、三棱、天冬、青皮、陈皮、白豆蔻各一钱，紫菀、川椒各一钱半；秋冬，加浓朴一倍，减芩、连；觉热，加黄连；觉闷乱，加肉桂；气短，减浓朴。又有虚人不可直攻，以蜡遗其药；又且久留磨积，其肉积、酒积、痰积等，照根据纂积丹例加减。"

11. 息贲丸

来源:《证治准绳》

组成:浓朴（姜制）八钱，黄连（炒）一两三钱，人参（去芦）二钱，干姜（炮）、白茯苓（去皮，另末）、川椒（炒去汗）、紫菀（去苗）各一钱半，桂枝（去粗皮）、桔梗、京三棱（炮）、天冬、陈皮、川乌（炮，去皮脐）、白豆蔻各一钱，青皮五分，巴豆霜四分。

用法:除茯苓、巴豆霜旋入外，余药共为细末，炼蜜丸，如桐子大。每服二丸，一日加一丸，二日加二丸，加至大便微溏，再从二丸加服，煎淡姜汤送下，食远。周而复始，积减大半勿服。秋冬加浓朴五钱，通前一两三钱，黄连减七钱，用六钱。

功效:泻热止咳。

原文:"息贲丸治肺之积在右胁下，覆大如杯，久不已，令人洒淅寒热，喘嗽发肺痈，其脉浮而毛。"

12. 息贲汤

来源:《三因极一病证方论》

组成:半夏（汤泡）、桂心人参（去芦）、吴茱萸（汤泡）、桑白皮（炙）、葶苈、炙甘草各一钱半。

用法:上作一服，用水二盏，生姜五片，红枣二枚。

功效:理气止咳。

原文:治肺之积，在右胁下，大如覆杯，久久不愈，洒洒寒热，气逆喘咳，发为肺痈，其脉浮而毛。

13. 半夏汤

来源:《三因极一病证方论》

组成:半夏（汤泡去滑，焙干）细辛（去苗叶）、桑根白皮（炙）、前胡（去芦）各一两半，桔梗（炒）、贝母（去心）、柴胡（去苗）、诃黎勒（煨，去核）、人参（去芦）、白术、炙甘草各一两。

用法:每服三钱，水一盏，生姜三片，枣三枚擘破，同煎至七分，去滓温服，食后、临卧各一服。

功效:养阴止咳。

原文:治脾劳实热，四肢不和，五脏乖戾，胀满肩息，气急不安。

14. 枳实散

来源:《三因极一病证方论》

组成:枳实（麸炒）、木香、槟榔、赤茯苓（去皮）、五味子、甜葶苈（隔纸炒令紫色）、诃黎勒（去核）、甘草（微炙）各半两，杏仁一两（汤洗，去皮尖双仁，麸炒黄色）。

用法：上㕮咀，每服三钱，水一中盏，生姜半分，煎至六分，去滓温服，不拘时。

功效：化痰止咳。

原文：治肺脏风毒壅热，鼻塞干燥，大肠秘涩，宜服枳实散方。

15. 息贲汤

来源：《普济方》

组成：半夏（汤浸七次）、吴茱萸（汤洗）、桂心各二两半，人参、甘草（炙）、桑白皮（炙）、葶苈（炒）各二两半。

用法：上锉为散，每服四钱，水一盏半，姜七片、枣二枚，煎七分，去滓，食前服。

功效：理气止咳。

原文：肺积名息贲，在右胁下，大如覆杯，喘息气逆，背痛少气，喜忘目瞑，皮寒时痛。久不已，令人洒淅寒热喘哮，发为肺壅，其脉浮而毛。

16. 枳实汤

来源：《普济方》

组成：枳实（去瓤，麸炒）、木香、槟榔（锉）、甘草（炙，锉）、吴茱萸（汤浸焙干炒）、葶苈（纸上炒令紫色）各半两，杏仁（汤浸，去皮去双仁，炒）三分。

用法：上粗捣筛，每服三钱，水一盏，生姜一分，拍碎，同煎至七分，去滓温服，空心食前日三。

功效：化痰止咳。

原文："治肺积息贲，上气胸满咳逆。"

17. 半夏汤

来源：《普济方》

组成：半夏（汤洗去滑，切片焙干）、桑根白皮（炙，锉）、细辛（去苗叶）、前胡（去芦头）各一两半，桔梗。

用法：粗捣筛，服。

功效：理气止咳。

原文："治肺积息贲，咳嗽。"

18. 桔梗汤

来源：《仙传外科集验方》

组成：黄芪、天冬、川大黄、紫苏叶、赤茯、桑白皮、生干地黄各一两、杏仁、蒺藜、枳壳各一钱，当归、甘草各半两，贝母、薏苡仁。

用法：生姜三片，水煎温服。

功效：泻热止咳。

原文："桔梗汤治肺痈，心胸气壅，咳嗽脓血，肩背烦闷，小便赤黄，大便多涩，不进饮食。"

19. 桑白皮汤

来源：《圣济总录》

组成：桑根白皮（锉）、麦门冬（去心焙）各一两半，桂（去粗皮）、甘草（炙锉）各半两，陈橘皮（汤浸，去白焙）、猪牙皂荚（酥炙，去皮）各一两。

用法：上六味，粗捣筛，每服三钱匕，水一盏，入生姜半分拍碎，煎至七分，去滓温服。空心、晚食前各一。

功效：清肺降气，化痰止咳。

原文："治肺积息贲气胀满，咳嗽涕唾脓血，桑白皮汤方。"

20. 枳实汤

来源：《圣济总录》

组成：枳实（去瓤，麸炒）、木香、槟榔（锉）、甘草（炙锉）、吴茱萸（汤浸，焙干炒）、葶苈（锉）、丁香各三分。

用法：上八味，捣罗为末，煮枣肉和丸，如梧桐子大，每服二十丸，渐加至三十丸，用炒豆煎汤下，空心、日午、夜卧各一服。

功效：行气止咳。

原文："治肺积息贲，上气胸满咳逆。枳实汤方。"

21.《石室秘录》方1

来源：《石室秘录》

组成：金银花四两，蒲公英一两，当归二两，玄参一两。

用法：水五碗，煎八分。饥服。

功效：养阴解毒。

原文："凡人痈疽发于背，或生于头顶，或生于胸腹，或生于手足臂腿腰脐之间，前阴粪门之际，无论阳毒阴毒，一服吾方，无不立消，已溃者即敛，真神方也。金银花四两，蒲公英一两，当归二两，玄参一两，水五碗，煎八分。饥服，一剂尽化为无有矣。切勿嫌其药料之重，减去分两，则功亦减半矣。此方既善攻散诸毒，又不耗损真气，可多服久服，俱无碍，即内治肺痈、大小肠痈，亦无不神效也。"

22.《石室秘录》方2

来源：《石室秘录》

组成：金银花一两，当归一两，蒲公英一两，生甘草三钱，荆芥一钱，连翘一钱。

用法：水煎服。

功效：养阴解毒。

原文："明示人之病症，而不必暗治之也。如生毒在手面，或结毒在皮肤，或生于面上，或生于颊间是也。有疮俱照前传疮毒之法消之，但不可如发背、肺痈重症而治之也。我今再传以治小疮毒如神。方用金银花一两，当归一两，蒲公英一两，生甘草三钱，荆芥一钱，连翘一钱，水煎服。一剂轻，二剂消，三剂愈。"

23. 如圣柘黄丸

来源：《景岳全书》

组成：柘黄一两（为末），百齿霜（即梳垢）二钱。

用法：用糊为丸，如桐子大。每服三五十丸，米饮下。

功效：解毒化瘀。

原文："如圣柘黄丸治肺痈咳而腥臭，或唾脓瘀，不问脓之成否并效。肺家之病虽有方，唯此方功效甚捷，不可忽之。……柘黄，乃柘树所生者，其色黄，状如灵芝，江南最多，北方鲜有。"

24. 桔梗杏仁煎

来源：《景岳全书》

组成：桔梗、杏仁、甘草各一钱，阿胶、金银花、麦冬、百合、夏枯草、连翘各二钱，贝母三钱，枳壳钱半，红藤三钱。

用法：水二盅，煎八分，食远服。

功效：止咳消脓。

原文："此证初起，邪结在肺者，唯桔梗杏仁煎为治此之第一方。"

25. 苏叶橘甘桔汤

来源：《四圣心源》

组成：苏叶三钱，甘草二钱，桔梗三钱，杏仁三钱，茯苓三钱，贝母三钱，橘皮三钱，生姜三钱。

用法：煎大半杯，温服。胃逆胸满重，加半夏。

功效：疏肝理气。

原文："病生肺部，而根原于胃逆，其胸膈之痛，则是胆木之邪。以胃土不降，肺胆俱无下行之路，胆以甲木而化相火，甲木克戊土，则膈上作疼，相火刑辛金，则胸中生热。是宜并治其标本也。苏叶橘甘桔汤。"

26. 如圣丸

来源：《证治准绳》

组成：苦桔梗（炒）一两，甘草（炒）二两。

用法：每服二钱，水一盏，煎至七分，去渣，温服。

功效：清热解毒，止咳消痈。

原文："如圣丸治风热毒气上攻，咽喉痛痹，肿塞妨闷，及肺痈喘嗽唾脓血，胸满振寒，咽干不渴，时出浊沫，气臭腥秽，久久咯脓，状如米粥。"

27. 加味消风散

来源：《证治准绳》

组成：荆芥、川芎、羌活、人参、茯苓、僵蚕、防风、藿香、蝉蜕各二钱，浓朴、陈皮各半两。

用法：为末，清米饮下。

功效：理气消风。

原文："加味消风散：治吐脓血，如肺痈状，口臭，他方不应者，宜消风散，入男子发灰，研细入和之，清米饮下，可除根，只两服。亦治吐血。"

28. 银花甘草汤

来源：《疡医大全》

组成：鲜金银花五两，甘草节一两。

用法：作一剂，入砂锅内，水二碗，煎一半，加无灰酒一大碗，略煎数沸，分作三服，一日夜服完，重者二剂。服至大小便利，则药力到矣。

功效：清热解毒。

原文："银花甘草汤治一切恶毒肺痈，初起立消，诚外科捷法。"

29. 雷真君消痈方

来源：《疡医大全》

组成：金银花四两，当归二两，蒲公英、玄参各一两。

用法：水五碗，煎八分，饥服一剂，尽化为无有矣。切勿嫌其药料之重，减去分两，则功亦减半矣。

功效：解毒消痈。

原文："雷真君消痈方：治痈疽发背，或生于头项，或生于胸腹，或生于手足、臂腿、腰脐之间、前阴粪门之际，肺痈、大小肠痈、毋论阴毒阳毒，初起一服立消，已溃者即敛。"

经过梳理，发现肺癌的相关方剂，萌芽于汉之《伤寒论》，发挥于唐宋金元，至明清时则得到极大发展，不少名方在明清得以创立并流传，至今对于临床仍有相当的参考价值。

第十章 原发性肝癌

原发性肝癌（hepatocellular carcinoma，HCC）指起源于肝脏上皮的恶性肿瘤，是临床上最常见的恶性肿瘤之一，全球发病率逐年增长，已超过62.6万/年，居于恶性肿瘤的第5位；死亡接近60万/年，位居肿瘤相关死亡的第3位。中国是肝癌高发国家之一，发病人数约占全球的55%。2009年中国肿瘤登记年报显示：原发性肝癌发病率为26.60/10万，为恶性肿瘤发病率第4位；病死率为25.83/10万，列恶性肿瘤病死率第3位。

肝癌的产生大多认为是多因素、多步骤的复杂过程，流行病学和实验研究显示，乙型和丙型肝炎病毒感染、黄曲霉素、饮水污染、酒精滥用、肝硬化以及亚硝胺类物质等都与肝癌发病有关。在我国乙型肝炎病毒的感染是肝癌的主要致癌因素，黄曲霉素和饮水污染则可能是最重要的促癌因素。中医药在防治肝癌复发、转移及改善中晚期患者症状、提高生存质量、延长生存期等方面具有明显优势，是原发性肝癌综合治疗中不可缺少的手段之一。近年来在中药提取物、中成药、中药复方抗肝癌机制和临床研究中取得许多进展，此外在中医药配合栓塞化疗，以及中医药治疗改善肝癌疼痛、栓塞后发热等方面也有一定进展。

【相关证候源流】

中医药古籍中并无"原发性肝癌"或"肝癌"的病名，此类表现散见于中医学对"胁痛""积聚""癥瘕""癖黄""鼓胀""肥气""痞气""肝积"等病证的描述中。中医药领域开始使用上述病名始于当代，系现代中医直接借鉴西方医学的病名诊断而来。

类似有关肝癌的临床描述，最早在《内经》中出现，如腹胀、黄疸、胁痛、食欲不振等。类似肝癌相关病症，如消化道的出血、癌性发热及末期肝癌所引起肺转移的症状，也有一定的论述。

《难经·五十六难》："肝之积，名曰肥气，在左胁下，如覆杯，有头足，久不愈，令人发咳逆，痎疟，连岁不已，以季夏戊己日得之。"

《灵枢·百病始生》："虚邪之中人也，始于皮肤……入则抵深……留而不去，传舍于肠胃之外，募原之间，留着于脉，稽留不去，息而成积。"

《灵枢·胀论》里也提到："鼓胀何如？岐伯曰：腹胀身皆大，大与腹胀等也。色苍黄，腹筋起，此其候也。""肝胀者，胁下满而痛引下腹。"

《素问·腹中论》："黄帝问曰：有病心腹满，旦食则不能暮食，此为何病？岐伯对曰：名为鼓胀。……帝曰：其时有复发者，何也？岐伯曰：此饮食不节，故时有病也。虽然其病且已，时故当病，气聚于腹也。"

《灵枢·五变》曰："人之善病肠中积聚者……皮肤薄而不泽，肉不坚而惵泽。如此则肠胃恶，恶则邪气留止，积聚乃伤。"

《灵枢·邪气脏腑病形》曰："肝脉急甚者为恶言；微急为肥气，在胁下若复杯。缓甚为善呕，微缓为水瘕搏也。""微缓为伏梁，在心下，上下行，是唾血。"

《灵枢·论疾诊尺》载："面色微黄，齿拒黄，爪甲上黄，黄疸也。安卧，小便黄赤，脉小而湿者，不嗜食。"

《灵枢·五邪》中对胁痛有详细的记载："邪在肝，则两胁中痛，寒中，恶血在内，行善掣，节时肿。"

《灵枢·水胀》："腹胀身皆大，大与肤胀等也，色苍黄，腹筋起，此其候也。"

《素问·脏气法时论》曰："肝病者，两胁下痛引少腹，令人善怒。"

秦汉至隋唐宋时期对本病的症状、体征进行了更为详细的研究，对类似肝癌的症状、体征进行了更为详细的探索，并提出临床病情发展迅速、末期恶化、预后较差的临床特征表现。

《脉经》曰："诊得肝积，脉弦而细，两胁下痛，邪走心下，足胫寒，胁痛引小腹……身无膏泽，喜转筋，爪甲枯黑，春瘥秋剧，其色青。"

《中藏经·积聚癥瘕杂虫论第十八》曰："积聚癥瘕杂虫者，皆五脏六腑真气失而邪气并，遂乃生焉，盖因内外相感，真邪相犯，气血熏搏，交合而成也，积者系于脏也。"

《金匮要略》："肝水者，其腹大，不能自转侧，胁下腹痛，脾水者，其腹大，四肢苦重，津液不生，但苦少气，小便难；肾水者，其腹大，脐肿腰痛，不得溺，阴下湿如牛鼻上汗，其足逆冷，面反瘦。"

《针灸甲乙经·经络受病入肠胃五脏积发伏梁息贲肥气痞气奔豚》："《难经》曰：脾之积名曰痞气，在胃脘，覆大如盘，久久不愈，病四肢不收，发黄疸。"

《诸病源候论·积聚病诸候》曰："积聚者，由阴阳不和，脏腑虚弱，受于风邪，搏于脏腑之气所为也。"

《诸病源候论·积聚候》："诊得肝积，脉弦而细，两肋下痛。"

《诸病源候论·癖黄候》："病水饮停滞积聚成癖，因热气相搏，则郁蒸不散，故胁下满痛，而身发黄，名为癖黄。"

《诸病源候论》："染渐生长块段，盘牢不移动者，是癥也，言其形状可征验也。"

《备急千金要方·肝脏脉论第一》中有："肝之积名曰肥气，在左胁下，如覆杯，有头足，如龟鳖状。久久不愈，发咳逆，痎疟，连岁月不已，以季夏戊己日得之。"

《备急千金要方·脾脏方脾脏脉论》："脾之积名曰痞气，在胃脘覆如大盘，久久不愈，病四肢不收，黄瘅，食饮不为肌肤，以冬壬癸日得之。肝病传脾，脾当传肾，肾适以冬旺，旺者不受邪，脾复欲还肝，肝不肯受，因脾病，其色黄体青，失溲直视，唇反张，爪甲青，饮食吐逆，体重节痛，四肢不举，其脉当浮大而缓。"

《太平惠民和剂局方》："心腹积聚，日久癥癖，块大如杯碗，黄疸、宿食，朝起呕变，支满上气，时时腹胀，心下坚硬……"

《太平惠民和剂局方》："痞块疼痛，脏腑不调，饮食不进，往来寒热，渐觉羸瘦。"

《济生方·瘤瘕积聚门》描述："肥气之状，在左胁下，大如覆杯，肥大而似有头足，是为肝积。"

《济生方·总论》所记述："肥气之状，在左胁下，是为肝积。"

《圣济总录》："积气在腹中，久不差，牢固推之不移，……按之其状如杯盘牢结，久不已，令人身瘦而腹大，至死不消。"

《圣济总录》："胁者为隐见于腹内，按之形证可验也。瘕者为瘕聚，推之流移不定也。癖者，僻侧在于胁肋。结者，沉伏结强于内。"

《圣济总录》："水饮停滞，积聚成癖，因热气相搏，则郁蒸不散，故胁下满痛，而身发黄，名为癖黄。"

《仁斋直指附遗方论》中有记载："癌者，上高下深，岩穴之状……毒根深藏，穿孔透里。"

《肘后备急方》："凡癥坚之起，多以渐生，如有卒觉，便牢大自难治也。腹中癥有结积。""腹中有物坚如石，痛如砍刺，昼夜啼呼，不治，百日必死方。"

《丹溪心法·积聚痞块》记载："中满腹胀，内有积块，……遍身虚肿。""块乃有形之物也，痰与食积死血而成也。"

明清时期多认为肝癌形成原因复杂多样，往往不是单一因素作用所致，常为外感六淫、内伤七情、饮食不调、起居无节等多种因素共同作用而成。

《证治准绳·杂病积聚》："洁古云：壮人无积，虚人则有之，皆由脾胃怯弱，气血两衰，四时有感，皆能成积。"

《景岳全书·积聚》指出："凡脾肾不足及虚弱失调之人，多有积聚之病。"

《医宗必读》云："积之成也，正气不足而后邪气踞之。"

《医学原理》概言："积聚者乃癥瘕、肠蕈、伏梁、痞气……等症之总名也。"

《医学正传》指出："积与聚为肚腹之疾，俱在上中二焦之病，故多见于男子。"

《医宗必读》曰："肝胀者，胁下满而痛引小腹。"

《医门法律·胀病论》："胀病亦不外水裹、气结、血凝。""凡有癥瘕、积块、痞块，即是胀病之根。"

《医学入门》："极瘦者，名蝴蛛蛊。"

《丹台玉案》："鼓胀之病，脐满者重，脐突者死，发热者重，腹如墙壁坚硬者死。"

《临证指南医案》:"三年来右胸胁形高微突,初病胀痛无形,久则形坚似梗,是初为气结在经,久则血伤入络。"

《血证论》:"血臌之证,胁满小腹胀,满身上有血丝缕,烦躁漱水,小便赤,大便黑,腹上青筋是也。"

从上文我们对古代医典中肝癌类似症状的解读中容易知道,在中国最早现存的医学经典《黄帝内经》较后期的《难经》中已经有对肝癌类似症状如""积聚""伏梁""肥气""癖气""肝胀""胁痛"等病名及临床症状的描述,后世医家结合自己的临床实践领悟和对这一疾病认识,不断专研、探索、发掘,于是又发挥总结出其他类似肝癌的病名。中医作为一门经验科学,有自己特有的发展模式,古代医典虽然没有"肝癌"这一病名,但是从古代医学文献类似疾病症状的归纳可以看出,肝癌作为一种疾病,不是近代才出现,早在两千年前的春秋战国时期就已经出现,并且的确是包含在现代中医类书籍所提及的如"癖黄""癥瘕""鼓胀""肝积"等疾病的范畴之中。

【病因病机】

中医认为肝癌的发生与感受湿热邪毒、长期饮食不节、嗜酒过度以及七情内伤等因素引起机体阴阳失衡有关。但肿瘤病的发生常常是由机体防御功能不足所致。如《医宗必读·积聚篇》指出"积之成也,正气不足,而后邪气踞之",说明正气虚损,邪气乘袭,蕴结于肝,肝气郁结,气机受阻,血行不畅,痰瘀相结,形成痞块,乃致肝癌。

1. 气滞血瘀

情志不畅,肝气郁结,或感受外邪,气滞不畅,"气为血帅","气行则血行",气滞日久,必致血瘀,渐结肿块。

2. 湿热蕴结

饮食不节,嗜酒过度,损伤脾胃,或肝气横逆,损及脾胃,或脾胃虚弱,运化不健,水湿停聚,郁而化热,湿热蕴结于肝胆,日久渐积而成肿块。

3. 肝肾阴虚

情志失调,肝郁化火,湿热相合,损伤络脉,津液外溢,蓄于腹中,或阴液灼竭,肝阴不足,久则及肾,气化不利,水湿内停,聚于腹内,发为鼓胀,久之成瘤。

4. 正气虚衰

中医经典理论指出,"正气存内,邪不可干""邪之所凑,其气必虚",说明正气虚衰,瘤邪乘虚而入是致癌瘤发生的病理中心环节。正气虚弱,加之外受邪毒,或饮用发霉食品、污染之饮水,致肝脾受损,进而气滞血瘀,蕴积日久,而成积块。

古代中医学认为，类似原发性肝癌的病因病机，总括归纳起来主要有外感时邪、饮食劳倦、七情内伤和正气亏虚等。

附一：病因病机古今选要

1. 外感时邪

《灵枢·百病始生》："积之始生，得寒乃生，厥乃成积也。"

《灵枢·九针论》中曰："时者，四时八风之客于经络之中，为瘤病者也。"

《诸病源候论》："瘤者，由寒温失节，致脏腑之气虚弱，……腹转大，逐致死。"

《儒门事亲》曰："积之成也……或受风、暑、燥、寒、火、湿之邪。"

《金匮翼·积聚统论》："积聚之病，非独痰食气血，即风寒外邪，亦能成之。"

《诸病源候论》："瘤者，由温寒失节，致脏腑之气虚弱，……腹转大，逐致死。"

2. 饮食劳倦

《灵枢·百病始生》云："卒然多食饮则肠满，起居不节，用力过度则络伤……凝聚不得散而积成矣。"

《济生方·宿食门》中指出："或过餐五味、鱼腥、乳酪，强食生冷果菜，停蓄胃脘，……久则积聚，结为癥瘕。"

《诸病源候论·癥瘕病诸候》："癥者，由温寒失节，致脏腑之气虚弱，而饮食不消，聚结在内，染渐生长块段，盘牢不移者，是瘤也。""人之积聚瘤痕，皆由饮食不节，脏腑虚弱而生，久则成形。"书中认为外邪使人致虚，饮食不消化，最终导致人体肿块内生。

《诸病源候论·癖病诸候》："因饮水浆过多，便令停滞不散，便遇寒气积聚而成癖。"

《卫生宝鉴》："凡人脾弱或饮食过常或生冷过度，不能克化，致成积聚结块。"

3. 瘀血阻滞

《血证论·痛满》："积聚之证，或横亘心下，或盘跟腹中，此非凝痰即是里血。"

《景岳全书·杂证谟·积聚》中所述："积聚之病，凡饮食、血气、风寒之属，节能致之，但日积日聚，当详辨也。"

《医学入门》："胁痛二三年不已者，乃痰瘀结成积块。"

《医学发明》："血者皆肝之所主，恶血必归于肝，不问何经之伤，必留于胁下，盖肝藏血之故也。"

《诸病源候论》："血瘀在内，则时时体热面黄。瘀久不消，则为积聚癥瘕矣。"

《医林改错》："肚腹结块者，必有形之血。"

4. 肝气郁结

《灵枢·百病始生》："卒然外中于寒，若内伤于忧怒，则气上逆，气上逆则六输不通，温气不行，凝血蕴里而不散，津液涩渗，着而不去，而积皆成矣。"

《难经本义》："积蓄也，言血脉不通，蓄积而成病也。"

《类证治裁》："凡上升之气，自肝而出。""木性升散，不受遏郁，郁则经气逆。"

《济生方》："有如忧思喜怒之气，人之所不能无者，过则伤乎五脏，逆于四时，传克不行，乃留结而为五积。"

《杂病源流犀烛》："由怒气伤肝，渐蚀其脾，脾虚之极，故阴阳不交，清浊相混，隧道不通。"

5. 正气不足，邪气郁滞

《医宗必读》："积之成也，正气不足，而后邪气跟之。"

《诸病源候论·积聚病诸候》："积聚者，由阴阳不和，脏腑虚弱，受于风邪，搏于脏腑之气所为也""人之积聚癥瘕，皆由饮食不节……久则成形。"

《脾胃论·脾胃盛衰论》："百病皆由脾胃衰而生也。"

《中藏经·积聚癥瘕杂虫论第十八》："积聚癥瘕杂虫者，皆五脏六腑真气失而邪气并，遂乃生焉，盖因内外相感，真邪相犯，气血熏搏，交合而成也，积者系于脏也。"

《圣济总录》曰："瘤之为义，留滞而不去也。气血流行，不失其常，则形体和平，无或余赘，及郁结壅塞，则乘虚投隙，瘤所以生。"

《灵枢·刺节真邪》："已有所结，气归之，津液留之，邪气中之，凝结日以易甚，连以聚居，为昔瘤。"

《奇效良方》："气上逆，则六腑不通，但气不行，凝血蕴里不散，津液凝涩不去而成积矣。"

《丹溪也法》："凡人身上中下，有块物者，多属痰症。"

《仁斋直指方论》："癌者，上高下深，岩穴之状，颗颗累垂……毒根深藏，穿孔透里。"

《素问·举痛论》："劳则气耗。"

《金匮要略·血搏虚劳病》："五劳虚极羸瘦，腹满不能饮食……肌肤甲错，两目暗黑，……缓中补虚，大黄䗪虫丸主之。"

《素问·宣明五气》："久视伤血，久卧伤气，久坐伤肉，久立七情内伤，饮食不节伤骨，久行伤筋，是为五劳所伤。"

《中脏经·积聚癥瘕杂虫》："积聚癥瘕杂虫者，皆五脏六腑真气失而邪气并，逐乃生焉。"

《景岳全书·论治》："凡脾肾不足，及虚弱失调之人，多有积聚之病。盖脾虚则中焦不运，肾虚则下焦不化，正气不行，则邪滞得以居之。"

《医宗必读·总论论治》："安积之成也，正气不足而后邪气踞之。"

总之，肝癌的发生不是完全由某单一因素所致，而是内外各种因素的综合作用，如外感、内伤等多种因素导致正衰邪盛，气血津液失常，脏腑功能失调，气滞、血瘀、痰凝等病理产物相互、长期作用而成。这种肝癌发生多因素、分步骤的认识已经为现代医学所证实是正确的。

【辨治思路】

一、证候要素

临床上肝癌虚实夹杂，可数型并见。根据患者的临床表现，在既往研究基础上，结合文献报道以及国内中医肿瘤专家意见，可将肝癌证候要素分为以下 7 种。

1. 气虚证

主症：神疲乏力，少气懒言，纳呆。

主舌：舌淡胖。

主脉：脉虚。

或见症：形体消瘦，气短，自汗，畏寒肢冷，大便溏薄。

或见舌：舌边齿痕，苔白滑，薄白苔。

或见脉：脉沉细，脉细弱，脉沉迟。

2. 阴虚证

主症：五心烦热，口咽干燥，胁肋隐痛。

主舌：舌红少苔。

主脉：脉细数。

或见症：盗汗，舌嫩红或少苔，或裂纹，或剥苔，或无苔，脉细且数。

或见舌：舌干裂，苔薄白或薄黄而干，花剥苔，无苔。

或见脉：脉浮数，脉弦细数，脉沉细数。

3. 血虚证

主症：面色无华、头晕眼花、爪甲色淡，胁痛绵绵。

主舌：舌淡。

主脉：脉细。

或见症：心悸怔忡、失眠健忘、月经闭止或阴道出血色淡、量少。

或见舌：苔白，苔薄白。

或见脉：脉沉细，脉细弱。

4. 痰湿证

主症：胸脘痞闷，恶心纳呆，腹胀肢肿。

主舌：舌淡，苔白腻。

主脉：脉滑或濡。

或见症：身目发黄而晦暗，口淡不渴，胸脘痞闷，口黏纳呆，头身困重。

或见舌：舌胖嫩，苔白滑，苔滑腻，苔厚腻，脓腐苔。

或见脉：脉浮滑，脉弦滑，脉濡滑，脉濡缓。

5. 血瘀证

主症：胁肋疼痛，刺痛固定，肌肤甲错。

主舌：舌质紫暗或有瘀斑、瘀点。

主脉：脉涩。

或见症：面色黧黑，唇甲青紫，面颈胸可见赤丝血缕，手掌赤痕，阴道出血色暗瘀，或夹血块。

或见舌：舌胖嫩，苔白滑，苔滑腻，苔厚腻，脓腐苔。

或见脉：脉沉弦，脉结代，脉弦涩，脉沉细涩，牢脉。

6. 热毒证

主症：口苦身热，尿赤便结，胁肋灼痛。

主舌：舌红或绛，苔黄而干。

主脉：脉滑数。

或见症：口腔糜烂，心烦不寐或烦躁盗汗，大便干涩，小便短赤，干咳或咳血，吞咽困难，咽干痛，梗阻较重。

或见舌：舌有红点或芒刺，苔黄燥，苔黄厚黏腻。

或见脉：脉洪数，脉数，脉弦数。

7. 气滞证

主症：胁肋胀满，痛无定处。

主舌：舌淡暗。

主脉：脉弦。

或见症：烦躁易怒，口苦咽干，嗳气，胀满闷痛，走窜不定少腹包块，攻撑作痛，腹胀胁痛。

或见舌：舌边红，苔薄白，苔薄黄，苔白腻或黄腻。

或见脉：脉弦细。

二、辨证方法

· 符合主症 2 个，并见主舌、主脉者，即可辨为本证。

· 符合主症 2 个，或见症 1 个，任何本证舌、脉者，即可辨为本证。

· 符合主症 1 个，或见症不少于 2 个，任何本证舌、脉者，即可辨为本证。

三、辨证分型

表 10 - 1 肝癌常见证候类型

治疗阶段	手术阶段	化疗阶段	放疗阶段	靶向治疗阶段	单纯中医治疗阶段
辨证分型	气血亏虚 脾胃虚弱	脾胃不和 气血亏虚 肝肾阴虚	气阴两虚 热毒瘀结	血热毒盛 脾虚湿盛	肝郁脾虚 肝热血瘀 肝胆湿热 肝肾阴虚

【肝癌常见症状的分型论治】

一、黄疸

1. 湿热兼表

症状：黄疸初起，目白睛微黄或不明显，小便黄，脘腹满闷，不思饮食，伴有恶寒发热，头身重痛，乏力，舌苔黄腻，脉浮弦或弦数。

治法：清热化湿，佐以解表。

方药：麻黄连翘赤小豆汤合甘露消毒丹。

加减：表证轻者，麻黄、薄荷用量宜轻，取其微汗之意；目白睛黄甚者，茵陈用量宜大；热重者酌加金银花、栀子、板蓝根清热解毒。并可加郁金、丹参以疏肝调血。

2. 热重于湿

症状：初起目白睛发黄，迅速至全身发黄，色泽鲜明，右胁疼痛而拒按，壮热口渴，口干口苦，恶心呕吐，脘腹胀满，大便秘结，小便赤黄、短少，舌红，苔黄腻或黄糙，脉弦滑或滑数。

治法：清热利湿，通腑化瘀。

方药：茵陈蒿汤。

加减：本方可酌加升麻、连翘、大青叶、虎杖、田基黄、板蓝根等清热解毒；郁金、金钱草、丹参以疏肝利胆化瘀；车前子、猪苓、泽泻等以渗利湿邪，使湿热分消，从二便而去。

3. 湿重于热

症状：身目发黄如橘，无发热或身热不扬，右胁疼痛，脘闷腹胀，头重身困，嗜卧乏力，纳呆便溏，厌食油腻，恶心呕吐，口黏不渴，小便不利，舌苔厚腻微黄，脉濡缓或弦滑。

治法：健脾利湿，清热利胆。

方药：茵陈四苓汤。

方用茵陈清热利湿，利胆退黄，用猪苓、茯苓、泽泻淡渗利湿，炒白术健脾燥湿。若右胁疼痛较甚，可加郁金、川楝子、佛手以疏肝理气止痛。若脘闷腹胀，纳呆厌油，可加陈皮、藿香、佩兰、厚朴、枳壳等以芳香化湿理气。

加减：若湿困脾胃，便溏尿少，口中甜者，可加厚朴、苍术；纳呆或无食欲者，再加炒麦芽、鸡内金以醒脾消食。

4. 胆腑郁热

症状：身目发黄鲜明，右胁剧痛且放射至肩背，壮热或寒热往来，伴有口苦咽干，恶心呕吐，便秘，尿黄，舌红苔黄而干，脉弦滑数。

治法：清热化湿，疏肝利胆。

方药：大柴胡汤。

加减：胁痛重者，可加郁金、枳壳、木香；黄疸重者，可加金钱草、厚朴、茵陈、栀子；壮热者，可加金银花、蒲公英、虎杖；呃逆恶心者，加炒莱菔子。

5. 疫毒发黄

症状：起病急骤，黄疸迅速加深，身目呈深黄色，胁痛，脘腹胀满，疼痛拒按，壮热烦渴，呕吐频作，尿少便结，烦躁不安，或神昏谵语，或衄血尿血，皮下紫斑，或有腹水，继之嗜睡昏迷，舌质红绛，苔黄褐干燥，脉弦大或洪大。本证又称急黄。

治法：清热解毒，凉血开窍。

方药：千金犀角散。

加减：可加生地黄、玄参、石斛、牡丹皮清热解毒，养阴凉血；若热毒炽盛，乘其未陷入昏迷之际，急以通涤胃肠热毒为要务，不可犹豫，宜加大剂量清热解毒药如金银花、连翘、土茯苓、蒲公英、大青叶、黄柏、生大黄，或用五味消毒饮，重加大黄。如已出现躁扰不宁，或伴出血倾向，需加清营凉血解毒药，如神犀丹之类，以防内陷心包，出现昏迷。如热入营血，心神昏乱，肝风内动，法宜清热凉血、开窍息风，急用温病"三宝"：躁扰不宁，肝风内动者用紫雪丹；热邪内陷心包，谵语或昏愦不语者用至宝丹；热毒炽盛，湿热蒙蔽心神，神志时清时昧者，急用安宫牛黄丸。

6. 寒湿阻遏

症状：身目俱黄，黄色晦暗不泽或如烟熏，右胁疼痛，痞满食少，神疲畏寒。腹胀便溏，口淡不渴，舌淡苔白腻，脉濡缓或沉迟。

治法：温中化湿，健脾利胆。

方药：茵陈术附汤。

加减：胁痛或胁下积块者，可加柴胡、丹参、泽兰、郁金、赤芍以疏肝利胆，活血化瘀；便溏者加茯苓、泽泻、车前子。黄疸日久，身倦乏力者，加党参、黄芪。

7. 脾虚湿郁

症状：多见于黄疸久郁者。症见身目俱黄，黄色较淡而不鲜明，胁肋隐痛，食欲不振，肢体倦怠乏力，心悸气短，食少腹胀，大便溏薄，舌淡苔薄白，脉濡细。

治法：健脾益气，祛湿利胆。

方药：六君子汤加茵陈、柴胡。

加减血虚者可加当归、地黄养血，湿重苔腻者可少加猪苓、泽泻。

8. 脾虚血亏

主症：面目及肌肤发黄，黄色较淡，面色不华，睑白唇淡，心悸气短，倦怠乏力，头晕。目眩，舌淡苔白，脉细弱。

治法：补养气血，健脾退黄。

方药：小建中汤。

加减：加茯苓、泽泻以利湿退黄，黄芪、党参以补气，白术以健脾，当归、阿胶以养血。

二、胁痛

1. 肝气郁结

症状：胁肋胀痛，走窜不定，甚则连及胸肩背，且情志不疏则痛增，胸闷，善太息，得嗳气则疏，饮食减少，脘腹胀满，舌苔薄白，脉弦。

治法：疏肝理气。

方药：柴胡疏肝散。

加减：若气滞及血，胁痛重者，酌加郁金、川楝子、延胡索、青皮以增强理气活血止痛之功；若兼见心烦急躁、口干口苦、尿黄便干、舌红苔黄、脉弦数等气郁化火之象，酌加栀子、黄芩、龙胆草等清肝之品；若伴胁痛、肠鸣、腹泻者。为肝气横逆，脾失健运之证，酌加白术、茯苓、泽泻、薏苡仁以健脾止泻；若伴有恶心呕吐，是为肝胃不和，胃失和降，酌加半夏、陈皮、藿香、生姜等以和胃降逆止呕。

2. 瘀血阻络

症状：胁肋刺痛，痛处固定而拒按，疼痛持续不已，入夜尤甚，或胁下有积块，或面色晦暗，舌质紫暗，脉沉弦。

治法：活血化瘀，理气通络。

方药：血府逐瘀汤。

加减：瘀血严重，有明显外伤史者，应以逐瘀为主，方选复元活血汤。以大黄、桃仁、红花、穿山甲（代）活血祛瘀，散结止痛，当归养血祛瘀，柴胡疏肝理气，天花粉消肿化痰，甘草缓急止痛，调和诸药。还可加三七粉另服，以助祛瘀生新之效。

3. 湿热蕴结

症状：胁肋胀痛，触痛明显而拒按，或引及肩背，伴有脘闷纳呆，恶心呕吐，厌食油腻，口干口苦，腹胀尿少，或有黄疸，舌苔黄腻，脉弦滑。

治法：清热利湿，理气通络。

方药：龙胆泻肝汤。

加减：郁金、半夏、青皮、川楝子以疏肝和胃，理气止痛。若便秘，腹胀满者为热重于湿，肠中津液耗伤，可加大黄、芒硝以泄热通便存阴。若白睛发黄，尿黄，发热口渴者，可加茵陈、黄柏、金钱草以清热除湿，利胆退黄。久延不愈者，可加三棱、莪术、丹参、当归尾等活血化瘀。对于湿热蕴结的胁痛，祛邪务必要早，除邪务尽，以防湿热胶固，酿成热毒，导致治疗的困难。

4. 肝阴不足

症状：胁肋隐痛，绵绵不已，遇劳加重，口干咽燥，两目干涩，心中烦热，头晕目眩，舌红少苔，脉弦细数。

治法：养阴柔肝，佐以理气通络。

方药：一贯煎。

加减：两目干涩，视物昏花，可加决明子、女贞子；头晕目眩甚者，可加钩藤、天麻、菊花；若心中烦热，口苦甚者，可加栀子、丹参。肝阴不足所致胁痛，除久病体虚、失血等原因外，尚有因使用香燥理气之品太过所致者。一般说来，气滞作胀作痛，病者苦于疼痛胀急，但求一时快，医者不察病起于虚，急于获效，以致香燥理气太过而伤肝阴，应引以为戒。

附二：辨证论治古今选要

关于肝癌的治疗，综合各医家经验和论述，认为治疗肝癌应攻补兼施、健补脾胃和补益肝肾。

（一）古代论述

《景岳全书·积聚》："治积之要，在知攻补之宜，而攻补之宜，当于孰急孰缓中辨之。"

《丹溪心法·积聚痞块》："凡积病不可用下药，徒损真气，病亦不去，当用消积药，使之融化，则根除矣。""用醋煮海石、醋煮三棱、蓬术、桃仁、红花、五灵脂、香附之类为丸，石碱白术汤吞下。"。

《证治准绳》初期宜"治其始感之邪与留结之客者，除之、散之、行之，虚者补之"；中期宜"当祛湿热之邪，其块坚者削之，咸以软之，此时因邪久凑，正气尤虚，必以补泻迭相为用"；后期宜"补益其气，兼导达经脉，使荣卫流通则块自消矣"。

《医宗必读·积聚》："初、中、末之三法，不可不讲也。初者，病邪初起，正气尚强，邪气尚浅，则任受攻；中者，受病渐久，邪气较深，正气较弱，任受且攻且补；末者，病魔经久，邪气侵凌，正气消残，则任受补。"认为积聚为日积月累所致，去除积聚应顾护正气，遵初、中、末三法，扶正祛邪并用，如若不然，"太亟则伤正气，正气伤则不能运化，而邪反固矣"。

《脾胃论·卷下》谓："脾病，当脐有动气，按之牢若痛。动气，筑筑然坚牢，如有积而硬，若似痛也，甚则亦大痛，有是则脾虚病也，无则非也。"

《杏轩医案·谢翁证治，并答所问》："木虽生于水，然江河湖海，无土之处，则无水生。是故树木之枝叶萎悴，必由土气之衰。"

《张氏医通·积聚》："善治者，当先补虚，使血气壮，积自消也。不问何藏，先调其中，使能饮食，是其本也。虽然此为轻浅者言耳。若夫大积大聚，不搜而逐之，日进补养无益也。……发直入之兵以讨之，何患其不愈。"

《难经·五十六难》："肝病传脾，脾当传肾。"

《医宗必读·乙癸同源论》："东方之木，无虚不可补，补肾即所以补肝。"

《内经知要·五常政大论》："血为阴，虽肝藏之，实肾经真水之属也。水者，先天之本也。水旺则阴精充而奉上，故可永年，则补肾宜亟也。气属阳，虽肺主之，实脾土饮食所化也。土者，后天之本也。土衰则阳精败而下陷，故当夭折，则补脾宜亟也。先哲云：水为天一之元，土为万物之母。

（二）现代医家看法

于尔辛分为肝郁脾虚、肝肾阴虚、肝热血瘀。

刘嘉湘分为肝气郁结、气滞血瘀、热毒内蕴、脾胃气虚、肝肾阴虚、气虚血脱。

周岱翰分为肝热血癖、肝盛脾虚、肝肾阴虚。

李佩文分为肝郁脾虚、肝胆湿热、瘀血阻滞、肝肾阴虚。

吴良村分为肝郁脾虚、湿热瘀毒、肝肾阴虚。

凌昌全分为气滞、血瘀、热证、湿证、气虚、血虚、阴虚、阳虚。

钱伯文为肝气抑郁、气血瘀滞、热毒内蕴、肝胆湿热、气阴两虚。

尤建良分为脾虚肝瘀、气滞湿阻、瘀血阻滞。

林丽珠分为肝盛脾虚、肝胆湿热、肝热血瘀、肝肾阴虚。

周维顺将该病分为肝郁脾虚、气滞血瘀、湿热毒聚、脾气虚弱、肝肾阴亏、气阴两虚。

【治则与治法】

一、治疗原则

（一）中西医结合治疗原则

对于接受手术、放疗、化疗、介入治疗、靶向治疗且具备治疗条件的肝癌患者，采用中西医结合的治疗方式。西医治疗根据巴塞罗那临床肝癌分期治疗原则进行，中医根据治疗阶段的不同，可以分为以下4种治疗方式。

1. 中医防护治疗

适应人群：围手术期、放化疗、介入治疗、靶向治疗期间的患者。

治疗原则：以扶正为主。

治疗目的：减轻手术、放化疗、介入治疗、靶向治疗等治疗方法引起的不良反应，促进机体功能恢复，改善症状，提高生存质量。

治疗方法：辨证汤药 ± 口服中成药 ± 中药注射剂 ± 其他中医治法。

治疗周期：围手术期，或与放疗、化疗、介入治疗或靶向治疗等治疗方法同步。

2. 中医加载治疗

适应人群：有合并症，老年 PS 评分 2，不能耐受多药化疗而选择单药化疗的患者；或介入治疗的患者。

治疗原则：以祛邪为主。

治疗目的：提高上述治疗方法的疗效。

治疗方法：中药注射剂 ± 辨证汤药 ± 口服中成药 ± 其他中医治法。

治疗周期：与化疗、介入治疗同步。

3. 中医巩固治疗

适应人群：手术后无需辅助治疗或已完成辅助治疗的患者。

治疗原则：扶正祛邪。

治疗目的：防止复发转移，改善症状，提高生存质量。

治疗方法：辨证汤药 + 口服中成药 ± 中药注射剂 ± 其他中医治法。

治疗周期：3 个月为 1 个治疗周期。

4. 中医维持治疗

适应人群：放化疗、介入治疗后疾病稳定的带瘤患者。

治疗原则：扶正祛邪。

治疗目的：控制肿瘤生长，延缓疾病进展或下一阶段放化疗时间，提高生存质量，延长生存时间。

治疗方法：中药注射剂 ± 辨证汤药 ± 口服中成药 ± 其他中医治法。

治疗周期：2 个月为 1 个治疗周期。

（二）单纯中医治疗原则

适应人群：不适合或不接受手术、放疗、化疗、介入治疗、分子靶向治疗的患者。

治疗原则：扶正祛邪。

治疗目的：控制肿瘤生长，减轻症状，提高生存质量，延长生存时间。

治疗方法：中药注射剂 + 口服中成药 ± 辨证汤药 ± 中医其他疗法。

治疗周期：2 个月为 1 个治疗周期。

二、治疗方法

（一）辨证汤药

1. 中西医结合治疗

中西医结合治疗要采取辨病与辨证相结合的原则，根据不同的病理类型、不同的西医治疗背景、不同的临床表现，对于接受手术、放疗、化疗、靶向治疗且具备治疗条件的肝癌患者，予以不同的中医药治疗。在不同治疗阶段，分别发挥增强体质、促进康复、协同增效、减轻不良反应、巩固疗效等作用。

（1）手术结合中医治疗：手术是早中期肝癌治疗最有效的方法，但很多患者因肝功能储备情况不良或一般情况差而失去手术机会，在围手术期，患者会出现疼痛、肝功能异常等不良反应，在这一阶段运用中医药治疗可以发挥保肝、调整机体状态、减少不良反应出现的作用。

①气血亏虚

临床表现：神疲乏力，气短懒言，面色淡白或萎黄，头晕目眩，唇甲色淡，心悸失眠，便不成形或有肛脱下坠，舌淡脉弱。

治疗原则：补气养血。

选方：八珍汤加减（《正体类要》）（C 级推荐）

药物组成：人参、白术、茯苓、当归、川芎、白芍、熟地黄、炙甘草。

辨证加减：兼痰湿内阻者，加半夏、陈皮、薏苡仁；若畏寒肢冷，食谷不化者，加补骨脂、肉苁蓉、鸡内金。若有动则汗出、怕风等表虚不固之证，加防风、浮小麦。

②脾胃虚弱

临床表现：纳呆食少，神疲乏力，大便稀溏，食后腹胀，面色萎黄，形体瘦弱，舌质淡，苔薄白。

治疗原则：健脾益胃。

选方：补中益气汤（《脾胃论》）加减。

药物组成：黄芪、人参、白术、炙甘草、当归、陈皮、升麻、柴胡、生姜、大枣。

辨证加减：若胃阴亏虚，加沙参、石斛、玉竹；若兼痰湿证者，加茯苓、半夏、薏苡仁、瓜蒌。

（2）化疗结合中医治疗：化疗结合中医治疗是指在化疗期间所联合的中医治疗，发挥化疗增效、提高化疗疗效（中医加载治疗）、防治化疗不良反应（中医防护治疗）的作用。

①脾胃不和

临床表现：胃脘饱胀、食欲减退、恶心、呕吐、腹胀或腹泻，舌体多胖大，舌苔薄白、白腻或黄腻。多见于化疗引起的消化道反应。

治疗原则：健脾和胃，降逆止呕。

选方：旋覆代赭汤（《伤寒论》）加减，或橘皮竹茹汤（《金匮要略》）加减。

药物组成：旋覆花、人参、生姜、代赭石、甘草、半夏、大枣；或半夏、橘皮、枇杷叶、麦冬、竹茹、赤茯苓、人参、甘草。

辨证加减：若脾胃虚寒者，加吴茱萸、党参、焦白术；若肝气犯胃者，加炒柴胡、佛手、白芍。

②气血亏虚

临床表现：疲乏、精神不振、头晕、气短、纳少、虚汗、面色淡白或萎黄，脱发，或肢体肌肉麻木、女性月经量少，舌体瘦薄，或者舌面有裂纹，苔少，脉虚细而无力。多见于化疗引起的疲乏或骨髓抑制。

治疗原则：补气养血。

选方：八珍汤加减（《正体类要》），或当归补血汤加减（《内外伤辨惑论》），或十全大补汤加减（《太平惠民和剂局方》）。

药物组成：人参、白术、茯苓、当归、川芎、白芍、熟地黄，或黄芪、当归，或人参、肉桂、川芎、地黄、茯苓、白术、甘草、黄芪、当归、白芍、生姜、大枣。

辨证加减：兼痰湿内阻者，加半夏、陈皮、薏苡仁；若畏寒肢冷，食谷不化者，加补骨脂、肉苁蓉、鸡内金。

③肝肾阴虚

临床表现：腰膝酸软，耳鸣，五心烦热，颧红盗汗，口干咽燥，失眠多梦，舌红苔少，脉细数。多见于化疗引起的骨髓抑制或脱发。

治疗原则：滋补肝肾。

选方：六味地黄丸（《小儿药证直诀》）加减。

药物组成：熟地黄、山茱萸（制）、山药、泽泻、牡丹皮、茯苓。

辨证加减：若阴虚内热重者，加墨旱莲、女贞子、生地黄；若阴阳两虚者，加菟丝子、杜仲、补骨脂。兼脱发者，加制何首乌、黑芝麻。

（3）放射治疗结合中医治疗：放射治疗结合中医治疗是指在放疗期间所联合的中医治疗，发挥放疗增敏、提高放疗疗效（中医加载治疗）、防治放疗不良反应（中医防护治疗）的作用。

①气阴两虚

临床表现：胁肋隐痛，腹胀不适，神疲乏力，少气懒言，耳鸣目眩，口干，纳呆，面色淡白或晦滞，舌红或淡红，苔少或无苔，或有裂纹，脉细或细数。多见于放射性损伤后期，或迁延不愈，损伤正气者。

治疗原则：益气养阴。

选方：玉女煎加减（《景岳全书》）。

药物组成：石膏、熟地黄、麦冬、知母、牛膝、炒白术、山药。

辨证加减：若胁痛，加芍药、延胡索；若食少腹胀，食后尤甚，可加黄芪、薏苡仁、白扁豆；若畏寒神疲，面色青灰，脉弱无力者，酌加淫羊藿（仙灵脾）、巴戟天、仙茅；若腹筋暴露者，稍加赤芍、泽兰、三棱、莪术等。

②热毒瘀结

临床表现：胁下痞块，两胁胀痛刺痛，身目发黄，心烦易怒，口干口苦，脘痞，纳差，溲赤便干，舌紫暗，苔黄腻，脉弦滑或滑数。

治疗原则：清热利湿，活血解毒。

选方：茵陈蒿汤（《伤寒论》）合桃红四物汤（《医宗金鉴》）加减。

药物组成：茵陈蒿、栀子、大黄、桃仁、红花、当归、川芎、白芍。

辨证加减：若腹胀甚，加木香、大腹皮；若痛势较剧，或持续性疼痛阵发性加剧，往来寒热者，加黄连、金银花、蒲公英；若心烦失眠，加柏子仁、首乌藤（夜交藤）、酸枣仁；若急躁易怒，加青皮、珍珠母；若大便干结，加芒硝、枳实；若小便黄赤，加滑石、车前子、白通草；苔白腻而湿重者，加茯苓、白蔻仁、砂仁。

（4）生物靶向治疗结合中医治疗：在生物靶向治疗期间联合中医治疗，可发挥延缓疾病进展（中医加载治疗）、防治生物靶向治疗不良反应（中医防护治疗）的作用。

①血热毒盛证

临床表现：全身皮肤瘙痒，疹出色红，分布多以上半身为主，鼻唇口旁为甚，可伴有发热、头痛、咳嗽。舌质红，苔薄，脉浮数。多见于生物靶向治疗引起的皮疹、瘙痒等不良反应。

治疗原则：凉血解毒。

选方：清瘟败毒饮（《疫疹一得》）加减。

药物组成：生石膏、小生地、乌犀角、生栀子、桔梗、黄芩、知母、赤芍、玄参、连翘、竹叶、甘草、牡丹皮、黄连。

辨证加减：若头痛殊甚，两目昏花者，加菊花、夏枯草。

②脾虚湿盛

临床表现：腹胀、大便稀溏，脘痞食少，肢体倦怠，舌苔薄白腻。多见于生物靶向治疗引起的腹泻等不良反应。

治疗原则：健脾利湿，涩肠止泻。

选方：参苓白术散（《太平惠民和剂局方》）合四神丸（《证治准绳》）加减。

药物组成：党参、茯苓、白术、白扁豆、陈皮、山药、薏苡仁、补骨脂、肉豆蔻、五味子、吴茱萸。

辨证加减：若湿热内蕴者，加马齿苋、败酱草；若腹痛里急后重明显者，加木香、槟榔。

（5）放化疗后结合中医治疗：手术后已完成辅助治疗的患者，采用中医巩固治疗，能够防止复发转移，改善症状，提高生存质量；放化疗、介入治疗后疾病稳定的带瘤患者，采用中医维持治疗，能够控制肿瘤生长，延缓疾病进展或下一阶段放化疗时间，提高生存质量，延长生存时间。

辨证论治同"单纯中医治疗"。

2. 单纯中医治疗

对于不适合或不接受手术、放疗、化疗、介入治疗、分子靶向治疗的肝癌患者，采用单纯中医治疗，可发挥控制肿瘤、稳定病情、提高生存质量、延长生存期的作用。

（1）肝郁脾虚

临床表现：两胁胀痛，胸闷不舒，郁怒加重，食少腹胀，嗳气反酸，胁下痞块，坚硬如石，神疲乏力，舌质正常或暗，苔薄白，脉弦细。

治疗原则：健脾益气，疏肝软坚。

选方：逍遥散（《太平惠民和剂局方》）合四君子汤（《太平惠民和剂局方》）加减。

药物组成：柴胡、当归、白芍、白术、茯苓、生姜、薄荷、太子参、炙甘草。

辨证加减：胸闷胁胀甚者，加陈皮、半夏、川芎、赤芍；胁痛重，加延胡索、乳香、徐长卿；食欲不佳者，可加焦三仙、鸡内金、砂仁。

（2）肝热血瘀

临床表现：胁痛口苦，脘腹痞闷，胁痛牵及后背，面色晦暗，或恶心，厌食油腻，或有黄疸，小便黄赤，舌质红或紫暗，苔黄腻，脉弦滑数。

治疗原则：清肝凉血，解毒祛瘀。

选方：龙胆泻肝汤（《太平惠民和剂局方》）合下瘀血汤（《金匮要略》）加减。

药物组成：龙胆草（酒炒）、黄芩（炒）、山栀子（酒炒）、泽泻、木通、车前子、当归（酒炒）、生地黄（酒炒）、柴胡、大黄、桃仁、䗪虫、生甘草。

辨证加减：若疼痛较剧者，加延胡索、郁金、川楝子；呕恶者，加竹茹、半夏；若见黄疸者，加茵陈、虎杖；小便黄赤，大便秘结者，可加大黄、黄柏；若胁下触及癥块者，可酌加三棱、莪术、地鳖虫；若瘀血日久化热者，加牡丹皮、栀子；久瘀气虚者，可加黄芪、党参。

（3）肝胆湿热

临床表现：上腹肿块，坚硬刺痛，脘腹胀满，身目尽黄，腹大鼓胀，发热出汗，心烦口苦，恶心食少，便结溺赤，舌紫暗，苔黄腻，脉弦滑而数。

治疗原则：清热利湿，凉血解毒。

选方：茵陈蒿汤（《伤寒论》）加减。

药物组成：茵陈蒿、栀子、大黄。

辨证加减：肚腹胀满，喘息气短，腹水脚肿者，加猪茯苓、车前子、商陆；恶心、呕吐者，加竹茹、姜半夏、陈皮、代赭石；发热甚者合用牛黄清热散。

（4）肝肾阴虚

临床表现：肝区隐痛，绵绵不休，烦热盗汗，头晕目眩，口干欲饮，腰酸肢软，形体消瘦，舌红少苔，或光剥有裂纹，脉沉细或细数或细涩。

治疗原则：清热养阴，软坚散结。

选方：一贯煎（《柳州医话》）加减。

药物组成：当归、生地黄、沙参、枸杞、麦冬、川楝子。

辨证加减：黄疸者，加茵陈、栀子、泽泻、车前子、大腹皮；胁痛者，加芍药、延胡索。

（二）辨病治疗常用中草药

金荞麦：淡、平。归肺、胃、肝经。功效：清热解毒，消痈利咽，健脾。

土茯苓：甘淡，平。归肝、胃、脾经。功效：除湿通络，清热解毒。

山慈菇：甘、微辛，寒。归肝、胃、脾经。功效：清热解毒，消肿散结。

马齿苋：酸，寒。归心，肝，脾，大肠经。功效：清热解毒，散血消肿。

凤尾草：淡、微苦，凉。归肝、肾、大肠经。功效：清热解毒，利湿，凉血止血。

石上柏：苦，寒。归肺、胃、肝经。功效：活血祛瘀，消肿，清热解毒。

田基黄：甘、苦，凉。归肺、肝、胃经。功效：清热利湿，解毒消肿，散瘀止痛。

白花蛇舌草：酸，寒。归心、肝、脾经。功效：利湿消肿，清热解毒，活血止痛。

半枝莲：酸，寒。归肺、肝、肾经。功效：清热解毒，散瘀止血，利水消肿。

半边莲：甘、淡，凉。归心、小肠、肺经。功效：清热解毒，利水消肿。

青蒿：苦、辛，寒。归肝、胆经。功效：清热解暑，除蒸、截疟。

垂盆草：甘、淡，凉。归肝、胆、小肠经。功效：清热解毒，消肿排脓，利湿。

金钱草：甘、微苦，凉。归肝、肾、膀胱经。功效：清热解毒，利尿消肿。

羚羊角：咸，寒。归肝、心经。功效：平肝息风，清热解毒，清肝明目。

漏芦：苦、咸，寒。归胃经。功效：清热解毒，消肿排脓，下乳通脉。

熊胆：苦，寒。归肝、胆、心经。功效：清热解毒，镇痉止痛，明目杀虫。

莪术：辛、苦，温。归肝、脾经。功效：行气破血，消积止痛。

山楂：酸、甘，微温。归肝、脾、胃经。功效：消食导滞，活血散瘀。

五灵脂：甘，温。归肝经。功效：活血止痛，散瘀止血，解毒。

赤芍：苦，微寒。归肝经。功效：清热凉血，活血散瘀。

虎杖：苦，微寒。归肝、胆、肺经。功效：解毒抗癌，利湿清热，活血通经，化痰止咳。

茵陈：苦、辛，微寒。归脾、胃、肝、胆经。功效：清热利湿，利胆退黄。

石燕：甘、咸，凉。归肾、膀胱经。功效：祛湿热，利小便。

大腹皮：辛，微温。归脾、胃、大肠、小肠经。功效：下气宽中，行水消肿。

柴胡：苦、辛，微寒。归肝、胆经。功效：透表泄热，疏肝解郁，升举阳气。

白芍：苦、酸，微寒。归肝、脾经。功效：补血敛阴，平肝止痛。

鳖甲：咸，寒。归肝、肾经。功效：滋肾潜阳，软坚散结。

八月札：甘，寒。归肝、胃经。功效：疏肝理气，活血止痛，除烦利尿。

郁金：辛、苦，凉。归肝、心、肺经。功效：理气止痛，解郁，凉血化瘀。

（三）常用中成药

1. 抗癌治疗类

（1）复方斑蝥胶囊：破血消瘀，攻毒蚀疮。用于原发性肝癌、肺癌、直肠癌、恶性淋巴瘤、妇科恶性肿瘤等。

（2）华蟾素片：解毒，消肿，止痛。用于中、晚期肿瘤，慢性乙型肝炎等。

2. 扶正抗癌类

（1）鳖甲煎丸：活血化瘀、软坚散结。用于胁下癥块。

（2）平消胶囊：活血化瘀，止痛散结，清热解毒，扶正祛邪。对肿瘤具有一定的缓解症状、缩小瘤体、抑制肿瘤生长、提高人体免疫力、延长患者生命的作用。

3. 扶正类

（1）槐耳颗粒：扶正固本，活血消癥。适用于正气虚弱，瘀血阻滞，原发性肝癌不宜手术和化疗者辅助治疗用药，有改善肝区疼痛、腹胀、乏力等症状的作用。

（2）金龙胶囊：破瘀结，解郁通络，巩固治疗，防治肿瘤术后复发或转移。

4. 解决症状类

（1）片仔癀：清热解毒、凉血化瘀，消肿止痛。用于热毒血瘀所致急慢性病毒性肝炎，痈疽疔疮，无名肿毒，跌打损伤及各种炎症。

（2）八宝丹：清利湿热，活血解毒，去黄止痛。适用于湿热蕴结所致发热，黄疸，小便黄赤，恶心呕吐，胁痛腹胀，舌苔黄。

（3）慈丹胶囊：化瘀解毒、消肿散结、益气养血。主治原发性肝癌、胆管、胆囊等恶性肿瘤，同时改善肝胆类肿瘤引起的黄疸、腹水、疼痛等症状。

（四）其他中医治法

中药外治及非药物疗法在肝癌诊疗领域可以应用于癌痛控制、腹水处理等。中药外用治疗肝癌癌痛手段包括膏药外敷、散剂外敷、穴位敷贴和针灸等。药物外敷均为复方，目前没有成药或标准处方，使用中药品种各异，多属清热解毒、软坚散结及活血化瘀药物，其中常用蟾酥（或蟾皮）、白花蛇舌草、三棱、乳香、没药等，以冰片、醋作为促透剂。在一项无对照研究报告中，接受中药外敷 5 天后，肝癌患者疼痛 VAS 评分由 7.93 分降至 4.5 分，15 天后降至 2.2 分。但在此领域，尚无经良好设计的随机对照研究证据。

中药外治或非药物疗法直接治疗肝癌的研究报道数量较少，现有报道仅为无对照的回顾性临床总结，推荐级别较低。

附三：治则治法古今选要

关于肝癌的治疗，综合各医家经验和论述，认为治疗肝癌应攻补兼施、健补脾胃和补益肝肾。

（一）古代论述

《景岳全书·积聚》曰："治积之要，在知攻补之宜，而攻补之宜，当于孰急孰缓中辨之。"

《丹溪心法·积聚病块》曰："凡积病不可用下药，徒损真气，病亦不去，当用消积药，使之融化，则根除矣。"

《医宗必读·积聚》："初、中、末之三法，不可不讲也。初者，病邪初起，正气尚强，邪气尚浅，则任受攻；中者，受病渐久，邪气较深，正气较弱，任受且攻且补；末者，病魔经久，邪气侵凌，正气消残，则任受补。"

《金匮要略》指出："见肝之病，知肝传脾，当先实脾。"

《张氏医通·积聚》中曰："善治者，当先补虚，使血气壮，积自消也。不问何藏，先调其中，使能饮食，是其本也。虽然此为轻浅者言耳。若夫大积大聚，不搜而逐之，日进补养无益也。……发直入之兵以讨之，何患其不愈。"

《医宗必读·乙癸同源论》亦指出："东方之木，无虚不可补，补肾即所以补肝。"

《内经知要·五常政大论》："血为阴，虽肝藏之，实肾经真水之属也。水者，先天之本也。水旺则阴精充而奉上，故可永年，则补肾宜亟也。气属阳，虽肺主之，实脾土饮食所化也。土者，后天之本也。土衰则阳精败而下陷，故当夭折，则补脾宜亟也。先哲云：水为天一之元，土为万物之母。"

《活法机要》："壮人无积，虚人则有之。""当先养正则积自除。"

《景岳全书》："总其要不过四法，曰攻，曰消，曰散，曰补四者而已。"

《医学入门》："善治痛瘤者，调其气而破其血，消其食而豁其痰，衰其大半而止，不可猛攻峻施，以伤元气。宁扶脾正气，待其自化。"

《医宗必读》："盖积之为病，日积月累，匪伊朝夕，所以去之，亦当有渐，太亟则伤正气，正伤则不能运化，而邪反固矣。""屡攻屡补，以平为期。"

（二）现代医家学术思想和治疗特点

于尔辛：提出了肝癌病机以脾虚为本，扶正治其本，以健脾理气为治疗首要。

刘嘉湘：指出肝癌发生的实质在于肝体用失和，强调疏肝理气为主。

周岱翰：指出肝癌成因是由内外因相互影响而成，但是其病机首重肝火血瘀。

裘沛然：扶正为主，重点在调整气血阴阳和培补脾肾。

周维顺等：健脾理气、补养肝肾、活血化瘀、清热解毒、生津润燥、凉补气血。

凌昌全：建立的肝癌常见中医证候定性规范包括虚、实两部分。

附四：方剂选要

秦汉时期创立了肝癌证治的准则，在隋唐、两宋时期，治疗时多采用活血化瘀、攻下软坚之法，金元时期的医家已经逐渐认识到肝癌病症的发病主要责之于本虚，正气强则邪气无以生。

（一）上古至隋唐时期

1. 茵陈蒿汤

来源：《伤寒论·辨阳明病脉证并治》

组成：茵陈蒿六两，栀子十四枚（擘），大黄二两（去皮）。

用法：以水一斗二升，先煮茵陈减六升，纳二味，煮取三升，去滓，分三服，小便当利，尿如皂荚汁状，色正赤。一宿腹减，黄从小便去也。

功用：清热利湿退黄。

主治：湿热黄疸，一身面目俱黄，色鲜明如橘色，腹微满，口中渴，但头汗出，身无汗，小便不利，舌苔黄腻，脉沉实或滑数。

原文：《伤寒论·辨阳明病脉证并治》："伤寒七八日，身黄如橘子色，小便不利，腹微满者，茵陈蒿汤主之。"

《金匮要略·黄疸病脉证并治》："谷疸之为病，寒热不食，食即头眩，心胸不安，久久发黄为谷疸，茵陈蒿汤主之。"

《伤寒来苏集·伤寒附翼》卷下："太阳、阳明俱有发黄症，但头汗而身无汗，则热不外越；小便不利，则热不下泄，故瘀热在里而渴饮水浆。然黄有不同，证在太阳之表，当汗而发之，故用麻黄连翘赤小豆汤，为凉散法。证在太阳阳明之间，当以寒胜之，用栀子柏皮汤，乃清火法。在阳明之里，当泻之于内，故立本方，是逐秽法。茵陈能除热邪留结，佐栀子以通水源，大黄以除胃热，令瘀热从小便而泄，腹满自减，肠胃无伤，乃合引而竭之之义，亦阳明利水之奇法也。"

2. 小柴胡汤

来源：《伤寒论·辨太阳病脉证并治中》

别名：黄龙汤（《备急千金要方》卷十）

组成：柴胡半斤，黄芩三两，人参三两，半夏半升（洗），甘草（炙）、生姜各三两（切），大枣十二枚（擘）。

用法：以水一斗二升，煮取六升，去滓，再煎服三升，温服一升，日三服。

功用：和解少阳。

主治：少阳证，口苦，咽干，目眩，往来寒热，胸胁苦满，嘿嘿不欲饮食，心烦喜呕，舌苔薄白，脉弦；或妇人伤寒，热入血室，产后经期感冒风邪；疟疾黄疸、内伤杂病而见少阳证者。

加减：若胸中烦而不呕者，去半夏、人参，加瓜蒌实一枚。若渴，去半夏，加人参合前成四两半，瓜蒌根四两。若腹中痛者，去黄芩，加芍药三两。若胁下痞硬，去大枣，加牡蛎四两。若心下悸，小便小利者，去黄芩，加茯苓四两。若不渴、外有微热者，去人参，加桂枝三两，温覆微汗愈。若咳者，去人参、大枣、生姜，加五味子半升，干姜二两。

原文：《伤寒论》原文：伤寒五六日中风，往来寒热，胸胁苦满，默默不欲饮食，心烦喜呕。或胸中烦而不呕，或渴，或腹中痛，或胁下痞硬，或心下悸，小便不利，或不渴，身有微热，或咳者，与小柴胡汤主之。

3. 鳖甲煎丸

来源：《金匮要略》

组成：鳖甲十二分（炙），乌扇三分（烧），黄芩三分，柴胡六分，鼠妇三分（熬），干姜三分，大黄三分，芍药五分，桂枝三分，葶苈一分（熬），石韦三分（去毛），厚朴三分，牡丹五分（去心），瞿麦二分，紫葳三分，半夏一分，人参一分，䗪虫五分（熬），阿胶三分（炙），蜂窝四分（炙），赤硝（十二分），蜣螂六分（熬），桃仁二分。

用法：为末，取煅灶下灰一斗，清酒一斛五斗，浸灰，候酒尽一半，着鳖甲于中，煮令泛烂如胶漆，绞取汁，纳诸药，煎为丸，如梧子大，空心服七丸，日三服。

功用：攻补兼施，消癥化瘀。

主治：疟病日久，正气渐衰，疟邪假血依痰，结于胁下之疟母，以及癥瘕积聚。

原文：《千金方衍义》：疟母必著于左胁，肝邪必结肝部也。积既留著客邪，内从火化，当无外散之理，故专取鳖甲，伐肝消积。尤妙在灰煮去滓，后下诸药，则诸药咸得鳖甲引入肝胆部分。佐以柴胡、黄芩同跻少阳区域；参、姜、朴、半助胃祛痰；桂、芍、牡丹、桃、葳、阿胶和营散血；蜣螂、蜂窠、虻虫、䗪虫、乌扇聚毒势攻；瞿、苇、藻、戟、葶苈、大黄利水破结。未食前服七丸，日服不过二十余粒。药虽峻而不骤伤元气，深得峻药缓攻之法。又易《金匮》方中赤消毒劣，则易之以藻、戟；鼠妇难捕，乃易之以虻虫。略为小变，不失大端。

4. 半夏泻心汤

来源：《伤寒论·辨太阳病脉证并治下》

组成：半夏半升（洗），黄芩、干姜、人参、甘草（炙）各三两，黄连一两，大枣十二枚（擘）。

用法：以水一斗，煮取六升，去滓，再煎取三升，温服一升，日三服。

功用：和胃降逆，消痞散结。

主治：胃气不和，心下痞满不痛，或干呕，呕吐，肠鸣下利，舌苔薄黄而腻，脉弦数者。

原文：《医方考》："伤寒下之早，胸满而不痛者为痞，此方主之。伤寒自表入里……若不治其表，而用承气汤下之，则伤中气，而阴经之邪乘之矣。以既伤之中气而邪乘之，则不能升清降浊，痞塞于中，如天地不变而成否，故曰痞。泻心者，泻心下之邪也。姜、夏之辛，所以散痞气；芩、连之苦，所以泻痞热；已下之后，脾气必虚，人参、甘草、大枣所以补脾之虚。"

《伤寒论·辨太阳病脉证并治》："但满而不痛者，此为痞，柴胡不中与之，宜半夏泻心汤。"

5. 大柴胡汤

来源：《伤寒论·辨太阳病脉证并治中》

组成：柴胡半斤，黄芩三两，芍药三两，半夏半升（洗），生姜五两（切），枳实四枚（炙），大枣十二枚（擘）。

用法：以水一斗二升，煮取六升，去滓，再煎，温服一升，日三服。一方，加大黄二两。若不加，恐不为大柴胡。

功用：和解少阳，通下热结。

主治：少阳兼阳明病，往来寒热，胸胁苦满，呕不止，郁郁微烦，心下痞硬或满痛，大便秘结，或协热下利，舌苔黄，脉弦有力；及杂病胁痛，腹痛而有上述见证者。

原文：《医宗金鉴·删补名医方论》卷八："柴胡证在，又复有里，故立少阳两解法也。以小柴胡汤加枳实、芍药者，仍解其外而和其内也。去参、草者，以里不虚。少加大黄，以泻结热。倍生姜者，因呕不止也。斯方也，柴胡得生姜之倍，解半表之功捷。枳、芍得大黄之少，攻半里之效徐，虽云下之，亦下中之和剂也。"

（二）宋至金元时期

1. 四君子汤

来源：《太平惠民和剂局方》卷三

别名：白术汤（《圣济总录》卷八十）

组成：人参（去芦）、甘草（炙）、茯苓（去皮）、白术各等份。

用法：为细末，每服二钱，水一盏，煎至七分，通口服，不拘时候。入盐少许，白汤点服亦得。

功用：补气健脾。

主治：荣卫气虚，脏腑怯弱，脘腹胀满，不思饮食，肠鸣泄泻，呕哕吐逆，四肢无力，面色㿠白，脉缓细弱。

《医方集解·补养之剂》："此手足太阴、足阳明药也。人参甘温，大补元气为君。白术苦温，燥脾补气为臣。茯苓甘淡，渗湿泻热为佐。甘草甘平，和中益土为使也。气足脾运，饮食倍进，则余脏受荫，而色泽身强矣。再加陈皮以理气散逆，半夏以燥湿除痰，名曰六君，以其皆中和之品，故曰君子也。"

《太平惠民和剂局方》卷三："荣卫气虚，脏腑怯弱。心腹胀满，全不思食，肠鸣泄泻，呕哕吐逆，大宜服之。"

2. 龙胆泻肝汤

来源：《医方集解》引《太平惠民和剂局方》

组成：龙胆草（酒炒）、黄芩（炒）、栀子（酒炒）、泽泻、木通、车前子、当归（酒洗）、生地黄（酒炒）、柴胡、甘草（生用）。

用法：水煎服。

功用：泻肝胆实火，清肝经湿热。

主治：肝胆实火引起的胁痛，头痛，目赤口苦，耳聋耳肿，以及肝经湿热下注之阳痿阴汗，小便淋浊，阴肿阴痛，白浊溲血，妇人带下黄赤。

原文：《医方集解》：此足厥阴、少阳药也。龙胆泻厥阴之热，柴胡平少阳之热，黄芩、栀子清肺与三焦之热以佐之，泽泻泻肾经之湿，木通、车前泻小肠、膀胱之湿以佐之，然皆苦寒下泻之药，故用归、地以养血而补肝，用甘草以缓中而不伤肠胃，为臣使也。

《重订通俗伤寒论》：肝为风木之脏，内寄胆府相火，凡肝气有余，发生胆火者，症多口苦胁痛，耳聋耳肿，阴湿阴痒，尿血赤淋，甚则筋痿阴痛。故以胆、通、栀、芩纯苦泻肝为君；然火旺者阴必虚，故又臣以鲜地、生甘，甘凉润燥，救肝阴以缓肝急；妙在佐以柴胡轻清疏气，归须辛润疏络；使以泽泻、车前咸润达下，引肝胆实火从小便而去。此为凉肝泻火、导赤救阴之良方。然唯肝胆实火炽盛，阴液未涸，脉弦数、舌紫赤、苔黄腻者，始为恰合。

3. 温胆汤

来源：《世医得效方》卷九

组成：半夏、竹茹、枳实（麸炒，去瓤）各二两，陈皮三两，甘草（炙）一两，茯苓一两半，人参一两。

用法：锉散，每服三钱，水一盏半，生姜五片，枣一枚煎，食前服。

功用：理气化痰，除烦安神。

主治：大病后虚烦不得眠，惊悸，自汗，触事易惊。

加减：如未效，加远志（去心，姜汁炒）、北五味子各一两，酸枣仁（蚌粉炒）一两。

原文：《医方集解·和解之剂》："此足少阳、阳明药也。橘、半、生姜之辛温，以之导痰止呕，即以之温胆；枳实破滞；茯苓渗湿；甘草和中；竹茹开胃土之郁，清肺金之燥，凉肺金即所以平肝木也。如是则不寒不燥而胆常温矣。"

（三）明清时期

1. 血府逐瘀汤

来源：《医林改错》卷上

组成：当归、生地各二钱，桃仁四钱，红花三钱，枳壳、赤芍各二钱，柴胡一钱，甘草二钱，桔梗一钱半，川芎一钱半，牛膝三钱。

用法：水煎服。

功用：活血祛瘀，疏肝理气。

主治：胸中血瘀，胸痛，头痛日久，疼如针刺，或呃逆，或烦闷，心悸失眠，急躁善怒，入暮阵热，或舌质黯红，舌边有瘀斑，舌红有瘀点，唇暗或目眶黯黑，脉涩或弦紧者。

原文：《医林改错》卷上："头痛，胸痛，胸不任物，胸任重物，天亮出汗，食自胸右下，心里热（名曰灯笼病），瞀闷，急躁，夜睡梦多，呃逆，饮水即呛，不眠，小儿夜啼，心跳心忙，夜不安，俗言肝气病，干呕，晚发一阵热。"

2. 一贯煎

来源：《柳州医话》

组成：北沙参、麦冬、当归各三钱，生地黄六钱至一两五钱，杞子三钱至六钱，川楝子钱半。

用法：水煎，去滓，温服。

功用：滋养肝肾，疏肝理气。

主治：肝肾阴虚，肝气不疏，胸脘胁痛，嗳气吞酸，咽干口燥，舌红少津，脉弦细弱。

加减：口苦干燥者，加黄连。

《中风斠诠》：胁肋胀痛，脘腹撑撑，多是肝气不疏，刚水恣肆为病。治标之法，每用香燥破气，轻病得之，往往有效。然燥必伤阴，液愈虚而气愈滞，势必渐发渐剧，而香药、气药不足恃矣。若脉虚舌燥，津液已伤者，则行气之药尤为鸩毒。柳州此方，虽是从固本丸、集灵膏二方脱化而来，独加一味川楝，以调肝气之横逆，顺其条达之性，是为涵养肝阴第一良药，凡血液不充，络脉窒滞，肝胆不驯，而变生诸病者，皆可用之。

3. 丹栀逍遥丸

来源：《校注妇人良方·疮疡门》卷二十四

别名：八味逍遥散（《医学入门》）卷八、丹栀逍遥散（《中医内科学》）

组成：炙甘草、当归（炒）、芍药（酒炒）、茯苓、白术（炒）各一钱，柴胡、牡丹皮、山栀（炒）各五分。

用法：水煎服。

功用：养血和营，清肝健脾。

主治：肝脾血虚有热，遍身瘙痒，呈口燥咽干，发热盗汗，食少嗜卧，小便涩滞及瘰疬流注等。

原文：《医贯》曰：方中柴胡、薄荷二味最妙，盖木喜风摇，寒即摧萎，温即发生。木郁则火郁，火郁则土郁，土郁则金郁，金郁则水郁。五行相因，自然之理也。余以一方治木郁，而诸郁皆解，逍遥散是也。……加丹皮、栀子名八味逍遥散，治肝伤血少。

4. 香砂六君子汤

来源：《古今名医方论》卷一

组成：人参一钱，白术二钱，茯苓二钱，甘草七分，陈皮八分，半夏一钱，砂仁八分，木香七分。

用法：加生姜二片，水煎服。

功用：益气补中，化痰降逆。

主治：脾胃气虚，痰饮内生，呕吐痞闷，不思饮食，消瘦倦怠，或气虚肿满。

原文：柯琴曰：经曰：壮者气行则愈，怯者着而为病，盖人在气交之中，因气而生，而生气总以胃气为本，若脾胃一有不和，则气便着滞，或痞闷哕呕，或生痰留饮，因而不思饮食，肌肉消瘦，诸证蜂起而形消气息矣。四君子，气分之总方也，人参致冲和之气，白术培中宫，茯苓清治节，甘草调五脏，胃气既治，病安从来。然拨乱反正又不能无为而治，必举大行气之品以辅之，则补者不至泥而不行，故加陈皮以利肺金之逆气，半夏以疏脾土之湿气，而痰饮可除也。加木香以行三焦之滞气，缩砂以通脾肾之元气，而贲郁可开也，君得四辅则功力倍宣，四辅奉君则元气大振，相得而益彰矣。

5. 膈下逐瘀汤

来源：《医林改错》卷上

组成：灵脂二钱（炒），当归三钱，川芎二钱，桃仁三钱（研泥），丹皮二钱，赤芍二钱，乌药二钱，元胡一钱，甘草三钱，香附钱半，红花三钱，枳壳钱半。

用法：水煎服。

功用：祛瘀破积，理气止痛。

主治：膈下气滞瘀阻之积块，或小儿痞块，痛处不移，卧则腹坠者。

原文：《医林改错注释》：方中当归、川芎、赤芍养血活血，与逐瘀药同用，可使瘀血祛而不伤阴血；丹皮清热凉血，活血化瘀；桃仁、红花、灵脂破血逐瘀，以消积块；配香附、乌药、枳壳、元胡行气止痛；尤其川芎不仅养血活血，更能行血中之气，增强逐瘀之力；甘草调和诸药。全方以逐瘀活血和行气药物居多，使气帅血行，更好发挥其活血逐瘀、破癥消结之力。

第十一章　胰腺癌

胰腺癌，是消化道常见的恶性肿瘤之一，早期诊断困难，发病率基本等同于病死率。该病早期症状不明显，多数有厌食及体重减轻，腹痛是胰体尾癌最早出现的症状，胰头癌出现黄疸较早。晚期可出现腹部肿块、发热、消瘦等症状。

胰腺癌具有恶性程度高、转移早、预后极差的特点，其发病率在全球范围内呈上升趋势。自 1975 年至今，胰腺癌的 5 年生存率仅从 2% 提高至 6%。2017 年 Cancer Statistic 预估美国将有 53670 例患者被诊断为胰腺癌，位居发病率第 9 位；有 43090 例患者将死于胰腺癌，病死率稳居第 4 位，是恶性肿瘤治疗的难点。2016 年发表在 *CA CANCER J CLIN* 的中国恶性肿瘤统计数据显示，2015 年预估胰腺癌新发病例 90100 例，死亡病例 79400 例。现代医学技术的飞速发展使许多肿瘤患者在过去 30 年的治疗中生存获益，但胰腺癌整体生存率却未见明显提高。

【相关证候源流】

胰腺癌属于中医"癥瘕""积聚""黄疸""伏梁""胃脘痛"等范畴，其相关证候论述散见于各时期医著中。其病位在肝脾，以湿热瘀毒、气血亏虚为主。

一、上古至秦汉时期

秦汉时期是中医理论体系奠基的重要时期，在特定的历史背景下，出现了《黄帝内经》《难经》《神农本草经》《伤寒杂病论》等医学名著，涌现出了一批中医理论家及药学专家，随着秦汉时期理论研究的深入，对积聚的病因病机、诊断、治疗等的认识已逐渐成形。

《灵枢·百病始生》认为邪"留而不去，穿舍于肠胃之外，募原之间，留着于脉，稽留而不去，息而成积""内伤于忧怒……而积聚成矣"。

《灵枢·刺节真邪》："已有所结，气归之，津液留之，邪气中之，凝结日以易甚，连以聚居为昔瘤，以手按之坚。"

《灵枢·厥病》："腹胀胸满，心尤痛甚，胃心痛也……痛如以椎针刺其心，心痛甚者，脾心痛也……"

《难经·五十六难》："心之积名曰伏梁，起脐上，大如臂，上至心下。""肝之积，名曰肥气，在左胁下如覆杯，有头足久不愈，令人发咳逆。"

《素问·腹中论》："病有少腹盛，上下左右皆有根，此为何病？……病名曰伏梁……裹大脓血，居肠胃之外……"

《素问·举痛论》："寒气客于小肠膜原之间，络血之中，血泣不得注于大经，血气稽留不得行，故宿昔而成积矣。"

《素问·气厥论》："小肠移热于大肠，为虑瘕，为沉。"

《金匮要略》："病者腹满，按之不痛为虚，痛者为实，可下之。""按之心下满痛者，此为实也，当下之。"

《金匮要略·血痹虚劳病脉证并治》："五劳虚极羸瘦，腹满不能饮食，食伤，忧伤，饮伤……"

《伤寒论》有："伤寒六七日，结胸热实，脉沉而紧，心下痛，按之石硬者，大陷胸汤主之。"

《脉经》："病黄疸，发热烦喘，胸满口燥者，以发病时，火劫其汗，两热所得。"

二、隋唐至宋至金元时期

隋唐时期的医家丰富和扩展了内寒致病的理论体系，指出内因对内寒形成的致病作用，对内因及治疗原则与当时医家对积聚的认识密切相关，虽在理论方面无较大创新，但治疗方面进步颇大。金元时期，是一个学术流派众多的特殊时期，学术思想不拘一格，这种差异在对积聚的认识方面也得以体现，认识的迥异造就了理法方药的多样性，对明清时期的中医诊疗产生了深远的影响。

《诸病源候论·积聚候》曰："积聚者，由阴阳不和，腑脏虚弱，受于风邪，搏于腑脏之气所为也。""诊其脉来实，心腹积聚，饮食不消，胃中冷也。"

《诸病源候论》："伏梁者，此由五脏之积一名也。"

《养生方导引法》："腹有疾积聚者，张吸其腹，热乃止，癥瘕散破即愈矣。"

《兰室秘藏》记载："脾病，当脐有动气，按之牢若痛，动气筑筑然坚牢如有积而硬，若似痛也，甚则亦大痛，有是则脾虚病。"

《外台秘要》："病源积聚而宿食不消者，由腑脏为寒气所乘，脾胃虚冷，故不能消化，留为宿食也，诊其脉来实。"

《外台秘要》："心腹积聚，日久癥癖，块大如杯碗，黄疸，宿食朝起呕变，支满上气，时时腹胀，心下坚结，上来抢心，傍攻两胁，彻背连胸。"

《济生方》："犹梁之横架于胸膈者，是为心积。其病腹热面赤，咽干心烦，甚则吐血，令人食少肌瘦。"

《圣济总录》："积气在腹中，久不瘦，牢固推之不移，有癥也。"

三、明清时期

明清时期，对积聚的治疗有辨证论治和辨病论治两种方法，初、中、末三期的发展与补充，理论和临床得到长足的发展，影响深远。

《景岳全书·心腹痛》："胃脘痛原因甚多，但总由食、寒、气三因所致者多。如饥饱无常、暴饮暴食、恣食肥甘、纵饮烈酒等均可损伤脾胃之气，以致胃气不运而疼痛。"

《杂病心法要诀》："积聚牢坚不软动，胃弱溏泻不堪攻，奔豚发作状欲死，气上冲喉神怖惊。"

《类经·百病始生邪分三部》释曰："此言情志内伤而夹寒成积者也。寒邪既中于外，忧怒复伤其内，气因寒逆则六经之输不通，暖气不行则阴血凝聚，血因气逆而成积，此必情性乖戾者多有之也。"

《张氏医通》述："此得之湿热伤脾，胃虽受谷，脾不运输，故成痞胀。"

《杂病源流犀烛》中论曰："皆由心经气血两虚，以致邪留不去也，治宜活血凉血，散热通结，宜伏梁丸。"

《医学衷中参西录·治消渴方》说："盖膵为脾之副脏。"

《医门法律·黄疸门》："黄疸病为湿热之所酿矣，然有湿多热少者，有湿少热多者，有湿热全无者，不可不察。"

《古今医彻》："饮食不节，起居不时者，阴受之，于是发为中脘痛。方书分为九种。"

《普济方》："《素问》曰：积聚留饮，痞膈中满，湿积霍乱，吐下癥瘕，坚硬腹满，皆太阴湿土，乃脾胃之气，积聚之根也。"

《难经正义·四十二难》注云："胰，附脾之物，形长方，重约三四两，横贴胃后，头大向右，尾尖向左，与小肠头为界，左之小尾，与脾相接，中有液管一条，由左横右，穿过胰之体，斜入小肠上口之旁，与胆汁入小肠同路，所生之汁，能消化食物，其质味甜，或名之甜肉云。"

《外科证治全书》："痞气：脾之积也，脾虚血瘀气郁，患居中脘。"

通过文献的梳理工作，可发现广义的积聚与胰腺癌关系密切，其相关论述对现今胰腺癌的治疗仍有积极的意义。秦汉时期，医论丰富，为后世中医学发展奠定了基础，治疗方面，专方虽少，但也有论及者。隋唐时期，对于积聚的治疗更加细化。宋金元时期，医学流派兴起，理论及临床认识更趋丰富。明清时期理论认识趋于完善，并多结合患者的病情灵活选用不同时期的不同治疗方法。

【病因病机】

中医认为，本病病位在肝脾，常因外感湿邪、忧思恼怒、嗜食肥甘厚腻等因素，导致肝气郁结、痰湿蕴聚、瘀毒内结，日久不散，积而成瘤。

1. 外感湿邪

脾主运化，喜燥恶湿。外感湿邪，日久伤脾，脾失运化，湿邪内聚，结而成瘤。

2. 内伤七情

肝主疏泄条达，脾主运化水湿。忧思伤脾，恼怒伤肝。肝气不疏，脾失健运，则气血运行失调，水液代谢紊乱，日久痰瘀互结，与毒相搏，结聚成瘤。

3. 饮食不节

酒食过度，暴饮暴食，损伤脾胃，聚湿成痰，影响气血运行，痰瘀互结，日久不散，积聚成瘤。

附一：病因病机古今选要

1. 寒邪凝滞

《灵枢·百病始生》曰："积之始生，得寒乃生，厥乃成积也。""卒然外中于寒，若内伤于忧怒，则气上逆，气上逆则六输不通，温气不行，凝血蕴里而不散，津液涩渗，着而不去，而积皆成矣。"

《灵枢·百病始生》曰："留而不去，穿舍于肠胃之外，募原之间，留着于脉，稽留而不去，息而成积。"

《素问·举痛论》曰："寒气客于小肠膜原之间，络血之中，血泣不得注于大经，血气稽留不得行，故宿昔而成积矣。"

《类经·百病始生邪分三部》："此言情志内伤而夹寒成积者也。寒邪既中于外，忧怒复伤其内，气因寒逆则六经之输不通，暖气不行则阴血凝聚，血因气逆而成积，此必情性乖戾者多有之也。"

2. 湿热蕴结

《素问·气厥论》曰："小肠移热于大肠，为虙瘕，为沉。"

《金匮要略》论黄疸病曰："黄家所得，从湿得之。"

《圣济总录·黄疸门》曰："风湿所搏，热气郁蒸，所以发为黄疸。"

《素问·病能》曰："则热聚于胃口而不行，故胃脘为痛也。"

《赤水玄珠·疸门》曰："疸者，谓湿与热郁蒸于脾，面目肢体为之发黄是也。"

《诸病源候论·黄疸候》曰："黄疸之病，此由酒食过度，腑脏不和，水谷相并，积于脾胃，复为风湿所搏，瘀结不散，热气郁蒸，故食已如饥，令身体面目爪甲及小便尽黄，而欲安卧……面色微黄，齿垢黄，爪甲上黄，黄疸也。"

《诸病源候论·癖黄候》曰："气水饮停滞结聚成癖。因热气相搏，则郁蒸不散，故胁下满痛而身发黄，名为癖黄。"可见水湿积聚，遇寒成癖，湿热熏蒸，终成癖黄。

《素问·病能》指出："热聚于胃口而不行，故胃脘为痛也。"

《素问·生气通天论》曰："高粱之变，足生大丁。"

《圣济总录·黄疸门》曰："多因酒食过度，水谷相并，积与脾胃，复为风湿所搏，热气郁正蒸，所以发生为黄疸。"

3. 肝气郁结

《难经·五十六难》："此皆抑郁不伸而受其邪也。"

《诸病源候论》："癥者，由寒温失节，致腑脏之气虚弱，而食饮不消，聚结在内，渐染生长。块段盘牢不移动者，是癥也，言其形状，可征验也。若积引岁月，人即柴瘦，腹转大，遂致死。诊其脉弦而伏，其癥不转动者，必死。"

《儒门事亲》："且积之成也，或因暴怒、喜、悲、思、恐之气，或伤酸、苦、甘、辛、咸之食，或停温、凉、热、寒之饮，或受风、暑、燥、寒、火、湿之邪。其初甚微，可呼吸按导方寸大而去之。不幸而遇庸医，强补而留之，留而不去，遂成五积。"

《外科正宗》："忧郁伤肝，思虑伤脾……致经络痞涩，结聚成核。"

4. 痰湿瘀阻

《三因极一病证方论·五积证治》："五积者，五脏之所积，皆脏气不平，遇时相逆而成其病。怒则伤肝，肝以所胜传脾，遇冬肾旺，传克不行，故成脾积，名曰痞气者。"

《丹溪心法·积聚痞块》曰："痞块在中为痰饮，在右为食（一云痰）。积在左为血块。气不能作块成聚，块乃有形之物也，痰与食积，死血而成也。"

《景岳全书·积聚·论证》中指出："愚谓可聚可散者，此气聚无疑也；若以左为血积，右为食积，中为痰饮，则凿矣……不可以为法也。"

《医学入门》曰："皆太阴湿土之气，始因外感、内伤、气郁，医误补而留之以成积。"

《景岳全书·癥瘕类·论证》曰："成形者，或由血结，谓之血癥；或由食结，谓之食癥。无形者唯在气分，气滞则聚而见形，气行则散而无迹。此癥瘕之辨也。"

《赤水玄珠》："息者，气之息也，是阳气亦能成积。""有形质之物，积滞不行，则为之积，五脏六腑俱有之。"

《赤水玄珠·积聚论》曰："至论肝积肥气，夫肥气者，言其皮里膜外有块，以致皮肤有肥满之状，所谓疟母是也。此肝之外积，非肝之内积也。"

《素问·奇病论》曰："人有身体髀股胻皆肿，环脐而痛，是为何病？岐伯曰：病名曰伏梁，此风根也。其气溢于大肠而著于肓，肓之原在脐下，故环脐而痛也。"

《医学正传·医学或问》曰："大抵痞与痃癖乃胸膈间之候，积与聚为肚腹内之疾，其为上中二焦之病，故多见于男子。"

《医林改错·积块》曰："今请问在肚腹能结块者是何物？若在胃结者，必食也。在肠结者，燥粪也。积块日久，饮食仍然如故，自然不在肠胃之内，必在肠胃之外。"

《医门法律·胀病论》曰："凡有癥瘕积块痞块，即是胀病之根，日积月累，腹大如箕，腹大如瓮，是名单腹胀。不似水气散于皮肤、面目、四肢也，仲景所谓石水者，正指此也。"

《难经正义·五十六难》释曰："痞者，否也，天地不交而为否，言痞结而成积也。脾位中央，土之象也，故积在胃脘，覆大如盘。脾主四肢，邪气壅聚，正气不运，故四肢不收。脾有湿滞，则色征于外，故皮肤爪目皆黄而成瘅，但黄瘅之因甚繁，然皆不离乎脾与湿也。脾主肌肉，今脾有积，不能布津液，则所入饮食，而不为肌肤也。"

5. 正虚邪留

《灵枢·五变》曰:"风厥、汗出、消瘅、留痹、积聚,是为风邪五变……人之善病肠中积聚者,何以候之? 少俞答曰:皮肤薄而不泽,肉不坚而淖泽,如此肠胃恶,恶则邪气留止,积聚乃伤。脾胃之间,寒温不次,邪气稍至,蓄积留止,大聚乃起。"

《灵枢·刺节真邪》曰:"有所结,中于筋,筋屈不得伸,邪气居其间而不反,发为筋瘤。有所结,气归之,卫气留之,不得复发,津液久留,合而为肠溜,久者数岁乃成,以手按之柔。有所结,气归之,津液留之,邪气中之,凝结日以易甚,连以聚居,为昔瘤,以手按之坚。"

《肘后备急方·治卒心腹癥坚方》中:"凡癥坚之起,多以渐生,如有卒觉,便牢大自难治也。腹中癥有结积,便害饮食,转羸瘦……"

《诸病源候论》中说:"积聚者,由阴阳不和、脏腑虚弱,风邪搏于脏腑之气所为也。"

《医宗必读·积聚》云:"积之所成者,正气不足,而后邪气踞之。"

《伤寒论》厥阴病提纲:"厥阴之为病,消渴,气上撞心,心中疼热,饥而不欲食,食则吐蛔,下之利不止。"

《灵枢·玉版》曰:"饮食不节,阴气不足,阳气有余,营气不行,乃发为痈疽。"

《素问·玉机真脏论》曰:"大骨枯槁,大肉陷下,胸中气满,腹内痛,心中不便。"

《诸病源候论·积聚候》曰:"积聚者,由阴阳不和,腑脏虚弱,受于风邪,搏于腑脏之气所为也。"

归纳起来,中医认为胰腺癌的发生与脾胃关系较大。平素情志抑郁,肝气不疏,脏腑失于调和。气机阻滞,脉络不通,痰浊内生,气血痰浊积聚而成;或酒食不节,饥饱失宜,损伤中焦脾胃,致痰浊凝聚,气滞痰阻,日久痰浊气血互结,遂成本病;或起居失宜,寒温失调,使脏腑气血失和,复因调摄不当,致气机失常,诸邪与气血互相搏结,积而成形;或由他病迁延,转移而来,诸如黄疸、砂石、虫阻等,经久不愈,致正虚邪留,气血邪毒,结为积块。因此,胰腺癌是脏腑气血亏虚为本,气滞、血瘀、痰凝、毒聚为标的一种本虚标实的疾病。

【辨治思路】

一、证候要素

临床上胰腺癌虚实夹杂,可数型并见。根据患者的临床表现,在既往研究基础

上，结合文献报道以及国内中医肿瘤专家意见，可将胰腺癌证候要素分为以下 7 种，
临床上可根据患者的症状、体征，由简至繁，随证组合。

1. 气虚证

主症：神疲乏力，少气懒言，腰痛绵绵。

主舌：舌淡胖。

主脉：脉虚。

或见症：食少纳呆，形体消瘦，气短，自汗，畏寒肢冷。

或见舌：舌边齿痕，苔白滑，薄白苔。

或见脉：脉沉细，脉细弱，脉沉迟。

2. 阴虚证

主症：五心烦热，口咽干燥，大便干结，腰腹隐痛。

主舌：舌红少苔。

主脉：脉细数。

或见症：低热盗汗，烦躁不安或精神疲惫，小便短少。

或见舌：舌干裂，苔薄白或薄黄而干，花剥苔，无苔。

或见脉：脉浮数，脉弦细数，脉沉细数。

3. 血虚证

主症：面色无华、头晕眼花、爪甲色淡，腰腹绵痛。

主舌：舌淡。

主脉：脉细。

或见症：心悸怔忡、失眠健忘、月经闭止或阴道出血色淡量少。

或见舌：苔白，苔薄白。

或见脉：脉沉细，脉细弱。

4. 痰湿证

主症：胸脘痞闷，恶心纳呆。

主舌：舌淡苔白腻。

主脉：脉滑或濡。

或见症：少腹胀满膨隆，或可触及包块，口渴少饮，神倦无力。

或见舌：舌胖嫩，苔白滑，苔滑腻，苔厚腻，脓腐苔。

或见脉：脉浮滑，脉弦滑，脉濡滑，脉濡缓。

5. 血瘀证

主症：腰腹疼痛，刺痛固定，肌肤甲错，少腹包块，坚硬固定，小腹刺痛，夜间
痛甚，肌肤甲错。

主舌：舌质紫暗或有瘀斑、瘀点。

主脉：脉涩。

或见症：面色黧黑，唇甲青紫，阴道出血色暗瘀，或夹血块。

或见舌：舌胖嫩，苔白滑，苔滑腻，苔厚腻，脓腐苔。

或见脉：脉沉弦，脉结代，脉弦涩，脉沉细涩，牢脉。

6. 热毒证

主症：口苦身热，尿赤便结，脘腹痞满。

主舌：舌红或绛，苔黄而干。

主脉：脉滑数。

或见症：肌肤黄染，口臭唇疮，里急后重，面赤身热，小便短赤，或大便脓血腥臭，干结，数日不通；疼痛拒按；或泻下如注，泻出黄色水便或带黏液或带脓血或血水样便，秽臭异常，里急后重，肛门灼痛，大便脓血。

或见舌：舌有红点或芒刺，苔黄燥，苔黄厚黏腻。

或见脉：脉洪数，脉数，脉弦数。

7. 气滞证

主症：腰腹胀满，痛无定处。

主舌：舌淡暗。

主脉：脉弦。

或见症：烦躁易怒，口苦咽干，嗳气，少腹包块，攻撑作痛，腹胀胁痛。

或见舌：舌边红，苔薄白，苔薄黄，苔白腻或黄腻。

或见脉：脉弦细。

二、辨证方法

· 符合主症 2 个，并见主舌、主脉者，即可辨为本证。

· 符合主症 2 个，或见症 1 个，任何本证舌、脉者，即可辨为本证。

· 符合主症 1 个，或见症不少于 2 个，任何本证舌、脉者，即可辨为本证。

三、辨证分型

表 11-1　胰腺癌常见辨证分型

治疗阶段	手术阶段	化疗阶段	放疗阶段	单纯中医治疗阶段
辨证分型	气血亏虚 脾胃虚弱	脾胃不和 气血亏虚 肝肾阴虚	气阴两虚 热毒瘀结	脾虚气滞 湿热蕴结 气滞湿阻 肝肾阴虚

【胰腺癌常见症状的分型论治】

一、黄疸

1. 湿热兼表

症状：黄疸初起，目白睛微黄或不明显，小便黄，脘腹满闷，不思饮食，伴有恶寒发热，头身重痛，乏力，舌苔黄腻，脉浮弦或弦数。

治法：清热化湿，佐以解表。

方药：麻黄连翘赤小豆汤合甘露消毒丹。

加减：表证轻者，麻黄、薄荷用量宜轻，取其微汗之意；目白睛黄甚者，茵陈用量宜大；热重者酌加金银花、栀子、板蓝根清热解毒。并可加郁金、丹参以疏肝调血。

2. 热重于湿

症状：初起目白睛发黄，迅速至全身发黄，色泽鲜明，右胁疼痛而拒按，壮热口渴，口干口苦，恶心呕吐，脘腹胀满，大便秘结，小便赤黄、短少，舌红，苔黄腻或黄糙，脉弦滑或滑数。

治法：清热利湿，通腑化瘀。

方药：茵陈蒿汤。

加减：本方可酌加升麻、连翘、大青叶、虎杖、田基黄、板蓝根等清热解毒；郁金、金钱草、丹参以疏肝利胆化瘀；车前子、猪苓、泽泻等以渗利湿邪，使湿热分消，从二便而去。

3. 湿重于热

症状：身目发黄如橘，无发热或身热不扬，右胁疼痛，脘闷腹胀，头重身困，嗜卧乏力，纳呆便溏，厌食油腻，恶心呕吐，口黏不渴，小便不利，舌苔厚腻微黄，脉濡缓或弦滑。

治法：健脾利湿，清热利胆。

方药：茵陈四苓汤。

方用茵陈清热利湿，利胆退黄，用猪苓、茯苓、泽泻淡渗利湿，炒白术健脾燥湿。若右胁疼痛较甚，可加郁金、川楝子、佛手以疏肝理气止痛。若脘闷腹胀，纳呆厌油，可加陈皮、藿香、佩兰、厚朴、枳壳等以芳香化湿理气。

加减：若湿困脾胃，便溏尿少，口中甜者，可加厚朴、苍术；纳呆或无食欲者，再加炒麦芽、鸡内金以醒脾消食。

4. 胆腑郁热

症状：身目发黄鲜明，右胁剧痛且放射至肩背，壮热或寒热往来，伴有口苦咽干，恶心呕吐，便秘，尿黄，舌红苔黄而干，脉弦滑数。

治法：清热化湿，疏肝利胆。

方药：大柴胡汤。

加减：胁痛重者，可加郁金、枳壳、木香；黄疸重者，可加金钱草、厚朴、茵陈、栀子；壮热者，可加金银花、蒲公英、虎杖；呃逆恶心者，加炒莱菔子。

5. 疫毒发黄

症状：起病急骤，黄疸迅速加深，身目呈深黄色，胁痛，脘腹胀满，疼痛拒按，壮热烦渴，呕吐频作，尿少便结，烦躁不安，或神昏谵语，或衄血尿血，皮下紫斑，或有腹水，继之嗜睡昏迷，舌质红绛，苔黄褐干燥，脉弦大或洪大。本证又称急黄。

治法：清热解毒，凉血开窍。

方药：千金犀角散。

加减：可加生地黄、玄参、石斛、丹皮清热解毒，养阴凉血；若热毒炽盛，乘其未陷入昏迷之际，急以通涤胃肠热毒为要务，不可犹豫，宜加大剂量清热解毒药如金银花、连翘、土茯苓、蒲公英、大青叶、黄柏、生大黄，或用五味消毒饮，重加大黄。如已出现躁扰不宁，或伴出血倾向，需加清营凉血解毒药，如神犀丹之类，以防内陷心包，出现昏迷。如热入营血，心神昏乱，肝风内动，法宜清热凉血，开窍息风，急用温病"三宝"：躁扰不宁，肝风内动者用紫雪丹；热邪内陷心包，谵语或昏愦不语者用至宝丹；热毒炽盛，湿热蒙蔽心神，神志时清时昧者，急用安宫牛黄丸。

6. 寒湿阻遏

症状：身目俱黄，黄色晦暗不泽或如烟熏，右胁疼痛，痞满食少，神疲畏寒。腹胀便溏，口淡不渴，舌淡苔白腻，脉濡缓或沉迟。

治法：温中化湿，健脾利胆。

方药：茵陈术附汤。

加减：胁痛或胁下积块者，可加柴胡、丹参、泽兰、郁金、赤芍以疏肝利胆，活血化瘀；便溏者加茯苓、泽泻、车前子。黄疸日久，身倦乏力者，加党参、黄芪。

7. 脾虚湿郁

症状：多见于黄疸久郁者。症见身目俱黄，黄色较淡而不鲜明，胁肋隐痛，食欲不振，肢体倦怠乏力，心悸气短，食少腹胀，大便溏薄，舌淡苔薄白，脉濡细。

治法：健脾益气，祛湿利胆。

方药：六君子汤加茵陈、柴胡。

加减：血虚者可加当归、地黄养血，湿重苔腻者可少加猪苓、泽泻。

8. 脾虚血亏

主症：面目及肌肤发黄，黄色较淡，面色不华，睑白唇淡，心悸气短，倦怠乏力，头晕。目眩，舌淡苔白，脉细弱。

治法：补养气血，健脾退黄。

方药：小建中汤。

加减：加茯苓、泽泻以利湿退黄，黄芪、党参以补气，白术以健脾，当归、阿胶以养血。

二、腹痛

1. 寒邪内阻

症状：腹痛急起，剧烈拘急，得温痛减，遇寒尤甚，恶寒身蜷，手足不温，口淡不渴，小便清长，大便自可，苔薄白，脉沉紧。

治法：温里散寒，理气止痛。

方药：良附丸合正气天香散。

方中高良姜、干姜、紫苏温中散寒，乌药、香附、陈皮理气止痛。若腹中雷鸣切痛，胸胁逆满，呕吐，为寒气上逆者，用附子粳米汤温中降逆；若腹中冷痛，周身疼痛，内外皆寒者，用乌头桂枝汤温里散寒；若少腹拘急冷痛，寒滞肝脉者，用暖肝煎暖肝散寒；若腹痛拘急，大便不通，寒实积聚者，用大黄附子汤以泻寒积；若脐中痛不可忍，喜温喜按者，为肾阳不足，寒邪内侵，用通脉四逆汤温通肾阳。

2. 湿热积滞

症状：腹部胀痛，痞满拒按，得热痛增，遇冷则减，胸闷不疏，烦渴喜冷饮，大便秘结，或溏滞不爽，身热自汗，小便短赤，苔黄燥或黄腻，脉滑数。

治法：通腑泄热，行气导滞。

方药：大承气汤。

方中大黄苦寒泄热，攻下燥屎；芒硝咸寒润燥，软坚散结；厚朴、枳实破气导滞，消痞除满。四味相合，有峻下热结之功。本方适宜热结肠中，或热偏盛者。若燥结不甚，大便溏滞不爽，苔黄腻，湿象较显者，可去芒硝，加栀子、黄芩、黄柏苦寒清热燥湿；若少阳阳明合病，两胁胀痛，大便秘结者，可用大柴胡汤；若兼食积者，可加莱菔子、山楂以消食导滞；病程迁延者，可加桃仁、赤芍以活血化瘀。

3. 饮食停滞

症状：脘腹胀痛，疼痛拒按，嗳腐吞酸，厌食，痛而欲泻，泻后痛减，粪便奇臭，或大便秘结，舌苔厚腻，脉滑。多有伤食史。

治法：消食导滞。

方药：枳实导滞丸。

方中大黄、枳实、神曲消食导滞，黄芩、黄连、泽泻清热化湿，白术、茯苓健脾和胃。尚可加木香、莱菔子、槟榔以助消食理气之力。若食滞较轻，脘腹胀闷者，可用保和丸消食化滞。若食积较重，也可用枳实导滞丸合保和丸化裁。

4. 气机郁滞

症状：脘腹疼痛，胀满不疏，痛引两胁，时聚时散，攻窜不定，得嗳气矢气则疏，遇忧思恼怒则剧。苔薄白，脉弦。

治法：疏肝解郁，理气止痛。

方药：柴胡疏肝散。

方中柴胡、枳壳、香附、陈皮疏肝理气，芍药、甘草缓急止痛，川芎行气活血。若气滞较重，胁肋胀痛者，加川楝子、郁金以助疏肝理气止痛之功；若痛引少腹睾丸者，加橘核、川楝子以理气散结止痛；若腹痛肠鸣，气滞腹泻者，可用痛泻要方以疏肝调脾，理气止痛；若少腹绞痛，阴囊寒疝者，可用天台乌药散以暖肝温经，理气止痛；肠胃气滞，腹胀肠鸣较著，矢气即减者，可用四逆散合五磨饮子疏肝理气降气，调中止痛。

5. 瘀血阻滞

症状：腹痛如锥如刺，痛势较剧，腹内或有结块，痛处固定而拒按，经久不愈，舌质紫暗或有瘀斑，脉细涩。

治法：活血化瘀，理气止痛。

方药：少腹逐瘀汤。

方中当归、川芎、赤芍等养血活血，蒲黄、五灵脂、没药、延胡索化瘀止痛，小茴香、肉桂、干姜温经止痛。若瘀热互结者，可去肉桂、干姜，加丹参、赤芍、丹皮等化瘀清热；若腹痛气滞明显者，加香附、柴胡以行气解郁；若腹部术后作痛，可加泽兰、红花、三棱、莪术，并合用四逆散以增破气化瘀之力；若跌仆损伤作痛，可加丹参、王不留行，或吞服三七粉、云南白药以活血化瘀；若少腹胀满刺痛，大便色黑，属下焦蓄血者，可用桃核承气汤活血化瘀，通腑泄热。

6. 中虚脏寒

症状：腹痛绵绵，时作时止，痛时喜按，喜热恶冷，得温则舒，饥饿劳累后加重，得食或休息后减轻，神疲乏力，气短懒言，形寒肢冷，胃纳不佳，大便溏薄，面色不华，舌质淡，苔薄白，脉沉细。

治法：温中补虚，缓急止痛。

方药：小建中汤。

方中桂枝、饴糖、生姜、大枣温中补虚，芍药、甘草缓急止痛。尚可加黄芪、茯苓、人参、白术等助益气健脾之力，加吴茱萸、干姜、川椒、乌药等助散寒理气之功；若产后或失血后，证见血虚者，可加当归养血止痛；食少，饭后腹胀者，可加谷麦芽、鸡内金健胃消食；大便溏薄者，可加芡实、山药健脾止泻；若寒偏重，症见形寒肢冷、肠鸣便稀、手足不温者，则用附子理中汤温中散寒止痛；腰酸膝软，夜尿增多者，加补骨脂、肉桂温补肾阳；若腹中大寒痛，呕吐肢冷者，可用大建中汤温中散寒。

附二：辨证论治古今选要

（一）古代论述

《灵枢·百病始生》曰："积之始生，得寒乃生，厥乃成积也。"其后分别论述了寒痰成积、寒瘀成积、寒郁成积的过程。"厥气生足悗，悗生胫寒，胫寒则血脉凝涩，血脉凝涩则寒气上入于肠胃，入于膜胀，膜胀则肠外之汁沫迫聚不得散，日以成积"，是谓寒痰成积。"卒然多食饮则肠满，起居不节，用力过度，则络脉伤。阳络伤则血外溢，血外溢则衄血；阴络伤则血内溢，血内溢则后血。络伤则血溢于肠外，肠外有寒，汁沫与血相搏，则并合凝聚不得散，而积成矣"，是谓寒痰成积。"卒然外中于寒……而积皆成矣"，是谓寒郁成积。

《灵枢·五变》曰："风厥、汗出、消瘅、留痹、积聚，是为风邪五变……人之善病肠中积聚者，何以候之？少俞答曰：皮肤薄而不泽，肉不坚而淖泽，如此肠胃恶，恶则邪气留止，积聚乃伤。脾胃之间，寒温不次，邪气稍至，蓄积留止，大聚乃起。"阐述了在素体气禀有亏的前提下，或因内伤饮食，或因外邪内袭，表里相迫，血气渐凝，日久邪气蓄积于肠胃之间，形成积聚的病理过程。

《难经·五十五难》曰："病有积有聚，何以别之。然积者阴气也，聚者阳气也，故阴沉而伏，阳浮而动。气之所积，名曰积。气之所聚，名曰聚。故积者，五脏所生。聚者，六腑所成。积者，阴气也，其始发有常处，其痛不离其部，上下有所终始，左右有所穷处，谓之积。聚者，阳气也，其始发无根本，上下无所留止，其痛无常处，谓之聚。故以是别知积聚也。"

《诸病源候论·积聚候》曰："积聚者，由阴阳不和，腑脏虚弱，受于风邪，搏于腑脏之气所为也，由寒气在内所生也。血气虚弱，风邪搏于腑脏，寒多则气涩，气涩则生积聚也。积者阴气，五脏所生，始发不离其部，故上下有所穷已。聚者阳气，六腑所生也，故无根本，上下无所留止。但诸脏腑受邪，初未能为积聚，邪气留滞不去，乃成积聚。其为病也，或左右胁下如覆杯；或脐上下如臂；或胃脘间覆大如盘，羸瘦少气；或洒淅寒热，四肢不收，饮食不为肌肤；或累累如桃李；或腹满呕泄，寒即痛。故云寒疝积聚也。其脉快而紧，积聚；浮而牢，积聚。牢强急者生，虚弱急者死。"此由荣卫虚弱，三焦不调，则令虚冷在内，蓄积而不散也。又饮食气与冷气相搏，结强而成块，有上有下，或沉或浮，亦有根，亦无根，或左或右也，故谓之腹内结强。久而不瘥，积于年岁，转转长大，乃变成癥瘕病也。

《备急千金要方·论处方》曰："夫众病积聚，皆起于虚，虚生百病……如斯等疾，多从旧方，不假增损，虚而劳者，其弊万端，宜应随病增减……聊复审其冷热，记其增损之主耳。虚劳而苦头痛，复热，加枸杞、葳蕤；虚而欲吐，加人参；虚而不安，亦加人参；虚而多梦纷纭，加龙骨；虚而多热，加地黄、牡蛎、地肤子、甘草……虚而溺白加厚朴。诸药无有一一历而用之，但据体性冷热，的相主对，聊叙增损之一隅，入处方者宜准此。"

《三因极一病证方论·五积证治》："五积者，五脏之所积，皆脏气不平，遇时相逆而成其病。如忧伤肺，肺以所胜传肝，遇长夏脾旺，传克不行，故成肝积，名曰肥气；肥气者，以其积气藏于肝木之下，犹肥遁于山林也。失志伤肾，肾以所胜传心，遇秋肺旺，传克不行，故成心积，名曰伏梁；伏梁者，以其积气横架于肓原也。怒则伤肝，肝以所胜传脾，遇冬肾旺，传克不行，故成脾积，名曰痞气者；以积气痞塞中脘也。喜则伤心，心以所胜传肺，遇春肝旺，传克不行，故成肺积，名曰息贲；息贲者，以积气喘息贲溢也。思则伤脾，脾以所胜传肾，遇夏心旺，传克不行，故成肾积，名曰奔豚；奔豚者，犹水蓄奔冲于心火也。"

《赤水玄珠·积聚论》曰："至论肝积肥气，夫肥气者，言其皮里膜外有块，以致皮肤有肥满之状，所谓疟母是也。此肝之外积，非肝之内积也。"既然积分内外，那何为内积，何为外积？参考下文"作于腹中者属内，作于皮肤四肢者属外"和"腑之积甚者，倒仓法治之，此皆内积之症治者也。又有外积者，作于皮肤、四肢之位也。如痈疽、瘰疬、疟母之类，治各从其所宜"，可知内积是脏腑实变，外积则在体表或四肢。又曰："此内聚之症治者也。又有外聚者……"可知积、聚皆分内外。"又谓脾积痞气，夫脾居于右胁，今积在于心膈之位，乃与本文积在本位之说不相合矣。又谓肾积贲豚，发于少腹，上至心下，若豚状，或上或下无时，乃与聚证走动相类，与本文积属阴沉伏之比不相合矣。"孙氏指出脾积和肾积，虽以脏贯之，但并非在本位。

《医宗必读·积聚》曰："积之成也，正气不足，而后邪气踞之，如小人在朝，由君子之衰也。正气与邪气势不两立，若低昂然，一胜则一负。邪气日昌，正气日削，不攻去之，丧亡从及矣。然攻之太急，正气转伤，初、中、末之三法，不可不讲也。初者，病邪初起，正气尚强，邪气尚浅，则任受攻；中者，受病渐久，邪气较深，正气较弱，任受且攻且补；末者，病魔经久，邪气侵凌，正气消残，则任受补。盖积之为义。日积月累，匪伊朝夕，所以去之亦当有渐，太亟则伤正气，正气伤则不能运化，而邪反固矣。"

《医学正传·医学或问》曰："大抵痞与痃癖乃胸膈间之候，积与聚为肚腹内之疾，其为上中二焦之病，故多见于男子。其癥与瘕独见于脐下，是为下焦之疾，故常得于妇人。大凡腹中有块，不问积聚癥瘕，俱为恶候，切勿视为寻常等疾而不求医早治，若待胀满已成，胸腹鼓急，虽仓扁复生，亦莫能救其万一，斯疾者，可不惧乎！"他对发病部位和发病人群进行界定，即痞与痃癖多发病于胸膈间（胸部），而积与聚多发病于肚腹（上腹和中腹），以上四者为上中二焦之病，多发生于男性；而癥与瘕发病于脐下（下腹），是下焦之病，多发生于男性。但凡腹中有积块，无论积、聚、癥、瘕，预后较差，须及早诊断和治疗，待病情进展，则神医在世也回天乏术，虞氏的认识与既往聚、瘕易治的观点有很大出入，体现了肿瘤的三级预防思想。

（二）现代医家看法

朴炳奎分为湿热毒邪型、瘀积气滞型、脾虚湿热型、正虚邪实型。

周岱翰分为脾虚气滞型、湿热蕴结型、气滞湿阻型、阴津不足型。

刘嘉湘分为肝郁气滞型、湿热内蕴型、肝肾阴虚型。

吴良村分为气滞血瘀型、肝胃郁热型、脾胃湿阻型、气阴两虚型。

刘鲁明：脾虚气滞、气滞湿阻、湿热蕴结，阴虚。

范忠泽分为湿热证、气滞血瘀证，气血虚弱。

郁仁存分为肝气郁滞型、肝胆湿热型、肝郁血瘀型和中虚湿阻型。

周维顺分为湿热阻遏型、气滞血瘀型、肝郁蕴热型、气阴亏虚型。

【治则与治法】

一、治疗原则

（一）中西医结合治疗原则

胰腺癌早期以手术治疗为主，辅以放疗、化疗，具备条件的患者宜采用中西医结合的治疗方式。西医治疗根据 NCCN 指南原则进行，中医根据治疗阶段的不同，可以分为以下 4 种治疗方式。

1. 中医防护治疗

适应人群：围手术期、放化疗期间的患者。

治疗原则：以扶正为主。

治疗目的：减轻手术、放化疗等治疗方法引起的不良反应，促进机体功能恢复，改善症状，提高生存质量。

治疗方法：辨证汤药 ± 口服中成药 ± 中药注射剂 ± 其他中医治法。

治疗周期：围手术期，或与放疗、化疗等治疗方法同步。

2. 中医加载治疗

适应人群：有合并症，老年 PS 评分 2，不能耐受多药化疗而选择单药化疗的患者。

治疗原则：以祛邪为主。

治疗目的：提高上述治疗方法的疗效。

治疗方法：中药注射剂 ± 辨证汤药 ± 口服中成药 ± 其他中医治法。

治疗周期：与化疗同步。

3. 中医巩固治疗

适应人群：手术后无须辅助治疗或已完成辅助治疗的患者。

治疗原则：扶正祛邪。

治疗目的：防止复发转移，改善症状，提高生存质量。

治疗方法：辨证汤药＋口服中成药±中药注射剂±其他中医治法。

治疗周期：3 个月为 1 个治疗周期。

4. 中医维持治疗

适应人群：放化疗后疾病稳定的带瘤患者。

治疗原则：扶正祛邪。

治疗目的：控制肿瘤生长，延缓疾病进展或下一阶段放化疗时间，提高生存质量，延长生存时间。

治疗方法：中药注射剂±辨证汤药±口服中成药±其他中医治法。

治疗周期：2 个月为 1 个治疗周期。

（二）单纯中医治疗原则

适应人群：不适合或不接受手术、放疗、化疗的患者。

治疗原则：扶正祛邪。

治疗目的：控制肿瘤生长，减轻症状，提高生存质量，延长生存时间。

治疗方法：中药注射剂＋口服中成药±辨证汤药±中医其他疗法。

治疗周期：2 个月为 1 个治疗周期。

二、治疗方法

（一）辨证汤药

1. 中西医结合治疗

中西医结合治疗要采取辨病与辨证相结合的原则，根据不同的病理类型、不同的西医治疗背景、不同的临床表现，对于接受手术、放疗、化疗且具备治疗条件的胰腺癌患者，予以不同的中医药治疗。在不同治疗阶段，分别发挥增强体质、促进康复、协同增效、减轻不良反应、巩固疗效等作用。

（1）手术结合中医治疗

①气血亏虚

临床表现：神疲乏力，气短懒言，面色淡白或萎黄，头晕目眩，唇甲色淡，心悸失眠，便不成形或有肛脱下坠，舌淡脉弱。

治疗原则：补气养血。

选方：八珍汤加减（《正体类要》）（C 级推荐）。

药物组成：人参、白术、茯苓、当归、川芎、白芍、熟地黄、炙甘草。

辨证加减：兼痰湿内阻者，加半夏、陈皮、薏苡仁；若畏寒肢冷，食谷不化者，加补骨脂、肉苁蓉、鸡内金。若见动则汗出、怕风等表虚不固之证，加防风、浮小麦。

②脾胃虚弱

临床表现：纳呆食少，神疲乏力，大便稀溏，食后腹胀，面色萎黄，形体瘦弱，舌质淡，苔薄白。

治疗原则：健脾益胃。

选方：补中益气汤（《脾胃论》）加减（C级推荐）。

药物组成：黄芪、人参、白术、炙甘草、当归、陈皮、升麻、柴胡、生姜、大枣。

辨证加减：若胃阴亏虚，加沙参、石斛、玉竹；若兼痰湿证者，加茯苓、半夏、薏苡仁、瓜蒌。

（2）化疗结合中医治疗：

化疗结合中医治疗是指在化疗期间所联合的中医治疗，发挥化疗增效、提高化疗疗效（中医加载治疗）、防治化疗不良反应（中医防护治疗）的作用。

①脾胃不和

临床表现：胃脘饱胀、食欲减退、恶心、呕吐、腹胀或腹泻，舌体多胖大，舌苔薄白、白腻或黄腻。多见于化疗引起的消化道反应。

治疗原则：健脾和胃，降逆止呕。

选方：旋覆代赭汤（《伤寒论》）加减，或橘皮竹茹汤（《金匮要略》）加减（C级推荐）。

药物组成：旋覆花、人参、生姜、代赭石、甘草、半夏、大枣；或半夏、橘皮、枇杷叶、麦冬、竹茹、赤茯苓、人参、甘草。

辨证加减：若脾胃虚寒者，加吴茱萸、党参、焦白术；若肝气犯胃者，加炒柴胡、佛手、白芍。

②气血亏虚

临床表现：疲乏、精神不振、头晕、气短、纳少、虚汗、面色淡白或萎黄，脱发，或肢体肌肉麻木、女性月经量少，舌体瘦薄，或者舌面有裂纹，苔少，脉虚细而无力。多见于化疗引起的疲乏或骨髓抑制。

治疗原则：补气养血。

选方：八珍汤加减（《正体类要》），或当归补血汤加减（《内外伤辨惑论》），或十全大补汤加减（《太平惠民和剂局方》）。

药物组成：人参、白术、茯苓、当归、川芎、白芍、熟地黄，或黄芪、当归，或人参、肉桂、川芎、地黄、茯苓、白术、甘草、黄芪、当归、白芍、生姜、大枣。

辨证加减：兼痰湿内阻者，加半夏、陈皮、薏苡仁；若畏寒肢冷，食谷不化者，加补骨脂、肉苁蓉、鸡内金。

③肝肾阴虚

临床表现：腰膝酸软，耳鸣，五心烦热，颧红盗汗，口干咽燥，失眠多梦，舌红苔少，脉细数。多见于化疗引起的骨髓抑制或脱发。

治疗原则：滋补肝肾。

选方：六味地黄丸（《小儿药证直诀》）加减。

药物组成：熟地黄、山茱萸（制）、山药、泽泻、牡丹皮、茯苓。

辨证加减：若阴虚内热重者，加旱莲草、女贞子、生地黄；若阴阳两虚者，加菟丝子、杜仲、补骨脂。兼脱发者，加制何首乌、黑芝麻。

（3）放射治疗结合中医治疗：

放射治疗结合中医治疗是指在放疗期间所联合的中医治疗，发挥放疗增敏、提高放疗疗效（中医加载治疗）、防治放疗不良反应（中医防护治疗）的作用。

①气阴两虚

临床表现：腹痛隐隐，腹胀，纳差，神疲乏力，少气懒言，口干，爪甲色淡或晦滞，舌红或淡红，苔少或无苔，或有裂纹，脉细或细数。多见于放射性损伤后期，或迁延不愈，损伤正气者。

治疗原则：益气养阴。

选方：玉女煎加减（《景岳全书》）。

药物组成：石膏、熟地黄、麦冬、知母、牛膝、炒白术、山药。

辨证加减：若腹胀明显，加大腹皮、香附；兼有血虚者，加白芍、当归。

②热毒瘀结

临床表现：脘腹胀满，腹痛拒按，腹中痞块，面色晦暗，形体消瘦，烦躁易怒，嗳气恶心，舌紫暗，苔黄腻，脉弦滑或滑数。

治疗原则：清热除湿，活血解毒。

选方：茵陈蒿汤（《伤寒论》）合桃红四物汤（《医宗金鉴》）加减。

药物组成：茵陈、栀子、大黄、红花、枳壳、赤芍、柴胡、桔梗、川芎、牛膝。

辨证加减：若瘀血内结较甚，加用鳖甲煎丸；若腹胀明显，加沉香、大腹皮。

（4）放化疗后结合中医治疗：

手术后已完成辅助治疗的患者，采用中医巩固治疗，能够防止复发转移，改善症状，提高生存质量；放化疗完成后疾病稳定的带瘤患者，采用中医维持治疗，能够控制肿瘤生长，延缓疾病进展或下一阶段放化疗时间，提高生存质量，延长生存时间。

2. 单纯中医治疗

对于不适合或不接受手术、放疗、化疗的胰腺癌患者，采用单纯中医治疗，发挥控制肿瘤、稳定病情、提高生存质量、延长生存期的作用。

（1）脾虚气滞

临床表现：上腹部不适或疼痛按之舒适，面浮色白，纳呆，消瘦，便溏，恶风自汗，口干不多饮，舌质淡，苔薄或薄腻，脉细或细涩。

治疗原则：理气健脾。

选方：香砂六君子汤（《中药成方配本》）加减（C级推荐）。

药物组成：木香、砂仁、陈皮、制半夏、党参、白术、茯苓、炙甘草。

辨证加减：疼痛较甚可加延胡索、川楝子；尿少肢肿可加车前草、木瓜；乏力气短较甚可加黄芪；食欲不振较甚者可加焦山楂、炒麦芽等。

（2）湿热蕴结

临床表现：上腹部胀满不适或胀痛，发热缠绵，口渴而不喜饮，或见黄疸，小便黄赤，口苦口臭，便溏味重，心中懊恼，舌红苔黄或腻，脉数。

治疗原则：清热化湿。

选方：三仁汤（《温病条辨》）合茵陈五苓散（《金匮要略》）加减（C级推荐）。

药物组成：杏仁、飞滑石、白通草、白蔻仁、竹叶、厚朴、生薏仁、半夏、赤茯苓、泽泻、猪苓、肉桂、白术。

辨证加减：疼痛较甚可加延胡索、青皮；腹胀较甚者可加木香、大腹皮；发热较甚者可加知母、黄柏；黄疸较甚者可加车前草。

（3）气滞湿阻

临床表现：上腹部胀满不适或胀痛，腹部肿块明显，胸闷气短，纳食减少，或大便溏薄，肢体乏力，甚至面浮足肿，舌淡苔白腻，脉濡细或细弦。

治疗原则：疏肝理气，运脾利湿。

选方：二陈汤（《太平惠民和剂局方》）合平胃散（《太平惠民和剂局方》）加减（C级推荐）。

药物组成：法半夏、陈皮、茯苓、苍术、厚朴、甘草。

辨证加减：面浮足肿明显可加车前子、木瓜；腹部肿块硬实、疼痛可加三棱、莪术；疼痛明显可加木香、青皮。

（4）肝肾阴虚

临床表现：肿块隐痛，烦热盗汗，头晕目眩，口干欲饮，腰酸肢软，形体消瘦，舌红少苔，或光剥有裂纹，脉沉细或细数或细涩。

治疗原则：滋补肝肾。

选方：杞菊地黄丸（同仁堂）加减（C级推荐）。

药物组成：枸杞、菊花、熟地黄、山药、山茱萸、茯苓、牡丹皮、泽泻。

辨证加减：阴伤明显，加生地黄、沙参、石斛；便血加地榆、白及、仙鹤草。

（二）辨病治疗常用中草药

茵陈：苦，寒。归脾、胃、肝、胆经。功效：清热利湿，退黄。

青蒿：苦、辛，寒。归肝、胆经。功效：清透虚热，凉血除蒸，解暑，截疟。

柴胡：微寒，味苦、辛。归肝、胆经。功效：透表泄热，疏肝解郁，升举阳气。

虎杖：微苦，微寒。归肝、胆、肺经。功效：利湿退黄，清热解毒，散瘀止痛，止咳化痰。

红藤：苦，平。归大肠经。功效：解毒消痈，活血止痛，祛风除湿，杀虫。

半枝莲：苦、辛，寒。归肺、肝、肾经。功效：清热解毒，消肿止痛。

白花蛇舌草：甘、淡，微寒。归心、肝、脾三经。功效：清热解毒，消痈散结，利尿除湿。

蛇六谷：辛，温。归肺、肝、脾经。功效：化痰散积，行瘀消肿。

薏苡仁：性凉，味甘、淡。归心、肝、脾经。功效：健脾渗湿，除痹止泻。

豆蔻：辛，热。归肺、脾、胃经。功效：散寒燥湿，解酒毒，化湿消痞，行气温中，开胃消食。

鸡内金：甘，寒。归脾、胃、小肠、膀胱经。功效：消食健胃助消化，涩精止遗。

枳实：苦、辛、酸，温。归脾、胃经。功效：破气消积，化痰消痞。

大黄：苦，寒。归肝、脾、胃、大肠、心包经。功效：泻下攻积，清热泻火，凉血解毒，逐瘀通经，利湿退黄。

厚朴：苦、辛，温。归脾、肺、胃、大肠经。功效：行气消积，燥湿除满，降逆平喘。

郁金：辛、苦，凉。归肝、心、肺经。功效：行气解郁，凉血破瘀。

莪术：辛、苦，温。归肝、脾经。功效：行气解郁，破瘀，止痛。

姜黄：辛、苦，温。归肝、脾经。功效：破血行气，通经止痛。

茯苓：甘、淡，平。归心、脾、肺、肾经。功效：渗湿利尿。

绞股蓝：微甘，凉。归肺、脾、肾经。功效：益气健脾，化痰止咳，清热解毒。

金钱草：味甘、微苦，性凉。归肝、肾、膀胱经。功效：利水通淋，清热解毒，散瘀消肿，清利湿热。

大腹皮：辛，微温。归脾、胃、大肠、小肠经。功效：下气宽中，行水消肿。

延胡索：辛、苦，温。归肝、脾经。功效：活血散瘀，理气止痛。

香附：辛、微苦、甘，平。归肝、三焦经。功效：生用解表止痛，醋炒消积止痛，酒炒通络止痛，炒炭止血。

红豆杉：性平，味甘、苦。归肺、大肠、小肠经。功效：利尿消肿。

干蟾皮：味辛，性温，有毒。归肝、脾、肺经。功效：能解毒、止痛，开窍、醒神。

地鳖虫：咸，寒。归肝经。功效：破瘀血，续筋骨。

（三）常用中成药

1. 抗癌治疗类

（1）西黄丸：清热解毒，和营消肿。用于痈疽疔毒、瘰疬、流注、癌肿等。

（2）华蟾素胶囊：解毒，消肿，止痛。临床主要用于中、晚期肿瘤的治疗，亦可用于慢性乙型肝炎等症。

（3）大黄蟅虫丸：活血破瘀，通经消癥。用于瘀血内停所致的癥瘕、闭经，症见腹部肿块，肌肤甲错，面色黧黑、潮热羸瘦，经闭不行。

2. 扶正抗癌类

（1）复方斑蝥胶囊：破血消瘀，攻毒蚀疮。提高患者免疫能力，激活抑癌基因，杀死癌细胞。

（2）平消胶囊：活血化瘀，止痛散结，清热解毒，扶正祛邪。对肿瘤具有一定的缓解症状、缩小瘤体、抑制肿瘤生长、提高人体免疫力、延长患者生命等作用。

3. 扶正类

金龙胶囊：破瘀结，解郁通络。巩固治疗，防治肿瘤术后复发或转移。

4. 解决症状类

（1）片仔癀：清热解毒、凉血化瘀，消肿止痛。用于热毒血瘀所致急慢性病毒性肝炎，痈疽疔疮，无名肿毒，跌打损伤及各种炎症。

（2）八宝丹：清利湿热，活血解毒，去黄止痛。适用于湿热蕴结所致发热，黄疸，小便黄赤，恶心呕吐，胁痛腹胀，舌苔黄。

（四）中药外治法

1. 中药贴敷疗法

将药物贴敷于身体某部，病在内者贴敷要穴或循经取穴，病在局限浅表者贴于局部，通过药物透皮吸收、穴位刺激发挥作用，达到改善症状、调节免疫、控制病灶以及康复保健等目的。

（1）注意事项

①若见过敏反应，如局部皮肤发红、水疱，应立即停用。

②宜辨证用药。

③癌性疼痛时要明确疼痛部位，局部贴敷才能获得满意疗效。

④局部皮肤破溃禁用。

（2）取穴原则

近部取穴：在病痛的局部和邻近处选取腧穴。

远部取穴：在距离病痛较远的部位选取腧穴，既可取所病脏腑经脉的本经腧穴（本经取穴），也可取与病变脏腑经脉相表里的经脉上的腧穴（表里经取穴），或名称相同的经脉上的腧穴（同名经取穴）。

随证取穴：针对某些全身症状或疾病的病因病机而选取腧穴。

（3）中药贴敷方

①疼痛：可用肉桂、川乌、草乌辛散温通，麝香、冰片芳香走窜；白芥子、生天南星、生半夏化痰散结；乳香、没药、血竭、阿魏、穿山甲（代）破瘀止痛；雄黄、蟾酥攻毒消肿；皂角刺、桔梗托毒，黄芪扶正等。（C级推荐）

②消化道症状（如恶心、呕吐、腹胀、食欲下降）：多用归经脾胃、大肠，辛散、温通之品。常用药有木香、香附、丁香、厚朴、枳实、枳壳、姜半夏、乌药、干姜、肉桂等，健脾理气、温通行气；炮穿山甲（代）、当归、延胡索等，行气活血化瘀。（C级推荐）

2. 中药泡洗疗法

将中药和水盛于器械内，浸泡身体某部位，利用水温对皮肤、经络、穴位的刺激和药物透皮吸收以疏通经络、气血，能直接作用于病灶局部，达到改善症状、调节免疫以及康复保健等目的。

（1）注意事项：①辨证施药；②配合其他疗法。

（2）中药泡洗方

①血瘀证：黄芪60g，地龙15g，土鳖虫10g，全蝎10g，川乌15g，水蛭10g，红花30g，附子40g等中药煎取2000mL，水温45℃，放于腿浴治疗器，四肢浸泡，每日1次，每次治疗40分钟，每周连用5d。

②肝肾阴虚证：红花桃仁汤加减（桂枝15g，附子15g，红花10g，地龙30g，水蛭30g，桃仁10g，乳香10g，没药10g，苏木10g，血竭10g，牛膝15g），煎取2000mL，水温45℃，放于腿浴治疗器，浸泡四肢，每日1次，每次治疗40分钟，每周连用5日。

③湿热下注证：桂枝苦参汤加减（桂枝15g，苦参15g，伸筋草15g，黄柏15g，黄芪15g），煎取2000mL，水温45℃，放于腿浴治疗器，浸泡四肢，每日1次，每次治疗40分钟，每周连用5日。

3. 非药物疗法

（1）针灸

①注意事项：

体质虚弱者，针刺手法宜轻；

皮肤溃烂处不宜针刺；

胸、背穴位应斜刺和浅刺，有重要血管均不宜深刺和作大幅度的提插、捻转，针刺时患者不要转动体位。

②针刺方案（C级推荐）

针刺、穴位注射、腕踝针及微波治疗、艾灸、针药结合；

取穴尺泽、天枢、足三里、内庭、公孙、三阴交、胆俞、胃俞、中脘等。

③作用：减轻癌性疼痛；改善消化道不良反应；改善骨髓造血功能；提高免疫力。

（2）推拿

①注意事项：①辨证施补；②循序渐进，坚持不懈；③因人而异，适度进行；④避风保暖。

②推拿方案（C级推荐）

胸胁痛：指摩膻中，胁肋。

消化不良：掌摩中脘。

胃脘痛：按脾、胃俞或脊旁敏感点。

腹痛：按揉足三里、内关。

体虚乏力：擦督脉、肾俞、涌泉。

头痛：抹前额、按列缺、揉百会。

指掌麻木：抹手背，捻指间诸关节。

（3）心理治疗

①注意事项：

不能操之过急，应循序渐进；

患者应具备一定的依从性；

心理治疗并不能治愈肿瘤，应配合其他治疗；

以患者为中心。

②心理疗法

开导法：即开导其思想，使其放松，以此减轻他们的心理压力，以利于疾病的恢复。

叫喊疗法：具体方法是让患者安适地躺在诊察床上，医生亲切地握着他（或她）的手，嘱其将内心的话毫不隐讳地发泄出来，随便喊叫，直到自己感到痛快为止。这样，沉重的精神负担或缠绵的幽怨得到了排遣，经过几次这样的治疗，可解除病态而恢复正常。

附三：治则治法古今选要

（一）古代论述

《素问·至真要大论》："寒者热之，热者寒之，温者清之，清者温之，散者收之，抑者散之，燥者润之，急者缓之，坚者软之，脆者坚之，衰者补之，强者泻之。各安其气，必清必静，则病气衰去，归其所宗，此治之大体也。"

《素问·奇病论》："帝曰：病胁下满，气逆，二三岁不已，是为何病？岐伯曰：病名曰息积，此不妨于食，不可灸刺，积为导引服药，药不能独治也。"

《灵枢·水胀》："肤胀、鼓胀可刺邪？岐伯曰：先泻其胀之血络，后调其经，刺去其血络也。"

《素问·腹中论》则曰："黄帝问曰：有病心腹满，旦食则不能暮食，此为何病？岐伯曰：名为鼓胀。帝曰：治之奈何？岐伯曰：治之以鸡矢醴，一剂知，二剂已。帝曰：其时有复发者，何也？岐伯曰：此饮食不节，故时有病也。"

《素问·六元正纪大论》："黄帝问曰：妇人重身，毒之何如？岐伯曰：有故无殒，亦无殒也。帝曰：愿闻其故，何谓也？岐伯曰：大积大聚，其可犯也，衰其大半而止，过者死。"

《三因极一病证方论·五积证治》："五积者，五脏之所积，皆脏气不平，遇时相逆而成其病。如忧伤肺，肺以所胜传肝，遇长夏脾旺，传克不行，故成肝积，名曰肥气；肥气者，以其积气藏于肝木之下，犹肥遁于山林也。失志伤肾，肾以所胜传心，遇秋肺旺，传克不行，故成心积，名曰伏梁；伏梁者，以其积气横架于肓原也。怒则伤肝，肝以所胜传脾，遇冬肾旺，传克不行，故成脾积，名曰痞气者；以积气痞塞中脘也。喜则伤心，心以所胜传肺，遇春肝旺，传克不行，故成肺积，名曰息贲；息贲者，以积气喘息贲溢也。思则伤脾，脾以所胜传肾，遇夏心旺，传克不行，故成肾积，名曰奔豚；奔豚者，犹水蓄奔冲于心火也。"

《三因极一病证方论·癥瘕证治》曰："癥瘕积聚，随气血以分门。"

《三因极一病证方论·胀满证治》："但内所因不待成积，即为胀满，亦当随其脏气而平治之。所谓虚实补泻，太过不及，以经调治。"

《黄帝素问宣明论方·积聚总论》："世传冷病，然瘕病亦有热。或阳气郁结，怫热壅滞，而坚硬不消者，世传为寒癥瘕也。或坚痞腹满急痛（寒主筋缩，故急主痛），寒极血凝泣，而反兼土化制之，故坚痞之腹满，或热郁于内而腹满坚结，痛不可忍者，皆可为寒。误矣！误矣！何不以脉辨之？凡诸疾病，皆有阴阳寒热，宜推详之。"

《难经》"气之所积，名曰积。气之所聚，名曰聚。""治块，当降火消食积，食积即痰也。行死血块，块去须大补。凡积病不可用下药，徒损真气，病亦不去，当用消积药使之融化，则根除矣。凡妇人有块，多是血块。"

《医学纲目·积块癥瘕》："大抵治积，或以所恶者攻之，所喜者诱之，则易愈。""硇砂、水银治肉积，神曲、麦蘖治酒积，水蛭、虻虫治血积，木香、槟榔治气积，牵牛、甘遂治水积，雄黄、腻粉治痰积，礞石、巴豆治食积，各从其类也。"

《景岳全书·积聚·论治》："不过四法，曰攻、曰消、曰散、曰补，四者而已。"

《景岳全书·癥瘕类·论证》曰："成形者，或由血结，谓之血癥，或由食结，谓之食癥。无形者唯在气分，气滞则聚而见形，气行则散而无迹。此癥瘕之辨也。"

《景岳全书·癥瘕类·血症》指出："瘀血留滞作癥，气逆而血留，或忧思伤脾，气虚而血滞，或积劳积弱，气弱而不行，总由血动之时，余血未净，而一有所逆，则留滞日积而渐以成癥矣"，"皆当以调气为先"。

《赤水玄珠》："如仲景所谓热结膀胱，搏血蓄积下焦，其人如狂，小腹满硬，而小便自利，抵当汤主之。又东垣所谓食积肠胃，腹满卒痛者，备急丸下之。"

《赤水玄珠·积聚论》曰："至论肝积肥气，夫肥气者，言其皮里膜外有块，以致皮肤有肥满之状，所谓疟母是也。此肝之外积，非肝之内积也。""作于腹中者属内，作于皮肤四肢者属外。""腑之积甚者，倒仓法治之，此皆内积之症治者也。又有外积者，作于皮肤、四肢之位也。如痈疽、瘰疬、疟母之类，治各从其所宜。"

《素问经注节解·奇病论》曰："然则动之既不可，而治之之法，伯又不言，岂此证真不可治者乎……可用轻扬荆、桔之类以散其外，桑、杏、地骨、桂枝之类以通其内，胰腺癌与大肠之气通，则风邪不能留而根拔矣。"

（二）现代医家学术思想和治疗特点

余桂清认为此病病位多在肝胆脾胃，因情志失调、饮食不节等长期为患，致肝郁脾虚、湿热熏蒸、瘀毒内结而成癌肿。

周仲瑛认为发病与湿热瘀毒互结相关，湿热瘀毒互结而致癌毒，搏结痰瘀，癌瘤形成。

刘鲁明认为湿毒、热毒以及湿毒和热毒的交织是胰腺癌发病的关键。

邱佳欣教授以健脾理气为主要治则，配合清热解毒、祛湿化痰、软坚散结、行气活血。

朴炳奎认为胰腺癌多呈现出湿热内蕴、腑气郁滞、气滞血瘀等邪实为主的症状，但其关键病机是脾胃功能失常。

黄金昶认为本病病位在厥阴经，肝阳虚馁不得疏土，脾胃运转不畅。

郁仁存认为本病病机在于脏腑生理功能紊乱，导致瘀血、痰湿等病理产物最终聚而成积。

周维顺指出湿、热、毒、气、血等诸种因素相混，日久生变，成积成块，发为该病。

尤建良认为正气虚弱，脾胃功能失调是关键，脾虚生湿，湿郁化热，土虚木郁，气滞血瘀，最终湿热痰瘀互结而成本病。

附四：方剂选要

（一）经典方剂

《素问·腹中论》曰："黄帝问曰：有病心腹满，旦食则不能暮食，此为何病？岐伯曰：名为鼓胀。帝曰：治之奈何？岐伯曰：治之以鸡矢醴，一剂知，二剂已。帝曰：其时有复发者，何也？岐伯曰：此饮食不节，故时有病也。"

《金匮要略·血痹虚劳病脉证并治》："五劳虚极羸瘦，腹满不能饮食，食伤，忧伤，饮伤，房室伤，饥伤、劳伤，经络营卫气伤，内有干血，肌肤甲错，两目黯黑，缓中补虚，大黄䗪虫丸主之。"

《金匮要略·妇人妊娠病脉证并治》："妇人宿有癥病，经断未及三月，而得漏下不止，胎动在脐上者，为癥痼害。妊娠六月动者，前三月经水利时，胎也。下血者，后断三月，衃也，所以血不足者，其癥不去故也，当下其癥，桂枝茯苓丸主之。"

《备急千金要方》："妇人心腹积聚，气闷胀，疝瘕，内伤瘀血，产乳余疾及诸不足。劳气食气，胃满吐逆，其病头重结痛，小便赤黄，大下气方。"

《赤水玄珠·积聚论》："如仲景所谓热结膀胱，搏血蓄积下焦，其人如狂，小腹满硬，而小便自利，抵当汤主之。又东垣所谓食积肠胃，腹满卒痛者，备急丸下之。"

（二）常用方剂

1. 上古至隋唐时期

（1）茵陈蒿汤

来源：汉·《伤寒论》

组成：茵陈三钱，栀子三钱，生大黄三钱。

用法：水煎服。

功用：清热利湿退黄。

主治：湿热黄疸，一身面目尽黄、色鲜明，腹微满，小便短赤不利，口渴，舌苔黄腻，脉滑数或沉实。

原文：《伤寒来苏集·伤寒附翼》卷下："太阳、阳明俱有发黄症，但头汗而身无汗，则热不外越；小便不利，则热不下泄，故瘀热在里而渴饮水浆。然黄有不同，证在太阳之表，当汗而发之，故用麻黄连翘赤小豆汤，为凉散法。证在太阳阳明之间，当以寒胜之，用栀子柏皮汤，乃清火法。在阳明之里，当泻之于内，故立本方，是逐秽法。茵陈能除热邪留结，佐栀子以通水源，大黄以除胃热，令瘀热从小便而泄，腹满自减，肠胃无伤，乃合引而竭之之义，亦阳明利水之奇法也。"

（2）五苓散

来源：《伤寒论·辨太阳病脉证并治中》

别名：猪苓散（《太平圣惠方》卷九）、五苓汤（《宣明论方》卷五）。

组成：猪苓十八铢（去皮），泽泻一两六铢，白术十八铢，茯苓十八铢，桂枝半两（去皮）。

用法：捣为散，以白饮和服方寸匕，日三服。多饮暖水，汗出愈。如法将息。

功用：温阳化气，利水渗湿。

主治：外有表证，内停水湿，头痛发热，烦渴欲饮，或水入即吐，小便不利；水湿内停的水肿，泄泻，小便不利，以及霍乱，头痛，发热，身疼痛，热多欲饮水者；痰饮，脐下动悸，吐涎沫而头眩或短气而咳者。

原文：《伤寒论》书中曰："《太阳病篇》蓄水证：太阳病，发汗后，大汗出，胃中干，烦躁不得眠，欲得饮水者，少少与饮之，令胃气和则愈。若脉浮，小便不利，微热，消渴者，五苓散主之。"

（3）黄连解毒汤

来源：《外台秘要》卷一引崔氏方

别名：火剂汤（《脉因证治》卷上）、三黄解毒汤（《医学心悟》卷六）

组成：黄连三两，黄柏、黄芩各二两，栀子十四枚。

用法：以水六升，煮取二升，分二服。忌猪肉、冷水。

功用：泻火解毒。

主治：三焦热盛，大热盛烦，口燥咽干，错语不眠，或吐衄发斑，痈肿疔毒，舌红苔黄，脉数有力。

原文：《医方集解》：此手足阳明、手少阳药也。三焦积热，邪火妄行，故用黄芩泻肺火于上焦，黄连泻脾火于中焦，黄柏泻肾火于下焦，栀子泻三焦之火从膀胱出。盖阳盛则阴衰，火盛则水衰，故用大苦大寒之药，抑阳而扶阴，泻其亢甚之火，而救其欲绝之水也，然非实热不可轻投。

（4）温胆汤

来源：《备急千金要方》卷十二

组成：半夏、竹茹、枳实各二两，橘皮三两，生姜四两，甘草一两。

用法：咬咀，以水八升，煮取二升，分三服。

功用：清胆和胃，除烦止呕。

主治：大病后虚烦不得眠，兼见惊悸，胸闷，口苦，呕涎者。

原文：《医方集解·和解之剂》："此足少阳、阳明药也。橘、半、生姜之辛温，以之导痰止呕，即以之温胆；枳实破滞；茯苓渗湿；甘草和中；竹茹开胃土之郁，清肺金之燥，凉肺金即所以平肝木也。如是则不寒不燥而胆常温矣。"

2. 宋元时期

（1）橘皮煎丸

来源:《太平惠民和剂局方》卷五

组成:当归(去芦,先焙)、草薢、厚朴(去粗皮,姜汁制)、肉苁蓉(酒浸,微炙,切,焙干)、肉桂(去粗皮)、附子(炮,去皮、脐)、巴戟(去心)、阳起石(酒浸,焙干,研如粉)、石斛(去根)、牛膝(去芦,酒浸)、杜仲(去皮,姜汁炙)、吴茱萸(水淘去浮者,焙干)、鹿茸(茄子者,燎去毛,劈开、酒浸,炙干)、干姜(炮)、菟丝子(酒浸,焙,捣)、三棱(煨熟,乘热捣碎)各90g,甘草(炙)30g,陈橘皮(净洗,焙,为末)470g。

主治:治冷劳、瘦疾、目暗、手足挛急、形容枯瘁、食不消化、腹胀不能纳食、食物无味、面黄力弱、积年肠风、痔疾、疝癖气,一切劳病。

用法:上药为细末,用酒3升,于银石器内,将橘皮末煎熬如饧,却将诸药末入在内,一处搅和搜匀,仍入白内,捣五百杵,丸如梧桐子大。每服20丸,空腹时用温酒或盐汤送下。

原文:《太平惠民和剂局方》:治久虚积冷,心腹疼痛,呕吐痰水,饮食减少,胁肋虚满,脐腹弦急,大肠虚滑,小便利数,肌肤瘦悴,面色萎黄,肢体怠惰,腰膝缓弱。及治疝癖积聚,上气咳嗽,久疟久利,肠风痔瘘。妇人血海虚冷,赤白带下,久无子息,并宜服之。

(2)龙胆泻肝汤

来源:《医方集解》引《太平惠民和剂局方》

组成:龙胆草(酒炒)、黄芩(炒)、栀子(酒炒)、泽泻、木通、车前子、当归(酒洗)、生地黄(酒炒)、柴胡、甘草(生用)。

用法:水煎服。

功用:泻肝胆实火,清肝经湿热。

主治:肝胆实火引起的胁痛、头痛、目赤口苦、耳聋耳肿,以及肝经湿热下注之阳痿阴汗,小便淋浊,阴肿阴痛,白浊溲血,妇人带下黄赤。

原文:《局方》治肝胆经实火湿热,胁痛耳聋,胆溢口苦,筋痿阴汗,阴肿阴痛,白浊溲血(胁者,肝胆之部也,火盛故作痛;胆脉络于耳,故聋;肝者,将军之官也,谋虑出焉。胆者,中正之官也,决断出焉。胆虚,故谋虑而不能决;胆气上溢,故口为之苦;肝主筋,湿热胜,故筋痿;肝脉络于阴器,故或汗、或肿、或痛;白浊、溲血,皆肝火也)。

(3)金铃子散

来源:《济生方》卷三

组成:川楝子(去皮、核,取肉)一两,巴豆七枚(去壳)。

用法:同炒冷黄色,去巴豆,为细末,每服二钱,空腹食前,热盐酒调服。

功用:理气散寒解凝。

主治:七疝,寒注下焦,小腹引外肾疼痛,大便多闭。

原文:《绛雪园古方选注》:"金铃子散,一泄气分之热,一行血分之滞。《雷公炮炙论》云:心痛欲死,速觅延胡。洁古复以金铃治热厥心痛。经言诸痛皆属于心,而热厥属于肝逆,金铃子非但泄肝,功专导去小肠膀胱之热,引心包相火下行;延胡索和一身上下诸痛。时珍曰:用之中的,妙不可言。方虽小制,配合存神,却有应手取愈之功,勿以淡而忽之。"

(4)失笑散

来源:《苏沈良方》卷八

别名:断弓弦散(《苏沈良方》卷八)、紫金丸(《妇人大全良方》卷二十引《产乳》)。

组成:五灵脂、蒲黄各等分。

用法:研末,以醋调二钱,熬成膏,再加水一盏,煎至七分,食前热服。

功用:活血行瘀,散结止痛。

主治:小肠及心腹痛,或产后恶露不行,或月经不调,少腹急痛。

原文:《医宗金鉴·删补名医方论》卷五录吴于宣:"凡兹者,由寒凝不消散,气滞不流行,恶露停留,小腹结痛,迷闷欲绝,非纯用甘温破血行血之剂,不能攻逐荡平也。是方用灵脂之甘温走肝,生用则行血;蒲黄甘平入肝,生用则破血;佐酒煎以行其力,庶可直抉厥阴之滞,而有推陈致新之功。甘不伤脾,辛能散瘀,不觉诸症悉除,直可以一笑而置之矣。"

3. 明清时期

(1)膈下逐瘀汤

来源:《医林改错》卷上

组成:灵脂二钱(炒),当归三钱,川芎二钱,桃仁三钱(研泥),丹皮二钱,赤芍二钱,乌药二钱,元胡一钱,甘草三钱,香附钱半,红花三钱,枳壳钱半。

用法:水煎服。

功用:祛瘀破积,理气止痛。

主治:膈下气滞瘀阻之积块,或小儿痞块,痛处不移,卧则腹坠者。

(2)积气丹

来源:《校正素问精要宣明论方》

组成:槟榔二个,芫花、三棱、樟柳根、牛膝、黄连、广茂以上各一两,白牵牛、大戟、大黄、甘遂、青礞石、干姜、干漆以上各半两,硇砂一钱,肉豆蔻二个,巴豆(生)、木香各二钱半,青皮、石菖蒲、陈皮以上各三钱。

用法:上为细末,醋糊为丸,如梧桐子大,每服一丸,临卧用红枣煎汤送下。有积者肚内作声,病退为度。

主治:治一切新久沉积气块,面黄羸瘦,癥瘕积聚,口吐酸水,并皆治之,孕妇勿服。

（3）血府逐瘀汤

来源：《医林改错》卷上

组成：当归、生地各二钱，桃仁四钱，红花三钱，枳壳、赤芍各二钱，柴胡一钱，甘草二钱，桔梗一钱半，川芎一钱半，牛膝三钱。

用法：水煎服。

功用：活血祛瘀，疏肝理气。

主治：胸中血瘀，胸痛，头痛日久，疼如针刺，或呃逆，或烦闷，心悸失眠，急躁善怒，入暮阵热，或舌质黯红，舌边有瘀斑，舌红有瘀点，唇暗或目眶黯黑，脉涩或弦紧者。

原文：《医林改错》卷上："头痛，胸痛，胸不任物，胸任重物，天亮出汗，食自胸右下，心里热（名曰灯笼病），瞀闷，急躁，夜睡梦多，呃逆，饮水即呛，不眠，小儿夜啼，心跳心忙，夜不安，俗言肝气病，干呕，晚发一阵热。"

（4）三仁汤

来源：《温病条辨》卷一

组成：杏仁五钱，飞滑石六钱，白通草二钱，白蔻仁二钱，竹叶二钱，厚朴二钱，生薏仁六钱，半夏五钱。

用法：甘澜水八碗，煮取三碗，每服一碗，日三服。

功用：清热利湿，宣化湿浊。

主治：湿温初起，头痛恶寒，身重疼痛，舌白不渴，面色淡黄，胸闷不饥，午后身热，状若阴虚，脉弦细而濡者。

原文：《温病条辨》卷一："头痛恶寒，身重疼痛，舌白不渴，脉弦细而濡，面色淡黄，胸闷不饥，午后身热，状若阴虚，病难速已，名曰湿温。汗之则神昏耳聋，甚则目瞑不欲言，下之则洞泄，润之则病深不解，长夏深秋冬日同法，三仁汤主之。"

（5）香砂六君子汤

来源：《古今名医方论》卷一

组成：人参一钱，白术二钱，茯苓二钱，甘草七分，陈皮八分，半夏一钱，砂仁八分，木香七分。

用法：加生姜二片，水煎服。

功用：益气补中，化痰降逆。

主治：脾胃气虚，痰饮内生，呕吐痞闷，不思饮食，消瘦倦怠，或气虚肿满。

原文：柯琴曰：经曰：壮者气行则愈，怯者着而为病，盖人在气交之中，因气而生，而生气总以胃气为本，若脾胃一有不和，则气便着滞，或痞闷哕呕，或生痰留饮，因而不思饮食，肌肉消瘦，诸证蜂起而形消气息矣。四君子，气分之总方也，人参致冲和之气，白术培中宫，茯苓清治节，甘草调五脏，胃气既治，病安从来。然拨乱反正又不能无为而治，必举大行气之品以辅之，则补者不至泥而不行，故加陈皮以利肺金之逆气，半夏以疏脾土之湿气，而痰饮可除也；加木香以行三焦之滞气，缩砂以通脾肾之元气，而贲郁可开也，君得四辅则功力倍宣，四辅奉君则元气大振，相得而益彰矣。

（6）木香通气丸

组成：木香、人参各一两半，陈皮、黑牵牛各六两，槟榔、丁香各半两，三棱（炮）、广术（炮）各三两，木通、半夏（姜制炒）、茴香（炒）、神曲、麦蘖、青皮以上各二两，延胡索一两。

用法：上为细末，米糊为丸，如小豆大，每服三四十丸，食后生姜汤送下，日进二服。

主治：治痃癖气滞，心腹痞满，呕逆咳嗽。此药顺气消痰，进饮食，散痞气。

第十二章 胃 癌

胃癌，又称胃积，是发生于胃黏膜上皮细胞的恶性肿瘤，可分为早期胃癌和进展期胃癌，其发病部位包括贲门、胃体、幽门。早期胃癌是指癌组织浸润深度限于胃黏膜层内或黏膜下层的胃癌，不论癌的大小及淋巴结转移；进展期胃癌是指癌组织浸润到黏膜下层以下的胃癌。临床表现为食欲不振、胃酸缺乏、贫血以及上腹部肿块等。

胃癌是世界范围内最常见的恶性肿瘤之一，据 2000 年资料统计，全球每年新发胃癌 876000 例，占所有新发癌症病例的 9%，仅次于肺癌、乳腺癌和肠癌，位居第 4。全世界约有 35% 的胃癌病例发生在中国，据估计，2000 年我国胃癌死亡率为 24.65/10 万。2006 年，中国肿瘤登记地区肿瘤发病和死亡资料的结果显示：中国肿瘤登记地区纳入分析的 34 个登记处合计覆盖登记人口 59 567 322 人，中国肿瘤登记地区恶性肿瘤发病率为 273.66/10 万（男性 303.84/10 万，女性 243.01/10 万），恶性肿瘤死亡率为 175.70/10 万（男性 217.48/10 万，女性 133.27/10 万），其中胃癌发病率为 35.02/10 万（47.29/10 万，27.56/10 万），死亡率 26.08/10 万（男性 34.82/10 万，17.21/10 万），胃癌的发病率与死亡率男女合计均位居第二。胃癌呈现明显的地区分布差异，高发地区包括中国、日本、智利、欧洲，而北美、澳洲、新西兰发病率最低，发病率高低相差接近 10 倍。在我国，辽东、山东半岛、华东沿海和西北地区为高发地区，南方各省如两广、湖南、云南为低发区。

【相关证候源流】

在中医的历代文献中未见有胃癌的病名，类似记载有"胃脘痛""噎膈""反胃""翻胃""积聚""伏梁""心腹病"等疾病名称。其相关证候论述散见于各时期医著中。

一、上古至春秋战国时期

上古至春秋战国时期为中医学的萌芽时期，其代表作以《黄帝内经》《难经》为主，其中记载了"膈""伏梁""积聚"等与胃癌相似的病名，并描述了证候特点。尤其是《内经》中关于"三阳结谓之膈"的论述，对后世医家认识胃癌病因病机产生了深远的影响。

《素问·通评虚实论》曰："隔塞闭绝，上下不通。"

《素问·腹中论》："病有少腹盛，上下左右皆有根……病名曰伏梁。……裹大脓血，居肠胃之外，不可治，治之每切按之致死。"

《素问·阴阳别论》："一阳发病，其传为隔。三阳结谓之隔。"

《素问·评热病论》："食不下者，胃脘膈也。"

《素问·风论》："胃风之状，颈多汗恶风，食饮不下，膈塞不通，腹善满，失衣则䐜胀，食寒则泄，诊形瘦而腹大。"

《灵枢·上膈》："气为上膈者，食饮入而还出……虫为下膈，下膈者，食晬时乃出。"

《灵枢·五变》："脾胃之间，寒温不次，邪气稍至，蓄积留止，大聚乃起。"

《灵枢·邪气脏腑病形》："脾脉微急为膈中，食饮入而还出，后沃沫。"

《灵枢·四时气》："饮食不下，膈塞不通，邪在胃脘。"

《灵枢·邪气脏腑病形》："心脉微缓为伏梁，在心下，上下行，时唾血。"

《灵枢·邪气脏腑病形》："胃病者，腹䐜胀，胃脘当心而痛……膈咽不通，食饮不下。"

《黄帝针经》："胃病者膈咽不通，饮食不下。"

《难经·五十六难》："肝之积名曰肥气，心之积名曰伏梁，脾之积名曰痞气，肺之积名曰息贲，肾之积名曰贲豚。"

《难经》："心之积，名曰伏梁，起脐上，大如臂，上至心下久不愈，令人病烦心。"

《难经·五十五难》："积者，阴气也，其始发有常处，其痛不离其部，上下有所终始，左右有所穷处。"

二、秦汉至隋唐时期

秦汉至隋唐时期，医著中与胃癌有关证候论述明显增多。《金匮要略》记载了"胃反"的病症特点，与胃癌类似。《千金要方》中记载了"伏梁""积聚"等胃癌病症的描述。《诸病源候论》中也多次记载胃反、反胃、噎等与胃癌类似的病证。

《金匮要略》："朝食暮吐，暮食朝吐，宿谷不化，名曰胃反。"

《金匮要略·呕吐哕下利病脉证治》："脉弦者，虚也，胃气无余，朝食暮吐，变为胃反。"

《千金要方》："经络受病，入于肠胃，五脏积聚，发伏梁、息贲、肥气、痞气、奔豚。"

《千金要方》："皮薄而不泽，肉不坚而淖泽，如此则肠胃伤恶，恶则邪气留止积聚，乃作肠胃之积。寒温不次，邪气稍止，至其蓄积留止，大聚乃起病。"

《千金要方》："有身体腰、髀、股、胻皆肿，环脐而痛，是为何病？曰：病名伏梁，此风根也。"

《千金要方》："少腹盛，左右上下皆有根者，伏梁也。"

《诸病源候论·脾胃病诸候》曰："朝食暮吐，暮食朝吐，心下牢大如杯，往来寒热，甚者食已即吐……名曰反胃。"

《诸病源候论·否噎病诸候》："阴阳不和则三焦隔绝，三焦隔绝则津液不利，故令气塞不调理也，是以成噎，此由忧恚所致。忧恚则气结，气结则不宣流，使噎。噎者，噎塞不通也。"

《诸病源候论·呕哕病诸候》："向冬发寒热及温病，食欲吐，或心中停饮不消，或为反胃。"

《诸病源候论·霍乱病诸候》："霍乱有三名，一名胃反。"

三、宋至金元时期

宋至金元时期，对胃癌的认识进一步深化，各医家著述较多，丰富了中医药理论体系对胃癌病因病机的认识，对于"噎膈""翻胃"的鉴别及分类也做出了详尽的描述。而李东垣在《脾胃论》中所载众多方药被后世医家沿用，治疗类似胃癌的"噎膈""翻胃"等疾病。

《丹溪心法》："翻胃即膈噎，膈噎乃翻胃之渐。"

《丹溪心法·翻胃三十二》言："翻胃大约有四，血虚、气虚、有热、有痰兼病。"

丹溪云："血耗胃槁，槁在贲门，脘痛吐食，上焦膈也；食下良久复出，槁在幽门，中焦膈也；朝食暮吐，暮食朝吐，槁在阑门，下焦膈也。"

《丹溪手镜》："大概因津血俱耗，胃脘亦槁，在上近咽之下，水饮可行，食物难入，间或可入，入亦不多，曰噎。其槁在下，与胃为近，食虽可进，难尽入胃，良久复出，曰膈，即翻胃也。"

《丹溪手镜》："有脾积，名痞气，在胃脘，如盆，四肢不收，黄胆，饮食不为肌肤，其食冷物，阳气为湿蓄。"

《三因极一病证方论》："夫五噎者，即气噎、忧噎、劳噎、思噎、食噎。虽五种不同，皆以气为主。所谓气噎者，心悸，上下不通，噫哕不彻，胸背痛。忧噎者，遇天阴寒，手足厥冷，不能自温。劳噎者，气上鬲，胁下支满，胸中填塞，攻背疼痛。思噎者，心怔悸，喜忘，目视䀮䀮。食噎者，食无多少，胸中苦寒疼痛，不得喘息。皆由喜怒不常，忧思过度，恐虑无时，郁而生涎，涎与气搏，升而不降，逆害饮食，与五膈同，但此在咽嗌，故名五噎。"

《三因极一病证方论》："五膈者，思忧喜怒悲也。五噎者，忧思气劳食也。思膈则中脘多满，噫则醋心，饮食不消，大便不利。忧膈则胸中气结，津液不通，饮食不下，羸瘦短气。"

《太平惠民和剂局方》："癥积气块，皆因气虚，及寒气、热气、怒气、恚气、喜气、忧气、愁气内结积聚，坚牢如杯，心腹绞痛，不能饮食。"

《太平惠民和剂局方》："心脾腹痛多有积。"

《太平惠民和剂局方》："脾虚翻胃，不纳食及汤药不下者。"

《仁斋直指方论》："五噎之名，忧、思、劳、食、气也。五膈之名，忧、恚、寒、热、气也。其病令人胸膈痞闷，呕逆噎塞，妨碍饮食。夫喜怒忧郁，内伤脾肺，肝气愈盛，痰火上升，血液俱耗，胃脘干槁，其槁在上，近咽之下，水饮可行，食物难入，间或可入，入亦不多，名之曰噎。其槁在下，与胃为近，食虽可入，难尽入胃，良久复出，名之曰膈，又曰翻胃。"

《圣济总录·积聚门》："积气在腹中，久不瘥，致腑脏气虚弱，食饮不消；久不已，令人身瘦而腹大，至死不消。"

《圣济总录·胃反》："脾胃气虚，水谷不化，与停饮相击，胃中虚胀，其气逆上，食久反出，故名胃反也。其候朝食暮吐，暮食朝吐，寒热时作，心下痞结，状如复杯。"

四、明清时期

明清时期，对胃癌的认识进一步加深，各医著所论胃癌相关证候更加详细具体，相关证候论述趋于完备，对于噎膈反胃的病位及病症特点做出了明确的区分。

《景岳全书》："噎膈、反胃二证，丹溪谓其名虽不同，病出一体，若乎似矣，然而实有不同也。盖反胃者，食犹能入，入而反出，故曰反胃；噎膈者，隔塞不通，食不能下，故曰噎膈。"

《济生方》："五膈五噎……盖留于咽嗌者，则成五噎，结于胃膈者，则为五膈。其病令人胸膈痞闷，呕逆噎塞，妨碍饮食。"

《杂病源流犀烛》："噎塞，脾虚病也。反胃，胃虚病也。"

《杂病源流犀烛》："中焦吐者，皆从于积，或先吐而痛，或先痛而吐，此病在中脘者，另详呕吐条内；下焦吐者，皆从于寒，朝食暮吐，暮食朝吐，此即反胃病也。"

《医贯》："噎膈者，饥欲得食，但噎塞迎逆于咽喉胸膈之间，在胃口之上，未曾入胃即带痰涎而出。"

《医宗必读》："反胃、噎膈，总是血液衰耗，胃脘干槁。槁在上者，水饮可行，食物难入，名曰噎塞；槁在下者，食虽可入，良久复出，名曰反胃。"

《望诊遵经》："身瘦面晦暗如铅色，吐出瘀血色黑，胃脘痛，按之更痛而坚。如咬如焚，食时则痛，食后痛止者，痛在上口。若食时不痛，食后则痛者，痛在下口也。"

《伤寒直指》："胃脘痛，手不可近，胃脉沉细，人迎脉逆而盛，胃痈也。"

《灵枢悬解》："膈中，即噎膈也，后沃沫，饮食吐后，多吐涎沫也。"

《证治准绳》："有伏梁二：其一谓少腹盛，上下左右皆有根，裹大脓血，居肠胃之外。其二谓气溢于大肠，而着于肓，肓之原在脐下，故环脐而痛。"

《证治准绳》："心之积，名曰伏梁，起脐上，大如臂，上至心下，久不愈，令人病烦心腹热咽干，甚则吐血。"

《医宗己任编》："膈症之病形何如？曰：膈之为，一阳明尽之矣。丹溪以噎膈、反胃之病，谓得之六淫七情，遂有火热炎上之化，多升少降，津液不布，血液衰耗，胃脘干枯。其槁在上，近咽之下，水饮可行，食物难入，入亦不多，名之曰噎。其槁在下，与胃相近，食虽可入，难尽入胃，入即吐出，名之曰膈。饮食之际，气忽阻塞，曰噎。心下隔拒，或食到膈间不得下，曰膈。良久复出者，翻胃。"

《医学刍言》："食不得下，哽噎而下谓之噎。食虽入咽，仍复吐出，谓之膈。朝食暮吐，名反胃。"

《古今医鉴》："五噎，忧、劳、思、食、气也，饮食猝阻，不能下。五膈，忧、恚、寒、食、气也，心脾之间，上下不通，或结咽喉，时觉妨碍，吐不出，咽不下。"

《医宗金鉴·杂病心法要诀》："三阳热结，谓胃、小肠、大肠三腑热结不散，灼伤津液也。胃之上口为贲门，小肠之上口为幽门，大肠之下口为魄门。三府津液既伤，三门自然干枯，而水谷出入之道不得流通矣，贲门干枯，则纳入水谷之道路狭隘，故食不能下，为噎膈也。幽门干枯，则放出腐化之道路狭隘，故食入反出，为翻胃也。"

《类证治裁》："膈者胃脘窄隘，食下拒痛，由血液之槁于中也。反胃者，食入反出，完谷不化，由胃阳之衰于下也。"

《明医指掌》："翻胃成于噎膈，病而致于翻胃，则已危矣。或朝食而暮吐，或暮食而朝吐，其吐必尽所食，日日如此，不变易者是也。至于吐无时者，呕吐也。空哕而无所出者，虚呕也。"

《冯氏锦囊秘录》："噎之为病，饮食到口，咽喉之间，咽嗌不下，随即吐出，自噎而转，故曰噎，其槁在于吸门，吸门者，会厌之间也。病在上焦，多属胃脘枯燥，血液衰少，是阴亏火旺之病也。膈之为病，如饮食下咽，至膈不能直下，乃徐吐出，自膈而转，故曰膈，此膈膜之膈，而非隔截之隔也。其槁在于贲门，贲门者，胃之上口也，病在中焦，多属忧思恚怒，以致痰气郁结于上膈，或构难释之苦思，而结脾中之生意者，是怀情之病也。"

《赤水玄珠》："趺阳脉浮而涩，浮则为虚，涩则伤脾。脾伤则不磨，朝食暮吐，暮食朝吐，宿谷不化，名曰胃反。"

《赤水玄珠》："心之积名曰伏梁，起脐上，大如臂，上至心下，久不愈，令人烦心，以秋庚辛日得之。……脾之积名曰痞气，在胃脘，覆大如盆，久不愈，令人四肢不收，发黄疸，饮食不为肌肤，以冬壬癸日得之。"

通过梳理各时期胃癌相关证候的论述发现，中医学对胃癌的认识是一个逐渐加深的过程，从《内经》《难经》"积""聚"的概括性描述，到"上膈""下膈""伏梁"的具体论述，到《金匮要略》《诸病源候论》中提出"反胃""胃反"的概念，后世医家逐渐认识到病症特点不同而病变部位各异，明清时期进一步明确指出了"噎膈""翻胃"的具体病位及异同，进一步形象及详细地论述了胃癌发病的病变部位和证候表现。

【病因病机】

多数医家认为胃癌的病因有内外之分。内因主要有情志不遂，忧思恼怒，久病失治、误治，脏腑功能失调；外因主要是指饮食失节或感受外邪。其病因病机可归纳为以下几个方面。

1. 外感六淫

六淫外邪，从皮毛及脏腑，稽留不去，脏腑受损，气机阻滞，痰湿内生，瘀血留滞，脾胃升降失常，当升不升，当降不降，或朝食暮吐，或暮食朝吐。如《灵枢·五变》："脾胃之间，寒温不节，邪气稍至，蓄积留止，大聚乃起。"《诸病源候论》："由寒气在内所生也，血气虚弱，风邪搏于脏腑，寒多则气涩，气涩则生积聚也。"

2. 饮食失调

嗜好烟酒辛辣，或饥饱失当，或恣食肥甘厚腻，损伤脾胃，脾失健运，胃失和降，导致正气亏虚，聚湿生痰，留滞中焦，日久血络瘀滞，形成积聚。《景岳全书·反胃》："以酷饮无度，伤于酒湿，或以纵食生冷，败其真阳……总之无非内伤之甚，致损胃气而然。"

3. 情志失调

情志不遂，肝气郁结，横逆犯胃，致使中焦失运，久则气滞血瘀，津聚成痰，日久而生肿块。如《类证治裁·郁证》说："七情内起之郁，始而伤气，继必及血。"

4. 正气不足

素体虚弱，脾虚胃寒，或劳倦过度，久病伤脾，均可致中焦受纳运化无权，水谷留滞，客邪不去，气机不畅，终致血行瘀滞，结而成块。如《医宗必读·积聚》所载："积之成者，正气不足，而后邪气踞之。"

《诸病源候论·积聚病诸候》中对于积聚、癥瘕病因病机的认识提到了感受外邪这一点，"积聚者，由阴阳不和，府藏虚弱，受于风邪，搏于府藏之气所为也"，"积聚固结者，是五脏六腑之气已积聚于内，重因饮食不节，寒温不调，邪气重沓，牢固盘结者也，若久即成症"，这些记载详细分析了该病的成因和病理机制。

附一：病因病机古今选要

1. 寒凝

《灵枢·百病始生》："积之始生，得寒乃生，厥乃成积也。"

《灵枢·上膈》："喜怒不适，食饮不节，寒温不时，则寒汁流于肠中，流于肠中则虫寒，虫寒则积聚，守于下管，则肠胃充郭，卫气不营，邪气居之。"

《千金要方》："积之始生，得寒乃生，厥止乃成积。"

《诸病源候论·心痛病诸候》："心痛而不能饮食者，积冷在内，客于脾而乘心络故也。"

《丹溪手镜》："因外有寒，血脉凝涩，汁沫与血相搏，则气聚而成积矣。"

《证治准绳》："厥气生足，足生胫寒，胫寒则血脉凝涩，血脉凝涩则寒气上入于肠胃，入于肠胃则䐜胀，胀则肠外之汁沫迫聚不得散，日以成积。"

《证治准绳》："阴络伤则血内溢，血内溢则后血。肠胃之络伤，则血溢于肠外，肠外有寒汁沫与血相搏，则并合凝聚不得散而积成矣。"

《灵枢节注类编》：脾胃之间又寒温不调，由是稍感其邪，即与所蓄之积留止不行，遂大聚而成患也。

《证治准绳》："卒然外中于寒，若内伤于忧怒，则气上逆，气上逆则六输不通，温气不行，凝血蕴里而不散，津液涩渗，着而不去，而积皆成矣。"

2. 火热

《景岳全书》："气之初病，或饮食不谨，或外冒风雨，或内感七情，或食味过厚，偏助阳气，积成膈热，或资禀充实，表密无汗，或性急易怒，肝火上炎，以致津液不行……今反得香热之偏助，劫之而愈，复作复劫，延绵至久而成噎膈。"

《张氏医通》："好热之人，多患膈证。"

《仁斋直指方论》："膈噎翻胃之证，皆由七情太过，而动五脏之火，熏蒸津液，而痰火益盛，脾胃渐衰，饮食不得流利，为膈、为噎、为翻胃也矣。"

《冯氏锦囊秘录》："节斋曰：膈噎翻胃之症，因火而成，其来有渐，病源不一，有因思虑过度，而动脾火者；有因忿怒过度，而动肝火者；有因久食煎炒，而生胃火者；有因淫欲忘返，而起肾火者。盖火气炎上，熏蒸津液，成痰，初则痰火未结，咽膈干燥，饮食不得流利，为膈为噎，久则痰火已结，胃之上脘不开，饮食虽进，停滞膈间，须臾便出，谓之呕吐。至于胃之下脘不开，饮食虽进，停滞胃中，良久主出，谓之翻胃。"

《罗氏会约医镜》："初则痰火未结，咽膈干燥，饮食不得流通，则为噎膈；久则痰火已结，胃之上脘不开，饮食难下，停滞膈间，须臾便出，谓之呕吐。至于饮食虽进，停滞胃中，而胃之下脘不开，良久方出，谓之反胃。"

《医宗说约》："噎膈之证多因火，熏蒸津液成痰阻，七情妄动五脏伤，阴血渐槁无生所。"

《医学心法》："肝胆之火，移入于胃而热，又肝藏血，血少则肝叶胀硬，不肯下垂，将叶抵胃，胃受肝抵，得食则满，愈与肝相逼，隐隐而痛者，久之变成燥证而为隔证矣。"

《证治汇补》："气郁成火，液凝为痰。痰火固结，妨碍道路。饮食难进，噎膈所由成也。"

3. 情志失调、痰气交阻

《内经》："少阳为枢，枢不转而三阳之气皆逆，与痰涎胶结于膈也。"

《巢氏病源》曰："阴阳不和则三焦隔绝。三焦隔绝则津液不利，故令气塞不调，是以成噎。此由忧恚所致。忧恚则气结，气结则不宣流，而使噎塞不通也。"

《明医指掌》："多起于忧郁，忧郁则气结于胸臆而生痰，久则痰结成块，胶于上焦，道路狭窄，不能宽畅，饮或可下，食则难入，而病已成矣。好酒之徒患此者，必是顽痰，盖酒能发火，火能成痰，痰因火煎，胶结不开，阻塞道路，水饮下咽，亦觉痛涩。"

《严氏济生方》："五膈五噎，由喜怒太过，七情伤于脾胃，郁而生痰，痰与气搏，升而不降，饮食不下。"

《简明医彀》："夫忧气郁而生痰，痰与气搏，升而不降，多成噎膈等证。"

《类证治裁》："噎膈初起，多因忧恚悲悒，以致阳结于上，阴洞于下。"

《类证治裁》："噎膈痞塞，乃痰与气搏，不得宣通。痰为气激而升，气为痰腻而滞，故痞塞而成噎膈也。"

《类证治裁·噎膈反胃》："噎者咽下梗塞，水饮可行，食物难入，由痰气阻于上也。膈者胃脘窄隘，食下拒痛，由血液之槁于中也。"

《临证指南医案·噎膈反胃》："气滞痰聚日拥，清阳莫展，脘管窄隘，不能食物，噎膈斯至矣。"

《秘传证治要诀及类方》："诸痞塞及噎膈，乃是痰为气所激而上。气又为痰所膈而滞，痰与气搏，不能流通。"

《景岳全书》："经曰：思伤脾。又曰：思则心有所存，神有所归，正气留而不行，故气结矣。凡此为病，脾气结则为噎膈，为呕吐，而饮食不能运，食不运则血气日消，肌肉日削，精神日减，四肢不为用，而生胀满、泄泻等证，此伤心脾之阳也。"

《景岳全书》："夫气之初病也，其端甚微……不求本原，便认为寒，遂以辛香燥热之剂投之，数帖暂得快然……旧疾被劫暂舒，浊液易于攒聚，或半月，或一月，前病复作。如此延蔓，自气成积……痰夹污血，遂成窠囊，于是为痞、为痛、为呕、为噎膈、反胃之次第诸症隆起。"

《三因极一病证方论》："五膈者，思忧喜怒悲也。五噎者，忧思气劳食也。"

《三因极一病证方论》："此皆五情失度，动气伤神，致阴阳不和，结于胸膈之间，病在膻中之下，故名五膈；若在咽嗌，即名五噎。"

《仁斋直指方论》："皆由恚忧气结，思虑伤脾，以致津液枯涩而饮食不能下，下则便秘不通，复而上行也。"

《普济方》："翻胃者，始则由七情气郁而生。"

《医宗必读》："大抵气血亏损，复因悲思忧恚，则脾胃受伤，血液渐耗，郁气生痰，痰则塞而不通，气则上而不下，妨碍道路，饮食难进，噎塞所由成也。脾胃虚伤，运行失职，不能熟腐五谷，变化精微，朝食暮吐，暮食朝吐，食虽入胃，复反而出，反胃所由成也。"

《济世全书》："大抵翻胃之症，未有不由膈噎而起也。其病皆因忧愁愤怒，思虑郁结，痰饮滞于胸膈之间，使气道噎塞，大便自结则气上不下，食不得入，入则反出，使肠涸胃空，上吐下结，遂成此疾也。"

《寿世保元》："皆由七情之气太过，郁则生火生痰而致病。病则耗气耗血以致虚。气虚不能运化而生痰，血虚不能滋润而生火。或朝食而暮吐，或暮食而朝吐，或食已即吐者，日久不愈。"

《金匮翼》论膈噎："噎膈之病，有虚有实。实者，或痰或血，附着胃脘，与气相搏，翳膜外裹，或复吐出，膈气暂宽，旋覆如初。"

4. 痰饮

《医学衷中参西录》："噎膈之证，有因痰饮而成者，其胃口之间生有痰囊（即喻氏《寓意草》中所谓窠囊）。"

《证治汇补》："嘈杂者，痰因火动。乃噎膈反胃之渐也。"

5. 劳倦内伤

《景岳全书》："房劳过度或恣饮酒，喜食辛热。饮食火起于脾胃，淫欲火起于命门。致阴虚血耗，火盛水亏，津液少生，传道失度。有高年血少或脱血肠枯，或新产血竭，或虚人运滞，皆成斯证。唯当养血滋阴，滑涩润燥，勿妄通利，耗伤真元，再发转甚。辨风秘、气秘、热秘、寒秘、湿秘之异酌治。若日久幽门不通，上冲吸门不开，渐成噎膈者有矣。"

《景岳全书》："噎膈一证，必以忧愁思虑，积劳积郁，或酒色过度，损伤而成。"

《景岳全书·反胃》："或以酷饮无度，伤于酒湿；或以纵食生冷，败其真阳；或因七情忧郁，竭其中气。总之，无非内伤之甚，致损胃气而然。"

6. 气血两虚

《普济方》："翻胃者……女人得之，多由血气虚损。"

《内经博议》："噎膈属气血两虚，由于血液衰少而作，痰气壅遏所成。"

《金匮翼》："噎膈之病，有虚有实。……虚者，津枯不泽，气少不充，胃脘干瘪，食涩不下。"

7. 饮食不节

《明医指掌》："香燥热药治之，其谬甚矣！其始，胃液凝聚，其久也，脾气耗败，传化渐迟。乌、附、丹毒服之积久，血液俱耗，胃脘干槁。其槁在上，近咽之下，水饮可行，食物难入，间或可入，入亦不多，名之曰"噎"。其槁在下，与胃为近，食虽可入，难尽入胃，良久复出，名之曰"膈"，渐成反胃，小便秘，大便如羊粪，名虽不同，病出一体。"

《普济方》："或因饮食生冷，喜啖炙爆，饥饱不时，伤损脾胃。"

《医碥·反胃噎膈》："酒客多噎膈，饮热酒者尤多，以热伤津液，咽管干涩，食不得入也。"

《临证指南医案·噎膈反胃》："酒湿厚味，酿痰阻气，遂令胃失下行为顺之旨，脘窄不能纳物。"

《简明医彀》："或以吐酸为寒者，盖胃伤生冷硬物则发，殊不知寒凉抑遏肠胃，阳气怫郁而为热也。吞酸与吐酸不同，吐酸是湿热郁于肝，出于胃，随气上升而吐出也；吞酸乃气郁日久，不能发越，伏于肺胃之间，咯不出，咽不下。肌表复因风寒外束，则内郁愈甚而酸味刺心。肌表得温暖，则腠理开豁而略解。或有用辛香燥热汤丸而暂愈者，因本热标寒，辛以散表故也。如过服温热之药，致津液涸竭，反成噎膈、翻胃之证。"

《简明医彀》："若恣食湿曲、鱼腥、生冷及烹饪厚味，朝伤暮损，食积、痰饮留滞中官，兼七情郁热，故为嘈杂嗳气、吞酸痞满等证。蕴久失治，则为翻胃、噎膈之渐。"

《简明医彀》："胃脘痛……致病之由，多因纵恣口腹，喜好辛酸热辣，煎爆酒腥，生冷滑涩。朝伤暮损，日积月深，痰积血液，妨碍升降。故酸嗳嘈杂，呕哕，噎膈，翻胃之渐也。"

《医学统旨》："酒米面炙煿，黏腻难化之物，滞于中官，损伤脾胃，日久不治，渐成痞满吞酸，甚则噎膈反胃。"

8. 瘀血

《类证治裁》："噎由气结，膈由痰与气逆，或瘀血。一种气噎，临食辍箸，噎阻沫升，气平食入，病在上焦肺胃间，治以轻扬利膈，苦降则过病所。一种痛膈，食下格拒，呕涎嘈痛，而饥焰中焚，病在中焦，治以辛香通降，不效，必兼理血络。一种胃槁，脘系窄隘，即匀饮亦妨碍，由衰年血液渐枯，胃管局闭，饮入则涩升泪出，二便俱少，开合都废，治以辛滑润养，大忌香燥耗液，刚热劫阴，此脘血失荣，下咽易梗，一切碍滞闭气食品，咸宜禁忌。"

《医学衷中参西录》："噎膈之证……盖此证无论何因，其贲门积有瘀血者十之七八。"

《证治汇补》："痰夹瘀血，结成窠囊，膈间胀闷，诸药不效者。由厚味积热，肠胃枯涸，又加怫郁，胃脘之血，为痰浊所滞。日积月累，渐成噎膈反胃。"

9. 脾胃虚弱

《医学衷中参西录》："此证系中气衰弱，不能撑悬贲门，以致贲门缩如藕孔（贲门与大小肠一气贯通，视其大便若羊矢，其贲门大小肠皆缩小可知），痰涎遂易于壅滞，因痰涎壅滞冲气更易于上冲，所以不能受食。"

《诸病源候论·胃反候》："荣卫俱虚，其血气不足，停水积饮，在胃脘则脏冷，脏冷则脾不磨，脾不磨则宿谷不化，其气逆而成胃反也。"

《医医偶录》："胃之虚，其唇必白，脉右关必软弱。其症为吐，为噎膈，为不能食，为胃脘痛，为停滞，为湿肿，为痰，为嘈杂。"

《明医指掌》："大抵此病由血槁不能荣润肠胃，故上不得纳，下不得便，如肠结若羊粪者死。然血虚者，则脉数而无力；气虚者，则脉缓而无力；气血两虚者，口中多出沫，但沫大出者必死。亦有热甚者，则脉数而有力；有痰阻者，则脉滑而有力；因气滞者，其脉沉而伏，因寒郁者，其脉沉而迟，皆非血气衰竭，故可治。"

10. 肾精亏虚

《景岳全书》："盖阴结者，正以命门无火，气不化精，所以凝结于下，而治节不行，此唯内伤血气，败及真阴者乃有之，即噎膈之属是也。夫噎膈之证，人皆知为内伤也，内伤至此，其脏气之健否为何如，而犹云为热，岂必使元阳尽去，而别有生生之道乎？"

《杂病源流犀烛》："反胃原于真火衰微，胃寒脾弱，不能纳谷，故早食晚吐，晚食早吐，日日如此，以饮食入胃，既抵胃之下脘，复返而出也。若脉数，为邪热不杀谷，乃火性上炎，多升少降也。"

《医述》："食入反出者，阳虚不能化。"

《普济方》："翻胃者……男子得之，多因下元冷惫。"

《医贯·噎膈》曰："唯男子年高者有之，少无噎膈。"

《金匮翼·膈噎反胃统论》："噎膈之病，大都年逾五十者，是津液枯槁者居多。"

《证治汇补·反胃》："其为真火衰微，不能腐熟水谷。"

《灵枢悬解》："反胃之家，肾寒脾湿，饮食不化，下窍约结，无入二肠之路，既不下行，故久之而上吐也。"

总之，中医认为胃癌是涉及整体的全身性疾病的局部表现，是由于长期饮食不节、情志失调、劳倦内伤或感受外来邪毒，引起机体阴阳平衡失调，脏腑经络功能失常，出现食滞、气郁、血瘀、痰结、邪毒内塞等一系列病理性改变，最终导致癌肿形成。本病往往是内因和外因共同作用而产生，从病机来看多是因虚致病，本虚标实，正虚和邪实共同存在。初期以标实为主，多呈气滞、血瘀、痰湿、邪热；后期以本虚为主，出现气血亏虚、津液枯槁、脏器衰弱，是一种因虚致病、虚实夹杂的疾病。其病位在胃，但与肝、脾、肾等脏关系密切。胃与脾相表里，脾为胃行其津液，若脾失健运则酿湿生痰，阻于胃腑；胃气以降为顺，以通为用，其和降有赖于肝气之条达，肝失条达则胃失和降，气机郁滞，进而可以发展为气滞血瘀，日久形成积块；中焦脾胃有赖肾之元阴、元阳的濡养、温煦，若肾阴不足，失于濡养，胃阴不足，胃失濡润，可发为胃癌，或肾阳不足，脾胃失于温煦，虚寒内生，阳气不足，无以化气行水，则气滞、痰阻、瘀血变证丛生。

【辨治思路】

一、证候要素

临床上胃癌虚实夹杂，可数型并见。在既往研究基础上，结合文献报道以及国内中医肿瘤专家意见，可将胃癌证候要素分为以下 8 种。

1. 气虚证

主症：神疲乏力，少气懒言，腹痛绵绵。

主舌：舌淡胖。

主脉：脉虚。

或见症：食少纳呆，形体消瘦，气短，自汗，畏寒肢冷。

或见舌：舌边齿痕，苔白滑，薄白苔。

或见脉：脉沉细，脉细弱，脉沉迟。

2. 阴虚证

主症：五心烦热，口咽干燥，胃脘灼痛。

主舌：舌红少苔。

主脉：脉细数。

或见症：形体消瘦，大便干结，潮热盗汗，五心烦热，口干泛酸。

或见舌：舌干裂，苔薄白或薄黄而干，花剥苔，无苔。

或见脉：脉浮数，脉弦细数，脉沉细数。

3. 阳虚证

主症：面色㿠白，畏寒肢冷，胃脘隐痛，喜温喜按。

主舌：舌淡苔白。

主脉：脉沉迟。

或见症：精神萎靡，口淡不渴，或喜热饮，小便清长，大便溏泄，或浮肿，小便不利。

或见舌：舌胖大，苔滑。

或见脉：脉细弱。

4. 血虚证

主症：面色无华，头晕眼花，爪甲色淡，胃痛隐隐。

主舌：舌淡。

主脉：脉细。

或见症：心悸怔忡，失眠健忘，月经闭止或阴道出血色淡、量少。

或见舌：苔白，苔薄白。

或见脉：脉沉细，脉细弱。

5. 痰湿证

主症：胸脘痞闷，恶心纳呆，呕吐痰涎。

主舌：舌淡，苔白腻。

主脉：脉滑或濡。

或见症：少腹胀满膨隆，或可触及包块，口渴少饮，神倦无力。

或见舌：舌胖嫩，苔白滑，苔滑腻，苔厚腻，脓腐苔。

或见脉：脉浮滑，脉弦滑，脉濡滑，脉濡缓。

6. 血瘀证

主症：胃脘疼痛，刺痛固定，肌肤甲错，少腹包块，坚硬固定，小腹刺痛，夜间痛甚，肌肤甲错。

主舌：舌质紫暗或有瘀斑、瘀点。

主脉：脉涩。

或见症：面色黧黑，唇甲青紫，阴道出血色暗瘀，或夹血块。

或见舌：舌胖嫩，苔白滑，苔滑腻，苔厚腻，脓腐苔。

或见脉：脉沉弦，脉结代，脉弦涩，脉沉细涩，牢脉。

7. 热毒证

主症：口苦身热，尿赤便结，泛酸嘈杂。

主舌：舌红或绛，苔黄而干。

主脉：脉滑数。

或见症：口渴，面红目赤，心烦汗出，烦躁谵妄，衄血、吐血，斑疹，躁扰发狂。

或见舌：舌有红点或芒刺，苔黄燥，苔黄厚黏腻。

或见脉：脉洪数，脉数，脉弦数。

8. 气滞证

主症：脘腹胀满，痛无定处。

主舌：舌淡暗。

主脉：脉弦。

或见症：烦躁易怒，口苦咽干，嗳气，胀满闷痛，走窜不定，少腹包块，攻撑作痛，腹胀胁痛。

　　或见舌：舌边红，苔薄白，苔薄黄，苔白腻或黄腻。

　　或见脉：脉弦细。

二、辨证方法

· 符合主症2个，并见主舌、主脉者，即可辨为本证。

· 符合主症2个，或见症1个，任何本证舌、脉者，即可辨为本证。

· 符合主症1个，或见症不少于2个，任何本证舌、脉者，即可辨为本证。

三、辨证分型

表 12 - 1　胃癌的辨证分型

治疗阶段	手术阶段	化疗阶段	放疗阶段	单纯中医治疗阶段
辨证分型	气血亏虚 脾胃虚弱	脾胃不和 气血亏虚 肝肾阴虚	气阴两虚 热毒瘀结	肺脾气虚 痰湿瘀阻 热毒壅肺 气阴两虚

【胃癌常见症状的分型论治】

一、胃脘痛

1. 寒邪客胃

　　症状：胃痛暴作，甚则拘急作痛，得热痛减，遇寒痛增，口淡不渴，或喜热饮，苔薄白，脉弦紧。

　　治法：温胃散寒，理气止痛。

　　方药：良附丸。

　　加减：若寒重，或胃脘突然拘急掣痛拒按，甚则隆起如拳状者，可加吴茱萸、干姜、丁香、桂枝；气滞重者，可加木香、陈皮；若郁久化热，寒热错杂者，可用半夏泻心汤，辛开苦降，寒热并调；若见寒热身痛等表寒证者，可加紫苏、生姜，或加香苏散疏风散寒，行气止痛；若兼见胸脘痞闷不食、嗳气呕吐等寒夹食滞症状者，可加枳壳、神曲、鸡内金、半夏以消食导滞，温胃降逆；若胃寒较轻者，可局部温熨，或服生姜红糖汤即可散寒止痛。

2. 饮食停滞

　　症状：暴饮暴食后，胃脘疼痛，胀满不消，疼痛拒按，得食更甚，嗳腐吞酸，或呕吐不消化食物，其味腐臭，吐后痛减，不思饮食或厌食，大便不爽，得矢气及便后稍舒，舌苔厚腻，脉滑有力。

治法：消食导滞，和胃止痛。

方药：保和丸。

加减：可加入谷芽、麦芽、隔山消、鸡内金等味加强消食开胃之品。若脘腹胀甚者，可加枳实、厚朴、槟榔行气消滞；若食积化热者，可加黄芩、黄连清热泻火；若大便秘结，可合用小承气汤；若胃痛急剧而拒按，大便秘结，苔黄燥者，为食积化热成燥，可合用大承气汤通腑泄热，荡积导滞。

3. 肝气犯胃

症状：胃脘胀满，攻撑作痛，脘痛连胁，胸闷嗳气，喜长叹息，大便不畅，得嗳气、矢气则舒，遇烦恼郁怒则痛作或痛甚，苔薄白，脉弦。

治法：疏肝理气，和胃止痛。

方药：柴胡疏肝散。

加减：若胀重可加青皮、郁金、木香助理气解郁之功；若痛甚者，可加川楝子、延胡索理气止痛；嗳气频作者，可加半夏、旋覆花，亦可用沉香降气散降气解郁。

4. 肝胃郁热

症状：胃脘灼痛，痛势急迫，喜冷恶热，得凉则舒，心烦易怒，泛酸嘈杂，口干口苦，舌红少苔，脉弦数。

治法：疏肝理气，泄热和中。

方药：丹栀逍遥散合左金丸。

加减：若胃阴已伤，可加麦冬、石斛，慎用过分香燥之品以免伤及肝阴，选药应远刚用柔，宜选用白芍、香橼、佛手等理气而不伤阴的解郁止痛药，也可与川楝子（金铃子）、郁金等偏凉性的理气药，或与白芍、甘草等柔肝之品配合应用。若火热内盛，灼伤胃络，而见吐血，并出现脘腹灼痛痞满、心烦便秘、面赤舌红、脉弦数有力等症者，可用《金匮要略》泻心汤，苦寒泄热，直折其火。

5. 瘀血停滞

症状：胃脘疼痛，痛如针刺刀割，痛有定处，按之痛甚，食后加剧，入夜尤甚，或见吐血、黑便，舌质紫暗或有瘀斑，脉涩。

治法：活血化瘀，理气止痛。

方药：失笑散合丹参饮。

加减：如痛甚可加延胡索、三七粉、三棱、莪术，并可加理气之品，如枳壳，木香、郁金。

6. 脾胃湿热

症状：胃脘灼热疼痛，嘈杂泛酸，口干口苦，渴不欲饮，口甜黏浊，食甜食则冒酸水，纳呆恶心，身重肢倦，小便色黄，大便不畅，舌苔黄腻，脉象滑数。

治法：清热化湿，理气和中。

方药：清中汤。

加减：热盛便秘者，加金银花、蒲公英、大黄、枳实；气滞腹胀者，加厚朴、大腹皮。若寒热互结，干嗳食臭，心下痞硬，可用半夏泻心汤加减。

7. 胃阴亏虚

症状：胃脘隐隐灼痛，似饥而不欲食，口燥咽干，口渴思饮，消瘦乏力，大便干结，舌红少津或光剥无苔，脉细数。

治法：养阴益胃，和中止痛。

方药：益胃汤合芍药甘草汤。

加减：若胃阴亏损较甚者，可酌加干石斛；若兼饮食停滞，可加神曲、山楂等消食和胃；若痛甚者可加香橼、佛手；若脘腹灼痛，嘈杂反酸，可加左金丸；若胃热偏盛，可加生石膏、知母、芦根清胃泄热，或用清胃散；若日久肝肾阴虚，可加山茱萸、玄参滋补肝肾；若日久胃阴虚难复，可加乌梅、山楂肉、木瓜等酸甘化阴。

8. 脾胃虚寒

症状：胃痛隐隐，绵绵不休，冷痛不适，喜温喜按，空腹痛甚，得食则缓，劳累或食冷或受凉后疼痛发作或加重，泛吐清水，食少，神疲乏力，手足不温，大便溏薄，舌淡苔白，脉虚弱。

治法：温中健脾，和胃止痛。

方药：黄芪建中汤。

加减：泛吐清水较重者，可加干姜、吴茱萸、半夏、茯苓等温胃化饮；如寒盛者可用附子理中汤或大建中汤温中散寒；若脾虚湿盛者，可合二陈汤；若兼见腰膝酸软、头晕目眩、形寒肢冷等肾阳虚证者，可加附子、肉桂、巴戟天、仙茅，或合用肾气丸、右归丸之类助肾阳以温脾和胃。

二、反胃

本症多因饮食不当，饥饱不匀，恣食生冷，损伤脾阳；或素体脾胃虚弱；或忧愁思虑，损伤肝脾；或房室劳倦，损伤脾肾，均可导致脾胃虚寒，失其腐熟、运化水谷之职，饮食不化，停滞胃中，终至胃气上逆，尽吐而出，形成反胃。归于西医学中的幽门痉挛、幽门梗阻的范畴。

1. 脾虚阳衰

症状：食后或吐前胃脘胀满，朝食暮吐，暮食朝吐，宿谷不化，吐后转舒，神疲乏力，面色少华，手足不温，大便溏少。多有胃脘久病病史。

治法：温中健脾，降气和胃。

方药：丁香透膈散。

加减：若吐甚，可加旋覆花、代赭石降逆止呕；若脾胃虚寒，四肢不温者，加附子、干姜温运脾阳，或用附子理中汤加吴茱萸、丁香温中降逆；若面色㿠白，四肢不温，腰膝酸软，肾阳不足者，可用右归丸之类；若呕吐清水痰涎，胃中停饮较多者，可加小半夏汤、苓桂术甘汤等；大便秘结者，可加少许大黄。

2. 气血虚弱

症状：朝食而暮吐，或暮食而朝吐，或食已即吐者，日久不愈，气短乏力，面黄便干，舌淡，苔薄，脉沉细无力。

治法：补气养血，降逆和胃。

方药：补中益气汤去柴胡、升麻合丁香柿蒂汤。

加减：如脾虚湿重，可加入半夏、茯苓；血虚便干，可加白芍（酒炒）、当归、生地黄养血生津，枳实降气通便；若食停化热，加神曲、黄连。

3. 痰气相搏

症状：膈噎胸中不利，反胃呕吐，大便燥结，痰嗽喘满，胃脘壅滞胀满，舌淡红，苔厚腻，脉濡或弦。

治法：健脾化湿，降逆导滞。

方药：人参利膈丸。

加减：噎食转食，宜加减不换金正气散：苍术、陈皮、厚朴（姜汁炒）、藿香、半夏（姜汁炒）、枳实、白术、白茯苓、白豆蔻、甘草、黄连。

4. 实热积滞

症状：咳嗽痰少，痰中带血或反复咳血，血色鲜红，口干咽燥，颧红，潮热盗汗，舌质红，脉细数。

治法：滋阴润肺，宁络止血。

方药：保和丸。

加减：噎膈、大便燥结宜用橘杏麻仁丸。

三、呕血

1. 胃热壅盛

症状：脘腹胀闷，甚则灼痛，吐血色红或紫黯，常夹有食物残渣，吐血后胃脘疼痛减轻，大便色黑，状如柏油，口臭，便秘，大便色黑，舌质红，苔黄腻，脉滑数。

治法：清胃泻火，化瘀止血。

方药：泻心汤合十灰散。

加减：胃气上逆而见恶心呕吐者，可加代赭石、竹茹、旋覆花和胃降逆；热伤胃阴而表现口渴、舌红而干、脉象细数者，加麦冬、石斛、天花粉养胃生津。

2. 肝火犯胃

症状：吐血色红或紫黯，口苦胁痛，心烦易怒，吐血后口干口苦，思冷饮，口中异味，大便色黑，寐少梦多，舌质红绛，脉弦数。

治法：泻肝清胃，凉血止血。

方药：龙胆泻肝汤。

加减：本方可加白茅根、藕节、旱莲草、茜草，或合用十灰散，以加强凉血止血的作用。因动怒后气逆上火，烦热动血者，可与化肝煎加减。胁痛甚者，加郁金、制香附理气活络定痛。

3. 气虚血溢

症状：吐血缠绵不止，时轻时重，血色暗淡，神疲乏力，心悸气短，面色苍白，舌质淡，脉细弱。

治法：健脾养心，益气摄血。

方药：归脾汤。

加减：可酌加仙鹤草、白及、海螵蛸（乌贼骨）、炮姜炭等以温经固涩止血。若气损及阳，脾胃虚寒，症见肤冷、畏寒、便溏者，治宜温经摄血，可改用柏叶汤。

4. 瘀血内结

症状：吐咖啡色液体，缠绵不止，时轻时重，伴有神疲乏力，心悸气短，面色晦黯，逐日消瘦，饮食不下，以致进食即吐，或朝食暮吐、暮食朝吐，胸脘疼痛，大便色如酱油色，舌体瘦小，舌质淡或黯，有瘀点，苔薄白或白腻，脉沉细无力。

治法：活血化瘀，养血止血。

方药：通幽汤。

加减：可加大黄炭、三七、蒲黄以活血止血；伴有神疲乏力、心悸气短者，酌加补气之品；朝食暮吐、暮食朝吐者，可加丁香、吴茱萸、砂仁温中健脾。

5. 脾虚阳衰

症状：吐血血色黯淡，四肢不温，面色萎黄，舌淡苔白，脉沉细无力。

治法：温阳健脾，养血止血。

方药：黄土汤。

加减：可酌情加艾叶、炮姜炭加强温经止血之力，白及、海螵蛸（乌贼骨）收敛止血；如出血量多，气随血脱，阳气衰微，出现面色苍白、四肢厥冷、汗出、脉微等症者，亟当益气固脱，用独参汤。

附二：辨证论治古今选要

（一）古代论述

古代医籍中，有诸多关于胃癌类似疾病的临床辨证论治思路的论述，对于现代医生临床实践过程中参考借鉴具有重要意义。

《素问·大奇论》："胃脉沉鼓涩，胃外鼓大，心脉小坚急，皆隔，偏枯。"

《金匮要略》："趺阳脉浮而涩，浮则为虚，涩则为伤脾，脾伤则不磨。"

《千金要方》："寸紧尺涩，其人胸满不能食而吐。吐止者为下之，故不能食。设言未止者，此为胃反，故尺为之微涩。趺阳脉浮而涩，浮即为虚，涩即伤脾，脾伤即不磨。朝食暮吐，暮食朝吐，宿谷不化，名为胃反。趺阳脉紧而涩，其病难治。"

《外台秘要》："忧膈之为病，胸中气结烦闷，津液不通，饮食不下，羸瘦不为气力。恚膈之为病，心下苦实满，噫辄酢心，食不消，心下积结，牢在胃中，大小便不利。气膈之为病，胸胁逆满噎塞，胸膈不通，噫闻食臭。寒膈之为病，心腹胀满，咳逆，腹上苦冷，雷鸣绕脐痛，食不消，不能食肥。热膈之为病，脏有热气，五心中热，口中烂生疮，胸烦四肢重，唇口干燥，身体头面手足或热，腰背疼痛，胸痹引背，食不消，不能多食，羸瘦少气及癖也。此是方家所说五膈形证也。"

《丹溪手镜》："脉小沉而实者，胸胃中有积聚不下食，食则吐。脉沉而紧，若心下有寒时痛，有积聚。关上脉大而尺寸细者，必心腹冷积。脉弦，腹中急痛为瘕；脉细微者为。迟而滑，中寒有癥结。驶而紧，积聚有击痛。脉沉重中散者，寒食成瘕；脉左转沉重者，病在胸；脉右转不至寸口者，内有肉。"

《医述》："反胃本属火虚。……然无火之由，有三焦之辨：寒在上焦，则多为恶心欲吐，此胃阳虚也；寒在中焦，则食入不化，每至中脘少顷复出，此脾阳虚也；寒在下焦，则朝食暮吐，暮食朝吐，乃食入幽门，丙火不能传化，故久而复出，此命阳虚也。"

《医述》："饮食下咽，至膈不能直下，随即吐出，乃贲门为病。血液干枯，胃口收小，初病饮食尚可入，病久浆粥俱难下。盖血液枯槁，津液不润，凝结顽痰，而阻塞胃脘者有之；气结不行，血滞成瘀，而阻塞胃脘者有之。第贲门之槁，顽痰之聚，瘀血之阻，皆由忧思过度则气结，气结则施化不行，酒色过度则伤阴，阴伤则精血耗竭，运守失职，而脾中之生意枯；五液无主，而胃中之津液涸，虚阳上泛，夹冲、任二脉，直上阳明，贲门终日为火燔燎，不槁不已，是以隔塞不通，食不得入矣。"

《三因极一病证方论》对于五噎、五膈的辨证："夫五噎者，即气噎、忧噎、劳噎、思噎、食噎。虽五种不同，皆以气为主。所谓气噎者，心悸，上下不通，噫哕不彻，胸背痛。忧噎者，遇天阴寒，手足厥冷，不能自温。劳噎者，气上膈，胁下支满，胸中填塞，攻背疼痛。思噎者，心怔悸，喜忘，目视䀮䀮。食噎者，食无多少，胸中苦寒疼痛，不得喘息。皆由喜怒不常，忧思过度，恐虑无时，郁而生涎，涎与气搏，升而不降，逆害饮食，与五膈同，但此在咽嗌，故名五噎。"

"病有五膈者，胸中气结，津液不通，饮食不下，羸瘦短气，名忧膈；中脘实满，噫则醋心，饮食不消，大便不利，名曰思膈；胸胁逆满，噎塞不通，呕则筋急，恶闻食臭，名曰怒膈；五心烦热，口舌生疮，四肢倦重，身常发热，胸痹引背，不能多食，名曰喜膈；心腹胀满，咳嗽气逆，腹下若冷，雷鸣绕脐，痛不能食，名曰恐膈。"

《辨证录》中有关翻胃的辨证方法：人有饮食入胃而即吐者，此肝木克胃土也，用逍遥散加吴茱萸炒黄连治之，随手而愈。而无如人以为胃病也，杂用香砂消导之剂，反伤胃气，愈增其吐；又改用下药不应，复改用寒凉之味，以降其火，不独胃伤而脾亦伤矣；又改用辛热之药，以救其寒，又不应，始悟用和解之法，解郁散邪，然已成噎膈之症矣。夫胃为肾之关门，肾中有水，足以给胃中之用，则咽喉之间，无非津液可以推送水谷；肾水不足，力不能润灌于胃中，又何能分济于咽喉乎？咽喉成为陆地，水干河涸，舟胶不前，势所必至。且肾水不足，不能下注于大肠，则大肠无津以相养，久必瘦小而至艰涩；肠既细小艰涩，饮食入胃，何能推送？下既不行，必积而上泛，不特上不能容而吐，抑亦下不能受而吐也。治法必须大补其肾中之水。

又曰：人有朝食暮吐，或暮食朝吐，或食之一日至三日而尽情吐出者，虽同是肾虚之病，然而有不同者：一食入而即吐，一食久而始吐也。食入而即吐者，是肾中之无水；食久而始吐者，乃肾中之无火也。盖脾胃之土，必得命门之火以相生，而后土中有温热之气，始能发生以消化饮食。倘土冷水寒，结成冰冻，则下流壅积，必返而上越矣。治法宜急补肾中之火，然而单补其火，则又不可。肾火非肾水不生，肾火离水则火又亢炎矣。况上无饮食之相济，则所存肾水亦正无多，补火而不兼补其水，焚烧竭泽，必成焦枯之患，济之以水，毋论火得水而益生，而水亦得火而更生。水火既济，自然上下流通，何至有翻胃之疾哉。

又曰：人有时而吐，时而不吐，吐则尽情吐出，此症有似于反胃而非翻胃也。此种之病，妇人居多，男子独少，盖因郁而成之也。夫郁则必伤其肝木之气，肝伤，木即下克脾胃，肝性最急，其克土之性，亦未有不急者。其所克之势，胃土若不能受，于是上越而吐。木怒，其土之不顺受也，于是夹其郁结之气卷土齐来，尽祛而出，故吐之不尽不止。其有时而不吐者，因木气之少平耳。治法不必止吐，而唯在平肝。

又曰：人有胃中嘈杂，腹内微疼，痰涎上涌而吐呕，日以为常，盖虫作祟，非反胃也。夫人有水湿之气，留注于脾胃之间，而肝木又旺，来克脾胃之土，则土虚而生热，此热乃肝木之火，虚火也。土得正火而消食，土得虚火而生虫。虫得肝木之气，其性最急，喜动而不喜静，饥则微动而觅食，饱则大动而跳梁，夹水谷之物，兴波鼓浪而上吐矣。然但吐水谷而不吐虫者，何故？盖肝木之虫最灵，畏金气之克，居土则安，入金则死。故但在胃而翻腾，不敢越胃而游乐，祛水谷之出胃，而彼且掉头而返，恐出于胃，为肺金之气所杀也。治法必用杀虫之药，佐以泻肝之味。然而泻肝杀虫之药，未免寒凉克削，肝未必遽泻而脾胃先已受伤，脾胃受伤而虫亦未能尽杀。必须于补脾健胃之中，而行其斩杀之术，则地方宁谧，而盗贼难以盘踞，庶几可尽戮无遗，常静而不再动也。

又曰：人有食后必吐出数口，却不尽出，膈上时作声，面色如平人，人以为脾胃中之气塞也，谁知是膈上有瘀血相结而不散乎。夫膈在胃之上，与肝相连，凡遇怒气，则此处必痛。以血之不行也，血不行则停积，而血成死血矣。死血存于膈上，必有碍于气道，而难于升降。气血阻住，津液遂聚而成痰，痰聚而成饮，与血相搏而不静，则动而成声。本因气而成动，又加食而相犯，势必愈动而难安，故必吐而少快也。至食已入胃，胃原无病，胃自受也，宁肯茹而复吐乎，此所以既吐而又不尽出耳。然则治法，但去其膈上之痰血，而吐病不治而自愈也。

《景岳全书发挥》中论噎膈证：少年少见此证，而唯中衰耗伤者多有之，此其为虚为实，概可知矣。虚为正虚，实为实邪。

噎膈反胃二证，丹溪谓其名虽不同，病出一体，然而实有不同也。始而噎膈者，食下，噎塞难下，汤饮滑润之物可进，其病在咽嗌之间。膈者在胸膈胃口之间，或痰或瘀血，或食积阻滞不通，食物入胃，不得下达而呕出，渐至食下即吐而反胃矣。

又曰：食不得下者，以气结不能行也，或开或助，治有两难。非独气结，痰血食积，俱能为膈。所以反胃之治，多宜益火之源，以助化功；噎膈之治，多宜调养心脾，以疏结气。反胃之病，胸膈有阻滞，不可益火之源。唯中空无物，食下，朝食暮吐，此法可耳。

又曰：然人之病结者，本非一端。盖气能结，血亦能结，阳能结，阴亦能结，余非曰结必皆寒，而全无热也，仍转出热结一段，何必言原非言热。但阴结、阳结，症自不同。阳结者，热结也，因火盛烁阴，所以干结，此表邪传里，及阳明实热者乃有之。此伤寒传里之热结，非膈症之结于下也。认错关头。阴结者，正以命门无火，气不化精，所以凝结于下，而治节不行。景岳动言无火。人若无火，则冰冷僵死。气不化精，此无形之气化之，非有形之火能化精也。寒结自有阴寒之象，然甚少，不可谓无热症即是寒结。此唯内伤血气，败及真阴者乃有之，即噎膈之属是也。真阴岂寒败之乎？因热耗之也。若讲命门火衰而治噎膈，误人不浅。夫噎膈之症，人皆知为内伤也，而犹云为热，岂必使元阳尽去，而别有生生之道乎？余不得不辨。若云为寒而用热药，必使真阴耗尽，肠胃枯干，大便如羊屎，岂有生之道乎？余亦不得不辨。

又曰：内有痰火，纠结不通，得热药则开通道路，故暂时得快，所谓热得热则宣通，似乎相宜，久服则津液愈干而纠结，必致大便燥结如羊屎而不治矣。盖脾土恶湿，故燥之可也；火能生土，故热之亦可也。温燥扶阳，此自脾家正治。脾固恶湿，故太湿则伤脾，虽喜燥，然太燥则干裂，故贵清和。东垣《脾胃论》香燥热药有耗散元气之言，想景岳尚未看到。夫朝食而午不饥，午食而晚不饥，饮食化迟，便是阳亏之候，而矧乎全不能行、全不能化者。噎膈是血枯痰腻阻隔难下，非食下难化，而云阳亏不运，真认错病原。噎膈之症而云阳亏，岂燥结粪如羊屎而不通者是寒乎？因津液为火所耗而干结，其理甚明，若以热药治之，必致速毙。

《医宗必读》对于噎膈反胃的辨证：噎塞大都属热，反胃大都属寒，然亦不可拘也。脉大有力，当作热治；脉小无力，当作寒医。色之黄白而枯者为虚寒，色之红赤而泽者为实热。以脉合证，以色合脉，庶乎无误。经曰：能合色脉，可以万全。此证之所以疑难者，方欲健脾理痰，恐燥剂有妨于津液；方欲养血生津，恐润剂有碍于中州。审其阴伤火旺者，当以养血为亟；脾伤阴盛者，当以温补为先。更有忧恚盘礴，火郁闭结，神不大衰，脉犹有力，当以仓公、河间之法下之。

《本草纲目》对于噎膈反胃的辨证：噎病在咽嗌，主于气，有痰有积。膈病在膈膜，主于血，有夹积、夹饮澼、夹瘀血及虫者。

反胃，主于虚，有兼气、兼血、兼火、兼寒、兼痰、兼积者，病在中下二焦。食不能入，是有火；食入反出，是无火。

明《普济方》：夫寸紧尺涩，其人胸满不能食而吐，吐出者，为下之，故不能食。设言未止者，此为胃反，故尺为之微涩。若趺阳脉浮而涩，浮即为虚，涩即伤脾，脾伤即不磨，朝食暮吐，暮食朝吐，宿谷不化，名为胃反，趺阳脉紧而涩，其病难治。

五噎五膈者……喜怒不常，忧思劳役，惊恐无时。七情伤于脾胃，郁而生痰，痰与气搏，升而不降，饮食不化，气留于咽嗌者为五噎，结于胸膈者为五膈。……久而不治，则气体虚弱，脾胃冷绝，致成翻胃。食罢即反，或一日而反，至此亦甚危矣。……如趺阳脉紧而涩者，为难治之证。又有下虚之人，气上控膈，其病心下紧满痞急，肌中苦痹，缓急如刺，不得俯仰，名曰胸痹，其证类乎五膈。……善治真阳衰虚，心火怯弱，不养脾土，冲和失布，中州虚寒，饮食不进，胸膈痞塞，或不食而胀满，或已食而不消，痰逆恶心，翻胃吐食，脏气虚寒，米谷不化，心腹绞痛，泄利不止。

《医贯》："论反胃……谓吐有三证，气积寒也。上焦吐者从气，中焦吐者从积，下焦从寒。今脉沉而迟，朝食暮吐，暮食朝吐，小便利大便秘，此下焦吐也。"

《证治汇补》："数而无力为血虚，缓而无力为气虚，弦滑有力为痰，数实有力为热。又血虚者，左脉无力。气虚者，右脉无力。痰凝者，寸关沉滑而大。气滞者，寸关沉伏而涩。火气冲逆者，脉来数大。瘀血积滞者，脉来芤涩。小弱而涩者反胃，紧滑而革者噎膈。"

"年满六旬者难治，粪如羊屎者不治，大吐白沫者不治，胸腹嘈痛如刀割者死，不绝酒色及忧恚者危。"

《张氏医通》："食饮入而还出，气壅膈上，谓之上膈，然有虚实之分。若实而气壅，则食无所容。虚而气塞，则食不得化。皆令人食入即出也。至若食晬时乃出，虫寒积聚而谓下膈，不过言膈证中有此一证耳。然有命门火衰不能生土，脾胃虚寒，多致食晬时乃出者，岂非下膈之证乎。"

"饮食不下，膈塞不通，邪在胃脘。不通者，浊气在上。肾肝吸入之阴气，不得下而反在上也。病在于胃，故饮食不下，膈塞闭绝，上下不通，则暴忧之病也。"

"上焦吐者，皆从于气，食则暴吐。中焦吐者，皆从于积，或先吐而痛，或先痛而吐。下焦吐者，皆从于寒，朝食暮吐，暮食朝吐……大抵气血亏损，复因悲思忧恚，则脾胃受伤，血液渐耗，郁气生痰，痰则塞而不通，气则上而不下，妨碍道路，饮食难进，噎塞所由成也。脾胃虚伤，运行失职，不能熟腐五谷，变化精微，朝食暮吐，暮食朝吐，食虽入胃，复反而出，反胃所由成也。二者皆在膈间受病，故通名为膈也。噎塞之吐，即洁古之上焦吐。反胃之吐，即洁古之下焦吐也。王太仆云：食不得入，是有火也。食入反出，是无火也。噎膈大都属热，反胃大都属寒，然亦不可拘也。脉大有力，呕吐酸臭，当作热治。脉小无力，呕吐清水，当作寒医。色之黄白而枯者为虚寒，红赤而泽者为实热，能合色脉，庶乎无误。"

清《本草备要》：膈噎（膈噎，多由气血虚、胃冷、胃槁而成。饮可下而食不可下，槁在吸门，喉间之厌会也。食下胃脘痛，须臾吐出，槁在贲门，胃之上口也，此上焦，名噎。食下良久吐出，槁在幽门，胃之下口也，此中焦，名膈。朝食暮吐，槁在阑门，大、小肠下口也，此下焦，名反胃。又有痰饮、食积、瘀血壅塞胃口者。如寒痰胃冷，则宜姜、附、参、术；胃槁者，当滋润，宜四物牛羊乳，血瘀者加韭汁。当与韭汁、牛乳二条参看论治），脾泄（命火不足），冷痢寒泻，霍乱转筋（脾虚，寒客中焦为霍乱，寒客下焦肝肾为转筋，热霍乱者禁用），拘挛风痹，癥瘕积聚，督脉为病，脊强而厥，小儿慢惊，痘疮灰白，痈疽不敛，一切沉寒痼冷之证（经曰：阴盛主内寒，阳虚生外寒）。助阳退阴，杀邪辟鬼（《本草》未载），通经堕胎（凡阴证用姜、附，药宜冷服，热因寒用也。盖阴寒在下，虚阳上浮。治之以寒，则阴益盛，治之以热，则拒格不纳。用热药冷饮，下嗌之后，冷体既消，热性便发，情且不违，而致大益，此反治之妙也。又有寒药热饮治热证者，此寒因热用，义亦相同也。经曰：正者正治，反者反治。如用寒治热，用热治寒，此正治也。或以寒治寒，以热治热，此反治也。经所谓必伏其所主，而先其所因。盖借寒药、热药为反佐，以作向导也，亦曰从治。王好古曰：用附子以补火，必防涸水。如阴虚之人，久服补阳之药，则虚阳益炽，真阴愈耗，精血日枯，而气无所附丽，遂成不救者多矣）。

《笔花医镜》：胃之虚，其唇必白，脉右关必软弱。其症为吐，为噎膈，为不能食，为胃脘痛，为停滞，为湿肿，为痰，为嘈杂。

吐者，土虚木侮也，香砂六君子汤加柴胡主之。噎膈者，胃脘干槁也。上脘槁，能饮水而食难进。下脘槁，食可入而久复出。启膈散主之，佐以四君子汤，有郁则逍遥散。不能食者，胃气虚而难受也，六君子汤主之。胃脘痛者，心悸怔忡喜按，归脾汤或四君子加柴胡、木香。停滞者，土虚不化也，枳术丸主之。湿肿者，土不胜湿也，香砂六君子汤主之。痰者，土衰湿化也，六君子汤主之。嘈杂者，躁扰不宁，得食暂已，气促食少，中虚夹痰也，五味异功散主之。

胃之实，脉右关必洪，按胸则痛，其症为结胸，为痞气，为食积，为痰饮，为水肿，为胸胀闷，为胸胀痛，为胸痛呕脓，为不得卧，为便闭、谵语、发狂。

结胸者，伤寒下早，邪热结聚也，大小陷胸汤主之。痞气者，脾之积，在胃脘，腹大如盘，和中丸加厚朴主之。食积者，胀痛拒按也，保和丸主之。痰饮者，咳则痛，转侧有声，小半夏加茯苓汤主之，外台茯苓饮尤效。水肿者，先肿后喘，或肿而不喘，胃经蓄水也，五皮饮主之，甚则金匮肾气丸。胸胀闷者，积滞也，保和丸主之。胸胀痛者，蓄血也，泽兰汤主之。胸痛呕脓者，胃脘痈也，不必治而自愈。不得卧者，胃不和则卧不安也，二陈汤加砂仁主之。便闭谵语发狂者，胃有燥矢也，大承气汤主之。

胃之寒，唇舌必白，脉右关必沉迟。其症为胃脘痛，为呕吐，为霍乱，为吞酸嗳腐。

胃脘痛者，肢冷气冷，绵绵不休，姜附汤加肉桂主之。如吐蛔，加川椒、乌梅、川连、焦术、川楝。呕吐者，食入复出也，平胃散加煨姜、砂仁主之。霍乱者，寒湿伤胃也，和胃饮主之。吞酸嗳腐者，寒不消食也，香砂二陈汤主之。胃之热，唇舌红、口臭，脉右关必洪数。其症为三消，为嘈杂，为吐血，为齿痛，为黄胖面肿，为自汗，为舌黑燥渴，为癍疹，为便闭，为呃逆，为头痛。

《脉因证治》以脉象辨证：阳微阴弦，胸痹而痛，责在极虚。短而数，心痛心烦。心腹痛不得息，脉细小迟者生，坚大实者死。若腹痛，脉反浮大而长者死。趺阳脉滑而紧。滑者，谷气强，胃气实；紧者，阴气胜，故痛。病腹痛而喘，脉滑而利，数而紧者，实也。心痛有热厥、寒厥、大实。

因：劳役太甚，饮食失节，中气不足；或寒邪乘虚而入客之，或久不散郁而生热，或素有热，虚热相搏，结于胃脘而痛。或有实积痰饮，或气与食相郁不散，停结胃口而痛。

胃病者，腹䐜胀，胃脘当心而痛，上肢两胁，膈咽不通，食饮不下。脾病者，食则呕吐，腹胀喜噫，胃脘痛，心下急。

《顾氏医镜·胃脘痛》："须知拒按者为实，可按者为虚；痛而胀闭者多实，不胀不闭者多虚；喜寒者多实，爱热者多虚；饱则甚者多实，饥则甚者多虚；脉实、气粗者多实，脉少、气虚者多虚；新病、年壮者多实，久病、年老者多虚；补而不效者多实，攻而愈剧者多虚。必以望、闻、问、切四者详辨，则虚实自明。"

《赤水玄珠》论噎膈辨证：其始也，或由饮食不节，痰饮停滞，或因七情过用，脾胃内虚而作。或者不察，悉指为寒，例用香热之药治之，反动七情之火，脾胃之阴反有所耗，是以病日益深。今治此疾，或见咽嗌闭塞，胸膈痞闷，似属气滞，然有服耗气药过多，中气不运而致者，当补气而自运。有大便燥结如羊屎者，似属血热，然有服通利药过多，致血耗则愈结者，补血润血而自行。有因火逆冲上，食不得入，其脉洪大有力而数者。有痰饮阻滞而脉结涩者。当清痰泄热，其火自降。又有脾胃阳火衰弱，其脉沉细而微者，当以辛香之药温其气，仍以益气养胃为之辅可也。大概又有寒热之辨，若食已即吐者，火也，食久始吐者，寒也。王注曰：食不得入是有火也，食入复出是无火也。

《冯氏锦囊秘录》中益水补火治疗膈病反胃的论述：膈病最难疗治，盖欲健脾理痰，恐燥剂有妨于津液，方欲养血生津，恐润剂有碍于中州，若泥于疏郁快膈，则辛香助火，胃汁速干，去死不远矣。故东垣谓吐有三证：气、积、寒也。上焦吐者从气，食则暴吐者是也。中焦吐者从积，或先痛后吐，或先吐而后痛者是也。下焦从寒，脉沉而迟，朝食暮吐，暮食朝吐，小便利，大便秘者是也。法当通其闭，温其寒，专治下焦，散其寒，徐以中焦药和之而愈。盖命门火衰，釜底无薪，不能蒸腐，胃中水谷，腹中胀满，不得不吐，所谓食久反出，是无火也。须用益火之源，先以八味地黄丸补命门火，以扶脾土之母，徐以附子理中汤理中焦，万举万全，不知出此，而徒以山楂、神曲平胃化食，适以速其亡也。又老人膈噎之病，由于血液枯槁，中州失转运之权，而不能荣养乎脏腑，故脉见缓弱而渐沉迟，此正气日渐衰微之象也。然所以能少延岁月者，以尚存一线中和之气，犹必待油干而灯始尽耳。医者，自当保其真气，勿使疏泄，润其枯涩，勿使壅塞，常使气能生血，庶能终其天年。丹溪所以有诸乳诸汁之治也。今人加以化痰破气之药，谓病生于郁结而骤开之，或得效于顷刻，终必至干枯委顿而毙。盖阳明多血多气，为水谷之海，能受其新，方易其陈，非若少壮者，去其陈而已，无余事，必药饵以去其病，静摄以还其元。盖书以为神思间病，谓养其神，清其思，而后津液归聚于胃中，譬如天朗气清，血水之朝宗者，自无风波振撼之忧，不观之膈噎之人，其水饮可受，食物难入，缘阴气销亡，不得不求助于同类耳。

夫反胃，本于血液干槁，故莫如养血，养血又莫如滋水，水旺而津液自生，肠胃之传道，得其职矣。又云：呕吐属于胃脘虚寒，故莫若辛温，辛温则莫如补火，补火而命门气暖，胃海之水谷可腐熟矣。故八味、六味，诚治反胃之要药，唯赵献可能独窥其秘。

《素灵微蕴》：噎膈之家，大便偏塞，虽溺色红浊，粪粒坚小，而实缘脾土湿寒，木郁不能疏泄，郁陷而生风热，传于下窍，无关于中焦也。

(二) 现代医家看法

朴炳奎将胃癌分为脾肾虚损、肝胃不和、气滞血瘀、痰湿结聚等型。

郁仁存分为肝胃不和、脾胃虚寒、湿热瘀毒、气血双亏四型。

花宝金将胃癌分为痰湿、血瘀、脾肾气虚、胃阴亏虚、肝胃不和等型。

林丽珠分为脾胃气虚、脾胃虚寒、脾胃阴虚、脾胃气滞、胃热炽盛、气滞血瘀、胃热伤阴、脾肾阳虚、气血双亏等型。

刘嘉湘分为肝胃不和、瘀毒内阻、脾虚痰湿、脾胃虚寒、胃热伤阴、气血两虚等型。

刘沈林将胃癌分为脾气亏虚、痰湿中阻、胃阴不足、胃气上逆、肝脾不调、毒瘀交结和阳虚寒凝等7个常见证型。

孙桂芝分为肝胃不和、胃热伤阴、痰湿凝结、脾胃虚寒、气阴双亏等型。

周仲瑛分为气滞血瘀、痰瘀互结、热毒内盛、胃失和降、气阴两伤等型。

汪达成分为脾胃气虚、脾胃虚寒、胃阴不足、痰湿积聚等型。

戴继红分为气虚、气阴两虚、气血两虚、肾阳虚衰、肝肾阴虚等型。

蒋文照分为气虚郁滞、肝胃不和、脾胃虚弱、湿浊内蕴、湿热内盛、胃阴损伤、痰瘀互结等型。

郑伟达将胃癌分为肝胃不和、脾胃虚寒、气血双亏、瘀毒内阻等型。

王晞星将胃癌分为肝胃不和、痰毒瘀结、肝胃阴虚、脾虚气滞等型。

张德忠将胃癌术后分为脾气虚弱、瘀毒内阻、脾胃虚寒、胃阴亏虚、气血双亏等型。

周维顺分为肝胃不和、瘀毒内阻、痰湿凝结、胃热伤阴、脾胃虚寒、气血双亏等型。

陈光伟辨证为胃热阴伤、脾胃虚寒、瘀毒内阻、痰瘀互结、气血双亏等型。

邵梦扬将胃癌分为肝胃不和、脾虚痰湿、痰瘀互结、胃阴不足、气血两虚等证。

吴良村将胃癌分为脾胃气虚、胃热瘀毒、气阴两虚三型。

严惠芳等采用回顾性研究方法及病案信息的采集技术,收集胃癌患者手术前后的中医证候信息,建立胃癌中医证候信息平台,总结胃癌常见证型,分别为肝胃不和、气滞血瘀、脾胃气虚、气血两虚、痰瘀互结、脾胃虚寒等。

许玲等通过检索近 15 年的医学期刊,收集含辨证分型具体病例资料的论文 49篇,总结、比较分析胃癌中医证型的构成比,以探讨胃癌中医证型分布。研究认为,在 1805 例胃癌中,最常见证型包括脾胃虚寒、瘀毒内阻、胃热伤阴、肝胃不和型;其次为气血双亏、痰气凝滞、痰湿凝结型。

薛维伟等通过应用文献数据挖掘、文献分析等方法,从国家中医药管理局公布的全国老中医药专家学术经验继承工作指导老师中确定与本专业相关名医共 61 人,与名医治疗胃癌经验相关文献 163 篇,系统分析总结他们治疗胃癌的经验发现,当代名老中医认同度较大的证型为脾胃气虚、肝胃不和、胃热阴伤、痰湿凝结、瘀毒内阻、脾胃虚寒、气血双亏 7 个证型。

陶丽通过检索 1994 年 5 月—2004 年 12 月公开发表在国内各种医学期刊上的中医药及中西医结合治疗胃癌全文文献中明确提出胃癌辨证分型的 43 篇,共 1266 例。认为脾虚、瘀毒内阻、肝胃不和、气血双亏、胃热伤阴、痰湿凝滞是胃癌的常见证型。

魏辉等对 82 例胃癌患者进行辨证分型,分为肝胃不和、瘀毒内阻、痰湿凝结、胃热伤阴、脾胃虚寒、气血双亏等型。

【治则与治法】

一、治疗原则

(一) 中西医结合治疗原则

对于接受手术、放疗、化疗、分子靶向治疗且具备治疗条件的胃癌患者,采用中西医结合的治疗方式。西医治疗根据 NCCN 肿瘤学临床实践指南原则进行,中医根据治疗阶段的不同，可以分为以下 4 种治疗方式。

1. 中医防护治疗

适应人群：围手术期、放化疗、靶向治疗期间的患者。

治疗原则：以扶正为主。

治疗目的：减轻手术、放化疗、靶向治疗等治疗方法引起的不良反应，促进机体功能恢复，改善症状，提高生存质量。

治疗方法：辨证汤药 ± 口服中成药 ± 中药注射剂 ± 其他中医治法。

治疗周期：围手术期，或与放疗、化疗或靶向治疗等治疗方法同步。

2. 中医加载治疗

适应人群：有合并症，老年 PS 评分 2，不能耐受多药化疗而选择单药化疗的患者。

治疗原则：以祛邪为主。

治疗目的：提高上述治疗方法的疗效。

治疗方法：中药注射剂 ± 辨证汤药 ± 口服中成药 ± 其他中医治法。

治疗周期：与化疗同步。

3. 中医巩固治疗

适应人群：手术后无须辅助治疗或已完成辅助治疗的患者。

治疗原则：扶正祛邪。

治疗目的：防止复发转移，改善症状，提高生存质量。

治疗方法：辨证汤药 + 口服中成药 ± 中药注射剂 ± 其他中医治法。

治疗周期：3 个月为 1 个治疗周期。

4. 中医维持治疗

适应人群：放化疗后病情稳定的带瘤患者。

治疗原则：扶正祛邪。

治疗目的：控制肿瘤生长，延缓疾病进展或下一阶段放化疗时间，提高生存质量，延长生存时间。

治疗方法：中药注射剂 ± 辨证汤药 ± 口服中成药 ± 其他中医治法。

治疗周期：2 个月为 1 个治疗周期。

（二）单纯中医治疗原则

适应人群：不适合或不接受手术、放疗、化疗、分子靶向治疗的患者。

治疗原则：扶正祛邪。

治疗目的：控制肿瘤生长，减轻症状，提高生存质量，延长生存时间。

治疗方法：中药注射剂 + 口服中成药 ± 辨证汤药 ± 中医其他疗法。

治疗周期：2 个月为 1 个治疗周期。

二、治疗方法

（一）辨证汤药

1. 中西医结合治疗

对于接受手术、放疗、化疗且具备治疗条件的胃癌患者，采用中西医结合的治疗方式。在不同治疗阶段，分别发挥增强体质、促进康复、协同增效、减轻不良反应、巩固疗效等作用。在辨证用药的同时，应结合辨病治疗，把握胃癌正气不足、邪毒内存的基本病机，适当应用具有扶助正气和控制肿瘤作用的中药。

（1）手术结合中医治疗：

手术前使用中药，可以改善机体状况，增强体力，调理其他疾病引起的肝、肾功能障碍，以利于手术；手术后组织与器官受损，表现为气血不足，故常予益气固表、补气养血中药，使患者早日从手术造成的损伤中康复，利于接受其他治疗。围手术期辅助中药治疗，可减少复发，防止转移，延长生存时间。

①气血亏虚

临床表现：面色淡白或萎黄，唇甲淡白，神疲乏力，少气懒言，自汗，或肢体肌肉麻木，女性月经量少，舌体瘦薄，或者舌面有裂纹，苔少，脉虚细而无力。

治疗原则：补气养血。

选方：八珍汤加减（《正体类要》），或当归补血汤加减（《内外伤辨惑论》），或十全大补汤加减（《太平惠民和剂局方》）（C级推荐）。

药物组成：人参、白术、茯苓、当归、川芎、白芍、熟地黄，或黄芪、当归，或人参、肉桂、川芎、地黄、茯苓、白术、甘草、黄芪、当归、白芍、生姜、大枣。

辨证加减：兼痰湿内阻者，加半夏、陈皮、薏苡仁；若畏寒肢冷，食谷不化者，加补骨脂、肉苁蓉、鸡内金；若有动则汗出、怕风等表虚不固之证，加防风、浮小麦。

②脾胃虚弱

临床表现：纳呆食少，神疲乏力，大便稀溏，食后腹胀，面色萎黄，形体瘦弱，舌质淡，苔薄白。

治疗原则：健脾益胃。

选方：补中益气汤（《脾胃论》）加减（C级推荐）。

药物组成：黄芪、人参、白术、炙甘草、当归、陈皮、升麻、柴胡、生姜、大枣。

辨证加减：若胃阴亏虚，加沙参、石斛、玉竹；若兼痰湿证者，加茯苓、半夏、薏苡仁、瓜蒌。

（2）放射治疗结合中医治疗：

放射治疗结合中医治疗是指在放疗期间所联合的中医治疗，发挥放疗增敏、提高放疗疗效（中医加载治疗）、防治放疗不良反应（中医防护治疗）的作用。

①邪毒瘀结

临床表现：发热，皮肤黏膜溃疡，胃脘灼痛，食后痛剧，脘胀拒按，心下痞块，或有呕血便血，肌肤甲错，舌质紫暗或见瘀点，苔黄，脉沉弦、细涩或弦数。多见于食管炎、胃肠炎、皮炎等。

治疗原则：清热、解毒、活血。

选方：黄连解毒汤（《外台秘要》）合桃红四物汤（《医宗金鉴》）加减（C级推荐）。

药物组成：黄芩、黄连、黄柏、栀子、桃仁、红花、当归、川芎、白芍、生地黄。

辨证加减：若局部皮肤红、肿、热、痛或破溃者，黄连、黄柏、虎杖煎汤外敷；若胃痛，加延胡索、香附、白屈菜、降香、娑罗子、五灵脂、乌头、八月札等；若腹胀，加厚朴、枳壳、莱菔子、焦槟榔、砂仁、沉香、大腹皮等；若呕血、便血，加仙鹤草、血余炭、棕榈炭、白及等。

②气阴亏虚

临床表现：胃脘疼痛，纳食后加重，纳呆或纳差，神疲乏力，少气懒言，口干欲饮，面色淡白或晦滞，舌红或淡红，苔少或无苔，或有裂纹，脉细或细数。多见于放射性损伤后期，或迁延不愈，损伤正气者。

治疗原则：益气养阴。

选方：玉女煎加减（《景岳全书》）（C级推荐）。

药物组成：石膏、熟地黄、麦冬、知母、牛膝、炒白术、山药。

辨证加减：若纳差，不思饮食，加云苓、焦三仙；若口干津少，加石斛、知母；若大便干结，加火麻仁、大黄。

（3）化学治疗结合中医治疗：

化疗药物损伤人体气血、精津，导致五脏六腑功能失调，健脾和胃、补气养血、滋补肝肾类中药可以减轻和改善化疗后的副反应，如骨髓抑制、胃肠道反应等，并提高化疗的效果。

①脾胃不和

临床表现：胃脘饱胀、食欲减退、恶心、呕吐，腹胀或腹泻，舌体多胖大，舌苔薄白、白腻或黄腻。多见于化疗引起的消化道反应。

治疗原则：健脾和胃，降逆止呕。

选方：旋覆代赭汤（《伤寒论》）加减，或橘皮竹茹汤（《金匮要略》）加减（C级推荐）。

药物组成：旋覆花、人参、生姜、代赭石、甘草、半夏、大枣；或半夏、橘皮、枇杷叶、麦冬、竹茹、赤茯苓、人参、甘草。

辨证加减：若脾胃虚寒者，加吴茱萸、党参、焦白术；若肝气犯胃者，加炒柴胡、佛手、白芍；胃脘痛甚，加白屈菜、延胡索、香附；吐血，酌加三七粉、仙鹤草、血余炭；便血，加地榆炭、仙鹤草。

②气血亏虚

临床表现：疲乏、精神不振、头晕、气短、纳少、虚汗、面色淡白或萎黄，脱发，或肢体肌肉麻木、女性月经量少，舌体瘦薄，或者舌面有裂纹，苔少，脉虚细而无力。多见于化疗引起的疲乏或骨髓抑制。

治疗原则：补气养血。

选方：八珍汤加减（《正体类要》），或当归补血汤加减（《内外伤辨惑论》），或十全大补汤加减（《太平惠民和剂局方》）（C级推荐）。

药物组成：人参、白术、茯苓、当归、川芎、白芍、熟地黄，或黄芪、当归，或人参、肉桂、川芎、地黄、茯苓、白术、甘草、黄芪、当归、白芍、生姜、大枣。

辨证加减：兼痰湿内阻者，加半夏、陈皮、薏苡仁；若畏寒肢冷，食谷不化者，加补骨脂、肉苁蓉、鸡内金；若血虚甚，加鹿角胶、龟甲胶、紫河车、阿胶。

③肝肾阴虚

临床表现：腰膝酸软，耳鸣，五心烦热，颧红盗汗，口干咽燥，失眠多梦，舌红苔少，脉细数。多见于化疗引起的骨髓抑制或脱发。

治疗原则：滋补肝肾。

选方：六味地黄丸（《小儿药证直诀》）加减（C级推荐）。

药物组成：熟地黄、山茱萸（制）、山药、泽泻、牡丹皮、茯苓。

辨证加减：若阴虚内热重者，加旱莲草、女贞子、生地黄；若阴阳两虚者，加菟丝子、杜仲、补骨脂；兼脱发者，加制何首乌、黑芝麻。

（4）放化疗后结合中医治疗：手术后已完成辅助治疗的患者，采用中医巩固治疗，能够防止复发转移，改善症状，提高生存质量；放化疗完成后疾病稳定的带瘤患者，采用中医维持治疗，能够控制肿瘤生长，延缓疾病进展或下一阶段放化疗时间，提高生存质量，延长生存时间。

辨证论治同"单纯中医治疗"。

2. 单纯中医治疗

对于不适合或不接受手术、放疗、化疗的胃癌患者，采用单纯中医治疗，发挥控制肿瘤、稳定病情、提高生存质量、延长生存期的作用。

（1）肝胃不和

临床表现：胃脘胀满疼痛，窜及两胁，吞咽困难，呕吐反胃，嗳气或呃逆，口苦心烦，食欲不振，舌淡红，苔薄白，脉沉或弦。

治疗原则：疏肝和胃，降逆止痛。

选方：逍遥散（《太平惠民和剂局方》）合参赭培气汤（《医学衷中参西录》）加减（C级推荐）。

药物组成：柴胡、当归、白芍、白术、茯苓、生姜、薄荷、太子参、潞党参、天冬、生赭石、清半夏、淡苁蓉、知母、当归、柿霜饼、炙甘草。

辨证加减：若兼腑实便结，加大黄、槟榔；兼火热内郁，加黄连、栀子、黄芩。

（2）脾胃虚寒

临床表现：胃脘隐痛，喜温喜按，朝食暮吐，或暮食朝吐，呕吐清水，面色㿠白无华，或四肢发凉，神倦乏力，浮肿便溏。

治疗原则：温中散寒，健脾和胃。

选方：理中汤（《太平惠民和剂局方》）加减（C级推荐）。

药物组成：人参、白术、干姜、炙甘草。

辨证加减：痛甚者，加五灵脂、高良姜、三棱。

（3）痰瘀互结

临床表现：膈满胸闷，心下结块，胃脘刺痛，或腹胀便溏，或呕血便血，舌紫暗或有斑点，苔腻，脉弦涩。

治疗原则：化痰祛瘀，活血止痛。

选方：二陈汤（《太平惠民和剂局方》）合膈下逐瘀汤（《医林改错》）加减（C级推荐）。

药物组成：法半夏、陈皮、茯苓、五灵脂、当归、川芎、桃仁、牡丹皮、赤芍、乌药、延胡索、香附、红花、枳壳、甘草。

辨证加减：大便溏泄，加赤石脂；水肿明显，加猪苓、茯苓。

（4）胃热伤阴

临床表现：胃脘灼热，干呕嘈杂，食后痛剧，口干欲饮，喜冷饮，五心烦热，大便干燥或便血，舌质红绛，或光红少苔，脉细数。

治疗原则：清热养阴。

选方：麦门冬汤（《金匮要略》）或竹叶石膏汤（《伤寒论》）加减（C级推荐）。

药物组成：麦冬、半夏、人参、甘草、粳米、大枣，或竹叶、石膏、半夏、麦冬、人参、粳米、甘草。

辨证加减：胃脘灼热疼痛明显，嘈杂泛酸者，加黄连、吴茱萸。

（5）气血双亏

临床表现：面苍无华，面目虚肿，畏寒身冷，全身乏力，心悸气短，头晕目眩，虚烦不寐，自汗盗汗，纳少乏味，形体羸瘦，上腹包块明显，舌质淡胖，苔白，脉虚细无力或虚大。

治疗原则：补气养血。

选方：十全大补汤（《太平惠民和剂局方》）加减（C级推荐）。

药物组成：人参、肉桂、川芎、地黄、茯苓、白术、甘草、黄芪、川芎、当归、白芍。

辨证加减：兼痰湿内阻者，加半夏、陈皮、薏苡仁；若畏寒肢冷，食谷不化者，加补骨脂、肉苁蓉、鸡内金。

（二）辨病治疗常用中草药

草豆蔻：味辛，性温。归脾、胃经。功效：燥湿行气，温中止呕。

法半夏：味辛，性温。归脾、胃、肺经。功效：燥湿化痰。

高良姜：味辛，性热。归脾、胃经。功效：温胃止呕，散寒止痛。

白花蛇舌草：味甘、淡，性凉。归胃、大肠、小肠经。功效：清热解毒，利尿消肿，活血止痛。

败酱草：味辛、苦，性微寒。归胃、大肠、肝经。清热解毒，消痈排脓，活血行瘀。

蒲公英：味苦、甘，性寒。归肝、胃经。功效：清热解毒，消肿散结，利尿通淋。

刺猬皮：味苦、涩，性平。归胃、大肠、肾经。功效：化瘀止痛，收敛止血，涩精缩尿。

蜂房：味甘，性平。归胃经。功效：攻毒杀虫，祛风止痛。

苦参：味苦，性寒。归心、肝、胃、大肠、膀胱经。功效：清热燥湿，杀虫、利尿。

八月札：味苦，性寒。归肝、胆、胃、膀胱经。功效：疏肝理气，活血止痛，散结，利尿。

石见穿：味苦、辛，性平。归肺、胃、肝经。功效：活血镇痛，清热利湿，散结消肿。

昆布：味咸，性寒。归肝、胃、肾经。功效：消痰软坚散结，利水消肿。

檀香：味辛，性温。归脾、胃、心、肺经。功效：行气温中，开胃止痛。

沉香：味辛、苦，性微温。归脾、胃、肾经。功效：行气止痛，温中止呕，纳气平喘。

红藤：味苦，性平。归胃、大肠经。功效：清热解毒。

斑蝥：味辛，性热，有大毒。归肝、胃、肾经。功效：破血逐瘀，散结消癥，攻毒蚀疮。

薏苡仁：味甘、淡，性凉。归脾、胃、肺经。功效：利水渗湿，健脾止泻，除痹，排脓，解毒散结。

蟾酥皮：味辛，性温，有毒。归脾、胃、肺经。功效：清热解毒，利水消胀。

山豆根：味苦，性寒，有小毒。归肺、胃经。功效：清热解毒，消肿利咽。

土茯苓：味甘、淡，性平。归肝、胃经。功效：解毒、除湿、通利关节。

瓜蒌：味甘、微苦，性寒。归肺、胃、大肠经。功效：清热涤痰，宽胸散结，润燥滑肠。

僵蚕：味咸、辛，性平。归肝、肺、胃经。功效：息风止痉，祛风止痛，化痰散结。

吴茱萸：味辛、苦，性热，有小毒。归肝、脾、胃、肾经。功效：散寒止痛，降逆止呕，助阳止泻。

硇砂：味咸、苦、辛，性温，有毒。归肝、脾、胃、肺经。功效：散结破瘀，祛痰消积，化腐生肌。

水红花子：味咸，性微寒。归肝、胃经。功效：散血消癥，消积止痛，利水消肿。

大青叶：味苦，性寒。归心、胃经。功效：清热解毒，凉血消斑。

山豆根：味苦，性寒，有毒。归肺、胃经。功效：清热解毒，消肿利咽。

山柰：味辛，性温。归胃、脾经。功效：温中除湿，行气消食，止痛。

山慈菇：味甘、微辛，性凉。归肝、脾经。功效：清热解毒，化痰散结。

三棱：味辛、苦，性平。归肝、脾经。功效：破血行气，消积止痛。

莪术：味辛、苦，性温。归肝、脾经。功效：行气破血，消积止痛。

没药：味辛、苦，性平。归心、肝、脾经。功效：散瘀定痛，消肿生肌。

狼毒：味辛，性平，有毒。归肺、脾经。功效：散结，杀虫。

凤尾草：味淡、微苦，性寒。归大肠、肾、心、肝经。功效：清热利湿，凉血止血，消肿解毒。

凤仙花：味微苦、辛，性温，有小毒。归肺、肝经。子名急性子。功效：破血，软坚，消积。

半枝莲：味辛、苦，性寒。归肺、肝、肾经。功效：清热解毒，化瘀利尿。

黄药子：味苦，性寒。归肺、肝经。功效：散结消瘿，清热解毒，凉血止血。

夏枯草：味辛、苦，性寒。归肝、胆经。功效：清肝泻火，明目，散结消肿。

鳖甲：味咸，性微寒。归肝、肾经。功效：滋阴潜阳，退热除蒸，软坚散结。

土鳖虫：味咸，性寒，有小毒。归肝经。功效：破血逐瘀，续筋接骨。

人工牛黄：味甘，性凉。归心、肝经。功效：清热解毒，化痰定惊。

肿节风：味苦、辛，性平。归心、肝经。功效：清热凉血，活血消斑，祛风通络。

金钱白花蛇：味甘、咸，性温，有毒。归肝经。功效：祛风，通络，止痉。

蛇莓：味甘、苦，性寒。归肺、肝、大肠。功效：清热，凉血，消肿，解毒。

半边莲：味辛，性平。归心、小肠、肺经。功效：清热解毒，利尿消肿。

紫草：味苦、甘，性微寒。归心、肝经。功效：凉血，活血，清热，解毒。

牡蛎：味咸，性微寒。归肝、胆、肾经。功效：重镇安神，潜阳补阴，软坚散结。

蜈蚣：味辛，性温。归肝经。功效：息风镇痉，通络止痛，攻毒散结。

守宫：味咸，性寒，有小毒。归肝经。功效：祛风、活络、散结。

天胡荽：味辛、微苦，性凉。功效：清热利湿，解毒消肿。

石上柏：味甘、微苦、涩，性凉。功效：清热解毒，祛风除湿。

藤黄：味酸、涩，性凉。有毒。功效：消肿，攻毒，祛腐敛疮，止血，杀虫。

藤梨根：味酸、涩，性凉。功效：清热解毒，祛风除湿，利尿止血。

（三）常用中成药

1. 抗癌治疗类

（1）鸦胆子油软胶囊：解毒抗癌，用于肺癌、肺癌脑转移、消化道肿瘤及肝癌的辅助治疗。

（2）复方斑蝥胶囊：破血消瘀、攻毒蚀疮。用于多种恶性肿瘤治疗，尤宜辨证属毒瘀互结者。

（3）消癌平片/丸/软胶囊：清热解毒，化痰软坚，用于多种恶性肿瘤治疗，预防术后复发或转移。

（4）榄香烯口服乳：广谱抗肿瘤药，用于胃癌、食管癌、贲门癌、肠癌等消化道肿瘤的治疗，以及消化道和呼吸道肿瘤围手术期化疗，术后复发转移的预防用药，并可用于抑制各种胃癌、食管癌、肠癌等的癌前病变。

（5）梅花点舌丹：清热解毒，消肿止痛。用于疔毒恶疮、痈疽发背、坚硬红肿，已溃未溃，无名肿毒等症。

2. 扶正类

（1）参芪扶正注射液：益气扶正，用于肺脾气虚引起的神疲乏力，少气懒言，自汗眩晕；肺癌、胃癌见上述证候者的辅助治疗。

（2）贞芪扶正颗粒：补气养阴，用于气阴不足，乏力、食欲不振等症。配合手术、放疗、化疗，促进机体功能恢复。

（3）生血丸：补肾健脾，填精养血，用于脾肾虚弱所致的面黄肌瘦、体倦乏力、眩晕、食少、便溏；放、化疗后全血细胞减少等。

（4）补中益气丸：补中益气，升阳举陷，用于气虚之证，可促进术后康复，改善乏力、食少腹胀等脾胃虚弱症状。

（5）十全大补丸：温补气血，用于气血两虚证患者，可促进术后康复，改善乏力、头晕等气血亏虚症状。

3. 解决症状类

（1）华蟾素注射液：解毒，消肿，止痛。用于中、晚期肿瘤，慢性乙型肝炎等症。

（2）安替可胶囊：软坚散结，解毒定痛，养血活血。用于中晚期胃癌（瘀毒证）

的化疗辅助治疗，可改善临床症状、生存质量。

（3）平消胶囊：活血化瘀、散结消肿、解毒止痛，用于毒瘀内结所致的肿瘤患者，具有缓解症状、缩小瘤体、提高机体免疫力、延长患者生存时间的作用。

（4）华蟾素片/胶囊/口服液：解毒，消肿，止痛。用于中、晚期肿瘤，慢性乙型肝炎等症。

（四）中药外治法

1. 中药贴敷方

（1）复方蟾蜍膏（《伤寒论》）

药物成分：蟾酥、生川乌、两面针、重楼（七叶一枝花）、生关白附、芙蓉叶、三棱、莪术、红花、丁香、细辛、肉桂、八里麻、荜茇、甘松、山柰、乳香、没药、薄荷脑、冰片、樟脑、水杨酸甲酯、苯甲醇、二甲基亚砜。

功能主治：活血化瘀，消肿止痛。用于肺、肝、胃等多种癌症引起的疼痛。

用法用量：外贴痛处，24小时换药一次，7天为1个疗程。日用最高量为20贴。

（2）止痛抗癌膏：紫皮大蒜100g，芦根20g，三七、重楼（蚤休）、延胡索、黄药子各10g，冰片8g，川乌6g，麝香适量。大蒜取汁，将药粉调成膏剂，贴于痛点或经络压痛部位，每日1贴。

（3）金仙膏：由苍术、白术、川乌、生半夏、生大黄、生灵脂、生延胡索、枳实、当归、黄芩、巴豆仁、莪术、三棱、连翘、防风、芫花、大戟等百余种中药制成的药膏，按病情用药，分次摊膏纸上，外敷病处或选穴外贴。

（4）复方荆芥液：细辛50g，川芎、荜茇各30g，荆芥、川乌、草乌20g，马钱子15g。研成细末，浸泡于75%酒精内密闭7日，滤渣取液，再放入冰片粉15g备用。用棉球蘸药液涂抹痛处，每日1次或数次，用药后一般10~20秒可见止痛效果。

（5）其他：寒邪犯胃者：高良姜、香附各15g，细辛、丁香各10g。上药捣碎为末，用生姜汁调膏，然后摊于4cm×4cm的塑料薄膜上，贴于中脘、神阙、梁丘（双）、足三里（双）穴上，胶布固定。之后，给予热水袋热熨贴药部位0.5小时左右。2日1次，连贴3次。脾胃虚寒者：黄芪、苍术、干姜各10g，白芥子、细辛、肉桂各6g，制药及贴敷方法同前。

2. 灸法

（1）膏肓（百壮，以多为佳）、膻中（七壮）、中脘（七壮）、膈俞（七壮）、心俞（七壮）、天府（七壮）、乳根（七壮）、三里（三七壮）。（《景岳全书》）

（2）灸两乳下各一寸，以瘥为度。又脐上一寸，灸二十壮。又灸内踝下三趾稍斜向前有穴三壮。（《备急千金要方·反胃》）

（3）癥瘕，灸内踝后宛宛中，随年壮，又灸气海百壮。积聚坚满，灸脾募百壮，穴在章门季肋端。心下坚，积聚冷胀，灸上脘百壮，三报之。穴在巨阙下一寸许。积

聚坚大如盘，冷胀，灸胃脘二百壮，三报之，穴在巨阙下二寸。（《备急千金要方·坚癥积聚》）

3. 食疗方

（1）青牛饮：牛涎一盏，入麝香少许，银盏炖热，先以帛紧束胃脘，令气喘解开，乘热饮，仍以丁香汁入粥与食。（《危氏得效方》）

（2）以甘蔗汁七升，生姜汁一升，二味相和，分为三服。（《肘后备急方》引《梅师方》，主胃反，朝食暮吐、暮食朝吐、旋旋吐者。）

（3）捣粟米作粉，和水，丸如梧子大，七枚，烂煮纳醋中，细吞之，得下便已，面亦得用之。（《肘后备急方》引《千金方》，治反胃，食即吐。）

（4）噎膈不食，黄犬干饿数日，用生粟米或米，干饲之。俟其下粪，淘洗米粟令净，煮粥，入薤白一握泡熟，去薤，入沉香末二钱，食之。（《永类钤方》）

（5）反胃，饮食入口即吐，困弱无力，垂死者。人参三两，拍破，水一升，煮取四合，热服，日二，更以人参煎汁，入粟米、鸡子白、薤白煮粥与啖。（《寿世保元·翻胃》）

（6）甘蔗饭：甘蔗去皮切钱样，白米少些放磁碗内，以水润透米，将蔗钱放米内，再用磁碗盖定，慢火蒸熟成饭。先取蔗钱，与病人徐徐嚼咽蔗汁，即食此饭，为开膈第一方。（《医学刍言》）

附三：治则治法古今选要

（一）古代论述

胃癌治则治法经过长期经验总结，不断完善提高。先秦时期对于胃癌的治则治法论述较少。《武威汉代医简》所载"治伏梁方"，主治脘腹痞满肿块等症，可能是治疗胃癌最古老的方剂之一。两汉时期，《金匮要略·呕吐哕下利病脉证治》中治疗胃反呕吐的大半夏汤，《伤寒论》治疗"心下痞硬，噫气不除"的旋覆代赭汤，都是治疗胃癌常用方剂。但是，对于系统的治法治则的论述仍为罕见。至隋唐时期，孙思邈《千金要方》、王叔和《脉经》、皇甫谧《针灸甲乙经》、陶弘景《本草经集注》、葛洪《肘后备急方》、巢元方《诸病源候论》、苏敬《新修本草》、王焘《外台秘要》等医书中所载胃癌的相关治疗多以方药为主。宋至金元时期，由于各家学说发展，对胃癌治则治法多有论及。明清时期中医学繁荣发展，百家争鸣，出现较多与胃癌相关的总结研究，治则治法论述较为丰富。各医家根据自己的经验总结，提出了各种不同治则治法。兹将古代医籍中与胃癌治疗相关的论述及分类方法如下。

1. 清火化痰

朱丹溪曰："胃中有热，膈上有痰者，二陈汤加炒山栀、黄连、生姜。"

徐东皋曰："胃中郁热，饮食积滞而呕者，则恶食恶寒，烦闷膈满，或渴喜凉，闻食则吐，服药亦吐，脉洪大而数，此皆实热者也，宜竹茹汤、麦门冬汤清之。"

刘宗浓曰："有因火逆冲上，食不得入，其脉洪大有力而数者，或痰饮阻滞，而脉结涩者，当清痰泄热，其火自降。"

2. 消痰化饮，理气开膈

《景岳全书发挥》："痰饮阻滞，而食不得入者，用六君加木香、山栀，痰饮阻滞而投参术，则气滞而不化，必宜豁痰理气，开其胸膈，然后可用参术，补脾化痰。补脾则痰自化，虽属治本之法，然必兼疏理气道，是为活法。"

薛立斋曰：若脾胃气虚而胸膈不利，用六君子汤。胸膈不利，尚要理气，加香砂为要。

《济世全书》："大抵翻胃之症……治之当以透膈疏气，化痰和胃为主。气虚者，补其气；血弱者，养其血。调顺阴阳，气顺痰下，阴阳和匀，其症自平，不可峻用香燥之剂治之，恐胃中停结痰火，津液衰涸。"

《严氏济生方》："五膈五噎……治法宜调阴阳，化痰下气，阴阳平匀，气顺痰下，则病无由作矣。"

《普济方》："五噎五膈者……治疗之法，当顺气化痰，温脾养胃。久而不治，则气体虚弱，脾胃冷绝，致成翻胃，食罢即反，或一日而反，至此亦甚危矣。"

3. 补虚降逆

朱丹溪曰："有久病呕者，胃虚不纳谷也，用人参、生姜、黄芪、白术、香附之类。"

薛立斋曰："若脾胃气虚，而胸膈不利者，用六君子汤壮脾土，生元气。若过服辛热之剂，而呕吐噎膈者，用六君子加芎、归，益脾土以抑阴火。胃火内格，而饮食不入者，用六君子加苓、连，清热养胃。若病呕吐，食入而反出者，用六君子加木香、炮姜，温中补脾。若服耗气之剂，血无所生，而大便燥结者，用四君子加芎、归，补脾生血。若火逆冲上，食不得入者，用四君子加山栀、黄连，清热养血。若痰饮阻滞，而食不得入者，用六君子加木香、山栀，补脾化痰。若脾胃虚寒，饮食不入，或入而不化者，用六君子加木香、炮姜，温补脾胃。"

刘宗浓曰："夫治此疾也，咽嗌闭塞，胸膈痞闷，似属气滞，然有服耗气药过多，中气不运而致者，当补气而自运。大便燥结如羊屎，似属血热，然服通利药过多，致血液耗竭而愈结者，当补血润血而自行。"

《证治汇补》："咽噎闭塞，胸膈满闷，似属气滞，然有服耗气药过多，中气不运而致者，当补气。"

4. 温中止呕

徐东皋曰："胃虚呕吐，恶食不思食，兼寒者恶寒，或食久还吐，或朝食暮吐，暮食朝吐，脉迟而微涩，此皆虚寒者也，宜藿香安胃散、理中汤，甚者，丁香煮散温补。"

《医学刍言》："反胃宜温，朝食暮吐，是无火也。吐带酸水者，宜温中焦，如人参、白术、干姜、川椒、吴萸，甚则附子；吐出白沫者，宜温下焦，如附子、肉桂、吴萸、干姜、当归、苁蓉、川楝子。"

刘宗浓曰："有因脾胃阳火亦衰，其脉沉细而微者，当以辛香之药温其气……"

5. 温阳化阴

《医贯》："论噎膈……无水者，壮水之主。无火者，益火之源。……上病疗下，直须以六味地黄丸料大剂煎饮，久服可挽于十中之一二。"

《医贯》："论反胃……此下焦吐也，法当通其闭、温其寒，乃遂跃然，专治下焦散其寒，徐以中焦药和之而愈。观此可见下焦吐者，乃命门火衰，釜底无薪，不能蒸腐胃中水谷，腹中胀满，不得不吐也。……须用益火之原，先以八味地黄丸补命门火，以扶脾土之母，徐以附子理中汤理中焦。"

《医述》："反胃之治，宜益火之原，以助化功。"

《医述》："隔证之火，其根实发乎肾。若肾中水亏，不能摄伏阳光，而虚火不藏者，治宜壮水之主，从阴引阳，则焰光自敛。若肾中火亏，不能生化元气，而龙火不归者，治宜益火之原，补阳生阴，则真气上升。如是则血液有生动之机，贲门有滋养之润，胃司受纳，而脾司传化矣。"

《景岳全书》："食入反出者，以阳虚不能化也，可补可温，其治犹易；食不得下者，以气结不能行也，或开或助，治有两难，此其轻重之有不同也。……所以反胃之治，多宜益火之源以助化功；噎膈之治，多宜调养心脾以疏结气，此其证候既有不同，故诊治亦当分类也。"

6. 消导化滞

徐东皋曰："若食积多者，用二陈加神曲、麦芽、黄连，保和丸之类消导之。"

7. 健脾养胃

《医述》："治反胃，当辨新久，及所致之因。或酷饮无度，伤于酒湿；或纵食生冷，败其真阳；或七情忧郁，竭其中气。无非伤损胃气而然。必以扶助正气、健脾养胃为主。但新病胃气未坏，饮食未消，则当兼去其滞；逆气未调，则当兼解其郁。若病久体弱，则当专用温补，不可妄行峻利，重伤胃气。"

《景岳全书》："噎膈初起，微虚者，宜温胃饮加当归、厚朴。如果痰气不清，上焦多滞者，宜二陈汤加厚朴，或六安煎亦可。如气有不顺，或兼胸腹微痛者，宜加减二陈汤暂解之。凡初觉饮食微有不行，而年不甚衰者，宜速用大健脾丸，或木香人参生姜枳术丸，以调脾气为上策，或芍药枳术丸亦可。"

《景岳全书》："治反胃之法，当辨其新久及所致之因，或以酷饮无度，伤于酒湿；或以纵食生冷，败其真阳；或因七情忧郁，竭其中气，总之，无非内伤之甚，致损胃气而然。故凡治此者，必宜以扶助正气、健脾养胃为主。"

8. 补脾益肾

《景岳全书》："凡治噎膈，大法当以脾肾为主。盖脾主运化，而脾之大络布于胸膈，肾主津液，而肾之气化主乎二阴，故上焦之噎膈，其责在脾；下焦之闭结，其责在肾。治脾者，宜从温养；治肾者，宜从滋润。舍此二法，他无捷径矣。"

《景岳全书》："噎膈之法，凡气血俱虚者，宜五福饮及十全大补汤。脾虚于上者，宜四君子汤。脾虚兼寒者，宜五君子煎。脾肺营虚血燥者，宜生姜汁煎。阴虚于下者，宜左归饮、大营煎。阴中之阳虚者，宜右归饮加当归，或右归丸、八味地黄丸之类，皆治本之法也。"

《景岳全书发挥》："凡治噎膈，当以脾肾为主。上焦之噎膈，其责在脾；下焦之闭结，其责在肾。治脾者，宜温养；治肾者，宜滋润。既云滋润，不得谓之阳衰矣。"

9. 养血润燥

《景岳全书》："噎膈便结者，但察其无火无滞，而止因血燥阴虚者，宜五福饮或大营煎，加酒洗肉苁蓉二三钱同煎服。或以豕膏渐润其下，而以调脾等剂治其上，最为良法。或多服牛羊乳酥之类，以滋其精液，使之渐润，毋欲速也。如果气血未至甚损，而下焦胀闭之甚者，则不得不为暂通，轻则玉烛散、人参利膈丸或搜风顺气丸，甚则大黄甘草汤，酌宜用之。"

《景岳全书》："《千金》诸方，治膈噎反胃，未尝废姜、桂等剂，何吾子之多言也？予曰：气之郁滞，久留清道，非借香热不足以行。然悉有大黄、石膏、竹茹、芒硝、泽泻、前胡、朴硝、茯苓、黄芩、芦根、瓜蒌等药为之佐使，其始则同，其终则异。病邪易伏，故易于安。或曰：胃脘干槁者，古方果可治乎？将他有要捷之法，或可补前人之未发者乎？予曰：古方用人参以补肺，御米以解毒，竹沥以清痰，干姜以养血，粟米以实胃，蜜水以润燥，姜以去秽，正是此意。张鸡峰亦曰：噎当是神思间病，唯内观自养，可以治之。此言深中病情，治法亦为近理。夫噎病主于血干，夫血者阴气也，阴主静，内外两静，则脏腑之火不起，而金水二气有养，阴血自生，肠胃津液传化合宜，何噎之有。"

《证治汇补》："咽噎闭塞……大便燥热，结如羊屎，似属血热，然有服利药过多，血液衰耗而致者，当补血。"

《证治汇补》："有血衰不能滋肾生火者，当养金水二脏，使阴血滋润，津液生而噎膈渐开也。"

10. 理气止痛

《景岳全书·心腹痛》："胃脘痛证，多有因食、因寒、因气不顺者，然因食、因寒，亦无不皆关于气。盖食停则气滞，寒留则气凝。所以治痛之要，但察其果属实邪，皆当以理气为主。"

11. 理气和血

《临证指南医案·胃脘痛》："初病在经，久痛入络，以经主气，络主血，则可知其治血之当然也，凡气既久阻，血也因病，循行之脉络自痹，而辛香理气、辛柔和血之法，实为对待必然之理。"

12. 调和脾胃，清胃热

《景岳全书发挥》："胃火内格而饮食不入者，用六君加芩、连。既有胃火，参术不宜。若服耗气之剂，血无所生，而大便燥结者，用四君加芎、归。大便燥结属血枯，反以参术补气何哉？若火逆冲上，食不得入者，用四君加山栀、黄连，火逆上冲，非四君子能治。必以二陈加清火，可以止呕。"

13. 消补兼施，分期论治

《临证指南医案》："盖阴主静，不移即主静之根，所以为阴也，可容不移之阴邪者，自必无阳动之气以旋运之，而必有阴静之血以倚伏之。所以必藉体阴用阳之品，方能入阴出阳，以施其辛散温通之力也。又云：初为气结在经，久则血伤入络。辄伏蠕动之物，松透病根，是又先生化裁之妙，于古人书引伸触类而得。若夫荟肶之去热滞，芥蛤之豁凝痰，不过为先生用古处也。案中积症，第见伏梁，不能尽备。然宋时诸贤，于五积九积治法，载在书籍者颇多，大略消补兼施，并以所恶者攻，所喜者诱尔。业医者，自当知之稔也。（姚亦陶）。"

《证治准绳·杂病》："大抵治是病，必分初、中、末三法。初治其邪入客后积块之未坚者……治其始感之邪与留结之客者，除之、散之、行之，虚者补之，约方适其主所为治。及乎积块已坚，气郁已久，变而为热，热则生湿，湿热相生，块日益大，便从中治，当祛湿热之邪，其块之坚者削之，咸以耍之。此时因邪久凑，正气尤虚，必以补泻迭相为用。若块消及半，便以末治，即住攻击之剂，因补益其气，兼导达经脉，使营卫流通，则块自消矣。"

14. 饮食调护

《医贯》："须绝嗜欲，远房帏，薄滋味。"

《医述》："反胃初愈，切不可与粥饮。每日与独参汤，少加炒陈米，不时煎服，旬日后方可小试稀糜。往往即食饭者，多致复病而危。"

15. 缓消缓散，不可攻伐太过

《素问·六元正纪大论》："大积大聚，其可犯也，衰其大半而止。"

《太平惠民和剂局方》："癥积气块……用药渐渐消磨，不能宣利，可与七气汤、丁香丸、青木香丸、木香推气丸、挨积丸、蓬煎丸。积气不散，腹胁膨胀，可与积气丸、三棱煎丸。心下坚硬，结块冲心，可与温白丸。胀满不思食者，与养脾丸、消食丸、嘉禾散、四君子汤。"

《证治汇补·积聚》曰："徒用磨坚破积之药，只损真气，气愈耗而积愈大，唯当渐磨熔化……若积去半，宜纯与甘温调养，则破残余积不攻自走，所谓养正积自除之谓也。"

《医学传灯·积聚癥瘕痃癖痞块》曰："凡治积，若必欲攻之无余，多致积散成臟。"

《杂病广要·积聚》曰："不宜消尽其块，假如鹅卵大者，消至如弹丸即止，不必再服。……若必欲消尽，则人之元气亦消尽，反不可保。"

《杂病广要·积聚》曰："凡诸块不宜用煎剂，只宜用丸子。盖块至难消，若用煎剂，如过路之水而已，徒损元气，于块无益。唯丸子入胃，徐徐而化，径至所患之处，潜消默夺，日渐损削，其块自小。"

16. 针灸治疗

《灵枢·邪气脏腑病形》："胃病者，腹䐜胀，胃脘当心而痛，上肢两胁，膈咽不通，食饮不下，取之三里也。"

《灵枢·上膈》："人食则虫上食，虫上食则下管虚，下管虚则邪气胜之，积聚以留，留则痈成，痈成则下管约。其痈在管内者，即而痛深，其痈在外者，则痈外而痛浮，痈上皮热。帝曰：刺之奈何？曰：微按其痈，视气所行，先浅刺其傍，稍内益深，还而刺之，毋过三行，察其浮沉，以为浅深。已刺必熨，令热入中，日使热内，邪气益衰，大痈乃溃，伍以参禁，以除其内，恬无为，乃能行气，后以咸苦，化谷乃下矣。"

《景岳全书·五噎》：吞酸多唾，呕吐不止：天突（五分，留三呼，得气即泻三吸）。通关（在中脘旁各五分，针入八分，左捻能进饮食，右捻能和脾胃。许氏云：此穴一针四效，凡下针后，良久觉脾磨食、觉针动为一效。次针破病根，腹中作声为二效。次觉流入膀胱为三效。又次觉气流行腰后骨空间为四效）。

《针灸集成》：胃脘痛，肝俞、脾俞、下三里、膈俞、太冲、独阴两乳下各一寸灸二十壮。

《针灸大成》：胃脘痛，太渊、鱼际、三里、两乳下（各一寸，各三十壮），膈俞、胃俞、肾俞（随年壮）。

《灸法秘传·应灸七十症》：噎膈之因有五……总属七情之变。凡药不能效者，上宜灸天突，中宜灸中脘，下灸足三里为要。

（二）现代医家的学术思想和治疗特点

孙桂芝教授认为胃癌属本虚标实之证，气滞、血瘀、痰结是标，脾、胃、肾虚是本。治疗本病始终坚持健脾益肾、扶正祛邪。各种原因导致脾胃虚弱，运化不及，以致气、血、痰、湿、食积于胃，郁而化热，乃生癌毒。故治疗重视消食化积、调和胃气。根据胃癌术后本虚标实的病机特点，提出以健脾益肾、解毒抗癌为主的治疗原则，并在多年临床经验的基础上总结出经验方"补脾益肾解毒方"。常用药有：太子参、炒白术、茯苓、炒陈皮、生黄芪、当归、桑椹、炒何首乌、鸡内金、生麦芽、血余炭、白芷、虎杖、藤梨根等。对肝胃不和者加白芍、柴胡、佛手、香橼、八月札、白梅花、炒枳壳以疏肝和胃，理气止痛；胃热伤阴者加麦冬、石斛、天花粉、生石膏、知母以滋阴清热，益胃和中；痰湿凝结者加半夏、竹茹、枳实、石菖蒲、藿香、砂仁、生薏苡仁、白蔻仁化痰散结，温化中焦；脾胃虚寒者加人参、干姜、桂枝、小茴香、炙甘草以温中散寒，健脾和胃；气阴双亏者加黄芪、肉桂、白芍、熟地、枸杞子、女贞子、山药、山萸肉、阿胶以健脾益肾，养血安神。

刘嘉湘总结胃癌的辨证分型，分为肝胃不和、瘀毒内阻、脾虚痰湿、脾胃虚寒、胃热伤阴、气血两虚，认为胃癌为全身属虚、局部属实的本虚标实病证，临床诊治中强调治病必求于本，以扶正培本为主，坚持辨证与辨病、扶正与祛邪、整体与局部相结合。

李佩文教授认为单纯用中药治疗胃癌，应运用"调理脾胃"为基础的扶正抗癌方药。常用扶正药：黄芪、党参、白术、茯苓、山药、芡实、莲子、枸杞子、女贞子；常用抗癌药：白花蛇舌草、三七、薏苡仁、仙鹤草、金银花等。

刘沈林教授认为胃癌的病机以脾虚为本、癌毒为标，倡"脾虚毒蕴"学说。刘教授认为治疗当以健脾养正消癥为主，当根据分期的早晚，明确治疗目的，用药强调辨证与辨病相结合，注意时刻顾护胃气。临床实践中又将其辨证分型为脾气亏虚证、痰湿中阻证、胃阴不足证、胃气上逆证、肝脾不调证、毒瘀交结证和阳虚寒凝证7个常见证型，相应采用健脾益气法、芳香助运法、养阴护胃法、降逆和胃法、调和肝脾法、解毒活血法及温阳散寒法7种方法治疗。

郁仁存将胃癌大致分为肝胃不和、脾胃虚寒、湿热瘀毒、气血双亏4型，治疗以扶正、祛邪相结合为原则，结合辨证论治，药治与食疗兼顾。扶正治疗以补气养血、健脾补肾法为主，祛邪则选用具有抑癌作用的中草药。

周仲瑛教授提出"癌毒"学说，认为癌毒是在脏腑功能失调、气血阴阳紊乱的基础上产生的，如六淫邪毒、七情郁毒、饮食酿毒，癌毒产生后损害脏腑功能，耗伤气血阴阳，酿生痰浊瘀血等病理产物。其病机演变为气滞血瘀，痰瘀互结，热毒内盛，胃失和降，气阴两伤。病机特点错综复杂，故提出"复合病机"的理论。治疗提出复法辨治的原则，包括清热解毒法、理气和胃法、活血化瘀法、化痰散结法、扶正培本法、益气健脾法、养阴生津法等。

朴炳奎教授认为脾肾虚损是胃癌发病的基础，进一步脏腑失调，肝胃不和，气滞血瘀，痰湿结聚，最终导致肿瘤的发生。治疗原则以健脾补肾为主，以化痰散结、疏肝和胃、活血化瘀、清热解毒为标。

周维顺认为，在胃癌发生发展的各个时期，都有可能产生"火"与"热"的病理变化。情志不畅，郁而化火；醇酒炙煿，内生湿热；胃络损伤，血瘀化热；久病耗液，阴虚生热。要注意"热"之虚实，实热当用清热解毒之法，虚热当用滋阴清热之法。实热之清热解毒法又应根据实际情况分为疏肝清热法、清热化湿法、清热泻火法、清热化瘀法四法。清热之药多苦寒败胃，故在使用中要特别注意对胃气的养护。

邵梦扬教授认为外感六淫、情志内伤、饮食不节是胃癌的主要病因，脏腑功能失调是其内在因素。肿瘤的辨病论治应注意根据病情实行阶段论治,即以"病"为切入点,根据疾病的不同阶段、病情的轻重程度进行辨证论治。邵教授根据多年的临床经验,注重对肝脾气机的调理,将胃癌分为肝胃不和证、脾虚痰湿证、痰瘀互结证、胃阴不足证、气血两虚证等,分别选用柴胡疏肝散、六君子汤、失笑散、沙参麦冬汤、八珍汤加减等。

魏品康认为痰瘀毒致瘤是胃癌的主要病机,治疗多用解毒散结、化痰消瘀,同时推崇通降和腑,顾护脾胃。

孙秉严认为胃癌病位虽在胃,而病变常涉及脾胃、大小肠、肝胆等脏器功能失常。"其发生与七情刺激、饮食不当、消化系统疾病经久不愈有关,而肝脾失和、肝胃不调为诸多原因之转归处。"病变由肝脾郁结,气机不畅,进而发展为气滞血瘀,痰凝食积,诸邪蕴久,蓄毒成癌,浸淫胃脘,损伤胃气,形成邪实正虚之证。

邱佳信教授认为胃癌的病因主要为脾胃虚弱,兼有痰瘀;治疗以健脾益气为基础,兼以清热解毒、软坚散结、活血化瘀、补肾培本。

潘敏求教授认为胃癌的基本病机是瘀、毒、虚3个方面,临床治疗根据胃癌的不同时期进行辨证施治,灵活应用。胃癌术后,气血亏虚,宜补益气血为主;化疗期间,正邪相争,以扶正解毒为主;放化疗后,正复邪存,应调补脾肾。始终不忘扶正祛邪,平调阴阳。

王晞星教授认为,胃癌的病因病机多从脾胃虚弱或脾胃失调而论,为本虚标实之病。治疗以辨证为基础,分为肝胃不和、痰毒瘀结、肝胃阴虚、脾虚气滞4型。在辨证基础上辨病治疗,用药首重健脾,顾护胃气,推崇经方。

目前,胃癌治疗多由气、痰、湿、瘀互结所致,故理气、化痰、燥湿、活血化瘀是本病主要治标之法;后期出现胃热伤阴、脾胃虚寒、气血两虚者,则应标本兼顾,扶正与祛邪并进。本病病位在胃,多有脾胃气机阻滞,气化不利,运化无权,在治疗中应始终重视顾护脾胃,勿损正气,也是应遵从的治疗原则,这一点对中晚期患者和放化疗患者更为重要。只有胃气得充、脾气得健,才能使气血生化有源,也才能助药以祛邪。但补虚时,用药也不可过于滋腻,以免呆滞脾胃,同时在辨证论治的基础上,结合选用具有一定抗胃癌作用的中草药。

附四:方剂选要

(一)上古至隋唐时期

从汉朝的《金匮要略》之后,方剂不断丰富发展。

1. 旋覆代赭石汤

来源:《伤寒论》

组成：旋覆花三两，人参二两，生姜五两，代赭石一两，大枣（十二枚），炙甘草三两，半夏（半升）。

用法：七味，以水一斗，煮取六升，去滓，再煎，取三升，温服一升，日三服。

功效：降逆化痰，益气和胃。

原文："伤寒发汗，若吐若下，解后，心下痞硬，噫气不除者，旋覆代赭石汤主之。旋覆代赭石汤方：旋覆花三两（味咸温），人参二两（味甘温），生姜五两（切，味辛温），代赭石一两（味苦寒），大枣十二枚（瓣，甘温），甘草三两（炙，味甘平），半夏半升（洗，味辛温）。上件七味，以水一斗，煮取六升，去滓，再煎，取三升，温服一升，日三服。"

2. 大半夏汤

来源：《金匮要略》

组成：半夏三升（洗），人参三两（切），白蜜（一升）。

用法：上三味，以泉水一斗二升，并蜜和，扬之二百四十遍，煮药取二升半，温服一升，日再服。

功效：补中降逆。

原文："胃反呕吐者，大半夏汤主之。"

3. 茯苓泽泻汤

来源：《金匮要略》

组成：茯苓半斤，泽泻四两，甘草一两，桂枝二两，白术三两，生姜四两。

用法：上六味，以水一斗，煮取三升，内泽泻，再煮取二升半，温服八合，日三服。

功效：温胃化饮，降逆止呕。

原文："胃反，吐而渴，欲饮水者，茯苓泽泻汤主之。"

4. 野狼毒丸

来源：《备急千金要方》

组成：野狼毒五两，半夏、杏仁各三两，桂心四两，附子、蜀椒、细辛各二两。

用法：上七味，末之，别捣杏仁，蜜和饮服，如大豆二丸。

功效：温阳化痰，软坚消积。

5. 九物五膈丸

来源：《外台秘要》

组成：麦门冬、蜀椒各三两，远志三两，炙甘草五两，炮附子一两，干姜三两，人参四两，桂心三两，细辛三两。

用法：捣筛蜜和，微使淖，置有盖器中，先食服大如弹子丸一丸，置喉中稍咽之，喉中胸中当热。药力稍尽，复含一丸，日三四夜一二服，服药七日愈，二十日平复，若不能含者，可一大丸作二小丸，尽服之。唯夏月合乃益麦门冬甘草人参耳。

功效：温阳益阴，散寒开膈。

（二）宋至金元时期

宋至金元时期，此期方剂杂出，可谓治疗胃癌方剂最多的时期，并对后世医家产生重大影响，尤其《太平惠民和剂局方》所载方以及金元四大家所创方剂，后世医家多借鉴于此。

1. 五膈宽中散

来源：《太平惠民和剂局方》

组成：白豆蔻（去皮）二两，甘草（炙）五两，木香三两，浓朴（去皮，生姜汁炙熟）一斤。

用法：上为细末。每服二钱，入生姜二片，盐少许，沸汤点服，不计时。

功效：温中理气，宽中降逆。

原文："五膈宽中散，治因忧恚、寒热，动气伤神，致阴阳不和，脏腑生病，结于胸膈之间，遂成五膈之病。一曰忧膈，胸中气结，津液不通，饮食不下，羸瘦短气；二曰恚膈，心下实满，噫辄醋心，饮食不消，大小便不利；三曰气膈，胸胁逆满，噎塞不通，噫闻食臭；四曰寒膈，心腹胀满，咳嗽气逆，腹上苦冷雷鸣，绕脐痛，不能食肥；五曰热膈，五心中热，口中烂生疮，四肢烦重，唇口干燥，身体或热，腰背疼痛，胸痹引背，不能多食。及一切气疾，并皆治之。白豆蔻（去皮）二两，甘草（炙）五两，木香三两，浓朴（去皮，生姜汁炙熟）一斤。上为细末。每服二钱，入生姜二片，盐少许，沸汤点服，不计时。"

2. 膈气散

来源：《太平惠民和剂局方》

组成：肉豆蔻仁、木香、干姜、浓朴、青皮、甘草各十两。

用法：上为细末。每服二钱，水一盏，入生姜二片，枣半个，同煎七分，和滓热服。如不及煎，入盐少许，沸汤点服亦得，不拘时候。

功效：温中行气，消积降逆。

原文：膈气散，治"五种膈气，三焦痞寒，胸膈满闷，背脊引疼，心腹膨胀，胁肋刺痛，食饮不下，噎塞不通，呕吐痰逆，口苦吞酸，羸瘦少力，短气烦闷"。肉豆蔻仁、木香、干姜、浓朴（去粗皮，生姜汁制，炒）、青皮（去白）、甘草（煨）各五两，三棱（炮）益智仁、莪术（炮）、肉桂（去粗皮）、陈皮（去瓤）、槟榔、枳壳（去瓤，麸炒），各十两。上为细末。每服二钱，水一盏，入生姜二片，枣半个，同煎七分，和滓热服。如不及煎，入盐少许，沸汤点服亦得，不拘时候。

3. 五噎散

来源：《三因极一病证方论》

组成：人参、茯苓、浓朴（去粗皮，锉，姜汁制，炒）、枳壳（麸炒去瓤）、桂心、甘草（炙）、诃子（炮去核）、白术、橘皮、白姜（炮）、三棱（炮）、神曲（炒）、麦（炒）各二两，木香（炮）、槟榔、蓬术（炮）各半两。

用法：上为末，每服二钱，水一盏，生姜三片，枣子一枚，煎七分，空心温服；盐汤点亦得。

功效：温中理气，降逆导滞。

原文："五噎散治五种噎，食饮不下，胸背痛，呕哕不彻，攻刺疼痛，泪与涎俱出。人参、茯苓、浓朴（去粗皮锉，姜汁制炒）、枳壳（麸炒去瓤）、桂心、甘草（炙）、诃子（炮去核）、白术、橘皮、白姜（炮）、三棱（炮）、神曲（炒）、麦蘖（炒）各二两，木香（炮）、槟榔、蓬术（炮）各半两。上为末，每服二钱，水一盏，生姜三片，枣子一枚，煎七分，空心温服；盐汤点亦得。"

4. 沉香散

来源：《三因极一病证方论》

组成：白术、茯苓各半两，木通、当归、橘皮、青皮、大腹子、大腹皮、槟榔、芍药各一两，甘草（炙）一两半，白芷三两，紫苏叶四两，枳壳（麸炒去瓤取）三两。

用法：上为末，每服二钱，水一盏，姜三片，枣一枚，煎七分，空腹温服。

功效：理气通噎，宽中开胃。

原文："沉香散治五噎五膈，胸中久寒，诸气结聚，呕逆噎塞，食饮不化，结气不消。常服宽气通噎，宽中进食。"

5. 嘉禾散

来源：《三因极一病证方论》

组成：枇杷叶（去毛，姜汁涂炙）、薏苡仁（微炒）、缩砂仁、人参、茯苓各一两，石斛（细锉，用酒拌和，微炒）、大腹子（微炒）、沉香、木香、藿香、杜仲（去皮，姜酒涂，炙微焦）、随风子（如无，陈紧小诃子代）各三分，谷蘖（微炒）、白豆蔻、五味子（微炒）、桑白皮、丁香、槟榔、青皮各半两，半夏饼（炙黄）、神曲各一分，甘草（炙）两半，陈皮三分，白术（炒）二两。

用法：上为末，每服二钱，水一盏，生姜三片，枣三枚，煎至七分，温服，不计时。五噎，入干柿一枚同煎，十服见效；膈气吐逆，羸困，入薤白三寸、枣五枚同煎。

功效：补虚健脾，和胃降逆。

原文："嘉禾散治中满下虚，五噎五膈，脾胃不和，胸膈痞闷，胁肋胀满，心腹刺痛，不思饮食，如中焦虚痞，不任攻击，脏腑虚寒，不受峻补；或因病气衰，不复常，禀受怯弱，不能多食，尤宜服之。"

6. 盐津丸

来源：《三因极一病证方论》

组成：独头蒜（不拘多少，每个开七窍，入去皮江子七粒，湿纸裹煨，研为膏，非大蒜也）、丁香、橘红、木香、荜茇、胡椒。

用法：上等分为末，用蒜膏为丸，如梧子大。先嚼盐少许，令生津液，干咽二粒，渐加至三五丸，临卧服。

功效：温中行气。

原文："盐津丸治五疟八癖。"

7. 二香三棱丸

来源：《圣济总录》

组成：丁香、木香各一两，荆三棱（煨锉）、鸡爪、三棱、石三棱各三分，硇砂（研）、牵牛子（炒）、大黄（炮）、蓬莪术（炮）各半两，槟榔（锉）一两，巴豆五十个（去皮心，出油七分，细研），乌梅肉（焙干）二两。

用法：上一十二味，捣研为末，再研匀。酒者面糊和丸。如绿豆大，每服五丸至七丸，陈橘皮汤下。

功效：消积散痞，温中理气。

原文："二香三棱丸方治痃癖结块。面黄肌瘦，心腹引痛，不欲饮食，宿滞冷痰。"

8. 缓冲汤

来源：《圣济总录》

组成：干姜（炮）、槟榔、甘草（炙）各一分，鳖甲（去裙襕，醋炙）、附子（炮裂，去皮脐）、芍药（炒）、陈橘皮（汤浸，去白焙）、厚朴（去粗皮，生姜汁炙）、人参、枳壳、桂（去粗皮）、半夏（汤洗去滑七遍，焙）各半两。

用法：上一十二味，锉如麻豆，每服五钱匕，水一盏半，生姜五片，煎取八分，去滓温服。

功效：温中健脾，理气降逆。

原文："缓冲汤方，治痃气急痛，腹胀胃脘痛，呕逆不下食。"

9. 肉豆蔻散

来源：《圣济总录》

组成：肉豆蔻仁、枳壳（去瓤，麸炒）各三分，芜荑（炒）二两，吴茱萸（汤洗焙）、木香各半两，高良姜一两，生姜（并皮用）一斤。

用法：上七味，锉如麻豆，拌匀，面裹煨，令香热。去面取药，捣罗为散，每服二钱匕，冷生姜茶清调下。

功效：温中祛寒，行气止呕。

原文："肉豆蔻散方治痃气胃中寒癖，不思食。"

10. 白术丸

来源：《圣济总录》

组成：白术、蓬莪术（炮锉）、木瓜（切焙）、桂（去粗皮）、陈曲（炒别为末）、木香、芜荑（炒）、姜屑各半两，北亭（汤研滤清，入曲末同煎成膏）、益智各三分。

用法：上一十味。捣罗九味为末，用北亭膏搜和，丸如梧桐子大，每服二十丸，炒生姜盐汤下。

功效：健脾利湿，温阳化饮。

原文："白术丸方治积冷痃气，口吐清水，面色萎黄。"

11. 大通散

来源：《圣济总录》

组成：沉香（锉）、木香、白术、陈橘皮（汤浸去白焙）、桑根白皮（锉）、木通（锉）各一分，胡椒一钱（一字），黑牵牛三两（半生半炒，捣取粉一两半，余者不用）。

用法：上八味，除牵牛外，别捣罗为细散，每服一钱匕，入牵牛末一钱匕，五更初以沸汤点，腊茶调热服，却卧，不住以热茶及热粥投饮，取利为效。少壮多用牵牛，少用药末。老弱多用药末，少用牵牛。

功效：行气降逆，消积散滞。

原文："大通散方治痃癖积聚。腹胀气逆，烦满呕逆。"

12. 益胃散

来源：《内外伤辨惑论》

组成：陈皮、黄芪以上各七钱，益智仁六钱，白豆蔻仁、泽泻、干姜、姜黄以上各三钱，缩砂仁、甘草、厚朴、人参以上各二钱。

用法：上为细末，每服三钱，水一盏，煎至七分，温服，食前。

功效：益气健脾，温中行气。

原文："益胃散治服寒药过多，或脾胃虚弱，胃脘痛。……如脉弦，恶寒腹痛，乃中气弱也，以仲景小建中汤加黄芪，钱氏异功散加芍药，选而用之。如渴甚者，以白术散加葛根倍之。"

13. 生姜散

来源：《圣济总录》

组成：生姜（切炒）三两，蓬莪术（锉炒）一两，陈橘皮（汤浸去白炒）、甘草（锉炒）各二两。

用法：上四味，捣罗为散，每服一钱匕，入盐少许，沸汤点服。

功效：健脾和胃，降逆止呕。

原文："治胃反吐逆不止，心膈不利，饮食减少，生姜散方。"

14. 人参汤

来源：《圣济总录》

组成：人参、泽泻、甘草（炙）、桂（去粗皮）各二两，陈橘皮（汤浸去白，切炒）、干姜（炮）各一两，赤茯苓（去黑皮）四两，青竹茹三两，大黄（锉，炒）二两。

用法：上九味，粗捣筛，每服五钱匕，水二盏，煎至一盏，去滓温服，日三夜一。

功效：温中健脾，化湿和胃。

原文："治胃反，食下便吐，人参汤方。"

15. 藿香丸

来源：《圣济总录》

组成：藿香叶、木香各一两半，半夏（汤洗去滑）二两，丁香、槟榔（锉）各三分，白术一两，荜澄茄、红豆蔻（去皮）各半两。

用法：上八味，捣罗为末，酒煮面糊，和丸梧桐子大，每服二十丸，橘皮汤下，不拘时候。

功效：温中化湿，降逆行滞。

原文："治反胃吐逆，虚气上攻，心疼腹痛，多吐酸水，藿香丸方。"

16. 缓气丸

来源：《圣济总录》

组成：木香半两，桂二两，人参二两，白术二两，吴茱萸二两，浓朴二两，诃黎勒皮二两，附子一两半，阿魏（研）半两。

用法：上九味，捣研为末，炼蜜为丸，如梧桐子大，每服三十丸，温熟水下，不计时候。

功效：益气消痰，温中散滞。

原文："治阴阳气不升降，痞气膈气，心痛腹痛，咽喉噎闷，气道不匀，呕吐痰沫，饮食不下，大便秘利，不定，或里急后重，大腹痛不可忍，此药养气消痰，温中散滞，缓气丸方。"

17. 吴茱萸丸

来源：《圣济总录》

组成：吴茱萸三分，胡椒、人参、当归各半两，甘草半两，姜半夏一两，白矾半两。

用法：上七味，捣罗为细末，以半夏膏和丸，如稍硬，添姜汁，丸如梧桐子大，每服七丸，桑柳枝各二十一茎，银器内煎汤吞下，日三服，忌诸毒物，唯可食油煎猪脾软饭。

功效：益气健脾，温中和胃。

原文："治年深膈气翻胃，饮食之物，至晚皆吐出，悉皆生存不化，膈上常有痰涎，时时呕血，胸中多酸水，吐清水无时，夜吐辄至晓，日渐羸瘦，腹中痛楚，时复冷滑，或即闭结，吴茱萸丸方。"

18. 五积丸

来源：《丹溪手镜》

组成：黄连（肝肾五钱，脾七钱，心肺一两五钱），浓朴（肝心脾五钱，肺肾八钱），川乌（肝肺一钱，心肾脾五钱），干姜（肝心五分，肺肾钱半），茯苓一钱五分，人参（脾肺肝二钱，心五钱），巴豆霜五分。

用法：上为末，巴豆霜旋入蜜炼为丸如桐子大，初二丸，加至微溏。

功效：温中益气，消积化痞。

原文："五积丸……又有虚人不宜攻，以蜡匮其药，且久留磨积。肝积加柴胡二两，皂角二钱，川椒四钱，昆布、莪术各二钱半。心积加黄芩三钱，茯苓、桂、丹参、菖蒲各一钱。肺积加桔梗、天门冬、山棱、青皮、陈皮、白豆蔻各一钱，川椒、紫菀各一钱半。肾积加玄胡三钱，苦楝三钱，全蝎、附子一钱，泽泻二钱，独活一钱，菖蒲二钱，桂三分，丁香五分。脾积加吴茱萸、宿砂、茵陈、芩各二钱，泽泻一钱，椒五分，秋冬加朴一倍，减芩、连。服人觉热加连，觉闷乱加桂，气短减朴。"

19. 消块丸

来源：《丹溪手镜》

组成：山棱、莪术（削坚）、青皮、陈皮（破气）、香附（开气）、桃仁、红花（治血）、灵脂（破血）、牛膝（活血）、二陈汤（开皮里膜外之痰）、石碱（破痰块）、甘草、黄连（吴茱萸炒、益智子炒）、山楂（破食块）、葵根、白术。

用法：上为末，醋糊为丸，用葵根、石碱、白术汤下。

功效：软坚消积，理气行滞。

20. 化气汤

来源：《丹溪手镜》

组成：缩砂、桂心、木香、胡椒一钱，甘草（炙）、茴香（炒）、丁香、青皮、陈皮、莪术（炮）各五钱，沉香一钱。

用法：上为末，生姜、紫苏、盐、酒调下三钱。

功效：温中行气，降逆化痞。

原文："化气汤治息积，癖于腹胁之下，腹满疼痛，呕吐酸水。"

21. 散聚汤

来源：《丹溪手镜》

组成：半夏、槟榔、当归三钱，桂心、杏仁二两，茯苓、炮附子、甘草、川芎、吴茱萸、浓朴、枳壳各一两。

用法：上锉。水煎，姜三片。大便不利，加大黄。

功效：行气散滞，温中降逆。

原文："散聚汤治六聚，状如瘕，随气上下，心腹绞痛，攻刺腰胁，喘咳满闷腹胀。"

22. 香棱丸

来源：《丹溪心法》

组成：三棱六两，青皮、陈皮、莪术、炒枳壳、枳实、炒莱菔子、香附、砂仁、当归梢、木香、炙甘草各一两，槟榔六两，山楂四两。

用法：上为末，醋糊丸。每服三五十丸，白汤下。

功效：行气散滞，消积降逆。

原文："香棱丸，治五积六聚气块。"

23. 保和丸

来源：《丹溪心法》

组成：山楂六两，神曲二两，半夏、茯苓各三两，陈皮、连翘、萝卜子各一两。

用法：上为末，炊饼丸如梧子大。每服七八十丸，食远白汤下。

功效：消食化积，健脾降气。

原文："保和丸治一切食积。"

（三）明清时期

明清时期，诸多医著流传于世，胃癌相关方剂辈出，但多沿用古方或以其化裁，而部分自创方剂，如《医学心悟》中所载启膈散、《医学衷中参西录》所载参赭培气汤等，至今仍为临床医家治疗胃癌所喜用。

1. 二陈汤

来源：《景岳全书》引《太平惠民和剂局方》

组成：半夏、橘红各五两，茯苓三两，炙甘草一两半。

用法：每服四钱，用水一钱，生姜七片，乌梅一个，同煎六分，去滓，热服，不拘时候。

功效：燥湿化痰，理气和中。

原文："凡肥胖之人，鲜有噎证，间或有之，宜用二陈加人参、白术之类。血虚瘦弱之人，用四物合二陈，加桃仁、红花、韭汁、童便、牛羊乳之类。七情郁结而成噎膈者，二陈合香附、抚芎、木香、槟榔、瓜蒌、砂仁之类。饮酒人患噎膈，以二陈加黄连、砂仁、砂糖之类。胸膈有热者，加黄连、黄芩、桔梗、瓜蒌之类。脾不磨者，加神曲、砂仁、麦芽之类，以助消导。噎膈，大便燥结之甚者，必用大黄，或用二陈汤加酒蒸大黄、桃仁以润之，乃急则治标之法也。或用四物汤加桃仁、童便、韭汁，多饮牛羊乳为上策。"

2. 枣肉平胃散

来源：《景岳全书》引《太平惠民和剂局方》

组成：陈橘皮（去皮）、厚朴（去粗皮，姜制，炒香）各三斤二两，甘草（炒）、生姜、红枣各二斤，苍术（去粗皮，米泔浸二日，炒）五斤。

用法：马剥儿，即王瓜，烧存性。每一钱，用枣肉平胃散二钱，温酒调服，食即可下。

功效：调气暖胃，化食消积。

原文："枣肉平胃散治膈噎。……然后随病源调理，神效。"

3. 汉防己散

来源：《医学纲目》

组成：汉防己五钱，官桂一两，细辛七钱半，陈皮（去白）一两，羚羊角（末）、紫苏各七钱半，杏仁（汤洗，去皮尖）一两。

用法：上为细末，每服三钱，生姜三片，水煎，日二。

功效：温中行气，消痰降逆。

原文："汉防己散　治五噎。"

4. 缠金丹

来源：《景岳全书》引《普济本事方》

组成：丁香、木香、沉香、槟榔、官桂、胡椒、硇砂（研）、白丁香各一钱，白豆蔻、飞矾各一钱（研），马兜铃、南星、五灵脂、瓜蒌根、半夏各半两，朱砂三钱。

用法：上为细末，入二味研药和匀，生姜汁煮糊丸，如桐子大。每服三丸，生姜汤下，或干嚼萝卜汤下。

功效：温中降逆。

原文："治五种积气及五噎，胸膈不快，停痰宿饮，缠金丹。"

5. 五噎膈气丸

来源：《景岳全书》

组成：麦门冬、甘草各五钱，人参四钱，桂心、细辛、川椒、远志（去心，炒）各三钱，附子、干姜各二钱。

用法：上为末，炼蜜丸，如鸡豆大。绵裹二丸含化，食后日三、夜三服。

功效：益气温中，健脾养胃。

原文："治气食忧劳思虑，五噎膈气丸。……胸中当热，七日愈。"

6. 启膈散

来源：《医学心悟》

组成：沙参三钱，丹参三钱，茯苓一钱，川贝母（去心）一钱五分，郁金五分，砂仁壳四分，荷叶蒂二个，杵头糠五分。

用法：水煎服。

功效：润燥解郁，化痰降逆。

原文："启膈散通噎膈，开关之剂，屡效。……虚者，加人参。前症若兼虫积，加胡连、芜荑，甚则用河间雄黄散吐之。若兼血积，加桃仁、红花，或另以生韭汁饮之。若兼痰积，加广橘红。若兼食积，加卜子、麦芽、山楂。"

7. 调中散

来源：《医学心悟》

组成：北沙参三两，荷叶（去筋净）一两，广陈皮（浸去白）一两，茯苓一两，川贝母（去心，黏米拌炒）一两，丹参三两，陈仓米（炒熟）三两，五谷虫（酒炒焦黄）一两。

用法：共为细末。每用米饮调下二钱，日二服。

功效：降逆通膈，开关和胃。

8. 木香槟榔丸

来源：《医学原理·积聚门》

组成：木香、槟榔各二两，胡椒五钱，肉蔻一两，硇砂（飞过，生姜汁煮，另研）三钱，干漆（炒尽烟为度）五钱，肉桂一两。

用法：上为末，炼蜜丸如梧子大。每以陈皮汤下三五十丸。

功效：行气导积，和荣通脉。

原文："木香槟榔丸治腹胁走痛，口吐清水，此乃中气涩滞所致。盖人之气血，热则流通，寒则凝滞而积聚之痛生焉。治法当以辛温之剂行气导积。故用木香、槟榔之辛导积以行滞气，胡椒、肉蔻之辛温和脾胃以止呕吐，硇砂、干漆以导积，肉桂和荣卫以通血脉。"

9. 伏梁丸

来源：《医学原理·积聚门》

组成：川乌（辛热）五钱，巴霜（另研）五钱，官桂（辛甘热）五钱，干姜（辛热）七钱，红豆（辛热）五钱，丹参（苦辛热）一两，黄连（苦寒）二两，黄芩（苦寒）一两，人参（甘温）二两，厚朴（苦辛温）两半，菖蒲（苦辛温）五钱，茯神（甘平）一两。

用法：共为末，入巴霜和匀，炼蜜丸如梧子大。服法如前，以淡黄连汤下。

功效：散寒开郁，利湿行气。

原文："伏梁丸治心之积，近脐上大如臂，上至心下，久不愈令人烦心。盖积症由寒湿郁热而成。法当用辛热之剂以散寒郁，苦寒之剂以清湿热。故用川乌、巴霜、官桂、干姜、红豆等诸辛热，以散寒郁，芩、连、丹参等诸苦寒，以清湿热，人参补正气，厚朴行滞气，菖蒲、茯神以为心经引使。"

10. 散聚汤

来源：《医学原理·积聚门》《丹溪心法》

组成：厚朴（苦辛温）一钱，槟榔（辛温）七分，橘红（辛温）一钱，枳壳（辛温）一钱，杏仁（苦甘温）七分，川芎（辛温）七分，附子（辛热）五分，桂心（甘热）六分，吴萸（苦辛热）八分，茯苓（甘平）一钱，半夏（苦辛温）八分，炙草（甘温）八分，当归（辛甘温）二钱。

用法：水煎，温服。

功效：散气理血。

原文："散聚汤治一切气积夹痰。经云：辛以散气。故用厚朴、槟榔、橘红、枳壳、川芎、桂心、附子、吴茱萸等诸辛剂以散郁气，佐杏仁、茯苓、半夏等以豁痰，甘草以和药性，当归分理气血，各归其所。……如大便秘者，加大黄一钱。"

11. 香棱丸

来源：《医学原理·积聚门》《丹溪心法》

组成：青皮（苦辛寒）二两，陈皮（苦辛温）二两，枳实（苦辛寒）四两，枳壳（辛温）二两，砂仁（苦甘平）两半，木香（苦辛温）二两，槟榔（苦辛温）二两，三棱（苦辛）三两，鳖甲（甘平）一两，牛膝（苦辛温）一两，硇砂（辛寒）五钱，神曲（辛温）二两，山楂（去核）三两，桃仁（苦甘温）二两，萝菔子（辛温）二两，归梢（辛温）二两，香附（苦辛温）二两，麦芽（甘温）二两，莪术（苦辛温）三两，甘草（甘温）一两，黄连（苦寒）二两。

用法：上药共为末，以咸糊丸梧子大。白汤下五七十丸。

功效：理气行瘀，削坚攻积

原文："香棱丸治一切五积六聚及气块等症。是以用青皮、陈皮、枳实、枳壳、香附、砂仁、木香、槟榔等以散滞疏郁，三棱、莪术、鳖甲、牛膝、硇砂等以削坚攻积，神曲、山楂、麦芽、等以化宿食，桃仁、归梢以行瘀血，萝菔子豁痰，甘草和药性，黄连以清湿热。"

12. 玉浮丸

来源：《普济方》引《永类钤方》

组成：人参、白僵蚕（炒去丝）、白术、干姜（炮）、丁香、肉豆蔻（面裹煨）、橘红、白豆蔻仁、麦蘖（炒）、附子（炮去皮脐）、木香、南星（炮）、槟榔、半夏（汤浸七次）、甘草（炙）各等分。

用法：上为末，每服二钱，生面一钱和匀，生姜自然汁拌，入百沸汤煮令极沸和丸药，丸梧桐子大，用淡姜汤下，不拘时。病甚者不过三服，恶热药者去附子，大便秘者去肉豆蔻。

功效：温中和胃，化痰顺气。

原文："玉浮丸出《永类钤方》，治男子妇人脾胃虚弱，一切呕吐及久新翻胃，不问得病之由，皆可服之，真良方也。"

13. 厚朴煎丸

来源：《普济方》

组成：橘皮三两，甘草、厚朴、茯苓、桂心、细辛、杏仁、竹皮各二两，槟榔十枚，前胡八两，生姜五两，人参一两。

用法：上咀，水一斗三升，煮取三升，分三服。

功效：温中健脾，行气化饮。

原文："厚朴煎丸，佐助胃气。忌生冷鱼腥黏腻，并硬物一两月，则全愈矣。孕妇不可服。治胃翻，朝食暮吐，食讫腹中刺痛，背怯冷。"

14. 丁香饼

来源：《普济方》

组成：丁香、木香各一两，人参、荜澄茄各三钱，白豆蔻、肉豆蔻、半夏曲、神曲各五钱，白术、陈皮各一两五钱，甘草二钱。

用法：上为末，生姜汁煮糊作饼，如棋子大，每服一饼细嚼，生姜汤空心下。

功效：温中行气，化痰降逆。

原文："丁香饼治脾胃虚寒。痰逆呕吐。饮食减少。五膈五噎。反胃恶心。并皆治之。……治胃反。吐食不消。吐逆不止。"

15. 沉香透膈丸

来源：《普济方》引《德生堂方》

组成：丁香、沉香、木香各一两，粉霜五钱，硇砂三钱，巴豆四十九个（大者，去油），麝香一钱，信二钱（用锡炒，去锡），朱砂五钱。

用法：上为末，酒糊丸如粟米大，每服十五丸，病轻者七丸，冷姜汤送下。

功效：温中顺气，祛痰消积。

原文："沉香透膈丸（出德生堂），治反胃吐食，一切膈气噎气，只三服见效。如三服不见效，不可治之。"

16. 通橘汤

来源：《普济方》引《圣济总录》

组成：昆布、白术各一两，丁香、槟榔、诃黎勒皮、木香、半夏各三分，炒大黄五钱。

用法：上咀，每服三钱，水一盏，生姜三片，煎六分，去滓温服。

功效：化痰散结，理气消积。

原文："得食则吐。或朝食夜吐。名曰胃反。或气噎不饮食。数年羸消。虽饮水亦同。此方疗。"

17. 半夏饮子

来源：《普济方》

组成：半夏八分，炙厚朴、人参、白术各四两，粳米二（一）合，橘皮四分，京枣七枚，生姜七片。

用法：上咀，水二大升，煎取一升，去滓，分温四服。空腹服，二服。忌羊肉饧。

功效：健脾化痰，降逆和胃。

原文："半夏饮子治饮食吐逆。水谷不化。此为胃反。"

18. 安中散

来源:《普济方》

组成:玄胡索(去皮)、良姜(油炒)、干姜(炮)、茴香(炒)、肉桂各五两,牡蛎(煅)四两,甘草(炒)十两。

用法:上为末,每服二钱,热酒调下,妇人淡醋汤调,不饮酒,盐汤下,不拘时。

功效:温中和胃,行气止痛。

原文:"安中散治远年近日脾疼翻胃,口吐酸水,寒邪之气留于内,停积不消,胸膈胀满,攻刺腹胁,恶心呕逆,面黄肌瘦,四肢倦怠。又治妇人血气刺痛,小腹连腰攻疰疼痛。"

19. 肉豆蔻饮

来源:《普济方》引《圣济总录》

组成:肉豆蔻(炮去壳)四枚,高良姜、白芷、人参、赤茯苓(去黑皮)、槟榔(锉)各一两五钱。

用法:上咀,每服三钱,水一盏半,韭白三寸切,煎至一盏,去滓,空心温服,如人行五里再服。

功效:益气健脾,温中止呕。

原文:"肉豆蔻饮,出《圣济总录》。治反胃,饮食入口即吐。"

20. 厚朴饮

来源:《普济方》引《圣济总录》

组成:厚朴、生姜各一两五钱,槟榔三枚,肉豆蔻一两,吴茱萸三分,陈皮一两。

用法:上咀,每服三钱,水一盏,去滓,空心温服,如人行五里再服。

功效:温中化痰,行气降逆。

原文:"厚朴饮出《圣济总录》,治胃反,两胁烦胀,食不消化。"

21. 缠金丹

来源:《普济本事方》

组成:木香、丁香、沉香、槟榔、官桂、胡椒、硇砂、白丁香、肉豆蔻、飞矾各一分,马兜铃、南星、五灵脂、瓜蒌根、半夏各半两,朱砂三分。

用法:上为细末,入硇砂、朱砂二味,同药研和匀。生姜汁煮糊,圆如梧子大,朱砂为衣。每服三圆,生姜汤下,或干嚼萝卜下。

功效:温中行气,化痰消积。

原文:"缠金丹治五种积气及五噎,胸膈不快,停痰宿饮。"

22. 枳壳散

来源:《普济本事方》

组成：枳壳、荆三棱、橘皮、益智仁、蓬莪术、槟榔、肉桂各一两，干姜、厚朴、甘草、青皮、木香、肉豆蔻各半两。

用法：上为细末。每服二钱，水一盏，生姜三片，枣一个，同煎至七分，热服，盐点亦得，不拘时候。

功效：顺气宽中，消痰化积。

原文："治五种积气，三焦痞塞，胸膈满闷，背脊引疼，心腹膨胀，胁肋刺痛，食饮不下，噎塞不通，呕吐痰逆，口苦吞酸，羸瘦少力，短气烦闷。常服顺气宽中，消痞癖、积聚，散惊忧恚气。宜服枳壳散。"

23. 大营煎

来源：《罗氏会约医镜》

组成：当归二三钱，熟地三钱，枸杞二钱，炙草一钱，杜仲钱半，牛膝（酒蒸）钱半，肉桂一二钱，肉苁蓉三钱（酒洗）。

用法：水煎服。

功效：养血润燥，温阳开膈。

原文："大营煎治噎膈便结，阴虚无火者，此血燥也。……如气虚者，加人参。若中气虚寒呕恶者，加炒干姜一钱。如干燥之甚者，加蜜糖三四钱，生威参七八钱，得大便润而下之。早服八味，午服六君子汤。如气血未至大虚，而下焦胀闭之甚者，则不得不暂为通之。"

24. 木香流气饮

来源：《秘传证治要诀及类方》引《局方》

组成：半夏（汤洗七次）二两，陈皮（去白）二斤，厚朴（去粗皮，姜制，炒）、青皮（去白）、甘草、香附（炒，去毛）、紫苏叶（去枝、梗）各一斤，人参、赤茯苓（去黑皮）、干木瓜、石菖蒲、白术、白芷、麦门冬各四两，草果仁、肉桂（去粗皮，不见火）、蓬莪（煨，切）、大腹皮、丁香皮、槟榔、木香（不见火）、藿香叶各六两，木通（去节）八两。

用法：每四钱，水盏半，姜三片，枣二枚，煎七分，去滓热服。

功效：调顺荣卫，通流血脉，快利三焦，安和五脏。

原文："应诸痞塞胀满，胸膈不利，或气上逆，或腹疼痛，并宜木香流气饮。应膈上诸般冷气，不问痞塞，及疼痛，且与姜汁一二盏，痰饮尤宜。"

25. 阿魏撞气丸

来源：《医学入门》

组成：小茴、青皮、甘草、陈皮、莪术、川芎各一两，生姜四两（用盐五钱淹一宿）胡椒、白芷、肉桂、砂仁、丁香皮炒各五钱。

用法：为末，用阿魏一钱半，和面糊丸芡实大，每药一斤，用朱砂七钱为衣，每三五丸。

功效：温中降气，活血散结。

原文："阿魏撞气丸，小茴、青皮、甘草、陈皮、莪术、川芎各一两，生姜四两（用盐五钱淹一宿），胡椒、白芷、肉桂、砂仁、丁香皮炒各五钱，为末，用阿魏一钱半，和面糊丸芡实大，每药一斤，用朱砂七钱为衣，每三五丸，男子气痛炒姜盐汤下，妇人血气痛醋汤下。治五种噎疾，九种心痛，痃癖气块，冷气攻刺，腹痛肠鸣，呕吐酸水，男子疝气，女人血气。"

26. 参赭培气汤

来源：《医学衷中参西录》

组成：潞党参六钱，天门冬四钱，生赭石八钱（轧细），清半夏三钱，淡苁蓉四钱，知母五钱，当归身三钱，柿霜饼五钱（服药后含化，徐徐咽之）。

用法：水煎服。

功效：补中益气，降逆消痰。

原文："参赭培气汤治膈食。……观膈证之病剧者，大便如羊矢，固因液短，实亦肠细也。况中气不旺，胃气不能息息下降，而冲气转因胃气不降，而乘虚上干，致痰涎亦随逆气上并，以壅塞贲门。夫此时贲门已缩如藕孔，又加逆气痰涎以壅塞其间，又焉能受饮食以下达乎？故治此证者，当以大补中气为主，方中之人参是也。以降逆安冲为佐，以清痰理气为使，方中之赭石、半夏、柿霜是也。又虑人参性热、半夏性燥，故又加知母、天冬、当归、柿霜，以清热润燥、生津生血也。用苁蓉者，以其能补肾，即能敛冲，冲气不上冲，则胃气易于下降。且患此证者，多有便难之虞，苁蓉与当归、赭石并用，其润便通结之功又甚效也。若服数剂无大效，当系贲门有瘀血，宜加三棱、桃仁各二钱。"

27. 济艰催挽汤

来源：《辨证录》

组成：熟地二两，山茱一两，当归二两，牛膝三钱，玄参一两，车前子一钱。

用法：水煎服。一日一剂，十剂必大顺也。

功效：纯补精血，通畅上下。

原文："夫胃为肾之关门，肾中有水，足以给胃中之用，则咽喉之间，无非津液可以推送水谷；肾水不足，力不能润灌于胃中，又何能分济于咽喉乎？咽喉成为陆地，水干河涸，舟胶不前，势所必至。且肾水不足，不能下注于大肠，则大肠无津以相养，久必瘦小而至艰涩；肠既细小艰涩，饮食入胃，何能推送？下既不行，必积而上泛，不特上不能容而吐，抑亦下不能受而吐也。治法必须大补其肾中之水。方用济艰催挽汤……此方纯补精血，水足而胃中有津，大肠有液，自然上下相通而无阻滞之患。譬如河漕水浅，舟楫不通，粮糈不能输运，军民莫不徬徨而喧哗扰嚷。忽见大雨滂沱，河渠、沟壑无非汪洋大水，则大舸巨舶，得以装载糗粮，自然人情踊跃，关门大开，听其转运，而无所留难也。此症用制肝散亦效甚。白芍一两，吴茱萸五分，黄连一钱，茯苓五钱，水煎服。二剂即愈，何至变成噎膈哉。"

28. 两生汤

来源：《辨证录》

组成：肉桂二钱，附子一钱，熟地二两，山茱萸一两。

用法：水煎服。

功效：温阳滋阴，水火相济。

原文："人有朝食暮吐，或暮食朝吐，或食之一日至三日而尽情吐出者，虽同是肾虚之病，然而有不同者：一食入而即吐，一食久而始吐也。……食久而始吐者，乃肾中之无火也。……治法宜急补肾中之火，然而单补其火，则又不可。肾火非肾水不生，肾火离水则火又亢炎矣。……济之以水，毋论火得水而益生，而水亦得火而更生。水火既济，自然上下流通，何至有翻胃之疾哉。方用两生汤。肉桂二钱，附子一钱，熟地二两，山茱萸一两。水煎服。一剂而吐减半，再剂而吐更减，连服四剂则吐止矣，服十剂而全愈也。"

29. 加味化肾汤

来源：《辨证录》

组成：熟地二两，山茱萸一两，肉桂三钱，巴戟天五钱。

用法：水煎服。

功效：温补脾肾，滋阴润燥。

原文："或谓下寒者，多腹痛反胃，既是肾寒，正下寒之谓也，宜小腹作痛矣，何以食久而吐之病，绝不见腹痛，岂肾寒非欤？不知寒气结于下焦，则腹必疼痛，今反胃之病，日日上吐，则寒气尽从口而趋出矣，又何寒结之有？此症用加味化肾汤亦神效。熟地二两，山茱萸一两，肉桂三钱，巴戟天五钱。水煎服。二剂吐轻，十剂全愈。"

30. 逍遥散

来源：《辨证录》引《局方》

组成：柴胡一钱，白芍五钱，茯神三钱，白术一钱，当归三钱，陈皮三分，甘草一分。

用法：水煎服。

功效：疏肝解郁，养血健脾。

原文："人有时而吐，时而不吐，吐则尽情吐出，此症有似于反胃而非翻胃也。……盖因郁而成之也。……治法不必止吐，而唯在平肝。方用逍遥散。柴胡一钱，白芍五钱，茯神三钱，白术一钱，当归三钱，陈皮三分，甘草一分。水煎服。一剂而吐少止，再剂而吐全愈。愈后，仍以济艰催挽汤，减半分两调理可也。盖逍遥散解郁之后，其木枯渴可知。随用济艰催挽汤急救其水，则木得润而滋荣，自然枝叶敷荣矣，何至拂郁其性而作吐哉。此症用增减逍遥散亦神效。白芍五钱，茯苓、白术各三钱，陈皮、柴胡、神曲各一钱，白豆蔻一粒。水煎服。四剂愈。"

31. 瓜蒂散

来源：《辨证录》引《伤寒论》

组成：瓜蒂七枚，萝卜子三钱，韭菜汁一合，半夏三钱，天花粉三钱，甘草三钱，枳壳一钱，人参一钱。

用法：水煎服。一剂即大吐，去痰血而愈，不必二剂也。

功效：因势利导，涌吐痰瘀，和胃安中。

原文："人有食后必吐出数口，却不尽出，膈上时作声，面色如平人，人以为脾胃中之气塞也，谁知是膈上有痰血相结而不散乎。……然则治法，但去其膈上之痰血，而吐病不治而自愈也。方用瓜蒂散加味吐之。……瓜蒂散原是吐药，得萝卜子、枳壳以消食，得半夏、天花粉以荡痰，得韭汁以逐血。诚恐过于祛除，未免因吐而伤气，又加入人参、甘草以调和之，使胃气无损，则积滞易扫，何至恶食而再吐哉。"

32. 温胃汤

来源：《证治准绳》

组成：白豆蔻三分，益智、砂仁、厚朴、甘草、干姜、姜黄各二分，黄芪、陈皮各七分，人参、泽泻各三分。

用法：上为细末，每服三钱，水一盏，煎至半盏，食前温服。

功效：温中和胃，益气健脾。

原文："温胃汤治服寒药多，致脾胃虚弱，胃脘痛。"

33. 沉香定痛丸

来源：《万氏家抄济世良方》

组成：沉香二钱，乳香二钱，没药、大黄（炒）各五钱，玄胡索（酒炒）、莪术各三钱，瓦楞子一个（煅红醋淬）。

用法：上为末，醋糊丸，绿豆大。每服九丸，壮实者十一丸，白滚汤送下，行二次，米饮补之即安。

功效：降气化痰，散瘀止痛。

原文："沉香定痛丸治胃脘痛、胸中满闷、停痰积块、滞气壅塞，不拘远年近日，服之即效。"

34. 草灵丹

来源：《万氏家抄济世良方》

组成：草果仁、白豆蔻、玄胡索（酒炒）各五钱，乳香、没药、川芎、五灵脂（炒）、厚朴（姜汁炒）、半夏（姜制）各三钱，砂仁、香附（炒）、山楂肉、枳实（炒）、苍术（炒）各五钱，陈皮四钱，木香二钱。

用法：为末，神曲糊和作锭子。每服一锭，生姜紫苏汤磨下。

功效：消痰化积，理气导滞。

原文："草灵丹治心腹疼痛。"

35. 调元汤

来源：《济世全书》

组成：人参五分，炒白术七分，白茯苓七分，陈皮六分，姜半夏八分，川芎五分，白豆蔻五分，黄连（吴茱萸炒）、酒当归一钱，酒白芍七分，桃仁七分，红花三分，炙甘草三分。

用法：上锉一剂，生姜三片，水煎温服。服至以愈为度。

功效：健脾化湿，和血散瘀。

原文："调元汤主方，治翻胃之总司也。"

36. 开结润燥汤

来源：'《济世全书》

组成：当归、川芎、白芍（酒炒）、怀生地黄、天门冬（去心）、麦门冬（去心）、陈皮、白术（土炒）、半夏（姜炒）、白茯苓（去皮）、藿香、砂仁、枳实、香附、乌药、槟榔、木通、猪苓、黄芩（土炒）、黄柏（乳炒）、知母（乳炒）、甘草。

用法：锉剂，生姜煎服。

功效：养血健脾，理气清火。

原文："开结润燥汤治翻胃，养血健脾，理气清火之剂。……一方加赤芍、赤茯苓。"

37. 活血润膈汤

来源：《济世全书》

组成：当归一钱半，桃仁一钱，陈皮八分，甘草（炙）五分，姜黄连一钱，姜厚朴一钱，大腹皮一钱，红花七分，炒白术七分。

用法：上锉一剂，水煎温服。

功效：活血健脾，理气清胃。

原文："活血润膈汤治膈气翻胃，大便结燥。……善酒加干葛。"

38. 人参利膈丸

来源：《济世全书》

组成：人参、当归、藿香、姜厚朴、枳实（麸炒）、酒大黄各一两，木香、槟榔各七钱半，甘草一两。

用法：上为末，滴水丸，如梧子大，每五十丸，温水送下。

功效：益气养血，化湿导滞。

原文："人参利膈丸治膈噎，胸中不利，大便结燥，痰嗽喘满，脾胃壅滞。此能推陈致新，治膈气之圣药也。"

39. 嘉禾散

来源：《济世全书》《三因极一病证方论》

组成：人参一钱，白术一钱，茯苓七分，半夏八分，陈皮七分，薏苡仁一钱，白豆蔻六个，枇杷叶七分，桑白皮（蜜炒）八分，大腹皮七分，沉香四分，木香三分，槟榔六分，藿香七分，砂仁四分，青皮五分，杜仲一钱，石斛八分，神曲（炒）一钱，麦芽（炒）八分，山楂肉一钱，炙甘草四分，生姜三片。

用法：水煎服。

功效：健脾宽中，行气导滞。

原文："嘉禾散治脾胃不和，胸膈痞闷，气逆生痰，不进饮食，如膈噎、反胃并治，神效。……五膈加干柿；膈气吐逆加薤白、红枣五枚。古方有丁香、五味子、诃子，无山楂，白豆蔻易草豆蔻。"

40. 羊面羹

来源：《济世全书》

组成：滑石六钱，石膏一两，白茯苓一两，半夏三钱，甘草一钱。

用法：上为细末，和匀。每服五钱，以白面二两和剂，搜作小棋子块，用好羊肉二两，加葱花、盐、椒、酱、醋一处熬汁，擂生姜自然汁五钱，将面药棋子先于原汁内煮熟食之，隔一日再依前法食之。

功效：健脾温中，消痰开膈。

原文："羊面羹治翻胃吐食，膈气噎塞。……治翻胃攻补兼施之剂。"

41. 二豆回生丹

来源：《济世全书》

组成：硇砂二钱，雄黄二钱，乳香一钱，朱砂一钱，黑豆四十九粒，绿豆四十九粒，百草霜五钱（微火炒过用）。

用法：上共为细末，用乌梅三十个，取肉和丸，如指顶大，朱砂为衣。每嚼化一丸，良久，将面饼一个，茶泡烂食之。不吐，乃药之效；若吐，再嚼化一丸。忌油腻、盐、醋、怒气。

功效：消积散瘀，利膈止噎。

原文："二豆回生丹治翻胃噎食。"

42. 东垣厚朴丸

来源：《赤水玄珠》

组成：厚朴、蜀椒（去目，微炒）、川乌（炮，去皮）各一两半，紫菀、吴茱萸、柴胡、菖蒲、桔梗、茯苓、官桂、皂角（去皮弦，炙）、干姜（炮）、人参各二两，黄连二两半，巴豆霜五钱。

用法：上蜜为丸，桐子大，每服三丸，渐加至五七丸，以利为度，姜汤下，食后而卧。

功效：温中行滞，健脾化痰。

原文："东垣厚朴丸主反胃吐逆，饮食噎塞，气上冲心，腹中诸疾，药味即与万病.紫菀丸同。……此丸治效与局方温白丸同。及治处暑以后,秋冬下痢大效。加减法:春夏加黄连二两,秋冬再加厚朴二两。如治风,于春秋所加黄连、厚朴外,更加菖蒲、茯苓各一两半。如治风痛不愈者,依春秋加药外,更加人参、菖蒲、茯苓各一两半。如心之积,加菖蒲、茯苓为辅。如肝之积,加柴胡、蜀椒。如肺积,加黄连、人参。如脾积,加茱萸、干姜。秋冬久泻不止,加黄连、茯苓。脾胃气弱,食不消化,呕逆反胃,汤饮不下,用粟米半升,为粉,水丸,梧子大,煮令熟,点少盐,空心和汁吞下。”

43. 丹溪翻胃方

来源:《赤水玄珠》

组成:黄连(姜汁炒)三钱,山楂肉一钱,保和末六钱。

用法:上粥丸,桐子大,以人参汤入竹沥,再煎沸,热下六十丸。

功效:健脾清胃,消食导滞。

44. 紫苏子饮

来源:《赤水玄珠》

组成:苏子(炒)、诃子(煨,去核)、萝卜子(微炒)、杏仁(去皮尖,麸炒)、人参、木香各一钱半,青皮、甘草(炙)各三钱。

用法:上分二服,生姜三片,水煎服。

功效:益气健脾,降气行滞。

原文:紫苏子饮,咳逆,上气,噎膈。因怒气叫喊未定,便夹气进饮食。或饮食甫毕,便用性恚怒,以致食与气相逆,气不得下,或咳嗽不透,心气逆,恶心。

45. 大七气汤

来源:《寿世保元》《丹溪心法》

组成:三棱一钱,莪术一钱,青皮二钱,陈皮二钱,桔梗八分,藿香三钱,益智仁一钱五分,香附二钱,肉桂八分,甘草八分。

用法:上锉一剂,生姜三片,枣一枚,水煎温服。渣再煎服。

功效:消积散聚,化湿行气。

原文:“五积六聚,状如瘕,随气上下,发作有时,心腹疼痛,上气窒塞,小腹胀满,大小便不利,宜以大七气汤。……心脾痛。加乌药、枳壳。”

46. 玄胡丸

来源:《赤水玄珠》

组成:玄胡索、川归、青皮、木香、雄黄(飞,另研)、槟榔、广术(炮)各四两,荆三棱(炮)六两。

用法:上末,入雄黄拌匀,糊丸,梧子大。每服三十丸,姜汤下,不拘时。

功效:行气止痛,消癥化积。

原文:“玄胡丸,内消癥瘕,气结,虫烦,心腹胀痛。”

47. 木香三棱散

来源：《赤水玄珠》

组成：木香、神曲（炒）各一两，京三棱（炮）、甘草（炙）各二两，广术六两，益智、橘红各四两。

用法：上末，每二钱，入盐，沸汤点服。

功效：和胃消食，消积导滞。

原文："木香三棱散，和胃进食，消化生冷物，心腹刺痛。"

48. 荆蓬煎丸

来源：《赤水玄珠》

组成：木香、槟榔、枳壳、青皮、茴香、三棱各一两（酒浸，冬三日，夏一日），广术二两。

用法：上末，糊丸，如绿豆大。每服三十丸，姜汤下。

功效：破痰消积，顺气消食。

原文："荆蓬煎丸，破痰癖，消癥块，及冷热积聚，顺气消食。"

49. 鳖甲汤

来源：《赤水玄珠》

组成：鳖甲（去裙，醋炙黄色）、三棱、大腹皮、芍药、当归、柴胡、生地各一两，官桂、生姜（切片，焙干）各三分。

用法：每服三钱，水一大盏，入生姜、木香半钱，同煎至八分，空心温服。

功效：软坚消积，温中散瘀。

原文："鳖甲汤治伏梁积气，心下如臂，痞痛不消，小便不利。"

50. 痞气丸

来源：《赤水玄珠》

组成：厚朴（制，半生半炒）、黄连八钱，吴茱萸、黄芩、白术各三钱，白茯苓（另为末）、泽泻各一钱，巴豆霜（另研）四分，干姜（炮）、缩砂、茵陈各一钱半，川乌（炮，去皮脐）、川椒（炒）各五分，桂四分，人参一钱。

用法：上末，旋入巴霜、茯苓和匀，炼蜜丸，桐子大。初服二丸，日加一丸，渐加至大便微溏。再从二丸加服。食远，淡甘草汤下。周而复始，积减大半勿服。

功效：化痞消积，理气行滞。

原文："痞气丸，在胃脘，腹大如盘，久不愈，令人四肢不收，发黄疸，饮食不为肌肤。"

第十三章　结直肠癌

结直肠癌是常见恶性肿瘤之一。结肠癌是指结肠黏膜上皮在环境或遗传等多种致癌因素作用下发生的恶性肿瘤。直肠癌是指从肛缘至直肠乙状结肠交界处之间的恶性肿瘤。临床以腹痛、大便带血、大便变细、腹泻等为主要表现，随病情的进展会出现转移所造成的不同临床表现。

随着人民生活水平的提高，饮食结构的改变，结直肠癌的发病率和死亡率呈逐年上升趋势，先是在发达国家，随后在发展中国家迅速增高。据世界卫生组织 IARC 公布的资料，2002 年全球结直肠癌新病例占全部癌症的 9.4%，我国 2005 年结直肠癌发病数和死亡数分别达 17.2 万和 9.9 万，已超过美国。2006 年中国卫生统计提示，结直肠癌病死率位居恶性肿瘤第 5 位。我国结直肠癌的发病年龄大约在 45 岁，其中 30 岁以下的患者占 10%～15%。患者总体的 5 年生存率保持在 30% 左右。

目前认为结直肠癌主要是环境因素与遗传因素综合作用的结果，其中高脂肪、高蛋白摄入和食物纤维不足是重要的致病因素，过食煎炸食品也是导致结直肠癌的一个原因。据统计，20%～30% 的结直肠癌，遗传因素可能起着重要作用。结直肠癌患者的家族成员患结直肠癌的危险性也较大。早期发现、早期诊断、早期治疗是取得良好疗效的重要前提。

【相关证候源流】

在中医古籍文献中并无"肠癌"病名，虽无本病病名，但根据其临床表现，可将结直肠癌归属于"肠瘤""肠蕈""积聚""伏梁""癥瘕""脏毒""锁肛痔""肠风""下痢""便血""肠癖""脏痈痔"等病症中。其相关证候论述散见于各时期医著中。

一、上古至春秋战国时期

上古至春秋战国时期为中医学的萌芽时期，其代表作以《黄帝内经》《难经》为主，其中记载了"肠蕈""肠瘤""积聚""伏梁""肠澼"等与肠癌相似的证候及病名。

《灵枢·水胀》记述："肠蕈何如？岐伯曰：寒气客于肠外，与卫气相搏，气不得荣，因有所系，癖而内着，恶气乃起，息肉乃生。"肠癌肠外转移类似于此症。

《灵枢·刺节真邪》："有所结，气归之，卫气留之，不得反，津液久留，合而为肠瘤。"

《灵枢·五变》:"黄帝曰:人之善病肠中积聚者……如此则肠胃恶,恶则邪气留止,积聚乃伤。"

《素问·平人气象论》:"结而横,有积矣。"

《素问·腹中论》:"黄帝问曰:病有少腹盛者,上下左右皆有根,此为何病?可治不?岐伯曰:病名曰伏梁……人有身体髀股胻皆肿,环脐而痛,是为何病?岐伯曰:病名伏梁,此风根也,其气溢于大肠而著于肓,肓源在脐下,故环脐而痛也。"

《难经·五十六难》:"心之积,名曰伏梁,起脐上,大如臂,上至心下。"

《素问·生气通天论》:"因而饱食,筋脉横解,肠澼为痔。"因长期饱食,出现腹泻便血、痔疮。肠癌便血可见上述症状。

《素问·阴阳别论》:"结阴者,便血一升。"

《素问·玉机真脏论》:"大骨枯槁,大肉陷下,胸中气满……内通引肩项,期一月死,真脏见,乃予之期日。"大肠癌晚期,因恶液质,脏腑衰竭,可以出现大肉陷下、大骨枯槁的恶液质,以及腹痛、黄疸、肝大等症状,甚至出现无根、无胃气之真脏脉症状。

二、秦汉至隋唐时期

秦汉至隋唐时期,由于经历了汉唐等稳定时期的发展,中医学得到了长足进步,特别是汉代《伤寒杂病论》、隋朝《诸病源候论》、唐朝《千金要方》等名著的问世,中医学理法方药已基本具备完整体系。其中各医著中有关肠癌的相关证候论述明显增多。《伤寒杂病论》《中藏经》《肘后备急方》中记载了"积聚""肠痈""下血""腹瘤""癥瘕"等多种类似肠癌的病证。

《金匮要略·五脏风寒积聚病脉证》:"积者,脏病也,终不移。聚者腑病也,发作有时,辗转痛移,为可治。"

《金匮要略·惊悸吐衄下血胸满瘀血病脉证治》:"下血,先便后血,此远血也,黄土汤主之。""下血,先血后便,此近血也,赤小豆当归散主之。"

《金匮要略·疮痈肠痈浸淫病脉证并治》:"肠痈之为病,其身甲错,腹皮急,按之濡,如肿状,腹无积聚,身无热,脉数,此为腹内有痈脓,薏苡附子败酱散主之……肠痈者,少腹肿痞,按之即痛,如淋,小便自调,时时发热,自汗出,复恶寒,其脉迟紧者脓未成,可下之,当有血;脉洪数者,脓已成,不可下也,大黄牡丹皮汤主之。"

《中藏经·积聚癥瘕杂虫论》:"积聚癥瘕杂虫者,皆五脏六腑真气失而邪气并,遂乃生焉,久之不除也。或积或聚,或癥或瘕…积者系于脏也;聚者系于腑也,癥者系于气也,瘕者系于血也。"

《肘后备急方·治卒心腹瘤坚方》:"凡瘤坚之起,多以渐生,如有卒觉,便牢大,自难治也。腹中有结积，便害饮食，转羸瘦。"对于腹部癌肿不易早期诊断、临床进展非常迅速、晚期恶病质等都作了较为细致的观察。

《诸病源候论·癥瘕病诸候》："癥者，由寒温失节，致脏腑之气虚弱，而饮食不消，聚结在内，染渐生长块段，盘牢不移动者，是癥也，言其形状，可征验也。"

《千金要方·坚癥积聚第五》："积者，阴气也，聚者，阳气也，故阴沉而伏，阳浮而动。气之所积名曰积，气之所聚名曰聚，故积者五脏所生，聚者六腑所成。"

三、宋至金元时期

宋至金元时期，是我国医学发展的繁荣时期，其时名医辈出，并以金元四大家为突出代表。其间各医家著述丰富，不仅丰富了中医药理论体系，也有力推动了中医学的发展。这个时期开始出现了"癌"的描述，对便血做了肠风、脏毒的区分，对癥瘕积聚的描述和预后做了阐述。

《古今图书集成医部全录·仁斋直指附遗方论·五发门》："癌者，上高下深，岩穴之状，颗颗累垂……毒根深藏，穿孔透里。"

《世医得效方·疮肿科·五发形图》："癌发，此疾出发之时，不寒不热，肿处疼痛，紫黑色，不破，里面坏烂，二十以前者积热所生；四十以后皆血气衰也。须早为治，十可痊一二也。"

《古今医鉴·肠澼》："夫肠澼者，大便下血也。又谓肠风、脏毒是也。"

《普济本事方·肠风泻血痔漏脏毒》："如下清血色鲜者，肠风也；血浊而色黯者，脏毒也。"

《三因极一病证方论·五积证治》："宿血停凝，结为痞块。"

《济生方》："今之所谓痢疾者，古所谓滞下是也。"

《太平圣惠方·治癥病诸方》："癥者，聚结在内，染渐生长，块段盘牢不移动者，是癥也，言其形状，可征验也。若积引岁月，人即枯瘦，腹肚转大，遂至于死。诊其脉弦而伏，其癥不转者，必死矣。"

《圣济总录·积聚门·积聚统论》："然又有癥瘕癖结者，积聚之名也。症状不一，原其病本，大略相类，但从其所得，或诊其症状以立名耳。且癥者为隐见腹内，按之形证可验也；瘕者为瘕聚，推之流移不定也；癖者僻侧在于胁肋，沉伏结强于内。然有得之于食，有得之于水，有得之于忧思，有得之于风寒。凡使血气沉滞留结而为病者，治须渐磨溃削，使血气流通，则病可愈矣。"

《黄帝素问宣明论方·积聚论》："癥者，腹中坚硬，按之应手，然水体柔顺，而今乃坚硬如地者，亢则害，承乃制也。瘕者，中虽硬，而忽散忽聚，无其常，故其病未及癥也。经曰：血不流而滞，故血内凝而乃瘕也。"

《丹溪心法·积聚·证治》："气不能作块成聚，块乃有形之物也。痰与食积、死血而成也。用……三棱、莪术、桃仁、红花、五灵脂、香附之类为丸……"

《丹溪治法心要·卷五·块第八十一》："块，在中为痰饮，在右为食积，在左为死血。气不能作块成聚，块乃有形之物。"

四、明清时期

明清时期，中医学得到进一步大发展，名医辈出，医著丰富，肠癌的病名开始确立，对局部症状的观察更加仔细，论述也更加详细，论治进入发展成熟时期。如"锁肛痔""脏痈痔"病名的出现，其描述与现代肛管直肠癌的临床症状是相吻合的。另外，前代将"脏毒"归于便血病，如"清则为肠风，浊则为脏毒"，主要论述以便血为主，而陈实功在《外科正宗》中表述脏毒"蕴毒流注肛门结成肿块，和今天的肠癌类似。

《景岳全书·杂证漠·痢疾》："痢疾一证，即《内经》之肠澼也。"

《寿世保元·便血》："一论下血者，大便出血也，乃脏腑蕴积湿热之毒而成。"

《古今医鉴·肠澼》："夫肠澼者，大便下血也。又谓肠风、脏毒是也。"

《外科正宗·脏毒论第二十九》："夫脏毒者，醇酒浓味、勤劳辛苦，蕴毒流注肛门，结成肿块。"

《外科正宗·脏毒看法》："初起坚硬漫肿，内脏闭痛，小便频数，大便秘结者险。已疼痛日甚，肿连小腹，肛门闭紧，下气不通者重。已溃，臭水淋漓，疼痛不减，肿仍不消，身热唇焦者逆。"

《外科大成·二十四痔》："锁肛痔，肛门内外如竹节锁紧，形如海蜇，里急后重，便粪细而带扁，时流臭水，此无治法。""脏痈痔，肛门肿如馒头，两边合紧，外坚而内溃，脓水常流，此终身之疾，治之无益。"本书中所载肛管狭窄、排便不规律、便条变细、时流臭水等与现代肛管直肠癌临床症状基本吻合。

通过梳理各时期肠癌相关证候的论述发现，中医学对肠癌的认识是一个逐渐加深细化的过程，从《黄帝内经》"肠蕈""肠瘤""积聚"的论述，到《伤寒杂病论》"下血""肠痈"，再到明清时期《外科正宗》对脏毒、《外科大成》锁肛痔的描述与现代直肠癌的临床症状是相吻合的，进一步形象、详细地论述了肠癌的临床证候表现。

【病因病机】

结直肠癌的发生以正气虚损为内因，邪毒入侵为外因，两者相互影响，正气虚损，易招致邪毒入侵，更伤正气，且正气既虚，无力抗邪，致邪气留恋，气、瘀、毒留滞肠道，壅蓄不散，大肠传导失司，日久则积生于内，发为癌瘤。

1. 外感湿热 久居湿地，外感湿邪，导致水湿困脾，脾失健运，则内外之水湿日久不去，可引发本病。

2. 饮食不节 恣食膏粱厚味、酒酪之品，或过食生冷，或暴饮暴食，均可损伤脾胃，滋生水湿，水湿不去，化热而下迫大肠，与肠中之糟粕交阻搏击或日久成毒，损伤肠络而演化为本病。

3. 情志所伤，所愿不遂，肝气郁结，肝木太过，克伐脾土，脾失健运，水湿内生，郁而化热，湿热合邪，下迫大肠，也可诱生本病。

4. 正气亏虚，先天不足或年高体虚之人，脾虚肾亏。肾为先天之本，脾为后天之本，两者与水湿的运化也有密切的关系，两脏虚损，导致水湿内停，日久也可导致本病的发生。

本病病位在肠，但与脾、胃、肝、肾的关系尤为密切。其病性早期以湿热、瘀毒邪实为主，晚期则多为正虚邪实，正虚又以脾肾（气）阳虚、气血两虚、肝肾阴虚多见。外感湿热或脾胃损伤导致水湿内生，郁久化热，是发病的重要原因，湿热久羁，留连肠道，阻滞气机，热渐成毒，热伤脉络，致使气滞、湿热、毒聚、血瘀，在肠道结积成块，是发病的主要病机环节。

而关于内外病邪的种类及致病方式，古代医籍早有描述，归纳起来，导致肠癌的内外病因主要是：饮食因素，起居不节，感受外邪主要为寒、热、风、湿、毒，先天因素，情志因素，正气亏虚等。

附一：病因病机古今选要

1. 饮食失调

饮食因素主要为饮食不节、饮食不洁、恣食生冷、饮食过饱、肥甘厚味等，多种原因伤及脾胃，脾胃运化失司，日久痰湿内生，毒邪蕴结，大肠络脉受阻，结而成癌。

《素问·痹论》："饮食自倍，肠胃乃伤。"

《素问·经脉别论》："食气入于胃，散精于肝，淫气于筋，食气入胃，浊气归心，淫精于脉。故饱食而筋脉横懈也。"

《诸病源候论·积聚痼结候》："积聚痼结者，是五脏六腑之气，已积聚于内，重因饮食不节，寒温不调，邪气重沓，牢固盘结者也，若久即成癥。"

《济生方》："过餐五味，鱼腥乳酪，强食生冷果菜，停蓄胃脘，遂成宿滞……久则积聚，结为癥瘕，面黄羸瘦，此皆宿食不消而主病焉。"

《卫生宝鉴·腹中积聚》："凡人脾胃虚弱或饮食过常，或生冷过度，不能克化，致成积聚结块。"

《外科正宗·脏毒论》："夫脏毒者，醇酒厚味、勤劳辛苦、蕴毒流注肛门，结成肿块。"

《景岳全书》："凡腹中积聚之辨，乃以饮食之滞，留蓄于中，或结聚成块，或胀满硬痛，不化不行，有所阻隔者，乃为之积，此皆渣粕成形之属，所当逐也。"

2. 感受外邪

《灵枢·百病始生》："故虚邪之中人也，始于皮肤，留尔不去，传舍于肠胃，在肠胃之时，贲响腹胀，多寒则肠鸣食泻，食不化，多热则溏出糜；留而不去，传舍于肠胃外，募原之间，留着于脉，稽留而不去，息而成积。"说明外邪伤人，首先侵犯皮肤，入侵后逐渐到达深部，邪在肠胃则出现肠鸣腹胀，若寒邪盛，肠鸣，泄下不消化食物，饮食不消化；热邪盛则便溏如糜。邪气在肠胃留而不去，就传入到肠胃外面的募原之间，并在该处的血脉中留而不去，邪气与气血搏击长成积块。从虚邪开始邪气逐渐深入，到肠道留而不去，日久瘀不散不去而形成包块。

《灵枢·刺节真邪》："寒与热搏，久留而内著……有所结，气归之，卫气留之，不得反，津液久留，合而为肠瘤。"

《灵枢·水胀》："肠覃何如？岐伯曰：寒气客于肠外，与卫气相搏，气不得荣，因有所系，癖而内着，恶气乃起，息肉乃生。"

《灵枢·百病始生》："积之始生，得寒乃生，厥乃成积也。"

《灵枢·百病始生》："卒然外伤中于寒，若内伤于忧怒，则气上逆，气上逆则六俞不通，温气不行，凝血蕴里而不散，津液涩渗，著而不去，而积皆成矣。"

《素问·风论》："久风入中，则为肠风飧泄。"

《黄帝素问宣明论方·痔瘘门》："风温邪热，攻于肠中，致使大便涩而燥热郁，血热散而流溢冲，浸浚肠里，故以先血后便。热在下，先便后血，热在上，先血后便。久而不愈，乃作痔。"

《古今图书集成医部全录·积聚门》："积聚癥瘤痞满，皆太阴湿土之气，始因外感内伤气郁，医误补而留之以成积。"

《外科精义·论五发疽》："亦有因服金石发动而患此疾者，亦有平生不服金石药而患此疾者，盖由祖上曾服饵者，其毒气流传子孙。"

3. 起居不节

《灵枢·百病始生》："起居不节，用力过度，则脉络伤，阳络伤则血外溢，血外溢则衄血，阴络伤则血内溢，血内溢则后血。肠胃之络伤，则血溢于肠外，肠外有寒，汁沫与血相搏，则并合凝聚不得散而积成矣。"

《普济方·肠风下血》："夫肠风脏毒下血者，皆由饱食过度，房室劳损，坐卧当风，恣餐生冷，或啖炙爆，或饮酒过度，营卫气虚，风邪冷气，进袭脏腑，因热乘之，使血性流散，积热壅遏，血渗肠间，故大便下血。"

4. 正气亏虚

《灵枢·五变》："皮肤薄而不泽，肉不坚而淖泽。如此则肠胃恶，恶则邪气留止，积聚乃伤，肠胃之间，寒温不次，邪气稍至，蓄积留止，大聚乃成。"

《中藏经·积聚癥瘕杂虫论第十八》："积聚癥瘕杂虫者，皆五脏六腑真气失而邪气并，遂乃生焉。"

《诸病源候论·积聚病诸候》："积聚者，由阴阳不和，府藏虚弱，受于风邪，搏于府藏之气所为也。"

《黄帝素问宣明论方·积聚论》："五脏之气虚，而内外诸邪所侵，故留稽不行，遂成积聚。"

《黄帝素问宣明论方·痔瘘门》："肠风痔病有五种，其证亦异。盖因肠气虚而玄府疏，风邪乘而热自生。"

《古今图书集成医部全录·积聚门·活法机要·养正邪自除》："壮人无积，虚人则有之。脾胃怯弱，气血两衰，四时有感，皆能成积。"

5. 情志不调

《儒门事亲·五积六聚治同郁断》："积之始成也，或因暴怒喜悲思恐之气，其初甚微，可呼吸按导方寸，散而去之……因气动而内成者，谓积聚、癥瘕。"

《古今图书集成医部全录·积聚门·济生方·积聚论治》：忧思喜怒之气，人之所不能无者，过则伤乎五脏，逆于四肢，传克不行，乃留结而为五积。"

《丹溪手镜·积聚第六》："又因七情忧思伤心……皆脏气不平，凝血不散，汁沫相搏，蕴结成积。"

《杂病源流犀烛》："大肠痈因七情饮食，或经行产后瘀血留积，以致大肠实火坚热所生病也。"

6. 痰湿食积血瘀

脏腑功能失调，水湿停聚，或邪热灼津，或七情郁滞，或饮食不节，均可导滞痰湿、食积、血瘀。

《素问·经脉别论》："肠澼为痔者，水谷之精，不荣筋脉，大肠积澼，湿热下注而为痔也。"

《丹溪心法·积聚痞块》："痞块在中为痰饮，在右为食积，在左为血块。气不能作块成聚，块乃有形之物也，痰与食积、死血而成也。"

《医学入门·外集·杂病分类·内伤类》："气不能作块成聚，块乃痰与食积、死血有形之物而成，积聚癥瘕一也。有积聚成块，不能移动者，曰癥，言坚硬贞固也。"

综上所述，中医学对大肠癌病因的认识经历了由单一因素到多种因素综合致病的发展过程，归纳其病因主要有饮食因素、起居不节、感受外邪（主要为寒、热、风、湿、毒）、先天因素、情志因素、正气亏虚等；病机不外虚、毒、痰、瘀四端，而且四者之间相互夹杂、相兼为患，至于饮食、六淫、七情所伤等均是直接或间接促成癌瘤的因素。其中正气虚弱是前提条件，感受六淫之邪、情志所伤、后天失养等因素的侵袭，机体邪盛正衰，阴阳不调，脏腑失和，从而引起气滞、血瘀、痰凝、湿聚、毒结等各种病理状态的发生，最终痰、瘀、毒互结，久之形成肿块，发为本病。本病的病位在大肠，与脾、肾密切相关。正气不足为病之本，而痰湿、毒邪、瘀血、气滞为病之标，脾虚湿毒瘀阻为大肠癌最主要病机。

【辨治思路】

中医药治疗肠癌的辨治思路，经历了不同阶段的发展，从起初的以症状为主进行辨证治疗，逐渐演变为辨病辨证治疗。由于中医辨证难以进行规范统一，为了形成较为统一的辨治标准，近年中医肿瘤领域专家组提出，在辨病的基础上，以证候要素作为切入点，进行辨证标准的规范化工作，并被《恶性肿瘤中医诊疗指南》采纳，成为肠癌辨证论治的重要方法，予以规范和推广。

一、证候要素

临床上结直肠癌虚实夹杂，可数型并见。根据患者的临床表现，在既往研究基础上，结合文献报道以及国内中医肿瘤专家意见，可将结直肠癌证候要素分为以下8种。

1. 气虚证

主症：神疲乏力，少气懒言，腹部隐痛，喜热喜按；或大便不畅，数日不通，虽有便意，但解之困难；或不时欲便，大便时干时溏。

主舌：舌淡胖。

主脉：脉虚。

或见症：食欲不振，食后作胀，面色萎黄。

或见舌：舌边齿痕，苔白滑，薄白苔。

或见脉：脉沉细，脉细弱，脉沉迟。

2. 阴虚证

主症：五心烦热，口咽干燥，大便干结，腹部隐痛。

主舌：舌红少苔。

主脉：脉细数。

或见症：消瘦乏力，低热盗汗，头晕耳鸣，心烦少寐，腰膝酸软；大便形状细扁，或带黏液脓血。

或见舌：舌干裂，苔薄白或薄黄而干，花剥苔，无苔。

或见脉：脉浮数，脉弦细数，脉沉细数。

3. 阳虚证

主症：面色㿠白，畏寒肢冷，大便溏薄。

主舌：舌淡苔白。

主脉：脉沉迟。

或见症：腰膝酸软，畏寒肢冷，四肢不温，小便清长，或夜尿频多，面色苍白，少气乏力，纳食不振或五更泄泻，或大便失约，时时流出黏液；脐周作痛，肠鸣则泻，泻后痛减。

或见舌：舌胖大苔滑。

或见脉：脉细弱。

4. 血虚证

主症：面色无华、头晕眼花、爪甲色淡，腹痛绵绵。

主舌：舌淡。

主脉：脉细。

或见症：面色萎黄，唇甲不华，少气乏力，神疲懒言，大便秘结难下，往往数周一次；大便变形，或带黏液脓血，肛门空坠。

或见舌：苔白，苔薄白。

或见脉：脉沉细，脉细弱。

5. 痰湿证

主症：胸脘痞闷，恶心纳呆，腹痛便溏。

主舌：舌淡苔白腻。

主脉：脉滑或濡。

或见症：身目发黄而晦暗，口淡不渴，胸脘痞闷，口黏纳呆，头身困重。

或见舌：舌胖嫩，苔白滑，苔滑腻，苔厚腻，脓腐苔。

或见脉：脉浮滑，脉弦滑，脉濡滑，脉濡缓。

6. 血瘀证

主症：腹部疼痛，刺痛固定，肌肤甲错，腹部刺痛，拒按，泻下脓血色紫暗、量多，里急后重。

主舌：舌质紫暗或有瘀斑、瘀点。

主脉：脉涩。

或见症：可触及固定不移的包块。

或见舌：舌胖嫩，苔白滑，苔滑腻，苔厚腻，脓腐苔。

或见脉：脉沉弦，脉结代，脉弦涩，脉沉细涩，牢脉。

7. 热毒证

主症：口苦身热，尿赤便结，大便脓血。

主舌：舌红或绛，苔黄而干。

主脉：脉滑数。

或见症：里急后重，面赤身热，口臭唇疮，小便短赤，或大便脓血腥臭，干结，数日不通；腹中胀痛，疼痛拒按；或泻下如注，泻出黄色水便或带黏液或带脓血或血水样便，秽臭异常，里急后重，肛门灼痛。

或见舌：舌有红点或芒刺，苔黄燥，苔黄厚黏腻。

或见脉：脉洪数，脉数，脉弦数。

8. 气滞证

主症：腹部胀满，痛无定处。

主舌：舌淡暗。

主脉：脉弦。

或见症：情绪抑郁或急躁易怒，喜太息，胃脘嘈杂，嗳气频繁，大便多日不通，后重窘迫，欲便不得；腹部胀痛，泻后不减或加重；脘腹胀满或胀痛。

或见舌：舌边红，苔薄白，苔薄黄，苔白腻或黄腻。

或见脉：脉弦细。

二、辨证方法

符合主症 2 个，并见主舌、主脉者，即可辨为本证。

符合主症 2 个，或见症 1 个，任何本证舌、脉者，即可辨为本证。

符合主症 1 个，或见症不少于 2 个，任何本证舌、脉者，即可辨为本证。

三、辨证分型

表 13 - 1　结直肠癌辨证分型

治疗阶段	手术阶段	化疗阶段	放疗阶段	单纯中医治疗阶段
辨证分型	气血亏虚 脾胃虚弱	脾胃不和 气血亏虚 肝肾阴虚	气阴两虚 热毒瘀结	湿热瘀滞 肝肾阴虚 气血两虚 脾肾阳虚

【结直肠癌常见症状的分型论治】

现代医学肠癌的治疗，可大致分为手术治疗、放化疗、靶向治疗，以及不需要或者不能进行现代医学治疗而采用单纯中医药治疗。肠癌的症状主要包括：腹泻、便秘、便血、腹痛、腹胀、乏力、消瘦、厌食等，本节主要选取腹泻、便秘、便血三个肠癌较为特有、临床又比较常见的症状，对其分型论治进行阐述。

一、腹泻

1. 脾气亏虚

症状：大便时溏时泻，食物消化不完全，稍进油腻之物则大便次数增多，伴腹胀，饮食减少，神疲倦怠，面色萎黄，四肢乏力，舌质淡，舌体胖大，舌苔薄白等症。

治法：健脾益气止泻。

方药：参苓白术散。

加减：腹痛者加炒白芍，取芍药甘草汤之意，缓急止痛；若身重、舌苔白腻者加藿香、佩兰、白蔻仁芳香化湿；口淡乏味、纳呆者加砂仁、白梅花醒脾开胃；胃脘胀闷者加焦槟榔、枳壳理气降逆，气虚甚者加黄芪。

2. 肠道湿热

症状：腹胀，腹痛即泻，泻下急迫，或泻而不爽，粪色黄褐秽臭，肛门灼热，伴发热、食欲不振、恶心呕吐、小便黄赤短少、舌质红、舌苔黄腻等症。

治法：清热利湿。

方药：葛根芩连汤。

加减：腹胀腹痛者加枳实、槟榔、延胡索理气止痛；便血者加槐花、血余炭、三七、地榆炭、仙鹤草清热凉血止血。

3. 肝气乘脾

症状：因抑郁恼怒或情绪紧张之时，发生肠鸣腹痛，痛即欲泻，泻后痛不减，伴有情志不畅、嗳气频作、焦虑不安、食欲不振等症。

治法：疏肝行气，健脾止泻。

方药：痛泻要方。

加减：久泻者，加升麻、柴胡升阳止泻；舌苔黄腻者，加黄连、木香清热燥湿、理气止泻；乏力明显者加黄芪、党参健脾益气。

4. 食滞胃肠

症状：腹痛肠鸣，泻下粪便臭如败卵，泻后痛减，大便常混杂不消化食物，伴有脘腹痞闷、呃逆酸腐之气、不思饮食、舌苔厚腻或垢浊等症。

治法：消食导滞。

方药：保和丸。

加减：乏力、舌胖大者，加白术、党参、茯苓、甘草健脾益气；热象明显者加黄连清热燥湿；腹胀满者加木香、焦槟榔理气化滞。

5. 肾阳亏虚

症状：泄泻多在黎明之前，腹部作痛，肠鸣即泻，泻后则安，伴形寒肢冷、腰膝酸软、舌淡苔白等症。

治法：温肾健脾，固涩止泻。

方药：四神丸。

加减：久泻中气下陷并且出现脱肛的，加黄芪、升麻、柴胡以升阳举陷；脘腹冷痛较严重，可用本方合理中丸同服以增强温中止泻之力；如果脾肾阳虚较严重，又有泄泻无度、畏寒肢冷，宜加附子、肉桂以增强温阳补肾的功效。

6. 寒热错杂

症状：治疗伊立替康所致迟发性腹泻。症见肠鸣、腹泻频繁，少则 3～4 次，多则 10 余次，心下痞满，伴有腹痛、恶心。

治法：辛开苦降、消痞散结。

方药：半夏泻心汤。

加减：腹泻伴呕吐，加代赭石、旋覆花降逆止呕；腹满甚者加莱菔子、枳实理气，纳差加陈皮、焦三仙、砂仁开胃醒脾；腹痛者加炒白芍缓急止痛。

二、便秘

1. 热结肠道

症状：大便干结，多日无大便，腹胀腹痛，伴身热面红，小便短赤，口干，口苦，口臭，口舌生疮，舌质红，舌苔黄或黄燥等症。

治法：清热润肠。

方药：麻子仁丸。

加减：大便秘结日久，粪块坚硬者，加玄明粉软坚散结通便；口干口渴，加生地黄、玄参、麦冬增液行舟；兼便血，加用槐花、地榆炭、当归、赤小豆凉血止血。

2. 气机郁滞

症状：大便干结，多日不行，欲便不得出，或便而不畅，腹胀腹痛，胸胁痞满，嗳气频作，纳食减少。舌淡红，舌苔薄腻。

治法：行气导滞通便。

方药：六磨饮子。

加减：口苦两胁胀痛者，加柴胡、郁金、香附、延胡索、川楝子疏肝理气；恶心呕吐者，加姜半夏、代赭石降逆和胃；食欲不振、舌苔厚腻者加焦三仙、鸡内金开胃消食。

3. 气虚便秘

症状：大便并不干硬，临厕排便困难，便后气短乏力，无腹胀腹痛，伴有神疲气短、面色㿠白、舌质淡嫩、舌苔薄白等症。

治法：健脾益气，润肠通便。

方药：补中益气汤。

加减：大便干硬者加生地、玄参、当归、火麻仁滋阴补血，润肠通便；怕冷、腰膝酸软者加肉苁蓉益肾温阳，润肠通便。

4. 血虚便秘

症状：大便秘结，伴有面色无华、头晕目眩、心悸、健忘、口唇色淡、舌质淡、舌苔薄白等症。

治法：养血滋阴，润燥通便。

方药：益血润肠丸。

加减：乏力明显者重用黄芪、党参益气健脾；大便干结者少加大黄、芒硝泄热通便。

5. 阳虚便秘

症状：大便艰涩，排出困难，便质不干，伴有面色㿠白、四肢不温、小便清长、喜热怕冷、腹中冷痛等症。

治法：温阳通便。

方药：济川煎。

加减：腰膝酸软、下肢怕冷者，加黑附片、干姜补肾温阳；乏力明显者，重用黄芪、党参补气培本。

6. 阴虚便秘

症状：大便干结，如羊屎状，伴有形体消瘦、头晕耳鸣、心烦失眠、口渴咽干、五心烦热、食少纳差、潮热盗汗、舌红少苔等症。

治法：滋阴润肠通便。

方药：增液承气汤。

加减：本方用于大便燥结不通，属热结阴亏者，偏于阴亏者，应重用玄参、麦冬、生地；偏于积滞者，则重用大黄、芒硝；胀气明显者加焦槟榔、枳实理气通便。

三、便血

1. 风热湿毒，壅遏肠道

症状：便前出血，或便后出血，或粪中带血，以及痔疮出血，血色鲜红，舌红苔黄脉数。

治法：清肠止血，疏风解毒。

方药：地榆槐角汤和槐花散。

加减：腹泻大便急迫、身热者加葛根、黄芩、黄连解表清理，腹痛者，加炒白芍以柔肝止痛；里急后重者，加木香、槟榔以行气而除后重。

2. 脾肾阳虚，固摄无力

症状：便血，血色黯淡，四肢不温，面色萎黄，舌淡苔白，脉沉细无力者。

治法：温阳健脾，养血止血。

方药：黄土汤。

加减：肛门下坠，乏力气短者，可加补中益气汤升阳益气健脾；出血明显者，加蒲黄炭、棕榈炭、血余炭收涩止血。

附二：辨证论治古今选要

（一）古代论述

古代医籍中，有诸多关于肠癌类似疾病的临床辨证论治思路的论述，对于现代医生临床实践过程中参考借鉴具有重要意义。

1. 《严氏济生方》中有关肠风脏毒论治

夫肠风脏毒下血者，皆由饱食过度，房室劳损，坐卧当风，恣餐生冷，或啖炙爆，或饮酒过度，或营卫气虚，风邪冷气，进袭脏腑，因热乘之，使血性流散，积热壅遏，血渗肠间，故大便下血。血清而色鲜者，肠风也；浊而色黯者，脏毒也；肛门射如血线者，虫蛀也。又有阳气不升，血随气降，而下血者，下虚也。下血之脉，脉多洪大而芤。盖弦者，劳也；芤者，下血也。治疗之法，风则散之，热则清之，寒则温之，虚则补之。治法合宜，无不效者矣。此论提出了风则散之，热则清之，寒则温之，虚则补之的辨证治疗法则。

2. 《外科正宗》有关脏毒的论治

夫脏毒者，醇酒厚味、勤劳辛苦，蕴毒流注肛门，结成肿块。其病有内外之别，虚实之殊。发于外者，多实多热，脉数有力，肛门突肿，大便秘结，肚腹不宽，小水不利，甚者肛门肉泛如箍，孔头紧闭，此为外发，属阳易治。宜四顺清凉饮、内消沃雪汤通利大小二便；痛甚者，珍珠散、人中白散搽之；脓胀痛者针之。发于内者，属阴虚湿热渗入肛门，内脏结肿，刺痛如钟，小便淋沥，大便虚秘，咳嗽生痰，脉数虚细，寒热往来，遇夜尤甚，此为内发，属阴难治。宜四物汤加黄柏、知母、天花粉、甘草，兼以六味地黄丸调治，候内脏脓出则安。又有生平情性暴急，纵食膏粱，或兼补术，蕴毒结于脏腑，火热流注肛门，结而为肿；其患痛连小腹，肛门坠重，二便乖违，或泻或秘，肛门内蚀，串烂经络，污水流通大孔，无奈饮食不餐，作渴之甚，凡犯此未得见其有生。又有虚劳久嗽，痰火结肿，肛门如栗者，破必成漏，沥尽气血必亡。此二症乃内伤之故，非药可疗，不可勉治也。

初起肿痛，红色光亮，疼痛有时，肛门不坠、便和者易。已成焮赤肿痛，发热不渴，小便不数，辗转自便者顺。已溃脓稠，色鲜不臭，焮肿渐消，疼痛渐减、能食者顺。溃后脓水渐止，新肉易生，不疼多痒，疮口易干者顺。

初起坚硬漫肿，内脏闭痛，小便频数，大便秘结者险。已成疼痛日甚，肿连小腹，肛门闭紧，下气不通者重。已溃臭水淋漓，疼痛不减，肿仍不消，身热唇焦者逆。

初起寒热交作，大便坠痛，脉浮数者，宜用轻剂解散。已成内热口干，大便秘结，脉沉实而有力者，当下之。肛门肿痛，常欲便而下坠作痛者，导湿热兼泻邪火。肛门焮肿疼痛，小便涩滞，小腹急胀者，清肝、利小水。出脓腥臭，疼痛不减、身热者，养血、健脾胃，更兼渗湿。脓水清稀，脾胃虚弱，不能收敛者，滋肾气、急补脾胃。

此论提出"脏毒应区分内外虚实，外发属阳，多实多热，宜清热解毒利二便；内发者属阴虚湿热，宜滋阴养血清热；日久者应养血、健脾胃、补肾"的治法；并对脏毒顺逆做了阐述。

3. 《外科正宗》有关肠痈的论治

夫肠痈者，皆湿热、瘀血流入小肠而成也。又由来有三：一、男子暴急奔走，以致肠胃传送不能舒利，败血浊气壅，遏而成者，一也；二、妇人产后，体虚多卧，未经起坐，又或坐草艰难，用力太过，育后失逐败瘀，以致败血停积，肠胃结滞而成者，二也；三、饥饱劳伤，担负重物，致伤肠胃，又或醉饱、房劳过伤精力，或生冷并进，以致气血乖违，湿动痰生，多致肠胃痞塞，运化不通，气血凝滞而成者，三也。总之，初起外症发热恶寒，脉芤而数，皮毛错纵，腹急渐肿，按之急痛，大便坠重，小便涩滞若淋甚者，脐突腹胀，转侧水声，此等并见则内痈已成也。初起未成时，小腹殷殷作痛，俨似奔豚，小便淋涩者，当大黄汤下之，瘀血去尽自安。体虚脉细不敢下者，活血散瘀汤和利之。已成腹中疼痛，胀满不食，便淋刺痛者，薏苡仁汤主之。腹濡而痛，小腹急胀，时时下脓者，毒未解也，用牡丹皮汤治之。如脓从脐出，腹胀不除，饮食减少，面白神劳，此皆气血俱虚，宜八珍汤加牡丹皮、肉桂、黄芪、五味子敛而补之。如积袭日久，因循不识此症，误作胀病治之，以致毒攻五内，肠胃受伤；或致阴器攻烂，腐腐黑斑，色败无脓，每流污水，腹连阴痛，烦躁不止，身热口干，衾帏多臭，卧房难进者，凡犯之，俱为不治证。宜斟酌之。

4. 《不居集》有关便血的论述

仲景云：下血先便后血者，此远血也，黄土汤主之。先血后便者，此近血也，赤小豆当归散主之。

大便前后下血，便前由手阳明随经下行，渗入大肠，传于广肠而下也；便后由足阳明随经入胃，淫溢而下者也，古人谓远血、近血者是也。凡肠风、脏毒、血痔、肠癖等症，俱不赘入。唯内伤虚损便血，采取数则，以为全书焉。

一脾胃气虚，而大便下血者，其血不甚鲜红，或紫色或黑色，此阳败而然，故多无热症，而或见恶心呕吐。盖脾统血，脾气虚则不能收摄；脾化血，脾气虚则不能运化。是皆血无所主，因而脱陷妄行，速宜温补脾胃。以寿脾煎、理中汤、养中汤、归脾汤、十全大补汤之属主之。

一气陷不举而血不止者，宜补中益气汤、寿脾汤、归脾汤主之。若气大陷而大虚者，宜举元煎主之。

一血滑不止者，或以病久而滑，或因年衰而滑，或因气虚而滑，或因误用攻击，以致气陷而滑。凡动血之初，多由于火，及火邪既衰，而仍有不能止者，非虚即滑也。凡此之类，皆当以固涩为主，宜胜金丸、香梅丸之类主之。然血滑不止者，多由气虚，宜以人参汤送之尤妙。或以补中益气汤、归脾汤、举元煎、理中汤，加文蛤、乌梅、五味子之类主之。若滑甚不能止者，唯玉关煎最佳。

一怒气伤肝，血因气逆而下者，宜化肝煎、枳壳汤之类主之。若肝邪乘脾，以致脾虚失血者，自无烦热气逆等症，宜从脾胃气虚症治，不得平肝，以再伤肝气也。

一凡因劳倦七情，内伤不足，而致大便动血者，非伤心脾，即伤肝肾。此其中气受伤，故有为呕恶痞满者，有为疼痛泄泻者，有为寒热往来、饮食不进者，时医不能察本，但见此症，非云气滞，即云痰火，而肆用寒凉，妄加攻击，伤而又伤，必致延绵日困，及其既甚，则多有大便下紫黑败血者。此胃气大损，脾元脱绝，血无所统，故注泄下行。阳败于阴，故色为灰黑。此危剧症也，即速用回阳等剂，犹恐不及，而若辈犹云，今既见血，安可再用温药，必致其毙吁！受害者殊为可悯，害人者殊为可恨。

脾统血，脾虚则血无所统，而大便下血者，宜资成汤。饮食短少，中焦气滞，而大便下血者，宜理脾阴正方。若肝木侮土，而大便下血者，宜畅郁汤。若阴分不足，而大便下血者，宜培土养阴汤。若脾虚血少者，理脾益阴汤。

此论重点阐述了内伤便血的治疗，对脾气虚、中气下陷、血滑不止、劳倦七情内伤不足等提出了治法及方药。

5.《杂病源流犀烛》关于大肠痈的论治

大肠痈因七情饮食，或经行产后瘀血留积，以致大肠实火坚热所生病也。经云：关元穴属小肠，天枢穴属大肠，丹田穴属三焦。其穴分隐痛者为疽，上肉微起者为痈，是古人之分大小肠痈，只以发现于本部位者名之，而其为病则相似，故古人之书，概曰肠痈也。仲景云：肠痈为病，小腹肿而强，按之则痛，小便数似淋，时时汗出，发热而复恶寒，身皮甲错，腹皮急如肿状，甚者腹胀大，转侧有水声，或绕脐生疮，脓从疮出，或有出脐者，唯大便下脓血者自愈。仲景之言，虽统大小肠痈皆然，其中有当分辨者，如小便数似淋，唯小肠痈有之，大便下脓血，则又大肠痈症居多。盖小肠痈竟有脓血从小便中出者，若大肠痈，脓血断无出自小便者也。其致病之由，总因湿毒郁积肠内，却又有寒热之分。其腹皮急，按之濡，身不热者，乃阴寒所成（宜牡丹散，内托十宣散加茯苓）。其小腹痞坚，按之痛，身发热者，乃结热所成（宜大黄牡丹汤、黄黑散）。固不可不辨也。然所谓寒，要是湿邪寒冷之气蕴结。所谓热，亦是湿邪郁热之气淹留耳。而其治之之方，当分先后，或脉迟紧，则脓尚未成，急解毒，使无内攻，兼须止痛（宜通肠饮或大黄汤下之）。或脉滑数，则脓已成，以下脓为主（宜太乙膏）。或脉洪数，小腹疼，尿涩，则为脓滞，以宣通为要（宜牡丹散）。或腹濡痛，时时下脓，则由元虚，当于下脓药中兼补益（宜丹皮散）。或溃后疼痛过甚，淋沥不已，则为气血大亏，须用峻补（宜参芪地黄汤）。而其尤要者，凡患大小肠痈，切不可使病人着惊，惊则肠断而死，坐卧转侧，皆宜徐缓，尝少进稀粥，静养调摄，饮食不可过饱，庶可保生。

（二）现代医家看法

在具体的辨治方面，目前较为公认的辨证标准是 2014 版林洪生主任主编的《恶性肿瘤中医诊疗指南》（肠癌部分），将肠癌分为湿热瘀滞、肝肾阴虚、气血两虚、脾肾阳虚四型。

周仲瑛认为结直肠癌应该分为湿热癌毒、蕴结肠腑，癌毒搏瘀、内阻肠腑，癌毒伤阳、脾肾双亏，癌毒伤阴、肝肾不足4型。

周岱翰分为大肠湿热、瘀毒内结、脾肾亏虚、气血两亏型。

朴炳奎认为结直肠癌是本虚标实之病，正虚在于脾胃虚弱、气血亏虚、肝肾阴虚、脾肾阳虚几个方面，而邪实则为湿热内蕴、瘀毒内结。

刘嘉湘分为湿热蕴结、瘀毒内阻、脾虚气滞、脾肾阳虚、肝肾阴虚5型。

张代钊认为治癌尤须重调治脾胃，肠癌临床常见脾胃虚寒型和肝胃（脾）不和型。

孙桂芝认为肠癌常见脾虚湿停、气血不足、脾肾亏虚、血瘀热毒、热伤血溢、湿热下结证。

吴继萍通过临床回顾性研究发现，气滞血瘀、湿热蕴结多见于大肠癌的早期，为实证；气血两虚、脾肾阳虚、肝肾阴虚多见于大肠癌中晚期。整个病程呈虚实夹杂状态，只是随病程、病期不同其临床表现有所偏重而已。

【治则与治法】

根据肠癌本虚标实的基本病机，其中医治则主要为扶正祛邪，但在现代临床应用中，又需根据不同的治疗阶段，选择相应的治则治法，如围手术期、放化疗期、靶向治疗期间的患者，中医治疗以扶正为主；对体力尚可，但不能耐受多药化疗而选择单药化疗的患者，中医治疗则以祛邪为主；手术后无需辅助治疗或已完成辅助治疗的患者，以及放化疗后疾病稳定的带瘤患者，中医治疗则以扶正祛邪为主，并根据患者情况，随时调整扶正与祛邪的侧重。

一、治疗原则

（一）中西医结合治疗原则

对于接受手术、放疗、化疗、靶向治疗且具备治疗条件的结直肠癌患者，采用中西医结合的治疗方式。西医治疗根据 NCCN 肿瘤学临床实践指南原则进行，中医根据治疗阶段的不同，可以分为以下4种治疗方式。

1. 中医防护治疗

适应人群：围手术期、放化疗、靶向治疗期间的患者。

治疗原则：以扶正为主。

治疗目的：减轻手术、放化疗、靶向治疗等治疗方法引起的不良反应，促进机体功能恢复，改善症状，提高生存质量。

治疗方法：辨证汤药 ± 口服中成药 ± 中药注射剂 ± 其他中医治法。

治疗周期：围手术期，或与放疗、化疗、靶向治疗等治疗方法同步。

2. 中医加载治疗

适应人群：有合并症，老年 PS 评分 2，不能耐受多药化疗而选择单药化疗的患者。

治疗原则：以祛邪为主。

治疗目的：提高上述治疗方法的疗效。

治疗方法：中药注射剂 ± 辨证汤药 ± 口服中成药 ± 其他中医治法。

治疗周期：与化疗同步。

3. 中医巩固治疗

适应人群：手术后无需辅助治疗或已完成辅助治疗的患者。

治疗原则：扶正祛邪。

治疗目的：防止复发转移，改善症状，提高生存质量。

治疗方法：辨证汤药 + 口服中成药 ± 中药注射剂 ± 其他中医治法。

治疗周期：3 个月为 1 个治疗周期。

4. 中医维持治疗

适应人群：放化疗后疾病病情稳定的带瘤患者。

治疗原则：扶正祛邪。

治疗目的：控制肿瘤生长，延缓疾病进展或下一阶段放化疗时间，提高生存质量，延长生存时间。

治疗方法：中药注射剂 ± 辨证汤药 ± 口服中成药 ± 其他中医治法。

治疗周期：2 个月为 1 个治疗周期。

（二）单纯中医治疗原则

适应人群：不适合或不接受手术、放疗、化疗、靶向治疗的患者。

治疗原则：扶正祛邪。

治疗目的：控制肿瘤生长，减轻症状，提高生存质量，延长生存时间。

治疗方法：中药注射剂 + 口服中成药 ± 辨证汤药 ± 中医其他疗法。

治疗周期：2 个月为 1 个治疗周期。

二、治疗方法

（一）辨证汤药

1. 中西医结合治疗

中西医结合治疗要采取辨病与辨证相结合的原则，根据不同的病理类型、不同的西医治疗背景、不同的临床表现，对于接受手术、放疗、化疗且具备治疗条件的结直肠癌患者，予以不同的中医药治疗。在不同治疗阶段，分别发挥增强体质、促进康复、协同增效、减轻不良反应、巩固疗效等作用。

（1）手术结合中医治疗：

①气血亏虚

临床表现：神疲乏力，气短懒言，面色淡白或萎黄，头晕目眩，唇甲色淡，心悸失眠，便不成形或有肛脱下坠，舌淡脉弱。

治疗原则：补气养血。

选方：八珍汤加减（《正体类要》）。

药物组成：人参、白术、茯苓、当归、川芎、白芍、熟地黄、炙甘草。

辨证加减：兼痰湿内阻者，加半夏、陈皮、薏苡仁；若畏寒肢冷，食谷不化者，加补骨脂、肉苁蓉、鸡内金。若动则汗出，兼怕风等表虚不固之证，加防风、浮小麦。

②脾胃虚弱

临床表现：纳呆食少，神疲乏力，大便稀溏，食后腹胀，面色萎黄，形体瘦弱，舌质淡，苔薄白。

治疗原则：健脾益胃。

选方：补中益气汤（《脾胃论》）加减。

药物组成：黄芪、人参、白术、炙甘草、当归、陈皮、升麻、柴胡、生姜、大枣。

辨证加减：若胃阴亏虚，加沙参、石斛、玉竹；若兼痰湿证者，加茯苓、半夏、薏苡仁、瓜蒌。

（2）放射治疗结合中医治疗：

放射治疗结合中医治疗是指在放疗期间所联合的中医治疗，发挥放疗增敏、提高放疗疗效（中医加载治疗）、防治放疗不良反应（中医防护治疗）的作用。

①气阴两虚

临床表现：神疲乏力，少气懒言，口干，纳呆，时有便溏，或脱肛下坠，或腹胀便秘，面色淡白或晦滞，舌红或淡红，苔少或无苔、或有裂纹，脉细或细数。多见于放射性损伤后期，或迁延不愈，损伤正气者。

治疗原则：益肾滋阴。

选方：知柏地黄汤（《医宗金鉴》）加减。

药物组成：熟地黄、山茱萸、山药、泽泻、茯苓、牡丹皮、知母、黄柏。

辨证加减：若纳呆，腹胀，加陈皮、鸡内金、生谷芽；若脱肛下坠，大便频繁，加柴胡、白槿花、诃子。

②热毒瘀结

临床表现：腹痛腹胀，疼痛拒按，下痢赤白，里急后重，胸闷烦渴，舌暗红，苔黄腻，脉弦滑或滑数。

治疗原则：清肠燥湿，活血解毒。

选方：芍药汤（《素问病机气宜保命集》）合八正散（《太平惠民和剂局方》）加减。

药物组成：芍药、当归、黄连、木香、大黄、黄芩、肉桂、车前子、瞿麦、山栀子仁、通草、灯心草、炙甘草。

辨证加减：若腹胀腹痛甚，加枳实、槟榔、延胡索；若痛引两胁，加柴胡、郁金；若腹泻频数，下痢赤白，加禹余粮、木棉花、罂粟壳；若便血甚，加槐花、血余炭、三七、地榆炭、仙鹤草。

（3）化疗结合中医治疗：

化疗结合中医治疗是指在化疗期间所联合的中医治疗，发挥化疗增效、提高化疗疗效（中医加载治疗）、防治化疗不良反应（中医防护治疗）的作用。

①脾胃不和

临床表现：胃脘饱胀、食欲减退、恶心、呕吐、腹胀或腹泻，舌体多胖大，舌苔薄白、白腻或黄腻。多见于化疗引起的消化道反应。

治疗原则：健脾和胃，降逆止呕。

选方：旋覆代赭汤（《伤寒论》）加减，或橘皮竹茹汤（《金匮要略》）加减。

药物组成：旋覆花、人参、生姜、代赭石、甘草、半夏、大枣；或半夏、橘皮、枇杷叶、麦冬、竹茹、赤茯苓、人参、甘草。

辨证加减：若脾胃虚寒者，加吴茱萸、党参、焦白术；若肝气犯胃者，加炒柴胡、佛手、白芍。

②气血亏虚

临床表现：疲乏、精神不振、头晕、气短、纳少、虚汗、面色淡白或萎黄，脱发，或肢体肌肉麻木、女性月经量少，舌体瘦薄，或者舌面有裂纹，苔少，脉虚细而无力。多见于化疗引起的疲乏或骨髓抑制。

治疗原则：补气养血。

选方：八珍汤（《正体类要》）加减，或当归补血汤（《内外伤辨惑论》）加减，或十全大补汤（《太平惠民和剂局方》）加减。

药物组成：人参、白术、茯苓、当归、川芎、白芍、熟地黄，或黄芪、当归，或人参、肉桂、川芎、地黄、茯苓、白术、甘草、黄芪、当归、白芍、生姜、大枣。

辨证加减：兼痰湿内阻者，加半夏、陈皮、薏苡仁；若畏寒肢冷，食谷不化者，加补骨脂、肉苁蓉、鸡内金。

③肝肾阴虚

临床表现：腰膝酸软，耳鸣，五心烦热，颧红盗汗，口干咽燥，失眠多梦，舌红苔少，脉细数。多见于化疗引起的骨髓抑制或脱发。

治疗原则：滋补肝肾。

选方：六味地黄丸（《小儿药证直诀》）加减。

药物组成：熟地黄、山茱萸（制）、山药、泽泻、牡丹皮、茯苓。

辨证加减：若阴虚内热重者，加旱莲草、女贞子、生地黄；若阴阳两虚者，加菟丝子、杜仲、补骨脂。兼脱发者，加制首乌、黑芝麻。

（4）放化疗后结合中医治疗：手术后已完成辅助治疗的患者，采用中医巩固治疗，能够防止复发转移，改善症状，提高生存质量；放化疗完成后疾病稳定的带瘤患者，采用中医维持治疗，能够控制肿瘤生长，延缓疾病进展或下一阶段放化疗时间，提高生存质量，延长生存时间。

辨证论治同"单纯中医治疗"。

2. 单纯中医治疗

对于不适合或不接受手术、放疗、化疗、靶向治疗的结直肠癌患者，采用单纯中医治疗，发挥控制肿瘤、稳定病情、提高生存质量、延长生存期的作用。

（1）湿热瘀滞

临床表现：腹痛拒按，腹中包块，大便带血或有黏液脓血，里急后重，或便溏，舌质紫暗或有斑点，苔黄腻，脉弦数。

治疗原则：清利湿热，行气化瘀。

选方：葛根芩连汤（《伤寒论》）合膈下逐瘀汤（《医林改错》）加减。

药物组成：葛根、黄芩、黄连、炙甘草、五灵脂、当归、川芎、桃仁、牡丹皮、赤芍、乌药、延胡索、香附、红花、枳壳。

辨证加减：腹胀腹痛甚者加枳实、槟榔、延胡索；痛引两胁者加柴胡、郁金；便血甚者加槐花、血余炭、三七、地榆炭、仙鹤草。

（2）肝肾阴虚

临床表现：腹胀痛，大便形状细扁，或带黏液脓血，形体消瘦，五心烦热，头晕耳鸣，腰膝酸软，盗汗，舌红，少苔，脉细数。

治疗原则：滋补肝肾，清泻肠热。

选方：知柏地黄汤（《医宗金鉴》）加减。

药物组成：知母、黄柏、熟地黄、山药、山茱萸、茯苓、牡丹皮、泽泻。

辨证加减：急躁易怒、尿赤者，加龙胆草、黄芩、栀子。

（3）气血两虚

临床表现：腹胀痛，大便变形，或带黏液脓血，肛门坠胀，甚至脱肛，面色萎黄，唇甲不华，少气乏力，神疲懒言，舌淡，苔薄白，脉沉细无力。

治疗原则：补气养血。

选方：八珍汤加减（《正体类要》）。

药物组成：人参、白术、茯苓、甘草、当归、白芍、熟地、川芎。

辨证加减：形寒肢冷者，加鹿茸、淫羊藿（仙灵脾）。

（4）脾肾阳虚

临床表现：腹胀痛，畏寒肢冷，面色苍白，少气乏力，纳食不振，腰膝酸软，大便溏薄，小便清长，舌淡胖，苔白滑，脉沉细微。

治疗原则：温补脾肾。

选方：附子理中汤（《三因极一病证方论》）合四神丸（《内科摘要》）。

药物组成：附子、人参、白术、炮姜、甘草、肉豆蔻、补骨脂、五味子、吴茱萸、大枣、茯苓。

辨证加减：里急后重者，加木香、槟榔、白芍；大便泻下无度者，加柯子肉、罂粟壳。

（二）辨病治疗常用中草药

败酱草：味辛、苦，性微寒。归胃、大肠、肝经。功效：清热解毒，消痈排脓，活血行瘀。

苦参：味苦，性寒。归心、肝、胃、大肠、膀胱经。功效：清热燥湿、杀虫、利尿。

白花蛇舌草：味甘、淡，性凉。归胃、大肠、小肠经。功效：清热解毒，利尿消肿，活血止痛。

凤尾草：味淡、微苦，性寒。归大肠、肾、心、肝经。功效：清热利湿，凉血止血，消肿解毒。

大黄：味苦，性寒。归脾、胃、大肠、肝、心包经。功效：泻下攻积、清热泻火、凉血解毒、逐瘀通经、利湿退黄。

槐花：味苦，性微寒。归肝、大肠经。功效：凉血止血、清肝泻火。

地榆：味苦、酸、涩，性微寒。归肝、大肠经。功效：凉血止血、解毒敛疮。

红藤：味苦，性平。归胃、大肠经。功效：清热解毒。

泽漆：味辛、苦，微寒。归、肺、小肠、大肠经。功效：行水消肿，化痰止咳，解毒杀虫。

苦杏仁：味苦，性凉。归肺、大肠经。功效：降气止咳平喘，润肠通便。

白头翁：味苦，性寒。归胃、大肠经。功效：清热解毒，凉血止痢。

蛇莓：味甘、苦，性寒。归肺、肝、大肠。功效：清热，凉血，消肿，解毒。

龙葵：味苦，性寒。功效：清热解毒，活血消肿。

白英：味苦，性微寒。有小毒。归肝、胃经。功效：清热解毒，利湿消肿，抗癌。

肿节风：味苦、辛，性平。归心、肝经。功效：清热凉血，活血消斑，祛风通络。

土茯苓：味甘、淡，性平。归肝、胃经。功效：解毒、除湿、通利关节。

薏苡仁：味甘、淡，性凉。归脾、胃、肺经。功效：利水渗湿，健脾止泻，除痹，排脓，解毒散结。

半枝莲：味辛、苦，性寒。归肺、肝、肾经。功效：清热解毒，化瘀利尿。

半边莲：味苦，性微寒。归心、小肠、肺经。功效：清热解毒，利尿消肿。

重楼：味苦，性微寒。有小毒。归肝经。功效：清热解毒，消肿止痛，凉肝定惊。

莪术：味辛、苦，性温。归肝、脾经。功效：行气破血，消积止痛。

蟾酥皮：味辛，性温。有毒。归脾、胃、肺经。功效：清热解毒，利水消胀。

土鳖虫：味咸，性寒。有小毒。归肝经。功效：破血逐瘀，续筋接骨。

山慈菇：味甘、微辛，性凉。归肝、脾经。功效：清热解毒，化痰散结。

金钱白花蛇：味甘、咸，性温，有毒。归肝经。功效：祛风，通络，止痉。

石见穿：味苦，辛，性平。归肺、胃、肝经。功效：活血镇痛，清热利湿，散结消肿。

鳖甲：味咸，性微寒。归肝、肾经。功效：滋阴潜阳，退热除蒸，软坚散结。

斑蝥：味辛，性热，有大毒。归肝、胃、肾经。功效：破血逐瘀，散结消癥，攻毒蚀疮。

藤梨根：味酸、涩，性凉。功效：清热解毒，祛风除湿，利尿止血。

八月札：味苦，性寒。归肝、胆、胃、膀胱经。功效：疏肝理气，活血止痛，散结，利尿。

法半夏：味辛，性温。归脾、胃、肺经。功效：燥湿化痰。

全蝎：味辛，性平。归肝经。功效：息风镇痉，通络止痛，攻毒散结。

水蛭：味咸、苦，性微寒，有毒。归肝经。功效：破血、逐瘀、通经。

蜈蚣：味辛，性温。归肝经。功效：息风镇痉，通络止痛，攻毒散结。

守宫：味咸，性寒，有小毒。归肝经。功效：祛风、活络、散结。

（三）常用中成药

1. 抗癌治疗类

（1）消癌平片：活血化瘀，止痛散结，清热解毒，扶正祛邪，用于多种恶性肿瘤治疗。

（2）平消胶囊：活血化瘀，散结消肿，解毒止痛，用于毒瘀内结所致的肿瘤患者具有缓解症状、缩小瘤体、提高机体免疫力、延长患者生存时间的作用。

（3）鸦胆子油注射液/软胶囊：解毒抗癌，用于肺癌、肺癌脑转移、消化道肿瘤及肝癌的辅助治疗。

（4）参莲胶囊：清热解毒，活血化瘀，软坚散结。用于由气血瘀滞，热毒内阻而致的中晚期肺癌、胃癌患者。

（5）消癌平注射液：扶正固本，活血止痛，清热解毒，软坚散结。用于中晚期肿瘤。

2. 扶正抗癌类

（1）康莱特注射液/软胶囊：益气养阴，消癥散结，用于中晚期肿瘤。

（2）复方斑蝥胶囊：破血消瘀，攻毒蚀疮，用于多种恶性肿瘤治疗，尤宜辨证属毒瘀互结者。

（3）艾迪注射液：清热解毒，消癥散结，用于原发性肝癌、肺癌、直肠癌、恶性淋巴瘤、妇科恶性肿瘤等。

3. 扶正类

（1）贞芪扶正颗粒（胶囊）：补气养阴，用于气阴不足、乏力、食欲不振等症。配合手术、放疗、化疗，促进机体功能恢复。

（2）生血丸：补肾健脾，填精养血，用于脾肾虚弱所致的面黄肌瘦、体倦乏力、眩晕、食少、便溏；放、化疗后全血细胞减少等。

（3）参一胶囊：培元固本、补益气血，用于气虚证，配合化疗，改善免疫功能等。

（4）健脾益肾颗粒：健脾益肾，提高化疗完成率，减轻化疗引起的脾肾亏虚症状。

（5）参芪扶正注射液：益气扶正，用于肺脾气虚引起的神疲乏力、少气懒言、自汗眩晕；肺癌、胃癌见上述证候者的辅助治疗。

4. 解决症状类

（1）华蟾素片/注射液：解毒，消肿，止痛。用于中、晚期肿瘤，慢性乙型肝炎等症。

（2）复方苦参注射液：清热利湿，散结止痛。用于癌肿疼痛、出血。

（3）榄香烯注射液：逐瘀利水。本品可用于介入、腔内化疗及癌性胸腹水的治疗。

（四）中药外治法

1. 中药贴敷方

（1）降逆止吐贴

取穴：神阙、双足三里。

药物：降逆止吐膏。

作用：化疗期间在神阙、双足三里进行穴位贴敷中药"降逆止吐膏"，防治化疗引起的呕吐。

用法：将穴位皮肤洗净，把中药膏2g摊在磁疗贴上，立即贴附在穴位上，4～6小时揭去，每日1次。

（2）行气通腑贴

取穴：神阙、双涌泉。

药物：行气通腑膏（生大黄粉100g，厚朴粉100g，冰片研粉20g，以食醋搅拌成糊状，分装成盒，每盒10g）。

作用：化疗期间在神阙、双涌泉进行穴位贴敷中药，防治化疗引起的便秘；也可以用于口服吗啡制剂引起的便秘。

用法：将穴位皮肤洗净，把中药膏2g摊在磁疗贴上，立即贴附在穴位上，4~6小时揭去，每日1次或中病即止。

2. 中药泡洗疗法

中药泡洗方

组方成分：黄芪60g，地龙15g，土鳖虫10g，全蝎10g，川乌15g，水蛭10g，红花30g，附子40g。

功能主治：通利血脉。可有效预防奥沙利铂化疗所致神经毒性。

用法：中药煎取2000mL，水温45℃，放于腿浴治疗器，浸泡四肢，每日1次，每次治40分钟，每周连用5日。

3. 中药灌肠疗法

（1）中药灌肠治疗出血

组方成分：生大黄、地榆炭各15g，三七、五倍子各10g，白花蛇舌草、藤梨根各30g。

功能主治：收敛止血，可以有效控制出血。

用法用量：浓煎至100mL，取汁放置后用纱布过滤，装入输液瓶内，温度保持在38~41℃，导管插入肛门15~30cm，滴药速度为30~40滴/分，于每晚睡前行保留灌肠，1剂/日。10天为1个疗程，疗程间隔3~5天。

（2）中药灌肠治疗癌性肠梗阻

组方成分：生大黄（后下）10g，芒硝（分冲）9g，枳实12g，厚朴15g，白花蛇舌草30g，半枝莲30g。

功能主治：泄热通便解毒。

用法用量：二次煎液后取100~150mL，2次/日，药液温度39~41℃，导管插入肛门15~20cm，快速导入。灌后嘱患者先左侧卧，后右侧卧，最后平卧30分钟，再起床，保留1小时以上。

（3）中药灌肠配合化疗

组方成分：白花蛇舌草30g，半枝莲、虎杖、炒地榆各20g，山慈菇15g，炒大黄6g，延胡索10g。

功能主治：减轻化疗副作用。

用法用量：1剂/日，煎取50~100mL，早、晚用50mL注射器、橡皮导尿管灌肠，温度以38℃为宜。化疗：以5-Fu为主的常规化疗，对部分静脉化疗反应重者可将化疗药（如 5 – Fu，每次 0.125g）加入中药内灌肠。

4. 中药坐浴疗法

中药坐浴方

组方成分：黄柏 60g，苦参 30g，紫花地丁 60g，蒲公英 60g，制乳香 30g，制没药 30g，五倍子 15g，莲房 30g，槐花 15g，地榆 15g，大黄 25g，蛇床子 15g，防风 15g。

功能主治：清热止疡。可用于低位直肠癌术后吻合口炎。

用法用量：煎取药汁 2000mL，1 剂/日，2 次/日，每次 1000mL。调温 37℃，每次 30 分钟，10 天为 1 个疗程，治疗 1 个疗程。

附三：治则治法古今选要

（一）古代论述

肠癌治则治法经过长期经验总结，不断完善提高。秦汉至隋唐时期，此期治法多以方药为主，对治则治法论述较少，后世多根据其方药，推理了其中蕴藏的治则治法。宋至金元时期，由于各家学说发展，对肠癌治则治法多有论及。明清时期中医学繁荣发展，百家争鸣，呈现较多肠癌相关的总结研究，治则治法论述较为丰富。各医家根据自己的经验总结，提出了各种不同治则治法，疾病初期多以清热解毒、破瘀化痰等为主，疾病后期强调温补气血、保胃气、滋补肝肾。有古代医籍中与肠癌治疗相关的论述及分类方法如下。

1. 辨证施治

《素问·至真要大论》："坚者削之，客者除之，结者散之，留者攻之，逸者行之，衰者补之。"

《灵枢·百病始生》："察其所痛，以知其应，有余不足，当补则补，当泻则泻，毋逆天时，是谓至治。"

《普济本事方·积聚凝滞五噎膈气》："大抵治积，或以所恶者攻之，以所喜者诱之，则易愈。"

《古今医鉴·肠澼》："脏毒是脏中积毒，风则散之，热则清之，寒则温之，虚则补之，停滞则疏涤之。

（1）补中升阳

《外科理例》："下血服凉血药不应，必因中气虚，不能摄血，非补中升阳之药不能愈，切忌寒凉之剂。"

（2）清热解毒

《外科理例》："亦有伤湿热之食成肠澼而下脓血者，宜苦寒之剂，以内疏之。"

（3）破气化瘀

《世医得效方》："宿血滞气，结为癥瘕，腹中痞块，坚硬作痛。当以破气药治之，或以类从。"

（4）理气活血、消食化痰

《医学入门》："善治癥瘕者，调其气而破其血，消其食而豁其痰，衰其大半而止，不可猛攻峻施，以伤元气。"

（5）养正

张从正："壮人无积，虚人则有之。脾胃怯弱，气血两衰，四时有感，皆能成积，若速以磨坚破结之药治之，疾虽去而人已衰矣。干漆、硇砂、三棱、大黄、牵牛之类，用时则暂快，药过则依然，气愈消，疾愈大，竟何益哉！故治积，当先养正则积自除。"

（6）破血化瘀、化痰消积、补虚

《丹溪心法》："痞块在中为痰饮，在右为食积，在左为血块。气不能作块成聚，块乃有形之物也，痰与食积、死血而成也。用醋煮海石、醋煮三棱、蓬术、桃仁、红花、五灵脂、香附之类为丸，石碱白术汤吞下。能消血块，次消痰。石碱一物，有痰积有块可用，洗涤垢腻又能治食积。消块当降火消食积，食积即痰也。行死血块，块去须大补。凡积病不可用下药，徒损真气，病亦不去。常用消积药使之融化，则根除矣。"

（7）初期辛温消导、久之辛寒推荡、虚者先补虚

《医学入门》："积初属寒，宜辛温消导。久则为热，宜辛寒推荡。壮人无积，虚者有之，先补虚，使气血旺，则积消。"

（8）分期论治、攻补兼施

《杂病源流犀烛》："况积之成也，正气不足，而后邪气踞之，如小人在朝，由君子之衰也。正气与邪势不两立，一胜则一负，邪气日昌，正气日削，不攻去之，危亡从及，然攻之太急，正气转伤。初中末之三法，不可不明也。初者病邪初起，正气尚强，邪气尚浅，则任受攻；中者受病渐久，邪气较深，正气较弱，任受且攻且补；末者病魔经久，邪气侵凌，正气消残，则任受补。盖积之为义，匪朝伊夕所以去之，亦当有渐，攻之愈亟，则伤正气，正伤则不能运化而邪愈固矣。更宜审明何经受病，受伤何物，从其因以治之。"

（9）解散肠胃风邪、凉血、温阳、保胃气

《普济方》肠风下血治法大要：先当解散肠胃风邪，热者与败毒散，冷者与不换金正气散，风邪既去，然后随其冷热而对治之。或曰血遇热则行，止血多用凉药，如地榆散、柏皮汤、黄连阿胶丸、酒蒸黄连丸辈，施之热证，固当然尔。其或阳虚阴走，正气不得归元，则用理中汤、附子理中汤、震灵丹、黑锡丹辈治之……唯大肠下血，大抵以胃药收功，真料四君子汤、参苓白术散及枳壳散、小乌沉汤和之，胃气一

回，血自循于经络矣。

（10）润燥除湿、泻火导湿、祛风胜湿、清肝导湿

《立斋外科发挥》：大便秘涩，或作痛者，润燥除湿。肛门下坠，或作痛者，泻火导湿。下坠肿痛或作痒者，祛风胜湿。肿痛小便涩滞者，清肝导湿。

（11）清解湿热、调和中焦气血、温中、升提、复胃气

《证治汇补》：治法大要，初起当清解肠胃之湿热，久则调和中焦之气血，服凉药不愈者，必佐以辛味，服辛味不愈者，必治以温中。下陷既久，升提可用。益精气血气，皆生于谷气，胃气一复，血自循轨。

2. 针灸治疗

《万氏家抄济世良方》："灸法治肠风、脏毒最效。以患人平立，量脊骨与脐平处，椎上灸七壮，或年深者，更于椎上两旁各一寸灸七壮，无不除根。"

（二）现代医家学术思想和治疗特点

刘嘉湘总结认为大肠癌湿热、火毒瘀滞属病之标，脾虚肾亏、正气不足乃病之本。临床中根据辨证分型给予清热利湿解毒、行气活血、化瘀解毒、健脾理气、温补脾胃、滋养肝肾，同时根据大肠癌"便秘""泄泻"的常见症状，结合"下""举""敛"诸法。

朴炳奎临证以扶正培本为主，健脾益气或益气生血，调整机体阴阳气血及脏腑功能，维持机体"阴平阳秘"状态，做到"正气内守"，兼顾解毒抗癌，杀伤肿瘤细胞，延缓其复发转移。

邱佳信教授认为消化道恶性肿瘤之邪实客观存在，而脾虚则贯穿疾病始终，故有瘤体必虚，有虚首健脾。

周仲瑛教授认为结肠癌与直肠癌的病因在于湿热癌毒瘀结，损伤肠腑所致。癌毒兼夹湿浊与湿热，是肠癌的病机特征，治以抗癌解毒、清肠化湿、祛瘀通腑为大法。具体治疗时，涉及的治法大致包括4个方面：一则抗癌解毒，以绝其根本；二则化痰软坚、逐瘀散结，以消其局部肿块；三则调理脏腑功能，以顾其脏腑损害；四则培正以复体虚，抗御癌毒。

周岱翰教授认为大肠癌以正虚为本，以热、湿、毒、瘀为标，虚实夹杂致病，早中期以清热利湿、化瘀解毒为治疗原则，兼顾扶正。大肠癌发展至晚期，正虚邪实，当以补虚为主，兼以解毒散结，并在辨证论治的基础上，结合选用具有一定抗癌作用的中草药。

孙桂芝教授认为，肠癌的治疗需要坚持辨证为先、辨病结合的诊疗思路。早期肠癌患者湿热毒瘀互结为多见，对应治疗当以清热、祛湿、解毒、化瘀为主。晚期及术后、放疗、化疗的患者，多以阴阳气血亏虚为多见，分别予滋阴、温阳、益气、养血等治法，以扶正固本。方证对应是肠癌辨证论治的核心。

综上所述，早期古人对大肠癌证候的认识多以标实为主，治则上也以"实则泻之"为则，活血祛瘀、消癥散结、祛风涤痰、清热解毒、温里散寒等为主法。随着认识的深入，经验的积累，逐渐认识到大肠癌发病的关键在于人体脏腑、经络等的功能失调，导致正气不足，即"内虚"，认识到癥积不能速除，须扶助元气，治疗不再一味攻邪，而是重视扶正，注意维持机体阴阳平衡、脏腑、气血调和。在疾病的不同阶段，治法也各有侧重，或先补后攻，或先攻后补，或攻补兼施。

附四：方剂选要

（一）上古至隋唐时期

先秦时期，古人对本病仅有一个初步的认识，《内经》中对大肠癌类似病症进行相关症状、病因的描述及并提出相关治则，尚无具体方药。随着对疾病认识的深入，汉代以后，以《伤寒论》《千金要方》为代表，开始出现用于"肠痈""下血""积聚"的治法方药。

1. 薏苡附子败酱散

来源：《金匮要略》

组成：薏苡六十分，附子二分，败酱五分。

用法：上三味，杵末，取方寸匕，以水二升，煎减半，顿服。（小便当下）

功效：排脓消肿。

原文："肠痈之为病，其身甲错，腹皮急，按之濡，如肿状，腹无积聚，身无热，脉数，此为腹内有痈脓，薏苡附子败酱散主之。"

2. 大黄牡丹皮汤

来源：《金匮要略》

组成：大黄四两，牡丹一两，桃仁五十个，瓜子半升，芒硝三合。

用法：上五味，以水六升，煮取一升，去滓，内芒硝，再煎沸，顿服之，有脓当下；如无脓，当下血。

功效：泻热破瘀，散结消肿。

原文："肠痈者，少腹肿痞，按之即痛，如淋，小便自调，时时发热，自汗出，复恶寒。其脉迟紧者，脓未成，可下之，当有血。脉洪数者，脓已成，不可下也。大黄牡丹汤主之。"

3. 黄土汤

来源：《金匮要略》

组成：甘草、干地黄、白术、附子（炮）、阿胶、黄芩各三两，灶中黄土半斤。

用法：上七味，以水八升，煮取三升，分温二服。

功效：温阳健脾，养血止血。

原文："下血，先便后血，此远血也，黄土汤主之。"

4. 赤小豆当归散

来源：《金匮要略》

组成：赤小豆（浸令芽出，曝干）三升，当归十两。

用法：上二味，杵为散，浆水服方寸匕，日三服。

功效：排脓血，除湿热。

原文："下血，先血后便，此近血也，赤小豆当归散主之。"

5. 太一神明陷冰丸

来源：《备急千金要方》

组成：雄黄、丹砂、矾石、当归、大黄各二两，巴豆一两，芫青五枚，桂心三两，真珠、附子各一两半，蜈蚣一条，乌头八枚，犀角、鬼白、射罔、藜芦各一两，麝香、牛黄、人参各半两，杏仁四十枚，蜥蜴一枚，斑猫七枚，摆鸡三七枚，地胆三七枚。

用法：二十四味，末之，蜜和，捣三万杵，丸如小豆。先食饮服二丸，日二。不知稍加之。

功效：通络祛瘀。

原文："治诸疾，破积聚。"

6. 蜥蜴丸

来源：《备急千金要方》

组成：蜥蜴二枚，蜈蚣二枚，地胆二十枚，䗪虫三十枚，杏仁三十枚，蜣螂十四枚，虻虫三十枚，朴硝十八株，泽漆、桃奴、犀角、鬼督邮、桑赤鸡各十八株，芍药、虎骨各一两半，甘草一两，巴豆一两十八株，款冬花十八株，甘遂一两六株，干姜一两。

用法：二十味末之，别治巴豆、杏仁如膏。内药末研调，下蜜捣二万杵，丸如麻子。先饮食服三丸，日一。不知，加之。不敢吐下者，一丸日一服。有人风冷注癖坚二十年者得差。

功效：祛风通络，化瘀消肿。

原文："治瘤坚水肿"。

（二）宋至金元时期

宋至金元时期，医家在大肠肿瘤的治疗上更多地从痰、从瘀、从湿热论治，治法多为软坚散结、清热燥湿、活血解毒、祛风涤痰，其方药至今尚有一定借鉴作用。

1. 防葵散方

来源：《太平圣惠方》

组成：防葵一两，京三棱一两（炮裂），桂心一两，赤芍药一两，鳖甲一两半（涂醋炙令黄），当归一两，诃黎勒皮一两，川大黄一两（锉碎微炒），枳壳三分（麸炒微黄去瓤）。

用法：上药，捣筛为散，每服三钱，以水一中盏，入生姜半分，煎至六分，去滓。

功效：排脓血，除湿热。

原文：伏梁，气在脐上心下，结固如梁之状，胸膈不利，食饮减少，宜服防葵散方。

2. 香壳丸

来源：《黄帝素问宣明论方》

组成：木香、黄柏各三钱，枳壳（去瓤，炒）、厚朴各半两，黄连一两，猬皮一个（烧），当归四钱，荆芥穗三钱。

用法：上为末，面糊为丸，如桐子大，每服二三十丸，温水，食前，日三服。

功效：清热燥湿，理气散结。

原文：治湿热内甚，因而饱食，肠癖成痔，久而成瘘者，服之悉愈。

3. 楂藤子丸

来源：《黄帝素问宣明论方》

组成：黄芪、枳实、槐花、荆芥穗、凤眼草（以上）各一两，楂藤子一对（炙），皂子三百个（炙）。

用法：上为细末，面糊为丸，如桐子大，每服二三十丸，空心，酒下，米饮亦得。忌油腻、冷、猪、鱼、臭血物等。

功效：清热燥湿，凉血解毒。

原文：治肠风泻血，湿热内甚，因为诸痔，久而不治，乃变成瘘。

4. 乌荆丸

来源：《黄帝素问宣明论方》

组成：川乌头二两（炮），荆芥穗四两。

用法：上为末，醋面糊为丸，如桐子大，每服二三十丸，温水下，日三服。

功效：温阳散寒祛风。

原文：治肠风痔疾，大肠闭涩。

5. 黄芪葛花丸

来源：《黄帝素问宣明论方》

组成：黄芪、葛花、黄赤小豆花各一两，大黄、赤芍药、黄芩、当归各三分，猬皮一个，槟榔、白蒺藜、皂角子仁（炒）各半两，生地黄（焙）一两。

用法：上为末，炼蜜和丸，如桐子大，每服二十九至三十丸，煎桑白皮汤下，食前，槐子煎汤下亦得。

功效：补虚泻实。

原文：治肠中久积热，痔瘘下血疼痛。

6. 黄连散

来源：《黄帝素问宣明论方》

组成：鸡冠花、黄连、贯众、川大黄、乌梅各一两，甘草三分（炙）。

用法：上为末，每服二钱，用温米饮调下，日三服，不计时候。

功效：清热凉血解毒。

原文：治肠风下血，疼痛不止。

7. 乳香没药散

来源：《黄帝素问宣明论方》

组成：宣黄连、白矾各一两，谷精草半两，酸石榴一个（用刀子割下盖子，里面取子三停一停，次将黄连、白矾碎，纳入石榴内，用原盖子合用）。上以湿纸一张裹石榴，裹了后用胶泥拍作饼子，以炭火烧通赤为度，取出，去泥纸，后将谷精草于铫子内炒焦黄为度，与石榴研细后，抄药末一钱、乳香一钱、没药一钱，研细，拌匀。

用法：每服一钱，酒小半盏调下，日三服。

功效：活血解毒，燥湿止泻。

原文：治五种肠风痔瘘，无问久新。

8. 木香厚朴汤

来源：《黄帝素问宣明论方》

组成：木香、桂心、桃仁、陈皮、厚朴各一两，肉豆蔻、赤石脂各半两，皂角子三两（去皮子，醋炙黄），大附子三分（炮）。

用法：上为末，每服二钱，温粥饮调下，食前。

功效：温阳散寒理气。

原文：治痔瘘脱肛，肠胃间冷，腹胁虚胀，不思饮食。

9. 槐花散

来源：《黄帝素问宣明论方》

组成：槐花（炒）、柏叶（炼杵焙）、荆芥穗、枳壳（去瓤，细切，麸炒黄）。

用法：方秤等分，细末，用清米饮调下二钱，空心食前服。

功效：清热凉血祛风。

原文：治肠风脏毒。

（三）明清时期

明清时期，诸多医著流传于世，肠癌相关众多方剂辈出，诸医家治疗大肠癌以活血化瘀法为主，主张从瘀论治，并强调理气散结、温里散寒、补益虚损、泻下攻积、消食导滞诸法的综合应用，同时重视应用虫类药通络祛瘀与诸法相互配合，以取其效。

1. 黄连除湿汤

来源：《外科正宗》

组成：黄连、黄芩、川芎、当归、防风、苍术、厚朴、枳壳、连翘各一钱，甘草五分，大黄、朴硝各二钱。

用法：水二钟，煎八分，空心服。

功效：清热解毒化湿。

原文：治脏毒初起，湿热流注肛门，结肿疼痛，小水不利，大便秘结，身热口干，脉数有力，或里急后重。

2. 凉血地黄汤

来源：《外科正宗》

组成：川芎、当归、白芍、生地、白术、茯苓各一钱，黄连、地榆、人参、山栀、天花粉、甘草各五分。

用法：水二钟，煎八分，食前服。

功效：清热解毒化湿。

原文：治脏毒已成未成、或肿不肿，肛门疼痛，大便坠重，或泄或秘，常时便血，头晕眼花，腰膝无力者。

3. 内托黄芪散

来源：《外科正宗》

组成：川芎、当归、陈皮、白术、黄芪、白芍、穿山甲、角针各一钱，槟榔三分。

用法：水二钟，煎八分，食前服。

功效：补气托毒排脓。

原文：治脏毒已成，红色光亮，已欲作脓，不必内消，宜服此药溃脓。

4. 香附散

来源：《万氏家抄济世良方》

组成：香附一两（炒），枳壳七钱半（炒），当归半两，川芎半两，槐花（炒）一两。

用法：上为末，每服三钱，水一钟，姜三片，枣一枚，煎七分，温服。

功效：理气活血。

原文：肠风独在胃与大肠出。肠风者邪气外入，随感随见。香附散治脏风。

5. 槐角丸

来源：《万氏家抄济世良方》

组成：槐角（炒）一两，地榆、黄芩、防风（去芦）、当归（酒浸一宿焙干）、枳壳（麸炒）各八两。

　　用法：上为末，酒糊丸桐子大。每服三十丸，空心米汤下。

　　功效：清热凉血理气。

　　原文：脏毒者，蕴积之久而始见。槐角丸治五种肠风、下血痔疮、脱肛。

6. 椿皮丸

　　来源：《明医指掌》

　　组成：龟甲二两（酥炙），升麻五钱，香附五钱，白芍药两半，侧柏叶一两，椿根白皮七钱半。

　　用法：末之，粥丸桐子大，每服六十丸，以四物汤加白术、黄连、甘草、陈皮作末，调汤送下。

　　功效：滋阴养血，清热燥湿。

　　原文：便血久远伤血致虚，并麻风、癣疮见于面者，椿皮丸。

7. 三黄丸

　　来源：《明医指掌》

　　组成：苍术一两半，陈皮一两半，黄连七钱半，连翘半两。

　　用法：末之，生地捣烂糊丸，桐子大，白汤下。

　　功效：清热燥湿止血。

　　原文：治积热便血。

8. 地榆丸

　　来源：《明医指掌》

　　组成：白术半两，黄柏（炒）二钱，生地黄二钱，白芍药二钱，地榆二钱，黄芩（炒）二钱，香附二钱。

　　用法：共末，蒸饼为丸。

　　功效：健脾燥湿，凉血解毒。

　　原文：治脏毒夹湿者。

9. 败毒散

　　来源：《明医指掌》

　　组成：羌活一钱（去芦），独活一钱（去芦），柴胡一钱（去毛），前胡一钱（去芦），枳壳（炒）八分，茯苓八分（去皮），川芎七分，甘草五分（炙），桔梗（八分，去芦）。

　　用法：姜三片，水二钟，煎一钟服。

　　功效：散风祛湿解表。

　　原文：治协寒便血。

10. 四顺清凉饮

　　来源：《外科证治全书》

组成：连翘、赤芍、防风、当归、山栀仁、生甘草、槟榔、木香各一钱，大黄二钱（炒）。

用法：上酒水各半煎。

功效：理气活血。

原文：脏毒者，醇酒厚味，勤劳辛苦，蕴毒流注肛门，结成肿块。其证有内外虚实之别。发于外者，肛门两旁突肿，形如桃李，大便秘结，小水短赤，甚者肛门重坠紧闭，下气不通，刺痛如椎，脉数有力，此属实热易治，用四顺清凉饮、内消沃雪汤通利大小便，外用田螺水搽之。

11. 内消沃雪汤

来源：《外科证治全书》

组成：青皮、陈皮、制乳香、制没药、当归、丹皮、甘草节、广木香、皂角刺、穿山甲、山栀、浙贝各一钱五分。

用法：上酒水各半煎服，便秘者加大黄。

功效：活血化瘀，软坚散结。

12. 桂枝桃仁汤

来源：《验方新编》

组成：桂枝、槟榔各一钱五分，白芍、生地、枳壳各一钱，桃仁二十五粒，炙甘草五分。

用法：姜、枣引，水煎服。

功效：温经通脉，理气活血。

原文：肠覃，因经行之时，寒气自肛门而入，客于大肠，以致经血凝涩，月信虽行，而血却少，其腹渐大如孕子状，为胎漏状。壮盛妇人半年以后，气盛而除，虚怯者必成胀病。用桂枝桃仁汤。更宜常服四制香附丸。

13. 秦艽苍术汤

来源：《立斋外科发挥》

组成：秦艽、苍术（米泔水浸炒）、皂角仁（烧存性）、桃仁各一钱半，黄柏（酒制）、泽泻、当归尾（酒拌）、防风各一钱，槟榔五分，大黄（炒，量入）。

用法：作一剂，水二钟，煎八分，空心服。

功效：燥湿解毒，活血通便。

原文：治肠风痔漏，大小便秘涩。

14. 当归郁李仁汤

来源：《立斋外科发挥》

组成：当归尾（酒拌）、郁李仁、泽泻、生地黄、大黄（煨）、枳壳、苍术、秦艽各一钱，麻子仁一钱五分，皂角仁一钱（另为细末），作一剂。

用法：水二钟，煎八分，入皂角末，空心服。

功效：养血通便。

原文：治痔漏，大便结硬，大肠下坠出血，若痛，不能忍者。

15. 秦艽防风汤

来源：《立斋外科发挥》

组成：秦艽、防风、当归（酒拌）、白术各四钱半，黄柏、陈皮、柴胡、大黄（煨）、泽泻各一钱，红花、桃仁（去皮尖，研）、升麻、甘草各五分。

用法：作一剂，水二钟，煎八分，空心服。

功效：清热燥湿，活血通便。

原文：痔漏结燥，每次大便作痛。

16. 加味四君子汤

来源：《立斋外科发挥》

组成：人参、白术（炒）、茯苓、白扁豆（蒸）、黄芪（炙）、甘草为末。

用法：每服三钱，白滚汤点服。

功效：益气养血。

原文：治痔漏下血，面色痿黄，心忪耳鸣，脚弱气乏，及一切脾胃虚，口淡，食不知味。又治中气虚不能摄血，致便血不禁。

17. 黄连丸

来源：《立斋外科发挥》

组成：用黄连、吴茱萸等分，用热汤拌湿，罨三日同炒，拣出，各另为末，亦各米糊丸，梧子大。

用法：每服二三钱。粪前红，服茱萸丸；粪后红，服黄连丸。俱酒下。

功效：疏肝和胃泻火。

原文：治大肠有热下血。

18. 除湿和血汤

来源：《立斋外科发挥》

组成：生地黄、牡丹皮、生甘草各五分，熟甘草、黄芪各一钱（炙），白芍药一钱五分，升麻七分，当归身（酒拌）、苍术（炒）、秦艽、陈皮、肉桂、熟地黄（酒拌）各三分，作一剂。

用法：水二钟，煎八分，空心候宿食消尽，热服。

功效：益气养血，除湿和胃。

原文：治阳明经湿热，便血腹痛。

19. 槐花散

来源：《立斋外科发挥》

组成：槐花（炒）、生地黄（酒拌，铜器蒸半日）、青皮、白术（炒）、荆芥穗各六分，川芎四分（炙），当归身（酒拌）、升麻各一钱，为末。

用法：每服三钱，空心米饮调下，水煎服亦可。

功效：清热凉血止血。

原文：治肠风脏毒下血。

20. 参苓白术散

来源：《立斋外科发挥》

组成：人参、茯苓、白扁豆（去皮，姜汁拌炒）、白术（炒）、莲肉（去心皮）、砂仁（炒）、薏苡仁（炒）、桔梗（炒）、山药、甘草（炙）各二两，为细末。

用法：每服三钱，用石菖蒲煎汤下。

功效：健脾化湿止泻。

原文：治脾胃不和，饮食不进，或呕吐泄泻。凡大病后，皆宜服此药，以调理脾胃。

21. 归脾汤

来源：《立斋外科发挥》

组成：白术（炒）、茯神、黄芪（蜜炙）、龙眼肉、酸枣仁（蒸）各一钱，人参、木香各五分，甘草（炙）二分半，作一剂，水一钟，姜一片，枣一枚。

用法：煎六分，食远并临卧服。

功效：益气养血安神。

原文：治思虑伤脾，不能统摄，心血以此妄行，或吐血下血，或健忘怔忡，惊悸少寐，或心脾作痛。

22. 小乌沉汤

来源：《立斋外科发挥》

组成：乌药一两，甘草（炙）二钱，香附四两（酒制）。

用法：每服二钱，食前盐汤下。

功效：理气调血。

原文：治气不调和，便血不止。

23. 枳壳散

来源：《立斋外科发挥》

组成：枳壳（麸炒）一钱，半夏曲、赤芍药（炒）各一钱，柴胡、黄芩各一钱五分，作一剂，水二钟，姜三片，枣二枚。

用法：煎八分，食远服。

功效：疏肝清热理气。

原文：治便血，或妇人经候不调，手足烦热，夜多盗汗，胸膈不利。

24. 芎归汤

来源：《立斋外科发挥》

组成：芎䓖五钱，当归（酒拌）五钱，作一剂。

用法：水一钟半，煎六分，食后服。

功效：养血止泻。

原文：治便血，或失血过多眩晕。

经过梳理发现，肠癌的相关方剂起源于汉之《伤寒论》，发挥于唐宋金元，至明清时则得到极大发展，不少名方流传应用至今。

第十四章 卵巢癌

卵巢癌属于中医文献的"癥瘕""积聚""肠覃"等范畴，是来自卵巢上皮、生殖细胞、性腺间质及非特异性间质的原发性恶性肿瘤，是妇科常见的恶性肿瘤之一。临床以食欲不振、腹胀、腹痛、腹部肿块等为主要表现，随病情进展会出现转移所造成的症状。

卵巢癌占女性常见恶性肿瘤的 2.4%~5.5%，占妇科恶性肿瘤的 23%。其发病率仅次于子宫颈癌，位列妇科恶性肿瘤的第三位，但死亡率则居妇科恶性肿瘤的首位。卵巢癌以北美、斯堪的纳维亚和北欧国家发病率最高，而非洲国家和部分东亚国家（如中国）较低。不同国家之间年龄标化发病率可相差 4.5 倍，而死亡率差别不大。估算的年龄标化死亡率在发展中国家为 2.8/10 万妇女，在发达国家为 6.2/10 万妇女。2008 年美国的卵巢肿瘤新发病例约为 21650，死亡病例为 15520。在我国，北京城区1993—1997 年卵巢癌的发病率为 5.6/10 万，上海城区 1996—1999 年卵巢癌的发病率为 6.88/10 万，发病率呈增长趋势。

卵巢癌多见于中老年妇女，高峰年龄在 50—60 岁，早期诊断困难，总的 5 年生存率在 20%~30%。卵巢癌的发病可能与生殖、月经、激素、饮食及遗传等因素相关。不育或妊娠次数少及使用促排卵药物等，可使卵巢癌发生的危险性增加；绝经年龄晚可轻度增加患卵巢癌的危险；长期口服避孕药可降低卵巢癌的发病危险，相反，绝经后的激素替代疗法可能增加发病危险；高动物脂肪饮食可增加患病危险；在所有发病危险因素中，遗传因素是最重要的危险因素之一，具有卵巢癌家族史的一级亲属（包括母女、姐妹）患卵巢癌的危险性较一般人群高 50%，有遗传性卵巢癌综合征（hereditary ovarian cancer syndrome，HOCS）家族史的妇女患卵巢癌的概率高达 20%。

【相关证候源流】

在中医古代文献中未见有卵巢癌病名，但"石瘕""癥瘕""积聚""肠覃"等描述与卵巢癌病症类似，其相关证候论述散见于各时期医著中。

一、上古至春秋战国时期

上古至春秋战国时期为中医学的萌芽时期，其代表作如《黄帝内经》《难经》，其中记载了"肠覃""石瘕""积聚"等与卵巢癌相似的证候及病名。

《灵枢·水胀》："肠覃何如？岐伯曰：寒气客于肠外，与卫气相搏。气不得荣，因有所系。癖而内著，恶气乃起，癥肉乃生。其始生也，大如鸡卵，稍以益大。至其成，如怀子之状。久者离岁，按之则坚，推之则移，月事以时下。此其候也。”

《灵枢·五变》：“黄帝问于少俞曰：余闻百疾之始期也，必生于风雨寒暑，循毫毛而入腠理……或为留痹，或为积聚。”

《素问·骨空论》：“任脉为病，男子内结七疝，女子带下瘕聚。”

《素问·评热病论》：“诸有水气者，微肿先见于目下也。帝曰：何以言？岐伯曰：水者阴也，目下亦阴也，腹者至阴之所居，故水在腹者，必使目下肿也。真气上逆，故口苦舌干，卧不得正偃，正偃则咳出清水也。诸水病者，故不得卧，卧则惊，惊则咳甚也……月事不来者，胞脉闭也，胞脉者，属心而络于胞中。”

《难经·五十五难》：“积者，阴气也；聚者，阳气也。故阴沉而伏，阳浮而动。气之所积名曰积，气之所聚名曰聚。故积者，五脏所生；聚者，六腑所成也。积者，阴气也，其始发有常处，其痛不离其部，上下有所终始，左右有所穷处；聚者，阳气也，其始发无根本，上下无所留止，其痛无常处，谓之聚。”

《素问·玉机真脏论》：“大骨枯槁，大肉陷下，胸中气满，喘息不便，内痛引肩项，身热，脱肉破䐃，真脏见，十月之内死。”此段所论与晚期卵巢癌合并胸腹水证候相似。

二、秦汉至隋唐时期

秦汉至隋唐，类似卵巢癌证候的记载较前增多，散见于“癥瘕”“积聚”“疟母”等描述之中。

《金匮要略》：“病疟，以月一日发，当以十五日愈；设不瘥，当月尽解。如其不瘥，当云何？师曰：此结为癥瘕，名曰疟母。”

《金匮要略》：“妇人宿有癥病，经断未及三月，而得漏下不止，胎动在脐上者，为癥痼害。”

《肘后备急方》：“妇人脐下结物，大如杯升，月经不通，发作往来，下痢羸瘦。”

《诸病源候论》：“癥瘕病者，皆由久寒积冷，饮食不消所致也。结聚牢强，按之不转动为癥；推之浮移为瘕。虚劳之人，脾胃气弱，不能克消水谷，复为寒冷所乘，故结成此病也。”

《诸病源候论》：“积聚者，由阴阳不和，腑脏虚弱，受于风邪，搏于腑脏之气所为也。腑者，阳也。脏者，阴也。阳浮而动，阴沉而伏。积者阴气，五脏所生，始发不离其部，故上下有所穷已；聚者阳气，六腑所成，故无根本，上下无所留止，其痛无有常处。诸脏受邪，初未能为积聚，留滞不去，乃成积聚。”

《诸病源候论》：“癥瘕者，皆由寒温不调，饮食不化，与脏气相搏结所生也。其病不动者，直名为癥。若病虽有结瘕，而可推移者，名为瘕。瘕者，假也，谓虚假可动也。”

《诸病源候论》："此由荣卫虚弱，三焦不调，则令虚冷在内，蓄积而不散也。又饮食气与冷气相搏，结强而成块，有上有下，或沉或浮，亦有根，亦无根，或左或右也，故谓之腹内结强。久而不瘥，积于年岁，转转长大，乃变成癥瘕病也。"

《诸病源候论》："此或月经痞涩不通，或产后余秽未尽，因而乘风取凉，为风冷所乘，血得冷则结成瘀也。血瘀在内，则时时体热面黄，瘀久不消，则变成积聚癥瘕也。"

《诸病源候论》："五脏不和，三焦不调，有寒冷之气客之，则令乳哺不消化，结聚成癥瘕癖结也。其状：按之不动，有形段者，癥也；推之浮移者，瘕也；其弦急牢强，或在左，或在右，癖也。皆由冷气、痰水、食饮结聚所成，故云癥瘕癖结也。"

《备急千金要方》："湿寒入胞里，结在小腹，牢痛为之积聚，小如鸡子，大者如拳，按之跳手隐隐然，或如虫啮，或如针刺，气时抢心，两胁支满，不能食，饮食不消化，上下通流，或守胃脘，痛连玉门背膊，呕逆，短气，汗出，少腹苦寒，胞中创，咳引阴痛，小便自出，子门不正，令人无子，腰胯疼痛，四肢沉重淫跃，一身尽肿，乍来乍去，大便不利，小便淋沥，或月经不通，或下如腐肉。"

三、宋至金元时期

宋至金元时期，所述卵巢癌相关证候逐渐增多。

《圣济总录》："腹中如块，忽聚忽散，其病乃瘕；血涸不流而搏，腹胀，时作寒热，此成瘕也。"

《陈素庵妇科补解》："血脉瘀滞出现经闭之症，不必琐分七癥八瘕、五积六聚之名，直须脉诊察其脉浮沉迟数滑涩虚实，而辨属阴属阳，或属脏属腑，瘀血成块，有硬有软，痛与不痛。或暂时不痛，或痛之不止，当需审清发作之时，所痛之处。审其病在何处，胸、隔、腰、胁、大小腹及脐之上下、左右，可随症用药。"

《陈素庵妇科补解》："妇人未免恣性纵情，贪食生冷，不避风寒，以致寒气客于冲任，经血得寒则滞，滞久则成块。"

《妇人大全良方》："妇人痃癖者……痃者，在腹内近脐左右各有一条筋脉急痛，大者如臂，次者如指，因气而成，如弦之状，名曰痃气也。"

《妇人大全良方》："夫妇人疝瘕之病者……盖疝则痛也，瘕则假也。脉弦急则生，虚弱则死。尺脉涩浮牢，为血实气虚。腹痛逆气上行，此为胞中有恶血，久则结成瘕也。"

《丹溪心法》："积聚久则形质成，依附肠胃，回薄曲折处，以为栖泊之窠旧，阻碍津液气血，熏蒸燔灼成病。"

《丹溪手镜》："寸关调如故，尺绝不至者，月水不利，引腰绞痛，气积聚。"

《丹溪手镜》："脉右转不至寸口者，内有肉癥。盖积者，系于藏始终不移。聚者，系于府发痛转移，随气往来，如有坯块。癥者，系于气；瘕者，系于血。"

《素问玄机原病式》："诸病上下所出水液，澄彻清冷，癥瘕癫疝，坚痞腹满急痛，下利清白，食已不饥，吐利腥秽，屈伸不便，厥逆禁固，皆属于寒。"

四、明清时期

明清时期，对卵巢癌的认识进一步加深，各医著所论卵巢癌相关证候更加详细具体，相关证候论述趋于完备。

《济阴纲目》："瘕积聚，并起于气，故有气积气聚之说。然谓瘕属血病者，气聚而后血凝也。其夹食夹痰，又各随所积而变见矣。"

《女科证治准绳》："五积六聚分脏腑，七癥八瘕气血凝。积不动有定处，瘕聚推移无定形。痞闷不宣气壅塞，未成坚块血瘀名。""经行产后食生冷，脏气相搏结块形，牢固不移日渐长，开滞消积温散行。乘脏虚兮风冷干，饮食内与血相抟，因成血瘕坚牢固，胁腹胀痛热而烦。"

《景岳全书·妇人规》："瘀血留滞作癥，唯妇人有之。其证则或由经期，或由产后，凡内伤生冷，或外受风寒，或恚怒伤肝，气逆而血留，或忧思伤脾，气虚而血滞，或积劳积弱，气弱而不行。"

《景岳全书·妇人规》："瘕者，假也。所谓假者，谓其形虽若癥而原无根窠，非若癥痞之坚顽有形者也。盖有形者，或因血积，或因食积，积有定形，所不可移易者也。无形者，病在气分，气逆则甚，气散则缓，聚散无根者也。唯其无根，故能大能小，或左或右，或近胁肋而如臂如指，则谓之痃癖；或下脐腹而为胀为急，则谓之疝瘕。"

《女科玉尺》："血癥由脏腑气虚，风冷相侵，或饮食失节，与血气相抟，适值月水往来，经络痞塞，恶血不除，结聚成块。"

《女科玉尺》："又有脏腑虚弱，气血劳伤，风冷入腹，与血相结，留聚浮假而痛，推移则动，名曰疝瘕者。"

《女科玉尺》："积聚癥瘕者，本男女皆有之病，而妇人患此，大约皆胞胎生产，月水往来，血脉精气不调，及饮食不节，脾胃亏损，邪正相侵，积于腹中之所生，《准绳》谓推之不动为癥，推之动为瘕是也。"

《女科玉尺》："又有所谓肠蕈者，寒客大肠，与胃相搏，大肠为肺传送，寒则浊气凝结，日久便生肉，始如鸡卵，大如怀胎，按之坚，推之动，月则时下，此气病而血未病也。"

《女科切要》："又有癖块一证，虽因痰与血、食三者而成。然成于血者居多，因痰与食而成块者，虽成而不碍其经水。"

《血证论》："瘀血在经络脏腑之间，则结为癥，瘕者或聚或散，气为血滞，则聚而成形，血随气散，则没而不见……癥者常聚不散，血多气少，气不胜血故不散，或纯是血质，或血中裹水，或血积既久，亦能化为痰水，水即气也。"

中医学对卵巢癌的认识是一个逐渐加深的过程，从《内经》"石瘕"、《金匮要略》"疟母"的概括性论述，到《诸病源候论》"癥瘕"发展为较具体的证候描述，再到明代《女科证治准绳》"五积六聚""七癥八瘕"的论述，进一步详细论述了卵巢癌的证候表现。

【病因病机】

中医肿瘤病学强调脏腑虚弱、冲任督带失调是卵巢癌发病的首要内因，复加六淫、七情、饮食劳逸相互作用、相互影响，导致本病。其发病病因病机可有下面几方面。

1. 禀赋不足，脏腑虚弱，邪毒外侵

患者先天禀赋不足，正气内虚，邪毒外侵，留而不去，阻滞气血津液的正常运行和输布，或脏腑虚弱，正气亏虚，气血津液运行输布失常，均可导致瘀血、痰饮内生，积聚胞宫，生为本病。

2. 饮食不节，损伤脾胃，痰湿内停

患者平素饮食不节，脾胃受损，运化失常，痰湿内停，积聚胞中，发为本病。

3. 情志内伤，肝气不疏，气滞血瘀

患者平素情志失调，肝气郁结，气滞血瘀，阻于胞中，癥瘕内生。

4. 年长体衰，冲任督带失调，瘀滞胞中

冲任督带的生理功能与女子的女子胞关系密切，冲任督带功能失调则可导致气血的功能失调，导致气滞血瘀，积聚成块，阻滞胞宫；或气血亏虚，气虚不能推动血液运行，瘀血停滞胞中，发为本病。

综合历代古籍，卵巢癌发生的病因病机主要是内外合邪，瘀滞胞中，主要涉及淫邪、情志、生活、体质等方面。相关论述如下。

附一：病因病机古今选要

古代论述

1. 寒邪内侵

《素问·离合真邪论》："天地温和则经水安静，天寒地冻则经水凝泣，天暑地热则经水沸溢，卒风暴起则经水波涌而陇起。"

《灵枢·百病始生》"风雨冷热，不得独虚邪，不能独伤人，卒然逢疾风暴雨而不病者，盖无虚，故邪不能独伤人，此必因虚邪之风，与其身形，两相交感，两虚相得，乃客其形。"

《灵枢·水胀》："肠覃何如？岐伯曰：寒气客于肠外与卫气相搏，气不得荣，因有所系，癖而内著恶气乃起瘜肉乃生，其始生也。

《灵枢·水胀》"石瘕生于胞中，寒气客于子门，子门闭塞，气不得通，恶血当泻不泻，衃以留止。"

《金匮要略》："妇人之病，因虚、积冷、结气，为诸经水断绝，至有历年，血寒积结胞门。"

《妇人大全良方》："妇人冷热失度，脏腑之气衰，风冷搏于内，饮食结而不消，与血气相结，使块渐生，若块固不移，而致血气劳伤，经络痞塞，恶血不留而不除，久而不瘥，心腹两胁苦痛酸楚，饮食受碍，形销骨立。"

2. 瘀血内阻

《灵枢·水胀》："石瘕何如？岐伯曰：石瘕生于胞中，气不得通，恶血当泻不泻，衃以留止，日以益大，状如怀子，月经以时下，皆生于女子，可导而下。"

《陈素庵妇科补解》："血脉瘀滞出现经闭之症，不必琐分七癥八瘕、五积六聚之名，直须脉诊察其脉浮沉迟数滑涩虚实，而辨属阴属阳，或属脏属腑，瘀血成块，有硬有软，痛与不痛。或暂时不痛，或痛之不止，当需审清发作之时，所痛之处。审其病在何处，胸、膈、腰、胁、大小腹及脐之上下、左右，可随症用药。"

3. 情志内伤

《灵枢·百病始生》："若内伤于忧怒，则气上逆，气上逆则六输不通，温气不行，凝血蕴里而不散，津液涩渗，着而不去，而积皆成矣。"

《妇科玉尺》云："妇人积聚之病皆血之所为，妇人多郁怒，郁怒伤肝，而肝藏血者也，妇人多忧思，忧思则心伤，而心主血者也，心肝即伤，其血无所主则妄溢，不能藏则横行。"

4. 气滞痰湿

《景岳全书》："痰乃人身之津液，全由水谷之所化，水谷出于脾胃，若脾胃转输水谷正常，则形体强、营卫充；而痰皆本源于气血，若化失其正，脏腑无水谷之气奉养而病，病则气血逆乱，津液不行而成痰涎。"

《济阴纲目》："盖痰气之中，无独有痰皆有饮耳，而血症、食症之内，未尝无痰，痰成食血，血症、食症又未有不因气病而后成形者。"

5. 经产伤身

《景岳全书》："癥瘕之疾，有因经期摄调不慎，或发于产后，不外乎饮食不避寒冷之味，又或冒风受寒，再者情伤致及而动肝怒，使气机行而无序无规，气乱而血着，抑或思湿害脾，总归成气血之因，气虚则血滞，血则积弱积劳，弱则不行"，"气动血行不章之时，血不全出而滞于体内，乘稍有失去控制之机，留滞久，正气无所化，积而渐发为积痕癥聚"。

《医学衷中参西录》："产后恶露未净，凝结于冲任之中，而流走之新血，又日凝滞其上以附益之，遂渐积而为癥瘕矣"。

6. 禀赋不足

《灵枢·百病始生》:"风雨寒热不得虚,邪不能独伤人,卒然逢疾风暴雨而不病者,盖无虚,故邪不能独伤人,此必因虚邪之风,与其身形,两虚相得,乃客其形。"

《素问·评热病论》:"邪之所凑,其气必虚;正气存内,邪不可干。"

总之,卵巢癌的发生,是由于先天禀赋不足,外邪内侵,七情饮食内伤,脏腑经络功能失调,气机紊乱,血行瘀滞,痰饮内停,有形之邪阻于冲任督带,结聚而成。病位在肠间,与肝脾肾三脏、冲任督带四脉关系密切。是一种全身属虚、局部属实、虚实夹杂的疾病。

【辨治思路】

中医药治疗卵巢癌的辨治思路,经历了不同阶段的发展,从起初的以症状为主进行辨证治疗,逐渐演变为辨病辨证治疗。由于中医辨证难以进行规范统一,为了形成较为统一的辨治标准,近年中医肿瘤领域专家组提出,在辨病的基础上,以证候要素作为切入点,进行辨证标准的规范化工作,并被《恶性肿瘤中医诊疗指南》采纳,成为卵巢癌辨证论治的重要方法,予以规范和推广。

一、证候要素

临床上卵巢癌虚实夹杂,可数型并见,在既往研究基础上,结合文献报道以及国内中医肿瘤专家意见,可将卵巢癌证候要素分为以下6种。

1. 气虚证
主症:腹痛绵绵,神疲乏力,少气懒言。
主舌:舌淡胖。
主脉:脉虚。
或见症:食少纳呆,形体消瘦,气短,自汗,畏寒肢冷。
或见舌:舌边有齿印,苔白滑,苔薄白。
或见脉:脉细弱,脉沉细。

2. 血虚证
主症:面色无华,头晕眼花,爪甲色淡白,少腹胀满。
主舌:舌淡。
主脉:脉细。
或见症:心悸怔忡,失眠健忘,月经闭止或阴道出血色淡量少。
或见舌:苔白,苔薄白。
或见脉:脉沉细,脉细弱。

3. 气滞证

主症：少腹胀满，痛无定处。

主舌：舌淡红。

主脉：脉弦。

或见症：烦躁易怒，口苦咽干，嗳气，少腹包块，攻撑作痛，腹胀胁痛。

或见舌：舌边红，苔薄白，苔薄黄，苔白腻或黄腻。

或见脉：脉弦细。

4. 血瘀证

主症：少腹包块，刺痛固定，肌肤甲错。

主舌：舌暗。

主脉：脉涩。

或见症：面色黧黑，唇甲青紫，阴道出血色暗瘀，或夹血块。

或见舌：舌紫暗或见瘀斑、瘀点，舌边青紫，舌下脉络曲张。

或见脉：脉细涩，或脉结代。

5. 热毒证

主症：口苦身热，尿赤便结。

主舌：苔腻。

主脉：脉滑。

或见症：面红目赤，便秘，小便黄，出血，疮疡痈肿，口渴饮冷，发热。

或见舌：舌淡或红，苔白腻或黄腻。

或见脉：脉细滑，脉滑数。

6. 阳虚证

主症：面色㿠白，畏寒肢冷，少腹冷痛。

主舌：舌淡苔白。

主脉：脉沉迟。

或见症：倦怠乏力，少气难言，小便清长，或短少色淡，大便溏泄，身体浮肿，眩晕，口淡不渴，痰涎清稀，面色㿠白或黧黑，局部冷痛喜温喜按，精神萎靡。

或见舌：舌胖大苔滑。

或见脉：脉细弱。

二、辨证方法

1. 证候要素确定的方法

参考《中医诊断学》的证候确定方法如下。

·符合主症 2 个，并见主舌、主脉者，即可辨为本证。

·符合主症 2 个，或见症 1 个，任何本证舌、脉者，即可辨为本证。

·符合主症 1 个，或见症不少于 2 个，任何本证舌、脉者，即可辨为本证。

2. 临证应用方法

临床应用时，先收集临床症状及体征，依据证候要素的辨证方法确定患者所具备的证候要素，随后将证候要素进行整合，即得出该患者复合证型。

三、辨证分型

现代医学卵巢癌的治疗，可大致分为手术阶段、化疗阶段、放疗阶段，以及不需要或者不能进行现代医学治疗而采用单纯中医药治疗阶段。所以，在不同的治疗阶段，由于患者体质因素、疾病本身的因素，以及现代医学治疗作为病因而导致的因素，证候表现多有不同，然而同时又有规律可循。总之，卵巢癌各个不同治疗阶段，常见证候类型如下。

表 14 - 1　卵巢癌辨证分型

治疗阶段	手术阶段	化疗阶段	放疗阶段	单纯中医治疗阶段
辨证分型	气血亏虚 脾胃虚弱	脾胃不和 气血亏虚 肝肾阴虚	气阴两虚 热毒瘀结	气滞血瘀 痰湿蕴结 肝肾阴虚 气血两虚

【卵巢癌常见症状的分型论治】

卵巢癌的相关临床症状及并发症较多，主要有腹胀、腹水、盆腹部包块、阴道出血、乏力、消瘦等，本节主要选取下腹部包块、腹水等两个卵巢癌较为特有、临床又比较常见的症状，对其分型论治进行阐述。

一、下腹部包块

1. 气滞血瘀

症状：下腹包块质硬，下腹或胀或痛，经期延长，或经量多，经色暗夹血块，经行小腹疼痛；精神抑郁，善太息，胸胁胀闷，乳房胀痛，面色晦暗，肌肤不润；舌质暗，边见瘀点或瘀斑，苔薄白，脉弦涩。

治法：行气活血，化瘀消癥。

方药：香棱丸。

加减：若经行量多或经漏淋漓不止者，加炒蒲黄、五灵脂、三七；月经后期量少者，加丹参、香附；经行腹痛甚者，加乌药、延胡索。

2. 寒凝血瘀

症状：下腹包块质硬，小腹冷痛，喜温，月经后期，量少，经行腹痛，色暗淡，有血块，面色晦暗，形寒肢冷，手足不温；舌质淡暗，边见瘀点或瘀斑，苔白，脉弦紧。

治法：温经散寒，祛瘀消癥。

方药：少腹逐瘀汤。

加减：若积块坚牢者加穿山甲（代）；月经量多者加血余炭、花蕊石；漏下不止者加三七；月经过少或闭经者加泽兰、牛膝；经行腹部冷痛者加艾叶、吴茱萸。

3. 痰湿瘀结

症状：下腹包块按之不坚，小腹或胀或满，月经后期或闭经，经质黏稠、夹血块；体型肥胖，胸脘痞闷，肢体困倦，带下量多，色白质黏稠；舌暗淡，边见瘀点或瘀斑，苔白腻，脉弦滑或沉滑。

治法：化痰除湿，活血消癥。

方药：苍附导痰丸合桂枝茯苓丸。

加减：若积块不坚，病程已久，可加鸡内金、浙贝母、三棱、莪术；带下量多者，可加芡实、海螵蛸（乌贼骨）；若脾气虚弱者，加党参、白术、黄芪。

4. 气虚血瘀

症状：下腹部积块，下腹空坠，月经量多，或经期延长，经色淡红，有血块，经行或经后下腹痛；面色无华，气短懒言，语声低微，倦怠嗜卧，纳少便溏；舌质暗淡，舌边有瘀点或瘀斑，苔薄白，脉细涩。

治法：补气活血，化瘀消癥。

方药：四君子汤合桂枝茯苓丸。

加减：若经量多，经期酌加阿胶、炮姜；若经漏不止，经期酌加三七、炒蒲黄；若积块较坚，可酌加鸡内金、荔枝核、浙贝母、橘核、川芎等。

5. 肾虚血瘀

症状：下腹部积块，下腹或胀或痛，月经后期，量或多或少，经色紫暗，有血块，面色晦暗，婚久不孕，腰膝酸软，小便清长，夜尿多；舌质淡暗，边见瘀点或瘀斑，苔白润，脉沉涩。

治法：补肾活血，消癥散结。

方药：肾气丸合桂枝茯苓丸。

加减：若积块较坚，加三棱、莪术、血竭；若积块不坚，可见浙贝母、鸡内金；若经行腹痛明显，经期可加艾叶、吴茱萸、延胡索；若经量多，经期可加三七、炒蒲黄、五灵脂。

6. 湿热瘀阻

症状：下腹积块，小腹或胀或痛，带下量多色黄，月经量多，经期延长，经色暗，有血块，质黏稠，经行小腹疼痛；身热口渴，心烦不宁，大便秘结，小便黄赤；舌暗红，边见瘀点或瘀斑，苔黄腻，脉弦滑数。

治法：清热利湿，化瘀消癥。

方药：大黄牡丹汤。

加减：若经血淋漓不尽，经期加三七、炒蒲黄、地榆炭；若经行腹痛，可加延胡索、莪术、五灵脂、蒲黄。

二、腹水

1. 气滞湿阻

症状：腹胀按之不坚，饮食减少，食后胀甚，得嗳气、矢气稍减，小便短少，舌苔薄白腻，脉弦。

治法：理气行水，运脾利湿。

方药：柴胡疏肝散合胃苓汤。

加减：胸脘痞闷，腹胀，嗳气为快，气滞偏甚者，可酌加佛手、沉香、木香调畅气机；如尿少、腹胀、苔腻者，加砂仁、大腹皮、泽泻、车前子以加强淡渗利湿作用；若神倦、便溏、舌质淡者，宜酌加党参、附片、干姜、川椒以温阳益气，健脾利湿；如兼胁下刺痛、舌紫、脉涩者，可加延胡索、莪术、丹参等活血化瘀药物。

2. 寒湿困脾

症状：腹大胀满，按之如囊裹水，甚则颜面微浮，下肢浮肿，脘腹痞胀，得热则疏，周身困倦，怯寒懒动，小便短少，大便溏薄，舌苔白腻，脉弦迟。

治法：温中健脾，行气利水。

方药：实脾饮。

加减：浮肿较甚，小便短少，可加肉桂、猪苓、车前子温阳化气，利水消肿；如兼胸闷咳喘，可加葶苈子、苏子、半夏等泻肺行水，止咳平喘；如脘闷纳呆，神疲，便溏，下肢浮肿，可加党参、黄芪、山药、泽泻等健脾益气利水。

3. 水热蕴结

症状：腹大坚满，脘腹胀急，烦热口苦，渴不欲饮，或有面目、皮肤发黄，小便赤涩，大便秘结或溏垢，舌边尖红，苔黄腻或兼灰黑，脉弦数。

治法：清热利湿，攻下逐水。

方药：中满分消丸合茵陈蒿汤。

加减：热势较重，常加连翘、龙胆草、半边莲清热解毒；如腹部胀急殊甚，大便干结，可用舟车丸行气逐水，但其作用峻烈，不可过用。

4. 阳虚水盛

症状：腹大胀满，朝宽暮急，面色苍白，或㿠白，脘闷纳呆，神倦怯寒，肢冷浮肿，小便短少不利，舌体胖，边有齿痕，质紫，苔白滑，脉沉细无力。

治法：温补脾肾，化气利水。

方药：附子理苓汤或济生肾气丸。

加减：偏于脾阳虚弱，神疲乏力，少气懒言，纳少，便溏者，可加黄芪、山药、薏仁、扁豆益气健脾；偏于肾阳虚衰，面色苍白、怯寒肢冷、腰膝酸冷疼痛者，酌加肉桂、仙茅、淫羊藿（仙灵脾）等。

5. 水湿浸渍

症状：起病缓慢，病程较长，全身水肿，下肢为甚，按之没指，小便短少，身体困重，胸闷纳呆，泛恶，苔白腻，脉沉缓。

治法：运脾化湿，通阳利水。

方药：五皮饮合胃苓汤。

加减：外感风邪，肿甚而喘者，可加麻黄、杏仁宣肺平喘；面肿，胸满不得卧，加苏子、葶苈子降气行水；若湿困中焦，脘腹胀满者，可加椒目、大腹皮、干姜温脾化湿。

附二：辨证论治古今选要

（一）古代论述

古代医籍中，有诸多关于卵巢癌类似疾病临床辨证论治思路的论述，对于现代医生临床实践过程中参考借鉴具有重要意义。

1. 《陈素庵妇科补解》关于癥瘕的辨证方法

"血滞经闭，不必琐屑分七癥八瘕、五积六聚之名，但诊其脉浮沉迟数滑涩虚实，病属阴阳，属脏属腑，瘀血成块，其块或硬或软，痛与不痛，或暂时不痛，或痛之不止。审其病在何处，胸、隔、腰、胁、大小腹及脐之上下、左右，可随用症。"

治妇人虚实血闭所导致的癥瘕，原文载"人参二两，延胡索二两，白术（土炒）二两，肉桂一两，吴茱萸一两，当归（姜汁炒）五两，熟艾二两，熟地（砂仁酒煮）八两，香附（四制）六两，乌药一两，川芎一两，白芍（醋酒制）四两，干姜（炮黑）一两，红花二两。"条文分析妇人本来就素体虚弱，风冷导致冲任受损，致经血凝滞而成癥瘕，时时作痛，脉沉迟者，用人参、白术补助正气，为君；四物汤养血，为臣；肉桂、干姜、吴茱萸驱寒，红花、延胡索活血化瘀，熟艾温经通脉，香附、乌药顺气，为佐。

治血气壮实者，风冷寒湿伤冲任二脉，以致血闭成癥瘕。原方用"三棱（醋炒）三两，蓬术（醋炒）三两，红花二两，肉桂二两，桃仁（去皮）二两，干姜（炮）二两，人参一两，当归（酒炒）二两，熟地（姜酒煮）二两，白术（姜汁炒）二两，吴茱萸一两，干漆（炒烟尽为度）一两，香附（四制）四两。"条文分析妇人有时会贪食生冷，不避风寒，以致寒邪客于冲任，而经血遇寒邪则凝滞，日久便成癥瘕，脉沉实，滑而有力，故用此方。方中三棱、莪术、红花、干漆活血化瘀通经，为君；肉桂、干姜、吴茱萸、香附温阳驱寒、散结，为臣；当归、熟地养血，人参、白术补气，为佐。

治痰盛血滞，原方用"半夏（川连汁炒）一钱，茯苓一钱，陈皮八分，甘草八分，枳壳（醋炒）一钱，生地一钱五分，泽泻一钱，南星（川连汁炒）一钱，苏子（炒研）一钱，白术（姜汁炒）一钱，苍术（泔浸过，再用川连汁炒）八分，当归（姜汁炒）一钱，红花八分，香附（酒醋研）一钱二分。"原方分析妇人身体壮实，喜食肥甘厚味，多易聚湿成痰，阻滞气血运行，在内阻滞冲任，导致经闭不行。在治疗这些因素导致的癥瘕时，陈素庵以清痰化痰为先，兼配行血通经之药，使痰化而经自行。方中以二陈加南星、枳壳、苏子豁痰为君；以苍术、白术燥湿化痰健脾，香附通行一身之气，为臣；泽泻利水化痰，当归、熟地、红花活血调经，为佐。脾运则湿不聚，湿去则痰不生，而经血也随之通矣。

治热结血闭，原方用"川连（吴茱萸汁炒）一钱二两，吴茱萸（川连汁炒）一钱二两，生地（炒）四两，丹皮三两，赤芍二两，黄芩（酒炒）一钱五两，归尾三两，川芎一两，红花二两，丹参三两，香附（醋酒同煮烂，研如泥）三两。"原方分析妇人素体阴虚火旺，血少津枯，易热结于内，火性炎热，易致血少，闭阻胞脉，从而经少、经闭。在书中，陈素庵认为寒邪导致的经闭容易治疗，热邪导致的经闭就较难治疗，故陈氏在治疗上多采用温经通脉药物为先，再配以苦寒清热药，方中吴茱萸、黄连为君；香附通行三焦，开其郁，生地、赤芍补血之中兼破血凉血；丹皮、黄芩清三焦之热；红花、丹参活血通经。

治气郁血滞，原方用"香附（醋酒同炒）四两，神曲（炒黄）四两，川芎一两五钱，苍术（泔浸）一两，桃仁（去皮研）一两，山栀二两，当归四两，生地四两，红花二两，丹皮三两，赤芍二两，枳壳一两，苏木三两。"原方分析朱丹溪在《丹溪心法》中创"越鞠丸"治六郁，陈素庵在治疗气郁血滞致癥瘕中亦认为经闭不外乎气郁、气滞而不行，故血亦滞而不行也。郁则解之，故以香附为君，开解三焦之气郁；神曲治食郁，苍术治湿郁，栀子治火郁，桃仁、红花、苏子、丹皮治血郁，枳壳治痰郁。总观该方，虽然多种药物分别治疗六种不同病症，但陈氏仍认为气郁为六郁之首，是导致癥瘕的主要原因，气不郁则血不郁，而经自行矣。

2.《医林改错》对癥瘕的辨证论治

"（血府逐瘀汤）此方治少腹积块疼痛，或有积块不疼痛，或疼痛而无积块，或少腹胀满，或经血见时先腰酸、少腹胀，或经血一日见三五次，接连不断，断而又来，其色或暗或黑或块，或崩漏兼少腹疼痛，或粉红兼白带，皆能治之，效不可尽述。"

3.《女科经纶》对癥瘕的辨证论治

"推之不动为癥，推之动为瘕也。""血脉精气不调所生，外邪乘和阴阳所致，脾胃亏损，邪正相搏，经行不忌生冷所致，风冷饮食与血气相结，风冷入腹与血相结，血之所为，精聚癥瘕，皆属血病。""故消积之中，兼行气消痰消瘀之药为是。""善治癥瘕者，调其气而破其血，消其食而豁其痰，衰其大半而止，不可猛攻，以伤元气。"武叔卿曰："癥瘕积聚，并起于气，故有气积、气聚之说。然谓癥属血病者，气聚而后血凝也。其夹食夹痰，又各随所积而变见矣。夫痰与血食，皆赖气以化生。故气行物生，气病物病。此百病皆生于气，破血、消痰、消食之剂，必用气药者，以此也。"萧氏认为"以上三条，系治癥瘕之大法也。"在治疗上基本采用前人的破血行气之法。

4.《医学衷中参西录》对癥瘕的辨证论治

"治妇人经闭不行，或产后恶露不尽，结为癥瘕。以致阴虚作热，阳虚作冷，食少劳嗽，虚证峚来。服此汤十余剂后，虚证自退，三十剂后，瘀血可尽消。亦治室女月闭血枯。理冲汤主之。""从来医者调气行血，习用香附，而不用三棱、莪术。盖以其能破癥瘕，遂疑其过于猛烈。而不知能破癥瘕者，三棱、莪术之良能，非二药之性烈于香附也。"张氏认为："前贤创仲景抵当丸、大黄䗪虫丸、百劳丸，皆用水蛭。""凡破血之药，多伤气分，唯水蛭味咸，专入血分，于气分丝毫不损。且服后腹不觉疼，并不觉开破，而瘀血默消于无形，真良药也。愚治妇人癥瘕之症，其脉不虚弱者，恒但用水蛭轧细，开水送服一钱，日两次。虽数年瘀血坚结，一月可以尽消。"

（二）现代医家看法

在具体的辨治方面，目前较为公认的辨证标准是 2014 版林洪生主任主编的《恶性肿瘤中医诊疗指南》（卵巢癌部分），将卵巢癌分为气滞血瘀、痰湿蕴结、肝肾阴虚、气血两虚等 4 型。

魏促远认为卵巢癌应该分为寒凝气滞证、气血两亏证、肝气郁结证、阴虚内热证等证型。

佟蔚迁分为邪毒内郁证、瘀热互结证、正虚邪实证等。

吴克仁分为气阴两虚证、气滞血凝证、湿邪阻络证及阴虚内热证。

孙秉严分为寒瘀毒结证、脾肾阳虚证、气滞血瘀证、寒凝湿滞证。

哈荔田将卵巢癌分为寒湿阻滞证、湿热阻络证、痰瘀搏结证、肝郁气滞证。

庞泮池分为气滞血瘀、痰凝毒聚证、肝肾两虚型。

【治则与治法】

根据卵巢癌本虚标实的基本病机，其中医治则主要为扶正祛邪，但在现代临床应用中，又需根据不同的治疗阶段，选择相应的治则治法。如围手术期、放化疗期间、靶向治疗期间的患者，中医治疗以扶正为主；对体力尚可，但不能耐受多药化疗而选择单药化疗的患者，中医治疗则以祛邪为主；对手术后患者、放化疗后疾病稳定的带瘤患者，不适合或不接受手术、放化疗、分子靶向治疗的患者，中医治疗则以扶正祛邪为主，并根据患者情况，随时调整扶正与祛邪的侧重。

一、治疗原则

（一）中西医结合治疗原则

卵巢癌目前仍以手术治疗为主，辅以放疗、化疗、内分泌治疗、靶向治疗，具备条件的患者宜采用中西医结合的治疗方式。西医治疗根据 NCCN 指南原则进行，中医根据治疗阶段的不同，可以分为以下 4 种治疗方式。

1. 中医防护治疗

适应人群：围手术期、放化疗、内分泌治疗、靶向治疗期间的患者。

治疗原则：以扶正为主。

治疗目的：减轻手术、放化疗、内分泌治疗、靶向治疗等治疗方法引起的不良反应，促进机体功能恢复，改善症状，提高生存质量。

治疗方法：辨证汤药 ± 口服中成药 ± 中药注射剂 ± 其他中医治法。

治疗周期：围手术期，或与放疗、化疗、内分泌治疗、靶向治疗等治疗方法同步。

2. 中医加载治疗

适应人群：有合并症，老年 PS 评分 2，不能耐受多药化疗而选择单药化疗的患者。

治疗原则：以祛邪为主。

治疗目的：提高上述治疗方法的疗效。

治疗方法：中药注射剂 ± 辨证汤药 ± 口服中成药 ± 其他中医治法。

治疗周期：与化疗同步。

3. 中医巩固治疗

适应人群：手术后无须辅助治疗或已完成辅助治疗的患者。

治疗原则：扶正祛邪。

治疗目的：防止复发转移，改善症状，提高生存质量。

治疗方法：辨证汤药 ± 口服中成药 ± 中药注射剂 ± 其他中医治法。

治疗周期：3 个月为 1 个治疗周期。

4. 中医维持治疗

适应人群：放化疗后疾病稳定的带瘤患者。

治疗原则：扶正祛邪。

治疗目的：控制肿瘤生长，延缓疾病进展或下一阶段放化疗时间，提高生存质量，延长生存时间。

治疗方法：中药注射剂 ± 辨证汤药 ± 口服中成药 ± 其他中医治法。

治疗周期：2 个月为 1 个治疗周期。

（二）单纯中医治疗原则

适应人群：不适合或不接受手术、放疗、化疗、内分泌治疗、靶向治疗的患者。

治疗原则：扶正祛邪。

治疗目的：控制肿瘤生长，减轻症状，提高生存质量，延长生存时间。

治疗方法：中药注射剂 ± 口服中成药 ± 辨证汤药 ± 中医其他疗法。

治疗周期：2 个月为 1 个治疗周期。

二、治疗方法

（一）辨证汤药

1. 中西医结合治疗

（1）手术结合中医治疗

①脾胃虚弱

临床表现：腹部不适或疼痛按之舒适，面浮色白，纳呆，恶心欲呕，消瘦，便溏，恶风自汗，口干不多饮，舌质淡，苔薄或薄腻，脉细或细弦。

治疗原则：健脾理气，益气和胃。

选方：补中益气汤（《脾胃论》）加减。

药物组成：炙甘草、黄芪、人参、白术、升麻、柴胡、当归、陈皮。

辨证加减：若胃阴亏虚，加沙参、石斛、玉竹；若兼痰湿证者，加茯苓、半夏、薏苡仁、瓜蒌。

②气血亏虚

临床表现：腹痛绵绵，面色少华，神疲乏力，头晕目眩，畏风怕冷，胃纳欠佳，自汗，唇甲苍白，舌质淡白，苔白，脉沉细无力。

治疗原则：益气养血，扶正祛邪。

选方：八珍汤（《正体类要》）加减。

药物组成：党参、黄芪、白术、茯苓、当归、熟地、白芍、川芎、大枣、黄精、鸡内金、麦芽。

辨证加减：兼痰湿内阻者，加半夏、陈皮、薏苡仁；若畏寒肢冷，食谷不化者，加补骨脂、肉苁蓉、鸡内金。若见动则汗出、怕风等表虚不固之证，加防风、浮小麦。

（2）放疗结合中医治疗

①热毒瘀结

临床表现：腹部皮肤肿痛、破溃，下腹隐痛，或胀满不适，口干舌燥，烦闷不安，或见阴道黄色、黏稠分泌物，或见尿频、尿急、尿痛、血尿、排尿不畅；或见大便频繁、黏液血便，甚或便血、肛门灼热、里急后重；舌红或绛，苔黄腻，脉滑数或脉弦。多见于放射性皮炎、膀胱炎、直肠炎等。

治疗原则：清肠燥湿，活血解毒。

选方：芍药汤（《素问病机气宜保命集》）合八正散（《太平惠民和剂局方》）加减。

药物组成：芍药、当归、黄连、木香、大黄、黄芩、肉桂、车前子、瞿麦、山栀子仁、通草、灯心草、炙甘草。

辨证加减：皮肤肿痛、破溃者，用黄连、黄柏、虎杖煎汤外敷；腹部胀痛者，加小茴香、五灵脂；尿血者，加大小蓟、白茅根、生地黄、牡丹皮；大便频繁、便血、里急后重者，加白头翁、秦皮、马齿苋、地榆炭；腹泻后脱肛者，加三奇散（黄芪、枳壳、防风各6g）。

②气阴两虚

临床表现：头晕目眩，腰膝酸软，目涩梦多，耳鸣耳聋，气短乏力；或手足心热、午后潮热、颧红、小便短赤；或便下不爽、肛门脱垂；舌质红或绛红，苔少或无苔、或有裂纹。脉细或细数。多见于放射性损伤后期，或迁延不愈，损伤正气者。

治疗原则：益肾滋阴。

选方：知柏地黄汤加减（《医宗金鉴》）。

药物组成：熟地黄、山茱萸、山药、泽泻、茯苓、牡丹皮、知母、黄柏。

辨证加减：潮热、盗汗者，加女贞子、旱莲草、牡丹皮、浮小麦；气虚不摄，便下不爽、便血、肛门脱垂者，加黄芪、阿胶、升麻、三七粉；兼血虚者，加阿胶、当归、丹参。

（3）化疗结合中医治疗

①脾胃不和

临床表现：呕吐嗳气，脘腹满闷不舒，厌食，反酸嘈杂，舌边红，苔薄腻，脉弦。

治疗原则：疏肝理气，和胃降逆。

选方：四逆散（《伤寒论》）和半夏厚朴汤（《金匮要略》）加减。

药物组成：柴胡、白芍、枳壳、厚朴、法半夏、茯苓、苏梗、生姜、甘草。

辨证加减：脾胃蕴热者，加生地黄、丹皮、黄连。夹痰湿者，加白扁豆、薏苡仁、佩兰。

②气血亏虚

临床表现：面色少华，头晕目眩，倦怠乏力，口淡乏力，胃纳不佳，舌淡，苔白，脉细。

治疗原则：益气养血。

选方：八珍汤（《正体类要》）加减。

药物组成：党参、白术、当归、白芍、黄芪、茯苓、鸡血藤、枸杞子、熟地黄、炙甘草。

辨证加减：兼痰湿内阻者，加半夏、陈皮、薏苡仁；若畏寒肢冷，食谷不化者，加肉桂、干姜、鸡内金。

③肝肾阴虚

临床表现：腰膝酸软，耳鸣，五心烦热，颧红盗汗，口干咽燥，失眠多梦，舌红苔少，脉细数。

治疗原则：滋补肝肾。

选方：六味地黄丸（《小儿药证直诀》）加减和玉女煎（《景岳全书》）加减。

药物组成：熟地黄、山茱萸（制）、山药、泽泻、牡丹皮、茯苓、石膏、麦冬、知母、生地、牛膝、黄柏、丹皮、甘草。

辨证加减：若阴虚内热重者，加旱莲草、女贞子、生地。

（4）放化疗后结合中医治疗：手术后已完成辅助治疗的患者，采用中医巩固治疗，能够防止复发转移，改善症状，提高生存质量；放化疗完成后疾病稳定的带瘤患者，采用中医维持治疗，能够控制肿瘤生长，延缓疾病进展或下一阶段放化疗时间，提高生存质量，延长生存时间。

辨证论治同"单纯中医治疗"。

2. 单纯中医治疗

对于不适合或不接受手术、放疗、化疗、内分泌治疗、靶向治疗的卵巢癌患者，采用单纯中医治疗，发挥控制肿瘤、稳定病情、提高生存质量、延长生存期的作用。

（1）气滞血瘀

临床表现：少腹包块，坚硬固定，胀痛或刺痛，痛而拒按，夜间痛甚，或伴胸胁不舒，月经不调，甚则崩漏，面色晦暗，肌肤甲错，舌质紫暗有瘀点，瘀斑，脉细涩。

治疗原则：行气活血，祛瘀消癥。

选方：少腹逐瘀汤（《医林改错》）和桂枝茯苓丸加减。

药物组成：小茴香、干姜、延胡索、没药、当归、川芎、官桂、赤芍、蒲黄、五灵脂、桂枝、茯苓、牡丹皮、白芍、桃仁。

辨证加减：腹部肿块坚硬者，加土鳖虫、穿山甲、水蛭；阴道出血过多者，加仙鹤草、阿胶、三七末；身热口干苦者，加蒲公英、苦参；腹胀甚者，加枳实、九香虫；腹水多者，加大腹皮、八月札、猪苓；潮热、盗汗、口干者，加鳖甲、女贞子、山萸肉、知母；胁痛者加延胡索、白芍、郁金等。

（2）痰湿蕴结

临床表现：少腹部胀满疼痛，痛而不解，或可触及质硬包块，胸脘痞闷，面浮懒言，带下量多质黏色黄，舌淡胖或红，舌苔白腻，脉滑或滑数。

治疗原则：健脾利湿，除痰散结。

选方：二陈汤（《太平惠民和剂局方》）加减。

药物组成：半夏、陈皮、茯苓、甘草。

辨证加减：少腹包块坚硬者，加鳖甲、穿山甲、乳香、没药、山慈菇、夏枯草；身倦乏力重者，加白术、黄芪；大便干硬秘结者，加生大黄、麻子仁、白芍。

（3）肝肾阴虚

临床表现：下腹疼痛，绵绵不绝，或可触及包块，头晕目眩，腰膝酸软，四肢无力，形体消瘦，五心烦热，月经不调，舌红少津，脉细弦数。

治疗原则：滋补肝肾。

选方：知柏地黄丸加减。

药物组成：知母、黄柏、熟地黄、山药、山茱萸、牡丹皮、茯苓、泽泻。

辨证加减：腹胀痛者，加川楝子、延胡索、水红花子；血虚阴伤者，加党参、首乌、山萸肉；腹胀，腹大如鼓者，加大腹皮、川楝子、车前草。

（4）气血两虚

临床表现：腹痛绵绵，或有少腹包块，伴消瘦，倦怠乏力，面色苍白，惊悸气短，动则汗出，食少无味，口干不多饮，舌质淡红，脉沉细弱。

治疗原则：益气养血，滋补肝肾。

选方：人参养荣汤（《太平惠民和剂局方》）加减。

药物组成：人参、白术、黄芪、熟地黄、大枣、川芎、远志、白芍、五味子、茯苓、陈皮、甘草。

辨证加减：阴道出血不止者，减川芎，加三七，阿胶。

（二）辨病治疗常用中草药

地锦草：味辛，性平，归肝、大肠经。功效：清热解毒，凉血止血，利湿退黄。

三棱：味辛、苦，性平，归肝、脾经。功效：破血行气，消积止痛。

泽兰：味苦、辛，性微温，归肝、脾经。功效：活血调经，祛瘀消痈，利水消肿。

鳖甲：味咸，性微寒，归肝、肾经。功效：滋阴潜阳，退热除蒸，软坚散结。

土茯苓：味甘、淡，性平，归肝、胃经。功效：解毒，除湿，通利关节。

莪术：味辛、苦，性温，归肝、脾经。功效：行气破血，消积止痛。

没药：味辛、苦，性平，归心、肝、脾经。功效：散瘀定痛，消肿生肌。

水红花子：味咸，性微寒，归肝、胃经。功效：散血消癥，消积止痛，利水消肿。

皂刺：味辛，性温，归肝、胃经。功效：消肿托毒，排脓，杀虫。

苦参：味苦，性寒，归心、肝、胃、大肠、膀胱经。功效：清热燥湿，杀虫，利尿。

苏木：味甘、咸，性平，归心、肝、脾经。功效：活血祛瘀，消肿止痛。

半枝莲：味辛、苦，性寒，归肺、肝、肾经。功效：清热解毒，化瘀利尿。

半边莲：味辛，性平，归心、小肠、肺经。功效：清热解毒，利尿消肿。

白花蛇舌草：味微苦、甘，性寒，归胃、大肠、小肠经。功效：清热解毒，利湿通淋。

人工牛黄：味甘，性凉，归心、肝经。功效：清热解毒，化痰定惊。

水蛭：味咸、苦，性平，有小毒，归肝经。功效：破血通经，逐瘀消癥。

蜈蚣：味辛，性温，有毒，归肝经。功效：息风镇痉，通络止痛，攻毒散结。

蛇莓：味甘、酸，性寒，有小毒，归肺、肝、大肠经。功效：清热解毒，散瘀消肿。

龙葵：味苦，性寒，有小毒，归肝、胃经。功效：散瘀消肿，清热解毒。

白英：味苦，性微寒，有小毒，归肝、胃经。功效：清热解毒，利湿消肿，抗癌。

干蟾：味苦，性凉，有毒，归心、肺、脾、大肠经。功效：清热解毒，利水消肿。

泽漆：味辛、苦，性微寒，有毒，归大肠、小肠、脾、肺经。功效：行水消肿，化痰止咳，解毒杀虫。

重楼：味苦，性微寒，有小毒，归肝经。功效：清热解毒，消肿止痛，凉肝定惊。

土鳖虫：味咸，性寒，有小毒，归肝经。功效：破血逐瘀，续筋接骨。

（三）常用中成药

1. 抗癌治疗类

（1）复方斑蝥胶囊：破血消瘀、攻毒蚀疮。用于多种恶性肿瘤治疗，尤宜辨证属毒瘀互结者。

（2）楼莲胶囊：清热解毒，活血化瘀，软坚散结。用于术后预防复发转移，缓解由热毒血瘀引起的腹痛、腹胀等症。

（3）桂枝茯苓丸：活血，化瘀，消癥。用于术后预防复发转移，缓解由瘀血内阻引起的腹痛、腹胀等症。

（4）榄香烯注射液：行气破血，消癥散结。控制肿瘤，延缓疾病进展，对于卵巢癌胸、腹水患者可以进行胸腹腔灌注治疗。

（5）大黄䗪虫丸：破血消肿，逐瘀通经。控制肿瘤，延缓疾病进展，缓解腹痛拒按等瘀血内结证。

（6）鳖甲煎丸：祛瘀化痰，软坚消癥。控制肿瘤，延缓疾病进展，缓解腹块坚硬，腹痛不适等症状。

（7）鸦胆子油乳注射液：扶正培本。控制肿瘤，可于胸腹腔灌注，控制胸腹水。

（8）加味西黄丸：清热解毒，攻坚散结，活血止痛。控制肿瘤，延缓疾病进展，缓解口干、胁痛、腹胀等瘀热之症。

2. 扶正抗癌类

（1）康艾注射液：益气扶正。控制肿瘤，延缓疾病进展，缓解气虚等症。

（2）艾迪注射液：清热解毒，消瘀散结。控制肿瘤，延缓疾病进展，缓解气虚、瘀热等症。

（3）复方红豆杉胶囊：祛邪扶正，通络散结。控制肿瘤，延缓疾病进展，缓解腹块坚硬、胀痛不适等症状。

（4）安康欣胶囊：活血化瘀，软坚散结，清热解毒，扶正固本。用于术后预防复发转移，缓解由瘀毒蕴结、气血亏虚引起的腹部刺痛、乏力气短等。

（5）平消胶囊：活血化瘀，止痛散结，清热解毒，扶正祛邪。用于术后预防复发转移，缓解由瘀毒蕴结、气血亏虚引起的腹部刺痛、乏力气短等。

3. 扶正类

（1）参一胶囊：培元固本，补益气血。用于预防复发转移，缓解气虚症状，提高免疫力。

（2）贞芪扶正胶囊：补气养阴。用于提高人体免疫功能，促进术后功能恢复。

（3）参芪扶正注射液：益气扶正。用于肺脾气虚引起的神疲乏力、少气懒言、自汗眩晕；肺癌、胃癌见上述证候者的辅助治疗。

（4）黄芪注射液：益气养元，扶正祛邪。用于促进术后机体功能恢复，减少术后并发症。

（5）养阴生血合剂：养阴清热，益气养血。用于提高放疗完成率，减轻放疗引起的阴虚内热、气血不足、口干咽燥、倦怠乏力、便秘、小便黄赤等。

（6）复方皂矾丸：温肾健脾，益气养阴，生血止血。用于提高化疗完成率，减轻化疗引起的骨髓移植。

（7）安多霖胶囊：益气补血，扶正解毒。用于增强放疗疗效，减轻放疗引起的气血两虚证。

4. 解决症状类

（1）复方苦参注射液：解毒，消肿，止痛，止血。用于术后预防复发转移，缓解由湿毒蕴结引起的疼痛、腹胀等，并有止血镇痛作用。

（2）华蟾素注射液：解毒，消肿，止痛。用于术后预防复发转移，可抑制癌细胞生长、扩散，缓解由瘀毒蕴结、气血亏虚引起的腹部刺痛、乏力气短等。

（3）生血宝合剂：滋养肝肾，补益气血。用于气血亏虚导致神疲乏力、腰膝疲软、头晕耳鸣、心悸、气短、失眠、咽干、纳差食少，肾性贫血、缺铁性贫血等病症，放化疗导致白细胞、血小板、血红蛋白降低，对上述指标可有效提高和改善。

（4）知柏地黄丸：滋阴降火，用于促进术后康复，改善潮热、盗汗等阴虚火旺症状。

（5）加味逍遥丸：疏肝清热，健脾养血，用于提高放疗完成率，减轻放疗引起的肝郁化火、脾气亏虚等症。

（四）中药外治法

1. 中药贴敷疗法

将药物贴敷于体表某部，透过药物透皮吸收、穴位刺激发挥作用，从而达到调节免疫、控制病灶、康复保健等目的。

（1）注意事项

①贴敷前要详细询问病史及皮肤过敏史。局部皮肤溃烂、过敏及慢性皮疹、皮炎等禁用外敷治疗。

②中药贴敷时间以 2～4 小时为宜，一般不超过 6 小时。

③使用过程中，若患者出现辛辣烧灼感或瘙痒应立即取下药贴，根据患者皮肤反应给予对症处理。

（2）中药贴敷方

①香药酒

药物成分：乳香、没药、冰片各 30g，红花 10g。

用服用量：将上药放入 90% 酒精 500mL 中浸泡 3 天后，取少量澄清液备用。用棉签蘸适量药水搽于痛处，每日可反复使用，疗程不限。

功效主治：活血止痛。适用于卵巢癌腹痛者。

②活血逐水汤

药物成分：延胡索 40g，乳香、没药、芫花、桃仁、血竭各 20g。

用法用量：将上方煎至 100mL，加冰片 3g 调匀后外敷于腹部。

功效主治：活血止痛，利水消肿。适用于晚期卵巢癌疼痛伴腹水者。

③薏苡附子败酱散

药物成分：生薏苡仁 30～60g，败酱草 15～30g，熟附子 5～10g。

用法用量：上药加水煎 2 次，分 3 次将药液温服，药渣加青葱、食盐各 30g，加酒炒热，乘热布包，外敷患处，上加热水袋，使热气透入腹内，每次 1 小时，每天 2 次。如热象重者，附子减半量，加红藤 30g，蒲公英 15g，紫花地丁 15g，制大黄（后下）10g；发热重者，加柴胡 10g，黄芩 10g；湿象重者，加土茯苓 30g，泽兰 10g，苍术 10g；血瘀重者，加三棱 12g，莪术 12g，失笑散 12g；包块坚硬者，加王不留行 10g，水蛭 5g，蜈蚣 2 条。

功效主治：清热利湿散结，适用于卵巢癌见腹部包块者。

④独角莲敷剂

药物成分：鲜独角莲（去皮）。

用法用量：将独角莲捣成糊状，敷于肿瘤部位，上盖玻璃纸，包扎固定，24 小时更换一次（用于独角莲研细末，温水调敷也可）。

功效主治：解毒散结止痛。适用于各种卵巢癌包块坚硬、疼痛者。

⑤加味双柏散

药物成分：侧柏叶、大黄、黄柏、泽兰等 100~200g。

用法用量：用蜜糖水调成糊状，微波炉加热至皮肤不觉烫为度，敷于肿瘤处或疼痛部位，上盖玻璃纸，包扎固定，4 小时后取走药物。

功效主治：活血祛瘀，消肿止痛。适用于卵巢癌包块坚硬、疼痛者；亦可用于卵巢癌所致腹水、肠梗阻出现腹胀痛者。

2. 中药灌肠疗法

将煎煮的中药以肛管滴注于直肠，通过直肠黏膜对药物的吸收，起到清热解毒、活血通络的作用，能促进局部黏膜修复，达到改善症状、调节免疫等目的。

（1）注意事项

①便血量多、肠壁巨大溃疡并肠壁变薄者，灌肠疗法有肠穿孔的风险，需慎用。

②肠道肿物巨大，合并直肠梗阻，肛管难以通过者，不宜使用灌肠疗法。

③避免使用质地较硬，管口边缘锐利的胶管灌肠。

④为达最佳疗效，现多采用保留灌肠法，灌肠液滴速以 40~60 滴/分钟为宜，灌肠后嘱患者保留灌肠液 30 分钟以上再排出。

（2）中药灌肠方

①解毒得生煎

药物成分：生大黄 20g，黄柏 15g，山栀子 15g，蒲公英 30g，金银花 20g，红花 15g，苦参 20g。

用法用量：将上方药物加水 800mL，煎至 200mL。从肛门插入导尿管 20~30cm 深，注药后保留 30~60 分钟，每日 1 次。

功能主治：清热解毒，凉血活血。卵巢癌放疗后局部炎症、疼痛、肿胀者。

3. 中医针灸疗法

处方：取足厥阴肝经、足阳明经、任脉经穴为主。关元、气穴、中极、天枢、三阴交、太冲。

方义：关元、中极、气穴疏通胞宫，调理冲任；天枢是治疗癥瘕的经验穴并理气活血；太冲、三阴交疏肝实脾，活血行气。

辨证配穴：气滞血瘀型加肝俞、膈俞、血海以行气散瘀。痰湿蕴结型加脾俞、足三里、丰隆以补益脾胃，除湿化痰。肝肾阴虚型加肝俞、肾俞、太溪以滋补肝肾。气血两虚型加足三里、血海以补气养血，可灸。

随症配穴：胁痛者，加阳陵泉；小腹痛甚加次髎。

操作：毫针针刺，补泻兼施。每日 1 次，每次留针 30 分钟，10 次为 1 个疗程。虚证可加灸。电针用疏密波，频率为 2/15 赫兹，持续刺激 20～30 分钟。

附三：治则治法古今选要

（一）古今论述

从《素问·至真要大论》提出"坚者削之，客者除之，劳者温之，结者散之，留者攻之，燥者濡之，急者缓之，散者收之"的治疗总则，到《金匮要略》"所以血不止者，其症不去故也，当下其癥，桂枝茯苓丸主之"的缓消癥瘕之法，再到《诸病源候论》"荡涤五脏，津润六腑……癥瘕破散，即愈矣"的导引之法，《外台秘要》内服汤、丸、散剂及外用阴道坐药的内外合治之法，《千金要方》"杜蒙丸、桃花煎"的活血破癥之法，卵巢癌治则治法日渐完善。现将古籍中所载特色治疗分述如下。

1. 健脾调气，养正除积

《校注妇人良方》："妇人积年血症，寒温失节，脾胃虚弱，月经不通，相结盘牢……盖气主胞之，血主濡之……窃谓罗谦甫先生云'养正积自除'，东垣先生云'人以胃气为本'，治法以固元气为主，而佐以攻伐之剂，当以岁月求之，若欲速效，投以峻剂，反致有害。""产后瘀血，与气相搏，名曰瘕。谓其痛而无定处，此因凤有风冷而成。轻则痞涩，重则不痛。乃寒邪乘客，气血壅结，此因气病而血病也。常补养胃气，调和月经，宽缓静养为善。"

《女科证治准绳》："形虚病盛先扶正，形证俱实去病急，大积大聚衰其半，须知养正积自除。凡治诸积，宜先审身形之壮弱，病势之缓急而治之。如人虚，则气血衰弱，不任攻伐，病势虽盛，当先扶正气而后治其病；若形证俱实，宜先攻其病也。经云：大积大聚，衰其半而止，盖恐过于攻伐，伤其气血也。罗天益曰：养正积自除。"

《景岳全书·妇人规》："凡病在气分而无停蓄形积者，皆不可下。盖凡用下者，可除有形而不可以除无形。若气因形滞者，去其积则气亦顺，自无不可。若全在无形气分，即下亦不去，而适足以败正气也。宜切识之。散气之法，只在行气，盖气行则散也。但行气之法，大有权宜，如气实则壅滞，宜破而行之；气闭则留蓄，宜利而行之；气热则干涸，宜寒而行之；气寒则凝结，宜温而行之。此散气治瘕之大法也。然瘕聚之证，使果气强力健，则流行不息，又何瘕聚之有？唯正气不行而后邪气得聚。经曰：'邪之所凑，其气必虚。'故凡为此病，必气虚者多，虚不知补，则正气不行，正气不行则邪气不散，安望其有瘳乎？但实者有据，故显而易见；虚每似实，故隐而难知。此所以当辨其真也。"

2. 活血化瘀，痰瘀同治

《素问·阴阳应象大论》："血实者宜决之。"

《金匮要略方论·卷下》："桂枝茯苓丸主治妊娠六月动者，前三月经水利时，胎也。下血者，后断三月，衃也。所以血不止者，其癥不去故也，当下其癥，桂枝茯苓丸主之。"

《济阴纲目》："盖痞气之中，未尝无饮。而血癥、食癥之内，未尝无痰，则痰食血，未有不因气病而后形病。故消积之中，兼行气、消痰、消瘀之药为是。"

3. 养生导引

《诸病源候论》："病心下若积聚，端坐伸腰，向日仰头，徐以口纳气，因而咽之，三十过而止，开目。又左足践右足上，除心下积。左胁侧卧，伸臂直脚，以口纳气，鼻吐之，周而复始。除积聚、心下不便。以左手按右胁，举右手极形，除积及老血。正坐向王气，闭口微息，张鼻取气，逼置脐下，小口微出气，十二通。以除结聚。低头不息十二通，以消饮食，令身轻强。行之冬月，令人不寒。端坐伸腰，直上，展两臂，仰两手掌，以鼻纳气闭之，自极七息，名曰蜀上乔。向晨，去枕，正偃卧，伸臂胫瞑目，闭口不息，极张腹、两足、再息，顷间，吸腹仰两足，倍拳，欲自微息定，复为之春三、夏五、秋七、冬九。荡涤五脏，津润六腑，所病皆愈。腹有疾积聚者，张吸其腹，热乃止，癥瘕散破，即愈矣。"

《素问·四气调神大论》："故圣人不治已病治未病，不治已乱治未乱，此之谓也。夫病已成而后药之，乱已成而后治之，譬犹渴而穿井，斗而铸锥，不亦晚乎？"

《素问·上古天真论》："上古之人……饮食有节，起居有常，不妄作劳，故能形与神俱而尽终其天年，度百岁乃去。今时之人……务快于心，逆于生乐，起居无常，故半百而衰也。"

《素问·宣明五气论》："久视伤血，久卧伤气，久坐伤肉，久立伤骨，久行伤筋，是谓五劳所伤。"

《素问·四气调神大论》："春三月，此谓发陈，天地俱生，万物以荣，当夜卧早起，广步于庭，被发缓形，以使志生，生而勿杀，予而勿夺，赏而勿罚。此春气之应，养生之道也；夏三月，此谓蕃秀，天地气交，万物华实，当夜卧早起，无厌于日，使志无怒，使华英成秀，使气得泄，若所爱在外，此夏气之应，养长之道也；秋三月，此谓容平，天气以急，地气以明，当早卧早起，与鸡俱兴，使志安宁，以缓秋刑，收敛神气，使秋气平，无外其志，使肺气清，此秋气之应，养收之道也；冬三月，此谓闭藏，水冰地坼，无扰乎阳。当早卧晚起，必待日光。使志若伏若匿，若有私意，若已有得。去寒就温，无泄皮肤，使气亟夺。此冬气之应，养藏之道也。"

4. 早诊早治

《医学正传》："大凡腹中有块，不问积聚癥瘕，俱为恶候，切勿视为寻常等疾，而不求医早治。若待胀满已成，胸腹鼓急，虽扁仓复生，亦莫能救其万一。然斯疾者，可不惧乎。"指出了癥瘕的严重性，提倡早发现、早诊断、早治疗。

5. 针灸治疗

女子以血为本，以阴为用。冲脉起于胞中，为十二经精血之海；任脉主一身之阴，亦起于胞中，与足三阴经会于中极、关元；督脉主一身之阳，属肾络脑，同样督脉也起源于胞中。由此可知，三脉皆起于胞中，所谓一源三歧。而妇科之经、带、胎、产诸疾均与奇经八脉有着密不可分的关系，尤以冲、任、督三脉为核心。奇经将女子胞宫与脑、肝、脾、肾等多个脏腑、多条经脉紧密联系起来，妇科疾病的病变可以集中反映于与之对应的经脉上，故以针灸理论为基础，辨证选穴，针刺治疗，可以达到祛除妇科疾患的目的。而妇科疾病的针刺治疗多以调和气血为手段、调补脏腑为基础、调理冲任为目的，以这三方面为重，又以足三阴和任、督经脉输穴为主。

《灵枢》："凡用针者，虚则实之，满则泄之，菀陈则除之，邪盛则虚之。"又："菀陈则除之者，去血脉也。"经脉中有了瘀血及其他阻滞了经脉正常运行的实邪的存在就是所谓的菀陈。菀陈则除之，指的是瘀血、痰湿等实邪阻滞经络之后，引起相应病变时，应泻瘀血导而除之，达到活血化瘀利水湿、疏通经脉调理气血的目的。

附四：方剂源流

（一）上古至隋唐时期

1. 四乌鲗骨一芦茹丸

来源：《素问·腹中论》

组成：乌鲗骨、芦茹。

用法：二物并合之，丸以雀卵，大如小豆，以五丸为后饭，饮以鲍鱼汁。

功效：扶正消癥。

原文："以四乌鲗骨一芦茹二物并合之，丸以雀卵，大如小豆，以五丸为后饭，饮以鲍鱼汁，利肠中及伤肝也。"

《张氏医通》原文："四乌鲗骨一芦茹丸（《素问》），治气竭肝伤，脱血血枯，妇人血枯经闭，丈夫阴痿精伤。乌鲗骨（即乌贼骨）四两，芦菇（本草作茹芦，即茜根）一两。丸以雀卵，大如小豆，以五丸为后饭，饮以鲍鱼汁，利肠中及伤肝也。"

2. 桂枝茯苓丸

来源：《金匮要略》

组成：桂枝、茯苓、牡丹（去心）、桃仁（去皮尖，熬）、芍药各等分。

用法：上五味，末之，炼蜜和丸，如兔屎大，每日食前服一丸，不知，加至三丸。

功效：缓消癥瘕。

原文："妇人妊娠,经断三月,而得漏下,下血四十日不止,胎欲动,在于脐上,此为妊娠六月动者,前三月经水利时胎也。下血者,后断三月,衃也,所以下血不止者,其癥不去故也。当下其癥,宜桂枝茯苓丸。桂枝、茯苓、牡丹(去心)、桃仁(去皮尖,熬)、芍药各等分,上五味,末之,炼蜜和丸,如兔屎大,每日食前服一丸,不知,加至三丸。"

《三因极一病证方论》原文："治妇人宿有癥痼,妊娠经断未及三月即动,此癥也;经断三月,而得漏下不止,胎动在脐上者,为癥痼害,当去其癥。又论妊娠六月动者,前三月经水利时,胎也;下血者,后断三月,衃也。所以下血不止者,其癥不去故也,当下其癥。桂心(不焙)、茯苓、牡丹皮、桃仁(去皮尖,麸炒)、芍药各等分。上为末,炼蜜丸如弹子大。每服一丸,嚼细,温酒、米汤任下,食前服。"

《方机》原文："桂枝、茯苓、牡丹、桃仁、芍药各等分。上五味,末之,炼蜜和丸,如兔屎大,每日食前服一丸,不知加至三丸。漏下不止,胎动在脐上者,妇人冲逆头眩,或心下悸,或肉瞤筋惕者,兼用夷则(大黄、桃仁、海浮石);经水不利,面部或手足肿者,汤或散而服之,夷则或抵当丸兼用;病有血症之变,手足烦热,小便不利者,兼用夷则。"

《成方切用》原文："《金匮》云:妇人宿有癥病,经断未及三月,而得漏下不止,胎动在脐上者,此为癥痼害。妊娠六月动者,前三月,经水利时,胎动也。下血者,后断三月,衃也。所以血不止者,其癥不去故也。当下其癥,桂枝茯苓丸主之(徐忠可曰:妇人行经时遇冷,则余血留而为癥。癥者,谓有形为征。然癥病,女人恒有之,或不在子宫,则仍行经而受孕,经断即是孕矣。未及三月,将三月也。既孕而仍见血,谓之漏下。今未三月,而漏下不止,则养胎之血伤,故胎动也。假使胎在脐下,则真欲落矣。今在脐上,是每月凑集之新血,因癥气相妨而为漏下,实非胎病,故曰癥痼害。宿疾难愈曰痼,无端而累之曰害。至六月胎动,此宜动之时矣。但较前三月,经水利时,胎动下血,则已断血三月不行,乃复血不止,是前之漏下,新血去而癥反坚牢不去,故须下之为安耳)。桂枝、茯苓、牡丹皮、桃仁(去皮尖熬)、芍药等分末之,炼蜜丸,如兔屎大,每日食前服一丸。不知,加至三丸。桂枝、芍药,一阳一阴;茯苓、丹皮,一气一血。调其寒温,扶其正气。桃仁以之破恶血,消癥癖。而不嫌于伤胎血者,所谓有病则病当之也。且癥之初,必因寒,桂能化气而消本寒。癥之成,必夹湿热为窠囊,苓渗湿气,丹清血热,芍药敛肝血而扶脾,使能统血,则养正即所以去邪耳。然消癥方甚多,一举而两得,莫有若此方之巧矣。每服甚少而频,更巧。要知癥不碍胎,其结原微,故以渐磨之。"

《普济方》原文："桂枝茯苓丸出《金匮方》,治妇人宿有癥痼。妊娠经断未及三月即动,此癥也,经断三月,时得漏下不止,胎动在脐上者,为癥痼害,当去其癥。又论妊娠六月动者,前三月经水利时胎也,下血者后断三月衃也,所以下血不止者,其癥不去故也,当下其癥。桂心(不焙)、茯苓、牡丹皮、桃仁(去皮尖,麸炒)、芍药各等分。上为末，炼蜜丸如弹子大，每服一丸，嚼细温酒米汤送下，食前服，自一加至三丸，治子门闭，血聚腹中，生肉癥。"

《金匮方歌括》原文："治妇人宿有癥病，经断未及三月，而得漏下不止，胎动在脐上者，此为癥痼害。妊娠六月动者，前三月经水利时胎也，下血者，后断三月衃也。所以血不止者，其癥不去故也，常下其癥，宜此方主之。桂枝、茯苓、丹皮、桃仁（去皮尖，熬）、芍药各等分。上五味，末之，炼蜜丸如兔屎大，每日食前服一丸，不知，加至三丸。歌曰：癥痼未除恐害胎（胎动于脐下为欲落，动于脐上是每月凑集之血，因癥痼之气妨害之而下漏也），胎安癥去悟新裁。桂苓丹芍桃同等，气血阴阳本末该。

受业林礼丰按：师云：妇人宿有癥病者，谓未受胎之前，本停瘀而有癥病也。经断者，谓经水净尽之后，交媾而得胎也。未及三月而得漏下不止者，谓每月凑集之血，因宿昔之癥痼妨害之而下漏也。盖六月胎动者，胎之常，而三月胎动者，胎之变。然胎当居脐下，今动在脐上者，是本有癥痼在脐下逼动其胎，故胎不安而动于脐上也。因复申言之曰：前三月经水利时胎也，下血者后断三月衃也。衃者，谓每月凑集之血，始凝而未痼也。所以血不止者，其癥不去，必害其胎。去其癥，即所以安其胎，故曰当下其癥。主以桂苓丸者，取桂枝通肝阳，芍药滋肝阴，茯苓补心气，丹皮运心血，妙在桃仁监督其间，领诸药直抵于癥痼而攻之，使瘀结去而新血无伤，瘀既去，则新血自能养胎，虽不专事于安胎而正所以安胎也。"

3. 大黄䗪虫丸

来源：《金匮要略》

组成：大黄（蒸）十分，黄芩二两，甘草三两，桃仁一升，杏仁一升，芍药四两，干地黄十两，干漆一两，虻虫一升，水蛭百枚，蛴螬一升，䗪虫半升。

用法：上十二味，末之，炼蜜和丸小豆大，酒饮服五丸，日三服。

功效：去瘀生新，活血消癥。

原文："五劳虚极，羸瘦，腹满，不能饮食，食伤，忧伤，饮伤，房室伤，饥伤劳伤，以致经络营卫气伤，内有干血，肌肤甲错，两目黯黑，缓中补虚，大黄䗪虫丸主之。"

《药征续编》原文："张仲景治杂病方，主久癥痕积结。有大黄䗪虫丸，乃今下瘀血汤也。"

（二）宋至金元时期

1. 验方

来源：《三因极一病证方论》

组成：干漆（杵细，炒令火烟出烟头青白一时久）、牛膝（酒浸一宿）各一两六钱，生地黄四两八钱（取汁）。

用法：上以地黄汁入，下二味为末，慢火熬，俟可丸即丸，如梧子大。空心米饮或温酒下二丸，日再。

功效：活血消癥。

原文："治室女月经不通，脐下坚结，大如杯升，发热往来，下痢羸瘦，此为血痕；若生肉瘕，不可为也（血痕，一作气痕，此即石瘕证也）。干漆（杵细，炒令火烟出烟头青白一时久）、牛膝（酒浸一宿）各一两六钱，生地黄四两八钱（取汁）。上以地黄汁入，下二味为末，慢火熬，俟可丸即丸，如梧子大。空心米饮或温酒下二丸，日再。"

2. 大延胡索散

来源：《黄帝素问宣明论方》

组成：延胡索一分，当归一分，芍药一分，京三棱（煨）一分，川苦楝一分，蓬莪术一分，官桂（去粗皮）一分，厚朴（姜制）一分，木香一分，川芎一分，桔梗半两，黄芩半两，大黄半两，甘草一两，槟榔二钱。

用法：上为粗末。每服三钱，水一盏，煎至六分，去滓，食前热服。

功效：调经止痛消癥。

原文："大延胡索散，治妇人经病，并产后腹痛，或腹满喘闷，或癥瘕癖块，及一切心腹暴痛。"

《普济方》原文："大延胡索散（出危氏方），治妇人经病并产后腹痛，或腹满喘闷，或癥瘕痞块及一切心腹暴痛。延胡索、当归、赤芍药、荆三棱、川楝子、蓬莪术、官桂、厚朴、木香、川芎各一分，桔梗、黄芩、大黄各半两，甘草一两，槟榔二钱。上为末，每服三钱，水一钟，煎至六分去滓，热服。食前日三服。恶物过多，去大黄、官桂，加入黄药子、龙骨各半两，如前法。平人心胃急痛，如本方煎服，得利尤良。"

《资生集》原文："《素问》曰：任脉为病，男子内结七疝，女子带下瘕聚（王太仆注：任脉起胞中，上过带脉，贯于脐上，起于季胁章门，似束带状，名曰带）。又脾传之肾，名曰疝瘕，小肠冤结而痛出白，名曰血蛊，出白溲，又少腹冤热，溲出白液。"

洁古曰："此湿热冤结不散为病也。先以十枣汤下之，后服苦楝丸、大延胡索散，此先攻后补法也。"

《女科经纶》原文："张洁古曰：带下证，皆任脉经虚也。赤者热入小肠，白者热入大肠，原其本，皆湿热结于任脉，故津液涌溢，为赤白带下。本不病结，缘任经脉虚，结热滞于带脉，故脐下痛，阴中绵绵而下，此湿热冤结不散为病也。先以十枣汤下之，后服苦楝丸、大延胡索散，热去湿除，病自愈矣。"

3. 枳实槟榔丸

来源：《黄帝素问宣明论方》

组成：枳实、槟榔、黄连、黄柏、黄芩、当归、阿胶（灰炒，细研）、木香各五钱。

用法：上药为末，水和为丸，如小豆大。每服三十丸，温米饮送下，不计时候。

功效：调经消癥。

原文："枳实槟榔丸，安养胎气，调和经候，治癥瘕痞块，有似妊孕，可以久服，血气通和。兼宽膈美食。"

《普济方》原文："枳实槟榔丸，出《医方大成》，治妇人癥瘕，块有似妊孕。服此药安养胎气，调和经候，血气通和，宽膈美食，可以久服。枳壳（炒，一作枳实）、槟榔、黄连、黄柏（去皮）、黄芩、当归、阿胶（蛤粉炒，别研）、木香各半两。上为末，水丸如小豆大，温米汤饮下三十丸，日三服，不计时候。"

《本草简要方》原文："枳实槟榔丸：生枳实、槟榔、黄连、黄柏、黄芩、当归、木香、阿胶（灰炒）各五钱。研末，水丸小豆大，每服三十丸，米饮下。治癥瘕癖块似孕。能安胎调经，通和血气。"

《资生集》原文："枳实槟榔丸：治妊娠癥瘕癖块。枳实、槟榔、黄连、黄柏、黄芩、当归、阿胶（炒）、木香。上为末，水泛丸小豆大，每服三十丸，温米饮下，不计时，日三服。"

《济阴纲目》原文："枳实槟榔丸：治妊娠癥瘕癖块，及二者疑似之间，久服安养胎气，消散癥瘕，兼宽膈进食。（此方甚平，何以能治癥瘕痞块，唯疑似者，庶乎可）枳实、槟榔、黄连、黄柏、黄芩、当归、阿胶（炒成珠）、木香各半两。上为末，水和丸，如小豆大，每服三十丸，温米饮下，不计时，日三服。"

《女科证治准绳》原文："枳实槟榔丸：安养胎气，调和经候，癥瘕癖块有似孕妇，可以久服，血气通和。枳实（生用）、槟榔、黄连、黄柏、黄芩、当归、木香、阿胶（灰炒、研）各半两。上为细末。水和丸如小豆大。每服三十丸，不拘时，用温米饮送下。"

4. 大红花丸

来源：《黄帝素问宣明论方》

组成：川大黄二两，红花二两，虻虫十个（去翅足）。

用法：上取大黄七钱，醋熬成膏，和药为丸，如梧桐子大，食后温酒下。

功效：通经消癥。

原文："大红花丸：治妇人血块，积聚癥瘕，经络阻滞。"

《普济方》原文："大红花丸出《宣明论》，治妇人血积聚癥瘕，经络滞涩。川大黄、红花各二两，虻虫十个（去翅足）。上取大黄七钱，醋熬成膏，和药丸如梧桐子大，每服五七丸，温酒下，食后日三服。"

《资生集》原文："大红花丸：治妇人血积癥瘕经络涩滞。川大黄、红花各二两，虻虫十个（去翅足）。上取大黄七钱，醋熬膏，和药丸桐子大，每服五七丸，食后温酒下，日三服。"

《济阴纲目》原文："大红花丸：治妇人血积癥瘕，经络涩滞。川大黄、红花各二两，虻虫十个（去翅足）。上取大黄七钱，醋熬成膏，和药，丸如桐子大，每服五七丸。食后温酒下，日三服。"

5. 桃仁散

来源：《妇人大全良方》

组成：虻虫、水蛭、乌贼骨、鲤鱼鳞（烧灰）、芫花（醋炒）、枳壳、当归（炒）、牛膝、赤芍药、桂心各半两，桃仁三分。

用法：上为细末，食前温酒调服下一钱。

功效：活血消癥。

原文："虻虫、水蛭、乌贼骨、鲤鱼鳞（烧灰）、芫花（醋炒）、枳壳、当归（炒）、牛膝、赤芍药、桂心各半两，桃仁三分。上为细末，食前温酒调服下一钱。"

《太平圣惠方》原文："治妇人疝瘕，腹中拘急，心胁胀满，宜服桃仁散方。桃仁一两（汤浸去皮尖、双仁，麸炒微黄），鳖甲一两（涂醋炙令黄，去裙襕），桂心一两，枳壳一两（麸炒微黄，去瓤），桑寄生一两，芎䓖一两，槟榔一两，郁李仁一两（汤浸去皮，微炒）。上件药，捣筛为散，每服四钱。以水一中盏，入生姜半分，煎至六分，去滓，食前温酒服之。"

《圣济总录》原文："治妇人因月水不通，血积不散，气攻疼痛，积聚成块，桃仁散方。桃仁（汤浸去皮尖、双仁，炒）二两，刘寄奴（去根，锉碎）、蓬莪术（炮，细锉）、当归（炙锉）、茴香子（微炒）、乌药（锉）、陈橘皮（汤浸去白焙）、桂（去粗皮）、干姜（炮锉）、木香、附子（炮裂去皮脐）、芎䓖、白术、桑黄（锉）、高良姜（锉）各一两。上一十五味，捣罗为细末，每服二钱匕，温酒或醋汤调下，空心晚食前服。"

《普济方》原文："桃仁散，出《大全良方》，治月经不通，产后恶露未尽，积聚瘀血，变成癥瘕。虻虫半两（炒令微黄，去翅足），水蛭（炒令微黄）、乌贼骨、鲤鱼鳞（烧灰）、芫花（醋炒令干）、枳壳（麸炒微黄，去瓤）、当归（炒）、牛膝（去苗）、赤芍药、硇砂、桂心各半两，桃仁三分（浸去皮尖、双仁，麸炒黄）。上为细末，食前温调下一钱。"

《济阴纲目》原文："桃仁散：治妇人癥痞，心腹胀满，不能饮食，体瘦无力。桃仁一两（汤浸去皮尖、双仁者，面炒令微黄），诃子皮、白术、赤芍药、当归各七钱半，京三棱（微炒）一两，陈皮（去白）三两，鳖甲（醋炙去裙襕）一两半。上为散，每服二钱，水一盏，入生姜一钱三分，煎至六分，去滓，食前稍热服。上方皆攻积之药，性多犷悍，用者慎之。"

6. 桃仁圆（桃仁丸）

来源：《妇人大全良方》

组成：桃仁、大黄炒各三两，虻虫（炒，去翅足）、水蛭各四十枚，炒焦。

用法：上为末，炼蜜丸如梧桐子大，每服五圆，热酒吞下。未知，加至八丸。

功效：化瘀消癥。

7. 验方（血竭散）

来源：《经效产宝》

组成：当归八分，桂心六分，芍药六分，蒲黄六分，麒麟竭六分，延胡索四分。

用法：酒调下，或童子便、生藕汁、地黄汁、生姜汁，暖酒调服。

功效：化瘀止痛。

原文：方出《经效产宝》卷中，名见《古今医鉴》卷十一。《古今医鉴》卷十一：治妇人血瘕作痛，脐下胀满，月经不行，发热体倦。

8. 验方（枳壳散）

来源：《普济本事方》

组成：枳壳（去瓤，锉，麸炒）、京三棱、橘皮（去白）、益智仁、蓬莪术、槟榔、肉桂（不见火）各一两或各六两一钱，干姜（炮）、厚朴（去粗皮，姜汁炙）、甘草（炙）、青皮（去白）、肉豆蔻、木香各半两或各三两。

用法：上为细末。每服二钱重，水一盏，生姜五片，枣一个，同煎至七分，热服，盐点亦得，不拘时候。

功效：行气消癥。

原文：《普济本事方》卷三：治五种积膈气，三焦痞塞，胸膈满闷，背脊引疼，心腹膨胀，胁肋刺痛，食饮不下，噎塞不通，呕吐痰逆，口苦吞酸，羸瘦少力，短气烦闷，常服顺气宽中，消癖积聚，散惊忧恚气。

9. 见睍丸

来源：《卫生宝鉴》

组成：附子四钱（炮，去皮脐）、鬼箭羽、紫石英各三钱，泽泻、肉桂、玄胡索、木香各二钱，槟榔二钱半，血竭一钱半（另研），水蛭一钱（炒烟尽），京三棱五钱（锉），桃仁三十个（浸去皮尖，麸炒研），大黄二钱（锉，用酒同三棱浸一宿焙）。

用法：上十三味，除血竭、桃仁外，同为末，入另研二味和匀，用元浸药酒打糊，丸如桐子大。每服三十丸，淡醋汤送下，食前，温酒亦得。

功效：温阳活血通经。

原文："男子生七疝，女子为瘕聚，此之谓也，非大辛之剂不能已也，可服见睍丸。【见睍丸】治寒气客于下焦。血气闭塞而成瘕聚。坚大久不消者。"

《类证治裁》原文："〔石瘕〕生胞中，由寒客子门，子门闭塞，恶血当泻不泻，衃以留止，日益大，状如孕，坚如石，月事不下。见睍丸加减，或以坐导药下之。"

《资生集》原文："见睍丸：治石瘕。"

（三）明清时期

1. 桂枝桃仁汤

来源：《验方新编》

组成：桂枝、槟榔各一钱五分，白芍、生地、枳壳各一钱，桃仁二十五粒，炙草五分。姜、枣引。

用法：水煎服。

功效：活血调经。

原文："此名肠蕈。因经行之时，寒气自肛门而入，客于大肠，以致经血凝涩，月信虽行，而血却少，其腹渐大如孕子状，为胎漏状。壮盛妇人半年以后，气盛而除，虚怯者必成胀病。用桂枝桃仁汤……更宜常服四制香附丸。"

《妇人大全良方》原文："若经候顿然不行，脐腹疼痛，上攻心胁欲死。或因不行，结积渐渐成块，脐下如覆杯，久成肉瘕，不可复治。由惊恐，忧思，意所不决，气郁抑而不疏，则乘于血，血随气行，滞则血结。以气主先之，血主后之，宜服桂枝桃仁汤。"

《普济方》原文："桂枝桃仁汤，出《大全良方》。治气郁乘血，经候顿然不行，脐腹疼痛，上攻心胁欲死。或因不行结积，渐渐成块，脐下如覆杯，久成肉瘕，不可复治。由惊恐忧思，意所不快，气欲抑而不疏，则乘于血，随气行滞则血结，以气为血之先，宜服桃仁桂枝汤。"

《医学入门》原文："瘕者，坚而不移；痕者，坚而能移。七瘕八痕，经亦不详。虽有蛇、蚊、鳖、肉、发、虱、米等名，偶因食物相感，假血而成形耳，痕比瘕稍轻。其为病所以异于男子者，皆曰产后及经水行时，或饮食生冷，以致脾虚与脏气相结；或七情气郁生痰，皆必夹瘀血而后成形。要知瘕痕、疝癖、石瘕、肠蕈、食瘕、血瘕、食瘕、血痕，种种不一，尽皆痞块之异名耳。经云：大肠移热于小肠，小肠移热于大肠，两热相搏，则血溢而为伏瘕，月事不利。以此推之，瘕痕皆有热者，盖瘀血亦有热燥逼成，况阳气怒火蕴聚，饮食湿热拂郁结成，未可专以寒冷论也。或桂枝桃仁汤，外以韭菜捣饼熨痛处。"

《竹林女科证治》："肠蕈，亦行经时寒入阴户，客于大肠，以致血凝。经虽行而血少，其腹渐大，亦如有孕，俗名胎漏。其妇壮盛，半年自除，若虚弱者，必成胀满。宜服桂枝桃仁汤。"

《秘珍济阴》原文："肠蕈者，因行经之时寒气自肛门而入，客于大肠，致经血凝聚，月信虽行而却血少，其腹渐大如孕子状，如胎漏状，壮盛妇人半年以后气盛自消，虚怯者必成胀病，桂枝桃仁汤主之。"

2. 验方

来源：《家用良方》

组成：厚朴（姜汁制）四分，槟榔四分，枳壳四分，青皮四分，陈皮四分，甘遂四分，大戟四分。

用法：同水煎服。

功效：行气消癥。

原文："女人肠蕈。凡肠蕈者，气病也，其腹渐大，如怀胎之状。用厚朴（姜汁制）四分，槟榔四分，枳壳四分，青皮四分，陈皮四分，甘遂四分，大戟四分，同煎服。"

3. 五花煎

来源：《医方絜度》

组成：月季花、山茶花、红桃花、玫瑰花、水红花各等分。

用法：水煎服。

功效：破积除癥。

原文："五花煎（椿田）：主气滞血凝，脘痛，石瘕，腹疼，经水不调。……凡属积聚，多由肝经恼郁，气不运行，血凝成瘕。此方独取其花，取花以散之也。且皆色赤，气温味苦，能走血络而和之行之，足可却疾，非破积除癥之猛剂也。"

4. 温经汤

来源：《验方新编》

组成：归身、川芎、赤芍、莪术、台党、炙草各五分，川牛膝、故纸、小茴炒，各一钱。姜、枣引。

用法：水煎服。

功效：温经散寒。

原文："此名石瘕。因行经之时，寒气自阴户而入，客于胞门，以致经血凝聚，月信不行，其腹渐大如孕子状。用温经汤：归身、川芎、赤芍、莪术、台党、炙草各五分，川牛膝、故纸、小茴炒各一钱。姜、枣引，水煎服。"

《医学入门》原文："癥瘕得冷则发，腹痛支满，胸胁腰背相引，四肢疼痛，月事不调，如怀胎之状。邪气甚盛，令人恍惚，夜多异梦，寒热往来，四肢不举，阴中生疮，甚者小便淋沥，或兼带下，小腹重痛，面色黄黑，入于子脏则绝产，入于胞络则经闭，宜人参荆芥散、小温经汤、逍遥散、通经丸、古斑玄丸选用。"

《竹林女科证治》原文："石瘕因经来之后，寒入阴户，客于胞宫，血凝不行，而腹渐大，如有胎孕。不壮盛之妇，半年之后，气力强康，不治自消。若虚弱者，必成肿胀，宜服加味温经汤。加味温经汤：当归尾、赤芍、川牛膝、肉桂、莪术（醋炙）、破故纸（盐水炒）、小茴香、香附（四制者）、乌药（炒）、川芎各一钱，甘草五分，姜三片用引，水煎服。"

《秘珍济阴》原文："石瘕者，因行经之时寒气自阴户而入，客于胞门，致经血凝聚，月信不行，其腹渐大如孕子状，妇人壮盛者半年之后小水长而消矣。若虚怯者必成肿病。温经汤主之。"

《万氏女科》原文："石瘕者，因行经之时，寒风自阴户而入，客于胞门，以致经血凝聚，月信不行，其腹渐大，如孕子状。妇人壮盛者，半年之后，小水长而消矣；若虚怯者，必成肿病。温经汤主之。归身梢、川芎、赤芍、莪术（煨）、人参各一钱，炙草五分，川牛膝、破故纸（炒，杵）、小茴（炒）各一钱，姜枣引。……更宜频服香附丸。"

《胎产指南》原文："因行经时，寒气自阴户入，客于胞门，以致精血凝聚，月信不行，其腹渐大，如孕子状。妇人壮盛者，半年之后，小水长而消矣；若虚怯者，必成肿病。温经汤主之。归身梢一钱，川芎一钱，赤芍一钱，莪术一钱，人参一钱，牛膝一钱，故纸一钱，小茴一钱，炙甘（五分）加姜枣。更宜频服香附丸。"

5. 四物汤加减

来源：《怪证奇方》

组成：四物汤加桃仁、大黄、三棱、槟榔、延胡索、附子、泽泻、血竭。

用法：水煎服。

功效：活血消癥。

原文："此石瘕病也。用四物加桃仁、大黄、三棱、槟榔、延胡索、附子、泽泻、血竭为汤，二剂而愈。"

6. 四物汤加减

来源：《溪秘传简验方》

组成：四物汤加桃仁、延胡。

用法：水煎服。

功效：化瘀止痛。

原文："产后经不行，数月后忽小腹痛，阴户内有物，如石硬塞痛，此石瘕也。四物汤加桃仁、延胡。煎服。"

7. 四物汤加减

来源：《名医类案》

组成：四物加桃仁、三棱、槟榔、延胡索、附子、泽泻、血竭、大黄。

用法：水煎服。

功效：活血止痛。

原文："有物如石，痛甚，亦名石瘕，先经断，少腹痛，用四物加桃仁、三棱、槟榔、延胡、附子、泽泻、血竭、大黄而愈。"

8. 验方

来源：《寿世保元》

组成：当归（酒洗）、川芎、白芍（酒炒）、生地黄、桃仁（去皮尖）、红花、大黄、三棱、槟榔、泽泻、香附、延胡索、血竭。

用法：水煎服，空心服。

功效：调经消癥。

原文："阴户内有物如石，硬塞之而痛不禁，此乃石瘕也。当归（酒洗）、川芎、白芍（酒炒）、生地黄、桃仁（去皮尖）、红花、大黄、三棱、槟榔、泽泻、香附、延胡索、血竭，水煎，空心服。"

9. 和血通经汤

来源：《张氏医通》

组成：当归、熟地黄、苏木各一钱，三棱（炮）、广术（炮）、木香、贯众、肉桂各八分，红花三分，血竭五分。

用法：食前红酒煎服。

功效：活血消癥。

原文："治妇人寒客胞门，月事不来，结为石瘕，及一切血结成积。当归、熟地黄、苏木各一钱，三棱（炮）、广术（炮）、木香、贯众、肉桂各八分，红花三分，血竭五分。食前红酒煎服。忌酸醋生冷之物。"

《医灯续焰》原文："《难经》云：任之为病，其内若结。男子为七疝，女子为瘕聚，此之谓也。非大辛之剂不能已也。可服见晛丸、和血通经汤。

《宝鉴》和血通经汤：治妇人室女受寒，月事不来，恶血积结，坚硬如石。当归、京三棱（炮）各五钱，广术（炮）、木香、熟地黄、肉桂各三钱，红花、贯众、苏木各二钱，血竭一钱（另研）。上十味，除血竭外，同为细末，和匀，每服三钱，热酒一盏调下。食前，忌生冷，及当风大小便。"

《普济方》原文："和血通经汤，出《卫生宝鉴》。治妇人室女受寒，月事不来，恶血积结，坚硬如石。当归五钱，熟地黄三钱，木香三钱，血竭一钱（另研），肉桂三钱，红蓝花二钱，广术四钱（炮），贯众、荆三棱五钱（炮），苏木二钱。上件，除血竭另研外，为末和匀，每服三钱，熟酒一盏调下，食前盐汤调下亦得。忌一切生冷物及当风大小便。治月经不通，结成癥瘕如石，腹大骨立。"

《金匮启钥》原文："和血通经汤：治受寒，月事不来，恶阻积结。当归、三棱（炮）各五钱，广术（炮）、木香、熟地、肉桂各一钱，红花、贯众、苏木各二钱，血竭一钱（另研）。上十味，除血竭外，同为细末和匀，每服三钱，食前热酒调下，忌生冷及当风大小便。"

《奉时旨要》原文："石瘕用和血通经汤，不愈，见晛丸，虚则补之。"

《卫生宝鉴》："和血通经汤：治妇人室女受寒，月事不来，恶血积结，坚硬如石。当归、京三棱（炮）各五钱，广术（炮）四钱，木香、熟地黄、肉桂各三钱，红花、贯众、苏木各二钱，血竭一钱（另研）。上十味，除血竭外，同为细末，和匀。每服三钱，热酒一盏调下，食前。忌生冷及当风大小便。"

10. 验方

来源：《病机沙篆》

组成：蓬术、元胡、郁金、五灵脂、黑丑、牛膝、穿山甲、肉桂。

用法：上药为末，醋糊丸，酒送下。

功效：活血祛瘀。

原文："石瘕者，生于胞中，寒气客于子门，恶血留止，日以益大，月事不以时下。宜以血药行之，血胀方。蓬术、元胡、郁金、五灵脂、黑丑、牛膝、穿山甲、肉桂。为末，醋糊丸，酒送下。"

11. 加味温经汤

来源：《竹林女科证治》

组成：当归尾、赤芍、川牛膝、肉桂、莪术（醋炙）、破故纸（盐水炒）、小茴香、香附（四制者）、乌药（炒）、川芎各一钱，甘草五分，姜三片。

用法：水煎服。

功效：温阳调经。

原文："石瘕因经来之后，寒入阴户，客于胞宫，血凝不行，而腹渐大，如有胎孕。不壮盛之妇，半年之后，气力强康，不治自消。若虚弱者，必成肿胀，宜服加味温经汤。加味温经汤：当归尾、赤芍、川牛膝、肉桂、莪术（醋炙）、破故纸（盐水炒）、小茴香、香附（四制者）、乌药（炒）、川芎各一钱，甘草五分，姜三片用引，水煎服。"

12. 丹皮散

来源：《彤园医书》

组成：丹皮、桂心、归尾、元胡各一钱，煨三棱、莪术、赤芍、牛膝各钱半。

用法：酒兑煎。

功效：活血行气止痛。

原文："丹皮散：治血瘕并石瘕，血块走痛，心腹牵疼，形气虚者。丹皮、桂心、归尾、元胡各一钱，煨三棱、莪术、赤芍、牛膝各钱半。酒兑煎。"

13. 温经汤

来源：《万氏女科》

组成：归身梢、川芎、赤芍、莪术（煨）、人参各一钱，炙草五分，川牛膝、破故纸（炒，杵）、小茴（炒）各一钱，姜枣引。

用法：水煎服。

功效：调经祛寒止痛。

原文："石瘕者，因行经之时，寒风自阴户而入，客于胞门，以致经血凝聚，月信不行，其腹渐大，如孕子状。妇人壮盛者，半年之后，小水长而消矣；若虚怯者，必成肿病。温经汤主之。归身梢、川芎、赤芍、莪术（煨）、人参各一钱，炙草五分，川牛膝、破故纸（炒，杵）、小茴（炒）各一钱，姜枣引。更宜频服香附丸。"

14. 丹溪消积丸

来源：《医学原理》

组成：海粉（咸寒，醋煮）一两，石礆（咸寒）两半，三棱（苦辛温）二两，莪术（辛温）二两，红花（苦甘平）二两，五灵（苦辛温）三两，香附（苦辛温）二两。

用法：为末，炼蜜丸如梧子大。每白术汤下五七十丸。

功效：破积消癥。

原文："治一切瘀血坚积、石瘕等症。经云：坚以软之，辛以散之。故用海粉、石礆之咸以软坚，三棱、莪术以攻积，红花、五灵脂以行瘀血，香附子以疏郁气。海粉（咸寒，醋煮）一两，石礆（咸寒）两半，三棱（苦辛温）二两，莪术（辛温）二两，红花（苦甘平）二两，五灵（苦辛温）三两，香附（苦辛温）二两。为末，炼蜜丸如梧子大。每白术汤下五七十丸。"

15. 血府逐瘀汤

来源：《医林改错》

组成：当归三钱，生地三钱，桃仁四钱，红花三钱，枳壳二钱，赤芍二钱，柴胡一钱，甘草一钱，桔梗一钱半，川芎一钱半，牛膝三钱。

用法：水煎服。

功效：调气活血。

原文："当归三钱，生地三钱，桃仁四钱，红花三钱，枳壳二钱，赤芍二钱，柴胡一钱，甘草一钱，桔梗一钱半，川芎一钱半，牛膝三钱。水煎服。"

《内科通论》原文："血府逐瘀汤，加醋炒大黄，亦可治之也。瘀血在经络脏腑之间，则结为癥瘕。瘕者或聚或散，气为血滞，则聚而成形。血随气散，则没而不见。方其既聚。"

16. 少腹逐瘀汤

来源：《医林改错》

组成：小茴香七粒（炒），干姜二分（炒），元胡一钱，没药二钱（研），当归三钱，川芎一钱，官桂一钱，赤芍二钱，蒲黄三钱（生），灵脂二钱（炒）。

用法：水煎服。

功效：下血祛瘀，温经止痛。

原文："小茴香七粒（炒），干姜二分（炒），元胡一钱，没药二钱（研），当归三钱，川芎一钱，官桂一钱，赤芍二钱，蒲黄三钱（生），灵脂二钱（炒）。水煎服。"

《重订通俗伤寒论》："消下焦少腹之瘀，如王氏少腹逐瘀汤：归尾、生蒲黄各三钱，酒炒五灵脂、没药、赤芍各二钱，蜜炙延胡钱半，川芎一钱，官桂四分，黑炮姜二分，酒炒小茴香七粒。陈酒、童便煎药。"

《重订广温热论》："消下焦少腹之瘀，少腹逐瘀汤：当归尾、生蒲黄各三钱，五灵脂、赤芍、净没药各二钱，蜜炙延胡、川芎、官桂各一钱，酒炒小茴香七粒，黑炮姜二分。"

17. 理冲汤

来源：《医学衷中参西录》

组成：生黄芪三钱，党参二钱，於术二钱，生山药五钱，天花粉四钱，知母四钱，三棱三钱，莪术三钱，生鸡内金三钱（黄者）。

用法：用水三盅，煎至将成，加好醋少许，滚数沸服。

功效：活血行气调经。

原文："治妇女经闭不行或产后恶露不尽，结为癥瘕，以致阴虚作热，阳虚作冷，食少劳嗽，虚证杳来。服此汤十余剂后，虚证自退，三十剂后，瘀血可尽消。亦治室女月闭血枯，并治男子劳瘵，一切脏腑癥瘕、积聚、气郁、脾弱、满闷、痞胀、不能饮食。生黄芪三钱，党参二钱，於术二钱，生山药五钱，天花粉四钱，知母四钱，三棱三钱，莪术三钱，生鸡内金三钱（黄者）。用水三盅，煎至将成，加好醋少许，滚数沸服。"

第十五章 宫颈癌

宫颈癌，属于中医"石瘕""带下""崩漏""癥瘕"范畴，是较常见的妇科恶性肿瘤，绝大多数是由于人类乳头瘤病毒长期慢性感染子宫颈上皮细胞，导致上皮细胞化生不良，进而癌化。临床以阴道出血、带下异常、疼痛等为主要表现，随病情的进展可出现尿频、尿急、尿痛、排便困难、血便、放射性膀胱炎等泌尿道及放射性肠炎等下消化道症状。

宫颈癌是世界范围内女性最常见的第三大肿瘤，原位癌高发年龄为 30～35 岁，浸润癌为 45～55 岁，近年来其发病有年轻化的趋势。78% 的宫颈癌病例发生于发展中国家，在那里宫颈癌是女性肿瘤致死的第二位原因。2002 年，全球子宫颈癌新发病例 49.3 万人，死亡 27.3 万人。自巴氏涂片筛查技术广泛应用以来，子宫颈癌发病率和死亡率在世界范围内大约下降了 75%。在过去的 20 年里，子宫颈癌在欧美发达国家的发病率已经维持在一个相对稳定的较低水平。在中国尚未建立系统完善的癌症登记制度，估计每年新发子宫颈癌 10 万例左右，约占世界的 1/5。

【相关证候源流】

在中医古代文献中未见有宫颈癌病名，但根据宫颈癌的主要临床表现，其相当于中医的"石瘕""瘕聚""五色带""癥瘕""恶疮""阴疮""崩漏""癥积"等证。其相关证候论述散见于各时期医著中。

一、上古至春秋战国时期

上古至春秋战国时期为中医学的萌芽时期，代表作《黄帝内经》中记载了"石瘕""瘕聚""崩漏""癥积"等与宫颈癌相似的证候及病名。

《灵枢》："石瘕生于胞中，寒气客于子门，子门闭塞，气不得通，恶血当泻不泻，衃以留止，日以益大，状如怀子，月事不以时下，皆生于女子，可导而下。"该文对石瘕的成因、部位、症状及治疗做了详细论述，且指出石瘕皆生于女子，与宫颈癌极其类似。

《素问·骨空论》："任脉为病，男子内结七疝，女子带下瘕聚。"

《灵枢·痈疽》："疽者，上之皮夭以坚，上如牛领之皮。痈者，其皮上薄以泽。此其候也。"宫颈癌与"疽"的表现比较类似。

二、秦汉至隋唐时期

秦汉至隋唐时期，有关宫颈癌的论述渐渐增多，详见如下。

《金匮要略》："妇人宿有癥病，经断未及三月，而得漏下不止，胎动在脐上者，为癥痼害。"

《诸病源候论》："阴中息肉候，其状如鼠乳。"

《诸病源候论》："带下病者，由劳伤血气，损动冲脉任脉，致令其血与秽液相兼带而下也。"

《诸病源候论》："凡产后气血内极，其人羸疲萎黄，冷则心腹绞痛，热则肢体烦疼，经血痞涩，变为积聚癥瘕也……血瘀在内，则时时体热面黄，瘀久不消，则变成积聚癥瘕也。"

《诸病源候论》："崩中之病，是伤损冲任之脉……伤损之人，五脏皆虚者，故五色随崩俱下。"

《黄帝内经太素》："候得太阳脉急，为是阴胜多寒，男子为瘕，女子为石瘕之病。"

《备急千金要方》："妇人崩中漏下，赤白青黑，腐臭不可近，令人面黑无颜色，皮骨相连，月经失度，往来无常……阴中肿如有疮状。所下之物，一曰状如膏，二曰如黑血，三曰如紫汁，四曰如赤肉，五曰如脓痂。"

三、宋至金元时期

宋至金元时期，中医著述丰富，名医辈出，以刘完素、李东垣、张从正、朱丹溪金元四大家为突出代表，有力推动了中医学的发展。

《陈素庵妇科补解》："经水不调，有内因、外因、有内外因……惊恐劳怒，忧郁不解，或者恣食生冷，及一切伤脾之物，以致停痰积饮，浮沫顽涎裹聚瘀血，亦成痞满积聚诸症。"

《陈素庵妇科补解》："妇人未免恣性纵情，贪食生冷，不避风寒，以致寒气客于冲任，经血得寒则滞，滞久则成块。"

《女科百问》："积聚者，由阴阳不和，腑脏虚弱，受其风邪，搏于腑脏之气所为也。"

《妇人大全良方》："妇人痃癖者，本因邪气积聚而生也。"

《妇人大全良方》："夫妇人腹中瘀血者，由月经否涩不通，或产后余秽未尽，因而乘风取凉，为风冷所乘，血得冷则成瘀血也。血瘀在内则时时体热面黄，瘀久不消则变成积聚癥瘕也。"

四、明清时期

明清时期，各医家通过对前人经验总结以及长期实践观察，对宫颈癌的认识进一步加深，各医著所论宫颈癌相关证候更加详细具体，相关证候论述趋于完备。

《普济方》："各随五脏而为五色，白如涕，赤如血，黄如烂瓜，青如蓝汁，黑如衃血，盖有带脉在腰。"

《奇效良方》："妇人崩漏不止，或下五色，或赤白不定，或如豆汁，或状若豚肝，或下瘀血，脐腹胀痛，头晕眼花，久而不止，令人黄瘦，口干胸烦不食。"

《望诊遵经》："白崩者形如涕，赤崩者形如绛津，黄崩者形如烂瓜，青崩者形如蓝色，黑崩者形如衃血，释之者曰：五色带下。"

《女科玉尺》："其血无所主则妄溢，不能藏则横行，迨至既溢既行。"

从《黄帝内经》"石瘕""瘕聚"的概括性论述，到《金匮要略》"癥痼害"以及治疗法则、方药等，再到孙思邈《备急千金要方》"五色带"的描述，以及明清后世医家对此证候的发展论述，中医基本总结出了宫颈癌常见的临床证候表现。

【病因病机】

宫颈癌的病因病机复杂，至今现代医学也未能完全阐明。中医学有关宫颈癌病因病机的认识是一个逐渐发展的过程，目前认为宫颈癌多由脏腑虚损、冲脉失约、带脉不固、邪毒瘀阻血络和痰湿内结胞宫所致，与肝、脾、肾三脏关系最为密切。其发病的病因病机可有以下几方面。

1. 正气内虚

"正气存内，邪不可干"，"邪之所凑，其气必虚"。正气内虚，脏腑阴阳失调，是宫颈癌发生的中医病理基础，正如《医宗必读·积聚》所言："积之成者，正气不足，而后邪气踞之。"

2. 外邪入侵

房事不洁，或月事正行，湿热侵袭，或湿热毒邪迁延留滞，使气血运行受阻，瘀毒结聚而成本病。

3. 饮食不节

饥饱失常，或过食肥甘厚味，或饮食不洁，或饮酒无度，损伤脾胃，脾气受损，中阳不振，运化失司，水湿注于下焦，痰湿凝聚胞中而发病。

4. 七情内伤

恚怒伤肝、忧思伤脾而致气机疏泄失常，血行不畅，日久生瘀，气滞血瘀而发病。

5. 脏腑虚弱

素体不足或久病，或劳累过度，或早婚多产，均可导致五脏虚弱、阴阳失调、气血运行不畅或失常、冲任失约、带脉不固而发病。

综合历代典籍，妇科肿瘤发生的病机主要是脏腑虚损，冲任失约，邪毒瘀阻，内结胞宫所致，病因多以寒邪论述，涉及情志、饮食、体质等方面。

附一：病因病机古今选要

1. 寒邪外侵

《素问·离合真邪论》："天地温和则经水安静，天寒地冻则经水凝泣，天暑地热则经水沸溢，卒风暴起则经水波涌而陇起。"

《灵枢·水胀》："肠覃何如？岐伯曰：寒气客于肠外，与卫气相搏，气不得营，因有所系，癖而内著，恶气乃起，瘜肉乃生，其始生也。"

《灵枢》："积之始生，得寒乃生，厥乃成积也。"

《金匮要略》："妇人之病，因虚、积冷、结气，为诸经水断绝，至有历年，血寒积结胞门，寒伤经络。"

《诸病源候论》："积者阴气，五脏所生，始发不离其部，故上下有所穷已。"

《诸病源候论》："若冷气入于胞络，冷搏于血，血冷则涩结，故令月水不通。"

《诸病源候论》："妇人病之有异于丈夫者，或因产后脏虚受寒，或因经水往来，取冷过度，非独关饮食失节，多夹有血气所成也。"

《医宗金鉴》："经行之时，不知谨避，以致风冷外袭，邪正相搏，结于腹中而成也。"

《女科玉尺》："血癥由脏腑气虚，风冷相侵，或饮食失节。"

《女科玉尺》："气血劳伤，风冷入腹，与血相结。"

2. 饮食不节

《诸病源候论》："积聚而宿食不消者，由脏腑为寒气所乘，脾胃虚冷，故不消化，留为宿食也。"

《诸病源候论》："癥者，由寒温失节，致脏腑之气虚弱，而饮食不消，聚结在内，染渐生长，块段盘牢不移动者，是癥也。"

《陈素庵妇科补解》："经水不调，有内因、外因、有内外因……或恣食生冷，及一切伤脾之物，以致停痰积饮，浮沫顽涎裹聚瘀血，亦成痞满积聚诸症。"

3. 情志内伤

《陈素庵妇科补解》："妇人未免恣性纵情，贪食生冷，不避风寒，以致寒气客于冲任，经血得寒则滞，滞久则成块。"

《校注妇人良方》："多因六淫七情，饮食起居，动伤脏腑而成。"

《校注妇人良方》："盖气主煦之，血主濡之。脾统血，肝藏血，故郁结伤脾，恚怒伤肝者多患之。"

《女科玉尺》："然而妇女之欲，每甚于丈夫。又况嫉妒忧患，系恋爱憎，入之深，着之固，情不自抑，不知解脱，由阴凝之气，郁结专滞，一时不得离散，非若阳气之偶有所抑，毕竟易于发散，故其为病，根深也。"

《女科玉尺》："盖妇人多郁怒，郁怒则肝伤，而肝藏血者也。妇人多忧思，忧思则心伤，而心主血者也，心肝既伤，其血无所主则妄溢，不能藏则横行。迨至既溢既行，离其部分，或遇六淫，或感七情……便成瘀血。"

4. 脏腑虚弱

《灵枢》："风雨寒热不得虚，邪不能独伤人。"

《金匮要略》："久则羸瘦，脉虚多寒。"

《诸病源候论》："冲任气虚，不能统制经血，故忽然崩下……伤损之人，五脏皆虚者，故五色随崩俱下。"

《兰室秘藏》："妇人崩中者，由脏腑损伤冲任二脉，气血俱虚故也。"

《医宗必读》："积之成也，正气不足，而后邪气踞之。"

总之，宫颈癌的发生，是由于正气不足，脏腑虚弱，外邪内侵，七情内伤，饮食劳倦，冲任失约，邪毒瘀阻，内结胞宫所致。病位在玉门，与肝脾肾三脏、冲任督带四脉关系密切。是一种虚实夹杂的疾病。

【辨治思路】

中医药治疗宫颈癌的辨治思路，经历了不同阶段的发展，从起初的以症状为主进行辨证治疗，逐渐演变为辨病辨证治疗。由于中医辨证难以进行规范统一，为了形成较为统一的辨治标准，近年中医肿瘤领域专家组提出，在辨病的基础上，以证候要素作为切入点，进行辨证标准的规范化工作，并被《恶性肿瘤中医诊疗指南》采纳，成为宫颈癌辨证论治的重要方法，予以规范和推广。

一、证候要素

临床上宫颈癌虚实夹杂，可数型并见。在既往研究基础上，结合文献报道以及国内中医肿瘤专家意见，可将宫颈癌证候要素分为以下6种。

1. 气虚证

主症：神疲乏力，少气懒言，腹痛绵绵。

主舌：舌淡胖。

主脉：脉虚。

或见症：食少纳呆，形体消瘦，气短，自汗，畏寒肢冷。

或见舌：舌边齿痕，苔白滑，薄白苔。

或见脉：脉沉细，脉细弱，脉沉迟。

2. 阳虚证

主症：面色㿠白，畏寒肢冷，下腹冷痛。

主舌：舌淡苔白。

主脉：脉沉迟。

或见症：倦怠乏力，少气难言，小便清长，或短少色淡，大便溏泄，蜷卧，身体浮肿，眩晕，口淡不渴，痰涎清稀。面色㿠白或黧黑，畏寒肢冷，局部冷痛喜温喜按，精神萎靡。

或见舌：舌胖大苔滑。

或见脉：脉细弱。

3. 血虚证

主症：面色无华，头晕眼花，爪甲色淡，下腹绵痛。

主舌：舌淡。

主脉：脉细。

或见症：带下色淡，心悸怔忡、失眠健忘、月经闭止或阴道出血色淡量少。

或见舌：苔白，苔薄白。

或见脉：脉沉细，脉细弱。

4. 血瘀证

主症：下腹包块，刺痛固定，肌肤甲错。

主舌：舌质紫暗或有瘀斑、瘀点。

主脉：脉涩。

或见症：面色黧黑，唇甲青紫，阴道出血色暗瘀，或夹血块。

或见舌：舌胖嫩，苔白滑，苔滑腻，苔厚腻，脓腐苔。

或见脉：脉沉弦，脉结代，脉弦涩，脉沉细涩，牢脉。

5. 热毒证

主症：口苦身热，尿赤便结，带下黄赤。

主舌：舌红或绛，苔黄而干。

主脉：脉滑数。

或见症：面红目赤，口苦，便秘，小便黄，出血，疮疡痈肿，口渴饮冷，发热。

或见舌：舌有红点或芒刺，苔黄燥，苔黄厚黏腻。

或见脉：脉洪数，脉数，脉弦数。

6. 气滞证

主症：下腹胀满，痛无定处。

主舌：舌淡暗。

主脉：脉弦。

或见症：烦躁易怒，口苦咽干，嗳气，少腹包块，攻撑作痛，腹胀胁痛。

或见舌：舌边红，苔薄白，苔薄黄，苔白腻或黄腻。

或见脉：脉弦细。

二、辨证方法

·符合主症 2 个，并见主舌、主脉者，即可辨为本证。

·符合主症 2 个，或见症 1 个，任何本证舌、脉者，即可辨为本证。

·符合主症 1 个，或见症不少于 2 个，任何本证舌、脉者，即可辨为本证。

三、辨证分型

表 15-1　宫颈癌常用证候类型

治疗阶段	手术阶段	化疗阶段	放疗阶段	癌前病变阶段	单纯中医治疗阶段
辨证分型	气血亏虚 脾胃虚弱	脾胃不和 气血亏虚 肝肾阴虚	气阴两虚 热毒瘀结	湿热下注 脾胃虚弱 肝郁脾虚 肾阳虚 肾阴虚	肝郁气滞 湿热带下 肝肾阴虚 脾肾阳虚

【宫颈癌常见症状的分型论治】

宫颈癌的相关临床症状及并发症较多，主要有阴道出血、阴道流液、下腹疼痛、泌尿道症状、发热、消瘦，本节主要选取阴道不规则出血、带下异常、腹痛与胸腔积液、放射性肠炎等几个宫颈癌特有、临床又比较常见的症状，对其分型论治进行阐述。

一、阴道不规则出血

1. 肾阴不足

症状：出血量少或稍多，色鲜红，质黏，头晕耳鸣，腰膝酸软，五心烦热，便坚尿黄；舌红苔少，脉细数。

治法：滋肾养阴，固冲止血。

方药：两地汤合二至丸。

加减：若阴虚及阳或阴阳两虚，症见经间期出血量稍多，色淡红，无血块，头晕腰酸，神疲乏力，大便溏薄，尿频，舌质淡红，苔白，脉细；治宜益肾助阳，固摄止血；方用大补元煎加减。

2. 湿热阻络

症状：出血量少，色深红，质稠，可见白带中夹血，或赤白带下，腰骶酸楚；或下腹时痛，神疲乏力，胸胁满闷，口苦纳呆，小便短赤；舌红，苔黄腻，脉濡或滑数。

治法：清利湿热，固冲止血。

方药：清肝止淋汤。

加减：若出血多，去牛膝，加侧柏叶、荆芥炭凉血止血；湿热盛，加薏苡仁、苍术健脾燥湿；加小蓟清热止血，加茯苓利水渗湿。

3. 血瘀内阻

症状：出血量少或多，色暗红，或紫黑或有血块，少腹一侧或两侧胀痛或刺痛，拒按，胸闷烦躁；舌质紫或有瘀斑，脉细弦。

治法：化瘀止血。

方药：逐瘀止血汤。

加减：若出血偏多时，宜去赤芍、当归，加失笑散；或带下黄稠，夹有湿热者，上方加红藤、败酱草、薏苡仁以清热利湿；若大便溏者，去生地黄、大黄，加煨木香、炒白术、焦神曲以健脾和胃。

二、带下异常

1. 肝郁气滞

症状：白带量多，偶带血丝，小腹胀痛，月经失调，情志郁闷，心烦易怒，胸胁胀闷不适，舌苔薄白，脉弦。

治法：疏肝解郁。

方药：逍遥散。

加减：气郁甚者加佛手、香附、郁金；肝郁化火，潮热颧红，加牡丹皮、栀子；血虚甚者加地黄、何首乌；少腹胀或痛甚者加川楝子、延胡索；纳少腹胀者加炒麦芽、鸡内金，另可酌加土茯苓以解毒。

2. 湿热瘀毒

症状：白带量多，色如米泔或浊黄，气味秽臭，下腹、腰骶酸胀疼痛，伴见口干口苦，大便秘结，小便黄赤，舌质红，苔黄或腻，脉滑数。

治法：清热解毒，活血化瘀。

方药：八正散。

加减：热毒甚者加蒲公英、重楼（蚤休）；口渴思饮加天花粉、石斛；心烦难寐加黄连、茯神；腰酸痛者加桑寄生、杜仲；小腹痛甚者加赤芍、台乌药；阴道流血加三七粉（冲）、牡丹皮。

3. 肝肾阴虚

症状：白带量多，色黄或杂色，有腥臭味，阴道时呈不规则流血，头晕耳鸣，手足心热，颧红盗汗，腰背酸痛，下肢酸软无力，大便秘结，小便涩痛，舌质红绛苔少，脉细数。

治法：滋养肝肾。

方药：知柏地黄丸。

加减：下焦热毒甚者酌加土茯苓、白花蛇舌草；出血量多加白茅根、茜草、仙鹤草；阴虚目糊干涩者酌加枸杞子、杭菊花；大便秘者加火麻仁、郁李仁；少腹痛，口干欲频频少饮者，加鳖甲、乳香、没药。

4. 脾肾阳虚

症状：白带量多，带下伴腥臭味，崩中漏下，精神疲惫，面色㿠白，颜目浮肿，腰酸背痛，四肢不温，纳少乏味，大便溏薄，小便清长，舌淡胖，苔薄白，脉沉细无力。

治法：温肾健脾。

方药：参苓白术散。

加减：崩漏不止者加血余炭、大蓟、小蓟；肾虚夜尿次数增多者酌加补骨脂、益智仁；泄泻不止加诃子、肉豆蔻；湿毒甚者加土茯苓、重楼（七叶一枝花）；大汗淋漓，似有阳脱之兆，急加人参回阳固脱；腰膝冷痛甚者加杜仲、续断、狗脊。

三、腹痛

1. 寒凝血瘀

症状：小腹冷痛拒按，得热则减，月经色暗有块，畏寒肢冷，面色青白，舌暗，苔白，脉沉紧。

治法：温经散寒，化瘀止痛。

方药：少腹逐瘀汤。

加减：若小腹冷痛较甚，加艾叶、吴茱萸散寒止痛；若寒凝气闭，痛甚而厥，四肢冰凉，冷汗淋漓，加附子、细辛、巴戟天回阳散寒；若伴肢体酸重不适，苔白腻，或有冒雨、涉水等，乃寒湿为患，应酌加苍术、茯苓、薏苡仁、羌活以健脾除湿。

2. 气滞血瘀

症状：小腹胀痛拒按，月经色紫暗有块，舌质暗，或有瘀点，脉弦涩。

治法：行气活血，化瘀止痛。

方药：膈下逐瘀汤。

加减：若肝气夹冲气犯胃，痛而恶心呕吐者，加吴茱萸、法半夏、陈皮和胃降逆；小腹坠胀不适或前后阴坠胀不适，加柴胡、升麻行气升阳；郁而化热，心烦口苦，舌红苔黄，脉数者，加栀子、郁金清热泻火。

3. 湿热蕴结

症状：小腹疼痛或胀痛不适，有灼热感，或痛连腰骶，或平时小腹痛，月经色暗红、质稠或有血块；平素带下量多，色黄稠臭秽，或伴低热，小便黄赤；舌红，苔黄腻，脉滑数或濡数。

治法：清热除湿，化湿止痛。

方药：清热调血汤。

加减：若月经过多或经期延长者，酌加槐花、地榆、马齿苋以清热止血；带下量多，酌加黄柏、桑白皮以清热除湿。

4. 气血虚弱

症状：小腹隐痛喜按，月经色淡质稀，神疲乏力，头晕心悸，面色苍白，失眠多梦，舌质淡，苔薄，脉细弱。

治法：益气养血，调经止痛。

方药：圣愈汤。

加减：月经夹有血块者，酌加蒲黄、五灵脂以活血止痛；若伴有经行便溏，腹痛严重者，可去当归，加茯苓、炒白术健脾止泻；失眠多梦，心脾虚者，酌加远志、合欢皮、首乌藤（夜交藤），以养心安神；若伴畏寒肢冷，腰腹冷痛，可加肉桂、小茴香、艾叶散寒止痛。

5. 肝肾亏损

症状：小腹绵绵作痛，喜按，伴腰骶酸痛，月经色淡暗，质稀；头晕耳鸣，面色晦暗，失眠健忘，或伴潮热，舌质淡红，苔薄白，脉沉细。

治法：补养肝肾，调经止痛。

方药：益肾调经汤。

加减：若腰痛如折，畏寒肢冷，酌加菟丝子温阳益肾；若大便溏薄，面肢浮肿者，酌加黄芪、桂枝以温阳益气利水；面色晦暗兼有色斑，少腹冷痛者，酌加蒲黄、香附以温阳活血理气。

四、放射性肠炎

1. 肠道湿热

症状：发热，微恶寒或不恶寒，或胸中烦热，或午后高热，头痛酸楚，身重疲乏，口干苦，心烦，心悸，或项背拘急，或胸闷喘促，出汗。腹痛，下利，大便黏滞不爽，或臭秽，或肛门灼热，上脘痞痛；舌边尖偏红，苔黄腻或黄白相兼而腻，脉滑数。

治法：清热利湿，舒筋通络。

方药：葛根芩连汤合地榆散加减。

加减：若脘腹胀满、嗳腐吞酸，酌加焦三仙、鸡内金等消食和胃；若痢下赤多白少，酌加黄柏、秦皮、白头翁等清热利湿；若痢下白多赤少，舌苔白腻，去当归、赤芍、黄芩，酌加苍术、厚朴等燥湿健脾；若腹痛泄泻，泻下如水，可合用黄连香薷饮清暑化湿；腹胀、腹痛甚者，酌加红藤、鸡屎藤活血止痛。

2. 气滞血瘀

症状：腹部疼痛不适，下利，里急后重，大便不爽，或便下暗血，舌暗红，或有瘀斑，脉弦或涩。

治法：行气止痛，活血化瘀。

方药：失笑散合膈下逐瘀汤加减。

加减：若腹中积块明显，加三棱、莪术破积消瘀；若肝气不畅，下腹胀满痛而恶心呕吐者，加吴茱萸、法半夏、陈皮和胃降逆；若为气阴两虚型患者，少用川芎、香附、乌药等药物，恐其劫阴。

3. 脾胃虚弱

症状：腹部隐痛，痢下稀薄或滑脱不禁，食少神疲，纳呆乏力，气虚不足，面目浮肿，倦怠乏力，大便时溏时泻，反复发作，饮食稍有不慎，大便次数增多，可见完谷不化，伴饮食减少，脘腹闷胀不舒，舌淡苔薄白，脉沉细而弱。

治法：健脾和胃，扶正益气。

方药：四君子汤合真人养脏汤。

加减：若四肢不温，腰酸肢冷者，重用肉桂，加干姜、附子温脾补肾；若腹痛胀满，喜温喜暖，里急后重者，酌加藿香、苍术、桂枝、厚朴健脾化湿；若泄泻多在黎明之前，脐腹作痛，继而肠鸣作泻，完谷不化，腰膝酸软，形寒肢冷，加补骨脂、吴茱萸、五味子等温肾止泻。

五、放射性膀胱炎

1. 阴虚湿热

症状：尿频不畅，解时刺痛，腰酸乏力，午后低热，手足烦热，口干口苦，舌质红，苔薄黄，脉细数。

治法：滋阴清热，利湿通淋。

方药：知柏地黄汤加减。

加减：若有阳虚表现，可酌加附子、肉桂等；如有血尿等，则可合用小蓟饮子加减；若有口干，小便稍有不畅、尿有余沥，为湿热未尽，气阴亏虚，合用滋肾通关丸滋阴化气。

2. 肝郁气滞

症状：小便不通或通而不爽，情志抑郁，或多烦善怒，胁腹胀满，舌红，苔薄黄，脉弦。

治法：疏利气机，通利小便。

方药：沉香散加减。

加减：若肝郁气滞症状严重者，可合六磨汤以增强疏肝理气的作用；若气郁化火，见舌红、苔薄黄，可加牡丹皮、山栀子等清肝泻火。

3. 膀胱湿热

症状：小便频急不爽，尿道灼热刺痛，尿黄浑浊，腰痛，恶寒发热，大便干结，舌红苔黄腻，脉滑数。

治法：清热利湿，通利小便。

方药：八正散加减。

加减：若兼心烦、口舌生疮糜烂者，可合导赤散以清心火，利湿热；若湿热久恋下焦，肾阴灼伤，出现口干咽燥、潮热盗汗、手足心热者，可改用滋肾通关丸加生地黄、车前子、牛膝等滋肾阴、清湿热。

附二：辨证论治古今选要

（一）古代论述

古代医籍中，有诸多关于宫颈癌类似疾病的临床辨证论治思路的论述，对于现代医生临床实践过程中参考借鉴具有重要意义。

1. 《陈素庵妇科补解》中有关宫颈癌的辨证方法

"妊娠已久，其人素患积聚或湿痰，死血留积肠胃，或气郁食积隐于胸膈，中下二焦而生癥瘕、疝癖诸症。卒为风热寒湿所触，郁怒伤于肝脾，痰饮停留于胃脘，暴病难忍，脐腹腰胁上下左右随起，胎元受伤，因而痛堕。欲养血安胎，则积聚得补而邪愈炽，欲祛逐旧邪，则血气已亏而胎不安，治法当辨其虚实、迟数、滑湿而酌用之。迟而虚且湿者，本病不足也，安胎为主，佐以行气之药。数而实且滑者，标病也，消积为急，配以养血之药。其受病之由，或风或寒，或积痰，或湿热，或停饮，或瘀血，或食积，或气滞夹痰，或血滞夹食，久则成块有形……病形虽成，时遇交合亦容受孕成胎者，癥瘕不在子宫而在外处也。然胎形虽成，而日久盘踞之积聚蒂固根深，胎之始胚，露珠桃蕊，正不敌邪，势孤力弱，加以外感风寒，内伤饮食，劳役恼怒，种种伤胎。虚则急痛，上冲下坠，而向来之积聚与新受之外邪两相搏击，是以痛无定处。养正急欲安胎，祛邪主宜消积，一消一补，犄角骑墙，未知孰是。"

2. 《医宗金鉴》中关于宫颈癌的论述

"形虚病盛先扶正，形证俱实去病急，大积大聚衰其半，须知养正积自除。凡治诸积，宜先审身形之壮弱，病势之缓急而治之。如人虚，则气血衰弱，不任攻伐，病势虽盛，当先扶正气而后治其病；若形证俱实，宜先攻其病也。经云：大积大聚，衰其半而止，盖恐过于攻伐，伤其气血也。罗天益曰：养正积自除。可谓得经旨者矣。"

（二）现代医家看法

在具体的辨治方面，目前较为公认的辨证标准是 2014 年版林洪生主任主编的

《恶性肿瘤中医诊疗指南》（宫颈癌部分），将宫颈癌分为肝郁气滞、湿热带下、肝肾阴虚、脾肾阳虚等 4 型。

钱伯文认为宫颈癌应该分为毒邪阻胞证、肝郁气结证、瘀血蕴结证、湿毒下注证、脉络亏损证等证型。

庞泮池认为宫颈癌应该分为脾气亏虚、阴虚内热、气阴两虚型 3 种。

周岱翰认为宫颈癌应该分为肝郁气滞、湿热瘀毒、肝肾阴亏、脾肾阳虚 4 种证型。

王俊国认为宫颈癌应该分为肝肾阴虚、肝郁气滞、瘀毒、脾肾阳虚 4 型。

北京中医医院将其分为湿热蕴毒型、肝郁气滞型、肝肾阴虚型、中气下陷型、脾肾阳虚型。

北京广安门医院将其分为瘀毒型、肝肾阴虚型、肝郁气滞型、心脾两虚型。

上海市第一人民医院妇产科医院将其分为气滞血瘀型、热毒型、湿聚痰结型、瘀毒型。

重庆市妇产科医院将其分为瘀毒型、肝肾阴虚型、心脾两虚型。

【治则与治法】

根据宫颈癌本虚标实的基本病机，其中医治则主要应为扶正祛邪，但在现代临床应用中，又需根据不同的治疗阶段，选择相应的治则治法，如围手术期、放化疗期、靶向治疗期间的患者，中医治疗以扶正为主；对体力尚可，但不能耐受多药化疗而选择单药化疗的患者，中医治疗则以祛邪为主；对手术后患者、放化疗后疾病稳定的带瘤患者，不适合或不接受手术、放化疗、分子靶向治疗的患者，中医治疗则以扶正祛邪为主，并根据患者情况，随时调整扶正与祛邪的侧重。

一、治疗原则

（一）中西医结合治疗原则

宫颈癌目前仍以手术治疗为主，辅以放疗、化疗，具备条件的患者宜采用中西医结合的治疗方式。西医治疗根据 NCCN 指南原则进行，中医根据治疗阶段的不同，可以分为以下 5 种治疗方式。

1. 中医预防治疗

适应人群：癌前病变的宫颈癌患者。

治疗原则：以扶正、解毒为主。

治疗目的：提高机体抗病能力，祛除诱发癌变因素。

治疗方法：辨证汤药 ± 口服中成药 ± 中药注射液 ± 其他中医治法。

治疗周期：1 个月为 1 个治疗周期。

2. 中医防护治疗

适应人群：围手术期、放化疗期间的患者。

治疗原则：以扶正为主。

治疗目的：减轻手术、放化疗等治疗方法引起的不良反应，促进机体功能恢复，改善症状，提高生存质量。

治疗方法：辨证汤药 ± 口服中成药 ± 中药注射剂 ± 其他中医治法。

治疗周期：围手术期，或与放疗、化疗等治疗方法同步。

3. 中医加载治疗

适应人群：有合并症，老年 PS 评分 2，不能耐受多药化疗而选择单药化疗的患者。

治疗原则：以祛邪为主。

治疗目的：提高上述治疗方法的疗效。

治疗方法：中药注射剂 ± 辨证汤药 ± 口服中成药 ± 其他中医治法。

治疗周期：与化疗同步。

4. 中医巩固治疗

适应人群：手术后无须辅助治疗或已完成辅助治疗的患者。

治疗原则：扶正祛邪。

治疗目的：防止复发转移，改善症状，提高生存质量。

治疗方法：辨证汤药 + 口服中成药 ± 中药注射剂 ± 其他中医治法。

治疗周期：3 个月为 1 个治疗周期。

5. 中医维持治疗

适应人群：放化疗后疾病稳定的带瘤患者。

治疗原则：扶正祛邪。

治疗目的：控制肿瘤生长，延缓疾病进展或下一阶段放化疗时间，提高生存质量，延长生存时间。

治疗方法：中药注射剂 ± 辨证汤药 ± 口服中成药 ± 其他中医治法。

治疗周期：2 个月为 1 个治疗周期。

（二）单纯中医治疗原则

适应人群：不适合或不接受手术、放疗、化疗的患者。

治疗原则：扶正祛邪。

治疗目的：控制肿瘤生长，减轻症状，提高生存质量，延长生存时间。

治疗方法：中药注射剂 + 口服中成药 ± 辨证汤药 ± 中医其他疗法。

治疗周期：2 个月为 1 个治疗周期。

二、治疗方法

（一）辨证汤药

1. 中医预防治疗

对于子宫颈上皮不典型增生患者，采用中医药治疗，防止宫颈癌的发生。

（1）湿热下注型

临床表现：带下量多，色黄或黄白，质黏腻，有臭气，胸闷口腻，纳食较差，或小腹作痛，或带下色白质黏如豆腐渣状，阴痒等，小便黄少，舌苔黄腻或厚，脉濡略数。

治疗原则：清利湿热。

选方：止带方加减（《世补斋医书·不谢方》）。

药物组成：猪苓、茯苓、车前子、泽泻、茵陈、赤芍、牡丹皮、黄柏、栀子、牛膝。

辨证加减：若肝经湿热下注，带多色黄或黄绿，质黏或呈泡沫状，有臭气，阴部痒痛，头部昏痛，烦躁易怒，治当清肝利湿，用龙胆泻肝汤（龙胆草、山栀、黄芩、车前子、木通、泽泻、生地黄、当归、甘草、柴胡）；若热毒明显，表现为带下量多，或赤白相兼，或五色杂下，质黏腻，或如脓样，有臭气，或腐臭难闻，小腹作痛，烦热口干，头昏晕，午后尤甚，大便干结或臭秽，小便黄少，舌红，苔黄干，脉数。给予五味消毒饮加白花蛇舌草、椿根白皮、白术。

（2）脾胃虚弱型

临床表现：带下色白或淡黄，质黏稠，无臭气，绵绵不断，面色㿠白或萎黄，四肢不温，精神疲倦，纳少便溏，两足跗肿，舌淡苔白或腻，脉缓弱。

治疗原则：健脾利湿。

选方：完带汤加减（《傅青主女科》）。

药物组成：白术、山药、人参、白芍、苍术、甘草、陈皮、黑芥穗、柴胡、车前子。

辨证加减：若湿热较重，带下兼黄色者，宜加黄柏、龙胆草以清热燥湿；兼有寒湿，而见小腹疼痛者，宜加炮姜、盐茴以温中散寒；腰膝酸软者，宜加杜仲、续断以补益肝肾；日久病涉滑脱者，宜加龙骨、牡蛎以固涩止带。

（3）肝郁脾虚型

临床表现：情志郁闷，心烦易怒，胸胁胀闷，白带增多，少腹胀痛，舌苔薄白或有瘀点，脉弦。

治疗原则：疏肝理气。

选方：逍遥散加减（《太平惠民和剂局方》）。

药物组成：柴胡、当归、白芍、白术、茯苓、茵陈、蒲公英、泽泻、丹参、郁金、香附、川楝子、半枝莲、白花蛇舌草、生薏苡仁。

辨证加减：若肝郁头痛较甚者，加川芎、白芷；肝郁失眠者加远志、酸枣仁；肝郁有瘕者加鳖甲、生牡蛎。

（4）肾阳虚型

临床表现：白带清冷，量多，质稀薄，终日淋漓不断，腰酸如折，小腹冷感，小便频数清长，夜间尤甚，大便溏薄，舌质淡，苔薄白，脉沉迟。

治疗原则：温肾培元，固涩止带。

选方：内补丸（《太平圣惠方》）。

药物组成：鹿茸、菟丝子、沙苑子（潼蒺藜）、黄芪、肉桂、桑螵蛸、肉苁蓉、制附子、白蒺藜、紫菀茸。

辨证加减：兼血虚者，加阿胶、鸡血藤、当归。

（5）肾阴虚型

临床表现：带下赤白，质稍黏无臭，阴部灼热，头昏目眩，或面部烘热，五心烦热，失眠多梦，便艰尿黄，舌红少苔，脉细略数。

治疗原则：益肾滋阴，清热止带。

选方：知柏地黄汤加减（《医宗金鉴》）。

药物组成：熟地黄、山茱萸、山药、泽泻、茯苓、牡丹皮、知母、黄柏。

辨证加减：日久病涉滑脱者，宜加龙骨、牡蛎以固涩止带。

2. 中西医结合治疗

（1）手术结合中医治疗：手术结合中医治疗是指在恶性肿瘤患者围手术期（中医防护治疗），或者手术后无须辅助治疗时（中医巩固治疗），所进行的中医治疗。恶性肿瘤患者在围手术期采用中医防护治疗可促进术后康复，增强体质，为术后辅助治疗创造条件；采用中医巩固治疗，能够提高机体免疫功能，防止肿瘤复发转移。

①气血亏虚

临床表现：面色淡白或萎黄，唇甲淡白，神疲乏力，少气懒言，自汗，或肢体肌肉麻木、女性月经量少，舌体瘦薄，或者舌面有裂纹，苔少，脉虚细而无力。

治疗原则：补气养血。

选方：八珍汤加减（《正体类要》），或当归补血汤加减（《内外伤辨惑论》），或十全大补汤加减（《太平惠民和剂局方》）。

药物组成：人参、白术、茯苓、当归、川芎、白芍、熟地黄，或黄芪、当归，或人参、肉桂、川芎、地黄、茯苓、白术、甘草、黄芪、当归、白芍、生姜、大枣。

辨证加减：兼痰湿内阻者，加半夏、陈皮、薏苡仁；若畏寒肢冷，食谷不化者，加补骨脂、肉苁蓉、鸡内金。若见动则汗出、怕风等表虚不固之证，加防风、浮小麦。

②脾胃虚弱

临床表现：纳呆食少，神疲乏力，大便稀溏，食后腹胀，面色萎黄，形体瘦弱，舌质淡，苔薄白。

治疗原则：健脾益胃。

选方：补中益气汤（《脾胃论》）加减。

药物组成：黄芪、人参、白术、炙甘草、当归、陈皮、升麻、柴胡、生姜、大枣。

辨证加减：若胃阴亏虚，加沙参、石斛、玉竹；若兼痰湿证者，加茯苓、半夏、薏苡仁、瓜蒌。

（2）放射治疗结合中医治疗：放射治疗结合中医治疗是指在放疗期间所联合的中医治疗，发挥放疗增敏、提高放疗疗效（中医加载治疗）、防治放疗不良反应（中医防护治疗）的作用。

①热毒瘀结

临床表现：口干舌燥，烦闷不安，下腹隐痛，少腹胀满不适，局部皮肤肿痛、破溃，或见阴道分泌物增多，色黄质稠；或见尿频、尿急、尿痛，甚或血尿、排尿不畅；或见大便频繁、黏液血便，甚或便血、肛门灼热、里急后重；舌红或绛，苔黄腻，脉滑数或脉弦。多见于放射性皮炎、膀胱炎、直肠炎。

治疗原则：清肠燥湿，活血解毒。

选方：芍药汤（《素问病机气宜保命集》）合八正散（《太平惠民和剂局方》）加减。

药物组成：芍药、当归、黄连、木香、大黄、黄芩、肉桂、车前子、瞿麦、山栀子仁、通草、灯心草、炙甘草。

辨证加减：局部皮肤肿痛、破溃者，用黄连、黄柏、虎杖煎汤外敷；腹部胀痛者，加小茴香、五灵脂；阴道分泌物增多者，加败酱草、重楼（蚤休）、土茯苓；尿血者，加大小蓟、白茅根、生地黄、牡丹皮；大便频繁、便血、里急后重者，加白头翁、秦皮、白术、马齿苋、地榆炭；腹泻后脱肛者，加三奇散（黄芪、枳壳、防风各6g）。

②气阴两虚

临床表现：头晕目眩，腰膝酸软，目涩梦多，耳鸣耳聋，气短乏力；或手足心热、午后潮热、颧红、小便短赤；或便下不爽、肛门脱垂；舌质红或绛红，苔少或无苔，或有裂纹，脉细或细数。多见于放射性损伤后期，或迁延不愈，损伤正气者。

治疗原则：益肾滋阴。

选方：知柏地黄汤加减（《医宗金鉴》）。

药物组成：熟地黄、山茱萸、山药、泽泻、茯苓、牡丹皮、知母、黄柏。

辨证加减：潮热、盗汗者，加女贞子、旱莲草、牡丹皮、浮小麦；气虚不摄，便下不爽、便血、肛门脱垂者，加黄芪、阿胶、升麻、三七粉；兼肾阳虚者，加桑寄生、补骨脂。

（3）化疗结合中医治疗：化疗结合中医治疗是指在化疗期间所联合的中医治疗，发挥化疗增效、提高化疗疗效（中医加载治疗）、防治化疗不良反应（中医防护治疗）的作用。

①脾胃不和

临床表现：胃脘饱胀、食欲减退、恶心、呕吐、腹胀或腹泻，舌体多胖大，舌苔薄白、白腻或黄腻。多见于化疗引起的消化道反应。

治疗原则：健脾和胃，降逆止呕。

选方：旋覆代赭汤（《伤寒论》）加减，或橘皮竹茹汤（《金匮要略》）加减。

药物组成：旋覆花、人参、生姜、代赭石、甘草、半夏、大枣；或半夏、橘皮、枇杷叶、麦冬、竹茹、赤茯苓、人参、甘草。

辨证加减：若脾胃虚寒者，加吴茱萸、党参、焦白术；若肝气犯胃者，加炒柴胡、佛手、白芍。

②气血亏虚

临床表现：疲乏、精神不振、头晕、气短、纳少、虚汗、面色淡白或萎黄，脱发，或肢体肌肉麻木、女性月经量少，舌体瘦薄，或者舌面有裂纹，苔少，脉虚细而无力。多见于化疗引起的疲乏或骨髓抑制。

治疗原则：补气养血。

选方：八珍汤加减（《正体类要》），或当归补血汤加减（《内外伤辨惑论》），或十全大补汤加减（《太平惠民和剂局方》）。

药物组成：人参、白术、茯苓、当归、川芎、白芍、熟地黄，或黄芪、当归，或人参、肉桂、川芎、地黄、茯苓、白术、甘草、黄芪、当归、白芍、生姜、大枣。

辨证加减：兼痰湿内阻者，加半夏、陈皮、薏苡仁；若畏寒肢冷，食谷不化者，加补骨脂、肉苁蓉、鸡内金。

③肝肾阴虚

临床表现：腰膝酸软，耳鸣，五心烦热，颧红盗汗，口干咽燥，失眠多梦，舌红苔少，脉细数。多见于化疗引起的骨髓抑制或脱发。

治疗原则：滋补肝肾。

选方：六味地黄丸（《小儿药证直诀》）加减。

药物组成：熟地黄、山茱萸（制）、山药、泽泻、牡丹皮、茯苓。

辨证加减：若阴虚内热重者，加旱莲草、女贞子、生地黄；若阴阳两虚者，加菟丝子、杜仲、补骨脂。兼脱发者，加制首乌、黑芝麻。

（4）放化疗后结合中医治疗：手术后已完成辅助治疗的患者，采用中医巩固治疗，能够防止复发转移，改善症状，提高生存质量；放化疗完成后疾病稳定的带瘤患者，采用中医维持治疗，能够控制肿瘤生长，延缓疾病进展或下一阶段放化疗时间，提高生存质量，延长生存时间。

辨证论治同"单纯中医治疗"。

3. 单纯中医治疗

对于不适合或不接受手术、放疗、化疗的宫颈癌患者，采用单纯中医治疗，可发挥控制肿瘤、稳定病情、提高生存质量、延长生存期的作用。

（1）肝郁气滞型

临床表现：胸胁胀满，心烦易怒，少腹胀痛，口苦咽干，小便黄短，大便干结，舌苔薄，脉弦。伴有接触性出血，色鲜无块，带下色黄。病程偏于早期或疾病稳定期。

治疗原则：疏肝理气，凉血解毒。

选方：逍遥散（《太平惠民和剂局方》）加减。

药物组成：柴胡、当归、白芍、白术、茯苓、炙甘草、牡丹皮、栀子。

辨证加减：若肝郁头痛较甚者，加川芎、白芷；肝郁失眠者加远志、酸枣仁；肝郁有瘕者加鳖甲、生牡蛎。

（2）湿热瘀毒型

临床表现：带下赤白或赤色，或如米泔，气味腥臭，阴道流血量多色瘀，少腹坠痛，腰胁隐痛或刺痛，小便短赤，大便秘结，舌暗，苔黄或腻，脉弦数或滑数。本型多见于宫颈癌局部坏死溃疡、继发感染者。

治疗原则：清热利湿，解毒化瘀。

选方：易黄汤（《傅青主女科》）合二妙散（《丹溪心法》）加减。

药物组成：山药、芡实、黄柏、车前子、白果、苍术。

辨证加减：湿甚者，加土茯苓、薏苡仁以祛湿；热甚者，加苦参、败酱草、蒲公英以清热解毒；带下不止，加鸡冠花、墓头回以止带。

（3）肝肾阴虚型

临床表现：头晕耳鸣，目眩口干，腰膝酸软，手足心热，夜寐不安，便秘尿赤。阴道流血量多色红，带下色黄，或如块状。舌红、苔少，脉弦细。

治疗原则：滋养肝肾，解毒育阴。

选方：知柏地黄汤加减（《医宗金鉴》）。

药物组成：熟地黄、山茱萸、山药、泽泻、牡丹皮、茯苓、知母、黄柏。

辨证加减：日久病涉滑脱者，宜加龙骨、牡蛎、海螵蛸以固涩止带。

（4）脾肾阳虚型

临床表现：神疲乏力，腰膝酸软，小便坠胀，纳呆倦怠，白带清稀而多，阴道流血量多色淡，大便先干后溏，舌质胖，苔白润，脉细弱。

治疗原则：健脾温肾，补中益气。

选方：右归丸（《景岳全书》）加减。

药物组成：熟地黄、山药、山茱萸、枸杞子、肉桂、当归、菟丝子、鹿角胶、杜仲、制附子。

辨证加减：脾虚甚者，加用人参补气健脾。带下多者，可加用补骨脂、煅龙骨、牡蛎温肾固涩止带。

（三）常用中草药

泽兰：味苦、辛，性微温，归肝、脾经。功效：活血调经，祛瘀消痈，利水消肿。

茜草：味苦，性寒，归肝经。功效：凉血，祛瘀，止血，通经。

鳖甲：味咸，性微寒，归肝、肾经。功效：滋阴潜阳，退热除蒸，软坚散结。

红花：味辛，性温，归心、肝经。功效：活血通经，散瘀止痛。

蛇蜕：味咸、甘，性平，归肝经。功效：祛风，定惊，退翳，解毒。

莪术：味辛、苦，性温，归肝、脾经。功效：行气破血，消积止痛。

三棱：味辛、苦，性平，归肝、脾经。功效：破血行气，消积止痛。

地锦草：味辛，性平，归肝、大肠经。功效：清热解毒，凉血止血，利湿退黄。

山慈菇：味甘、微辛，性凉，归肝、脾经。功效：清热解毒，化痰散结。

土茯苓：味甘、淡，性平，归肝、胃经。功效：解毒，除湿，通利关节。

夏枯草：味辛、苦，性寒，归肝、胆经。功效：清肝泻火，明目，散结消肿。

煅牡蛎：味咸，性微寒，归肝、胆、肾经。功效：收敛固涩，制酸止痛，重镇安神，软坚散结。

桃仁：味苦、甘，性平，归心、肝、大肠经。功效：活血祛瘀，润肠通便，止咳平喘。

益母草：味苦、辛，性微寒。归肝、心包、膀胱经。功效：活血调经，利尿消肿，清热解毒。

苦参：味苦，性寒，归心、肝、胃、大肠、膀胱经。功效：清热燥湿，杀虫，利尿。

败酱草：味辛、苦，性微寒，归胃、大肠、肝经。功效：清热解毒，消痈排脓，祛瘀止痛。

苏木：味甘、咸，性平，归心、肝、脾经。功效：活血祛瘀，消肿止痛。

白花蛇舌草：味微苦、甘，性寒，归胃、大肠、小肠经。功效：清热解毒，利湿通淋。

漏芦：味苦，性寒，归胃经。功效：清热解毒，消痈，下乳，舒筋通脉。

法半夏：味辛，性温，归脾、胃、肺经。功效：燥湿化痰。

制川乌：味辛、苦，性热，有毒，归心、肝、肾、脾经。功效：祛风除湿，温经止痛。

鸦胆子：味苦，性寒，有小毒，归大肠、肝经。功效：清热解毒，截疟，止痢；外用腐蚀赘疣。

天南星：味苦、辛，性温，有毒，归肺、肝、脾经。功效：散结消肿。

蛇床子：味辛、苦，性温，有小毒，归肾经。功效：燥湿祛风，杀虫止痒，温肾壮阳。

守宫：味咸、性寒，有小毒，归肝、肾经。功效：祛风，定惊，止痛，散结。

藤黄：味酸、涩，性凉，有毒，归脾经。功效：消肿，攻毒，止血，杀虫，祛腐敛疮。

山豆根：味苦，性寒，有毒，归肺、胃经。功效：清热解毒，消肿利咽。

白英：味苦，性微寒，有小毒，归肝、胃经。功效：清热解毒，利湿消肿，抗癌。

龙葵：味苦，性寒，有小毒，归肝、胃经。功效：散瘀消肿，清热解毒。

蛇莓：味甘、酸，性寒，有小毒，归肺、肝、大肠经。功效：清热解毒，散瘀消肿。

（四）常用中成药

1. 抗癌治疗类

（1）复方斑蝥胶囊：破血消瘀、攻毒蚀疮。用于多种恶性肿瘤治疗，尤宜辨证属毒瘀互结者。

（2）楼莲胶囊：清热解毒，活血化瘀，软坚散结。用于术后预防复发转移，缓解由热毒血瘀引起的腹痛、腹胀等症。

（3）大黄䗪虫丸：破血消肿，逐瘀通经。控制肿瘤，延缓疾病进展，缓解腹痛拒按等瘀血内结证。

（4）宫颈癌片：化痰，镇痉，软坚散结，消肿。用于术后预防复发转移，缓解由热毒血瘀引起的腹痛、腹胀等症。

（5）西黄丸：清热解毒，和营消肿。控制肿瘤，延缓疾病进展，缓解腹痛拒按等瘀血内结证。

（6）榄香烯注射液：行气破血，消癥散结。控制肿瘤，延缓疾病进展，腹水患者可以本药腹腔灌注治疗。

2. 扶正抗癌类

（1）安康欣胶囊：活血化瘀，软坚散结，清热解毒，扶正固本。用于术后预防复发转移，缓解由瘀毒蕴结、气血亏虚引起的腹部刺痛、乏力气短等。

（2）康艾注射液：益气扶正。控制肿瘤，延缓疾病进展，缓解气虚等症。

（3）康莱特注射液：益气养阴，消癥散结。用于提高放疗敏感性，增加放疗疗效，缓解气阴两虚症状。

（4）康力欣胶囊：扶正祛邪，软坚散结。控制肿瘤，缓解疼痛、乏力等症。

（5）艾迪注射液：清热解毒，消瘀散结。控制肿瘤，延缓疾病进展，缓解气虚等症。

（6）平消胶囊：活血化瘀，止痛散结，清热解毒，扶正祛邪。用于术后预防复发转移，缓解由瘀毒蕴结、气血亏虚引起的腹部刺痛、乏力气短等。

3. 扶正类

（1）贞芪扶正胶囊：补气养阴。用于促进术后康复，改善乏力、食欲不振等脾胃气虚症状，提高人体免疫功能，提高化疗完成率，减轻化疗引起的骨髓抑制。

（2）参芪扶正注射液：益气扶正。用于肺脾气虚引起的神疲乏力，少气懒言，自汗眩晕；肺癌、胃癌见上述证候者的辅助治疗。

（3）养阴生血合剂：养阴清热，益气养血。用于增强放疗疗效，减轻放疗引起的阴虚内热、气血不足者。

（4）参麦注射液：益气扶正，养阴生津。用于提高化疗完成率，减轻化疗引起的气虚症状。

（5）安多霖胶囊：益气补血，扶正解毒。用于增强放疗疗效，减轻放疗引起的气血两虚证。

4. 解决症状类

（1）复方苦参注射液：解毒，消肿，止痛，止血。用于术后预防复发转移，缓解由湿毒蕴结引起的疼痛、腹胀等，并有止血镇痛作用。

（2）妇月康胶囊：养血化瘀，温经止痛。用于促进术后康复，改善恶露不尽、小腹冷痛等血虚寒凝，瘀阻胞宫症状。

（3）华蟾素注射液：解毒，消肿，止痛。用于术后预防复发转移，可抑制癌细胞生长、扩散，缓解由瘀毒蕴结、气血亏虚引起的腹部刺痛、乏力气短等。

（4）桂枝茯苓丸：活血，化瘀，消癥。用于术后预防复发转移，缓解由瘀血内阻引起的腹痛、腹胀等症。

（5）生血宝合剂：滋养肝肾，补益气血。用于气血亏虚导致的神疲乏力、腰膝疲软、头晕耳鸣、心悸、气短、失眠、咽干、纳差食少，肾性贫血、缺铁性贫血等病症，放、化疗导致的白细胞、血小板、血红蛋白降低，对上述指标可有效加以提高和改善。

（6）香砂养胃丸：温中和胃。用于缓解放化疗过程中胃脘痞满、胃痛隐隐、脘闷不舒、呕吐酸水、嘈杂不适、不思饮食、四肢倦怠等症。

（五）中药外治法

1. 中药贴敷疗法

将药物贴敷于体表某部，药物通过透皮吸收、穴位刺激发挥作用，达到调节免疫、控制病灶、康复保健等目的。

（1）注意事项

①贴敷前要详细询问病史及皮肤过敏史。局部皮肤溃烂、过敏及慢性皮疹、皮炎等禁用外敷治疗。

②中药贴敷时间以 2~4 小时为宜，一般不超过 6 小时。

③使用过程中，若患者出现辛辣烧灼感或瘙痒应立即取下药贴，根据患者皮肤反应给予对症处理。

（2）中药贴敷方

①乌梅炭 32g，鸦胆子 5g，生马钱子 5g，轻粉 10g，雄黄 10g，砒石 10g，硇砂 10g，麝香（元寸）0.9g，冰片 3g，以败毒祛腐，共为末，外敷。

②黄连 15g，黄芩 15g，黄柏 15g，紫草 15g，硼砂 30g，枯矾 30g，梅片适量，以消热解毒，治疗早期宫颈癌。

③血竭 10g，炉甘石 10g，白及 10g，胆石膏 90g，橡皮 10g，枯矾 15g，青黛 10g，共为细末，外敷。

2. 中药纳药及栓剂

（1）作用特点：局部外用中药栓剂或纳药，使肿瘤凝固、坏死、溶解、脱落，减轻宫颈水肿，减少或控制出血，抑制局部感染，促进肿瘤溃烂面愈合。可作为术前准备用药，也可用于保守治疗，改善放疗患者临床症状，减轻痛苦。

（2）中药纳药方

①三品一条枪：锥切治疗早期宫颈癌。

药物：明矾 60g，白砒 45g，雄黄 7.2g，没药 3.6g。

制法：白砒及明矾分别研成粗粉，混合后煅制成白色块状物，研细，加雄黄、没药粉，混合均匀，压制成型，紫外线消毒后备用。

双紫粉：紫草、紫花地丁、草河车、黄柏、旱莲草各 30g，冰片 3g。

制法：共同研成细末，高压消毒后供外用。

鹤酱粉：仙鹤草、败酱草、金银花、黄柏、苦参各 30g，冰片 3g。

制法：共同研成细末，高压消毒后供外用。

适应证：宫颈重度非典型增生、宫颈鳞状上皮原位癌（包括累及腺体）、宫颈鳞癌Ⅰa期。"三品"具有促使宫颈组织凝固坏死、自溶脱落作用，是主要药物；双紫粉或鹤酱粉具有清热解毒、制腐止血作用，是辅助药物，可任选一种配合应用。

②催脱钉

药物：山慈菇、枯矾各 18g，白砒 9g，蛇床子、硼砂、冰片各 3g，雄黄 2g，麝香 0.9g。

制法：诸药研为细末，加适量江米糊，制成 1mm 左右钉剂，阴干。

适应证：以早期宫颈癌为主；宫颈鳞状上皮非典型增生。

③胆栓

药物：麝香、枯矾、雄黄、猪胆汁、冰片、硼砂、青黛、白花蛇舌草、茵陈、黄柏、百部、蓖麻油等。

制法：制成栓剂，阴道给药，每晚1粒，10次为1个疗程。

适应证：具有清热解毒、软坚化腐、收敛生肌、止痛止血之功能，适用于宫颈癌患者。

④南星半夏散

药物：生天南星60g，生半夏、明矾各30g，山豆根15g，蜈蚣10条。

制法：共将上药末平分20份，每次1份，用有尾棉球蘸满药末，纳入病变部位，每日早晚各换1次。

适应证：具有燥湿化痰、攻毒散结的功效，适用于宫颈癌患者。

⑤治癌散

药物：碘仿40g，枯矾20g，砒霜石、硇砂各10g，冰片适量。

制法：以上诸药研成细末，用甘油明胶或柯豆脂为基质，做成含药15%～20%的治癌散、栓剂。

3. 中药灌肠疗法

（1）注意事项：用于宫颈癌放疗后，合并放射性肠炎的患者，表现为黏液血便、里急后重、腹痛下坠。

（2）中药灌肠方：白头翁15g，地榆炭15g，海螵蛸（乌贼骨）15g，白及15g，黄连6g，三七3g，血竭3g。上药浓煎，取汁200mL，保留灌肠，每日1次，15天为1个疗程。

（六）非药物疗法——针灸

1. 取穴：气海、子宫、蠡沟、三阴交。如宫颈疼痛者，加太冲、太溪；带下多者，加丰隆、地机；尿频、尿血者，加中极。针刺，以平补平泻手法为主，留针15～20分钟，每日1次，针刺10～12次为1个疗程。适用于宫颈癌患者。

2. 取穴：合谷、天枢、上巨虚、足三里。里急后重者，加气海；黏液便者，加阳陵泉、三阴交；血便者，加下巨虚。针刺，平补平泻，得气后留针20分钟，每日1次。适用于宫颈癌放疗后引起的放射性直肠炎患者。

3. 取穴：大椎、足三里、血海、关元。针刺，平补平泻，得气后留针20分钟，每日1次。适用于宫颈癌放疗后白细胞降低的患者。

附三：治则治法古今选要

（一）古代论述

宫颈癌治则治法经过长期经验总结，不断完善提高。秦汉至隋唐时期，强调消导为主，缓消癥瘕。宋至金元时期，由于各家学说发展，对宫颈癌治则治法多有论及，强调消补兼施。明清时期中医学繁荣发展，百家争鸣，出现较多宫颈癌相关的总结研究，重视脾胃，养正以消积。兹将古代医籍中与宫颈癌治疗相关的论述及分类方法择要介绍如下。

1. 导而除之

《素问·至真要大论》："坚者削之，客者除之，结者散之，留者攻之，逸者行之，衰者补之。"

2. 活血化瘀，缓消癥块

《金匮要略·妇人妊娠病脉证并治》有："妇人宿有癥病，经断未及三月，而得漏下不止，胎动在脐上者，为癥痼害。妊娠六月动者，前三月经水利时，胎也。下血者，后断三月衃也。所以血不止者，其癥不去故也，当下其癥，桂枝茯苓丸主之。"

3. 健脾养血，消补兼施

《陈素庵妇科补解》："妊娠已久，其人素患积聚或湿痰，死血留积肠胃，或气郁食积于胸膈、中下二焦而生癥瘕、痞癖诸症。卒为风热寒湿所触，郁怒伤于肝脾，痰饮停留于胃脘，暴病难忍，脐腹腰胁上下左右随起，胎元受伤，因而痛堕。欲养血安胎，则积聚得补而邪愈炽，欲祛逐久邪，则血气已亏而胎不安，治法当辨其脉虚实、迟数、滑涩而酌用之。迟而虚且涩者，本病不足也，安胎为主，佐以行气之药。数而实且滑者，标病也，消积为急，配以养血之药。"

"其受病之由，或风或寒，或积痰，或湿热，或停饮，或瘀血，或食积，或气滞夹痰，或血滞夹食，久则成块有形。……病形虽成，时遇交合亦容受孕成胎者，癥瘕不在子宫而在外处也。然胎形虽成，而日久盘踞之积聚蒂固根深，胎之始胚，露珠桃蕊，正不敌邪，势孤力弱，加以外感风寒，内伤饮食，劳役恼怒，种种伤胎。虚则急痛，上冲下坠，而向来之积聚与新受之外邪两相搏击，是以痛无定处。养正急欲安胎，祛邪主宜消积，一消一补，犄角骑墙，未知孰是。"

4. 调补脾胃

《校注妇人良方》："妇人积年血癥，由寒温失节，脾胃虚弱，月经不通，相结盘牢。薛按：前症多兼七情亏损，五脏气血乖违而致。盖气主煦之，血主濡之。脾统血，肝藏血，故郁结伤脾，恚怒伤肝者多患之。腹胁作痛，正属肝脾二经症也。窃谓罗谦甫先生云：养正积自除。东垣先生云：人以胃气为本，治法宜固元气为主，而佐以攻伐之剂。当以岁月求之，若欲速效，投以峻剂，反致有害。上七症方药，当互相参用。"

5. 调养气血，养正以祛邪

《医宗金鉴》："形虚病盛先扶正，形证俱实去病急，大积大聚衰其半，须知养正积自除。凡治诸积，宜先审身形之壮弱，病势之缓急而治之。如人虚，则气血衰弱，不任攻伐，病势虽盛，当先扶正气而后治其病；若形证俱实，宜先攻其病也。经云：大积大聚，衰其半而止，盖恐过于攻伐，伤其气血也。罗天益曰：养正积自除。可谓得经旨者矣。"

6. 痰瘀同治

《济阴纲目》："盖痞气之中，未尝无饮。而血食之内，未尝无痰。则痰、食、血，未有不先因气病而后形病。故消积之中，兼行气、消痰、消瘀之药为是。"

7. 调气为先

《景岳全书》："凡病在气分而无停蓄形积者，皆不可下。盖凡用下者，可除有形而不可以除无形。若气因形滞者，去其积则气亦顺，自无不可。若全在无形气分，即下亦不去，而适足以败正气也。宜切识之。"

附四：方剂源流

（一）上古至隋唐时期

上古至隋唐时期，此期主要从汉朝的《伤寒杂病论》开始，出现方剂，之后不断丰富发展。此期代表方有桂枝茯苓丸等。

1. 桂枝茯苓丸

来源：《金匮要略》

组成：桂枝、茯苓、牡丹（去心）、桃仁（去皮尖，熬）、芍药各等分。

功效：缓消癥瘕。

用法：上五味，末之，炼蜜和丸，如兔屎大，每日食前服一丸，不知，加至三丸。

《金匮要略》原文："妇人宿有癥病，经断未及三月，而得漏下不止，胎动在脐上者，为癥痼害。妊娠六月动者，前三月经水利时，胎下血者，后断三月下血也。所以血不止者，其癥不去故也。当下其癥，桂枝茯苓丸主之。"

《三因极一病证方论》原文："治妇人宿有癥痕，妊娠经断未及三月即动，此癥也；经断三月，而得漏下不止，胎动在脐上者，为癥痼害，当去其癥。又论妊娠六月动者，前三月经水利时，胎也；下血者，后断三月，衃也。所以下血不止者，其癥不去故也，当下其癥。桂心（不焙）、茯苓、牡丹皮、桃仁（去皮尖，麸炒）、芍药各等分。上为末，炼蜜丸，如弹子大。每服一丸，嚼细，温酒、米汤任下，食前服。"

《方机》原文："桂枝、茯苓、牡丹、桃仁、芍药各等分。上五味，末之，炼蜜和丸，如兔屎大。每日食前服一丸，不知，加至三丸。漏下不止，胎动在脐上者，妇人冲逆头眩，或心下悸，或肉𥆧筋惕者，（夷则）经水不利，面部或手足肿者（汤或散而服之夷则或抵当丸兼用），病有血症之变，手足烦热，小便不利者。（夷则）。"

《成方切用》原文："《金匮》云：妇人宿有癥病，经断未及三月，而得漏下不止，胎动在脐上者，此为癥痼害。妊娠六月动者，前三月，经水利时，胎动也。下血者，后断三月，衃也。所以血不止者，其癥不去故也。当下其癥，桂枝茯苓丸主之。（徐忠可曰：妇人行经时遇冷，则余血留而为癥。癥者，谓有形为征。然癥病，女人恒有之，或不在子宫，则仍行经而受孕，经断即是孕矣。未及三月，将三月也。既孕而仍见血，谓之漏下。今未三月，而漏下不止，则养胎之血伤，故胎动也。假使胎在脐下，则真欲落矣。今在脐上，是每月凑集之新血，因癥气相妨而为漏下，实非胎病，故曰癥痼害。宿疾难愈曰痼，无端而累之曰害。至六月胎动，此宜动之时矣。但较前三月，经水利时，胎动下血，则已断血三月不行，乃复血不止，是前之漏下，新血去而癥反坚牢不去，故须下之为安耳。）桂枝、茯苓、牡丹皮、桃仁（去皮尖熬）、芍药，等分末之，炼蜜丸，如兔屎大，每日食前服一丸。不知，加至三丸。桂枝、芍药，一阳一阴；茯苓、丹皮，一气一血。调其寒温，扶其正气。桃仁以之破恶血，消癥癖，而不嫌于伤胎血者，所谓有病则病当之也。且癥之初，必因寒，桂能化气而消本寒。癥之成，必夹湿热为窠囊，苓渗湿气，丹清血热，芍药敛肝血而扶脾，使能统血，则养正即所以去邪耳。然消癥方甚多，一举而两得，莫有若此方之巧矣。每服甚少而频，更巧。要知癥不碍胎，其结原微，故以渐磨之。"

《金匮方歌括》原文："治妇人宿有癥病，经断未及三月，而得漏下不止，胎动在脐上者，此为癥痼害。妊娠六月动者，前三月经水利时胎也，下血者，后断三月衃也，所以血不止者，其癥不去故也，常下其癥，宜此方主之。桂枝、茯苓、丹皮、桃仁（去皮尖，熬）、芍药各等分。上五味末之，炼蜜丸如兔屎大，每日食前服一丸，不知，加至三丸。歌曰：癥痼未除恐害胎（胎动于脐下为欲落，动于脐上是每月凑集之血因癥痼之气妨害之而下漏也），胎安癥去悟新裁。桂苓丹芍桃同等，气血阴阳本末该。受业林礼丰按：师云：妇人宿有癥病者，谓未受胎之前，本停瘀而有癥病也。经断者，谓经水净尽之后，交媾而得胎也。未及三月而得漏下不止者，谓每月凑集之血，因宿昔之癥痼妨害之而下漏也。盖六月胎动者，胎之常。而三月胎动者，胎之变。然胎当居脐下，今动在脐上者，是本有癥痼在脐下逼动其胎，故胎不安而动于脐上也。因复申言之曰：前三月经水利时，胎也。下血者后断三月，衃也。衃者，谓每月凑集之血，始凝而未痼也。所以血不止者，其癥不去，必害其胎。去其癥，即所以安其胎，故曰当下其癥。主以桂苓丸者，取桂枝通肝阳，芍药滋肝阴，茯苓补心气，丹皮运心血。妙在桃仁监督其间，领诸药直抵于癥痼而攻之，使瘀结去而新血无伤。

瘀既去，则新血自能养胎，虽不专事于安胎而正所以安胎也。"

2. 甑带煮汁

来源：《千金方》

组成：甑带。

用法：甑带煮汁，温服一盏，日二服。

功效：活血消癥。

原文："五色带下：甑带煮汁，温服一盏，日二服。"

《普济方》原文："又方：治五色带下。上煮甑带汁，服一杯良，治冷热不调。"

3. 白马左蹄烧灰

来源：《外台秘要》

组成：白马左蹄。

用法：白马左蹄烧灰，酒服方寸匕，日三。

功效：活血消癥。

原文："妇人血病：五色带下，白马左蹄烧灰。酒服方寸匕，日三。"

《普济方》原文："用烧马左蹄为末，以酒服方寸匕，日三服。"

4. 大枣汤

来源：《医心方》

组成：大枣百枚，黄芪三两，胶八两，甘草一尺。

用法：凡四物，以水一斗，煮取三升半，内胶令烊，分三服。

功效：补中益气，调经止带。

原文："又治妇人五崩，下赤白青黄黑，大枣汤方。大枣百枚，黄芪三两，胶八两，甘草一尺。凡四物，以水一斗，煮取三升半，内胶令烊，分三服。今按：《本草》云：甘草一尺者，重二两为正。"

（二）宋至金元时期

宋至金元时期，此期方剂纷繁，特别是金元四大家，多有自创方剂。其方药至今尚有一定借鉴作用。

1. 三良散

来源：《圣济总录》

组成：吴茱萸（黑豆同炒）、寒食面、干姜（炮）各一两。

用法：上三味，捣罗为散，每服二钱匕，食前温酒调下，日三。

功效：温阳祛寒消癥。

原文："治妇人五色带下不止，神效。三良散方。"

《普济方》原文："神效三良散，治妇人五色带下不止。"

2. 禹余粮散

来源：《圣济总录》

组成：禹余粮（醋淬七遍）、鹿茸（去毛酥炙）、牡蛎（研）、赤石脂各二两，阿胶（炙燥）。

用法：上九味，捣罗为散，每服二钱匕，食前温酒调下。

功效：温阳养血，化瘀消癥。

原文："治妇人带下五色久不止，禹余粮散方：禹余粮（醋淬七遍）、鹿茸（去毛酥炙）、牡蛎（研）、赤石脂各二两，阿胶（炙燥）。上九味，捣罗为散，每服二钱匕，食前温酒调下。"

《御院药方》原文："治气血伤冲任，虚损崩伤带漏，久而不断，或下如豆汁，或成片如肝，或五色相杂，或赤白相兼，脐腹冷痛，面体萎黄，心忪悸动，发热多汗，四肢困倦，饮食减少。禹余粮（醋淬）、伏龙肝、赤石脂、白龙骨、牡蛎、乌鱼骨、桂（去皮）、浮石各等分。上件同为细末。每服三钱，煎乌梅汤调下，食前服。白多，加牡蛎、龙骨、乌鱼骨。赤多，加赤石脂、禹余粮。黄多，加伏龙肝、桂心，随病加治。"

《普济方》原文："禹余粮散，出《圣惠方》，治妇人崩中漏下不止。渐加羸瘦。四肢烦痛。禹余粮二两（烧醋浸十七次），甘草三分（炙微赤锉），赤石脂二两，龙骨二分，芎䓖三分，白芍药三分，附子一两（炮裂去皮脐），熟干地黄一两，干姜半两（炮裂锉），当归一两（微炒），桂心半两。上件药，捣细，罗为散，每于食前，以粥饮调下二钱。"

《普济方》原文："禹余粮散治妇人带下五色，久不止。一名阿胶散。禹余粮（煅醋淬七次）、鹿茸（去毛酥炙）、牡蛎（煅炙）、赤石脂各二两，阿胶（炙燥）、当归（锉炒）、白芍药、蒲黄各一两，乌贼鱼骨（烧赤）一两半。上为散，每服二钱，食前温酒调下。"

3. 马护干散

来源：《圣济总录》

组成：马护干。

用法：上一味，烧灰细研，每服一钱匕，食前温酒调下，日三。

功效：主治妇人带下五色。

原文："治妇人带下五色，马护干散方：马护干。上一味，烧灰细研，每服一钱匕，食前温酒调下，日三。"

4. 牡丹皮汤

来源：《圣济总录》

组成：牡丹皮、熟干地黄（焙）、槲叶脉（锉炒）、艾叶（微炒）各一两半，禹余粮（赤醋淬五遍）、川芎、龙骨各二两，柏叶（炙）、芍药（锉炒）、浓朴（去粗皮，生姜汁炙）、白芷、伏龙肝、青竹茹、地榆（锉）各一两，阿胶（炙令燥）半两。

用法：上一十五味，粗捣筛，每服三钱匕，水一盏，煎至七分，去滓，空心日午卧时服。

功效：止血养血消癥。

原文："治妇人血伤不止，兼五色带下。牡丹皮汤方：牡丹皮、熟干地黄（焙）、槲叶脉（锉炒）、艾叶（微炒）各一两半，禹余粮（赤醋淬五遍）、川芎、龙骨各二两，柏叶（炙）、芍药（锉炒）、浓朴（去粗皮，生姜汁炙）、白芷、伏龙肝、青竹茹、地榆（锉）各一两，阿胶（炙令燥）半两。上一十五味，粗捣筛，每服三钱匕，水一盏，煎至七分，去滓，空心日午卧时服。"

《普济方》原文："牡丹皮汤，出《千金方》，治妇人血伤不止，兼五色带下。牡丹皮、熟干地黄（焙）、槲叶脉（锉炒）、艾叶（微炒）各一两半，禹余粮（煅赤醋淬七次）、芎劳、龙骨各一两，柏叶（炙）、芍药（锉炒）、厚朴（去粗皮，生姜汁炙）、白芷、伏龙肝、青竹茹、地榆（锉）各一两，阿胶（炙令燥）半两。上粗捣筛，每服三钱，水一盏，煎至七分，去滓，空心，日午卧时服。相去如人行十里久，再服。"

5. 桑耳散

来源：《太平圣惠方》

组成：桑耳一两（微炒），丹参三分，续断三分，芎劳三分，柏叶三分（微黄），艾叶三分（微炒），阿胶三分（捣碎，炒令黄燥），牡蛎一两（烧为粉），鹿茸一两（去毛涂酥炙微黄），地榆一两（锉），刺蓟一两，赤石脂一两，龟甲一两（涂醋炙微黄），当归一两（锉微炒），熟干地黄一两，牛角鰓二两（烧灰），槲叶一两。

用法：上件药，捣细罗为散，每于食前，以粥饮调下二钱。

功效：调经养血止带。

原文："治妇人带下五色，无问新久，桑耳散方。"

6. 柏叶散

来源：《太平圣惠方》

组成：柏叶一两（微炙），牛角鰓二两（烧灰），芎劳半两（三分），禹余粮一（二）两（烧醋淬七遍），黄芪一两（锉），白芍药三分，龙骨一两，白术三分，丹参三两（分），枳壳一两（麸炒微黄去瓤）。

用法：上件药，捣细罗为散，每于食前，以温酒调下二钱。

功效：养心安神，调经止带。

原文："治妇人带下五色，四肢黄瘦，心烦食少，柏叶散方。"

7. 阿胶散

来源：《太平圣惠方》

组成：阿胶一两（捣碎炒令黄燥），鹿茸二（一）两（去毛涂酥炙令微黄），禹余粮二两（烧醋淬七遍），牡蛎二两（微锉），当归一两（锉微炒），白芍药一两，蒲黄一两，乌贼鱼骨一两半（烧灰），赤石脂一（二）两。

用法：上件药，捣细罗为散，每于食前，以温酒调下二钱。

功效：养血调经止带。

原文："治妇人带下五色久不止，阿胶散方。"

8. 禹余粮丸

来源：《太平圣惠方》

组成：禹余粮二两（烧醋淬七遍），白芍药一两，桑鹅一两（半微炙），黄连一两（去须），艾叶一两（微炒），芎䓖三分，当归二两（锉微炒），川大黄二两（锉碎微炒），生干地黄二两，白龙骨二两，阿胶一两（捣碎炒令黄燥）。

用法：上件药，捣罗为末，炼蜜和捣三五百杵，丸如梧桐子大。不计时候，以温酒下三十丸。

功效：活血止痛，调经止带。

原文："治妇人带下五色，脐腹疼痛，渐加黄瘦，不能饮食，四肢少力，禹余粮丸方。"

9. 鹿茸丸

来源：《太平圣惠方》

组成：鹿茸一两（去毛涂酥炙令黄），白芍药三分，桑鹅一两（微炙），黄连一两（去须），艾叶一两（微炒），芎䓖一两，当归一两（锉微炒），阿胶一（二）两（捣碎炒令黄燥），禹余粮一两（烧醋淬七遍）。

用法：上件药，捣罗为末，炼蜜和捣三五百杵，丸如梧桐子大，每于食前，以温酒下三十丸。

功效：益肾温阳补虚。

原文："治妇人带下五色久不瘥，渐加黄瘦，鹿茸丸方。"

《普济方》原文："鹿茸丸，治妇人带下五色，久不瘥，渐加黄瘦。鹿茸一两（去毛涂酥令炙黄），白芍药三分，桑鹅一两（微炙），黄连一两（去须），艾叶一两，禹余粮一两（烧醋淬十丸）。"

10. 当归丸

来源：《太平圣惠方》

组成：当归一两（锉微炒），鳖甲一两（涂醋炙微黄去裙襕），川大黄一两（锉碎微炒），白术三分，胡椒半两，诃黎勒皮三分，槟榔三分，枳壳三分（麸炒微黄去瓤），荜茇半两。

用法：上件药，捣罗为末，炼蜜和捣三二百杵，丸如梧桐子大，每于食前，以温酒下三十丸。

功效：滋阴益气，活血消癥。

原文："治妇人带下五色，腹痛，羸瘦食少，当归丸方。"

《普济方》原文："当归丸，治妇人带下五色，腹痛，羸瘦食少。当归一两（锉微炒），鳖甲一两（涂醋炙微黄去裙襕），川大黄一两（锉碎微炒），白术三分，荜茇半两，胡根半两，诃黎勒皮二分，槟榔三分，枳壳二分（麸炒微黄去瓤）。上十丸。"

11. 续断丸

来源：《太平圣惠方》

组成：续断三分，丹参三分，当归二分（锉微炒），白芷半两，艾叶三分（微炒），阿胶三分（捣碎炒令黄燥），桑寄生三分，乌兰花半两。

用法：上件药，捣罗为末，以醋浸蒸饼和丸，如梧桐子大，每于食前，以温酒下三十丸。

功效：养血活血止痛。

原文："治妇人带下五色久不止，脐腹疼痛，续断丸方。"

《普济方》原文："续断丸，治妇人带下五色久不止，脐下痛。续断三分，丹参三分，当归三分（微炒），白芷半两，艾叶三分（微炒），阿胶三分（捣，蒸饼和丸如梧子）。"

12. 伏龙肝散

来源：《太平圣惠方》

组成：伏龙肝一两，甘草半两（炙微赤锉），赤石脂一两，芎藭三分，桂心半两，当归三分（锉微炒），熟干地黄二两，艾叶二两（微炒），麦门冬一两（半去心焙），干姜三分（炮裂锉）。

用法：上件药，捣粗罗为散，每服四钱，以水一中盏，入枣三枚，煎至六分，去滓，不计时候温服。

功效：滋阴养血，调经止带。

原文："治妇人崩中下五色，或赤白不定，或如豆汁，久不止，令人黄瘦，口干虚烦不食，伏龙肝散方。"

《鸡峰普济方》原文："伏龙肝散，治妇人崩中五色，或赤白不定，或如豉汁，久不止，令人黄瘦口干，虚烦不食。伏龙肝、赤石脂各一两，甘草、桂心各半两，芎藭、当归、干姜各三分，熟干地黄、艾叶各二两，麦门冬一两（半）。上为粗末，每服四钱，水一中盏，入枣三枚，煎至六分，去滓，不计时候服。"

《医方选要》原文："伏龙肝散，治血气劳伤，冲任脉虚，经血非时注下，或如豆汁，或成血片，或五色相杂，脐腹冷痛，经久不止。伏龙肝、麦门冬（去心）、赤石脂各一钱，熟地黄、艾叶（炒）各一钱半，当归（炒）、川芎各二钱半，肉桂（去粗皮）、干姜（炮）、甘草各半钱。上作一服，用水二盏，枣二枚，煎至一盏，食前服。"

《叶氏录验方》原文："伏龙肝散，治妇人崩下五色，日渐瘦弱，腹中冷痛。（石大夫方）赤石脂、川芎、人参、禹余粮（火醋淬火内令酥，细研）、当归（洗去须）、白术、乌贼鱼骨（细研）、柏叶（焙）、伏龙肝、甘草（炙）、阿胶（蚌粉炒）、地黄（洗去土，酒浸一宿，焙）、白芍药、附子（炮裂，去皮脐）、牛角偲（酥炙焦）。上等分，同为细末，每服三钱，温酒或米饮调下，不拘时候。"

《女科证治准绳》原文："伏龙肝散，治气血劳伤，冲任脉虚。经云：非时忽然崩下，或如豆汁，或成血片，或五色相杂，或赤白相兼，脐腹冷痛，经久未止，令人黄瘦，口干，饮食减少，四肢无力，虚烦惊悸。伏龙肝一两，甘草半两，赤石脂一两，芎劳三两，肉桂半两，熟地黄、艾叶（微炒）各二两，当归、干姜各七钱半，麦门冬（去心）一两半。上为粗末，每服四钱，枣一枚，水同煎。"

13. 艾叶散

来源：《太平圣惠方》

组成：艾叶三分（微炒），丹参三分，熟干地黄一两半，黄芪一两半（锉），芎劳一两，忍冬一两，地榆一两（锉）。

用法：上件药，捣粗罗为散，每服四钱，以水一中盏，入生姜半两分，煎至六分，去滓，不计时候温服。

功效：温经养血止带。

原文："治妇人崩中五色，及产后余疾，宜服艾叶散方。"

14. 檞（榉）叶散

来源：《太平圣惠方》

组成：檞（榉）树叶三两，甘草一两（炙微赤锉），麦门冬二两半（去四焙），干姜一两（炮裂锉）。

用法：上件药，捣粗罗为散，每服四钱，以水一中盏，入枣三枚，煎至六分，去滓，不计时候温服。

功效：调经止带。

原文："治妇人崩中下五色，或赤白不止，檞（榉）叶散方。"

15. 牛角鰓散

来源：《太平圣惠方》

组成：牛角鰓二两（烧灰），龙骨一两，当归三分（锉微炒），干姜半两（炮裂锉），禹余粮二两（烧醋淬七遍），熟干地黄一两半，阿胶二两（捣碎，炒令黄燥），续断一两，甘草半两（炙微赤锉）。

用法：上件药，捣细罗为散，每服不计时候，以温酒调下二钱。

功效：养血活血，调经止带。

原文："治妇人崩中下五色，或赤白不止，四肢虚困，腹中时痛，牛角鰓散方。"

16. 麒麟竭散

来源：《太平圣惠方》

组成：麒麟竭一两，芎藭一两，艾叶一两（微炒），龙骨二两，乌贼鱼骨一（二）两（烧灰），禹余粮一（二）两（烧醋淬七遍），伏龙肝一（二）两，阿胶一两半（捣碎炒令黄燥），熟干地黄一两半。

用法：上件药，捣细罗为散，每服不计时候，以粥饮调下二钱。

功效：调经止带。

原文："治妇人崩中下五色恶物，去来不断，宜服麒麟竭散方。"

17. 龙骨丸

来源：《太平圣惠方》

组成：龙骨一两，乌贼鱼骨三分（烧灰），白芍药半两，侧柏二两（微炒），鹿茸一两（去毛涂酥炙微黄），熟干地黄一两半，干姜半两（炮裂锉）。

用法：上件药，捣罗为末，炼蜜和捣三二百杵，丸如梧桐子大，每于食前，以粥饮下三十丸。

功效：调经止血止带。

原文："治妇人崩中下五色久不止，龙骨丸方。"

18. 验方

来源：《太平圣惠方》

组成：龙骨一（三）两，干姜三两（分）（炮裂锉），白芍药三分，乌贼鱼骨一两（烧灰），艾叶一两（微炒），熟干地黄二两。

用法：上件药，捣细罗为散，每服不计时候，以赤糙米粥饮调下二钱。

功效：滋阴补肾，软坚散结。

原文："治妇人崩中下五色，心烦腹痛，宜服此方。"

19. 紫金散

来源：《妇人大全良方》

组成：禹余粮（煅赤，酽醋中淬，如此者七次，细研，水飞，挹干，称三两），赤石脂（煅）、龙骨（煅，石器研）各一两，白芍药、川芎、附子、熟地黄、当归各一两，干姜（炮）、肉桂各半两，麝香少许。

用法：上为细末，每服二钱。入麝香少许，米饮调下，空心，食前，一日二服。

功效：固护冲任，调经止带。

原文："紫金散治冲任虚损，月水过多，崩漏带下，淋沥不断，腰腹重痛。凡是五色带疾，并皆治之。"

《普济方》原文："紫金散，出《大全良方》，治冲任虚损，月水过多，崩漏带下，淋沥不断，腰腹重痛，凡是五色带疾并治之。禹余粮（煅，酸醋中淬，如此者七次，细研水飞，挹干，秤三两），赤石脂（煅）、川芎、龙骨（煅，石器研）各一两，白芍药、附子、熟地黄、当归各一两，干姜（炮）、肉桂各半两。上为细末，每服二钱，入麝香少许，米饮调下，空心食前，一日二服。一方有甘草。"

《女科证治准绳》原文："紫金散，治月水过多，崩漏带下，淋沥不断，腰腹重痛，一切五色带疾。禹余粮（煅赤，醋淬七次，细研水飞浸干，秤三两），白芍药、川芎、熟地黄、附子、当归各一两，干姜（炮）、肉桂各半两，赤石脂、龙骨（各煅，并一两，别研）。上为细末，每服二钱，入麝香少许，米饮空心调下。"

（三）明清时期

明清时期，诸多医著流传于世，有关宫颈癌相关众多方剂辈出，其中如《普济方》中所载五灰散等，女科专著《傅青主女科》中所载完带汤、易黄汤、加味逍遥散等，影响很大，至今仍为临床所喜用。

1. 五灰散

来源：《普济方》

组成：艾灰、矾灰、莲蓬灰、牡蛎灰、海螵蛸（烧焦）。

用法：上为末，每服二钱，糯米饮调下，食前。

功效：收敛止带。

原文："五灰散，治崩中带下者。或因月候未止，而有触伤，或产后早起，久悬厕上，为风所伤，各随五脏而为五色，白如涕，赤如血，黄如烂瓜，青如蓝汁，黑如衃血，盖有带脉在腰。如带之状，有穴名带脉，在腰上，灸此可愈。其病生于带下，故名曰带下。艾灰、矾灰、莲蓬灰、牡蛎灰、海螵蛸（烧焦）。上为末，每服二钱，糯米饮调下，食前。"

2. 十全大补汤加减

来源：《张氏医通》

组成：人参、肉桂（去粗皮）、川芎、地黄（洗、酒蒸，焙）、茯苓（焙）、白术（焙）、炙甘草、黄芪、当归、白芍药各等分，加熟附、龙骨、赤石脂、禹余粮。

用法：酒丸服。

功效：益气养血温阳。

原文："五色带下。十全大补汤加熟附、龙骨、赤石脂、禹余粮。酒丸服。"

3. 紫金丸

来源：《女科切要》

原文："若五色带下，紫金丸主之。"

4. 完带汤

来源：《傅青主女科》

组成：白术一两（土炒）山药一两（炒），人参二钱，白芍五钱（酒炒），车前子三钱（酒炒），苍术三钱（制），甘草一钱，陈皮五分，黑芥穗五分，柴胡六分。

用法："水煎服。二剂轻，四剂止，六剂则白带全愈。"

功效：健脾燥湿，升阳止带。

原文："妇人有终年累月下流白物，如涕如唾，不能禁止，甚则臭秽者，所谓白带也。夫白带乃湿盛而火衰，肝郁而气弱，则脾土受伤，湿土之气下陷，是以脾精不守，不能化荣血以为经水，反变成白滑之物，由阴门直下，欲自禁而不可得也。治法宜大补脾胃之气，稍佐以疏肝之品，使风木不闭塞于地中，则地气自升腾于天上，脾气健而湿气消，自无白带之患矣。方用完带汤。"

5. 加减逍遥散

来源：《傅青主女科》

组成：茯苓五钱，白芍（酒炒）五钱，甘草（生用）五钱，柴胡一钱，茵陈三钱，陈皮一钱，栀子三钱（炒）。

用法：水煎服。二剂而色淡，四剂而青绿之带绝，不必过剂矣。

功效：清热利湿止带。

原文："妇人有带下而色青者，甚则绿如绿豆汁，稠黏不断，其气腥臭，所谓青带也。夫青带乃肝经之湿热。肝属木，木色属青，带下流如绿豆汁，明明是肝木之病矣。但肝木最喜水润，湿亦水之积，似湿非肝木之所恶，何以竟成青带之症？不知水为肝木之所喜，而湿实肝木之所恶，以湿为土之气故也。以所恶者合之所喜，必有违者矣。肝之性既违，则肝之气必逆。气欲上升，而湿欲下降，两相牵掣，以停住于中焦之间，而走于带脉，遂从阴器而出。其色青绿者，正以其乘肝木之气化也。逆轻者，热必轻而色青；逆重者，热必重而色绿。似乎治青易而治绿难，然而均无所难也。解肝木之火，利膀胱之水，则青绿之带病均去矣。方用加减逍遥散。"

6. 易黄汤

来源：《傅青主女科》

组成：山药一两（炒），芡实一两（炒），黄柏二钱（盐水炒），车前子一钱（酒炒），白果十枚（碎）。

用法：水煎服。连服四剂，无不痊愈。

功效：补任脉，清相火，利湿热。

原文："妇人有带下而色黄者，宛如黄茶浓汁，其气腥秽，所谓黄带是也。夫黄带乃任脉之湿热也。任脉本不能容水，湿气安得再入而化为黄带乎？不知带脉横生，通于任脉，任脉直上走于唇齿，唇齿之间，原有不断之泉下贯于任脉以化精，使任脉无热气之绕，则口中之津液尽化为精，以入于肾矣。唯有热邪存于下焦之间，则津液不能化精，而反化湿也。夫湿者，土之气，实水之侵；热者，火之气，实木之生。水色本黑，火色本红，今湿与热合，欲化红而不能，欲返黑而不得，煎熬成汁，因变为黄色矣。此乃不从水火之化，而从湿化也。所以世之人有以黄带为脾之湿热，单去治脾而不得痊者，是不知真水、真火合成丹邪、元邪，绕于任脉、胞胎之间，而化此黔色也，单治脾何能痊乎！法宜补任脉之虚，而清肾火之炎，则庶几矣。方用易黄汤。"

7. 利火汤

来源：《傅青主女科》

组成：大黄三钱，白术五钱（土炒），茯苓三钱，车前子三钱（酒炒），王不留行三钱，黄连三钱，栀子三钱（炒），知母二钱，石膏五钱（煅），刘寄奴三钱。

用法：水煎服。一剂小便疼止而通利，二剂黑带变为白，三剂白亦少减，再三剂全愈矣。

功效：清胃热，利湿浊，止带下。

原文："妇人有带下而色黑者，甚则如黑豆汁，其气亦腥，所谓黑带也。夫黑带者，乃火热之极也，或疑火色本红，何以成黑？谓为下寒之极或有之。殊不知火极似水，乃假象也。其症必腹中疼痛，小便时如刀刺，阴门必发肿，面色必发红，日久必黄瘦，饮食必兼人，口中必热渴，饮以凉水，少觉宽快，此胃火太旺，与命门、膀胱、三焦之火合而熬煎，所以熬干而变为炭色，断是火热之极之变，而非少有寒气也。此等之症，不至发狂者，全赖肾水与肺金无病，其生生不息之气，润心济胃以救之耳，所以但成黑带之症，是火结于下而不炎于上也。治法唯以泻火为主，火热退而湿自除矣。方用利火汤。"

8. 清肝止淋汤

来源：《傅青主女科》

组成：白芍一两（醋炒），当归一两（酒洗），生地五钱（酒炒），阿胶三钱（白面炒），粉丹皮三钱，黄柏二钱，牛膝二钱，香附一钱（酒炒），红枣十个，小黑豆一两。

用法：水煎服。一剂少止，二剂又少止，四剂全愈，十剂不再发。

功效：养血清肝。

原文："妇人有带下而色红者，似血非血，淋沥不断，所谓赤带也。夫赤带亦湿病，湿是土之气，宜见黄白之色，今不见黄白而见赤者，火热故也。火色赤，故带下亦赤耳。唯是带脉系于腰脐之间，近乎至阴之地，不宜有火。而今见火症，岂其路通于命门，而命门之火出而烧之耶？不知带脉通于肾，而肾气通于肝。妇人忧思伤脾，又加郁怒伤肝，于是肝经之郁火内炽，下克脾土，脾土不能运化，致湿热之气蕴于带脉之间；而肝不藏血，亦渗于带脉之内，皆由脾气受伤，运化无力，湿热之气，随气下陷，同血俱下，所以似血非血之形象，现于其色也。其实血与湿不能两分，世人以赤带属之心火误矣。治法须清肝火而扶脾气，则庶几可愈。方用清肝止淋汤。"

（四）外治方剂

1. 三品一条枪

组成：白砒 45g，明矾 60g，雄黄 7.2g，没药 3.6g。

制法：白砒及明矾分别研成粗粉，混合后煅成白色块状物，研细，加雄黄、没药粉，混合均匀，压制成型，紫外线消毒后备用。

2. 双紫粉

组成：紫草 30g，紫花地丁 30g，紫河车 30g，黄柏 30g，旱莲草 30g，冰片 3g。

制法：共同研成细末，高压消毒后供外用。

3. 鹤酱粉

组成：仙鹤草 30g，败酱草 30g，金银花 30g，黄柏 30g，苦参 30g，冰片 3g。

制法：共同研成细末，高压消毒后供外用。

4. 治癌散

组成：砒石 10g，硇砂 10g，枯矾 20g，碘仿 40g，冰片适量。

制法：以上诸药研为细末，用甘油明胶为基质做成散剂备用。

5. 催脱钉

组成：山慈菇 18g，白砒 9g，雄黄 2g，蛇床子 3g，硼砂 3g，麝香 0.9g，枯矾 18g，冰片 3g。

制法：诸药研为细末，加适量江米糊，制成 1cm 左右钉栓，阴干备用。

经过梳理发现，宫颈癌的相关方剂，萌芽于汉之《伤寒杂病论》，发挥于唐宋金元，至明清时则得到极大发展，不少名方在明清得以创立并流传。至今对于临床仍有相当的参考价值。

第十六章　前列腺癌

前列腺癌是发生于前列腺的恶性肿瘤，是常见的男性泌尿生殖系统肿瘤之一。早期前列腺癌通常没有症状，但肿瘤侵犯或阻塞尿道、膀胱颈时，则会发生类似下尿路梗阻或刺激症状，严重者可能出现急性尿潴留、血尿、尿失禁。骨转移时会引起骨骼疼痛、病理性骨折、贫血、脊髓压迫导致下肢瘫痪等。

20世纪80年代末和90年代初，美国前列腺癌患者的数量明显增加，前列腺癌超过肺癌成为男性最常见的肿瘤。从1995年到2001年，前列腺癌的发病率以每年2%的速度增长，发病率最高的地区是北美和斯堪的纳维亚半岛，大部分亚洲国家都是低发病率地区。随着PSA检查技术的广泛使用，发现了许多无症状的前列腺癌患者，前列腺癌发病率迅速上升，并在1992年达到高峰，随后由于早期筛查的缘故，发病率出现下降，自1995年以来保持缓慢增长。前列腺癌的发病在国内呈现高年龄组发病率高的分布，家族史是前列腺癌的高危因素，遗传因素的作用在年轻患者中体现更为明显。

【相关证候源流】

在中医古代文献中未见有前列腺癌病名，但"溺血""尿血""癃闭""闭癃""淋癃""淋证""积聚"等描述与前列腺癌病症类似。其相关证候论述散见于各时期医著中。

一、上古至春秋战国时期

上古至春秋战国时期为中医学的萌芽时期，其代表作以《黄帝内经》《难经》为主，其中记载了"溺血""尿血""癃闭""淋证""积聚"等与前列腺癌相似的证候及病名。

《素问·气厥论》："胞移热于膀胱，则癃，溺血。"

《素问·奇病论》："有癃者，一日数十溲，此不足也。身热如炭，颈膺如格，人迎躁盛，喘息气逆，此有余也。太阴脉微细如发者，此不足也。"

《难经·论脉》："假令得肝脉，其外证：善洁，面青，善怒；其内证：脐左有动气，按之牢若痛；其病：四肢满，闭淋（癃），溲便难，转筋。有是者肝也，无是者非也。"

二、秦汉至隋唐时期

秦汉至隋唐时期，有关前列腺癌的相关证候论述明显增多。

《金匮要略·血痹虚劳病脉证并治》云："虚劳腰痛，少腹拘急，小便不利者，八味肾气丸主之。"

《备急千金要方》云："治妇人结气成淋，小便引痛上至小腹，或时溺血，或如豆汁，或如胶饴，每发欲死，食不生肌，面目萎黄，师所不能治方。"

《备急千金要方》云："若大小便闭塞不通，或淋沥溺血，阴中疼痛，此是热气所致，用此法即愈其法，先以冷物熨小腹已，次以热物熨之，又以冷物熨之。若小便数，此亦是取冷所为，暖将理自愈。"

《备急千金要方·消渴淋闭方》云："治五劳七伤，八风十二痹，劳结为血淋，热结为肉淋，小便不通，茎中痛，及小腹痛不可忍者方。"

三、宋至金元时期

宋至金元时期，是我国医学发展的繁荣时期，其时名医辈出，并以金元四大家为突出代表。其间各医家著述丰富，不仅丰富了中医药理论体系，也有力推动了中医学的发展。

《普济方》："夫热结中焦则为坚，下焦则为溺血，令人淋闭不通，此多是虚损之人服大散，下焦客热所为。凡气淋之为病，溺难涩，常有余沥。石淋之为病，茎中痛，溺不得卒出。膏淋之为病，尿似膏与血。医经曰：膀胱不利为癃，不约为遗溺。又云：膀胱为州都之官，津液藏焉，气化则能出矣。"

《普济方》："若大小便秘塞不通，或淋沥溺血，阴中疼痛，此是热气所致。"

《普济方》："海螵蛸治妇人结气成淋，小便引痛，上至小腹，或时溺血，或如豆汁，或如胶饴，每发欲死。食不生肌，面目萎黄，师所不能治方。贝齿四枚（炒作灰），葵子一升，石膏五两，滑石三两（末）。"

《普济本事方》："关元穴，在脐下三寸，小肠之募，脾经、肝经、肾经三阴之会，又名下纪。治脐下疞痛，小便赤涩，不觉遗沥，或小便处痛如散火状，或溺血暴疝痛，脐下结血，状如覆杯，转胞不得尿，妇人带下瘕聚，因产恶露不止，月脉断绝，下胫冷，可灸三百壮。"

《普济方》："用丸如梧桐子大，滚汤下二百丸，少时来报。须臾如刀刺前阴火烧之痛，溺出如暴泉涌出，卧具皆湿，床复沉流，顾盼之间，肿胀消散。""凡大人、小儿病沙石淋，及五种淋涩癃闭并脐腹痛，益元散主之。以长流水调下，盖因热在膀胱，燥其津液，故俗谓冷淋者，天下之通弊也。五苓散减桂，加益元散，名淡渗散。"

《圣济总录》："论曰：心主血气，通小肠与膀胱，俱行水道，下焦受热，则气不宣通，故溲便癃闭而成淋也，热甚则搏于血脉，血得热则流行入于胞中，与溲便俱下，故为血淋也。"

《圣济总录》："胞肓二穴，在第十九椎下，两旁相去各三寸陷中，伏而取之，足太阳脉气所发。治腰痛恶寒，少腹坚急，癃闭下重，不得小便涩痛，腰背猝痛，可灸五七壮，针入五分。"

《圣济总录》："曲泉二穴，水也，在膝内辅骨下，大筋上、小筋下陷中，屈膝取之，足厥阴脉之所入也，为合，治女子血瘕，按之如汤沃股内，少腹肿，阴挺出，丈夫癞疝阴股痛，小便难，腹胁支满，癃闭少气泄利，四肢不举，实即身热目眩痛，汗不出目，膝痛筋挛不可屈伸，发狂衄血喘呼，少腹痛引喉咽，针入六分，灸三壮，又云：正膝屈内外两筋间宛宛中，又在膝曲横纹头，治风劳失精，身体极痛，泄水下利脓血，阴肿痛，可灸三壮，针入六分，留十呼。"

四、明清时期

明清时期，对前列腺癌的认识进一步加深，各医著所论前列腺癌相关证候更加详细具体，相关证候论述趋于完备。

《辨证录》："人有小便不通，点滴不能出，急闷欲死，心烦意躁，口渴索饮，饮而愈急，人以为小肠之热极也，谁知是心火之亢极乎。夫心与小肠为表里，小肠热极而癃闭，乃热在心而癃闭也。盖小肠之能开阖者，全责于心肾之气相通也。今心火亢热，则清气不交于小肠，唯烈火之相迫，小肠有阳无阴，何能传化乎。小肠既不能传化，膀胱何肯代小肠以传化耶。"

《景岳全书》："大厘清饮：治积热闭结，小水不利，或致腰腿下部极痛，或湿热下利，黄疸，溺血，邪热蓄血、腹痛淋闭等证。"

《景岳全书》："凡癃闭之证，其因有四，最当辨其虚实。有因火邪结聚小肠、膀胱者，此以水泉干涸，而气门热闭不通也。有因热居肝肾者，则或以败精，或以槁血，阻塞水道而不通也。若此者，本非无水之证，不过壅闭而然，病因有余，可清可利，或用法以通之，是皆癃闭之轻证也。"

《景岳全书》："化阴煎：治水亏阴涸，阳火有余，小便癃闭，淋浊疼痛等证。"

《血证论》："一外因，乃太阳阳明传经之热，结于下焦。其证，身有寒热，口渴腹满，小便不利，溺血疼痛。宜仲景桃仁承气汤治之，小柴胡汤加桃仁、丹皮、牛膝亦治之。"

通过梳理各时期前列腺癌相关证候的论述发现，中医学对前列腺癌的认识是一个逐渐加深的过程，基本完全总结出了前列腺癌常见的临床证候表现。

【病因病机】

前列腺癌的病因目前尚不明确，病因学的研究提示富含脂肪、肉类和奶类的饮食与前列腺癌的发生有关。雄激素在前列腺的发育和前列腺癌的进展过程中起关键作用。也有研究显示，胰岛素和胰岛素样生长因子（IGF）也是前列腺癌发病的相关因素。近年来，慢性炎症和前列腺癌的相关性成为关注热点。有性传播疾病或前列腺炎病史的男性，前列腺癌发病危险增高，并且遗传流行病学提示的前列腺癌高危基因是炎症反应的调控基因。当然，与许多未提及的危险因素一样，炎症的致癌机制仍有待进一步的研究验证。

中医学无前列腺这一器官名称，其功能概括于肾、膀胱、三焦等脏腑功能之内。前列腺癌在古代中医典籍中类似于"尿血""癃闭""淋证""积聚"等疾病。《素问·气厥论》曰："胞热移于膀胱，则癃溺血。"论及尿血的形成，则有"劳伤而生客热，血渗于胞故也，血得热而妄行，故因热流散渗于胞而尿血"。论及癃闭的病因，明代《景岳全书·癃闭》谓"有因火邪结聚小肠、膀胱者，此以水泉干涸而气门热闭不通也，有因热居肝肾者，则或以败精，或以槁血，阻塞水道而不通也，有因真阳下竭，元海无根，气虚不化而闭的，有因肝强气逆，移碍于膀胱，气实而闭的"。而对于其治疗，《景岳全书》有"火在下焦而膀胱热闭不通者，可以利之；肝肾实火不清者可去其火，水必自通；肝强气逆，癃闭不通者，可破气行气"的记载。对于前列腺癌的预后，明代申斗垣有"癌发四十岁以上，气亏血虚，厚味过多所生，十全一二"的描述。

中医学认为本病病位在下焦，涉及肺、脾、肾、三焦。病因不外外邪和内伤两大类。外邪多由外感六淫和饮食不节，内伤多因情志所伤、房劳过度、久病失治误治和禀赋不足几个方面，导致饮食不节、肝郁气滞、脾肾两虚发为本病。具体病因病机如下。

1. 饮食不节

嗜食肥甘厚腻、生冷辛辣之品，或喜嗜烟酒，日久致湿热之邪内蕴，湿阻气血，热蕴成毒，结于下焦，导致气化不利，小便不通，或小便滴沥难解而成病。若热邪结于膀胱，膀胱血络受伤亦可见尿血。

2. 肝郁气滞

急躁易怒，或长期抑郁，情志不舒，疏泄不及，致使三焦气化失常，尿路受阻；肝郁气滞也可由气及血，气滞经脉，使血行不畅，经隧不利，脉络瘀阻，结于会阴而成病。

3. 脾肾两虚

房劳过度，肾脏阴阳俱损，或素体不足，久病体弱，脾肾两虚，运化濡养失司，瘀血败精聚积下焦，结而成病。

附一：病因病机古今选要

关于内外病邪的种类及致病方式，古代医籍早有描述，归纳起来，导致前列腺癌的内外病因不外以下内容：饮食不节，肝郁气滞，脾肾两虚。

1. 饮食不节

《济生方》："或过餐五味、鱼腥、乳酪，强食生冷果菜，停蓄胃脘，遂成宿滞。轻则吞酸呕恶，胸满噎噫，或泄或利，久则积聚，结为癥瘕。"

《景岳全书·癃闭》："有因火邪结聚小肠、膀胱者，此以水泉干涸而气门热闭不通也，有因热居肝肾者，则或以败精，或以槁血，阻塞水道而不通也，有因真阳下竭，元海无根，气虚不化而闭的，有因肝强气道，移碍于膀胱，气实而闭的。"

《备急千金要方》："热结下焦则为溺血，令人淋闭不通。"

2. 肝郁气滞

《灵枢·百病始生》："若内伤于忧怒，则气上逆，气上逆则六输不通，温气不行，凝血蕴里而不散，津液涩渗，着而不去，而积皆成矣。"

3. 脾肾亏虚

《诸病源候论·积聚病诸候》云："积聚者，由阴阳不和，腑脏虚弱，受于风邪，搏于腑脏之气所为也。"

《诸病源候论》云："由肾虚而膀胱热之故也。"

《丹溪心法》云："血淋一证，须看血色分冷热。色鲜者，心，小肠实热；色瘀者，肾，膀胱虚冷。"

《医宗必读》强调："积之成也，正气不足，而后邪气踞之。"

总之，前列腺癌病机总属正虚邪实，正气虚弱是该病发生的根本原因，机体抵御外邪的能力低下，外邪乘虚侵入人体，是前列腺癌发病的基础，湿、痰、瘀、热、毒长期滞留体内，导致脏腑、气血津液功能失调，耗精伤血，损伤元气，进一步加重正虚。

【辨治思路】

中医药治疗前列腺癌的辨治思路，经历了不同阶段的发展，从起初的以症状为主进行辨证治疗，逐渐演变为辨病辨证治疗。由于中医辨证难以进行规范统一，为了形成较为统一的辨治标准，近年中医肿瘤领域专家组提出，在辨病的基础上，以证候要素作为切入点，进行辨证标准的规范化工作，并被《恶性肿瘤中医诊疗指南》采纳，成为前列腺癌辨证论治的重要方法，予以规范和推广。

一、证候要素

临床上前列腺癌虚实夹杂，可数型并见。在既往研究基础上，结合文献报道以及国内中医肿瘤专家意见，可将前列腺癌证候要素分为以下 5 种。

1. 气虚证

主症：神疲乏力，少气懒言，尿排出无力或点滴不通。

主舌：舌淡胖。

主脉：脉虚。

或见症：面色无华，消瘦，心悸，动则气促，头晕眼花，饮食减退。

或见舌：舌边齿痕，苔白滑，薄白苔。

或见脉：脉沉细，脉细弱，脉沉迟。

2. 阴虚证

主症：五心烦热，口咽干燥，小便涩痛。

主舌：舌红少苔。

主脉：脉细数。

或见症：腰膝酸软，心悸，身疼腰痛，潮热盗汗，消瘦，口干。

或见舌：舌干裂，苔薄白或薄黄而干，花剥苔，无苔。

或见脉：脉浮数，脉弦细数，脉沉细数。

3. 阳虚证

主症：面色㿠白，畏寒肢冷，小便失禁。

或见症：排尿乏力，尿流渐细，下肢酸软，喜温喜按，浮肿，大便溏泄，小便不通或点滴不爽，腰膝冷痛，畏寒肢冷。

主舌：舌淡苔白。

主脉：脉沉迟。

或见舌：舌胖大，苔滑。

或见脉：脉细弱。

4. 血瘀证

主症：腰骶疼痛，刺痛固定，肌肤甲错。

主舌：舌质紫暗或有瘀斑、瘀点。

主脉：脉涩。

或见症：小便点滴而下，尿如细线，时而通畅，时有阻塞不通，尿色紫暗有块，少腹积块，腰背、会阴疼痛。

或见舌：舌胖嫩，苔白滑，苔滑腻，苔厚腻，脓腐苔。

或见脉：脉沉弦，脉结代，脉弦涩，脉沉细涩，牢脉。

5. 热毒证

主症：口苦身热，尿赤便结。

主舌：舌红或绛，苔黄而干。

主脉：脉滑数。

或见症：小便不畅，口苦口黏，渴而不欲饮，时有发热起伏，小便滴沥不通或成癃闭，偶有血尿，腰痛不适，小腹胀满。

或见舌：舌有红点或芒刺，苔黄燥，苔黄厚黏腻。

或见脉：脉洪数，脉数，脉弦数。

二、辨证方法

符合主症 2 个，并见主舌、主脉者，即可辨为本证。

符合主症 2 个，或见症 1 个，任何本证舌、脉者，即可辨为本证。

符合主症 1 个，或见症不少于 2 个，任何本证舌、脉者，即可辨为本证。

三、辨证分型

表 16 - 1 前列腺癌常见证候类型

治疗阶段	手术阶段	放疗阶段	内分泌治疗阶段	单纯中医治疗阶段
辨证分型	气血亏虚 脾胃虚弱	气阴两虚 热毒瘀结	肝肾阴虚 肝郁气滞	湿热下注 瘀毒内阻 肾阳亏虚 肝肾阴虚

【前列腺癌常见症状的分型论治】

前列腺癌的相关临床症状及并发症较多，主要有尿频、尿急、尿痛、血淋、小便淋沥不尽、癃闭、疼痛等，本节主要选取癃闭、血淋、局部疼痛等三个膀胱癌较为特有、临床又比较常见的症状，对其分型论治进行阐述。

晚期前列腺癌临床表现为虚实寒热夹杂，以虚为主。因此临床用药，必须遵循扶正祛邪、寒热并用的原则，以扶正补盛为主，兼清热解毒、活血化瘀、利水渗湿、化痰散结等。

一、癃闭

癃闭的治疗应根据"六腑以通为用"的原则，着眼于通，即通利小便。但通之之法，有直接、间接之分，因证候的虚实而异。实证治宜清湿热、散瘀结、利气机而通利水道；虚证治宜补脾肾、助气化，使气化得行，小便自通。同时，还要根据病因病机，病变在肺、在脾、在肾的不同，进行辨证论治，不可滥用通利小便之品。此外，尚可根据"上窍开则下窍自通"的理论，用开提肺气法，开上以通下，即所谓"提壶揭盖"之法治疗。

若小腹胀急，小便点滴不下，内服药物缓不济急时，应配合导尿或针灸以急通小便。

1. 膀胱湿热

症状：小便点滴不通，或量少而短赤灼热，小腹胀满，口苦口黏，或口渴不欲饮，或大便不畅，苔根黄腻，舌质红，脉数。

治法：清热利湿，通利小便。

方药：八正散。

方中木通、车前子、萹蓄、瞿麦通闭利小便，山栀清化三焦之湿热，滑石、甘草清利下焦之湿热，大黄通便泻火、清热解毒。若舌苔厚腻者，可加苍术、黄柏，以加强其清化湿热的作用；若兼心烦，口舌生疮糜烂者，可合导赤散，以清心火、利湿热；若湿热久恋下焦，又可导致肾阴灼伤而出现口干咽燥、潮热盗汗、手足心热、舌光红，可改用滋肾通关丸加生地黄、车前子、川牛膝等，以滋肾阴、清湿热而助气化；若因湿热蕴结日久，三焦气化不利，症现小便量极少或无尿，面色晦滞，舌质暗红有瘀点、瘀斑，胸闷烦躁，小腹胀满，恶心泛呕，口中尿臭，甚则神昏等，系尿毒入血，上攻于心脑，治宜降浊和胃，清热化湿，通闭开窍，佐以活血化瘀，方用黄连温胆汤加大黄、丹参、生蒲黄、泽兰、白茅根、木通，以及清开灵注射液等。

2. 肺热壅盛

症状：全日总尿量极少或点滴不通，咽干，烦渴欲饮，呼吸急促或咳嗽，苔薄黄，脉数。

治法：清肺热，利水道。

方药：清肺饮。

本方出自《证治汇补》，适用于热在上焦肺经气分而导致的渴而小便闭涩不利。肺为水之上源，方中以黄芩、桑白皮清泄肺热，源清而流自洁；麦冬滋养肺阴，上源有水水自流；车前子、木通、山栀、茯苓清热而利小便。可加金银花、连翘、虎杖、鱼腥草等以增清肺解毒之力。若症见心烦、舌尖红、口舌生疮等，乃为心火旺盛之征象，可加黄连、竹叶等以清泻心火；若大便不通，可加杏仁、大黄以宣肺通便，通腑泄热；若口渴引饮、神疲气短，为气阴两伤之象，可合大剂生脉散，以益气养阴；若兼表证而见头痛、鼻塞、脉浮者，可加薄荷、桔梗以解表宣肺。

3. 肝郁气滞

症状：小便不通，或通而不爽，胁腹胀满，情志抑郁，或多烦易怒，舌红，苔薄黄，脉弦。

治法：疏利气机，通利小便。

方药：沉香散。

方用沉香、橘皮疏达肝气，当归、王不留行行气活血，石韦、冬葵子、滑石通利水道，白芍、甘草柔肝缓急。若肝郁气滞症状重，可合六磨汤加减，以增强其疏肝理气的作用；若气郁化火，而见舌红、苔薄黄者，可加丹皮、山栀等以清肝泻火。

4. 尿道阻塞

症状：小便点滴而下，或尿细如线，甚则阻塞不通，小腹胀满疼痛，舌质紫暗或有瘀点，脉细涩。

治法：行瘀散结，通利水道。

方药：代抵当丸。

方中归尾、穿山甲（代）、桃仁、大黄、芒硝通瘀散结，生地黄凉血滋阴，肉桂助膀胱气化以通尿闭，用量宜小，以免助热伤阴。若瘀血现象较重，可加红花、川牛膝、三棱、莪术以增强其活血化瘀的作用；若病久血虚，面色不华，治宜养血行瘀，可加黄芪、丹参、赤芍；若一时性小便不通，胀闭难忍，可加麝香 0.09 ~ 0.15g 置胶囊内吞服，以急通小便，此药芳香走窜，能通行十二经，传遍三焦，药力较猛，切不可多用，以免伤人正气，孕妇忌服；若由于尿路结石而致尿道阻塞，小便不通，可加用金钱草、鸡内金、冬葵子、萹蓄、瞿麦以通淋利尿排石，或参考"淋证"一节治疗。

5. 脾气不升

症状：时欲小便而不得出，或量少而不爽利，气短，语声低微，小腹坠胀，精神疲乏，食欲不振，舌质淡，脉弱。

治法：益气健脾，升清降浊，化气利尿。

方药：补中益气汤合春泽汤。

方中人参、黄芪益气；白术健脾运湿；桂枝通阳，以助膀胱之气化；升麻、柴胡升清气而降浊阴；猪苓、泽泻、茯苓利尿渗湿，诸药配合，共奏益气健脾、升清降浊、化气利尿之功。

若气虚及阴，脾阴不足，清气不升，气阴两虚，症见舌质红，可改用补阴益气煎；若脾虚及肾，而见肾虚证候者，可加用济生肾气丸，以温补脾肾，化气利尿。小便涩滞者，可合滋肾通关丸。

6. 肾阳衰惫

症状：小便不通或点滴不爽，排出无力，面色㿠白，神气怯弱，畏寒怕冷，腰膝冷而酸软无力，舌淡，苔薄白，脉沉细而弱。

治法：温补肾阳，化气利尿。

方药：济生肾气丸。

方中肉桂、附子补下焦之阳，以鼓动肾气；六味地黄丸滋补肾阴；牛膝、车前子补肾利水，故本方可温补肾阳、化气行水，使小便得以通利。若兼有脾虚证候者，可合补中益气汤或春泽汤，以补中益气、化气行水；若老人精血俱亏，病及督脉，而见形神委顿，腰脊酸痛，治宜香茸丸，以补养精血、助阳通窍；若因肾阳衰惫，命火式微，致三焦气化无权，浊阴不化，症见小便量少，甚至无尿、头晕头痛、恶心呕吐、烦躁、神昏者，治宜千金温脾汤合吴茱萸汤温补脾肾，和胃降逆。

二、血淋

症状：实证表现为小便热涩刺痛，尿色深红，或夹有血块，疼痛满急加剧，或见心烦，舌苔黄，脉滑数。虚证表现为尿色淡红，尿痛涩滞不明显，腰酸膝软，神疲乏力，舌淡红，脉细数。

治法：实证宜清热通淋，凉血止血；虚证宜滋阴清热，补虚止血。

方药：实证用小蓟饮子，虚证用知柏地黄丸。

小蓟饮子方中小蓟、生地黄、蒲黄、藕节清热凉血止血，小蓟可重用至30g；地黄以生者为宜；木通、淡竹叶通淋利小便，降心火；栀子清三焦之湿热；滑石利尿通淋；当归引血归经；生甘草梢泻火而能达茎中以止痛。若热重出血多者，可加黄芩、白茅根，重用生地黄；若血多痛甚者，可另服参三七、琥珀粉，以化瘀通淋止痛。知柏地黄丸滋阴清热以治血淋虚证，亦可加旱莲草、阿胶、小蓟、地榆等以补虚止血。

三、局部疼痛

前列腺癌有40%~70%出现淋巴结转移，可引起相应部位的淋巴结肿大。当肿瘤侵犯到包膜及其附近的神经周围淋巴管时，可出现会阴部疼痛及坐骨神经痛；骨痛是常见的 D 期症状，表现为腰骶部及骨盆的持续性疼痛，卧床时更为剧烈；会阴部疼痛可为酸沉感、胀满感或下坠感、清冷感、针刺感，病势可急可缓。直肠受累时可表现为排便困难或结肠梗阻。

1. 寒邪内阻

症状：下腹痛急起，剧烈拘急，得温痛减，遇寒尤甚，恶寒身蜷，手足不温，口淡不渴，小便清长，大便自可，苔薄白，脉沉紧。

治法：温里散寒，理气止痛。

方药：良附丸合正气天香散。

方中高良姜、干姜、紫苏温中散寒，乌药、香附、陈皮理气止痛。若腹中雷鸣切痛，胸胁逆满，呕吐，为寒气上逆者，用附子粳米汤温中降逆；若腹中冷痛，周身疼痛，内外皆寒者，用乌头桂枝汤温里散寒；若少腹拘急冷痛，寒滞肝脉者，用暖肝煎暖肝散寒；若腹痛拘急，大便不通，寒实积聚者，用大黄附子汤以泻寒积；若脐中痛不可忍，喜温喜按者，为肾阳不足，寒邪内侵，用通脉四逆汤温通肾阳。

2. 湿热积滞

症状：腹部胀痛，痞满拒按，得热痛增，遇冷则减，胸闷不舒，烦渴喜冷饮，大便秘结，或溏滞不爽，身热自汗，小便短赤，苔黄燥或黄腻，脉滑数。

治法：通腑泄热，行气导滞。

方药：大承气汤。

方中大黄苦寒泄热，攻下燥屎；芒硝咸寒润燥，软坚散结；厚朴、枳实破气导滞，消痞除满，四味相合，有峻下热结之功。本方适宜热结肠中，或热偏盛者。若燥结不甚，大便溏滞不爽，苔黄腻，湿象较显著者，可去芒硝，加栀子、黄芩、黄柏苦寒清热燥湿；若少阳阳明合病，两胁胀痛，大便秘结者，可用大柴胡汤；若兼食积者，可加莱菔子、山楂以消食导滞；病程迁延者，可加桃仁、赤芍以活血化瘀。

3. 瘀血阻滞

症状：腹痛如锥如刺，痛势较剧，腹内或有结块，痛处固定而拒按，经久不愈，舌质紫暗或有瘀斑，脉细涩。

治法：活血化瘀，理气止痛。

方药：少腹逐瘀汤。

方中当归、川芎、赤芍等养血活血，蒲黄、五灵脂、没药、延胡索化瘀止痛，小茴香、肉桂、干姜温经止痛。若瘀热互结者，可去肉桂、干姜，加丹参、赤芍、牡丹皮等化瘀清热；若腹痛气滞明显者，加香附、柴胡以行气解郁；若腹部术后作痛，可加泽兰、红花、三棱、莪术，并合用四逆散以增破气化瘀之力；若跌仆损伤作痛，可加丹参、王不留行，或吞服三七粉、云南白药以活血化瘀；若少腹胀满刺痛，大便色黑，属下焦蓄血者，可用桃核承气汤活血化瘀，通腑泄热。

4. 中虚脏寒

症状：腹痛绵绵，时作时止，痛时喜按，喜热恶冷，得温则舒，饥饿劳累后加重，得食或休息后减轻，神疲乏力，气短懒言，形寒肢冷，胃纳不佳，大便溏薄，面色不华，舌质淡，苔薄白，脉沉细。

治法：温中补虚，缓急止痛。

方药：小建中汤。

方中桂枝、饴糖、生姜、大枣温中补虚，芍药、甘草缓急止痛。尚可加黄芪、茯苓、人参、白术等助益气健脾之力，加吴茱萸、干姜、川椒、乌药等助散寒理气之功；若产后或失血后，证见血虚者，可加当归养血止痛；食少，饭后腹胀者，可加谷麦芽、鸡内金健胃消食；大便溏薄者，可加芡实、山药健脾止泻；若寒偏重，症见形寒肢冷，肠鸣便稀，手足不温者，则用附子理中汤温中散寒止痛；腰酸膝软，夜尿增多者，加补骨脂、肉桂温补肾阳；若腹中大寒痛，呕吐肢冷者可用大建中汤温中散寒。

附二：辨证论治古今选要

（一）古代论述

古代医籍中，有诸多关于前列腺癌类似疾病的临床辨证论治思路的论述，对于现代医生临床实践过程中参考借鉴具有重要意义。

1. 《景岳全书》中有关癃闭的辨证方法

小水不通，是为癃闭，此最危最急证也。水道不通，则上侵脾胃而为胀，外侵肌肉而为肿，泛及中焦则为呕，再及上焦则为喘，数日不通则奔迫难堪，必致危殆。今人一见此证，但知利水，或用田螺罨脐之法，而不辨其所致之本，无怪其多不治也。

凡癃闭之证，其因有四，最当辨其虚实。有因火邪结聚小肠膀胱者，此以水泉干涸，而气门热闭不通也。有因热居肝肾者，则或以败精，或以槁血，阻塞水道而不通也。若此者，本非无水之证，不过壅闭而然，病因有余，可清可利，或用法以通之，是皆癃闭之轻证也。

唯是气闭之证，则尤为危候。然气闭之义有二焉：有气实而闭者，有气虚而闭者。夫膀胱为藏水之腑，而水之入也，由气以化水，故有气斯有水；水之出也，由水以达气，故有水始有溺。经曰：气化则能出矣。盖有化而入，而后有化而出；无化而出，必其无化而入，是以其入其出，皆由气化，此即本经气化之义，非单以出者言气化也。然则水中有气，气即水也；气中有水，水即气也。今凡病气虚而闭者，必以真阳下竭，元海无根，水火不交，阴阳痞隔，所以气自气，而气不化水；水自水，而水蓄不行。气不化水，则水腑枯竭者有之；水蓄不行，则浸渍腐败者有之。气既不能化，而欲强为通利，果能行乎？阴中已无阳，而再用苦寒之剂，能无甚乎？理本甚明，何知之者之不多见也？至若气实而闭者，不过肝强气逆，移碍膀胱，或破其气，或通其滞，或提其陷，而壅者自无不去。此治实者无难，而治虚者必得其化，为不易也。故凡临此证，不可不详辨其虚实。

仲景曰：在尺为关，在寸为格，关则不得小便，格则吐逆。此误认关格之义也，详见关格门。

2. 《辨证录》中有关癃闭的辨证方法

人有小便不通，点滴不能出，急闷欲死，心烦意躁，口渴索饮，饮而愈急，人以为小肠之热极也，谁知是心火之亢极乎。夫心与小肠为表里，小肠热极而癃闭，乃热在心而癃闭也。盖小肠之能开阖者，全责于心肾之气相通也。今心火亢热，则清气不交于小肠，唯烈火之相迫，小肠有阳无阴，何能传化乎。小肠既不能传化，膀胱何肯代小肠以传化耶。

况心肾之气，既不入于小肠，亦何能入于膀胱，以传化夫水哉。治法泻心中之火，兼利其膀胱，则心肾气通，小便亦通矣。方用凉心利水汤：麦冬一两，茯神五钱，莲子心一钱，车前子三钱。水煎服。二剂水出如注，四剂全愈。此方补心之药，即凉心之药也。在心既无太亢之虞，在小肠又宁有大干之患。况又有滑利淡渗之味以通其水，则心气自交于肾，肾气自交于膀胱，气化易于出水，岂尚有不通之苦哉。

人有小肠不通，眼睛突出，面红耳热，口渴引饮，烦躁不宁，人以为上焦之火盛也，谁知是膀胱之火旺乎。夫膀胱与肾为表里，膀胱必肾气相通，而后能化水，是膀胱之火，即肾中命门之火也。膀胱无火不能化水，何火盛反闭结乎？不知膀胱得正火，则水易分消，得邪火而水难通利。盖膀胱乃太阳之经也，太阳最易入邪，一入邪而寒变为热。热结于膀胱，乃邪将散之时也。邪既将散，宜火随溺而泄矣，何反成闭结之症？盖因邪将出境，唯恐截杀去路，故作威示强，屯住于膀胱耳。治法不必泄肾火，但利膀胱，则邪去如扫。方用导水散：王不留行五钱，泽泻三钱，白术三钱。水煎服。一剂通达如故，不必二剂。此方逐水至神，因王不留行性速善走，故用之以祛除耳。闭原在膀胱，利膀胱而闭自开，何用张皇轻投迅利之剂耶。

人有小便闭结，点滴不通，小腹作胀，然而不痛，上焦无烦躁之形，胸中无闷乱之状，口不渴，舌不干，人以为膀胱之水闭也，谁知是命门之火塞乎。夫膀胱者，决渎之官，肾中气化而能出，此气即命门之火也。命门火旺，而膀胱之水通；命门火衰，而膀胱之水闭矣。或曰：小水之勤者，由于命门之火衰也。火衰正宜小便大利，何反至于闭塞也？不知命门之火，必得肾水以相养，肾水衰而火乃旺，火旺者，水无力以制之也。无水之火，火虽旺而实衰；无火之水，水欲通而反塞。命门火衰而小水勤，衰之极者，勤之极；勤之极者，闭之极也。人见其闭，错疑是膀胱之火，反用寒剂，愈损其命门之火，膀胱之气益微，何能化水，改投利水之药，转利转虚矣。治法必须助命门之火，然徒助命门之火，恐有阳旺阴消之虑，必须于水中补火，则火生于水之中，水即通于火之内耳。方用八味地黄汤：熟地一两，山茱萸五钱，丹皮三钱，山药五钱，泽泻三钱，茯苓五钱，肉桂三钱，附子一钱。水煎服。一服即如注。

八味汤乃水中补火之圣药也。水中补火，而火无大炎之惧；火中通水，而水无竭泽之虞。即久闭而至于胞转，以此方投之，无不奏功于眉睫，况区区闭结哉。

此症用行水汤亦甚效：熟地二两，巴戟天、茯神、芡实各一两，肉桂二钱。水煎服。

人有小便不通，目睛突出，腹胀如鼓，膝以上坚硬，皮肤欲裂，饮食不下，独口不渴，服甘淡渗泄之药皆无功效。人以为阳盛之极也，谁知是阴亏之至乎。夫阴阳不可离也。淡甘渗泄之药，皆阳药也。病是无阴，而用阳药宜乎，阴得阳而生矣。然而无阴者，无阴中之至阴也。阴中之至阴，必得阳中之至阳而后化。小便之不通，膀胱之病也。膀胱为津液之府，必气化乃能出。是气也，即阳中至阳之气也。原藏于至阴之中，至阳无至阴之气，则孤阳无阴，何以化水哉。治法补其至阴，而阳自化也。方用纯阴化阳汤：熟地一两，玄参三两，肉桂二分，车前子三钱。水煎服。一剂小便如涌泉，再剂而闭如失。

此方又胜于滋肾丸，以滋肾丸用黄柏、知母苦寒之味以化水，不若此方用微寒之药以化水也。论者谓病势危急，不宜用补以通肾，且熟地湿滞，不增其闭涩之苦哉。讵知肾有补无泻，用知母、黄柏反泻其肾，不虚其虚乎。何若用熟地纯阴之品，得玄参濡润之助，既能生阴，又能降火，攻补兼施，至阳得之，如鱼得水，化其亢炎而变为清凉，安得不崩决而出哉。或谓，既用熟地、玄参以生阴，则至阳可化，何必又用肉桂、车前子多事。然而药是纯阴，必得至阳之品以引入于至阳，而又有导水之味，同群共济，所以既能入于阳中，又能出于阳外也。矧肉桂止用其气以入阳，而不用其味以助阳，实有妙用耳。

此症用加生化肾汤亦神：熟地四两，生地二两，肉桂三分。水煎服。

人有小便不出，中满作胀，口中甚渴，投以利水之药不应，人以为膀胱之火旺也，谁知是肺气之干燥乎。夫膀胱者，州都之官，津液藏焉，气化则能出矣。上焦之气不化，由于肺气之热也。肺热则金燥而不能生水，投以利水之药，益耗其肺气，故愈行水而愈不得水也。治法当益其肺气，助其秋令，水自生焉。方用生脉散治之：人参一两，麦冬二两，北五味子一钱，黄芩一钱。水煎服。二剂而水通矣。

生脉散补肺气以生金，即补肺气以生水是矣。何加入黄芩以清肺，不虑伐金以伤肺乎。

不知天令至秋而白露降，是天得寒以生水也。人身肺金之热，不用清寒之品，何以益肺以生水乎。此黄芩之必宜加入于生脉散中，以助肺金清肃之令也。

此症用麦冬茯苓汤：麦冬三两，茯苓五钱。水煎服。

人有饮食失节，伤其胃气，遂至小便不通，人以为肺气之虚也，谁知是胃气下陷于下焦，不能升举之故乎。夫膀胱必得气化而始出，气升者，即气化之验也。气之升降，全视乎气之盛衰，气盛则清气升，而浊气降；气衰则清气不升，而浊气不降矣。若胃者，多气之府也，群气皆统之，胃气之盛衰，尤为众气之盛衰也。所以胃气一虚，各经众气多不能举。故脾胃虚而九窍皆为之不通，岂独前阴之闭水哉。治法必须提其至阳之气，而提气必从胃始也。方用补中益气汤：人参二钱，黄芪三钱，白术三钱，当归二钱，甘草一钱，陈皮二分，柴胡一钱，升麻五分。水煎服。一剂而小便通矣，再剂全愈。

此方用参、芪甘温之味，补其胃气；以升麻、柴胡从化原之下而升提之，则清升浊降，而肺气不虚，自能行其清肃之令，何至有闭结之患哉。

（二）现代医家的不同看法

在具体的辨治方面，目前较为公认的辨证标准是 2014 版林洪生主任主编的《恶性肿瘤中医诊疗指南》（前列腺癌部分），将前列腺癌分为湿热蕴结证、瘀毒内结证、气血两亏证、肝肾阴虚证等 4 型。

郭军教授分为湿热蕴结型、痰瘀闭阻型、气血两虚型。

黄桂军分为湿热蕴结型（激素依赖型前列腺癌）、气滞血瘀型（非激素依赖型前列腺癌）、痰瘀闭阻型（骨转移型前列腺癌）。

丁永锋分为肺热失宣、湿热蕴结、气滞血瘀、痰瘀闭阻、气血亏虚五种证型。

李远鹏分为湿热型、瘀毒型、痰瘀互结型、肾阴虚型、肾阳虚型五种。

【治则与治法】

根据前列腺癌本虚标实的基本病机，其中医治则主要为扶正祛邪，但在现代临床应用中，又需根据不同的治疗阶段，选择相应的治则治法，如围手术期、放化疗、靶向治疗期间的患者，中医治疗以扶正为主；对体力尚可，但不能耐受多药化疗而选择单药化疗的患者，中医治疗则以祛邪为主；对手术后患者、放化疗后病情稳定的带瘤患者，不适合或不接受手术、放化疗、分子靶向治疗的患者，中医治疗则以扶正祛邪为主，并根据患者情况，随时调整扶正与祛邪的侧重。

一、治疗原则

（一）中西医结合治疗原则

对于接受手术、放疗、化疗、内分泌治疗且具备治疗条件的前列腺癌患者，采用中西医结合的治疗方式。西医治疗根据 NCCN 肿瘤学临床实践指南原则进行，中医根据治疗阶段的不同，可以分为以下 4 种治疗方式。

1. 中医防护治疗

适应人群：围手术期，放、化疗及内分泌等治疗期间的患者。

治疗原则：以扶正为主。

治疗目的：减轻手术、放疗、化疗、内分泌治疗等治疗方法引起的不良反应，促进机体功能恢复，改善症状，提高生存质量。

治疗方法：辨证汤药 ± 口服中成药 ± 中药注射剂 ± 其他中医治法。

治疗周期：围手术期，或与放疗、化疗、内分泌治疗等治疗方法同步。

2. 中医加载治疗

适应人群：有合并症，老年 PS 评分 2，不能耐受多药化疗而选择单药化疗的患者。

治疗原则：以祛邪为主。

治疗目的：提高上述治疗方法的疗效。

治疗方法：中药注射剂 ± 辨证汤药 ± 口服中成药 ± 其他中医治法。

治疗周期：与化疗同步。

3. 中医巩固治疗

适应人群：手术后无须辅助治疗或已完成辅助治疗的患者。

治疗原则：扶正祛邪。

治疗目的：防止复发转移，改善症状，提高生存质量。

治疗方法：辨证汤药 + 口服中成药 ± 中药注射剂 ± 其他中医治法。

治疗周期：3 个月为 1 个治疗周期。

4. 中医维持治疗

适应人群：放、化疗后疾病稳定的带瘤患者。

治疗原则：扶正祛邪。

治疗目的：控制肿瘤生长，延缓疾病进展或下一阶段放化疗时间，提高生存质量，延长生存时间。

治疗方法：中药注射剂 ± 辨证汤药 ± 口服中成药 ± 其他中医治法。

治疗周期：2 个月为 1 个治疗周期。

（二）单纯中医治疗原则

适应人群：不适合或不接受手术、放疗、化疗、内分泌治疗的患者。

治疗原则：扶正祛邪。

治疗目的：控制肿瘤生长，减轻症状，提高生存质量，延长生存时间。

治疗方法：中药注射剂 + 口服中成药 ± 辨证汤药 ± 中医其他疗法。

治疗周期：2 个月为 1 个治疗周期。

二、治疗方法

（一）辨证汤药

1. 中西医结合治疗

对于接受手术、放疗、化疗、内分泌治疗且具备治疗条件的前列腺患者，采用中西医结合的治疗方式。在不同治疗阶段，分别发挥增强体质、促进康复、协同增效、减轻不良反应、巩固疗效等作用。在辨证用药的同时，应结合辨病治疗，把握前列腺癌正气不足，邪毒内存的基本病机，适当应用具有扶助正气和控制肿瘤作用的中药。

（1）手术结合中医治疗：手术治疗仍是目前首选治疗方法，如能与中医药治疗相结合有助于提高切除率，减轻并发症，提高生存率和生存质量。术前给予中药调理，可改善患者一般营养状况。有利于手术的进行。术后给予调理脾胃、益气固表、养阴生津、理气导滞等辨证方药，可促进机体康复，为以后的治疗创造条件。

①气血亏虚

临床表现：面色淡白或萎黄，唇甲淡白，神疲乏力，少气懒言，自汗，或肢体肌肉麻木，舌体瘦薄，或者舌面有裂纹，苔少，脉虚细而无力。

治疗原则：补气养血。

选方：八珍汤加减（《正体类要》），或当归补血汤加减（《内外伤辨惑论》），或十全大补汤加减（《太平惠民和剂局方》）（C 级推荐）。

药物组成：人参、白术、茯苓、当归、川芎、白芍、熟地黄，或黄芪、当归，或人参、肉桂、川芎、地黄、茯苓、白术、甘草、黄芪、当归、白芍、生姜、大枣。

辨证加减：兼痰湿内阻者，加半夏、陈皮、薏苡仁；若畏寒肢冷，食谷不化者，加补骨脂、肉苁蓉、鸡内金。若见动则汗出、怕风等表虚不固之证，加防风、浮小麦。

②脾胃虚弱

临床表现：纳呆食少，神疲乏力，大便稀溏，食后腹胀，面色萎黄，形体瘦弱，舌质淡，苔薄白。

治疗原则：健脾益胃。

选方：补中益气汤（《脾胃论》）加减（C级推荐）。

药物组成：黄芪、人参、白术、炙甘草、当归、陈皮、升麻、柴胡、生姜、大枣。

辨证加减：肾精亏虚者，加熟地黄、制山萸肉、覆盆子、金樱子、桑螵蛸。

（2）放疗结合中医药治疗：中药可增强肿瘤对放射线的敏感性，又可防治放疗期间的副作用及并发症和后遗症，对于治疗前列腺炎等都有较好的疗效。此外中药还可预防复发和转移，对于提高远期生存有所帮助。

①热毒瘀结

临床表现：会阴部皮肤肿痛、破溃，尿频、尿急、尿痛、小便短赤、排尿困难，腰背酸痛，小腹胀满、疼痛，口渴，纳差；或见大便频繁、黏液血便，甚或便血、肛门灼热、里急后重；舌红或绛，苔微黄腻，脉滑数或脉弦。多见于放射性皮炎、膀胱炎、直肠炎。

治疗原则：清肠燥湿，活血解毒。

选方：芍药汤（《素问病机气宜保命集》）合八正散（《太平惠民和剂局方》）加减（C级推荐）。

药物组成：芍药、当归、黄连、木香、大黄、黄芩、肉桂、车前子、瞿麦、山栀子仁、通草、灯心草、炙甘草。

辨证加减：会阴部皮肤肿痛、破溃者，用黄连、黄柏、虎杖煎汤外敷；尿血者，加大小蓟、地榆、白茅根；腰背酸痛，小腹胀满痛者，加五灵脂、牛膝、王不留行；大便频繁、便血、里急后重者，加白头翁、秦皮、白术、马齿苋、地榆炭。

②气阴亏虚

临床表现：倦怠无力，口干，面色无华，排尿无力或点滴不出，或见头晕眼花、饮食减退、潮热盗汗，舌红，苔白或少苔，脉细或数。多见于放射性损伤后期，或迁延不愈，损伤正气者。

治疗原则：益肾滋阴。

选方：知柏地黄汤加减（《医宗金鉴》）C级推荐。

药物组成：熟地黄、山茱萸、山药、泽泻、茯苓、牡丹皮、知母、黄柏。

辨证加减：心烦、口舌生疮者，加甘草梢、竹叶；眩晕、耳鸣者，加菊花、女贞子；口干、潮热、盗汗者，加女贞子、旱莲草；排尿无力或点滴不出者，加附子、杜仲、茯苓。

（3）内分泌治疗结合中医治疗：内分泌治疗结合中医治疗是指在内分泌治疗期间所联合的中医治疗，发挥增强疗效（中医加载治疗）、防治内分泌治疗不良反应（中医防护治疗）的作用。

①肝肾阴虚

临床表现：性欲降低，勃起功能障碍，阵发性潮热，盗汗，骨痛，认知能力下降，舌质红，少苔，脉沉细或细数。

治疗原则：滋阴补肾，疏肝清热。

选方：滋水清肝饮（《医宗己任编》）和六味地黄汤（《小儿药证直诀》）加减（C级推荐）。

药物组成：熟地黄、山茱萸、山药、枸杞子、茯苓、炙甘草、醋柴胡、当归、白术、白芍、炙龟甲、泽泻、牡丹皮。

辨证加减：如尿痛剧烈者，加桃仁、红花；尿血多者，加蒲黄、赤芍；舌苔腻、纳呆者，山药加倍，加陈皮、砂仁；腹胀便秘者，加陈皮、火麻仁、麦冬。

②肝郁气滞

临床表现：急躁易怒，失眠易惊，头晕目眩，乳房胀痛及女性化，性格改变，面红潮热，烘热汗出，舌质淡或淡红，苔白或薄黄，脉弦。

治疗原则：疏肝理气，调和营卫。

选方：柴胡桂枝汤（《伤寒论》）（C级推荐）。

药物组成：柴胡、半夏、人参、甘草、黄芩、生姜、大枣、桂枝、白芍。

辨证加减：若肝郁头痛较甚者，加川芎、白芷；肝郁失眠者加远志、酸枣仁；肝郁有瘕者加鳖甲、生牡蛎。

（4）放化疗后结合中医治疗：手术后已完成辅助治疗的患者，采用中医巩固治疗，能够防止复发转移，改善症状，提高生存质量；放化疗完成后疾病稳定的带瘤患者，采用中医维持治疗，能够控制肿瘤生长，延缓疾病进展或下一阶段放化疗时间，提高生存质量，延长生存时间。

辨证论治同"单纯中医治疗"。

2. 单纯中医治疗

晚期前列腺癌临床表现为虚实寒热夹杂，以虚为主，因此临床用药，必须遵循扶正祛邪、寒热并用的原则，以扶正补盛为主，兼清热解毒、活血化瘀、利水渗湿、化痰散结等。

（1）湿热蕴结型

临床表现：小便不畅，滴沥不通或成癃闭，偶有血尿，口苦口黏，渴而不欲饮，时有发热起伏，腰痛不适，小腹胀满，会阴部胀痛，拒按，舌质红，苔黄腻，脉滑数。

治疗原则：清热利湿，通淋散结。

选方：八正散（《太平惠民和剂局方》）加减，或草薢分清饮加减（《杨氏家藏方》）（C级推荐）。

药物组成：车前子、瞿麦、萹蓄、滑石、山栀子仁、甘草（炙）、木通、大黄、益智仁、川草薢、石菖蒲、乌药。

辨证加减：尿血明显者加大蓟、小蓟、地榆、白茅根凉血止血；大便秘结者加大黄、芒硝、郁李仁、火麻仁、全瓜蒌。

（2）瘀毒内阻型

临床表现：小便点滴而下，尿如细线，或时而通畅，时有阻塞不通，少腹胀满疼痛，或少腹积块，尿色紫暗有块，伴腰背、会阴疼痛，行动艰难，烦躁不安，舌质紫暗或有瘀点，苔薄，脉涩或细数。

治疗原则：化瘀散结，活血止痛。

选方：桃仁红花煎（《素庵医案》）加减（C级推荐）。

药物组成：红花、当归、桃仁、香附、延胡索、赤芍、川芎、乳香、丹参、青皮、熟地。

辨证加减：伴右胁疼痛者加柴胡、郁金；会阴部痛甚者加制马钱子，口舌生疮者合导赤散；下肢肿甚者加白术、泽泻；尿少、腹胀者，加萹蓄、沉香；腰骶疼痛明显，加三棱、莪术、露蜂房。

（3）肾阳亏虚型

临床表现：小便不通或点滴不爽，排尿乏力，尿流渐细，神疲怯弱，腰膝冷痛，下肢酸软，畏寒肢冷，喜温喜按，大便溏泄，舌淡，苔润，脉沉细。

治疗原则：温补肾阳，渗利水湿。

选方：真武汤（《伤寒论》）加减（C级推荐）。

药物组成：白术、生姜、附子、芍药、茯苓。

辨证加减：尿血多者加黄芪益气摄血；脾虚纳差者加党参、白术；大便溏泄明显者加党参、山药。

（4）肝肾阴虚型

临床表现：尿流变细，排出无力或点滴不通，面色无华，消瘦，倦怠乏力，心悸，动则气促，头晕眼花，饮食减退，身疼腰痛，潮热盗汗，舌红，苔少或无苔，脉细数。

治疗原则：滋补肝肾。

选方：知柏地黄汤加减（《医宗金鉴》）C级推荐。

药物组成：熟地黄、山茱萸、山药、泽泻、茯苓、牡丹皮、知母、黄柏。

辨证加减：眩晕，耳鸣者加杭菊、女贞子；伴津亏便结者加玄参、决明子、肉苁蓉；血虚甚者加熟地黄、阿胶。

（二）辨病治疗常用中草药

猪苓：味甘、淡，性平。归肾、膀胱经。功效：利水渗湿。

绵萆薢：味苦，性平。归肾、胃经。功效：利湿祛浊，祛风除痹。

地肤子：味辛、苦，性寒。归肾、膀胱经。功效：清热利湿，祛风止痒。

滑石：味甘、淡，性寒。归膀胱、肺、胃经。功效：利尿通淋，清热解暑。

牛膝：味甘、微苦，性平。归肝、肾经。功效：逐瘀通经，通利关节，利尿通淋。

萹蓄：味苦，性微寒。归膀胱经。功效：利尿通淋，杀虫止痒。

木通：味苦，性寒。归心、小肠、膀胱经。功效：利尿通淋，清心除烦，通经下乳。

海金沙：味甘、咸，性寒。归膀胱、小肠经。功效：清热利湿，通淋止痛。

苦参：味苦，性寒。归心、肝、胃、大肠、膀胱经。功效：清热燥湿，杀虫，利尿。

黄芩：味苦，性寒。归肺、胆、脾、大肠、小肠经。功效：清热燥湿，泻火解毒，止血，安胎。

土茯苓：味甘、淡，性平。归肝、胃经。功效：除湿，解毒，通利关节。

莪术：味辛、苦，性温。归肝、脾经。功效：行气破血，消积止痛。

蜂房：味甘、性平。归胃经。功效：攻毒杀虫，祛风止痛。

车前子：味甘，性寒。归肝、肾、肺、小肠经。功效：清热利尿通淋，渗湿止泻，明目，祛痰。

茯苓：味甘、淡，性平。归心、肺、脾、肾经。功效：利水渗湿，健脾，宁心。

鱼腥草：味辛，性微寒。归肺经。功效：清热解毒、消痈排脓、利尿通淋。

地锦草：味辛，性平。归肝、大肠经。功效：清热解毒，凉血止血，利湿退黄。

金钱草：味甘、咸，性微寒。归肝、胆、肾、膀胱经。功效：利湿退黄，利尿通淋，解毒消肿。

垂盆草：味甘、淡，性凉。归肝、胆、小肠经。功效：利湿退黄，清热解毒。

地榆：味苦、酸、涩，性微寒。归肝、大肠经。功效：凉血止血，解毒敛疮。

泽兰：味苦、辛，性微温。归肝、脾经。功效：活血调经，祛瘀消痈，利水消肿。

蒲公英：味苦、甘，性寒。归肝、胃经。功效：清热解毒，消肿散结，利尿通淋。

蒲黄：味甘，性平。归肝、心包经。功效：止血，化瘀，通淋。

桃仁：味苦、甘，性平。归心、肝、大肠经。功效：活血祛瘀，润肠通便，止咳平喘。

　　山豆根：味苦，性寒，有毒。归肺、胃经。功效：清热解毒、消肿利咽。

　　半枝莲：味辛、苦，性寒。归肺、肝、肾经。功效：清热解毒、化瘀利尿。

　　莲须：味甘、涩，性平。归心、肾经。功效：固肾涩精。

　　猫爪草：味甘、辛，性平，归肝、肺经。功效：散结，消肿。

　　山慈菇：味甘、微辛，性凉。归肝、脾经。功效：清热解毒，化痰散结。

　　金荞麦：味微辛、涩，性凉。归肺经。功效：清热解毒，排脓祛瘀。

　　斑蝥：味辛，性热。有大毒。归肝、胃、肾经。功效：破血逐瘀，散结消癥，攻毒蚀疮。

（三）常用中成药

　　（1）贞芪扶正颗粒：补气养阴，用于气阴不足，乏力、食欲不振等症。配合手术、放疗、化疗，促进机体功能恢复。

　　（2）健脾益肾颗粒：补脾益肾，促进术后机体功能恢复，减少放疗、化疗、术后并发症，提高体力状况等。

　　（3）安康欣胶囊：活血化瘀、软坚散结、清热解毒、扶正固本，用于术后预防复发转移，缓解由瘀毒蕴结、气血亏虚引起的腹部刺痛、乏力气短等。

　　（4）养阴生血合剂：养阴清热，益气生血，用于提高放疗完成率，减轻放疗引起的阴虚内热，气血不足，口干咽燥，倦怠无力，便秘、小便黄赤等。

　　（5）复方斑蝥胶囊：破血消瘀、攻毒蚀疮，配合巩固治疗（预防术后复发或转移，减轻症状）。

　　（6）八珍颗粒：补气益血，用于提高放疗完成率，减轻放疗引起的热毒内盛，尿频、便秘、小便黄赤等症。

　　（7）平消胶囊：活血化瘀、散结消肿、解毒止痛，用于毒瘀内结所致的肿瘤患者，具有缓解症状、缩小瘤体、提高机体免疫力、延长患者生存时间的作用。

　　（8）吗特灵注射液：活血化瘀、散结消肿、解毒止痛，用于毒瘀内结所致的肿瘤患者，具有缓解症状、缩小瘤体、提高机体免疫力、延长患者生存时间的作用。

　　（9）前列通片：清利湿浊，化瘀散结。用于热瘀蕴结下焦所致的轻、中度癃闭，症见排尿不畅、尿流变细、小便频数、可伴尿急、尿痛或腰痛；前列腺炎和前列腺增生见上述证候者。也用于治疗慢性非细菌性前列腺炎、前列腺增生。

　　（10）济生肾气丸：温肾化气，利水消肿。用于肾虚水肿，腰膝酸重，小便不利，痰饮喘咳。

　　（11）尿塞通片：理气活血，通经散结。用于前列腺增生症、尿闭等。

　　（12）癃闭舒胶囊：益肾活血，清热通淋。用于肾气不足，湿热瘀阻所致的癃闭，症见腰膝酸软、尿频、尿急、尿痛、尿线细，伴小腹拘急疼痛；前列腺增生症见上述证候者。

（13）前列舒乐颗粒：补肾益气，化瘀通淋。主治肾脾双虚，气滞血瘀，前列腺增生，慢性前列腺炎；面色㿠白，神疲乏力，腰膝疲软无力，小腹坠胀，小便不爽，点滴不出，或尿频、尿急、尿道涩痛。

（14）癃清片：清热解毒，凉血通淋。用于下焦湿热所致的热淋，症见尿频、尿急、尿痛、腰痛、小腹坠胀；亦用于慢性前列腺炎湿热蕴结兼瘀血证，症见小便频急、尿后余沥不尽、尿道灼热、会阴少腹腰骶部疼痛或不适等。

（15）热淋清颗粒：清热泻火，利尿通淋。用于下焦湿热所致的热淋，症见尿频、尿急、尿痛；尿路感染、肾盂肾炎见上述证候者。

（16）前列欣胶囊：活血化瘀，清热利湿。用于瘀血凝聚，湿热下注所致的淋证，症见尿急、尿痛、排尿不畅、滴沥不净；慢性前列腺炎、前列腺增生见上述证候者。

（17）前列泰片：清热利湿，活血散结。用于慢性前列腺炎湿热夹瘀征。

（18）翁沥通胶囊：清热利湿，散结祛瘀。用于属湿热蕴结，痰瘀交阻之前列腺增生症，症见尿频、尿急或尿细、排尿困难等。

（19）普乐安胶囊：补肾固本。用于肾气不固，腰膝酸软，尿后余沥或失禁，以及慢性前列腺炎、前列腺增生具有上述证候者。

（四）中药外治法

中药外治法是指将药物配制加工成散剂（外用散剂）、膏药剂（又称硬膏）、油膏（又称软膏）、药捻、洗剂、栓剂、灌肠剂、雾剂、糊剂、滴剂等剂型，涂敷、粘贴、撒布、点滴、灌导、拭洗于体表穴位或病灶局部。药物经透皮吸收后，对经络穴位或局部产生刺激，以达到调理阴阳、祛邪拔毒的目的。因为前列腺位置特殊，既不在内，也不在外，周围正常组织较多，外治法难以直达病所，通常主要用于缓解尿潴留。

1. 中药贴敷疗法

（1）大葱白矾散（《现代中医药应用与研究大系》）：大葱白9cm，白矾15g，以上2味共捣烂，如膏状，贴肚脐上，每日换1次，贴至尿通为度，此方能软坚通尿，适用于前列腺癌小便不通、点滴难下。

（2）蚯蚓田螺散（《现代中医药应用与研究大系》）：白颈蚯蚓5条，小田螺5个，荜澄茄15g。以上三味共捣烂，拌米饭为丸，敷脐上，此药能温肾散寒、行气利水，对前列腺癌癃闭、尿塞不通、少腹疼痛难忍者有效。

（3）甘遂单方：甘遂2g，研为细末，用醋调膏，纱布包裹，外敷脐部，以通为度。

（4）取嚏：取皂角末0.5g，吹鼻取嚏，具有开肺气、举中气、通下焦的功效，是一种简单有效的通利小便的方法。

2. 中药灌肠疗法

消瘀散结灌肠剂

药物组成：山慈菇、夏枯草、莪术、虎杖、吴茱萸。

应用方法：消瘀散结灌肠剂 100mL 保留灌肠，2 次/日，60 日为 1 个疗程。

（五）非药物疗法

1. 针灸

穴位：足三里、三阴交、膀胱俞、关元俞、委中、承山、阴陵泉、中极、关元。

方法：证属肾气亏虚者取穴三焦俞、肾俞、阴谷、气海、委阳，用平补平泻手法。证属湿热蕴结者取三阴交、阴陵泉、膀胱俞、中极，用泻法。

适应证：与中药配合应用，治疗前列腺癌。

疗程：每周 2 次，3 个月后改为每周 1 次。

2. 改良式隔物灸法

操作方法：先用细盐粒填满神阙；后将生姜捣碎取汁，把用姜汁浸湿的棉布平铺于腹部；将艾绒放进圆锥形的艾灸器中，点燃艾绒，在腹部棉布上，以任脉的神阙穴为中心进行温灸，以患者能耐受为度，待艾绒全部燃尽，更换艾绒，连续灸 30 分钟后用纱布覆盖神阙穴并固定，以防止盐粒流出。同法灸腰部，腰部以膀胱经和督脉为重点。

适应证：前列腺癌术后尿失禁。

疗程：每日 1 次，连续 3 周。

附三：治则治法古今选要

（一）古代论述

前列腺癌治则治法经过长期经验总结，不断完善提高。秦汉至隋唐时期，此期治法多以方药为主，对治则治法论述较少，后世多根据其方药，推理了其中蕴藏的治则治法。宋至金元时期，由于各家学说发展，对前列腺癌治则治法多有论及。明清时期中医学繁荣发展，百家争鸣，呈现较多前列腺癌相关的总结研究，治则治法论述较为丰富。各医家根据自己的经验总结，提出了各种不同治则治法，有强调首重温补脾肾者，有强调利湿清热为主者，有古代医籍中与前列腺癌治疗相关的论述及分类方法如下：

1. 宣上通下法

《丁甘仁医案·癃闭案》："三焦者，决渎之官，水道出焉。上焦不宣，则下焦不通，以肺为水之上源，不能通调水道，下输膀胱也。疏其源则流自洁，开其上而下自通，譬之沉竹管于水中，一指遏其上窍，则滴水不坠，去其指则管无余水矣，治癃闭不当如是乎？"

2. 清热法

《景岳全书》论曰：热结中焦则为坚，下焦则为溺血，令人淋闭不通，此多是虚损人，服大散，下焦客热所为。亦有自然下焦热者，但自少，可善候之。

凡气淋之为病，溺难涩常有余沥，石淋之为病。茎中痛，溺不得卒出。膏淋之为病，尿似膏自出。劳淋之为病，劳倦即发痛，引气冲下。热淋之为病，热即发，甚则尿血，治之皆与气淋同。凡人候鼻头色黄者，小便难也。

《千金方》地肤子汤：治下焦结热，小便赤黄不利，数起出少，茎痛或血出，温病后余热及霍乱后当风取热，过度饮酒，房劳，及行步冒热，冷饮逐热，热结下焦，及散石热动关格，小腹坚，胞胀如斗，有此诸淋，悉治之立验方。地肤子三两、知母、黄芩、猪苓、瞿麦、枳实（一作松实）、升麻、通草、葵子、海藻各二两。上十味为末，以水一斗，煮取三升，分三服，大小便皆闭者，加大黄三两。女人房劳，肾中有热，小便难不利，小腹满痛，脉沉细者，加猪肾一具。（崔氏云：若加肾，可用水一斗五升，先煮肾，取一斗汁，然后纳药煎之。《小品方》不用枳实。）

3. 清利膀胱之火

溺孔之血，其来近者，出自膀胱。其证溺时必孔道涩痛，小水红赤不利，此多以酒色欲念致动下焦之火而然。常见相火妄动，逆而不通者，微则淋浊，甚则见血。经曰：胞移热于膀胱，则癃而溺血，即此证也。治宜清利膀胱之火，以生地、芍药、牛膝、山栀、黄柏、知母、龙胆草、瞿麦、木通、泽泻等剂，或七正散、大厘清饮、五淋散之属，所皆宜也。

（二）现代医家学术思想和治疗特点

多位医家总结魏睦新、周维顺的治疗经验，根据前列腺癌的病程进展将其辨证分为三期：①初期多为湿热下注、湿热蕴结，治宜清热解毒、利湿散结，可用草薢分清饮或八正散加减；②中期多为肝肾阴虚，治宜滋阴降火、解毒散结，方用六味地黄丸加减或知柏地黄汤加减；③晚期多为气血两虚，治宜补益气血、培补肾元，可用右归饮加减或十全大补汤加减。

周岱翰教授将前列腺癌分为三型：①湿热蕴结，治疗以清热解毒、利水消癥为主；②湿毒瘀血，应以清肝解毒、祛瘀消癥为治法；③气阴两虚，治疗上应健脾补肾、解毒消癥。

郭军教授将前列腺癌分为三型：①湿热蕴结，治疗当以活血化瘀、清热解毒为主，方用八正散加减；②痰瘀闭阻，应以软坚散结、祛瘀化痰为治法，方用膈下逐瘀汤加减；③气血两虚，宜补益气血、扶正祛瘀，方用金匮肾气丸加减。

黄桂军等在探讨前列腺癌中医证型与实验室指标关系中亦将临床分型分为三型，

即湿热蕴结型（激素依赖型前列腺癌）、气滞血瘀型（非激素依赖型前列腺癌）、痰瘀闭阻型（骨转移型前列腺癌）。

丁永锋等通过77例前列腺癌观察并结合相关指标分析，将前列腺癌分为肺热失宣、湿热蕴结、气滞血瘀、痰瘀闭阻、气血亏虚五种证型。

李远鹏将前列腺癌的证型归纳为湿热型、瘀毒型、痰瘀互结型、肾阴虚型、肾阳虚型五种。湿热型治以清热利湿、解毒通淋，方用八正散加减；瘀毒型治以清热解毒、活血化瘀，方用五味消毒饮和血府逐瘀汤加减；痰瘀互结型治以解毒散结、化痰逐瘀，方用血府逐瘀汤和温胆汤加减；肾阴虚型治以滋养肾阴，方用左归饮加减；肾阳虚型治以温补肾阳，方用右归饮加减。

目前，前列腺癌治疗的共识以扶正祛邪为主，固本清源，辨病辨证论治。邪盛以祛邪为急，正虚以扶正为先，虚实夹杂，则祛邪、扶正并举。前列腺癌之证多属脾肾两虚兼湿热瘀毒互结，故治法以补肾健脾、清热利湿、化瘀解毒为主，同时，在处方用药时应适当兼顾患者可能的气血阴阳盛虚之不同，随证遣药。

附四：方剂源流

（一）上古至隋唐时期

上古至隋唐时期，此期主要从汉朝的《伤寒论》开始，出现方剂，之后不断丰富发展。

1. 地肤子汤

来源：《备急千金要方·淋闭》

组成：地肤子三两，知母、黄芩、猪苓、瞿麦、枳实（一作松实）、升麻、通草、葵子、海藻各二两。

用法：上十味为末，以水一斗，煮取三升，分三服，大小便皆闭者，加大黄三两。女人房劳，肾中有热，小便难不利，小腹满痛，脉沉细者，加猪肾一具。（崔氏云：若加肾，可用水一斗五升，先煮肾，取一斗汁，纳药煎之。《小品方》不用枳实。）

原文："治下焦结热，小便赤黄不利，数起出少，茎痛或血出，温病后余热，及霍乱后当风取热，过度饮酒房劳，及行步冒热，冷饮逐热，热结下焦，及散石热动关格，小腹坚，胞胀如斗，有此诸淋，悉治之立验方。"

2. 黄连丸

来源：《外台秘要》

组成：黄连（不限多少）、生瓜蒌（汁）、生地黄（汁）、羊乳（无即用牛乳及人乳亦得）。

用法：上四味，取三般汁乳和黄连末，任多少，众手捻为丸，如梧子大。麦饮服三十丸，渐加至四十丸，五十丸，日三服。轻者三日愈，重者五日愈。若药苦难服，即煮麦饮汁下亦得。

原文："经曰：肾实则消。消者不渴而利是也，所以服石之人，其于小便利者，石性归肾，肾得石则实，实则能消水浆，故利。利多则不得润养五脏，脏衰则生诸病也。张仲景曰：若热结中焦则为坚热也。热结下焦则为溺血，亦令人淋闭不通。明知不必悉患小便利，信矣。内有热气者则喜渴也，除其热则止。渴兼虚者，须除热而兼宜补虚，则病愈。"

（二）宋至金元时期

宋至金元时期，此期方剂杂出，特别是金元四大家，多有自创方剂。其方药至今尚有一定借鉴作用。

1. 贝齿散方

来源：《太平圣惠方》

组成：贝齿一（二）两，葵子三两，石燕二两，滑石二两。

用法：上件药，捣细罗为散，研过，食前以葱白汤调下一钱。

原文：治妇人结热成淋，小便引痛，或时溺血，或如小豆汁。

2. 大金花丸

来源：《黄帝素问宣明论方》

组成：黄连、黄柏、黄芩、大黄各半两。

用法：上为末，滴水丸如小豆大，每服三二十丸，新汲水下。自利，去大黄，加栀子。小儿，丸如麻子大，三五丸。

原文："中外诸热，寝汗咬牙，睡语惊悸，溺血淋闭，咳衄血，瘦弱头痛，并骨蒸肺痿喘嗽。"（去大黄，加栀子，名曰栀子金花丸，又名既济解毒丸。）

（三）明清时期

明清时期，诸多医著流传于世，前列腺癌相关众多方剂辈出，而尤以《普济方》中论述最详。至今仍为临床所喜用。

1. 水火两通丹

来源：《辨证录·血症门》

组成：车前子三钱，茯苓五钱，木通一钱，栀子三钱，黄柏一钱，当归五钱，白芍一两，萹蓄一钱，生地一两。

用法：水煎服。一剂而涩痛除，二剂而溺血止，三剂全愈，不必用四剂也。

原文："人有小便溺血者，其症痛涩马口，如刀割刺触而难忍，人以为小肠之血也，而不知非也。小肠出血，则人立死，安得痛楚而犹生乎？因人不慎于酒色，欲泄不泄，受惊而成之者。精本欲泄，因惊而缩，入则精已离宫，不能仍反于肾中，而小肠又因受惊，不得直泄其水，则水积而火生，于是热极而煎熬，将所留之精化血而出于小便之外，其实乃肾经之精，而非小便之血也。治法宜解其小肠之火，然而解火而不利其水，则水壅而火仍不得出，精血又何从而外泄哉。"

2. 牛膝四物汤

来源：《医学衷中参西录·溺血门》

组成：牛膝、木通、郁金、甘草梢、瞿麦、当归、川芎、生地、赤芍药。

用法：水煎服。

原文："溺血多缘精窍病，尿血分出茎或疼，牛膝四物汤调治，急宜煎服效从容。溺血为精窍之病，乃尿与血先后分出者也，宜用牛膝四物汤治之，其证自愈。"

3. 瞿麦汤

来源：《普济方》

组成：瞿麦穗、干地黄、车前子叶、滑石、郁金、芒硝。

用法：上捣筛，每服三钱，水一盏，煎七分。

原文：治血淋热结不通利者，及尿血者，水道中涩痛。

4. 郁金散

来源：《普济方》

组成：生干地黄、郁金、蒲黄。

用法：上等分，为细末。每于食前，煎车前子叶汤调下一钱。酒调下亦得。

原文：治血淋心头烦，水道中涩痛，及治小肠积热，尿血出者。

5. 旱莲子汤

来源：《普济方》

组成：旱莲子、芭蕉根。

用法：上捣筛，每服五钱，水一盏半，煎八分，去滓，温服，日进二服。

原文：治血淋心烦，水道中涩痛。

6. 桑黄汤

来源：《普济方》

组成：桑黄、槲白皮。

用法：治小便淋沥，出血疼痛，及脐腹、阴根涩痛。

原文：上等分捣筛，每服三钱，水一盏，煎至七分，去滓，温服。

第十七章 膀　胱　癌

膀胱癌（blader carcinoma）是泌尿系统最常见的恶性肿瘤，90%以上为移行细胞癌，其中80%以上为无浸润的浅表性癌，初次治疗后复发率高达70%。大多数膀胱癌患者以血尿就诊。间歇性无痛性肉眼血尿是其典型和常见症状，一般表现为全程血尿，终末加重，出血量与肿瘤大小、数目、恶性程度并不一致。

据世界卫生组织2002年统计，全球每年约有36万新发病例，发病率居恶性肿瘤第九位，男性患者占75%～80%，发病率近年呈增高趋势，每年约有15万人死于膀胱癌，居所有癌症第12位，自然生存期约16～20个月。膀胱癌的发病率随着年龄急剧增加，40岁以下发病的少见，中位发病年龄65岁，发病年龄高峰为70岁。膀胱癌的发病有地区性和种族性，美国和西欧高，日本低，美国的白人高于黑人，男女比例为3:1。我国尚无全国性膀胱癌的发病率统计，据1996年公布的1990—1992年我国22个省、市、地区居民恶性肿瘤死亡率及死因构成统计，膀胱癌世界标化死亡率，男性占第11位（1.89/10万），女性占第16位（0.55/10万），合计1.15/10万。

【相关证候源流】

中医古籍中没有膀胱癌病名的记载，从临床表现看，膀胱癌属"溺血""血淋""癃闭"等病症的范畴。其相关证候论述散见于各时期医著中。

一、上古至春秋战国时期

上古至春秋战国时期为中医学的萌芽时期，其代表作以《黄帝内经》《难经》为主，其中记载了"溺血""血淋""癃闭"等与膀胱癌相似的证候及病名。

《素问·气厥论》："胞移热于膀胱，则癃，溺血。"膀胱癌症状常有反复出现无痛性血尿，晚期可见排尿困难等症，与"则癃，溺血"。

《素问·至真要大论》："岁少阳在泉，火淫所胜，则焰明郊野，寒热更至。民病注泄赤白，少腹痛，溺赤，甚则血便。少阴同候。"膀胱癌症状常有反复出现无痛性血尿，侵犯直肠可见黏液血便，癌瘤转移后可见腹痛等症，与"少腹痛，溺赤，甚则血便"相似。

《灵枢·邪气脏腑病形》："小肠病者，小腹痛，腰脊控睾而痛，时窘之后，当耳前热，若寒甚，若独肩上热甚，及手小指次指之间热，若脉陷者，此其候也。手太阳病也，取之巨虚下廉。三焦病者，腹气满，小腹尤坚，不得小便，窘急，溢则水，留即为胀，候在足太阳之外大络，大络在太阳、少阳之间，亦见于脉，取委阳。膀胱病者，小腹偏肿而痛，以手按之，即欲小便而不得，肩上热，若脉陷，及足小指外廉及胫踝后皆热。若脉陷，取委中央。"膀胱癌症状常有腹痛、排尿困难等，与"膀胱病者，小腹偏肿而痛，以手按之，即欲小便而不得"相似。

二、秦汉至隋唐时期

秦汉至隋唐时期，医著中有关膀胱癌的相关证候论述明显增多。

《金匮要略·五脏风寒积聚病脉证并治》云："热在上焦者，因咳为肺痿；热在中焦者，则为坚；热在下焦者，则尿血，亦令淋秘不通。"此所论尿血、淋秘不通等诸症与"则癃，溺血"相似。

《金匮要略·血痹虚劳病脉证并治》云："虚劳腰痛，少腹拘急，小便不利者，八味肾气丸主之。"癌瘤转移后可见腹痛、排尿困难，与此所论"少腹拘急、小便不利"类似。

《诸病源候论》云："足厥阴疟，令人腰痛，少腹满，小便不利，如癃状非癃也，数小便，意恐惧，气不足，肠中悒悒，刺足厥阴。"

《诸病源候论》云："气淋者，肾虚膀胱热，气胀所为也。膀胱与肾为表里，膀胱热，热气流入于胞，热则生实，令胞纳气胀，则小腹满，肾虚不能制其小便，故成淋。其状：膀胱小腹皆满，尿涩，常有余沥是也。亦曰气癃。诊其少阴脉数者，男子则气淋。其汤熨针石，别有正方，补养宣导，今附于后。"

《备急千金要方》云："治妇人结气成淋，小便引痛上至小腹，或时溺血，或如豆汁，或如胶饴，每发欲死，食不生肌，面目萎黄，师所不能治方。"

《备急千金要方》云："治虚劳不起，囊下痒，汗出，小便淋沥，茎中数痛，尿时赤黄，甚者失精，剧苦溺血，目视眈眈，见风泪出，茎中冷，精气衰，两膝肿，不能久立，起则目眩，补虚方。"

《备急千金要方》云："热结中焦则为坚，下焦则为溺血，令人淋闭不通，此多是虚损人，服大散，下焦客热所为。亦有自然下焦热者，但自少，可善候之。"

三、宋至金元时期

宋至金元时期，不仅总结发展膀胱癌相关证候，还发展出膀胱癌诸多治法方药，如《普济方》《圣济总录》等著作，刊载诸多有关理论与方剂。

《丹溪手镜》："溺血热也，又因房劳过度，忧思气结，心肾不交。"

《普济方》："五脏衰则生诸热，结中焦则为肾热，结下焦则为溺血，亦令人淋闭不通。明知必有患小便利则喜渴，除热则止渴。热虚者，须除热补虚则瘥矣。"

《普济方》："夫热结中焦则为坚，下焦则为溺血，令人淋闭不通，此多是虚损之人，服大散。下焦结热所凡气淋之为病，溺难涩常有余沥。石淋之为病，茎中痛，溺不得卒出。膏淋之为病，尿似膏与血。医经曰：膀胱不利为癃，不约为遗溺。又云：膀胱为州都之官，津液藏焉，气化则能出矣。"

《普济方》："若大小便秘塞不通，或淋沥溺血，阴中疼痛，此是热气所致。"

《普济方》："海螵蛸治妇人结气成淋，小便引痛，上至小腹，或时溺血，或如豆汁，或如胶饮，每发欲死。食不生肌，面目萎黄，师所不能治方。贝齿四枚（炒作末），葵子一升，石膏五两，滑石三两（末）。上四味，以水七升煮二物，取二升，去滓，纳二末及猪脂一合，更煎三沸。分三服，日三。不瘥，再合服。"

《普济本事方》："关元穴，在脐下三寸，小肠之募，脾经、肝经、肾经三阴之会，又名下纪。治脐下疞痛，小便赤涩，不觉遗沥，或小便处痛如散火状，或溺血暴疝痛，脐下结血，状如覆杯，转胞不得尿，妇人带下瘕聚，因产恶露不止，月脉断绝，下胻冷，可灸三百壮。"

《圣济总录》："论曰：心主血气，通小肠与膀胱，俱行水道。下焦受热，则气不宣通，故溲便癃闭而成淋也。热甚则搏于血脉，血得热则流行入于胞中，与溲便俱下，故为血淋也。"

四、明清时期

明清时期，对膀胱癌的认识进一步加深，各医著所论膀胱癌相关证候更加详细具体，相关证候论述趋于完备。

《辨证录》："人有小便溺血者，其症痛涩，马口如刀割，刺触而难忍，人以为小肠之血也，而不知非也。小肠出血，则人立死，安得痛楚而犹生乎？因人不慎于酒色，欲泄不泄，受惊而成之者。精本欲泄，因惊而缩，入则精已离宫，不能仍反于肾中，而小肠又因受惊，不得直泄其水，则水积而火生，于是热极而煎熬，将所留之精化血而出于小便之外，其实乃肾经之精，而非小便之血也。治法宜解其小肠之火，然而解火而不利其水，则水壅而火仍不得出，精血又何从而外泄哉。方用水火两通丹。"

《景岳全书》："溺孔之血，其来近者，出自膀胱。其证溺时必孔道涩痛，小水红赤不利，此多以酒色欲念致动下焦之火而然。常见相火妄动，逆而不通者，微则淋浊，甚则见血。经曰：胞移热于膀胱，则癃而溺血，即此证也。治宜清利膀胱之火，以生地、芍药、牛膝、山栀、黄柏、知母、龙胆草、瞿麦、木通、泽泻等剂，或七正散、大厘清饮、五淋散之属，皆所宜也。"

《景岳全书》："大厘清饮：治积热闭结，小水不利，或致腰腿下部极痛，或湿热下利，黄疸、溺血，邪热蓄血，腹痛淋闭等证。"

《血证论》："一外因，乃太阳阳明传经之热，结于下焦。其证，身有寒热，口渴腹满，小便不利，溺血疼痛。宜仲景桃仁承气汤治之，小柴胡汤加桃仁、丹皮、牛膝亦治之。"

通过梳理各时期膀胱癌相关证候的论述发现，中医学对膀胱癌的认识是一个逐渐加深的过程，综合众医家论述，基本完全总结出了膀胱腺癌常见的临床证候表现。

【病因病机】

膀胱癌的病因目前尚不明确，一般认为吸烟或职业原因而长期接触芳香胺类物质，如染料、皮革、橡胶和油漆等，是重要发病因素。另外，人体内色氨酸的异常代谢产物经肝代谢后进入膀胱，具有致癌作用。患有血吸虫病、炎症、膀胱结石及尿路梗阻等疾病的患者，膀胱癌的发病率亦高于一般人。根据流行病学研究显示，膀胱癌具有一定的家族相关性，尤其是患者的直系亲属，具有较高的患病风险。

中医古籍中无膀胱癌这一病名，但却有类似病症记载。论及尿血的形成，如《素问·气厥论》："胞移热于膀胱，即癃血、溺血。"《素问·至真要大论》："岁少阳在泉，火淫所胜，民病溺赤。"描述膀胱癌常见的血尿症状，如《备急千金要方》："热结下焦则为溺血，令人淋闭不通。"《医宗金鉴》："膀胱热结，轻者为癃，重者为闭。"描述膀胱癌"热结癃闭"的病因病机，如《素问·灵兰秘典论》："膀胱者，州都之官，津液藏焉，气化则能出矣。"指出膀胱为津液会聚之所，津液得肾之气化则上润腑脏，下出水道。若膀胱热结癃闭，则致机体代谢之毒物积聚，久而成癌。

正虚邪实、本虚标实是本病发病的两大因素。一般初病为实，久病为虚。其主要病因病机如下。

1. 外感邪毒

外阴不洁，湿毒邪热上移膀胱；或外受温热邪毒，致湿热内生，下注膀胱，湿热瘀阻，伤及脉络，发为本病。

2. 饮食所伤

饮食不洁，恣食膏粱厚味、肥甘辛辣之品，嗜烟喜酒，损伤脾胃，脾失健运，津液内停，滞而成湿，化热下注膀胱，阻滞气机，壅塞脉络，发为本病。

3. 情志不调

忧思郁怒，致肝郁气滞，气机不调，津液停滞，形成痰湿，痰气交阻于络，气滞血瘀，致痰、气、瘀相互搏结，发为本病。

4. 正气虚损

先天肾气亏虚，素有脾胃亏虚，或年老体弱，以及劳累过度、房事不节，均可导致脾肾亏虚，水液代谢失常，水湿不化，瘀积成毒，湿毒化热，下注膀胱，发为本病。

而关于内外病邪的种类及致病方式，古代医籍早有描述，归纳起来，导致膀胱癌的内外病因不外以下内容：膀胱湿热，瘀血内阻，脾肾亏虚，阴虚火旺。

附一：病因病机古今选要

1. 膀胱湿热

《素问·气厥论》："胞移热于膀胱，则癃溺血。"（胞，女子胞也。女子胞中有热，传与膀胱尿胞，尿胕得热，故为淋病尿血也。）

《素问·至真要大论》："岁少阳在泉，火淫所胜，则焰明郊野，寒热更至。民病注泄赤白，少腹痛，溺赤，甚则血便。少阴同候。"

《金匮要略·五脏风寒积聚病脉证并治》云："热在上焦者，因咳为肺痿；热在中焦者，则为坚；热在下焦者，则尿血，亦令淋秘不通。"

2. 瘀血内阻

《圣济总录》云："瘤之为义，留滞而不去也，气血流行，不失其常，则形体和平，无或余赘，及郁结壅塞，则乘虚投隙，瘤所以生。"

3. 脾肾亏虚

《备急千金要方》云："治虚劳不起，囊下痒，汗出，小便淋沥，茎中数痛，尿时赤黄，甚者失精，剧苦溺血，目视眈眈，见风泪出，茎中冷，精气衰，两膝肿不能久立，起则目眩补虚方"。

《备急千金要方》云："热结中焦则为坚，下焦则为溺血，令人淋闭不通，此多是虚损人，服大散，下焦客热所为。亦有自然下焦热者，但自少，可善候之。"

4. 阴虚火旺

《丹溪手镜》："溺血，热也，又因房劳过度，忧思气结，心肾不交。"

总之，膀胱癌是由于正气虚损，阴阳失调，邪毒乘虚入膀胱，邪滞于膀胱，阻滞气机，壅塞脉络，导致膀胱功能失调，水液代谢失常，水湿不化，瘀积成毒，湿毒化热下注膀胱，发为本病。因此，膀胱癌是因虚而得病，因虚而致实，是一种全身属虚、局部属实的疾病。膀胱癌的虚以阴虚、气阴两虚为多见，实则不外乎气滞、血瘀、痰凝、毒聚之病理变化。其病位在膀胱，但因肝主疏泄，脾主运化水湿，肾主水之蒸化，故与肝、脾、肾关系密切。

【辨治思路】

中医药治疗膀胱癌的辨治思路，经历了不同阶段的发展，从起初的以症状为主进行辨证治疗，逐渐演变为辨病辨证治疗。由于中医辨证难以进行规范统一，为了形成较为统一的辨治标准，近年中医肿瘤领域专家组提出，在辨病的基础上，以证候要素作为切入点，进行辨证标准的规范化工作，并被《恶性肿瘤中医诊疗指南》采纳，成为膀胱癌辨证论治的重要方法，予以规范和推广。

一、证候要素

临床上膀胱癌虚实夹杂，可数型并见。在既往研究基础上，结合文献报道以及国内中医肿瘤专家意见，可将膀胱癌证候要素分为以下 7 种。

1. 气虚证

主症：神疲乏力，少气懒言，腹痛绵绵。

主舌：舌淡胖。

主脉：脉虚。

或见症：食少纳呆，形体消瘦，气短，自汗，畏寒肢冷。

或见舌：舌边齿痕，苔白滑，薄白苔。

或见脉：脉沉细，脉细弱，脉沉迟。

2. 阴虚证

主症：五心烦热，口咽干燥，小便短赤。

主舌：舌红少苔。

主脉：脉细数。

或见症：五心烦热，形体消瘦，两颧红赤，咽干口燥，潮热盗汗。

或见舌：舌干裂，苔薄白或薄黄而干，花剥苔，无苔。

或见脉：脉浮数，脉弦细数，脉沉细数。

3. 阳虚证

主症：面色㿠白，畏寒肢冷，排尿乏力。

主舌：舌淡苔白。

主脉：脉沉迟。

或见症：小便淋漓，尿流渐细，下肢酸软，喜温喜按，浮肿，大便溏泄，小便不通或点滴不爽，腰膝冷痛，畏寒肢冷。

或见舌：舌胖大苔滑。

或见脉：脉细弱。

4. 血虚证

主症：面色无华，头晕眼花，爪甲色淡，尿血色淡。

主舌：舌淡。

主脉：脉细。

或见症：心悸怔忡，失眠健忘，小便短少。

或见舌：苔白，苔薄白。

或见脉：脉沉细，脉细弱。

5. 血瘀证

主症：下腹包块，刺痛固定，肌肤甲错。

主舌：舌质紫暗或有瘀斑、瘀点。

主脉：脉涩。

或见症：面色黧黑，唇甲青紫，阴道出血色暗瘀，或夹血块。

或见舌：舌胖嫩，苔白滑，苔滑腻，苔厚腻，脓腐苔。

或见脉：脉沉弦，脉结代，脉弦涩，脉沉细涩，牢脉。

6. 热毒证

主症：口苦身热，尿赤便结。

主舌：舌红或绛，苔黄而干。

主脉：脉滑数。

或见症：尿血、尿痛、小便频数短涩、口干不欲饮，腰痛不适，小腹胀满。

或见舌：舌有红点或芒刺，苔黄燥，苔黄厚黏腻。

或见脉：脉洪数，脉数，脉弦数。

7. 气滞证

主症：下腹胀满，痛无定处。

主舌：舌淡暗。

主脉：脉弦。

或见症：烦躁易怒，口苦咽干，嗳气，少腹包块，攻撑作痛。

或见舌：舌边红，苔薄白，苔薄黄，苔白腻或黄腻。

或见脉：脉弦细。

二、辨证方法

· 符合主症 2 个，并见主舌、主脉者，即可辨为本证。

· 符合主症 2 个，或见症 1 个，任何本证舌、脉者，即可辨为本证。

· 符合主症 1 个，或见症不少于 2 个，任何本证舌、脉者，即可辨为本证。

三、辨证分型

表 17 - 1　膀胱癌常见证候类型

治疗阶段	手术阶段	化疗阶段	放疗阶段	单纯中医治疗阶段
辨证分型	气血亏虚 脾胃虚弱	脾胃不和 气血亏虚 肝肾阴虚	气阴两虚 热毒瘀结	湿热下注 瘀毒蕴结 肾气亏虚 阴虚火旺

【膀胱癌常见症状的分型论治】

膀胱癌的相关临床症状及并发症较多，主要有尿血、尿频、尿急、尿痛、血淋、尿潴留、癃闭等，本节主要选取尿血、血淋、癃闭等三个膀胱癌较为特有、临床又比较常见的症状，对其分型论治进行阐述。

一、尿血

1. 下焦湿热

症状：小便黄赤灼热，尿血鲜红，心烦口渴，面赤口疮，夜寐不安，舌质红，脉数。

治法：清热泻火，凉血止血。

方药：小蓟饮子。

方中以小蓟、生地黄、藕节、蒲黄凉血止血；栀子、木通、竹叶清热泻火；滑石、甘草利水清热，导热下行；当归养血活血，共奏清热泻火、凉血止血之功。热盛而心烦口渴者，加黄芩、天花粉清热生津；尿血较甚者，加槐花、白茅根凉血止血；尿中夹有血块者，加桃仁、红花、牛膝活血化瘀。

2. 肾虚火旺

症状：小便短赤带血，头晕耳鸣，神疲，颧红潮热，腰膝酸软，舌质红，脉细数。

治法：滋阴降火，凉血止血。

方药：知柏地黄丸。

方中以地黄丸滋补肾阴，"壮水之主，以制阳光"；知母、黄柏滋阴降火。可酌加旱莲草、大蓟、小蓟、藕节、蒲黄等凉血止血。颧红潮热者，加地骨皮、白薇清退虚热。

3. 脾不统血

症状：久病尿血，甚或兼见齿衄、肌衄，食少，体倦乏力，气短声低，面色不华，舌质淡，脉细弱。

治法：补脾摄血。

方药：归脾汤。

可加熟地黄、阿胶、仙鹤草、槐花等养血止血；气虚下陷而且少腹坠胀者，可加升麻、柴胡，配合原方中的党参、黄芪、白术，以起到益气升阳的作用。

4. 肾气不固

症状：久病尿血，血色淡红，头晕耳鸣，精神困惫，腰脊酸痛，舌质淡，脉沉弱。

治法：补益肾气，固摄止血。

方药：无比山药丸。

方中以熟地黄、山药、山茱萸、怀牛膝补肾益精，肉苁蓉、菟丝子、杜仲、巴戟天温肾助阳，茯苓、泽泻健脾利水，五味子、赤石脂益气固涩。可加仙鹤草、蒲黄、槐花、紫珠草等止血。必要时再酌加牡蛎、金樱子、补骨脂等固涩止血。腰脊酸痛、畏寒神怯者，加鹿角片、狗脊温补督脉。

二、血淋

症状：实证表现为小便热涩刺痛，尿色深红，或夹有血块，疼痛满急加剧，或见心烦、舌苔黄、脉滑数。虚证表现为尿色淡红，尿痛涩滞不明显，腰酸膝软，神疲乏力，舌淡红，脉细数。

治法：实证宜清热通淋，凉血止血；虚证宜滋阴清热，补虚止血。

方药：实证用小蓟饮子，虚证用知柏地黄丸。

小蓟饮子方中小蓟、生地黄、蒲黄、藕节清热凉血止血，小蓟可重用至 30g，地黄以生者为宜；木通、淡竹叶通淋利小便，降心火；栀子清三焦之湿热；滑石利尿通淋；当归引血归经；生甘草梢泻火而能达茎中以止痛。若热重出血多者，可加黄芩、白茅根，重用生地黄；若血多痛甚者，可另服参三七、琥珀粉，以化瘀通淋止血。知柏地黄丸滋阴清热以治血淋虚证，亦可加墨旱莲、阿胶、小蓟、地榆等以补虚止血。

三、癃闭

癃闭的治疗应根据"六腑以通为用"的原则，着眼于通，即通利小便。但通之之法，有直接、间接之分，因证候的虚实而异。实证治宜清湿热、散瘀结、利气机而通利水道；虚证治宜补脾肾、助气化，使气化得行，小便自通。同时，还要根据病因病机，病变在肺、在脾、在肾的不同，进行辨证论治，不可滥用通利小便之品。此外，尚可根据"上窍开则下窍自通"的理论，用开提肺气法，开上以通下，即所谓以"提壶揭盖"之法治疗。

若小腹胀急，小便点滴不下，内服药物缓不济急时，可配合导尿或针灸以急通小便。

1. 膀胱湿热

症状：小便点滴不通，或量少而短赤灼热，小腹胀满，口苦口黏，或口渴不欲饮，或大便不畅，苔根黄腻，舌质红，脉数。

治法：清热利湿，通利小便。

方药：八正散。

方中木通、车前子、萹蓄、瞿麦通闭利小便，山栀清化三焦之湿热，滑石、甘草清利下焦之湿热，大黄通便泻火、清热解毒。若舌苔厚腻者，可加苍术、黄柏，以加强其清化湿热的作用；若兼心烦、口舌生疮糜烂者，可合导赤散，以清心火、利湿热；若湿热久恋下焦，又可导致肾阴灼伤而出现口干咽燥、潮热盗汗、手足心热、舌光红，可改用滋肾通关丸加生地黄、车前子、川牛膝等，以滋肾阴、清湿热而助气化；若因湿热蕴结日久，三焦气化不利，症现小便量极少或无尿，面色晦滞，舌质暗红有瘀点、瘀斑，胸闷烦躁，小腹胀满，恶心泛呕，口中尿臭，甚则神昏等，系尿毒入血，上攻于心脑，治宜降浊和胃、清热化湿、通闭开窍，佐以活血化瘀，方用黄连温胆汤加大黄、丹参、生蒲黄、泽兰、白茅根、木通，以及清开灵注射液等。

2. 肺热壅盛

症状：全日总尿量极少或点滴不通，咽干，烦渴欲饮，呼吸急促或咳嗽，苔薄黄，脉数。

治法：清肺热，利水道。

方药：清肺饮。

本方出自《证治汇补》，适用于热在上焦肺经气分而导致的渴而小便闭涩不利。肺为水之上源，方中以黄芩、桑白皮清泄肺热，源清而流自洁；麦冬滋养肺阴，上源有水水自流；车前子、木通、山栀、茯苓清热而利小便。可加金银花、连翘、虎杖、鱼腥草等以增清肺解毒之力。若症见心烦、舌尖红、口舌生疮等，乃为心火旺盛之征象，可加黄连、竹叶等以清泻心火；若大便不通，可加杏仁、大黄以宣肺通便，通腑泄热；若口渴引饮，神疲气短，为气阴两伤之象，可合大剂生脉散，以益气养阴；若兼表证而见头痛、鼻塞、脉浮者，可加薄荷、桔梗以解表宣肺。

3. 肝郁气滞

症状：小便不通，或通而不爽，胁腹胀满，情志抑郁，或多烦易怒，舌红，苔薄黄，脉弦。

治法：疏利气机，通利小便。

方药：沉香散。

方用沉香、橘皮疏达肝气，当归、王不留行行气活血，石韦、冬葵子、滑石通利水道，白芍、甘草柔肝缓急。若肝郁气滞症状重，可合六磨汤加减，以增强其疏肝理气的作用；若气郁化火，而见舌红、苔薄黄者，可加牡丹皮、山栀等以清肝泻火。

4. 尿道阻塞

症状：小便点滴而下，或尿细如线，甚则阻塞不通，小腹胀满疼痛，舌质紫暗或有瘀点，脉细涩。

治法：行瘀散结，通利水道。

方药：代抵当丸。

方中归尾、穿山甲（代）、桃仁、大黄、芒硝通瘀散结，生地黄凉血滋阴，肉桂助膀胱气化以通尿闭，用量宜小，以免助热伤阴。若瘀血现象较重，可加红花、川牛膝、三棱、莪术以增强其活血化瘀的作用；若病久血虚，面色不华，治宜养血行瘀，可加黄芪、丹参、赤芍；若一时性小便不通、胀闭难忍，可加麝香 0.09～0.15g 置胶囊内吞服，以急通小便，此药芳香走窜，能通行十二经，传遍三焦，药力较猛，切不可多用，以免伤人正气，孕妇忌服；若由于尿路结石而致尿道阻塞，小便不通，可加用金钱草、鸡内金、冬葵子、萹蓄、瞿麦以通淋利尿排石，或参考"淋证"一节治疗。

5. 脾气不升

症状：时欲小便而不得出，或量少而不爽利，气短，语声低微，小腹坠胀，精神疲乏，食欲不振，舌质淡，脉弱。

治法：益气健脾，升清降浊，化气利尿。

方药：补中益气汤合春泽汤。

方中人参、黄芪益气；白术健脾运湿；桂枝通阳，以助膀胱之气化；升麻、柴胡升清气而降浊阴；猪苓、泽泻、茯苓利尿渗湿，诸药配合，共奏益气健脾、升清降浊、化气利尿之功。

若气虚及阴，脾阴不足，清气不升，气阴两虚，症见舌质红，可改用补阴益气煎；若脾虚及肾，而见肾虚证候者，可加用济生肾气丸，以温补脾肾、化气利尿。小便涩滞者，可合滋肾通关丸。

6. 肾阳衰惫

症状：小便不通或点滴不爽，排出无力，面色㿠白，神气怯弱，畏寒怕冷，腰膝冷而酸软无力，舌淡，苔薄白，脉沉细而弱。

治法：温补肾阳，化气利尿。

方药：济生肾气丸。

方中肉桂、附子补下焦之阳，以鼓动肾气；六味地黄丸滋补肾阴；牛膝、车前子补肾利水，故本方可温补肾阳、化气行水，使小便得以通利。若兼有脾虚证候者，可合补中益气汤或春泽汤，以补中益气、化气行水；若老人精血俱亏，病及督脉，而见形神委顿，腰脊酸痛，治宜香茸丸，以补养精血、助阳通窍；若因肾阳衰惫，命火式微，致三焦气化无权，浊阴不化，症见小便量少，甚至无尿、头晕头痛、恶心呕吐、烦躁、神昏者，治宜千金温脾汤合吴茱萸汤温补脾肾，和胃降逆。

7. 其他

对于尿潴留的癃闭患者，除内服药物治疗外，尚可用外治法治疗。

（1）取嚏或探吐法打喷嚏或呕吐，前者能开肺气，后者能举中气而通下焦之气，是一种简单有效的通利小便方法。其方法是用消毒棉签，向鼻中取嚏或喉中探吐；也有的用皂角粉末 0.3～0.6g，鼻吸取嚏。

（2）外敷法可用葱白 500g，捣碎，入麝香少许拌匀，分 2 包，先置脐上 1 包，热熨约 15 分钟，再换 1 包，以冰水熨 15 分钟，交替使用，以通为度。

（3）导尿法若经过服药、外敷等法治疗无效，而小腹胀满特甚，叩触小腹部膀胱区呈浊音，当用导尿法以缓其急。

附二：辨证论治古今选要

（一）古代论述

古代医籍中，有诸多关于膀胱癌类似疾病的临床辨证论治思路的论述，对于现代医生临床实践过程中参考借鉴具有重要意义。

1.《景岳全书》中有关溺血的辨证方法

凡溺血证，其所出之由有三，盖从溺孔出者二，从精孔出者一也。溺孔之血，其来近者，出自膀胱。其证溺时必孔道涩痛，小水红赤不利，此多以酒色欲念致动下焦之火而然。常见相火妄动，逆而不通者，微则淋浊，甚则见血。经曰：胞移热于膀胱，则癃而溺血，即此证也。治宜清利膀胱之火，以生地、芍药、牛膝、山栀、黄柏、知母、龙胆草、瞿麦、木通、泽泻等剂，或七正散、大厘清饮、五淋散之属，所皆宜也。

溺孔之血，其来远者，出自小肠。其证则溺孔不痛而血随溺出，或痛隐于脐腹，或热见于脏腑。盖小肠与心为表里，此丙火气化之源，清浊所由以分也。故无论焦心劳力，或浓味酒浆，而上中二焦五志口腹之火，凡从清道以降者，必皆由小肠以达膀胱也。治须随证察因，以清脏腑致火之源，宜于寒阵中择方用之。

精道之血，必自精宫血海而出于命门。盖肾者主水，受五脏六腑之精而藏之，故凡劳伤五脏，或五志之火致令冲任动血者，多从精道而出。然何以辨之？但病在小肠者，必从溺出；病在命门者，必从精出。凡于小腹下精泄处觉有酸痛而出者，即是命门之病，而治之之法亦与水道者不同。盖水道之血宜利，精道之血不宜利；涩痛不通者亦宜利，血滑不痛者不宜利也。若果三焦火盛者，唯宜清火凉血为主，以生地、芍药、丹皮、地骨、茜根、栀子、槐花及芩、连、知、柏之类主之，或约阴丸、约阴煎俱可用。若肾阴不足而精血不固者，宜养阴养血为主，以左归饮或人参固本丸之类主之。若肾虚不禁，或病久精血滑泄者，宜固涩为主，以秘元煎、苓术菟丝丸、金樱膏、玉锁丹、金锁思仙丹之类主之。或续断、乌梅之属，亦所宜用。若心气不定，精神外驰，以致水火相残、精血失守者，宜养心安神为主，以人参丸、天王补心丹、王荆公妙香散之类主之。若脾肺气虚下陷，不能摄血而下者，宜归脾汤、人参养营汤、补中益气汤、举元煎之类主之。

血从精道出者，是即血淋之属，多因房劳以致阴虚火动，营血妄行而然。凡血出命门而涩痛者为血淋，不痛者为溺血。好色者，必属虚也。

2.《辨证录》中有关溺血的辨证方法

人有小便溺血者，其症痛涩马口，如刀割刺触而难忍，人以为小肠之血也，而不知非也。小肠出血，则人立死，安得痛楚而犹生乎？因人不慎于酒色，欲泄不泄，受惊而成者。精本欲泄，因惊而缩，入则精已离宫，不能仍反于肾中，而小肠又因受惊，不得直泄其水，则水积而火生，于是热极而煎熬，将所留之精化血而出于小便之外，其实乃肾经之精，而非小便之血也。治法宜解其小肠之火，然而解火而不利其水，则水壅而火仍不得出，精血又何从而外泄哉。方用水火两通丹。

（二）现代医家的不同看法

在具体的辨治方面，目前较为公认的辨证标准是 2014 版林洪生主任主编的《恶性肿瘤中医诊疗指南》（膀胱癌部分），将膀胱癌分为肺脾气虚、痰湿瘀阻、热毒壅肺、气阴两虚等 4 型。

那彦群分为肾气虚弱型、脾气虚弱型、肝郁气滞型、湿热下注型。

常德贵分为脾肾亏虚型、气血凝滞型、湿热毒瘀型。

【治则与治法】

根据膀胱癌本虚标实的基本病机，其中医治则主要为扶正祛邪，但在现代临床应用中，又需根据不同的治疗阶段，选择相应的治则治法，如围手术期、放化疗期、靶向治疗期的患者，中医治疗以扶正为主；对体力尚可，但不能耐受多药化疗而选择单药化疗的患者，中医治疗以祛邪为主；对手术后患者、放化疗后疾病稳定的带瘤患者，不适合或不接受手术、放化疗、分子靶向治疗的患者，中医治疗则以扶正祛邪为主，并根据患者情况，随时调整扶正与祛邪的侧重。

一、治疗原则

根据膀胱癌病变浸润程度、治疗及预后，可将膀胱癌分为三类：非浸润性病变、浸润性病变和转移性病变。对不同的分类，应采用不同的治疗措施。

非浸润性病变（0、Ⅰ期）：行保留膀胱的治疗。

浸润性病变（Ⅱ、Ⅲ期）：此类患者的标准治疗为根治性膀胱切除术。有高危复发危险的患者，如 T3 病变或 T2 病变伴分化差、病变浸透膀胱壁、有脉管瘤栓者，应考虑术后辅助化疗。为减轻根治性膀胱切除术的后遗症、提高患者的生活质量，近年有学者提出采用经尿道膀胱肿瘤切除术联合化疗、放射治疗的综合治疗来达到保留膀胱的目的，初步研究显示其疗效与根治性膀胱切除术相似，但尚待进一步证实。

转移性病变（Ⅳ期）：以放射治疗和化疗为主。

（一）中西医结合治疗原则

对于接受手术、放疗、化疗且具备治疗条件的膀胱癌患者，采用中西医结合的治疗方式。西医治疗具体可参照 NCCN 肿瘤学临床实践指南原则进行。在膀胱癌的多学科综合治疗中，在不同的治疗阶段，可选择不同的中医治疗方法，其基本原则是：在手术、放疗、化疗期间及恢复期，不宜运用攻伐太过的中药，应以扶正治疗为主，以起到减毒增效的作用；在手术、放化疗后，视患者具体情况，采取或补、或攻、或攻补兼施的治疗，以防治肿瘤的复发和转移。具体可以分为以下 4 种治疗方式。

1. 中医防护治疗

适应人群：围手术期、放化疗期间的患者。

治疗原则：以扶正为主。

治疗目的：减轻手术、放化疗等治疗方法引起的不良反应，促进机体功能恢复，改善症状，提高生存质量。

治疗方法：辨证汤药 ± 口服中成药 ± 中药注射剂 ± 其他中医治法。

治疗周期：围手术期，或与放疗、化疗等治疗方法同步。

2. 中医加载治疗

适应人群：有合并症，老年 PS 评分 2，不能耐受多药化疗而选择单药化疗的患者。

治疗原则：以祛邪为主。

治疗目的：提高上述治疗方法的疗效。

治疗方法：中药注射剂 ± 辨证汤药 ± 口服中成药 ± 其他中医治法。

治疗周期：与化疗同步。

3. 中医巩固治疗

适应人群：手术后无须辅助治疗或已完成辅助治疗的患者。

治疗原则：扶正祛邪。

治疗目的：防止复发转移，改善症状，提高生存质量。

治疗方法：辨证汤药 + 口服中成药 ± 中药注射剂 ± 其他中医治法。

治疗周期：3 个月为 1 个治疗周期。

4. 中医维持治疗

适应人群：放化疗后疾病稳定的带瘤患者。

治疗原则：扶正祛邪。

治疗目的：控制肿瘤生长，延缓疾病进展或下一阶段放化疗时间，提高生存质量，延长生存时间。

治疗方法：中药注射剂 ± 辨证汤药 ± 口服中成药 ± 其他中医治法。

治疗周期：2 个月为 1 个治疗周期。

（二）单纯中医治疗原则

适应人群：不适合或不接受手术、放疗、化疗等治疗的患者。

治疗原则：扶正祛邪。

治疗目的：控制肿瘤生长，减轻症状，提高生存质量，延长生存时间。

治疗方法：中药注射剂＋口服中成药±辨证汤药±中医其他疗法。

治疗周期：2个月为1个治疗周期。

二、治疗方法

（一）辨证汤药

1. 中西医结合治疗

（1）手术结合中医药治疗

①气血亏虚

临床表现：面色淡白或萎黄，唇甲淡白，神疲乏力，少气懒言，自汗，或肢体肌肉麻木、女性月经量少，舌体瘦薄，或者舌面有裂纹，苔少，脉虚细而无力。

治疗原则：补气养血。

选方：八珍汤加减（《正体类要》），或当归补血汤加减（《内外伤辨惑论》），或十全大补汤加减（《太平惠民和剂局方》）（C级推荐）。

药物组成：人参、白术、茯苓、当归、川芎、白芍、熟地黄，或黄芪、当归，或人参、肉桂、川芎、地黄、茯苓、白术、甘草、黄芪、当归、白芍、生姜、大枣。

辨证加减：兼痰湿内阻者，加半夏、陈皮、薏苡仁；若畏寒肢冷、食谷不化者，加补骨脂、肉苁蓉、鸡内金。若见动则汗出、怕风等表虚不固之证，加防风、浮小麦。

②脾胃虚弱

临床表现：纳呆食少，神疲乏力，大便稀溏，食后腹胀，面色萎黄，形体瘦弱，舌质淡，苔薄白。

治疗原则：健脾益胃。

选方：补中益气汤（《脾胃论》）加减（C级推荐）。

药物组成：黄芪、人参、白术、炙甘草、当归、陈皮、升麻、柴胡、生姜、大枣。

辨证加减：肾精亏虚者，加熟地黄、制山萸肉、覆盆子、金樱子、桑螵蛸。

（2）放疗结合中医药治疗

①热毒瘀结

临床表现：会阴部皮肤肿痛、破溃，尿频、尿急、尿痛、小便短赤，腰背酸痛，小腹胀满、疼痛，口渴，纳差；舌红或绛，苔微黄腻，脉滑数或脉弦。多见于放射性皮炎、膀胱炎。

治疗原则：清肠燥湿，活血解毒。

选方：芍药汤（《素问病机气宜保命集》）合八正散（《太平惠民和剂局方》）加减（C级推荐）。

药物组成：芍药、当归、黄连、木香、大黄、黄芩、肉桂、车前子、瞿麦、山栀子仁、通草、灯心草、炙甘草。

辨证加减：会阴部皮肤肿痛、破溃者，用黄连、黄柏、虎杖煎汤外敷；血尿不止者，加琥珀粉、杜仲炭、小茴香炭、仙鹤草；小便淋漓不尽者，加生杜仲、菟丝子；小腹坠胀疼痛者，加蒲黄、炒五灵脂、川楝子、乌药。

②气阴亏虚

临床表现：口干，乏力，盗汗，尿频、尿血，伴腰膝酸软，或伴纳呆食少，舌红，苔白或少苔，脉细或数。多见于放射性损伤后期，或迁延不愈，损伤正气者。

治疗原则：益肾滋阴。

选方：知柏地黄汤加减（《医宗金鉴》）C级推荐。

药物组成：熟地黄、山茱萸、山药、泽泻、茯苓、牡丹皮、知母、黄柏。

辨证加减：血尿者，加大小蓟、地榆、白茅根；阴虚重，潮热、盗汗者，加女贞子、墨旱莲；血虚者，加阿胶、当归、丹参。

（3）化疗结合中医药治疗

①脾胃不和

临床表现：胃脘饱胀、食欲减退、恶心、呕吐、腹胀或腹泻，舌体多胖大，舌苔薄白、白腻或黄腻。多见于化疗引起的消化道反应。

治疗原则：健脾和胃，降逆止呕。

选方：旋覆代赭汤（《伤寒论》）加减，或橘皮竹茹汤（《金匮要略》）加减（C级推荐）。

药物组成：旋覆花、人参、生姜、代赭石、甘草、半夏、大枣；或半夏、橘皮、枇杷叶、麦冬、竹茹、赤茯苓、人参、甘草。

辨证加减：若脾胃虚寒者，加吴茱萸、党参、焦白术；若肝气犯胃者，加炒柴胡、佛手、白芍。

②气血亏虚

临床表现：疲乏、精神不振、头晕、气短、纳少、虚汗、面色淡白或萎黄，脱发，或肢体肌肉麻木、女性月经量少，舌体瘦薄，或者舌面有裂纹，苔少，脉虚细而无力。多见于化疗引起的疲乏或骨髓抑制。

治疗原则：补气养血。

选方：八珍汤加减（《正体类要》），或当归补血汤加减（《内外伤辨惑论》），或十全大补汤加减（《太平惠民和剂局方》）（C级推荐）。

药物组成：人参、白术、茯苓、当归、川芎、白芍、熟地黄，或黄芪、当归，或人参、肉桂、川芎、地黄、茯苓、白术、甘草、黄芪、当归、白芍、生姜、大枣。

辨证加减：兼痰湿内阻者，加半夏、陈皮、薏苡仁；若畏寒肢冷，食谷不化者，加补骨脂、肉苁蓉、鸡内金。

③肝肾阴虚

临床表现：腰膝酸软，耳鸣，五心烦热，颧红盗汗，口干咽燥，失眠多梦，舌红苔少，脉细数。多见于化疗引起的骨髓抑制或脱发。

治疗原则：滋补肝肾。

选方：六味地黄丸（《小儿药证直诀》）加减（C级推荐）。

药物组成：熟地黄、山茱萸（制）、山药、泽泻、牡丹皮、茯苓。

辨证加减：若阴虚内热重者，加墨旱莲、女贞子、生地黄；若阴阳两虚者，加菟丝子、杜仲、补骨脂。兼脱发者，加制首乌、黑芝麻。

2. 单纯中医药治疗

①湿热下注

临床表现：血尿、尿急、尿痛、尿频、腰背酸痛、下肢浮肿，或纳呆食少，或心烦口渴，夜寐不能，舌苔黄腻，舌质红，脉滑数或弦数。

治疗原则：清热利湿，凉血解毒。

选方：八正散（《太平惠民和剂局方》）加减。

药物组成：车前子、瞿麦、萹蓄、滑石、山栀子仁、炙甘草、木通、大黄。

辨证加减：尿血明显者加大蓟、小蓟、地榆、白茅根凉血止血；大便秘结者加大黄、芒硝、郁李仁、火麻仁、全瓜蒌。

②瘀毒蕴结

临床表现：血尿，尿中有血块、腐肉，味恶臭，排尿困难或闭塞不通，少腹坠胀疼痛，舌质黯有瘀点，脉沉细。

治疗原则：解毒祛瘀，清热通淋。

选方：抵当丸（《伤寒论》）合五苓散（《伤寒论》）。

药物组成：大黄、水蛭、虻虫、桃仁、猪苓、泽泻、白术、茯苓、桂枝。

辨证加减：会阴部痛甚者加制马钱子，口舌生疮者合导赤散；下肢肿甚者加白术、泽泻；尿少腹胀者，加萹蓄、沉香；腰骶疼痛明显，加三棱、莪术、露蜂房。

③肾气亏虚型

临床表现：无痛性血尿，呈间歇性，伴腰酸腿软，神疲乏力，头晕眼花，舌淡红，脉沉细，尺弱。

治疗原则：益气滋肾，收敛摄血。

选方：金匮肾气丸（《金匮要略》）合二至丸（《医方集解》）加减。

药物组成：地黄、茯苓、山药、山茱萸、牡丹皮、泽泻、桂枝、牛膝、车前子、附子、女贞子、墨旱莲。

辨证加减：尿血多者，加黄芪益气摄血；眩晕、耳鸣者，加杭菊、女贞子；伴津亏便结者，加玄参、决明子、肉苁蓉；血虚甚者，加熟地黄、阿胶。

④阴虚火旺型

临床表现：小便不爽，尿色鲜红，腰酸、形体消瘦，口苦口干，舌质嫩红，苔薄黄，脉细数。

治疗原则：滋阴降火。

选方：知柏地黄丸加减（《医宗金鉴》）C 级推荐。

药物组成：熟地黄、山茱萸、山药、泽泻、茯苓、牡丹皮、知母、黄柏。

辨证加减：眩晕、耳鸣者，加杭菊、女贞子；伴津亏便结者，加玄参、决明子、肉苁蓉；尿血者，加大蓟、小蓟、地榆、白茅根。

（二）辨病治疗常用中草药

猪苓：味甘、淡，性平。归肾、膀胱经。功效：利水渗湿。

绵萆薢：味苦，性平。归肾、胃经。功效：利湿去浊，祛风除痹。

地肤子：味辛、苦，性寒。归肾、膀胱经。功效：清热利湿，祛风止痒。

滑石：味甘、淡，性寒。归膀胱、肺、胃经。功效：利尿通淋，清热解暑。

牛膝：味甘、微苦，性平。归肝、肾经。功效：逐瘀通经，通利关节，利尿通淋。

萹蓄：味苦，性微寒。归膀胱经。功效：利尿通淋，杀虫止痒。

木通：味苦，性寒。归心、小肠、膀胱经。功效：利尿通淋，清心除烦，通经下乳。

海金沙：味甘、咸，性寒。归膀胱、小肠经。功效：清热利湿，通淋止痛。

苦参：味苦，性寒。归心、肝、胃、大肠、膀胱经。功效：清热燥湿，杀虫，利尿。

黄芩：味苦，性寒。归肺、胆、脾、大肠、小肠经。功效：清热燥湿，泻火解毒，止血，安胎。

土茯苓：味甘、淡，性平。归肝、胃经。功效：除湿，解毒，通利关节。

莪术：味辛、苦，性温。归肝、脾经。功效：行气破血，消积止痛。

蜂房：味甘、性平。归胃经。功效：攻毒杀虫，祛风止痛。

车前子：味甘，性寒。归肝、肾、肺、小肠经。功效：清热利尿通淋，渗湿止泻，明目，祛痰。

茯苓：味甘、淡，性平。归心、肺、脾、肾经。功效：利水渗湿，健脾，宁心。

鱼腥草：味辛，性微寒。归肺经。功效：清热解毒，消痈排脓，利尿通淋。

地锦草：味辛，性平。归肝、大肠经。功效：清热解毒，凉血止血，利湿退黄。

金钱草：味甘、咸，性微寒。归肝、胆、肾、膀胱经。功效：利湿退黄，利尿通淋，解毒消肿。

垂盆草：味甘、淡，性凉。归肝、胆、小肠经。功效：利湿退黄，清热解毒。

地榆：味苦、酸、涩，性微寒。归肝、大肠经。功效：凉血止血，解毒敛疮。

泽兰：味苦、辛，性微温。归肝、脾经。功效：活血调经，祛瘀消痈，利水消肿。

蒲公英：味苦、甘，性寒。归肝、胃经。功效：清热解毒，消肿散结，利尿通淋。

蒲黄：味甘，性平。归肝、心包经。功效：止血，化瘀，通淋。

桃仁：味苦、甘，性平。归心、肝、大肠经。功效：活血祛瘀，润肠通便，止咳平喘。

山豆根：味苦，性寒。有毒。归肺、胃经。功效：清热解毒、消肿利咽。

半枝莲：味辛、苦，性寒。归肺、肝、肾经。功效：清热解毒、化瘀利尿。

莲须：味甘、涩，性平。归心、肾经。功效：固肾涩精。

猫爪草：味甘、辛，性平、归肝、肺经。功效：散结，消肿。

山慈菇：味甘、微辛，性凉。归肝、脾经。功效：清热解毒，化痰散结。

金荞麦：味微辛、涩，性凉。归肺经。功效：清热解毒，排脓祛瘀。

斑蝥：味辛，性热。有大毒。归肝、胃、肾经。功效：破血逐瘀，散结消癥，攻毒蚀疮。

（三）常用中成药

（1）贞芪扶正颗粒：补气养阴，用于气阴不足、乏力、食欲不振等症。配合手术、放疗、化疗，促进机体功能恢复。

（2）生血丸：补肾健脾、填精养血，用于脾肾虚弱所致的面黄肌瘦、体倦乏力、眩晕、食少、便溏；放、化疗后全血细胞减少等。

（3）参一胶囊：培元固本、补益气血，用于气虚之证，配合化疗，改善免疫功能等。

（4）金复康口服液：益气养阴、清热解毒，用于气阴两虚证患者，或与放、化疗配合减轻白细胞下降等。

（5）威麦宁胶囊：活血化瘀、清热解毒、祛邪扶正，配合放、化疗治疗肿瘤有增效、减毒作用；单独使用可用于不适宜放、化疗的肺癌患者的治疗。

（6）消癌平片：抗癌、消炎、平喘，用于多种恶性肿瘤治疗，并可缓解咳嗽、气喘等症。

（7）健脾益肾颗粒：补脾益肾，促进术后机体功能恢复，减少术后并发症，提高体力状况等。

（8）安康欣胶囊：活血化瘀、软坚散结、清热解毒、扶正固本，用于术后预防复发转移，缓解由瘀毒蕴结、气血亏虚引起的腹部刺痛、乏力气短等。

（9）养阴生血合剂：养阴清热、益气生血，用于提高放疗完成率，减轻放疗引起的阴虚内热、气血不足、口干咽燥、倦怠无力、便秘、小便黄赤等。

（10）复方斑蝥胶囊：破血消瘀、攻毒蚀疮，配合巩固治疗（预防术后复发或转移，减轻症状）。

（11）八珍颗粒：补气益血，用于提高放疗完成率，减轻放疗引起的热毒内盛、尿频、便秘、小便黄赤等症。

（12）平消胶囊：活血化瘀、散结消肿、解毒止痛，用于毒瘀内结的肿瘤患者具有缓解症状、缩小瘤体、提高机体免疫力、延长患者生存时间的作用。

（13）艾迪注射液：清热解毒、消瘀散结。用于原发性肝癌、肺癌、直肠癌、恶性淋巴瘤、妇科恶性肿瘤等。

（14）吗特灵注射液：活血化瘀、散结消肿、解毒止痛，用于毒瘀内结所致的肿瘤患者具有缓解症状、缩小瘤体、提高机体免疫力、延长患者生存时间的作用。

（15）济生肾气丸：温肾化气、利水消肿。用于肾虚水肿，腰膝酸重，小便不利，痰饮喘咳。

（16）尿塞通片：理气活血、通经散结。用于前列腺增生症、尿闭等。

（17）癃闭舒胶囊：益肾活血、清热通淋。用于肾气不足、湿热瘀阻所致的癃闭，症见腰膝酸软、尿频、尿急、尿痛、尿线细，伴小腹拘急疼痛；前列腺增生症见上述证候者。

（18）癃清片：清热解毒、凉血通淋。用于下焦湿热所致的热淋，症见尿频、尿急、尿痛、腰痛、小腹坠胀；亦用于慢性前列腺炎湿热蕴结兼瘀血证，症见小便频急，尿后余沥不尽，尿道灼热，会阴少腹腰骶部疼痛或不适等。

（19）热淋清颗粒：清热泻火、利尿通淋。用于下焦湿热所致的热淋，症见尿频、尿急、尿痛；尿路感染、肾盂肾炎见上述证候者。

（20）翁沥通胶囊：清热利湿、散结祛瘀。用于湿热蕴结、痰瘀交阻之前列腺增生症，症见尿频、尿急或尿细、排尿困难等。

（21）普乐安胶囊：补肾固本。用于肾气不固，腰膝酸软，尿后余沥或失禁，及慢性前列腺炎、前列腺增生具有上述证候者。

（22）八正合剂：清热、利尿、通淋。用于湿热下注，小便短赤，淋沥涩痛，口燥咽干。

（23）知柏地黄丸：滋阴降火。用于阴虚火旺，潮热盗汗，口干咽痛，小便短赤。

（四）中药外治法

1. 非药物疗法—针灸治疗

针灸是针法和灸法的合称。针法是把针灸针按一定穴位刺入患者肌内，运用捻转、提插等针刺手法来治疗疾病；灸法是把燃烧着的艾绒按一定穴位熏灼皮肤，利用药物的温通性来治疗疾病。

（1）注意事项：①对患者要做必要的解释工作，以消除其思想顾虑。②注意检查针具有无损坏，严格消毒，防止感染。③体质虚弱、孕妇、产后及有出血倾向者慎用，注意患者体位要舒适，谨防晕针。④对胸、胁、腰、背脏腑所居之处的穴位，不宜直刺、深刺，肝脾大、肺气肿患者更应注意。对患尿潴留等症的患者，在针刺小腹部的腧穴时，应掌握针刺方向、角度、深度等，以免误伤膀胱等器官而出现意外事故。

（2）针灸方案：（C级推荐）实证尿血者，可选小肠俞、中极、太冲、膀胱俞；虚证尿血者，可选肾俞、气海、大钟、三阴交。久病体弱者，可选石门、关元、中极、水泉、足三里。术后尿频尿痛者，可选膀胱俞、关元、中极、三阴交、血海。术后尿潴留者，可选关元、阴谷、三焦俞、委阳、三阴交、水道；放疗后继发膀胱纤维化及挛缩性膀胱者，可选气海、阳陵泉、水道、膀胱俞、三阴交、关元。

附三：治则治法古今选要

（一）古代论述

膀胱癌治则治法经过长期经验总结，得以不断完善提高。秦汉至隋唐时期，此期治法多以方药为主，对治则治法论述较少，后世多根据其方药，推理了其中蕴藏的治则治法。宋至金元时期，由于各家学说发展，对膀胱癌治则治法多有论及。明清时期中医学繁荣发展，百家争鸣，呈现较多与膀胱癌相关的总结研究，治则治法论述较为丰富。各医家根据自己的经验总结，提出了各种不同治则治法，有强调首重温补脾肾者，有强调利湿清热为主者。兹将古代医籍中与膀胱癌治疗相关的重要论述及分类方法摘录如下。

1. 清利膀胱之火

《景岳全书》：溺孔之血，其来近者，出自膀胱。其证溺时必孔道涩痛，小水红赤不利，此多以酒色欲念致动下焦之火而然。常见相火妄动，逆而不通者，微则淋浊，甚则见血。经曰：胞移热于膀胱，则癃而溺血，即此证也。治宜清利膀胱之火，以生地、芍药、牛膝、山栀、黄柏、知母、龙胆草、瞿麦、木通、泽泻等剂，或七正散、大厘清饮、五淋散之属，所皆宜也。

2. 清火凉血

精道之血，必自精宫血海而出于命门。盖肾者主水，受五脏六腑之精而藏之，故凡劳伤五脏，或五志之火致令冲任动血者，多从精道而出。然何以辨之？但病在小肠者，必从溺出；病在命门者，必从精出。凡于小腹下精泄处觉有酸痛而出者，即是命门之病，而治之之法亦与水道者不同。盖水道之血宜利，精道之血不宜利；涩痛不通者亦宜利，血滑不痛者不宜利也。

若果三焦火盛者，唯宜清火凉血为主，以生地、芍药、丹皮、地骨、茜根、栀子、槐花及芩、连、知、柏之类主之，或约阴丸、约阴煎俱可用。

3. 养阴养血

若肾阴不足而精血不固者，宜养阴养血为主，以左归饮或人参固本丸之类主之。若肾虚不禁，或病久精血滑泄者，宜固涩为主，以秘元煎、苓术菟丝丸、金樱膏、玉锁丹、金锁思仙丹之类主之。或续断、乌梅之属，亦所宜用。

4. 养心安神

若心气不定，精神外驰，以致水火相残，精血失守者，宜养心安神为主，以人参丸、天王补心丹、王荆公妙香散之类主之。若脾肺气虚下陷，不能摄血而下者，宜归脾汤、人参养营汤、补中益气汤、举元煎之类主之。

5. 清热法

《孙思邈医学全书》曰：热结中焦则为坚，热结下焦则为溺血，令人淋闭不通，此多是虚损人，服大散，下焦客热所为。亦有自然下焦热者，但自少，可善候之。

凡气淋之为病，溺难涩，常有余沥。石淋之为病，茎中痛，溺不得卒出。膏淋之为病，尿似膏，自出。劳淋之为病，劳倦即发，痛引气冲下。热淋之为病，热即发，甚则尿血，余如气淋方。凡人候鼻头色黄者，小便难也。

治下焦结热，小便赤黄不利，数起出少，茎痛或血出，温病后余热及霍乱后当风取热，过度饮酒房劳，及行步冒热，冷饮逐热，热结下焦，及散石热动关格，小腹坚，胞胀如斗，有此诸淋，悉治之立验方。

地肤子汤

地肤子三两，知母、黄芩、猪苓、瞿麦、枳实（一作松实）、升麻、通草、葵子、海藻各二两。

上十味为末，以水一斗，煮取三升，分三服，大小便皆闭者加大黄三两。女人房劳，肾中有热，小便难不利，小腹满痛，脉沉细者，加猪肾一具。（崔氏云：若加肾，可用水一斗五升先煮肾，取一斗汁，纳药煎之。《小品方》不用枳实。）

（二）现代医家学术思想和治疗特点

常德贵认为"本虚、湿热、毒瘀"为病机关键，临床宜益气扶正、温肾固下以治本，清热利湿、解毒祛瘀、通利水道以治标。

王俊槐强调持续服药，认为膀胱癌均用清热利湿、凉血解毒、化瘀止血之法，持续服药1~3个月，能延长患者寿命，以致痊愈。

顾振东把就诊的膀胱癌患者分为两类：一类是年老体弱或晚期肿瘤不适合手术者，另一类为膀胱癌术后的患者。均可以采用益气养阴法治疗。

目前，膀胱癌治疗的共识以扶正祛邪为主，固本清源，辨病辨证论治。邪盛以祛邪为急，正虚以扶正为先，虚实夹杂则祛邪、扶正并举。膀胱癌多属脾肾两虚兼湿热瘀毒互结，故治法以补肾健脾、清热利湿、化瘀解毒为主，同时，在处方用药时适当兼顾患者可能的气血阴阳盛虚之证，随证遣药。

附四：方剂源流

（一）上古至隋唐时期

上古至隋唐时期，此期主要从汉朝的《伤寒论》开始出现方剂，之后不断丰富发展。

1. 地肤子汤

来源：《备急千金要方·淋闭》

组成：地肤子三两，知母、黄芩、猪苓、瞿麦、枳实（一作松实）、升麻、通草、葵子、海藻二两。

用法：上十味为末，以水一斗，煮取三升，分三服，大小便皆闭者加大黄三两。女人房劳，肾中有热，小便难不利，小腹满痛，脉沉细者，加猪肾一具。（崔氏云：若加肾，可用水一斗五升先煮肾，取一斗汁，纳药煎之。《小品方》不用枳实。）

2. 黄连丸

来源：《外台秘要》

组成：黄连（不限多少），生瓜蒌（汁）、生地黄（汁）、羊乳（无即用牛乳及人乳亦得）。

用法：上四味，取三般汁乳和黄连末，任多少，众手捻为丸，如梧子大。麦饮服三十丸，渐加至四十丸，五十丸，日三服。轻者三日愈，重者五日愈。若药苦难服，即煮麦饮汁下亦得。

原文："经曰：肾实则消，消者不渴而利是也，所以服石之人，其于小便利者，石性归肾，肾得石则实，实则能消水浆故利，利多则不得润养五脏，脏衰则生诸病也。张仲景曰：若热结中焦则为坚热也，热结下焦则为溺血，亦令人淋闭不通。明知不必悉患小便利，信矣。内有热气者则喜渴也，除其热则止，渴兼虚者，须除热而兼宜补虚，则病愈。"

（二）宋至金元时期

宋至金元时期，此期方剂杂出，特别是金元四大家，多有自创方剂。其方药至今尚有一定借鉴作用。

1. 贝齿散

来源：《太平圣惠方》

组成：贝齿二两，葵子三两，石燕二两，滑石二两。

用法：上件药，捣细罗为散，研过。食前以葱白汤调下一钱。

原文："治妇人结热成淋，小便引痛，或时溺血，或如小豆汁，贝齿散方。"

2. 大金花丸

来源：《黄帝素问宣明论方》

组成：黄连、黄柏、黄芩、大黄各半两。

用法：上为末，滴水丸如小豆大，每服三二十丸，新汲水下。自利，去大黄，加栀子。小儿，丸如麻子大，三五丸。

原文："治中外诸热，寝汗咬牙，睡语惊悸，溺血淋闭，咳衄血，瘦弱头痛，并骨蒸、肺痿、喘嗽。（去大黄，加栀子，名曰栀子金花丸，又名既济解毒丸。）"

3. 小蓟饮子

来源：《丹溪心法》

组成：生地黄、小蓟、滑石、通草、淡竹叶、蒲黄（炒）、藕节、当归（酒浸）、栀子（炒）、甘草。

用法：上以水煎，空心服。

原文："治下焦结热血淋。"

（三）明清时期

明清时期，诸多医著流传于世，膀胱癌相关众多方剂辈出，而尤以《普济方》中论述最详。至今仍为诸医家临床所喜用。

1. 水火两通丹

来源：《辨证录·血症门》

组成：车前子三钱，茯苓五钱，木通一钱，栀子三钱，黄柏一钱，当归五钱，白芍一两，萹蓄一钱，生地一两。

用法：水煎服。一剂而涩痛除，二剂而溺血止，三剂全愈，不必用四剂也。

原文："人有小便溺血者，其症痛涩，马口如刀割，刺触而难忍，人以为小肠之血也，而不知非也。小肠出血，则人立死，安得痛楚而犹生乎？因人不慎于酒色，欲泄不泄，受惊而成之者。精本欲泄，因惊而缩，入则精已离宫，不能仍反于肾中，而小肠又因受惊，不得直泄其水，则水积而火生，于是热极而煎熬，将所留之精化血而出于小便之外，其实乃肾经之精，而非小便之血也。治法宜解其小肠之火，然而解火而不利其水，则水壅而火仍不得出，精血又何从而外泄哉。"

2. 牛膝四物汤

来源：《医学衷中参西录·溺血门》

组成：牛膝、木通、郁金、甘草梢、瞿麦、当归、川芎、生地、赤芍药。

用法：水煎服。

原文："溺血多缘精窍病，尿血分出茎或疼，牛膝四物汤调治，急宜煎服效从容。溺血为精窍之病，乃尿与血先后分出者也，宜用牛膝四物汤治之，其证自愈。"

3. 瞿麦汤

来源：《普济方》

组成：瞿麦穗、干地黄、车前子叶、滑石、郁金、芒硝。

用法：上捣筛，每服三钱，水一盏，煎七分。

原文：治血淋热结不通利者，及尿血者，水道中涩痛。

4. 郁金散

来源：《普济方》

组成：生干地黄、郁金、蒲黄。

用法：上等分，为细末。每于食前，煎车前子叶汤调下一钱，酒调下亦得。

原文：治血淋心头烦，水道中涩痛，及治小肠积热，尿血出者。

5. 旱莲子汤

来源：《普济方》

组成：旱莲子、芭蕉根。

用法：上捣筛，每服五钱，水一盏半，煎八分，去滓，温服，日进二服。

原文：治血淋心烦，水道中涩痛。

6. 桑黄汤

来源：《普济方》

组成：桑黄、槲白皮。

用法：治小便淋沥出血疼痛，及脐腹、阴根涩痛。

原文：上等分，捣筛，每服三钱，水一盏，煎至七分，去滓，温服。